形成外科手術書

【改訂第5版】

実際編③

鬼塚卓彌

著

南江堂

目　次

28章　頬部形成術

28·1　頬部の解剖学 anatomy of the cheek　3
- A. 頬部の範囲 region of the cheek　3
- B. 脂肪　3
- C. 骨 bones of the cheek　3
- D. 筋肉　3
  - ❶表情筋 mimetic muscles　3
    - a. 口裂周囲の筋肉　3
    - b. 広頸筋顔面部 buccal part of the platysma　4
    - c. 浅筋膜線維層（SMAS）　4
  - ❷咀嚼筋 masticatory muscles　4
  - ❸表情筋と咀嚼筋の差異　4
  - ❹下顎の筋 muscles of the mandible　4
  - ❺靱帯 ligament　5
- E. 神経 nerves　5
  - ❶知覚神経 sensory nerves　5
  - ❷運動神経 motor nerves　5
    - a. 顔面神経 facial nerve　7
    - b. 下顎神経 mandibular nerve　8
- F. 血管 vessels　8
  - ❶動脈 arteries　8
  - ❷静脈 veins　8
  - ❸リンパ管　9
- G. 唾液 saliva　9
  - ❶唾液腺の種類 classification of saliva　9
  - ❷唾液の分泌 salivation　9
  - ❸唾液の内容と働き clasification of the saliva　9
  - ❹大口腔腺 major salivary gland　9
    - a. 耳下腺 parotid gland　9
    - b. 顎下腺 submandibular gland　10
    - c. 舌下腺 sublingual gland　10
- H. 上下顎の成長 growth of the maxilla and mandible　10

28·2　頬部の外傷・瘢痕 trauma and scar of the cheek　10
- A. 外傷　10
  - ❶顔面外傷の診断治療原則　10
    - a. 気道の確保　10
    - b. 止血　10
    - c. 血管確保　10
    - d. ショック予防　10
    - e. 感染予防　10
    - f. 脳損傷，循環器系損傷，腹部損傷の有無のチェック　10
  - ❷局所状態のチェック　10
    - a. 顔面骨骨折の有無　10
    - b. 顔面神経切断の有無　10
    - c. 耳下腺，耳下腺管損傷の有無　10
    - d. 眼球損傷の有無　10
    - e. 涙器損傷の有無　10
    - f. 皮膚，皮下組織損傷の有無　11
    - g. その他　11
  - ❸皮膚損傷の治療　11
    - a. フロントガラスによる小切挫創　11
    - b. 面状創　12
  - ❹唾液腺損傷　12
    - a. 耳下腺損傷　12
    - b. 顎下腺，舌下腺損傷　12
  - ❺眼球，涙器の損傷　13
  - ❻顔面神経切断　13
  - ❼顔面骨骨折　13
  - ❽筋膜炎　13
- B. 瘢痕　13
  - ❶皮下陥凹瘢痕，外傷性えくぼ subcutaneous depressed scar　13
  - ❷皮膚または軟部組織のみの瘢痕，欠損　14
    - a. 小瘢痕および線状瘢痕　14
    - b. 比較的広範囲の瘢痕　17
    - c. 広範な瘢痕　22
- C. 頬部の全層欠損（穿孔）full thickness defect of the cheek（perforation）　25
  - ❶治療の原則　25
    - a. 小穿孔の場合　25
    - b. 中等度大の穿孔の場合（縫縮できない場合）　25
    - c. 大きな穿孔の場合　25
  - ❷穿孔の治療法の例　25
- D. 顔面骨骨髄炎 osteomyelitis of the facial bones　27
- E. 外歯瘻 external dental fistula　28

28·3　顔面神経麻痺 facial palsy　28
- A. 顔面神経麻痺の原因 causes of the facial palsy　28
  - ❶先天性顔面神経麻痺　28
  - ❷後天性顔面神経麻痺　28
    - a. Bell 麻痺 Bell's palsy　28
    - b. Hunt 症候群　28
    - c. 外傷性麻痺 traumatic palsy　28
  - ❸感染性麻痺 infectious palsy　28
  - ❹脳性麻痺 cerebral palsy　28

iv　目　次

B. 顔面神経麻痺の症状 symptoms of the facial palsy　28

C. 顔面神経麻痺の診断 diagnosis of the facial palsy　28
- ❶中枢性麻痺の診断　28
- ❷側頭骨内麻痺の診断　28
- ❸顔面部麻痺の診断，評価　29

D. 顔面神経麻痺の治療 treatments of the facial palsy　29
- ❶顔面神経麻痺治療のアルゴリズム　29
- ❷新鮮麻痺　29
- ❸顔面神経部位別治療法　29
- ❹神経断端発見法　30
- ❺神経修復法　30
- ❻陳旧性麻痺　34
  - a. 静的再建術 static control operation　34
  - b. 動的再建術 dynamic control operation　34
- ❼顔面神経麻痺のリハビリテーション　43
  - a. 顔面神経麻痺筋のリハビリテーション　43
  - b. 顔面神経麻痺再建後のリハビリテーション　43

E. 顔面神経麻痺に対する治療方針　43

28·4　顔面骨骨折 fractures of the facial bones　44

A. 顔面骨骨折に関する一般的事項　44
- ❶顔面骨骨折の原因，頻度　44
- ❷救急処置　44
  - a. 気道確保　44
  - b. ショック予防　44
  - c. 出血予防　44
  - d. 感染予防　44
  - e. 合併損傷・他科的治療　44
- ❸診断　44
  - a. 顔面骨の解剖　44
  - b. 顔面骨骨折の部位決定　45
  - c. 顔面骨骨折の X 線診断　45
  - d. 超音波検査法 ultrasonography　49
  - e. 磁気共鳴映像法 MRI（Magnetic Resonance Imaging）　49
- ❹治療時期　49
- ❺治療法　49
  - a. 皮切　49
  - b. 骨折部の処理　50
  - c. 整復後の固定　50
- ❻術後処置，および管理　53
  - a. 固定器具の抜去　53
  - b. 顎間固定の抜去　53
  - c. 内固定の抜去　53
  - d. 顔面骨骨折の治癒の評価　53
  - e. 栄養管理，口腔衛生　53
  - f. 顎間固定抜去後のリハビリ　53
  - g. 感染防止　53
  - h. 知覚障害　53
- ❼内視鏡下手術 endoscopic operation　53
- ❽陳旧性骨折　53

B. 前頭骨骨折 fracture of the frontal bone　54

C. 前頭洞骨折 fracture of the frontal sinus　54
- ❶症状　54
- ❷治療　54
- ❸合併症　54

D. 鼻骨骨折 fracture of the nasal bone　54
- ❶新鮮骨折　54
  - a. 鼻骨骨折の分類　54
  - b. 症状　54
  - c. 診断　54
  - d. 治療　55
- ❷鼻中隔骨折 fracture of nasal septum　57
- ❸陳旧性鼻骨骨折　57

E. 鼻骨篩骨合併骨折 naso-ethmoid orbital fracture　57
- ❶症状　57
- ❷診断　57
- ❸分類　57
- ❹治療　57
- ❺合併症　58

F. 頬骨骨折 fracture of the zygoma　60
- ❶頬骨の解剖学的特徴　60
- ❷頬骨骨折の分類　60
  - a. Knight & North（1961）の分類　60
  - b. 著者の分類　60
- ❸症状　60
- ❹診断　61
- ❺治療　61
  - a. 単純骨折　61
  - b. 転位骨折　61
  - c. 複雑骨折　61
- ❻合併症　62
  - a. 初発合併症　62
  - b. 遅発合併症　62

G. 頬骨弓骨折 fracture of the zygomatic arch　62
- ❶症状　62
- ❷診断　63
- ❸治療　63

H. 眼窩骨折 orbital fracture　63
- ❶定義　63
  - a. blow-out fracture（眼窩打ち出し骨折）　64
  - b. blow-in fracture（打ち込み骨折）　64
- ❷分類　65
  - a. Converse ら（1957），Manson（2006）の分類　65
  - b. 嘉鳥の分類　65
  - c. 著者の分類　68
- ❸発生機序　68
- ❹検査　69
- ❺症状　69
  - a. 眼瞼部　69
  - b. 眼球部　69
  - c. その他　69
  - d. X 線像　69
  - e. 複視 diplopia　69
  - f. 眼球陥凹 enophthalmos　70
  - g. 打撲眼 ocular contusion　70

❻診断　70
❼治療　70
　　a.　手術適応　70
　　b.　手術時期　70
　　c.　手術法　71
　　d.　手術法の実際　72
❽陳旧性骨折　73
❾後遺症　75
　　a.　複視　75
　　b.　眼球位置異常　75
I.　打ち込み骨折 blow-in fracture　75
J.　眼窩上縁骨折 fracture of the upper orbital rim　79
❶症状　79
❷診断　79
❸治療　79
K.　眼窩下縁骨折 fracture of the lower orbital rim　79
❶症状　79
❷診断　79
❸治療　79
L.　上顎骨骨折 fracture of the maxilla　80
❶上顎骨の解剖学的特徴　80
❷分類　80
　　a.　LeFort 型骨折分類　80
　　b.　Manson の LeFort 型骨折分類（1986）　80
❸症状　80
❹診断　80
❺治療　80
　　a.　全身的治療　80
　　b.　局所療法　80
❻合併症とその治療　85
　　a.　初期合併症　85
　　b.　遅発合併症　85
M.　下顎骨骨折 fracture of the mandible　85
❶下顎骨骨折に必要な解剖　85
　　a.　下顎骨運動に関与する筋と神経支配　86
❷骨切線の位置と骨片転位方向　86
❸症状　87
❹診断　87
❺治療法の分類　88
　　a.　観血的療法の有無による治療法の分類　88
　　b.　歯の有無による治療法の分類　88
❻治療法の実際　88
　　a.　Class 1 骨折の治療法　88
　　b.　Class 2 骨折の治療法　92
　　c.　Class 3 骨折の治療法　92
❼骨折部位別治療法　92
　　a.　オトガイ部骨折　92
　　b.　下顎体骨折　93
　　c.　下顎角骨折　93
　　d.　下顎枝骨折　93
　　e.　筋突起骨折　93
　　f.　関節突起骨折　93
　　g.　歯槽骨骨折　95
　　h.　合併症とその治療　95

N.　顔面複雑骨折 panfacial complex fracture　95
O.　小児の顔面骨骨折　infant facial bone fractures　97
❶小児顔面の特徴　97
　　a.　顔面の成長　97
　　b.　顔面の軟部組織　97
　　c.　顔面の骨組織　97
　　d.　骨折と成長　97
　　e.　歯牙　97
　　f.　診断　97
❷小児の特殊な骨折　97
　　a.　鼻骨骨折　97
　　b.　頬骨骨折　98
　　c.　眼窩骨折　98
　　d.　鼻骨篩骨眼窩骨折　98
　　e.　下顎骨骨折　98
　　f.　顎関節障害　98
　　g.　上顎骨骨折　98
　　h.　歯槽骨骨折　98
P.　高齢者骨折　98
❶高齢者骨折の特徴　98
❷治療　98

28・5　顎関節障害 disturbance of the temporomandibular joint　99
A.　顎関節部骨折 temporomandibular joint fracture　99
B.　顎関節脱臼 temporomandibular joint luxation　99
❶骨折性脱臼　99
❷非骨折性脱臼　99
　　a.　原因　99
　　b.　診断　99
　　c.　脱臼治療　99
❸習慣性脱臼 habitual dislocation　99
　　a.　保存的治療　99
　　b.　手術的治療　99
❹陳旧性顎関節脱臼　99
C.　顎関節強直症 temporomandibular joint ankylosis　101
❶分類　101
　　a.　真性（関節内）強直症　101
　　b.　仮性（関節外）強直症　101
❷症状　101
❸治療　101
❹手術の実際　101
❺術後合併症　101
D.　顎関節症 derangement, dysfunction of the temporomandibular joint　101
❶顎関節症，顎内障　101
❷治療　103
　　a.　保存的療法　103
　　b.　疾患別療法　103
E.　その他の顎関節障害　103

vi　目　次

28·6　頰部の腫瘍 tumors of the cheek　103

A．良性腫瘍　103
  ❶母斑細胞母斑（色素性母斑）nevus pigmentosus, pigmented nevus　103
  ❷扁平母斑 nevus spilus　104
  ❸太田母斑 Ota's nevus　104
  ❹血管腫 hemangioma, 血管奇形 vascular malformation　105
    a．単純性血管腫 simple hemangioma　105
    b．苺状血管腫 strawberry mark　106
    c．海綿状血管腫 cavernous hemangioma　106
    d．蔓状血管腫 racemous hemangioma　106
  ❺Kasabach-Merritt 症候群　108
  ❻von Recklinghausen 病　108
  ❼リンパ管腫　109
    a．単純性リンパ管腫 simple lymphangioma　109
    b．海綿状リンパ管腫 cavernous lymphangioma　109
    c．囊胞性リンパ管腫 cystic lymphagioma　109
  ❽皮様囊腫 dermoid cyst　109
  ❾類上皮囊腫 epidermoid cyst（粉瘤 atheroma）　109
  ❿毛母腫 pilomatrixoma（石灰化上皮腫 calcifying epithelioma）　109
  ⓫老人性角化症 senile keratosis　110
  ⓬Pringle プリングル病（Bourneville-Pringle 母斑症）　110
  ⓭尋常性痤瘡 acne vulgaris　110
    a．保存的治療　110
    b．外科的療法　110
B．皮膚悪性腫瘍 malignant skin tumors　110
  ❶基底細胞癌　110
  ❷有棘細胞癌　110
  ❸悪性黒色腫　110
C．主な唾液腺腫瘍および腫瘍様病変 salivary gland tumors　110
  ❶耳下腺腫瘍 parotid gland tumors　110
    a．診断　110
    b．良性腫瘍　112
    c．悪性腫瘍　114
    d．腫瘍様病変　114
    e．腫瘍と鑑別診断を要するもの　114
  ❷顎下腺腫瘍 submandibular gland tumors, 舌下腺腫瘍 sublingual gland tumors　114
    a．診断　114
    b．治療　114
    c．予後　115
  ❸唾液腺摘出術　115
    a．耳下腺摘出術　115
    b．顎下腺摘出術　115
    c．舌下腺摘出術　115
  ❹流涎 drooling（sialorrhea）　115
    a．原因　115
    b．治療　115
D．顎骨部の腫瘍 tumors of jaws　115
  ❶良性腫瘍　115
    a．歯原性腫瘍 odontogenic tumors　115

    b．非歯原性腫瘍 non-odontogenic tumors　116
    c．骨腫 osteoma, 軟骨腫 chondroma　116
  ❷悪性腫瘍　117
    a．上顎癌 maxillary cancer　117
    b．下顎癌 mandibular cancer　120
    c．5 年生存率　124
E．その他　124

28·7　顔面・顎変形 deformities of the jaws　124

A．顎顔面の形態分析 morphological considerations of the jaws　124
  ❶頭部と顔面との範囲　124
  ❷顔面の形 facial shape　124
  ❸プロフィール profile　125
    a．成人プロフィール　125
    b．小児のプロフィール　125
    c．東洋人のプロフィール　125
    d．顔面角 facial angle　125
    e．前頭点 - 鼻下点 - 顎下点角　125
  ❹咬合 occlusion　125
    a．咬合の分類　125
    b．咬合の分析法　125
  ❺評価法　131
  ❻手術術式の検討　131
    a．頭蓋顔面のバランスのチェック　131
    b．頭部 X 線規格写真, CT 写真の撮影　131
    c．ペーパーモデルの作成　131
    d．写真撮影（photographic record による paper surgery）　134
    e．上下歯列の顎モデルの作成　134
    f．術前矯正治療の意義　137
    g．術中顎間固定装置の作成　137
B．顎変形の名称　137
C．顎変形の原因　138
  ❶先天性原因　138
  ❷発育抑制的原因　138
  ❸後天性原因　138
  ❹年齢との関係　139
  ❺疾患との関係　139
  ❻部位との関係　139
D．顎変形の症状　139
E．治療法の分類　139
  ❶矯正治療　139
  ❷補綴治療　140
  ❸外科的治療　140
    a．nasomaxillary inlay skin graft　140
    b．onlay bone graft　140
    c．真皮脂肪移植　140
    d．骨切り術　140
    e．骨延長術　140
F．咬合異常と歯科矯正治療　140
  ❶咬合異常と歯科矯正　140
  ❷歯列の歯科矯正症例　144
G．顎変形手術の基礎的事項　145

❶チームワークの重要性　145
❷顎変形手術の適応　145
　a.　顎変形の一期的骨切り術の疾患別適応　145
　b.　顎変形の骨延長形成術の部位別適応　146
　c.　適応年齢　146
H.　顎骨変形形成術 treatment of the jaw deformities　146
❶上顎発育障害 maxillary maldevelopment　146
　a.　一期的骨切り術　146
　b.　骨延長術　146
❷上顎骨骨切り術の管理　147
❸上顎骨骨切り法の分類　147
❹骨延長術 distraction osteogenesis　149
　a.　骨延長術とは　149
　b.　骨延長の組織機序　149
　c.　適応　149
　d.　手術年齢　150
　e.　延長器具　150
　f.　術前検査　150
　g.　治療計画　150
　h.　手術法　150
　i.　手術の実際　152
　j.　骨延長の注意点　159
　k.　骨延長の問題点　159
❺上顎前突症 maxillary prognathism, maxillary protrusion　159
　a.　上顎前突（症）の定義　159
　b.　分類　159
　c.　原因　160
　d.　臨床的特徴　160
　e.　治療法　160
❻下顎前突症 mandibular prognathism　162
　a.　定義　162
　b.　分類　162
　c.　原因　162
　d.　臨床的な特徴　162
　e.　治療時期　163
　f.　治療法　163
❼小顎症 micrognathia, receding chin　169
　a.　原因　170
　b.　症状　171
　c.　治療　171
❽開咬 open bite　174
　a.　定義　174
　b.　分類　174
　c.　原因　174
　d.　臨床的特徴　174
　e.　治療　174
❾咬筋肥大（症）masseteric hypertrophy　175
　a.　診断　175
　b.　頻度　176
　c.　原因　176
　d.　治療　177
　e.　合併症　177
❿オトガイ部の変形　177
　a.　小オトガイ（症）microgenia, receding chin, small

chin, 短顔 short face　177
　b.　大オトガイ症 macrogenia, 長顔 long face　180
　c.　下顎骨偏位　180

28·8　頬部の先天異常 congenital deformities of the cheek　180

A.　頬部先天異常の一般的事項　180
❶発生　180
❷顔面裂 facial cleft　181
　a.　顔面裂の分類　181
　b.　頻度　181
　c.　顔面裂の原因　181
　d.　顔面裂の治療　181
B.　口唇裂, 口蓋裂 cleft lip, cleft palate　183
C.　正中鼻裂症 bifid nose, nasal cleft　183
D.　正中唇裂 median cleft lip　183
E.　鼻瞼裂症（仮称）naso-ocular cleft　183
F.　唇瞼裂症（仮称）, 斜顔面裂 oro-ocular cleft, oblique facial cleft　183
❶分類　183
❷症状　183
❸治療　183
G.　唇耳裂症（仮称）oro-auricular cleft　183
❶頻度　183
❷症状　187
❸治療　187
H.　下口唇裂, 下顎裂　187
I.　Robin 症候群 Robin sequence　187
❶主徴　187
❷頻度　191
❸合併症　191
❹原因　191
❺診断　192
❻重症度分類　192
❼鑑別診断　192
❽治療　193
J.　Moebius 症候群 Moebius syndrome　193
❶Moebius 症候群とは　193
❷原因　193
❸症状　193
❹治療　193
K.　Romberg 病 Romberg disease　193
❶Romberg 病とは　193
❷原因　193
❸症状　194
❹合併症　194
❺鑑別診断　194
❻治療　194
L.　頭蓋顔面小体症 craniofacial microsomia, hemifacial microsomia　195
❶名称　195
❷発生率　195
❸症状　195
　a.　耳の異常　196
　b.　下顎変形　196
　c.　上顎変形, その他　198

d. 顔面軟部組織の異常　198
e. 顔面裂　198
f. その他　198
❹治療法　198
a. 組織別治療法　198
b. 年齢別治療法　199
c. 骨延長術 distraction osteogenesis　199
d. 両側性小頭蓋顔面症 bilateral craniofacial microsomia　201
❺鑑別診断　202
a. 第 1 鰓弓症候群 first branchial arch syndrome　202
b. トリーチャーコリンズ症候群　202
c. 後天性顎発育障害　202
d. 顔面裂 orbitofacial cleft　202

M. Treacher Collins 症候群 Treacher Collins syndrome　202
❶名称, 頻度　202
❷症状　203
a. 完全型 complete type　203
b. 不完全型 incomplete type　203
c. 不全型 abortive type　203
d. 非典型型 atypical type　203
❸合併症　203
❹病因　203
❺治療　204
a. 頬骨変形　204
b 瞼変形　204
c. 耳介変形　204
d. 下顎変形　204
e. 鼻骨変形　204

N. Goldenhar 症候群 Goldenhar syndrome　204
O. Nager 症候群 Nager syndrome　205
P. 顔面半側肥大症 hemifacial hyperplasia　205
Q. ダウン症候群 Down syndrome　205
❶頻度　206
❷症状　206
❸治療　206
R. 上顎外鼻形成不全症 maxillonasal dysplasia（ビンダー症候群 Binder's syndrome）　206
❶特徴　206
❷別名　206
❸治療　206
S. 歌舞伎メーキャップ症候群 Kabuki make-up syndrome　206
T. Stickler 症候群 Stickler syndrome　207
U. Marshall 症候群 Marshall syndrome　207
V. 皮膚弛緩症候群 cutis laxa syndrome　207
W. CATCH 22 症候群 CATCH 22 syndrome　207
X. その他の頭蓋顔面先天性異常　207
❶先天性上下顎骨癒合症 congenital mandibulo-maxillary fusion　207
❷Oto-palate-digital（Taybi）症候群　207
❸Oro-facial digital syndrome　207
❹EEC 症候群　207
❺Opitz 症候群　207

❻その他　207

28·9　頬部の美容外科 aesthetic surgery of the cheek　207
A. 除皺術 face lifting　208
❶頬部皺の原因　208
❷頬部皺襞の分類　208
a. 原因別分類　208
b. 解剖学的分類　208
❸除皺術の効果　209
❹除皺術の範囲　209
❺除皺術の種類　210
a. 術前診察　211
b. 麻酔　211
c. 手術法　211
d. 合併症　214
e. 症例　215
f. 除皺術の反復　215
g. 全顔除皺術 total face lifting　216
h. 除皺術における男女差　216
i. オトガイ下除皺術 submental face lifting　216
j. 広頸筋形成術 platysma plasty　218
k. 骨膜下除皺術 subperiosteal face lifting　218
l. 内視鏡除皺術 endoscopic face lifting　218
m. 顔面骨拡大除皺術 facial bone expansion　218
n. 人工膜・糸による除皺術　218
o. 従来法とスレッド法の併用法　219
p. 注入法による除皺術　219
q. インプラント挿入による除皺術 skeletal augmentation　220
r. レーザーによる除皺術　220
s. 光治療（IPL）, ラジオ波治療（RF）　222
t. 単純皮膚切除術　223
u. ボツリヌストキシン A 注入法　223
v. 脂肪分解注射　223
w. 化学外科療法 chemical peeling　223
❻特殊な皺襞症　223
❼除皺術のまとめ　224
B. 老化皮膚, しみ　224
❶老化皮膚　224
❷しみ　224
a. 表皮型として　224
b. 真皮型として　224
c. 表皮真皮混合型として　224
C. えくぼ dimple　224
❶定義　224
❷位置　224
❸手術法　224
a. 皮下埋没縫合法　224
b. Punch 法　225
D. 頬部陥凹症　225
E. 頬骨突出症 zygoma protrusion, prominent zygoma　225
❶頬骨の突出度　225
❷頬骨突出症の分類　225

❸頬骨突出症の治療　225
F.　頬骨扁平症 flat malar eminence　227
G.　下顎角突出症 mandibular angle protrusion, gonial protrusion　229
❶下顎角突出症とは　229
❷治療　229
❸手術法　230
❹合併症　230
H.　下顎角扁平症（非突出症）flat mandibular angle　230
I.　脂肪沈着症 obesity　230
J.　顔面若返り法 rejuvenation（まとめ）　230
❶皮膚の老化　231
❷顔面若返り法　231
a.　外科的若返り法 surgical rejuvenation　231
b.　皮面形成術若返り法 peeling rejuvenation　231
c.　レーザー療法 laser resurfacing, laser abrasion　231
d.　光線療法　231
e.　化学的削皮術 chemical peeling, chemical abrasion　231
f.　機械的削皮術 mechanical peeling, dermabrasion　231
g.　注射療法 injection method　231
h.　注入剤（注射以外）　231
i.　ボツリヌストキシン製剤　231
j.　高濃度ビタミンＣ注射　231
k.　脂肪融解注射法 injection lipolysis lipodissolve　233
K.　美容歯科　233
❶顎矯正　233
❷歯列矯正　233
❸歯牙白色化 teeth whitening　233
a.　目的　233
b.　分類　233
c.　適応，不適応　234
L.　美容外科治療の評価　234
❶視診による評価　234
❷客観的方法　234
❸特殊評価法　234

29章　頸部形成術

29・1　頸部の解剖 anatomy of the neck　235
A.　頸部の範囲 region of the neck　235
B.　頸部の解剖学的特性 anatomical characteristics of the neck　235

29・2　頸部の外傷・瘢痕 trauma and scar of the neck　235
A.　頸部の外傷　235
B.　頸部の瘢痕　235
❶原因　235
❷頸部の瘢痕の特徴　235
❸線状瘢痕の治療　236

❹広範囲瘢痕の治療　236
a.　皮弁　236
b.　遊離植皮　244

29・3　頸部の腫瘍 tumors of the neck　245
A.　良性腫瘍 benign tumors　245
❶脂肪腫 lipoma　245
❷線維腫 fibroma　245
❸神経線維腫症 neurofibromatosis, von Recklinghausen's disease　245
❹血管腫 hemangioma, 血管奇形 vascular malformation　245
a.　単純性血管腫 portwine stain, 毛細血管奇形 capillary malformation　245
b.　海綿状血管腫 cavernous hemangioma, 静脈奇形 venous malformation　245
c.　苺状血管腫 strawberry mark, 乳児血管腫 infantile hemangiom　245
❺リンパ管腫 lymphangioma　245
❻母斑 nevus　247
❼粉瘤 atheroma　247
❽皮様囊腫 dermoid cyst　247
❾軟骨腫 chondroma　247
❿骨腫 osteoma　247
⓫その他　247
B.　悪性腫瘍 malignant tumors　248
❶上咽頭癌　248
❷頸部腫瘍根治術後の再建　248
a.　舌癌，口腔底癌根治手術の再建　248
❸顎骨の再建　248
❹舌機能の再建　250
❺遊離吻合皮弁使用上の問題　251
❻口腔底再建の実際　254
a.　D-P flap（delto-pectoral flap）　254
b.　広背筋皮弁 latissimus dorsi flap　254
c.　額部皮弁 forehead flap　254
d.　肩峰皮弁 acromial flap, shoulder flap, 頸部 - 肩峰皮弁 cervico-acromial flap　254
e.　遊離吻合皮弁, 同筋皮弁 free flap　254
❼口腔・中咽頭の再建　255
❽下咽頭，頸部食道の再建　255
❾喉頭癌　256
❿甲状腺癌　256
⓫合併症　258
⓬胸部食道再建　259
⓭咽頭瘻孔　259
⓮気管瘻孔　261
⓯頸部郭清術 neck dissection　261
a.　方法　261
b.　適応　262
c.　手術術式　262

29・4　頸部の先天異常 congenital anomaly of the neck　262

x 目 次

A. 翼状頸 pterygium colli, congenital webbing of neck　262
　❶Turner 症候群　262
　❷Noonan 候群　263
　❸その他　263
　❹翼状頸の治療　263
B. 斜頸 congenital muscular torticollis　264
C. 鰓性嚢胞，鰓性瘻 congenital branchial cyst or fistula or sinus　264
　❶頸部の胎生学 embryology　264
　❷正中頸嚢胞および瘻孔 thyroglossal duct cysts and fistulae　266
　　a. 発生　266
　　b. 診断　266
　　c. 鑑別診断　266
　　d. 治療　266
　❸側頸嚢胞および瘻孔 branchial cysts and fistulae　266
　　a. 発生　266
　　b. 頻度　266
　　c. 診断　266
　　d. 鑑別診断　266
　　e. 治療　266
　❹頸耳瘻 cervico-auricular fistula　267
　❺先天性胸鎖関節皮膚瘻 sternoclavicular joint fistula　267
　❻正中頸裂 median cervical cleft or fissure　267
　❼頸部副耳 cervical auricle　270
　❽クリッペル・ファイル症候群 Klippel-Feil syndrome　270

29·5　頸部の美容外科 aesthetic surgery of the neck　270
A. オトガイ下部脂肪過多症 submental obesity　270
B. 除皺術 rhytidectomy　271
C. シミ，色素沈着　271
D. 色素沈着　271

30章　体幹部形成術

30·1　体幹部の解剖学 anatomy of the body　273
A. 体幹の範囲 region of the body　273
B. 皮膚・皮下組織 skin of the body　273
C. 脈管系 vascular system of the body　274
D. 胸郭 thorax　274
　❶胸骨 sternum　274
　❷肋骨 rib bone　275
　❸胸郭筋 muscles of the thorax　275
　　a. 大胸筋，小胸筋 pectoralis major, minor muscle　275
　　b. 広背筋 latissimus dorsi muscle　275
　　c. 僧帽筋 trapezius muscle　275
　　d. 前鋸筋 serratus anterior muscle　275

　　e. 胸骨筋 sternalis muscle　275
　❹胸郭の形態 thorax shape　276
E. 乳房 breast, mamma　276
　❶発生　276
　❷発育　277
　❸形態　277
　❹乳房のX線像 mammography　277
　❺乳頭 nipple, mamilla　277
　❻乳輪 areola　277
　❼乳房の位置　277
　❽乳房のバランス　277
　　a. 身長に対するバランス　277
　　b. 胸囲 bust バスト，腰囲 waist ウエスト，臀囲 hip ヒップのバランス　278
　　c. 肩幅とのバランス　278
　❾脈管系　278
　❿神経　279
　⓫構造　279
　⓬乳房の容積　279
　　a. ブラジャーの型で決める方法　279
　　b. ブラジャーの展開角で決める方法　280
　　c. 手で決める方法　280
　　d. モデル使用　280
　　e. エキスパンダー　280
　　f. その他の器具使用　280
F. 腹部 abdomen　280
　❶腹部の区分　280
　❷皮下組織　280
　❸腹直筋 rectus abdomisis muscle　280
　❹外(内)腹斜筋 obliques abdominis externus(internus) muscle　280
G. 臍 navel, umbilicus　280
　❶臍の位置　280
　❷正面観　280
　❸側面観　281

30·2　体幹部の外傷・瘢痕 trauma and scar of the body　281
A. 外傷　281
　❶熱傷　281
　❷外傷　281
　　a. 対象　281
　　b. 治療　281
　❸放射線障害 radiation injuries　281
　　a. 症状　281
　　b. 治療　281
　　c. 再建法の例　284
　　d. 腕神経叢麻痺　284
　　e. 骨髄炎，従隔洞炎　285
B. 瘢痕およびケロイド scar and keloid　288
　❶一般的事項　288
　❷皮膚線条瘢痕 striae cutis, 伸展瘢痕 stretch scar　292
　　a. 分類　292
　　b. 原因　292
　　c. 頻度　292
　　d. 治療　292

❸腹壁ヘルニア　292

30·3　体幹部の腫瘍 tumors of the body　292
A. 乳房部腫瘍 tumors of the breast　292
B. 胸腹部腫瘍 tumors of the body　292
　❶良性腫瘍および腫瘍様病変　292
　❷悪性腫瘍　292
　　a. 上皮性腫瘍　292
　　b. 非上皮性腫瘍　292
　❸特殊な皮膚疾患　293
　　a. 蒙古斑 mongolian spot　293
　　b. デスモイド腫瘍，類腱腫 desmoid tumor　293
　　c. 類腱線維腫症 desmoplastic fibromatosis　296
　　d. 放射線照射後皮膚障害　296
C. その他の疾患　296
　　a. 臀部慢性膿皮症 pyodermia chronica glutaealis　296
　　b. 伝染性軟属腫 molluscum contagiosum　296

30·4　体幹の先天異常 congenital anomalies of the trunk　297
A. 漏斗胸 pectus excavatum, funnel chest　297
　❶原因　297
　❷頻度　297
　❸症状，所見　297
　❹治療　297
　　a. 適応　298
　　b. 手術法　298
B. 胸骨突出症 protruding breast, 鳩胸 pectus carinatum, pigeon breast　307
　❶原因　307
　❷症状，所見　308
　❸治療　308
C. 胸骨裂 bifid sternum　308
D. Poland 症候群　308
　❶男性の Poland 症候群　309
　❷女性の Poland 症候群　311
　　a. 乳房発育不全　311
　　b. 乳房上方の陥凹　311
　　c. 胸郭変形　311
　　d. 乳輪，乳頭の再建　311
E. 前胸部形成不全 anterior thoracic hypoplasia　311
F. 前胸部形成過剰　311
　❶二分肋骨 bifid rib　311
　❷その他　311

30·5　先天性皮膚異常 congenital anomalies of skin　311
A. 先天性乳頭乳輪欠損症　311
B. 先天性皮膚欠損症 congenital skin defect　311
C. 先天性皮膚陥凹 congenital skin fossae　311
D. 毛巣囊胞あるいは膿瘻，毛巣洞 pilonidal cyst or sinus　311
E. 皮膚絞扼溝（輪）　313

30·6　脊椎披裂 spina bifida　313
A. 脊椎披裂 spina bifida　313
　❶前部脊椎披裂症 spina bifida anterior　313
　❷後部脊椎披裂 spina bifida posterior　314
　　a. 潜在性脊椎披裂 spina bifida occulta　314
　　b. 囊胞性脊椎披裂 spina bifida cystica　314
　　c. 開放性脊椎披裂 spina bifida aperta　314
B. 脊髄瘤 myelocele　314
C. 脊髄囊瘤 myelocystocele　314
D. 遺残尾 caudal appendage（human tail）　315
E. 尾腸 tailgut cyst　316
F. 先天性異常腫（奇形腫）teratoma　316

30·7　乳房形成術 mammaplasty　316
A. 外傷性乳房欠損 traumatic breast defect　316
B. 乳癌と乳房形成術 breast cancer and mammaplasty　316
　❶乳癌の疫学　316
　❷乳癌治療法　318
　　a. 薬物療法　318
　　b. 外科療法　318
　　c. 放射線療法　319
　❸乳癌手術後の再発率　319
　❹乳房再建術の安全性・意義　319
　　a. 乳癌切除後の乳房再建の意義　319
　　b. 定型的全摘術（いわゆる BT）　320
　　c. 非定型的手術　320
　❺乳癌切除後の再建手術時期　321
　❻リンパ節に対する手術　322
　　a. 腋窩リンパ節郭清術　322
　　b. センチネルリンパ節生検　322
C. 放射線治療と再建時合併症　322
D. 乳癌手術後の乳房再建の歴史　323
　❶乳房再建率　323
E. 乳癌摘出後の再建法　323
　❶真皮移植術 dermis graft　324
　❷局所皮弁法 local flap method　324
　❸大網移植術 omental flap method　324
　❹遠隔皮弁 distant flap method　324
　❺脂肪移植 fat graft　325
　❻インプラント法 implant method　326
　❼筋皮弁法 musculocutaneous flap method　326
　　a. 広背筋皮弁 lattisimus dorsi flap　326
　　b. 腹直筋皮弁（TRAM flap）　329
　❽穿通枝皮弁　331
　　a. 大腿内側穿通枝皮弁　331
　　b. 臀部穿通枝皮弁　331
　❾拡大筋皮弁法 extended musculocutaneous flap　331
　❿遊離吻合皮弁 free flap　331

　⓫ tissue expander とインプラントによる乳房再建術　331
　　a. 皮切とインプラント挿入部位のデザイン　331
　　b. 大胸筋下剥離　332

xii 目 次

　　c. tissue expander の挿入　332
　　d. tissue expander の拡張　333
　　e. バッグインプラントの挿入　333
　　f. インプラントの被覆　333
　　g. 人工物による再建の合併症　333
　　h. 温存術後の再建　333
　　i. 術後の補助的手術　334
　　j. 健側に対する手術　334
F. 乳頭・乳輪の再建法　334
　❶乳輪の移植術　335
　　a. 陰唇，陰嚢皮膚，大腿内側皮膚移植術　335
　　b. 刺青法　335
　　c. 反対側乳輪の移植術　336
　❷乳頭再建術　336
G. 巨大乳房症および乳房縮小術 macromastia and reduction mammaplasty　339
　❶原因　339
　❷症状　339
　❸治療　339
　　a. 乳房縮小術 reduction mammaplasty　339
H. 下垂乳房 mammaptosis　349
　❶下垂乳房の分類　349
　❷下垂乳房形成術　350
I. 乳房形成不全症と乳房増大術 underdevelopment mamma, augmentation mammaplasty　350
　❶乳房増大術の歴史　350
　　a. 乳房増大術の歴史と豊胸術　350
　　b. 日本における乳房増大術の歴史　351
　　c. 歴史的分類　352
　❷乳房再建の日本におけるガイドライン　352
　　a. 乳房再建のガイドライン　352
　❸乳房増大術の適応　352
　　a. 適応症　353
　　b. 非適応症　353
　❹乳房増大術の種類　353
　　a. 肉質注射法　353
　　b. ヒアルロン酸　353
　　c. 真皮脂肪移植法　353
　　d. 有茎真皮脂肪移植　353
　　e. 筋膜脂肪移植　354
　　f. 脂肪注入法　354
　　g. 人工乳房　354
　❺乳房形成術と肥満 BMI　354
　❻バッグインプラント挿入による乳房増大術の術式　354
　　a. 挿入バッグについて　354
　❼乳腺下乳房増大術 subglandual augmentation mammaplasty　355
　　a. 麻酔　355
　　b. 皮切　355
　　c. 剝離　355
　　d. 止血　355
　　e. 充塡　355
　　f. 創閉鎖　356
　　g. 症例　356

　❽大胸筋下乳房増大術 subpectoral augmentation mammaplasty　356
　❾筋膜下増大術 subfascial augmentation mammaplasty　356
　❿内視鏡下乳房増大術 endoscopic breast augmentation　356
J. 乳房増大術の満足感　356
K. 乳房増大術の合併症　357
　　a. 不対称　357
　　b. 出血，血腫　357
　　c. 感染　357
　　d. さざ波現象 rippling　358
　　e. 知覚異常　358
　　f. 被膜拘縮 capsule contarcture　358
L. ヒトアジュバント病 human adjuvant disease　361
　　a. ヒトアジュバント病とは　361
　　b. 分類　362
　　c. 症状：　362
　　d. 診断　362
　　e. 治療　363
M. 筒状乳房 tuberous breast　364
N. 退化乳房 involution breast　364
O. 非対称性乳房 asymmetric breast　364
P. 無乳房症 amastia　365
Q. 過剰乳房症，副乳 supernumerary breasts, accessory breasts　366
　❶分類　366
　　a. 多乳頭症 polythelia　366
　　b. 偽乳房症 pseudomamma　366
　　c. 多乳腺症 polymastia　366
　❷頻度　366
　❸治療　366
　❹鑑別診断　368
R. 陥没乳頭症 inverted nipple　368
　❶分類　368
　　a. 先天性陥没乳頭 congenital inverted nipple　368
　　b. 後天性陥没乳頭 aquired inverted nipple　368
　❷症状　368
　❸治療　369
　　a. 保存的治療　369
　　b. 乳管温存式乳頭形成術　369
　　c. 乳管切断式乳頭形成術　370
　　d. 内視鏡下乳頭形成術　370
S. 巨大女性乳頭症　370
T. 男性の乳房異常　371
　❶女性化乳房症 gynecomastia　371
　　a. 原因　371
　　b. 分類　373
　　c. 治療　373
　　d. 合併症　376
　❷偽性女性化乳房症 pseudo-gynecomastia　376
　❸女性化乳頭症　376
　❹男性乳癌　376
　❺乳頭乳輪色素沈着症　377

30·8 臍形成術 omphaloplasty, umbilicoplasty 378
A. 臍の解剖学 378
B. 外傷性臍欠損 navel defect 378
C. 臍突出症（でべそ）と臍形成術 navel protrusion, umbilicoplasty, omphaloplasty 378
- ❶定義 378
- ❷分類 378
- ❸鑑別 378
  - a. 臍ヘルニア umbilical hernia 378
  - b. 臍帯ヘルニア omphalocele, exomphalos 378
- ❹手術法 378
D. その他の臍疾患 379

30·9 体幹脂肪過多症, 脂肪形成術 body-obesity, liposculpturing 384
A. 体幹脂肪過多症 384
- ❶脂肪過多症の分類 384
  - a. 脂肪過多症の原因による分類 384
  - b. 脂肪細胞の数, 大きさによる分類 384
  - c. 鬼塚らの分類 384
  - d. Strauch の分類 384
  - e. 酒井の分類 384
  - f. BMI 分類 384
- ❷症状 384
- ❸脂肪過多症の治療原則 385
  - a. 保存的療法 385
  - b. 手術的療法 385
- ❹腹部脂肪切除術の適応, 不適応 385
  - a. 適応 385
  - b. 不適応 385
  - c. 手術目安 385
- ❺脂肪切除術 abdominal lipectomy の種類 385
  - a. 脂肪切除術の分類 385
  - b. 脂肪切除術の実際 386
  - c. 脂肪切除術における臍形成術 umbilicoplasty 386
  - d. 随伴手術 386
  - e. 合併症 386
- ❻脂肪吸引法 suction lipectomy, liposuction 389
  - a. 脂肪吸引法の適応 389
  - b. 脂肪吸引法の分類 389
  - c. 脂肪吸引カニューレ法の実際 391
B. その他の部位の脂肪形成術 396
C. 脂肪萎縮症 lipodystrophy 397

30·10 体幹部の美容外科 397
A. ボデイピアス 397

31章 会陰部形成術

31·1 会陰部の解剖 anatomy of the perineum 399
- ❶範囲 399

- ❷男性外陰部 399
- ❸女性外陰部 400

31·2 会陰部外傷 scare of the perineum 400
- ❶熱傷 400
- ❷陰茎・陰嚢皮膚剥脱症 avulsion injury of penis and scrotum 400
  - a. 原因, 症状 400
  - b. 治療 400
- ❸陰茎切断 amputation of the penis 401
  - a. 原因 401
  - b. 再建法 401
  - c. 陰茎形成術 phalloplasty 401
- ❹精巣再建 405
- ❺難治性瘻孔, 潰瘍 405
- ❻尿道結石 405
- ❼肛門損傷 407
- ❽後天性膣欠損症 407
- ❾後天性陰唇癒着症 labial adhesion 408

31·3 会陰部の腫瘍 perineal tumors 408
A. 良性腫瘍 408
B. 悪性腫瘍 408
- a. 外陰癌 408
- b. 乳房外 Paget 病 extramammary Paget disease 408
- c. 肛門腫瘍 409

31·4 会陰部の先天異常 congenital anomalies of the perineal 413
A. 男性 413
- ❶尿道下裂 hypospadias 413
  - a. 分類 413
  - b. 症状, 所見 413
  - c. 治療 413
  - d. 代表的手術法 414
  - e. 著者の方法 415
  - f. 合併症 417
- ❷尿道上裂 epispadias 417
- ❸膀胱外反症 bladder extrophy 418
- ❹陰茎前位陰嚢 prepenile scrotum 418
- ❺包茎 phimosis 420
  - a. 包茎とは 420
  - b. 症状 420
  - c. 治療 420
  - d. 合併症 420
- ❻矮小陰茎 micropenis 420
- ❼埋没陰茎 422
B. 女性 422
- ❶先天性膣異常症 422
  - a. 先天性膣欠損症 vaginal agenesis, congenital vaginal defect 423
  - b. 尿道膣瘻 urethrovaginal fistula 423
  - c. 先天性陰唇癒合症 congenital labial fusion 423

❷半陰陽 hemaphroditism, 性分化疾患 disorders of sex development　423
　　a. 語源　　423
　　b. 成因　　423
　　c. 分類　　423
　　d. 性別の判定基準　　423
　　e. 手術時期　　424
　　f. 手術法　　426
❸先天性肛門括約筋異常　　426
❹膝窩翼状片症候群 popliteal pterygium syndrome　426
❺停留精巣 cryptorchism, retentio testis　　427
　　a. 停留精巣の位置　　427
　　b. 原因　　427
　　c. 治療　　427
　　d. 合併異常症　　427
❻尿膜管遺残症 urachal cyst　　427

31·5　その他の疾患　　430
❶無毛症 atrichia, atrichosis　　430
　　a. 陰毛の発生　　430
　　b. 陰毛の分布　　430

　　c. 無毛症の原因　　430
　　d. 無毛症の治療　　430
❷小陰唇肥大症 hypertrophy of labium minus pudendi　430
❸勃起障害 erectile disfunction, ED, 性交不能症, インポテンツ impotence　　430
　　a. 名称　　430
　　b. 原因　　431
　　c. 治療　　431
❹性同一性障害 gender identity disorder　　432
　　a. 性同一性障害とは　　433
　　b. 統計　　434
　　c. 生物学的性 sex の決定　　435
　　d. 発現機序　　435
　　e. 手術 sex reassignment surgery, gender confirming surgery　435
　　f. 診断ガイドライン　　435
　　g. 治療のガイドライン　　435
　　h. 問題点　　436
❺尿道異物 urethral foreign body　　436
❻陰部の美容外科　　436

実際編③

28章	頬部形成術	3
29章	頸部形成術	235
30章	体幹部形成術	273
31章	会陰部形成術	399

28章 頬部形成術 meloplasty

28.1 頬部の解剖学 anatomy of the cheek

A. 頬部の範囲 region of the cheek

頬部の範囲は，眼窩下縁に相当する線（実際には瞼頬溝），鼻唇溝，下顎骨縁，耳介根部に囲まれた部分である．藤田（1954）によれば，頬部 buccal region とは，口角部よりのごく狭い範囲を指すが，ここで述べる頬部は，藤田の分類でいえば，頬部のほか，眼窩下部 infraorbital region，頬骨部 zygomatic region，耳下腺咬筋部 parotido-masseteric region を含んでいる．なお関連のある口唇部についても追補した．

Kazanjian ら（1959）は，頬部を二分し，表情筋による可動性に富む前部と咬筋，耳下腺などのため比較的動きの少ない後部に分けている．前部は，皮下組織と皮膚の結合が後部に比べて粗であり，頬部除皺術の際，剝離上のポイントとなる．後部は，皮下剝離に際して，顔面神経損傷は少ないが，前部では大きい．同じく除皺術の際，大切である．

B. 脂肪

顔面の脂肪組織は，いくつかの部位に分かれて独立し，それぞれ compartment を形成，除皺術の際，大切である（Rohrich ら 2007）．
① Malar fat は，内側，中央，外側に，
② 頬部も内側，中央，外側に，
③ 眼窩は中隔で3つに分けられ，
④ jowl fat が最下部に位置している．

C. 骨 bones of the cheek

頬部に関係のある骨としては，頬骨 zygoma，上顎骨 maxilla，下顎骨 mandibule がある．

これらの骨は，骨折の場合に最も問題になるものであり，その他，上顎骨には副鼻腔を内在し，また口蓋骨とともに，口蓋裂に関係している．下顎骨は，下顎前突症などの場合にも治療の対象になる．下顎骨オトガイ隆起は，類人猿，猿人，原人まではなく，旧人（ネアンデルタール人）の一部で痕跡的にみられはじめる（寺岡ら 1979）．

顎関節は，図 28-1-1 のごとくで，鞍関節といわれる．

D. 筋肉

❶ 表情筋 mimetic muscles
表情筋で頬部に関係のあるものは次のようなものである（図 28-1-2）．いずれも，頭蓋骨の開口部を囲って，その開閉にかかわっている．

a. 口裂周囲の筋肉
①口輪筋，②大頬骨筋，③小頬骨筋，④上唇挙筋，⑤上唇鼻翼挙筋，⑥口角挙筋，⑦笑筋，⑧頬筋，⑨口角下制筋，⑩下唇下制筋，⑪オトガイ筋，⑫オトガイ横筋がある（第25章「口唇部・舌部形成術」の項参照）．

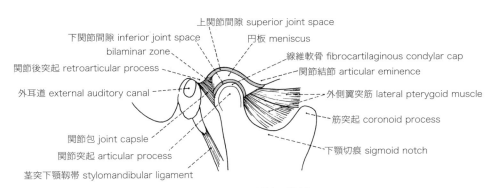

図 28-1-1　顎関節の解剖

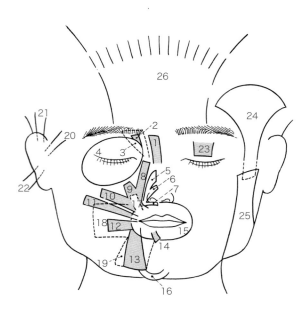

図 28-1-2　顔面の筋肉

1：鼻根筋 procerus m.
2：眉毛下制筋 depressor supercilii m.
3：皺眉筋 corrugator supercilii m
4：眼輪筋 orbicularis oculi m.
5：鼻筋 nasal m., 横部 transverse m.
6：鼻筋 nasal m., 翼部 alar m.
7：鼻中隔下制筋 depressor septi m.
8：上唇鼻翼挙筋 levator labii superioris alaeque nasi m.
9：上唇挙筋 levator labii superioris m.
10：小頬骨筋 minor zygomatic m.
11：大頬骨筋 major zygomatic m.
12：笑筋 risorius m.
13：口唇下制筋 depressor anguli oris m.
14：オトガイ筋 mental m.
15：口輪筋 orbicularis oris m.
16：オトガイ横筋 transversus menti m.
17：口角挙筋 levator anguli oris m.
18：頬筋 buccinator m.
19：下唇下制筋 depressor labii inferioris m.
20：前耳介筋 anterior auricular m.
21：上耳介筋 superior auricular m.
22：後耳介筋 posterior auricular m.
23：上眼瞼挙筋 levator palpebrae superioris m.
24：側頭筋 temporal m.
25：咬筋 masseter m.
26：前頭筋 frontal m.

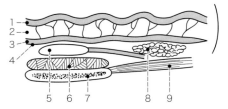

1：皮膚
2：線維中隔
3：浅筋膜 SMAS
4：深筋膜（耳下腺咬筋筋膜）
5：耳下腺
6：咬筋
7：下顎骨
8：頬脂肪
9：頬筋

図 28-1-3　頬部断面における SMAS

(Mitz V et al：Plast Reconstr Surg 58：80：1976；Owsley JQ Jr：Plast Reconstr Surg 60：843, 1976；Mathes SJ et al ed：Plastic Surgery, Saunders, 2006 を参考に著者作成)

b.　広頸筋顔面部 buccal part of the platysma

c.　浅筋膜線維層（SMAS）（図 28-1-3）

　耳下腺や頬部には，浅筋膜線維層 superficial muscular and aponeurotic system（SMAS）があって，頬部除皺術に際して重視されている．

　SMAS は，浅筋膜で，頬部皮下脂肪を二層に分け，浅層は小脂肪塊で，SMAS と真皮とにつながる線維中隔で包まれ，SMAS より深層には顔面筋の付着線維を包含する豊富な脂肪塊 buccal fat pad（Bichat's ball）（Cellho 1977）があって，線維中隔はない．

　また SMAS 自身は，耳下腺部で厚く，前方では薄く，ほとんど見分けにくい人もいる．ここでは，顔面神経切断の危険が大きい．下方は広頸筋へ，上方は側頭筋へ伸びている．

SMAS の下には顔面神経，耳下腺管，顔面筋などがある．

❷咀嚼筋 masticatory muscles
　①側頭筋，②咬筋，③内側翼突筋，④外側翼突筋（図 28-1-4）がある．

❸表情筋と咀嚼筋の差異
　表 28-1-1 のとおりである．

❹下顎の筋 muscles of the mandible
　咀嚼筋は，すべて下顎骨に付着するが，これを下方から固定しているいくつかの筋，①顎二腹筋，②オトガイ舌骨筋，③顎舌骨筋，がある．また，これらの筋は，嚥下，吸引，言語などに際しても共同運動する（図 28-1-5）（本章 -4「顔面骨骨折」の項参照）．

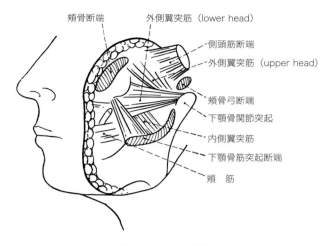

図 28-1-4 咀嚼筋

表28-1-1 表情筋と咀嚼筋の差異

	表情筋	咀嚼筋
起 始	骨	頭蓋骨
終 止	皮膚	下顎骨
収縮効果	停止部の皮膚にくぼみができる	下顎骨が頭蓋骨に近づく
	表情運動	咀嚼運動
筋肉の種類	皮筋	骨格筋
筋膜の有無	無	有
神経支配	顔面神経	下顎神経
筋 力	弱い	強い
筋肉の大きさ	小さい	大きい
筋肉の数	24種	4種
筋肉の分布	眼, 鼻, 口, 耳のように孔の周囲に分布	下顎関節周囲に分布

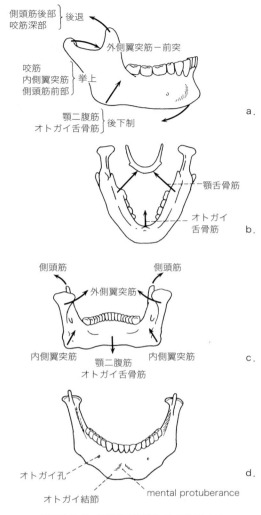

図 28-1-5 下顎運動筋とその作用方向
(Dingman RO et al: Surgery of Facial Fractures, Saunders, p140, 1964 より引用)

❺靱帯 ligament

頬部の靱帯はいわゆる retaining ligament で (石井ら 2005), 皮膚の支持組織である. 加齢によりこれがゆるむと, 皮膚, 皮下組織が下垂し, 鼻唇溝, マリオネットラインが深くなる.

① zygomatic cutaneous ligament (McGregor's Patch): 頬骨下縁から耳前部皮膚につく. これがゆるむと鼻唇溝が深くなる.

② parotidomasseteric cutaneous ligament: 咬筋と皮膚に介在する. ゆるむとマリオネットライン, jowl 変形に加わる.

③ preauricular parotid cutaneous ligament: 耳下腺筋膜と皮膚をつなぐ. ゆるむと jowl 変形に加わる.

④ platisma cutaneous ligament: 広頸筋と皮膚とを連絡する. 下顎部の軟部組織が下がる.

⑤ mandibular ligament: 下顎骨から皮膚に付着する. Jowl 変形に関与する.

E. 神経 nerves

❶ 知覚神経 sensory nerves

頬部の知覚神経は, 上顎骨の眼窩下孔より出る三叉神経の第2枝の眼窩下神経と下顎骨のオトガイ孔から出る三叉神経の第3枝のオトガイ神経である. なお, 下顎角耳前面にかけて大耳介神経が分布している (図 28-1-7).

三叉神経の分布は, 図 28-1-6, 図 28-1-7 のとおりである.

❷ 運動神経 motor nerves

頬部の運動神経は, 顔面神経 facial nerve と三叉神経運

第28章 頬部形成術

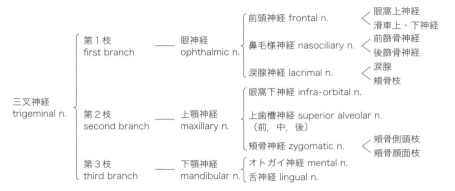

図 28-1-6 三叉神経の分布

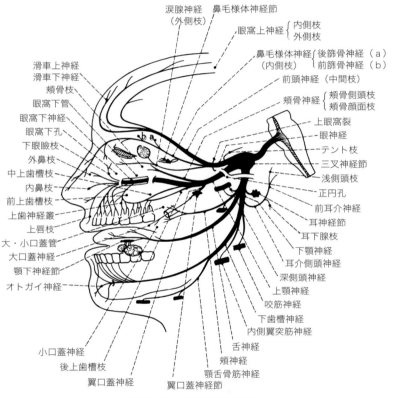

図 28-1-7 三叉神経の分枝
（上條雍彦：口腔解剖学，4．神経学，アナトーム社，p853，1978 を参考に著者作成）

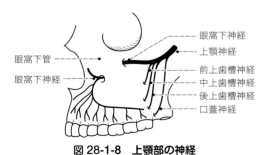

図 28-1-8 上顎部の神経

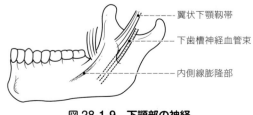

図 28-1-9 下顎部の神経

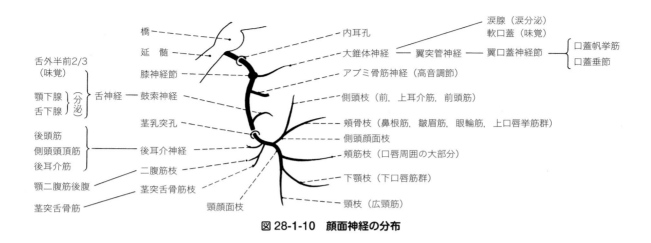

図 28-1-10　顔面神経の分布

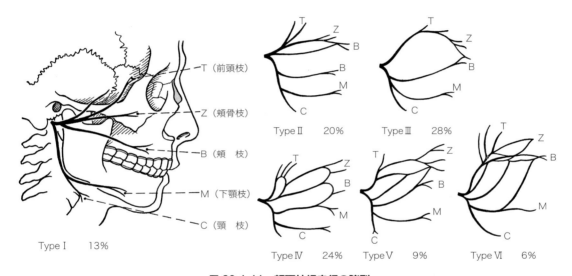

図 28-1-11　顔面神経走行の諸型
(Anson BJ et al : Callander's Surgical Anatomy, Saunders, p136, 1958)

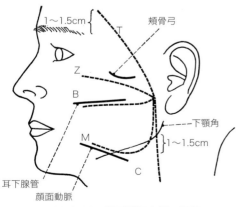

図 28-1-12　顔面神経走行の目印

動枝（下顎神経 mandibular nerve）とからなる（図 28-1-8，図 28-1-9）．

a. 顔面神経 facial nerve

顔面神経は，運動枝を主とするが，知覚神経，副交感神経からなる中間神経 intermediate nerve を含む混合神経である．

顔面神経は，第7脳神経で橋と橋腕との間の後縁で，脳外に出て，内耳神経とともに内耳道に入り，その底で内耳神経と分かれ，顔面神経管孔より顔面神経管に入り，鼓室の後上部での膝神経節 geniculate ganglion に達する．次に鼓室後外側をまわって下方へ達し，茎乳突孔を通って頭蓋底外面に出て，耳下腺神経叢 plexus parotidicus を形成，顔面に分布する（図 28-1-10）．

① 大浅錐体神経 greater superficial petrosal nerve：膝神経節より出て翼突管神経 pterygoid canal nerve を

形成，翼口蓋神経節に入る．口蓋帆挙筋，口蓋垂筋を支配する．
②鼓室神経叢との交通枝
③アブミ骨筋神経 stapedidal nerve：顔面神経管下部で分枝．
④鼓索神経 chorda tympani nerve：顔面神経管下端近くで分枝．鼓索神経小管を通って鼓室に入り，舌神経に合する．味覚および顎下腺，舌下腺の分泌を司る．
⑤後耳介神経 posterior auricular nerve：茎乳突孔を出た直後に分枝．後頭筋，側頭頭頂筋，後耳筋に分布する．
⑥二腹筋枝 digastric nerve：顎二腹筋の後腹．
⑦茎乳舌骨筋枝 stylohyoid nerve（Pitanguy ら 1966）
⑧耳下腺神経叢 parotid plexus：耳下腺神経叢では，temporo-facial と cervico-facial の枝に分かれる．次いで前頭枝 temporal branch，頬骨枝 zygomatic branch，頬枝 buccal branch，下顎枝 mandibular branch，頚枝 cervical branch に分かれ，顔面表情筋すべてに分布する．

波利井（2004）は，親指をこめかみに当て，小指を頚にあてると各指がそれぞれの顔面神経分枝の位置に表すので覚えやすいという．しかし，各枝の変異が多く，Anson ら（1958）はこれを 6 型に分類している（**図 28-1-11**）．
①前頭枝は耳珠の下 0.5 cm から眉毛の外側端上 1.5 cm を通る（Pitanguy ら 1966）．
②頬骨枝は，経験的に頬骨弓に沿って走り，
③頬枝は，Stensen duct の走行に一致，ほぼ耳孔-上口唇中央を通る線にあたる．
④下顎枝は，ほぼ垂直に下方に走るが，臨床的にはほとんど問題にならない．

他の 4 本の顔面神経は頬部の手術を行うにあたって，絶対に損傷してはならない大切なものであり，その損傷は重大な変形をきたすからである．Dingman（1962）によると，下顎枝の走行は，顔面動脈の後方では，81％が下顎下縁上方，19％が下縁下方 1 cm 以内を走り，顔面動脈の前方では，100％下顎下縁の上方を走る（**図 28-1-12**）．
なお，顔面動脈は，下顎縁の中後 1/3 のところを走る．

b. 下顎神経 mandibular nerve
これは，三叉神経運動枝で，半月神経節から分かれて，それぞれの咀嚼筋に分布している．顔面神経麻痺の場合は，この下顎神経支配の側頭筋と咬筋が利用される．

F. 血管 vessels

❶動脈 arteries
①顔面動脈（**図 28-1-13**）：上唇動脈，眼角動脈，下唇動脈の一部，オトガイ動脈の一部．Qassemyar ら（2012）は，

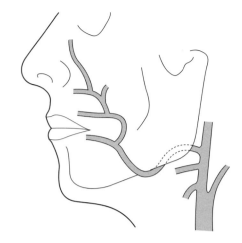

図 28-1-13 顔面動脈

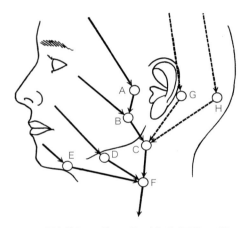

A：耳介前リンパ節　　E：オトガイ下リンパ節
B：耳下腺リンパ節　　F：深頚リンパ節
C：浅頚リンパ節　　　G：耳介後リンパ節
D：顎下リンパ節　　　H：後頭リンパ節

図 28-1-14 頬部に関係のあるリンパ節

口角の 1～2 cm 外側を走り，7 本の主な分枝を図示しており，局所皮弁作成の基礎になるという．
②浅側頭動脈：顔面横動脈，頬骨眼窩動脈
③顎動脈：眼窩下動脈
これらはすべて，外頚動脈の枝で互いに豊富な血管網を形成している．

なお，頬部深部に分布する動脈は，外頚動脈より分かれた顔面動脈，顔面横動脈，顎動脈，深側頭動脈，中硬膜動脈，上行口蓋動脈などの各枝がある．したがって，頬部の手術に際して出血を減らす目的で外頚動脈の結紮を行うことがある．

❷静脈 veins
頬部では，動脈とほぼ同名の静脈が走っているが，その

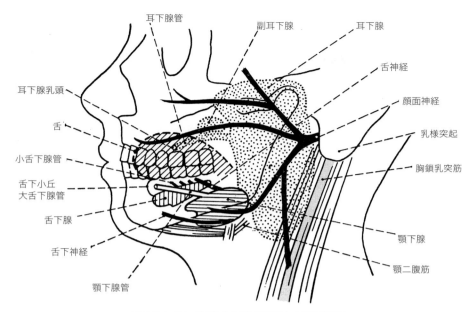

図 28-1-15　唾液腺と周囲組織との位置関係

合流状況が異なっている.
① 動脈が外頸動脈より出るのに反して, 静脈は内頸静脈に合流する.
② 下顎後静脈に相当する動脈はない.
③ 外頸静脈は皮下で胸鎖乳突筋外面を走り, 外頸動脈は同筋肉の内面を通る.
④ 合流部位も, 内外頸静脈は胸郭内, 内外頸動脈は舌骨大角付近と異なっており, さらに静脈の合流場所は変異に富んでいる.

❸ リンパ管
頰部リンパ管は, 図 28-1-14 のとおりである.

G 唾液 saliva

❶ 唾液腺の種類 classification of saliva
唾液腺は, 発生学的に口腔粘膜上皮の分化によるもので, 次の種類がある.
① 小口腔腺（直接口腔に開口するもの）; 唇腺, 頰腺, 臼後腺, 口蓋腺, 舌腺.
② 大口腔腺（導管を通して口腔に開口するもの）; 耳下腺, 顎下腺, 舌下腺（後述）(図 28-1-15).

❷ 唾液の分泌 salivation
唾液は, 健康人で1日1,000〜1,500 mL 分泌され, 乳幼児では多く, 老人では少ない. 年齢以外にも, 食物の種類, い

ろいろな機械的・化学的刺激などによる無条件反射分泌, さらに味覚以外の資格や聴覚を通す条件反射的分泌がある. 唾液の分泌神経は自律神経である（本章 -6-C「主な唾液腺腫瘍および腫瘍様病変」の項参照）.

❸ 唾液の内容と働き clasification of the saliva
唾液の内容は次のように区別され, それぞれ消化酵素（腎粉分解酵素）を有するが, 実際には消化作用より食物摂取のための潤滑剤, 食物溶解剤, 味覚生成に意義があるという. なお, 耳下腺にはホルモン作用（パロチン分泌）が認められている. 唾液減少で, drymouth となり, 舌亀裂, 舌平滑化, 舌苔化を起こし, 接食障害なども起こす.
① 漿液性唾液：耳下腺.
② 粘液性唾液：口蓋腺.
③ 混合性唾液：舌下腺, 顎下腺, 舌腺, 頰腺, 臼後腺, 口唇腺.

❹ 大口腔腺 major salivary gland
a. 耳下腺 parotid gland
これは, おおよそ咬筋前縁, 下顎枝後縁, 頰骨弓, 下顎下縁に囲まれた4〜5cm, 厚さ2〜3cmの分泌腺で, 浅葉と後葉とがあり, 峡部で重なり合っている. 耳下腺は, 頰骨靱帯 zygomatic ligament で支えられている.

耳下腺管（duct of parotid gland (Stensen's duct)）は, 咬筋上を水平に走り, その前縁で, 内方に頰筋を貫いて, 上顎第二大臼歯部の頰粘膜から開口する.

耳下腺の栄養動脈は, 浅側頭動脈および顎動脈の分枝で

あり，静脈は，下顎後静脈である．リンパは，深頸リンパ節 deep cervical lymph gland へ流入し，支配神経は舌咽神経の錐体神経分枝 lesser petrosal nerve である．

耳下腺管は，咬筋上でコリコリとした感じで触れるのですぐ判別できる．これと平行に顔面神経が走行していることも大切である．

b． 顎下腺 submandibular gland

これは，下顎骨下縁，顎二腹筋に囲まれた顎下三角内に位置し，1.5×3cm くらいの大きさである．排泄管は顎下腺管（Wharton 管）で，顎舌骨筋後縁，舌下腺内側を通り，舌下小丘に開口する．

c． 舌下腺 sublingual gland

これは，下顎骨内面顎舌骨筋上の舌下腺窩にある 1〜4cm の腺である．大舌下腺管は顎下腺管と合し，または単独で舌下小丘に開口，小舌下腺管は舌下ひだに開口する（図 28-1-15）．

H． 上下顎の成長
growth of the maxilla and mandible

Langford ら（2003）によると，成長段階を 5 年ごとに 3 段階に分け，最初の 5 年間で，15 歳時の 54％まで成長し，5〜10 歳では永久歯の萌出に応じて促進され，15 歳までには，成長は plateaus になる．どの年齢も男性が女性より大きいという．

下顎の成長では，7〜15 歳が著明で，20 歳で完成，下顎枝 ramus の垂直方向成長（前方より後方で著明），次いで下顎体 body length の矢状方向成長（B 点より pogonion で著明），下顎幅径の成長となる．そして顔面高／顔面幅が増加し，顔面深度／顔面高が減少する（Lux ら 2004，Dufrewsne ら 2006）．

28・2 頬部の外傷・瘢痕
trauma and scar of the cheek

ここでは，頬部の軟部組織の外傷と瘢痕について記載したい．顔面神経麻痺，顔面骨骨折，顎関節については項を改めて後述することにする．

A． 外傷

顔面は，露出部だけに外傷を受ける頻度が多い．Mueller（2006）によると，顔面軟部組織損傷は，転落（48％），暴行（16％），スポーツ（7％），交通事故（6％）と報告しているが，日本では，特に交通事故におけるフロントガラスによる切挫創，転倒などによる切挫創，熱傷など，頻度の多いほうで，さらに顔面骨骨折，皮膚欠損を合併しやすい．

❶顔面外傷の診断治療原則

原因のいかんを問わず，顔面外傷の診断治療方針は，次のとおり行う．

a． 気道の確保

1）呼吸困難のとき

直ちに人工呼吸を行うが，気道閉塞があれば気管内に数本の静脈針を挿入，わずかでも気道を確保する．

2）呼吸にある程度余裕のあるとき

①鼻腔や口腔内の血液，分泌物，嘔吐物，その他の異物，骨片，入れ歯などを吸引あるいは除去する．

②舌根沈下があれば，これを牽引する．

③下顎骨骨折があれば，これを整復する．

3）以上の処置後，気管内挿管，呼吸を確保する．

b． 止血

圧迫でかなりの出血は止まるが，圧迫できない場合は結紮する．骨からの出血は骨片の整復で止まることが多い．

c． 血管確保

止血と同時に血管確保を行って，輸液，輸血を行う．

d． ショック予防

外傷による一次性ショックと，出血による二次性ショックがあるが，一次性ショックは鎮静薬，鎮痛薬（モルヒネ以外のもの）を投与，二次性ショックは輸液，輸血を行う．

e． 感染予防

抗菌薬投与のほか，破傷風対策も行う．

f． 脳損傷，循環器系損傷，腹部損傷の有無のチェック

必要があれば，その治療を優先する．

❷局所状態のチェック

a． 顔面骨骨折の有無

①鼻　骨：鼻の変形，著明な腫脹，鼻出血や血腫，可動性，捻髪音，骨の段差など．

②上顎骨：頬部の変形や腫脹，可動性，骨の段差，複視，眼球運動障害，眼球位置異常，眼球偏位など，眼窩下神経障害

③頬　骨：頬部の変形や腫脹，可動性，骨の段差，圧痛，開咬障害，眼球の位置異常や運動障害

④下顎骨：下顎部の変形，開咬障害，咬合不全，可動性，骨の段差，圧痛など．

b． 顔面神経切断の有無

切断があれば，神経縫合であるが，二次修復に比べれば，断端の発見も縫合も容易である．

c． 耳下腺，耳下腺管損傷の有無

d． 眼球損傷の有無

e． 涙器損傷の有無

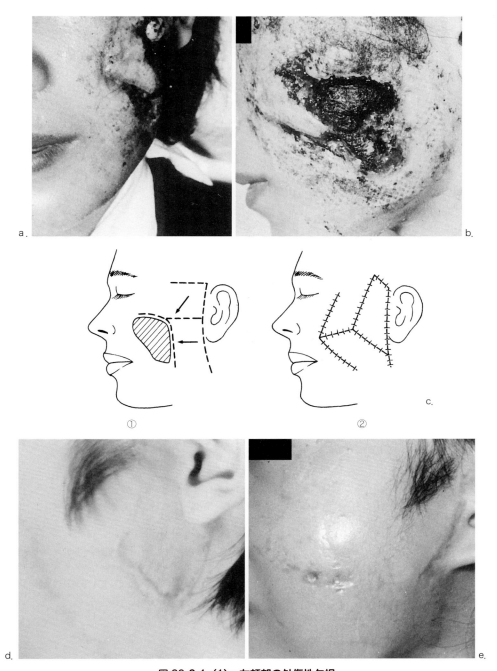

図 28-2-1（1） 左頬部の外傷性欠損
a, b：術前，c：手術法（皮弁移植後欠損部に皮膚移植），c, e：術後

f. 皮膚，皮下組織損傷の有無
g. その他

損傷の状況が把握できたら，その状況に応じて適切な治療を行う．

❸ 皮膚損傷の治療

創傷の治療原則である，洗浄，郭清，創閉鎖の三大原則を適応させる（第3章「創傷治療」の項参照）．

a. フロントガラスによる小切挫創

① 浅い創：たとえば，削皮術で治療するほどの浅い創であれば，放置する．弁状創であれば，弁状部分を切除する．
② 深い創：弁状創であれば，弁状部分を切除縫縮する．そのまま放置すると弁状瘢痕を残す．弁状創でなくても縫縮する．
③ 長い創：郭清ののち縫縮する．形成外科的知識，手技の少ない人は，単純縫縮がよい．W形成術などの複雑

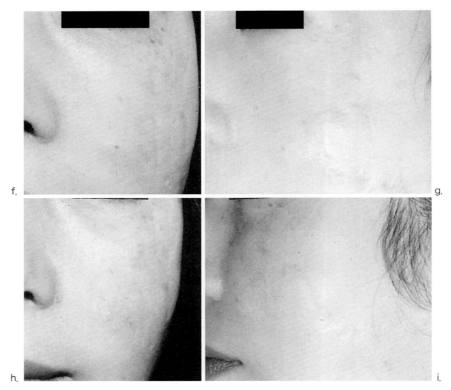

a, b：受傷後
c：手術法
d：耳前部より2個の頬部皮弁で欠損部を被覆．採皮部に大腿部より遊離植皮．採皮部を連続縫縮
e：連続縫縮後2年目頬部陥凹の修正にdermal fat移植，術後1ヵ月
f, g：dermal fat移植後4年半
h, i：dermal fat移植後7年

図 28-2-1（2） 左頬部の外傷性欠損
（鬼塚卓弥ほか：形成外科 11：169，1968 より引用）

な手技は救急時でもあり，用いるべきでない．

b. 面状創
① 浅い面状創：第2度熱傷や擦過傷では，通常軟膏療法を行う．
② 深い面状創：第3度熱傷，皮膚全層欠損では，人工皮膚貼付，分層植皮を行って，いったん創を清浄化させ，二次的に本格的形成術を行う．全層植皮とか皮弁などの複雑な治療法は行わないほうがよい（図 28-2-1～3）．

❹ 唾液腺損傷
a. 耳下腺損傷
顔面外傷を起こしても，耳下腺管断裂を起こすことは意外と少ない．

耳下腺が損傷を受けると，往々にして腺瘻 gland fistula，耳下腺管が損傷を受けると管瘻 duct fistula を生じやすい．前者は自然治癒が多いが，後者は治癒しにくいので，断端同士，あるいは，耳下腺管中枢端を口腔粘膜に縫合し，口腔内へ流入させてもよい．なお，耳下腺管の10mm以内の欠損であれば吻合が可能であるが，欠損が大きいときは前腕からの静脈移植を行う（神保ら 1988）．

橋川ら（2010）の治療方針は，
① 小導管のみの損傷では，腺体断端を結紮，皮膚縫合後に圧迫．
② 主幹導管は，断端同志を吻合する．
③ 耳下腺管中枢端を口腔粘膜に縫合し，口腔内へ流入させてもよい．
④ 治療ができないときは，耳下腺機能を廃絶するが，最後の手段．
⑤ 場合によっては神経切断術を行うこともあるが，前項法と同様，内分泌作用の廃絶は，軽々しく行うべきでない．

b. 顎下腺，舌下腺損傷
これらの腺損傷は，まれであるが，いったん損傷を受けると，後日，排泄管の瘢痕性閉鎖による唾液貯留で，ガマ腫や，逆に皮膚に開口する唾液瘻を起こす．

治療は，排泄管を直接，粘膜面に開口させる手術を行う

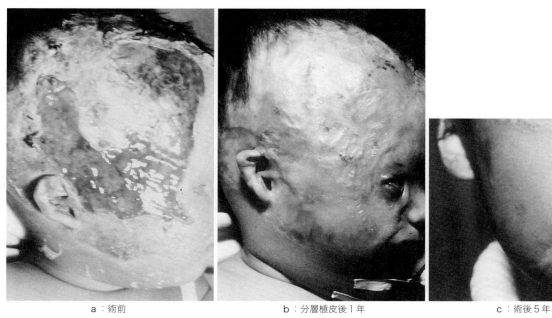

a：術前　　　　　　　　b：分層植皮後1年　　　　　　　c：術後5年

図 28-2-2　右頭顔面熱傷

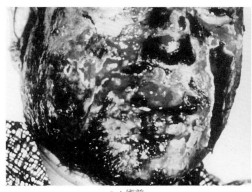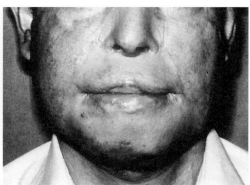

a：術前　　　　　　　　b：遊離植皮後

図 28-2-3　全顔面熱傷

か，唾液腺全摘を行う．

❺ 眼球，涙器の損傷

第23章-2-A-②-g「眼球損傷」の項参照．

❻ 顔面神経切断

本章-3「顔面神経麻痺」の項参照．

❼ 顔面骨骨折

本章-4「顔面骨骨折」の項参照．

❽ 筋膜炎

まれに，筋膜炎を起こすことがある．吉井ら（2012）によれば，20～50歳に多く，外傷に起因するのが5～10％，上肢に好発するが，顔面にも7～8％みられるという．

B. 瘢痕

❶ 皮下陥凹瘢痕，外傷性えくぼ subcutaneous depressed scar

外傷による非開放性損傷によるもので，外部の硬い物体と顔面骨との間に軟部組織が圧挫されて，皮下軟部組織のみ損傷された場合に起こり，損傷の治癒とともに，その部分の皮膚が筋肉や骨に癒着して陥凹する．したがって，本症は，軟部組織が豊富で柔軟な女性や小児に多い（図28-2-4）．また，陥凹部の位置によって外力の方向が推定される

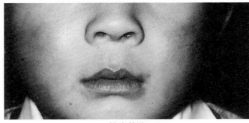
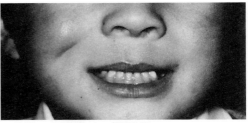

a：筋安静時　　　　　　　　　　　b：筋運動時

図 28-2-4　右頬部皮下陥凹瘢痕または外傷性えくぼ

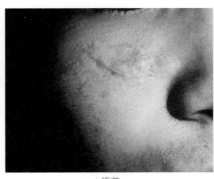
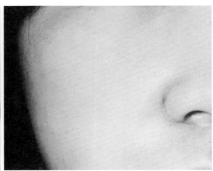

a：術前　　　　　　　　　　　　b：縫縮後1年

図 28-2-5　右頬部瘢痕

（第3章「創傷治療」の項参照）．

また，顔面表情静止時には正常にみえても，表情時に感応する．

治療は，受傷後1ヵ月までは，ステロイドの局所注射ならびにその密封閉鎖療法を用いるが，通常，軽快したようにみえても表情運動時に異常陥凹が著明になる．手術的に瘢痕切除，または皮下に真皮脂肪移植 dermal fat graft を行わなければ効果がない．皮切は，1cm長さでよく，術後の瘢痕も，陥凹に比べれば目立たない．最近は，脂肪注入も試みられている（第9章-3「脂肪移植術」の項参照）．

佐藤ら（1989）は，口腔内の小切開より瘢痕部を剝離するのみでよいとしている．

陥凹が広範囲であれば，Tan（2007）のように，下顎下部より deepitherial flap を挿入するのも一法である．

❷皮膚または軟部組織のみの瘢痕，欠損

McCarthy（1990）は，頬部を Zone Ⅰ（suborbital），Zone Ⅱ（preauricular），Zone Ⅲ（buccomandibular）に分けてそれぞれの瘢痕形成について述べているが，著者は瘢痕の大きさに分けてその治療法について述べたい．

a. 小瘢痕および線状瘢痕

通常，縫縮を行う．その原則は第2章で述べたが，特に注意すべきことは，次のとおりである．

①切開は，できるだけ自然皺襞の方向に行う．自然皺襞を決めるには，顔を強くしかめさせる．すなわち，口を閉じたまま口角のみを横方向にできるだけ広げ，さらに眼をしっかり閉じさせるとわかりやすい（第2章-4「術中の基本的事項」の項参照）．

②平坦な部位の瘢痕は，線状切開縫縮も可能である（図28-2-5，図28-2-6）．

③彎曲した部位では，Z形成術やW形成術が必要になる（図28-2-7）．

④切開線が自然皺襞に直角になる場合は，Z形成術またはW形成術（図28-2-8）でその方向をかえるが，Z形成術よりW形成術がよい．あるいは両者併用法もある．

⑤切開線が1cm以上になるときは，その方向がたとえ自然皺襞に沿っていても，W形成術を行ったほうが，より目立たない瘢痕にすることができる．Wの一辺の長さは，3～5mmくらいが適当である．

⑥線状瘢痕が数多くあるときは，4本を3本に，3本を2本にするよう数を減らすと目立たなくなる（図28-2-8～図28-2-12）．

⑦切開線が，鼻唇溝，下顎骨縁にまたがるときは，これらの部位では，W形成術よりも，Z形成術を行ったほうがよい．Zの一辺の長さは，0.5～1cmくらいが適当である．

⑧縫縮不可能な場合でも，皮下茎弁 subcutaneous pedicle flap，辺縁皮弁を用いると，一次的に縫縮でき

28・2 頬部の外傷・瘢痕

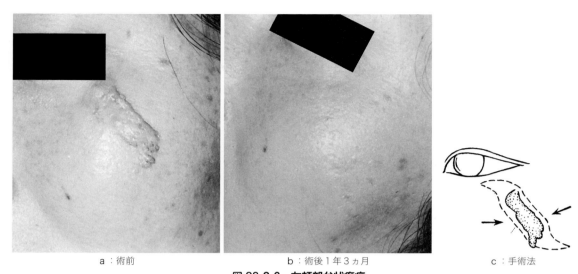

a：術前　　　　　　　　　　　b：術後1年3ヵ月　　　　　　　　c：手術法

図 28-2-6　左頬部弁状瘢痕
瞼縁に平行になるように縫縮するのが原則である．そうしないと下眼瞼外反を起こす．

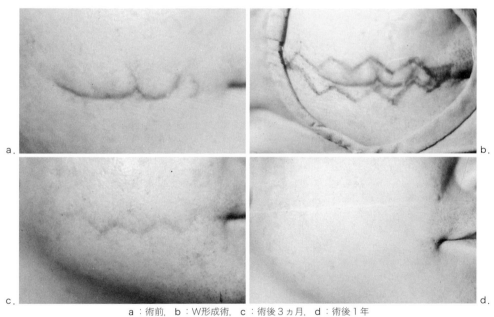

a：術前，b：W形成術，c：術後3ヵ月，d：術後1年

図 28-2-7　右頬部弁状瘢痕

(鬼塚卓弥：医学新報 2897：グラビア，1979a より引用)

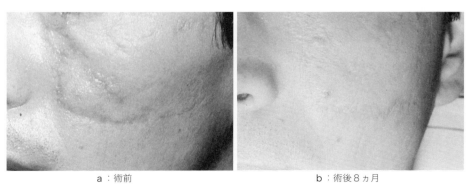

a：術前　　　　　　　　　　　　　　　　　　b：術後8ヵ月

図 28-2-8　左頬部瘢痕
W形成術とZ形成術の併用．

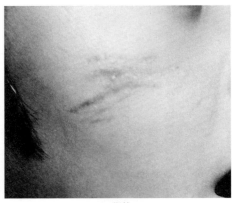 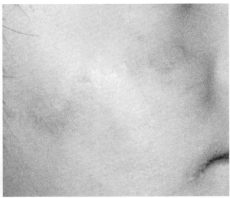

a：術前　　　　　　　　　　b：術後8ヵ月

図 28-2-9　右頬部瘢痕
4〜5本の線状瘢痕を1本の瘢痕にまとめた．

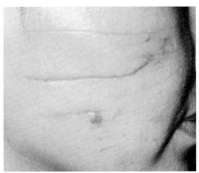 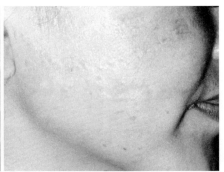

a：術前　　　　　　　　　　b：術後9ヵ月
線状瘢痕でもお互いが離れている場合は1本の瘢痕にできない．それぞれにW形成術を行うべきである．

図 28-2-10　右頬部線状瘢痕

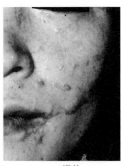 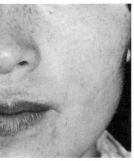 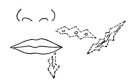

a：術前　　　b：術後2年　　　c：手術法

図 28-2-11　左顔面瘢痕
W形成術で修復．
(鬼塚卓弥：外科 41：1210, 1979b より引用)

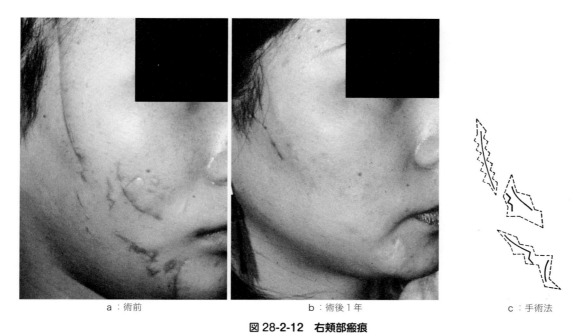

a：術前　　b：術後1年　　c：手術法
図 28-2-12　右頬部瘢痕
数多い瘢痕は3つを2つに，2つを1つに，といった具合に切除して，数を減らしていくのが原則である．

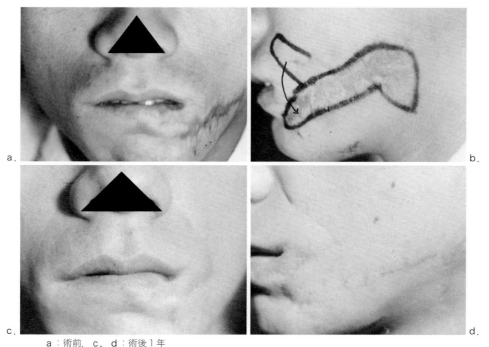

a：術前，c，d：術後1年
b：切開線のデザイン．単なる縫縮では口唇外反症を起こすため，鼻唇溝部の皮弁を併用した．
図 28-2-13　口唇変形を伴う瘢痕

ることがある（図28-2-13，図28-2-14）（第6章-6「辺縁皮弁法」，第6章-7「島状皮弁法」，第6章-8「皮下茎皮弁」の項参照）．

b. 比較的広範囲の瘢痕

一次的に縫縮できない範囲の瘢痕で，辺縁皮弁を用いても，採皮部に欠損部が残るようなものを指す．

治療法の原則は，①連続縫縮術，②遊離植皮術，③辺縁皮弁法と遊離植皮術の併用法，④ tissue expander 法，⑤遊離吻合皮弁，⑥遠隔皮弁法などである．

1) 連続縫縮術

これは，比較的侵襲の少ない方法であるが，1〜2年に1回手術を行わなければならないので，手術回数が多いうえ

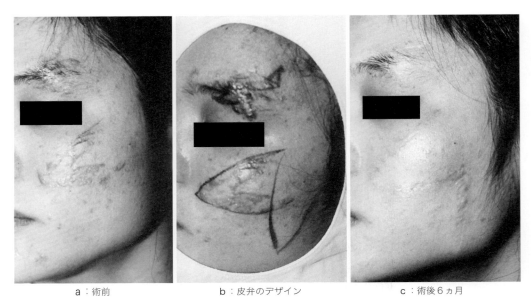

a：術前　　　　b：皮弁のデザイン　　　　c：術後6ヵ月

図 28-2-14　横転皮弁による修復
採皮部は縫縮．

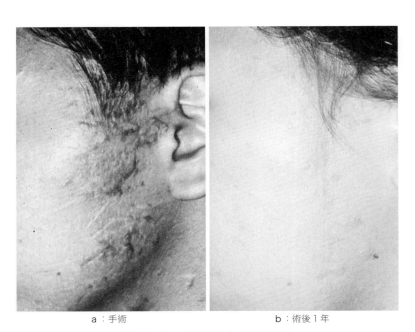

a：手術　　　　　　　　　b：術後1年

図 28-2-15　耳前部瘢痕（連続縫縮）

に治療期間も長くなる（図 28-2-15）．また，口唇縁や眼瞼縁近くでは，これらの外反症を起こしやすい．また，無理に縫縮すると皮膚の亀裂を生じ，妊娠線条様の瘢痕を残す（図 28-2-16）．

本法の適応は，比較的広範囲の瘢痕が頬部中央部または耳側にある場合である（→頬部皮弁の項）．

2）遊離植皮術

遊離植皮術は，母床に血行があればどんな皮膚欠損にも適応できるが，術後に植皮片の色素沈着をきたし，周囲の皮膚とのきめの違いなどから，かえって目立つことがある（図 28-2-17）．また，Gonzallez-Ulloa（1957）の aesthetic unit の考えかたから，それに合わない範囲の植皮も目立ちやすい．遊離植皮を行う場合は，耳後部，鎖骨上部，前胸部よりの全層植皮を行う．

なお，小川ら（2010）は functional unit なるものを提唱，顔面，オトガイ，頸部についての植皮範囲を決めている．

Aesthetic unit についての特集が形成外科，vol. 58, 2015 にある．

28・2 頬部の外傷・瘢痕   19

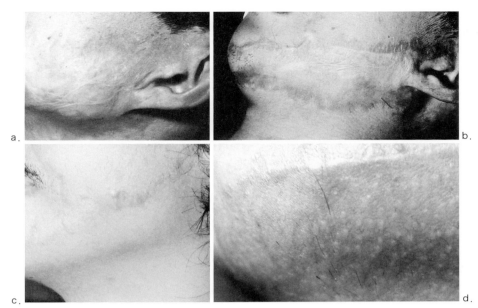

図 28-2-16　左頬頸部瘢痕の連続縫縮術による修復
a：術前
b：第1回術後1年，第2回術前
c：第3回術後4年
d：第3回術後2年目．皮膚の瘢痕性条痕が目立つ．急速な縫縮のために，皮膚がその伸展限界を越えて，ちょうど妊娠線条と同じ現象を起こしたものとみられる．
（岡本絢子，鬼塚卓弥ほか：形成外科 20：129，1977 より引用）

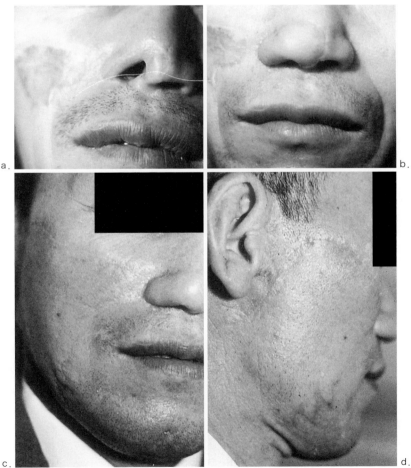

a，b：術前．遊離植皮したところは色素沈着のため目立っている．
c，d：malar flap 術後 2 年．なお鼻翼部は正中額部皮弁で修復．

図 28-2-17　右頬部皮弁移植
（鬼塚卓弥ほか：形成外科 11：169，1968 より引用）

20　第**28**章　頬部形成術

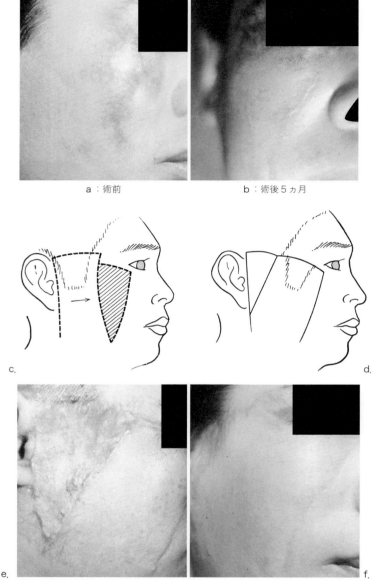

a：術前　　　b：術後5ヵ月

c～e：頬部皮弁の例．もみあげの毛髪が頬部に移動する欠点がある．後日脱毛する．
f：採皮部の連続縫縮後1年

図 28-2-18　右頬部瘢痕
（鬼塚卓弥ほか：形成外科 11：169，1968 より引用）

3）辺縁皮弁と遊離植皮術と連続縫縮術
a）頬部皮弁 malar flap, cheek flap

　これは瘢痕を切除，耳側の皮弁を移動し，採皮部には他から分層植皮または切除瘢痕を植皮，二次的にこれを連続縫縮する方法で，極めて優れた術後成績をあげることができる（図28-2-18）．

■ 頬部皮弁手術上の注意

① 皮弁のデザイン：図28-2-18～図28-2-20のように，瘢痕の位置によって，皮弁のデザインを決める．特に下眼瞼まで植皮する場合は，下眼瞼外反が起こりやすいので，十分余裕のある皮弁を移植する．

② 皮弁の剥離：皮弁の剥離は，皮下脂肪中間層で行う．浅く剥離すれば，皮弁の壊死をきたしやすく，深く剥離すれば顔面神経を損傷しやすいからである．剥離層の判定の方法は，皮下脂肪塊の大きさである．この脂肪塊にはおおよそ大きいものと小さいものの二層をなしており，この二層の間で剥離すれば，血行，神経の点で安全である．しかし，部位によっては判然としない箇所もあり，これのみに頼ることは危険であって，やはり顔面神経の走行，位置を考慮して剥離を進めるべきである．

③ 皮弁の移動と固定：皮弁の移動も原則どおりに行うが，この際，上下眼瞼の固定 tarsorraphy を行うほうがよく，また皮弁にも軽く tie over 固定を行う．

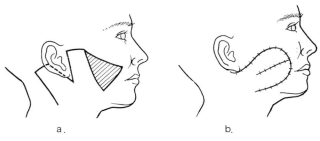

図 28-2-19　耳前後の皮弁を利用する方法
欠損部によってはどちらか一方の皮弁を用いる場合もある．
(Kazanjian VH et al：The Surgical Treatment of Facial Injuries, Williams & Wilkins, p800, 1959 より引用)

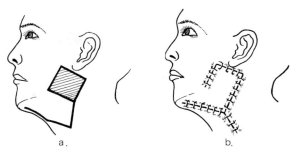

図 28-2-20　頸部皮弁
(Kazanjian VH et al：The Surgical Treatment of Facial Injuries, Williams & Wilkins, p803, 1959 を参考に著者作成)

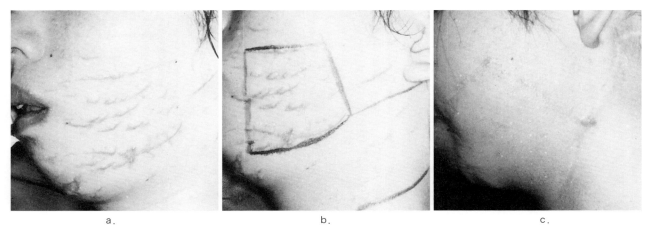

図 28-2-21　左顔面多発性瘢痕
横転皮弁による修復（図 28-2-20 と類似の方法による）．

④採皮部の処置：採皮部の皮膚欠損には，耳後部よりの皮弁，大腿部よりの分層植皮，切除瘢痕皮片の再移植の3法があるが，切除瘢痕皮片の再移植ができれば理想的である．他に新たな瘢痕を残さないで済むし，これを二次的に連続縫縮すれば線状瘢痕にすることができる（図28-2-18）．

⑤頬部皮弁の長所，短所：
- 長所
  ①皮膚のきめ，色調の点で優れている．
  ②皮弁特有の術後の膨らみが少ない．
  ③他の身体部位に瘢痕を残すことが少ない．
  ④one stageの手術で，一応修復の目的を達することができる．
  ⑤採皮部を連続縫縮すれば，最終的には線状瘢痕にすることができる．
- 短所
  ①皮弁の壊死や顔面神経損傷を起こすことがある．
  ②下眼瞼外反を起こしやすい．
  ③瘢痕の位置，大きさによって制限がある．

④子供では顔面の発育不全を起こすことがある．
⑤もみあげの毛髪が頬部中央に移動する．

しかし，以上の欠点は，技術的に克服できるものであり，この方法は優れた美容的効果をあげるものである（図28-2-17）．

4) tissue expander 法

瘢痕周囲の正常皮下に tissue expander を入れて皮膚を伸展させ，余裕のできた皮膚を瘢痕切除後の被覆に用いようとする方法であるが，瘢痕の部位，範囲によっては制限を受ける．

a) 頸部皮弁 cervical flap

①適応：頸部皮弁は，一般に頬部下方，下顎部，耳垂下部の瘢痕の修復に用いられる．Kaplan (1978) は，one stageの手術ができるというが，安全のためにはdelayも必要である．

②方法：瘢痕の位置によって，図28-2-21～図28-2-23のようにいろいろな方法が用いられる．実際の術式は，一般の有茎植皮の方法に準ずる．

③長所，短所

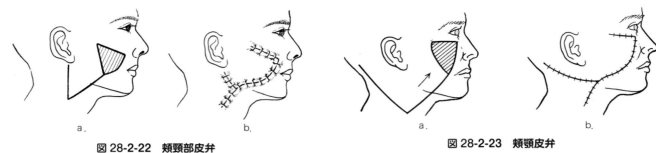

図 28-2-22　頬頸部皮弁
(Kazanjian VH et al : The Surgical Treatment of Facial Injuries, Williams & Wilkins, p802, 1959 を参考に著者作成)

図 28-2-23　頬頸皮弁

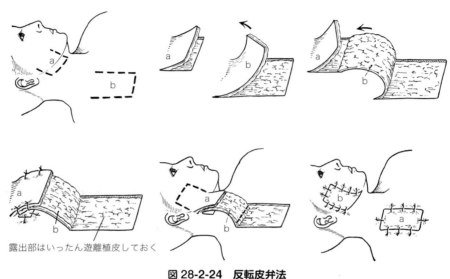

露出部はいったん遊離植皮しておく

図 28-2-24　反転皮弁法
(鬼塚卓弥:形成外科 12:332, 1969)

- 長所
  頬部皮弁の長所とほぼ同様である．
- 短所
  ①頸部の瘢痕が目立ちやすい．
  ②日本人は欧米人に比べて頸部皮膚に余裕がない．
  ③術後，ケロイドを生じやすい．

5) 遠隔皮弁

頬部修復に用いる遠隔皮弁には，胸部皮弁，腹部皮弁，前腕皮弁などがあるが，今日では，遊離吻合皮弁が主流であるが，従来の方法についても知識としてあってもよい．

前胸部皮弁の反転皮弁 tumbler flap 法，肩峰胸部皮弁 deltopextoral flap（D-Pflap）などの適応がある（**図 28-2-24, 図 28-2-25**）．

c. 広範な瘢痕

頬部のほぼ全体にわたるような瘢痕をいう．

1) 胸部よりの遊離全層植皮

Gonzallez-Ulloa（1956），Millard（1991）の aesthetic unit に一致するように植皮し，胸部の採皮部は大腿よりの分層植皮を行う（**図 28-2-26 ～図 28-2-29**）．

難波ら（1988）は，日本人では，美容的単位に従うより，1 枚の大きな皮片を移植したほうがよいという．縫合部が，かえって目立つから，前胸部皮膚を expander で拡大し，1 枚の皮膚として利用している．

遊離植皮の場合は，植皮の項で述べたように，移植皮片の色素沈着が目立つ場合もあり，また，頬が扁平な感じにみえる．これらの点が，片側の場合は，健側と比較されて目立ちやすい．

2) Special skin grafting

この方法は，Webster（1958），大森（1959），Serafini（1962），らのアイデアに基づくもので，比較的平滑な瘢痕であれば，その表皮をカミソリで切除，あるいは削皮術により除去したあと，分層植皮を行う（第 7 章「植皮術」の項参照）．

本法は，母床に瘢痕があるので，術後，植皮片の収縮が少ない．植皮片の生着率が高い．手術時間が短いなどの利点があるが，美容学的単位の問題，口唇や眼瞼の変形がある場合，術後の色素沈着などの点で，まだ問題を残している．Serafini（1962）も，当時すでに症例を選んで用いるべ

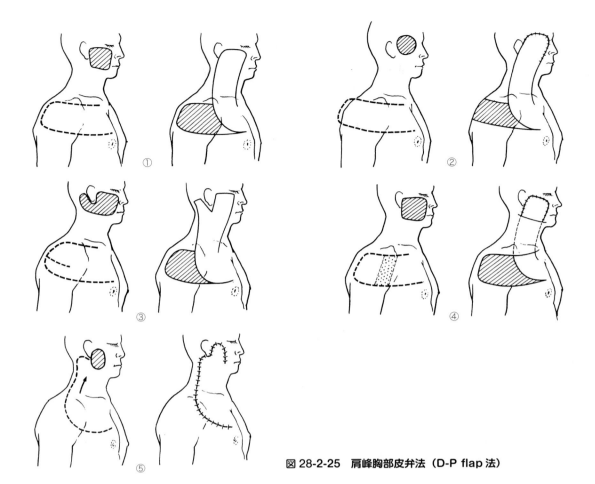

図 28-2-25 肩峰胸部皮弁法（D-P flap 法）

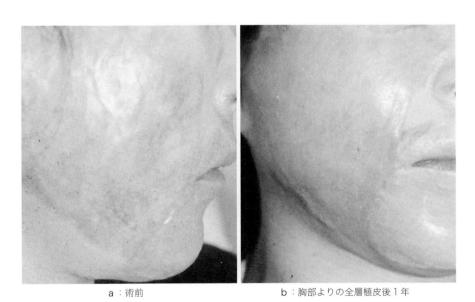

a：術前　　　　　　　　b：胸部よりの全層植皮後1年

図 28-2-26 右顔面部の広範囲瘢痕

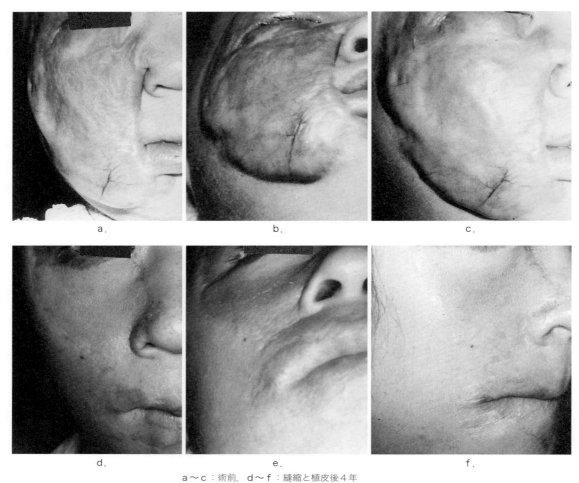

a〜c：術前，d〜f：縫縮と植皮後4年
図 28-2-27 右顔面部ケロイド

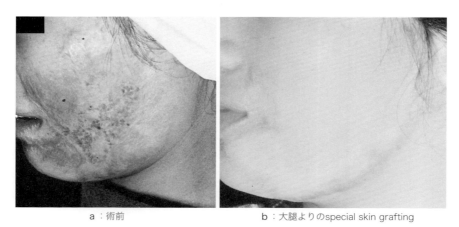

a：術前　　　　　　b：大腿よりのspecial skin grafting
図 28-2-28 左頬部瘢痕

きことを説いている．
　なお，色素沈着の点は，術後ステロイド軟膏による密封閉鎖療法を行えば，ある程度は改善できる（図28-2-28，図28-2-29）．

3）胸部反転皮弁 tumbler flap
　皮弁の適応がある場合には，すべて用いられるが，頬部の膨らみとか色素沈着を防ぐ目的で，遊離植皮の代わりに利用されることがある（図28-2-24）．

4）肩峰胸部皮弁 deltopectoral flap（図28-2-25）

5）遊離吻合皮弁 free flap
　井川ら（2005）によると free flap としては前腕皮弁，free expanded prefabricated MC flap がよいと報告，小川ら

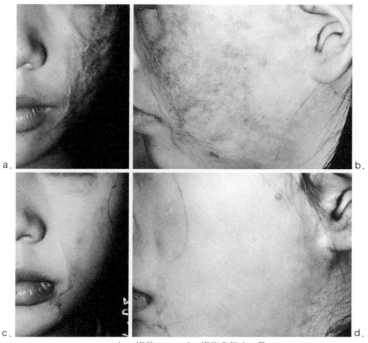

a, b：術前, c, d：術後2年4ヵ月.
図 28-2-29　左頬部瘢痕
左乳房下より special skin grafting.

(2005), は super-thin flap, 前外側大腿穿通枝皮弁を推奨している.

6) expanded flap
Spence (2008) は, 20年間の遠隔成績を出しているが, primary tool としてよいのではないかと報告している.

C. 頬部の全層欠損（穿孔）
full thickness defect of the cheek (perforation)

頬部の全層欠損は, 外傷や腫瘍摘出後にみられる.

❶治療の原則
頬部の全層欠損（穿孔）の治療法の原則は, 穿孔部の両面, すなわち外表（皮膚）と裏打ち（口腔粘膜）が必要で, これを同時に修復しなければならない（第24章-2-C「外鼻の全層欠損（穿孔）」の項参照）.

a. 小穿孔の場合
皮膚, 筋層, 粘膜の層々縫合を行う.

b. 中等度大の穿孔の場合（縫縮できない場合）
①穿孔部の縁を軸にして作った辺縁皮弁を反転して裏打ちとし（hinged flap）, その上に遊離植皮をする.
②前項の遊離植皮の代わりに, 隣接皮弁を利用する.
③裏打ちとして, 穿孔部周辺の皮弁が利用できない場合（放射線皮膚炎などで）は, 隣接皮弁あるいは遊離吻合皮弁にあらかじめ遊離植皮しておき, 両者同時に穿孔部に移植する.
④前項の場合の裏打ち, 外表ともに隣接皮弁または遊離吻合皮弁で修復する. ⑤外表を隣接皮弁あるいは遠隔皮弁で作成し, 同時に裏打ちを inlay graft する方法.

c. 大きな穿孔の場合
前述2の③, ④の方法に準ずる. Walton ら (2008) は頭皮からの graft がよいという.

❷穿孔の治療法の例
穿孔の治療法の実際については, 穿孔部の位置, 大きさ, 周囲皮膚の状態によって様々であり, 症例ごとに決定しなければならない. 利用される皮弁としては次のものがあげられる.

①局所皮弁 local flap
②額部皮弁 forehead flap
③頸部皮弁 cervical flap
④胸部皮弁 chest flap
⑤肩峰胸部皮弁 deltopectoral flap
⑥胸腹部皮弁 chest-abdominal flap （図28-2-30）
⑦筋皮弁 musculocutaneous flap
　(1) 僧帽筋皮弁 trapezius mc flap
　(2) 大胸筋皮弁 pectoralis mc flap
　(3) 広背筋皮弁 latissimus dorsi mc flap
⑧遊離吻合皮弁 free flap

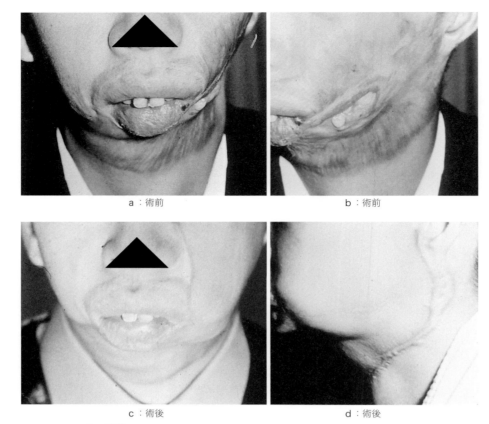

a，b：術前
c，d：鎖骨部および胸骨部に茎をおく，45×13cmの巨大皮弁thoracoepigastric tubeを作成，顔面に移植，皮弁移植術後．
現在ならば吻合皮弁か大胸筋皮弁の適応．

図 28-2-30　頬部電撃傷

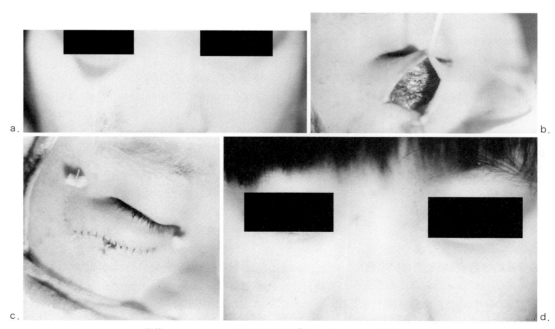

a：術前，b：dermal fatを入れる皮下ポケット作成，c：術直後
d：dermal fat graft後

図 28-2-31　上顎骨骨髄炎による下眼瞼陥凹

(鬼塚卓弥：交通災害 20：372，1966 より引用)

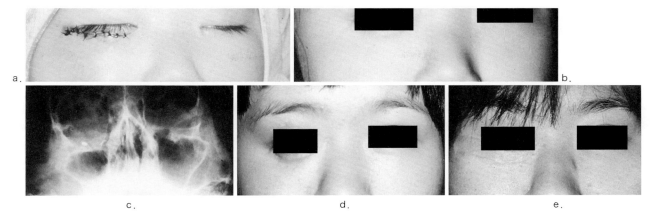

a：創郭清術後（3歳），b：シリコン挿入後（5歳），c，d：術後10年，再変形がみられる．
e：腸骨移植後

図 28-2-32　右頬骨骨髄炎

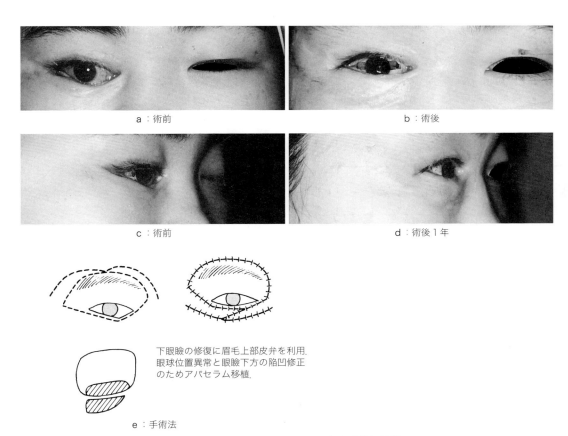

a：術前　　　　　　　　　　　　　b：術後

c：術前　　　　　　　　　　　　　d：術後1年

下眼瞼の修復に眉毛上部皮弁を利用．
眼球位置異常と眼瞼下方の陥凹修正
のためアパセラム移植．

e：手術法

図 28-2-33　頬骨骨髄炎による右眼球位置異常

D. 顔面骨骨髄炎
osteomyelitis of the facial bones

　上顎骨骨髄炎は，小児に多く，外傷や軟部組織の炎症が，上顎骨に波及して起こることが多い（図 28-2-31，図 28-2-32）．

　急性期には，抗菌薬投与，瘻孔を生ずれば，搔爬のうえ，皮弁による創閉鎖を行う．これだけで，通常，治癒させることができるが，小児の場合は，意外と難治性なので抗菌薬投与のうえ，腐骨切除を要する．

　上顎骨骨髄炎による変形の場合は，通常，上顎骨が小さく，眼窩底が低く，眼球の位置異常を起こし，さらに頬骨の発育も悪い．しかし，咬合，下顎骨への影響は少ない（図 28-2-33）．

治療は，顔面骨骨折のように，再骨折，再整復ではなく，腸骨の onlay graft が通常行われる．それだけに，骨髄炎が治癒していることが前提となる．

軽度の場合は，真皮脂肪移植 dermal fat graft も行われる．

E. 外歯瘻 external dental fistula

歯根嚢胞と慢性化膿性根尖性歯周炎が原因となる（増田 2016）．

ほとんどは頬部，オトガイ部，顎下部に生じる．下顎歯特に犬歯，第一臼歯が多い．外鼻側縁に生じた報告例もある（大竹ら 2004）．しかし，下顎枝に発生するのは極めてまれである（西浦ら 2013）．木村ら（2016）は上顎歯由来の外歯瘻を報告している．

統計的に 2 対 1 で男に多い．年齢的に 10〜30 歳代に多い（後藤ら 1983，中岡ら 1990，原岡ら 2000）．

歯科治療と外歯瘻発生には数週間，数ヵ月のズレがある．上顎骨内の埋伏歯から生じた外歯瘻の例もある（酒井 2013）．

鑑別診断として粉瘤，唾液腺瘻などがある（**図 28-6-14**）．

治療は，抜歯と瘻孔の切除が一般的である．

28·3 顔面神経麻痺
facial palsy

顔面神経麻痺の歴史は，猿の顔面神経を切って同側の顔面筋（表情）が麻痺することを証明した Bell（1814）に始まる．顔面神経麻痺によって顔面は大きく変形するため，形成外科領域では重要な対称になっており，その治療の目的は，表情の消失，顔面不対称性などの変形を治療するばかりでなく，瞼，口唇の閉鎖不全による角膜損傷や食事，言語，笑いの消失などの機能障害を除去するなどの総合的再建 total reanimation を行う．

A. 顔面神経麻痺の原因
causes of the facial palsy

❶先天性顔面神経麻痺

顔面神経核麻痺 isolated nuclear palsy による（本章 -8-J「Moebius 症候群」の項参照）．

❷後天性顔面神経麻痺

次の a. と b. で全麻痺の約 70％ を占めるという（波利井 2004）．

a. Bell 麻痺 Bell's palsy

特発性である．単純性ヘルペスウイルス感染説が強い．本症の 60-70％ にみられ，95％ 以上の治癒率がある（波利井ら 2010）．

b. Hunt 症候群

水痘，麻疹ウイルス varicella-zoster virus 感染症の 10-15％ にみられ，治癒率 60％ 以上といわれる（波利井ら 2003）．耳周辺の疱疹のほか，耳鳴，難聴，めまい，などの第 8 脳神経症状を合併し，Bell 麻痺に比べれば予後不良で，60％〜70％ に麻痺が残る（波利井 2004）．

c. 外傷性麻痺 traumatic palsy

交通事故，手術などによる切挫創，出産時外傷，その他．

❸感染性麻痺 infectious palsy

髄膜炎，中耳炎，耳下腺炎などに続発．

❹脳性麻痺 cerebral palsy

脳実質障害による．

B. 顔面神経麻痺の症状
symptoms of the facial palsy

顔面神経の損傷部位によって，麻痺症状もいろいろであるが，次の症状がみられたら，顔面神経損傷を疑う．

流涙，眼痛，眼瞼下垂，閉瞼不全，下瞼外反，眉毛下垂，開瞼症（兎眼），角膜乾燥，結膜炎，角膜潰瘍，鼻唇溝の消失，口角下垂，表情表出障害，構音障害，咀嚼障害，閉口障害など．

C. 顔面神経麻痺の診断
diagnosis of the facial palsy

❶中枢性麻痺の診断

大脳皮質から顔面神経核までの障害で起こる．それ以降を末梢性麻痺という．

額部は，両側皮質支配を受けているため，片側中枢性麻痺では，筋運動は正常であるが，末梢性麻痺では半側運動障害を起こす．

❷側頭骨内麻痺の診断

1）鼓索神経 chorda tympani（味覚テスト）

これは顎下腺，舌下腺の分泌，舌の前 2/3 の味覚に関与しているため，これらの機能をチェックする．

2）アブミ骨筋神経 stapedius nerve（聴力テスト）

この神経が障害されると，子供の high pitch の声や皿を

割る音が耐えられないぐらいになるので，診断がつく．

3）大浅錐体神経 greater superficial petrosal nerve（流涙テスト）

これは，涙腺の分泌，軟口蓋の味覚を司るので，これらをチェックする．幅5mm，長さ30mmの濾紙を下眼瞼につけて湿潤する長さを比較する（Schirmer test のCawthorne 変法1956）．

❸顔面部麻痺の診断，評価

茎乳突起より末梢部の障害テストで，いろいろな方法がある（田中ら2013）．

1）主観的評価法
①House-Brackmann（6段階法で複雑）
②柳原法；表情筋の動きをスコア化したもので評価しやすい（柳原2013）（図28-3-1，表28-3-1）
③Sunny brook 法（3段階法で複雑，後遺症の術前後の評価にはよい）
④林法：5段階法であるが，随意的笑い，不随意的笑い，を別項に扱い，上口唇，下口唇の形態もスコア化している特徴がある（林ら2016）．

2）客観的方法
①マーカー法（マーカーを付けて，その移動距離で判定）
②モアレ法（モアレ縞を画像処理する方法）
③ブトラクション法（ビデオ画像の分析）
④レーザーレンジファインダー法
⑤筋電図（EMG）test：神経断裂で，安静位に，低電位細動自発電位 fibrilation voltage がみられるが，随意収縮を起こさせ，正常の電位がみられるときは，部分的脱神経，みられなければ完全脱神経を示す．軸索再生でfibrilation voltage が消失，随意収縮時に低電位の再生電位がみられる．誘発筋電図検査には，nerve excitability test, maximal stimulation test, electroneurography などがあるが，完全麻痺の回復の予後判定には使えない（広瀬ら2007）．その代わり脱神経後の安静時筋電図にみられる活動電位が脱神経電位で，axonotmesis では出るが，neurotmesis では出ないので，脱神経電位がなければ麻痺の回復が期待できる（上田2015）．

D. 顔面神経麻痺の治療
treatments of the facial palsy

❶顔面神経麻痺治療のアルゴリズム

山本（2007）は，顔面神経麻痺治療のアルゴリズムとして，回復が期待できるものとできないものに分け，前者はBell麻痺，Hunt症候群とし，顔面リハを1ヵ月行い，無効であれば外科治療に移る．後者は，最初から外科治療である．

中枢性では，nerve cross over と cross nerve graft，末梢性では，側頭枝の anchoring suspension 法と上眼瞼形成術，頬骨枝では，側頭筋移行術と下眼瞼形成術，頬筋枝では神経付き遊離筋移植術，側頭筋移行術，SMAS 吊り上げ術，鼻唇溝形成術を，下顎枝では double fascia graft 法，顎二腹筋移行術を選択するという．

❷新鮮麻痺

損傷神経の修復は，本幹は必ず修復する．末梢では側頭枝は1本であり，下顎枝も1〜2本であるから修復する．頬枝は吻合枝が多いが，欠損の影響が大きいので修復する．頸枝は広頸筋支配であるが頸横神経との吻合があり修復不要である．

手術時期としては，早いほどよい．切断神経は48時間たてば，被刺激性を失い，また瘢痕のなかに埋もれて，断端の発見が次第に困難になるからである．しかし創の汚染その他で，早期手術ができないときは，止むを得ず，二次的に行う場合もあるが，技術的に困難となる．端々縫合に無理があれば大耳介神経，腓腹神経を採取，移植を行う．神経再生には個人差がある（朝戸2004，古川ら2014）（第12章「神経移植術」の項参照）．

切断麻痺でない場合は，麻痺発生後少なくとも6ヵ月，できれば1年間は保存療法を行う必要がある．神経線維の断裂では，末梢方向の変性（Waller 変性）が起こって，Schwann 鞘だけ残り，軸索，髄鞘は消失する．この変性は，約14日間で完成するが，末梢側断端は，少なくとも12ヵ月間は軸索を末梢に伝達する能力を持っているという．脱神経された筋は，3ヵ月を過ぎると筋線維が萎縮し，9ヵ月を過ぎると運動神経終板は消失，1年を過ぎるとその変性が急速になる．

McCarthy ら（1990）は，① immediate（0〜3週間），② delayed（3週間〜2年），③ late（2年以上）の3段階に分けて治療法を分類している．

immediate がよいが，delayed でも筋変性が進んでいても再生神経が筋に到達すれば機能回復が得られるという．この時期では，nerve graft や nerve-cross-over procedure が行われる．late になると筋萎縮が著明であり筋移植，筋移行術，遊離吻合筋移植術の適応になる．

❸顔面神経部位別治療法
1）頭蓋内麻痺 intracranial palsy
2）側頭骨内麻痺 intratemporal palsy
外科的に除圧法，神経移植法を用いる．
3）側頭骨外麻痺 extratemporal palsy
この場合は，耳下腺腫瘍，耳鼻科的疾患などの手術後のほか，顔面外傷によって起こるため，損傷部位の予測は容易であるが，実際に神経の断端そのものをみつけるとなる

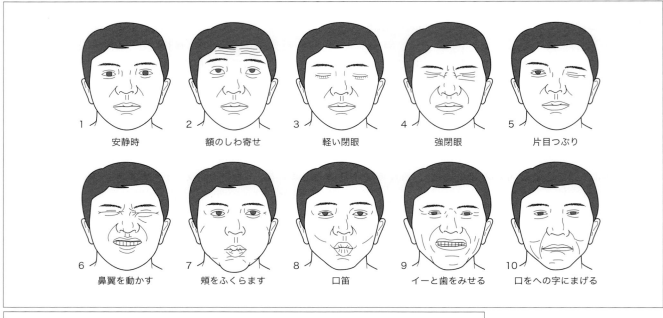

図28-3-1 顔面神経麻痺の評価法
a：40点法（柳原法），評価する10種の表情
b：40点法（柳原法），記録シート
（田中一郎ほか：PEPARS 78：1-7, 2013 より引用）

と容易ではない．

❹ 神経断端発見法 (図28-1-11参照)

1) 本幹より末梢へたどる方法
中枢断端はすぐ発見できるので，その走行上の末梢側を探すが，瘢痕に埋もれ，また瘢痕拘縮で偏位していることが多く，発見しにくい．

2) 耳下腺管を中心に探す方法
耳下腺管にほぼ平行に顔面神経頬枝が走行しているからで，メチレンブルーによる耳下腺染色を行えば区別がつきやすい．

3) 顔面動脈を目印とする方法
顔面神経下顎枝は，顔面動脈と併走しているため，これを目印とする．

4) 耳珠 - 眉尻上方線上
顔面神経前頭枝の走行をみて探す．

❺ 神経修復法 (表28-3-2)

1) 神経減圧術 nerve decompression
保存療法無効の Bell 麻痺, 側頭骨骨折, その他の原因による神経圧迫の場合に用いられる．

2) 神経縫合法 nerve suture
両断端を探し出したら，それを新鮮化したのち端々吻合 end to end suture を行う．吻合に際して緊張があれば，無理に吻合しないで神経移植を行う（神経移植の章や次項参照）．縫合のほか，micropore tape を用いて癒着させる方法 (Freeman 1972) もあるが，通常は，microsurgery の技術が用いられる．

有茎移植法として nerve flap 法，同側神経半切移植法（野

表28-3-1　40点法(柳原法)

	grade	安静時	額のしわ寄せ	閉眼	口角の運動	共同運動	拘縮	痙攣	全体的印象
I	normal 正常	正常	正常	正常	正常	—	—	—	正常
II	mild dysfunction 軽度麻痺	対称性 緊張 正常	軽度～正常	軽く閉眼可能, 軽度非対称	力を入れれば動くが, 軽度非対称	− (±)	− (±)	− (±)	注意してみないとわからない程度
III	moderate dysfunction 中等度麻痺	対称性 緊張 ほぼ正常	軽度～高度	力を入れれば閉眼可能, 非対称明瞭	力を入れれば動くが, 非対称明瞭	+ 中等度	+ 中等度	+ 中等度	明らかな麻痺だが, 左右差は著明ではない
IV	moderately severe dysfunction やや高度麻痺	非対称性 緊張 ほぼ正常	不能	力を入れても閉眼不可	力を入れても非対称明瞭	++ 高度	++ 高度	++ 高度	明らかな麻痺, 左右差も著明
V	severe dysfunction 高度麻痺	非対称性 口角下垂 鼻唇溝消失	不能	閉眼不可	力を入れてもほとんど動かず				わずかな動きを認める程度
VI	total paralysis 完全麻痺	非対称性 緊張なし	動かず	動かず	動かず				緊張の完全喪失

(田中一郎ほか：PEPARS 78：1-7, 2013より引用)

林 1971), nerve pedicle 法, 神経幹移植 (Strange 1974, MacCarthy 1951) がある.

実際には, 断裂後3日までには, 末梢断端の電気刺激に対する反応が減弱するので, それまでに縫合したほうが技術的に容易であり, 末梢断端も探しやすい. 時間が経過した症例では, 断端の発見が難しいが, 中枢側は, 神経走行を念頭に健常部分から探せば容易であるが, 末梢側は, 神経走行を考えながら丹念に探すしかない. 断端が発見できたら神経の正常部分のところで切断, 縫合するが, 緊張があれば神経移植を躊躇しない.

3) 神経移植法 nerve grafting

神経縫合に際し, 神経断端に緊張がかかると, 結合組織の増殖を促すので, かかる場合は fascicular nerve graft を行う.

移植法としては, ①神経幹移植 (実際は, 犠牲性が大きくて使用されない), ②inlay graft 法や by-pass graft 法 (一部連続している神経に追加移植する方法), ③神経束間神経移植術 cable graft 法は, 一般に使用されている (上田 2013), ④network 法 (古川ら 2014) (図28-3-4).

移植神経としては,
①腓腹神経 sural nerve (35 cm 位の長さは採取でき, cross-over graft, 神経束移植にはよい)
②大腿皮神経 lateral femoral cutaneous nerve
③大耳介神経 great auricular nerve (約6 cm)
④頸神経叢 cervical plexus (12 cm 位までは採取できるし, 神経の太さから行って顔面神経修復にはよい)
などが用いられる.
移植に際しては, 移植神経を欠損部より15%ほど長くし,

収縮にそなえる. また, 母床に瘢痕がないように注意し, いつも血行のよい部位を選ぶことが大切である. また断端のほうも, neuroma や瘢痕を切除する必要があるが, 神経剥離など行い過ぎて神経への血行障害を起こさないようにする.

神経断端の大きさが同じで, 緊張がなく縫合されることがポイントで, perineurium の縫合を行う. 縫合部にシリコン膜を巻く人もいるが, むしろ反対意見が多い. 血腫は禁忌である (第12章「神経移植術」の項参照).

神経移植後, 1～2日は, Schwann 細胞は, 周囲組織から浸潤栄養され, 3日には血行再開, Schwann 細胞基底膜の Laminin が軸索伸長を促すという (上田 2013).

4) 神経交叉法 nerve crossing method

顔面神経末梢端を, 他の神経に吻合する方法である (図28-3-2).

適応は, 顔面神経本幹が切断された場合で, 筋組織の変性のない場合であるが, 麻痺が不全のとき, 本幹麻痺でないときは用いられないし, 筋組織の変性が起こっている場合も使用禁忌である.

①副神経-顔面神経交叉縫合, 舌下神経-顔面神経交叉縫合法 (遠藤ら 1998) としても用いられる.
②横隔神経 phrenic nerve と顔面神経の吻合：副神経, 舌下神経が切除されているときにはよく用いられるが, 特殊な安静時顔面筋痙攣がみられる. また, 横隔膜の麻痺を起こす.
③副神経 accesory nerve と顔面神経の場合：肩の下垂を起こすが, 正常表情になる. 副神経の走行は, 乳様突起と下顎角を結んだ線の中点に立てた垂線に沿って

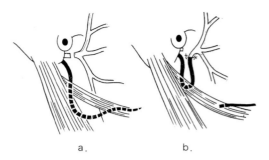

図 28-3-2　舌下神経と顔面神経の吻合

走行するのでわかりやすい(Chandrawakerら2003). 肩を動かさないで，顔を動かせるように訓練することができる．最大の欠点は，顔面の生理的動きを作れないことである．つまり，飲，食，話の際，顔はstaticであり，意識的にしか動かせぬことである．

④舌下神経 hypoglossal nerve と顔面神経の吻合：舌下神経と顔面神経を吻合する方法は，同側の舌麻痺，筋萎縮，言語，食物摂取に障害が出る(Stearns 1992)が，手術は容易である．顔の動きも早くでき，バランスもよい．舌下神経と顔面神経の脳皮質における距離も近い，などの利点がある(**図28-3-2**)．飲，食，話の間でも無意識に顔を動かせるという(Conleyら1979)．中川ら(2004)は，Mayら(1991)のinterpositional jump graftといって，顔面神経の本幹に大耳介神経の一側を，端々移植，他端を舌下神経に端側縫合する方法で良結果を得たという．武本ら(2005)の報告がある．

最近，林ら(2015)は，舌下神経を切断せず，神経幹の途中を半分に裂いて有茎として顔面神経の末梢端に橋渡し，縫合するユニークな方法を報告，多少の舌萎縮はあるものの，顔面神経の良好な回復結果が得られたという．

⑤咬筋神経との吻合：咬筋神経を顔面神経に縫合する方法はSpira(1978)，Bermudez(2004)，Coombs(2009)らが症例報告した．

方法としては，
(1)直接縫合(Klebucら2011，Wangら2012)，
(2)大耳介神経移植併用(Biglioliら2012)，
(3)顔面交叉神経移植併用(Fariaら2010)，
(4)咬筋移植併用(Fariaら2010)などがある．わが国でも吉岡ら(2012)，田中ら(2014)の報告がある．咬筋神経移植の利点は，筋収縮が早く，笑いの質もよい，咬筋機能不全が少ない，などがあげられている(田中ら2014)．
(5)神経網形成法 nerve network法：舌下神経を切断せず端側する方法(古川ら2014)．
⑥loop法(松田ら2014)：顔面神経の本幹と末梢との間

表28-3-2　顔面神経麻痺の治療法

A. 動的再建法 dynamic control operation
　1. 筋移行術 muscle transfer operation
　　a. 側頭筋 temporalis
　　b. 咬筋 masseter
　　c. 顎二腹筋 digastric
　　d. 胸鎖乳突筋 sternocleidomastoid
　2. 筋吻合術 free muscle grafting
　3. 人工形成資材利用法 alloplastic motors operation
　　a. 金属スプリング(上眼瞼) metal spring (upperlid)
　　b. シリコンバンド(口唇，眼瞼) silastic bands on lip and lid
　　c. 上眼瞼重量法 lid weights operation
B. 静的再建法 static control operation
　1. 挙上物質 suspension materials
　　a. 筋膜 fascia
　　b. 真皮 dermis
　　c. シリコン silastic rubber
　2. 固定物質 stabilization materials
　　a. 真皮弁 dermal flaps
　　b. マルレックス・メッシュ Marlex
　　c. 骨固定 bone fixation
C. 括約機能再建術 sphincteric reconstruction
　1. 眼窩 orbital
　　a. 眼角形成術 canthoplasties
　　b. 頬唇再建術 bucco-oral reconstruction
　　c. 中隔形成術 septoplasty
D. 拮抗筋制御術 control of antagonist muscles
　1. 神経切断術 neurectomy (temporary, chemical or permanent, surgical)
　2. 筋切断術 myectomy
E. 皮膚形成術 rhytidoplasties
　1. 頬部形成術 modified cheek plastic surgery
　2. 瞼形成術 blepharoplasty
　3. 鼻唇溝部皮膚切除術 nasolabial excision
　4. 眼窩上皮膚切除術および眉毛挙上術 supraorbital excision & brow-lift operation
　5. 側頭部皮膚挙上術 temporal lift operation
　6. 口唇および粘膜切除術 labial & mucosal excisions

(Converse JM：Reconstructive Plastic Surgery, Saunders, p1805, 1977より一部引用)

に神経を端々吻合して，それぞれの末梢に軸索が伸長していくようにする方法．

5) 顔面交叉神経移植術 cross-face nerve transplantation

これは，Scaramella(1971)の報告になるもので，麻痺側顔面神経幹と正常側顔面神経とを腓腹神経 sural nerveの移植で連絡させ，正常側よりの神経再生を起こさせる方法である．手術成績は，受傷から手術までの期間に左右される．その後，麻痺側の頬骨枝，下顎枝に移植する法，各分枝

表28-3-3 顔面神経麻痺の部位別治療法

1. 前頭筋麻痺：
   眉毛上部皮膚切除，冠状切開眉毛挙上術，内視鏡下眉毛挙上術
2. 上眼瞼麻痺：
   プレート埋入法，側頭筋移行術，スプリング法，瞼縫合固定術
3. 下眼瞼：
   腱移植挙上術，外眼角形成術，眼瞼縮小術，側頭筋移行術，軟骨移植
4. 鼻筋麻痺：
   静的挙上術，鼻翼基部挙上術，鼻中隔形成術
5. 上口唇麻痺：
   神経筋吻合術，側頭筋移行術，咬筋移行術，静的挙上術，除皺術
6. 下口唇麻痺：
   下唇下制筋切除術，筋移行術，口唇楔状切除術

(Zuker RM et al : Plastic Surgery, volIII, Mathes SJ et al ed, Saunders, p883, 2006より引用)

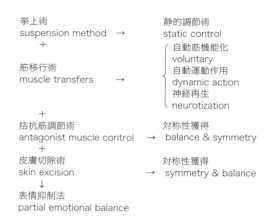

図28-3-3 Converseの組み合わせ治療法
(Converse JM : Reconstructive Plasic Surgery, Saunders, p1806, 1977より引用)

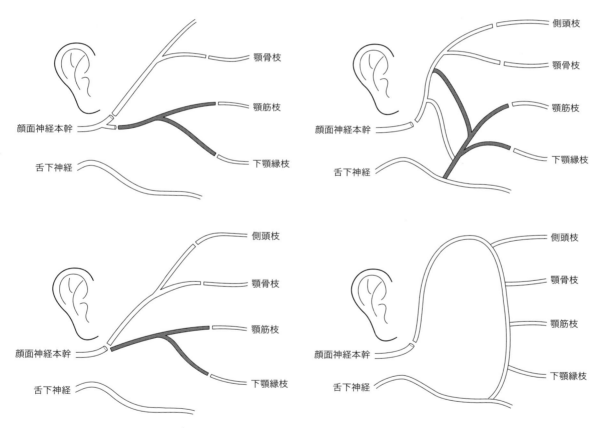

図28-3-4 耳下腺癌切除時の神経即時再建法
(古川洋志ほか；PEPARS, 78：75, 2013)

に移植する法など，いろいろな方法が報告されている．また，手術回数として，まず正常側に神経移植して，麻痺側までの再生を待って，次に麻痺側を縫合する2段階法（Anderl 1985）と，両者同時に移植神経を縫合する1段階法（Smithら1971）がある．

手術法は，第1回の手術で腓腹神経 sural nerveを健側顔面神経と吻合するが，まず健側で顔面神経頬枝を出し，頬部では6-8 fascicleを，下顎では2-3 fascicle, zygomaでは3-4 fascicleを選んで吻合する．他端は上口唇の皮下トンネルを通して麻痺側に橋渡しする．耳珠のところに縫合

しておけば2度目の手術のとき探しやすい．Axon は，この皮神経を通して健側より患側にのびていく．

約9～12ヵ月後，Tinel's sign が他端までのびたところで，麻痺神経と吻合する．しかし，その成績は麻痺後の経過時間による（Inigo ら 1994）．

最近では，顔面交叉神経移植後，神経筋弁を移植するのではなく，一期的に健側神経に薄筋，広背筋の神経筋弁を移植する方法がとられる（朝戸ら 2000, Askayeri ら 2002, Harii ら 1998, 波利井 2003, 上田 2015）．あるいは咬筋神経を利用する報告もある（吉岡 2015）．

❻陳旧性麻痺

神経修復が不可能なほど筋変性が進んでいる場合で，Converse (1977)，および Zuker (2006) は，表 28-3-3 のような組み合せ治療法が考えられるという．

a. 静的再建術 static control operation

本法は根治的方法ではないが，老年者，神経移植の結果を待つまで，あるいは筋移植や皮膚形成術の補助手段として用いられる．

1) 静的挙上術 suspension method

これは，下垂した口角部を筋膜または腱，その他の材料を移植して引き上げようとするもので，麻痺した筋を積極的に動かすわけではなく，拮抗筋の動きをコントロールするのが目的である（図 28-3-5）．Rose (2005) は機能的にも精神的にも効果があるというが，Manktelou (2005) は批判的である．

2) 下顎骨利用挙上術

静的治療法のひとつとして，Utagawa らの bidirectional fascia graft 法 (2007) は，先天性の下口唇麻痺に対して，下顎と口輪筋を筋膜移植で連絡し，下顎の動きで麻痺筋を制御する方法を報告，山本らの double fascia graft 法 (2008)，渡邊ら (2014) の報告が続いた．

3) 麻痺筋調節術 interanl suspension method

麻痺した筋を縫縮，挙上する．

4) 皮膚形成術 dermoplasty

下垂皮膚の切除，除皺術，作皺術など行う．

この方法は，神経麻痺で下垂した眉毛部や瞼，口角部の皮膚あるいは頬部全体の皮膚を縫縮して吊り上げようとするものであるが，この効果は一時的，補助的なもので，これだけでは，神経麻痺形成術の目的を達することはできない．眉毛挙上では前頭骨への直接固定も行う．桑田ら (2012) は，suture suspension を用いた眉毛挙上術の長期評価を行い，1年で 97%，2年で 92.5% となり，下げ止まったという．よい成績といえよう．

なお，皮膚だけでなく，粘膜も膨らんでいることがあるので，適応があれば切除する．

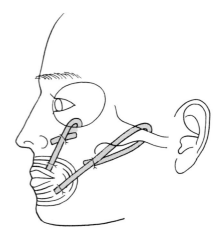

図 28-3-5　筋膜移植による静的再建術

5) 機械的矯正 mechanic aids

Morel-Fatio (1964) は，スプリングを用いて眼瞼麻痺を矯正したが，そのほか Sheehan (1950) は，タンタルム板を用い，Illig (1958), Smellie (1966) は，金板 gold plate (1～2 g)（Choo ら 2000）を用い，その重みで瞼が下がるようにした（図 28-3-6）．耳介軟骨を移植する方法は，自家移植だけに合併症が少ない．Gold plate では，40% が異物感を訴えるという（上田 2015）．

プレートは，瞼板の上に固定するだけの簡単な方法であるが，臥位では開瞼症（兎眼）になることもあり，プレートの輪郭がみえる短所がある（図 28-3-7）．さらに下眼瞼の外反症のある症例では，下眼瞼皮膚筋層を牽引挙上する lateral canthopexy を併用しないと開瞼症（兎眼）が残る（Nakazawa ら 2004）．

一方，外科的方法ではなく，絆創膏や耳かけ式にした口角挙上器具などで下垂した頬部や口唇の皮膚を持ち上げることも試みられているが，効果はない．

b. 動的再建術 dynamic control operation

1) 拮抗筋制御法 antagonist muscle control

麻痺筋と正常筋とのバランスをはかろうとする方法で，
①筋肉そのものを切断する方法 myectomy（図 28-3-8）と，
②支配顔面神経を切る方法 neurectomy，
③ボツリヌストキシン注射法（Bulstrode ら 2005, Chen ら 2007）とがある．

使用するとしても，両側顔面神経が麻痺するため，適応には慎重な考慮が必要である．手術前に局所麻酔で拮抗筋を麻痺させた状況を患者に見せて術後はこうなりますよと患者に判断させるのもよい．筋切断，神経切断のいずれを用いるかは，部位によって決まる．

①前頭筋は顔面神経の前頭枝を眉毛より約1cmのところで切り，

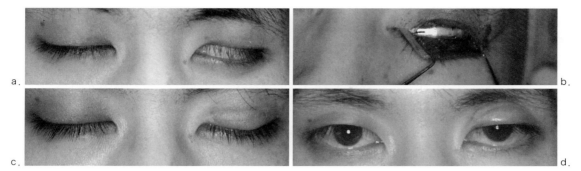

a：術前閉瞼時，b：ゴールドプレート挿入，c：術後閉瞼時，d：術後開瞼時

図 28-3-6　顔面神経麻痺のゴールドプレート埋没法による修復

（高浜宏光氏提供）

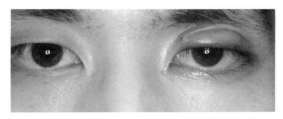

図 28-3-7　ゴールドプレートの輪郭が目立つ例
顔面神経麻痺の修復に用いたゴールドプレートの輪郭がみえる．
（高浜宏光氏提供）

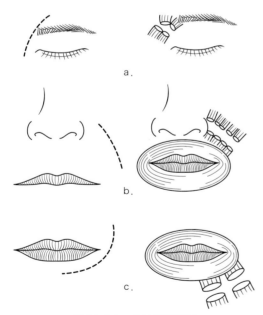

図 28-3-8　拮抗筋離断術

②開瞼症（兎眼）は眼瞼挙筋を切断する．切断時に眼瞼下垂が起こってもある程度回復する．
③口周囲では，一般に閉じるほうの口輪筋，開くほうの上唇挙筋，下唇下制筋，頬骨筋を切断するが，下唇だけならば下顎角部で顔面神経下顎縁枝を切断するほう

が簡単で，しかも確実である．

2）筋膜移行術 fascia transplantation

a）側頭筋膜反転法

耳介前一側頭部にわたる皮切より，側頭筋膜を露出，頭頂骨側頭線のところの筋膜を幅 10 cm くらい切開し，次に側頭筋を側頭窩より頬骨弓まで起こし，筋弁とする．この際，側頭神経を損傷してはならない．筋弁には筋膜がついているので，これを頬骨弓の上方で切開したのち筋より剥離し，反転するが，剥離が進行しないよう筋層にマットレス縫合しておく．次に筋膜を数条，紐状に割を入れ，前 1/3 は眼輪筋へ通し，内眼角靱帯に固定，中 1/3 は鼻翼基部の筋層に固定，後 1/3 の腱膜は健側口輪筋へ縫合固定する（図 28-3-9）．永井ら（2014）は，筋膜を 2 分割と 3 分割し，前者は上 1 本を下眼輪筋に下 1 本を鼻唇溝に固定，後者筋膜の上 1 本を上眼輪筋に固定，下 2 本を鼻唇溝に固定するように筋膜を交叉させている．

眼瞼麻痺の場合は，側頭筋前方部のみ利用する．時に眼瞼変形を生じたり，顎開閉運動で眼瞼閉鎖が起こることがある．

b）筋膜移植術 muscle grafting

これは，大腿筋膜を口周囲と側頭筋とに移植する方法で，頬骨や頬骨弓に固定する static control に比べ，側頭筋や咬筋（菅野ら 2005）の動きを利用できる利点がある．渡辺ら（1993）は，赤唇縁と顎二腹筋とを大腿筋膜で連絡する方法を報告している．通常，口周囲に 0.5〜1 cm 幅の筋膜を移植しておき，2〜3 ヵ月後，移植筋膜と側頭筋 - 筋膜との間に，大腿筋膜を移植する方法がとられる．固定は移植腱が固着するまで 5 週間以上行う（図 28-3-10 〜図 28-3-12）．

上田（2015）は，筋膜移植の結果については否定的である．

部分的であるが，Utagawa ら（2007）は，下口唇片側顔面神経麻痺に対して筋膜移植を行ってよい結果を報告している．

36　第**28**章　頬部形成術

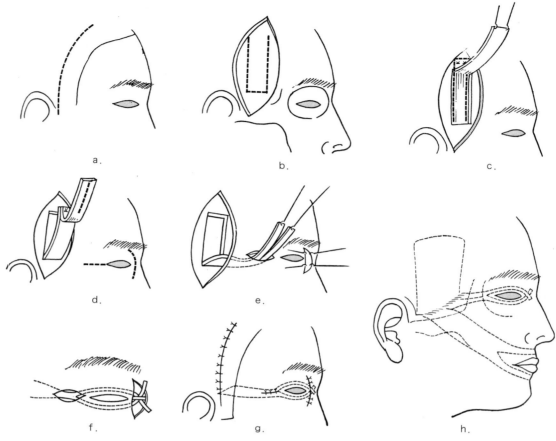

a：皮切
b：側頭筋膜弁を作成．
c：側頭筋膜弁挙上，側頭筋弁作成．なお筋膜と筋肉とが引っ張ることで剥離されないように，あらかじめ，数ヵ所縫合しておいたほうがよい．
d：筋膜-筋弁挙上．こうすると筋膜弁だけ長くすることができるため，眼瞼や口周囲に直達できる．
e：筋膜弁を二分し，上下眼瞼眼輪筋を通す．
f：内側眼瞼靱帯に縫合固定する．靱帯の下を通すときは，涙嚢を損傷しないようにする．その危険を考えて靱帯下を通さないでよい．
g：皮膚縫合の終了．
h：口周囲に固定する場合も同様の手技で行う．その分だけ側頭筋の採取の数を増やす．

図 28-3-9　側頭筋膜移植法

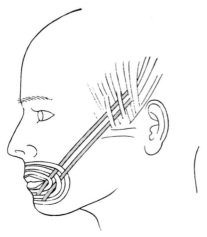

図 28-3-10　紐状筋膜移植による動的再建術

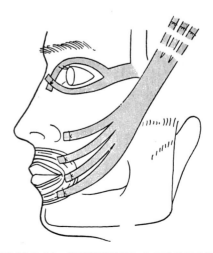

図 28-3-11　膜状筋膜移植による動的再建術

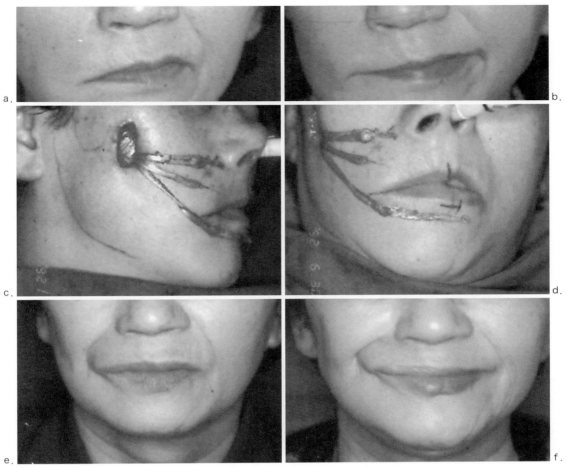

a, b：術前，c, d：移植筋膜，e, f：術後6ヵ月

図28-3-12 右顔面神経麻痺
下顎骨筋突起に長掌筋腱を連結，鼻唇溝と下口唇に移植．

（大久保文雄氏提供）

3) 筋移行術 muscle transfer

これは，麻痺した顔面神経支配の表情筋の代わりに，麻痺をまぬがれた三叉神経支配の咀嚼筋のうち，側頭筋または咬筋を用いる方法である（図28-3-15, 図28-3-16）．

a) 側頭筋移行術 temporalis muscle transefer（図28-3-13）
側頭筋を利用する方法には，
①側頭筋の一部を帯状に採取し，末梢部を切断，これを反転して利用する方法，
②側頭筋をその付着部の下顎骨筋突起とともに切断して用いる方法とがある．
前者は反転した側頭筋が次第に裂けて伸展し，口角を引きあげる作用が消失しやすい．後者は，側頭筋全体を利用するので筋作用方向がほぼ同じであること，また側頭筋の血行，神経支配には障害がないことなどの利点がある（図28-3-14〜図28-3-16）．通常，2回に分けて手術するが，1回法もある．

林（2014）は，島状側頭筋弁移行術 lengthening temporalis myoplasty として，Labbe'（1997）法の変法を報告している．

(1) 第1回手術（口周囲筋移植術）皮切は，図28-3-14a のように入れる（一般には，縦方向に図28-3-14の①，⑤のように入れるが，赤唇縁に入れたほうが術後瘢痕は目立たないし，また移植術そのものも難しくない）．

筋膜は，大腿広筋膜より，口周囲の長さだけを幅1cmにわたって採取する．

次に，口角部の皮切より口輪筋層内を剥離し，このなかへ採取した筋膜を挿入，縫合固定する．この際，筋膜を口全周に移植すると，開口制限を起こすので，少なくとも健側口角に近いところは開けておいたほうがよい（図28-3-14b）．

(2) 第2回手術（側頭筋移植術）筋膜移植後3〜4ヵ月後（瘢痕治癒が治まる時期を待って）施行する．

第28章 頬部形成術

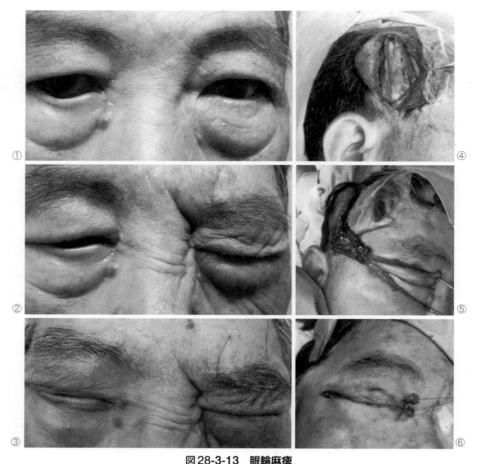

図28-3-13 眼輪麻痺
①：右顔面神経麻痺，開瞼時，②：術前，閉瞼不良，③：術後閉瞼可能，④：側頭筋筋膜採取，⑤：側頭筋筋膜を2枚を裂き，上下眼瞼に移植，⑥：側頭筋筋膜を内眼角に固定して手術終了

(利根川守氏提供)

　皮切は，除皺術と同じように耳前部に入れ，皮膚を剥離，下顎骨前縁まで達する．簡単には，頬骨弓下縁に沿って4～5cmの皮切を入れると，直接，下顎骨筋突起に達することができる．術後の瘢痕もそれほど目立たず手術時間を短縮する．しかし，皮膚を伸展することによって瞼や口周囲の皮膚の下垂を除去する場合には，除皺術と同じ皮切が必要である．
　次に皮下を剥離し，咬筋の付着部が現れたら頬骨弓に沿った咬筋前部を切断，下顎骨筋突起を露呈する（図28-3-14c）．筋突起にはドリルで孔を開け，ワイヤーを通した後に，これを切断する．ワイヤーを通しておかないと切断した筋突起が上方にひかれ，頬骨弓下に入り込みやすい（図28-3-14d）．この操作は口内法でも可能である．すなわち頬粘膜アプローチで下顎枝前面を縦切開し，筋突起を出し，下顎切痕を露出，筋突起にワイヤーをかけて固定したあと，その前方をレシプロケーチングソーで水平に骨切りする．
　次に，足より足底筋腱または第4趾伸筋腱を採取し，筋突起の孔に通し，その他端を，頬部皮下を通して口周囲に

移植した筋膜に過矯正位に固定する（図28-3-14e）．
　Ragnell (1958) は，さらにこの腱を頬骨弓に固定，谷 (1972) は下顎骨角に固定した．和田ら (1975) は足底筋腱の代わりに長掌筋腱を用いている．人工材料としてはゴアテックスメッシュが利用しやすい．
　切断咬筋，および皮膚の縫合を行って，手術を終了する．
　術後は，唇裂食を与え，軽度の開口運動を行うが，移植腱が弱くなる時期の術後2～3週の間，運動を禁じその後，再び咀嚼運動を起こさせる（図28-3-15，図28-3-16）．
　眼瞼の機能再建のためには，成人では側頭筋の移植，小児では吻合薄筋移植と cross-face nerve graft が用いられる (Frey ら 2004)．
　②の方法は，筋突起まで利用するもので，口角に縫合する方法である (Labbe 1997, 2000, 林 2009)．

b) 咬筋移植術 masseter muscle transposition
　これは，側頭筋移行術のような，筋の働きを筋膜や腱を通して伝える間接法とは異なり，直接に口輪筋に伝えられるために，直接法ともいわれる．しかし，谷ら (1972) によ

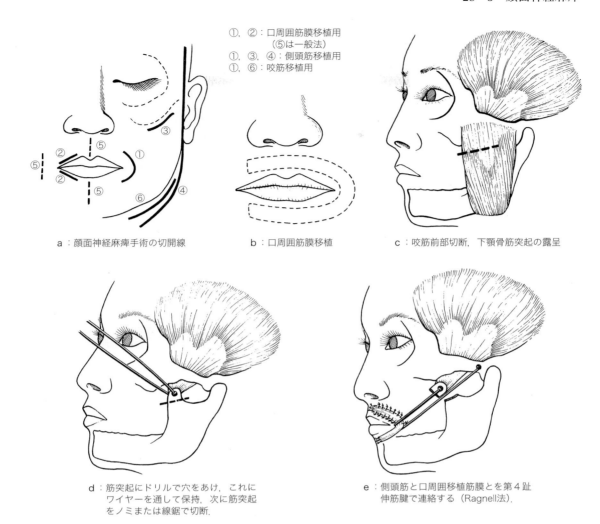

a：顔面神経麻痺手術の切開線　　　b：口周囲筋膜移植　　　c：咬筋前部切断，下顎骨筋突起の露呈

d：筋突起にドリルで穴をあけ，これにワイヤーを通して保持，次に筋突起をノミまたは線鋸で切断．

e：側頭筋と口周囲移植筋膜とを第4趾伸筋腱で連絡する（Ragnell法）．

図 28-3-14　側頭筋を利用する方法

ると，口角の運動は5mmくらいで，側頭筋の動き約1～1.5cm（和田ら1975）に比べ，問題にならぬという．

皮切は，下顎骨下縁に沿って入り，咬筋付着部を露呈したあと，咬筋前半部を骨膜下に剥離し，全長の約2/3を分離する．この際，咬筋の上1/3のところに，後方から分布する咬筋神経 masseter nerve を損傷しないように注意する．

次に，鼻唇溝に切開を加えるとともに，余剰皮膚があればこれを紡錘形に切除，さらに口輪筋を露出したあと，皮下を剥離，咬筋の分離端を皮下トンネルから引き出し，口角の口輪筋およびその周囲真皮に過矯正位に縫合固定する（図28-3-17）．

Converse（1977）は，咬筋移植と同時に筋膜を移植，咬筋と同方向に口輪筋と頬骨弓に移植して，補強している．なお，子供の場合は，咬筋移植の5週間前に口周囲に筋膜移植を行っているが，筋肉の delicacy と，さらに萎縮や結合組織化がすでに起こっていることが多いという理由からである．しかし，成人の場合でも筋移植の前に，これら筋膜移植を行っておいたほうが，結果がよいようである．また筋肉が長い場合は，先端を二分して上下口唇の口輪筋に縫合固定するが，無理に行ってはならない（図28-3-17）．なお本法については悲観的意見もある（谷1972）．

また，筋移行術だけでなく，側頭筋からの筋膜移植も追加したほうがよい．眼瞼麻痺に対しては側頭筋-筋膜を2cm幅に頬骨弓より上方へ切開して，筋弁を作成，次に頬骨弓のところで腱膜のみ切開，腱膜を筋より剥離するが，筋との付着部で腱膜がちぎれないようにマットレス縫合で補強しておく．次に外眼角および内眼角を切開，腱膜を2条にして上下眼瞼の皮下トンネルを通して内眼角に出し，靱帯に縫合固定する．固定は通常1～2週間行い，その後運動練習を行わせる．

咬筋移植では17％の人が，咀嚼時に違和感を訴えたという（上田2015）．

40　第**28**章　頬部形成術

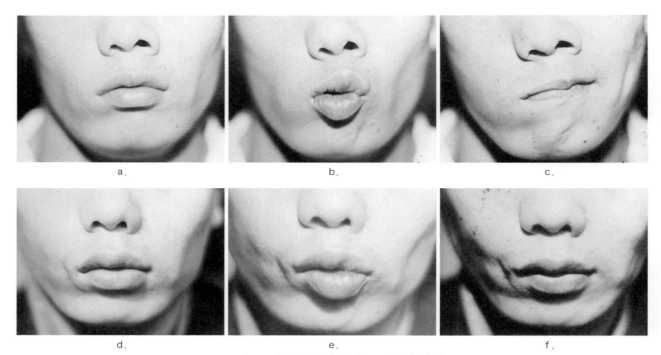

a〜c：術前，d〜f：術後1年．Ragnell法による修復．

図 28-3-15　右顔面神経麻痺

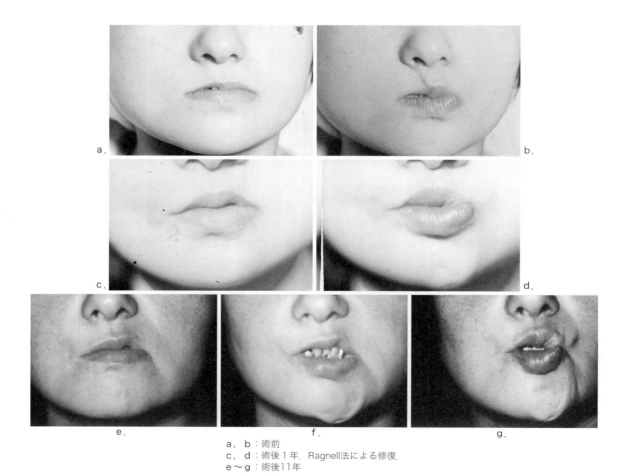

a，b：術前
c，d：術後1年．Ragnell法による修復．
e〜g：術後11年

図 28-3-16　顔面神経麻痺

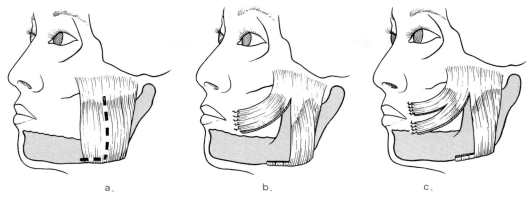

図 28-3-17　咬筋移植術

4) 遊離筋移植術 free muscle graft (Thompson 法)

Thompson (1971) は，短指伸筋，長掌筋を移植すると正常筋より伸びた神経の再支配を受けることを報告，顔面神経麻痺の再建に利用，Hakelius (1975)，三宅 (1977) らの追試がある．

本法は，鼻根部にトンネルを開け，そのなかに静脈を移植，さらに静脈のなかに，短趾伸筋腱を通し，腱側眼輪筋に囲繞縫合，筋膜を麻痺側に移植する方法である．本法は，口輪筋に移植することも可能である．

しかし，神経の再支配については悲観的意見も多い (Miller ら 1978)．また移植した静脈の運命については消失すると考えられている (Miglets 1973)．

今日ではその成績が不確実として用いられない．

5) 遊離吻合神経筋弁移植 free neuromuscular flap

これは，血管，神経をつけたまま筋を採取，顔面の血管，神経に吻合する筋移植法である．

移植筋の大きさ，過大運動などのほか，いろいろな欠点がある (Freilinger 1975, Harii ら 1976, 1979, O'Brien ら 1980, Epply ら 2002, Chuang ら 2004) が，今日では第一選択枝であり，薄筋移植，広背筋移植が主流であろう．

a) 薄筋遊離吻合弁移植 gracilis muscle free graft

Harii ら (1976) がはじめて報告，まず，第1段階として Stensen duct，あるいは耳珠-鼻翼ラインを参考に下顎骨前縁の小皮切から顔面神経を出し，神経刺激装置を使い，口唇のどの部分が収縮するかを同定したあと，腓腹神経を 25 cm の長さ採取し，これを健側顔面神経頬枝と吻合し，他端は皮下剥離子で作った顔面皮下のトンネルを通って麻痺側耳珠のところに出し，いったん留置する．第2次手術は，約 10 ヵ月もすると Tinel's sign が移植神経の耳珠端にまでのびるので，それを確認後，耳前皮切から丁度除皺術を行うように顔面皮下を，鼻唇溝を越えるまで剥離，薄筋-筋体の入るスペースをつくる．次に動静脈神経付き薄筋を約 8 cm 部分採取，頬部皮下に挿入したあと，浅側頭動静脈と血管吻合し，神経は留置した腓腹神経の神経上膜と縫合する．筋体は口輪筋と頬骨に固定する．余剰筋部分はトリミングする．最後に移植筋の安静を図るため，口輪筋，鼻唇溝真皮に 3-0 ナイロンを bolster 付き anchor としてかけ，側頭部に牽引する．術後はドレーンを挿入，4～5 ヵ月で筋収縮がみられる (Manktelow ら 1985，波利井 2003，Rozen ら 2013) (図 28-3-18)．Monktelow ら (2006) は，薄筋神経を咬筋神経に吻合して smile の再建に有効であったと報告している．

b) 広背筋移植 latissimus dorsi muscle flap

広背筋は，比較的長い血管，神経茎が採取できるので，一期的移植が可能である．

移植法は，一次手術がないだけで基本的に薄筋移植法と同じであるが，広背筋の動静脈は肩甲回旋動静脈分岐部まで剥離，胸背神経はできるだけ長く採取するため腕神経叢内まで追求し後神経束から筋流入部まで剥離する．萎縮を考慮して頬部必要量よりやや多めの筋体を採取，近位端を口角側におき，動静脈は顔面動静脈に，神経は健側顔面神経と耳前部で吻合する (波利井 2003，吉村ら 2003，成田ら 2014) (図 28-3-19)．

しかし，これのみで自然の表情，笑いの再建は難しく，数回の細部修正は避けられない．

c) 前鋸筋移植術

前鋸筋は，長胸神経支配のもと上部筋束は外側胸動静脈で，下部筋束は胸背動静脈に栄養され，単一の神経と2系統血管柄で複数の筋体を支配する筋であり，顔面の数多くの独立麻痺筋の再建に有用である (佐久間ら 2014)．血管系の解剖については Cuadros ら (1995)，Godat ら (2004) の，筋体については Lifchez ら (2004) の詳細な報告がある．要するに，単一系神経，動静脈支配の薄いばらばらの数多くの筋体に分離でき，顔面の5本の主神経の麻痺に対応させ，再建させることが可能という長所がある．

この筋の機能は，肩甲骨の外転にあり，筋廃絶で

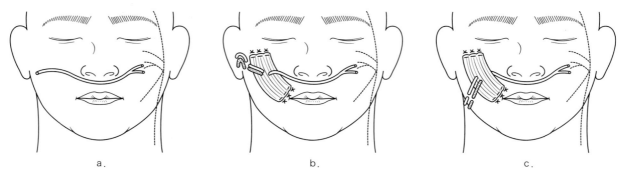

a：腓腹神経などを健側顔面神経（点線）に移植，他端は麻痺側耳珠付近に固定．
b：Tinel'sign が麻痺側まで伸びた所で薄筋の神経移植．動静脈は側頭動静脈に吻合．
c：腹直筋，広背筋は神経柄，血管柄が長いので一期手術が可能．顔面動静脈吻合も可能．

図 28-3-18　顔面神経麻痺の吻合筋移植法
（波利井清紀：私の愛した手術 - 顔面神経麻痺の再建法，波利井清紀退官記念 DVD，2003 を参考に著者作成）

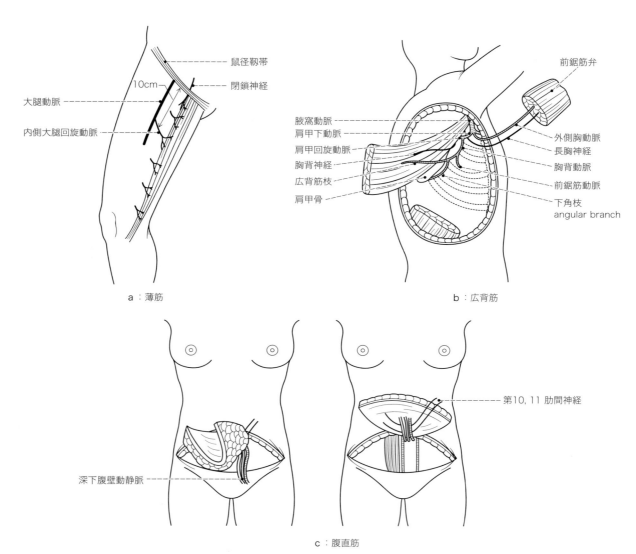

図 28-3-19　顔面神経麻痺の移植筋

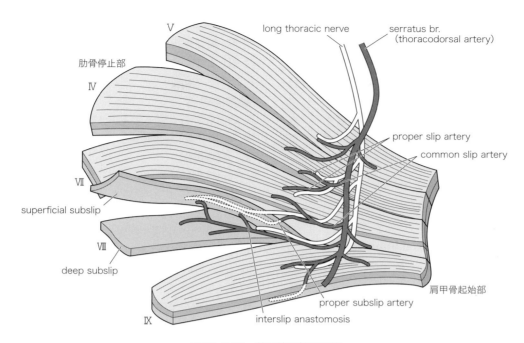

図28-3-20 前鋸筋の神経血管

（田中一郎ほか；エキスパート形成再建外科手術，一目で分かる術式選択とテクニック，光嶋勲（編），中山書店，東京，p125，2010より引用）

scapular winging を起こす．

移植法は，他の筋移植術と同じである．筋体は剝離し，薄くし，肩甲骨停止部を口角側になるように固定，神経は咬筋神経に，血管は顔面動静脈に吻合する．

最近，田中（2011）は，前鋸筋の5本の筋体を，5本の神経に吻合する方法を報告している（図28-3-20）．

d）その他

Tolhurstら（1982）は，extensor digitorum brevis を用いたが，成績はよくなかった．そのほか，pectoralis major（Manktelowら 1985），pectoralis minor（Terzisら 1982），suralis（山本ら 1981），腹直筋（清川ら 1998），内腹斜筋（Wei-Wang 2002），biceps femoris（Hayashiら 2005，丸山ら 2009），Abductor Hallucis muscle（Liuら'2012），などの利用が報告されている（図28-3-19）．

❼顔面神経麻痺のリハビリテーション

顔面の神経，筋疾患の異常の際に，次のように二大別される．

a．顔面神経麻痺筋のリハビリテーション

これは，Bell 麻痺，Hunt 麻痺，顔面神経の不全麻痺などにくる顔面筋の不随運動や非対称運動である．

治療としては，症状に応じて，用手的マッサージ，バイオフィードバック法がある．

b．顔面神経麻痺再建後のリハビリテーション

これは，神経再建後の病的共同運動を起こしたり，顔面筋が異常に緊縮して顔面の引き攣れ，拘縮に対するものである．口や眼瞼の運動に際して他の部分が不随にいっしょに動くときは，不随部分の神経を切断したり，筋の部分切除を行う（鈴木ら 2014，栢森ら 2014）．

E. 顔面神経麻痺に対する治療方針

顔面神経麻痺の形成術は数多くの表情筋を，残った咀嚼筋中，咬筋と側頭筋，薄筋などわずかな筋で代用させようとするわけであるから，正常な表情を出すことは難しい．したがって，1つの方法だけでなく，いろいろな方法を使用して，できるだけ自然な状態に形成しなければならない．そのためには，筋移行術，筋移植術だけでなく，静的再建法，すなわち筋膜による挙上術や皮膚形成術，あるいは拮抗筋制御術を適当に併用してはじめてよりよい効果をあげることができる．

最近では，顔面神経交叉神経移植後あらためて遊離吻合神経筋弁を移植する2段階法ではなく，一期的に健側神経に吻合する神経筋弁移植法が取られる．（朝戸ら 2000, Askayeriら 2002）

なお，年齢的に老人ではあまり大きな外科的侵襲は好ま

しくないが，QOL からいって最善と思われる方法を用いるべきで（上田ら 1994），より徹底的再建術は若い人に行うべきであろう．子供の場合は，学童期前に行うほうがよく，咬筋移植もよい．また最近行われている遊離吻合神経筋移植は年齢に関係なく試みられる．

以上のように，顔面神経麻痺の手術法として数多くのものがあるが，その適応は，症例ごとに決めなければならない．

28·4 顔面骨骨折
fractures of the facial bones

顔面骨骨折は，額部から顎口腔部まで，部位的にも分けられるが，便宜上ここでまとめて述べる．

A. 顔面骨骨折に関する一般的事項

❶顔面骨骨折の原因，頻度

一般に，顔面骨骨折を起こすほどの外力であれば，かなり強力であり，交通事故が最も多く，次いで転落，喧嘩，労災事故などである．男女差は，4：1，10〜20 歳に多い．井上ら（2014）は，自験例で交通事故は 32％，殴打 21％，転倒 21％，転落 10％，スポーツ 7％，その他 9％という．森田ら（2016）は，交通事故 36.7％，転倒 22.2％，部位別には鼻骨 27.4％，頬骨 25.6％，眼窩 19.3％，下顎骨 12.6％，男女差は 2.4 対 1，平均年齢は 43.8 歳で，40 歳代 15.6％，30 歳代 14.4％，20 歳代 13.9％，10 歳代 13.3％と報告している．これらの統計は施設によって％が変わるのは当然であろう．

交通事故では自転車，バイクの頻度が高い（吉川 2004）．竹野ら（2004）は，男女差が 2.4：1 で，20〜30 歳に多いという．部位は，鼻骨が全体の約 1/4-1/3 を占め，次いで頬骨，下顎，上顎，合併骨折の順である（大谷ら 1990，上田ら 1990）．しかし，竹野ら（2004）の統計では，頬骨骨折が全体の半数以上であるが鼻骨骨折はなく，病院差，地域差がみられる．もちろん外力が強ければ，脳損傷，胸部損傷，腹部損傷など重要臓器を多発的に合併しやすい（Lim ら 1993）．頻度については，表 28-4-1 のごとくである．Lee ら（2000）の米国での統計では，平均 33 歳で，男女比は 2：1，死亡率 5.9％，脳障害 17％，軟部組織では顔面 T ゾーンに多いという．

陳旧性骨折の統計で，菅原ら（2012）によると，①初回手術年齢は，30.5 歳，②骨折部位は鼻骨，頬骨，鼻篩骨，の順，③手術回数は，平均 1.19 回，鼻篩骨骨折が 1.43 と多く，上顎骨が 1.03 と少ない，④骨切り術を要したのは，上顎骨，下顎骨が多く，前頭骨，眼窩壁では骨切り不要，⑤鼻篩骨骨折，頬骨骨折，鼻骨骨折では，軟部組織の修正を要した，と報告しているが，参考になろう．

❷救急処置

顔面骨骨折と言っても，一般外傷の場合と原則は同じである（第 3 章「創傷治療」の項参照）．

a. 気道確保

気道確保は救急治療の第一歩である．

呼吸障害には，中枢性と末梢性があるが，顔面骨骨折の場合は，特に上顎・下顎の骨折による気道閉塞，また舌の位置異常，舌 - 口蓋 - 咽頭などの浮腫，血液や嘔吐物，脱落した歯牙，補綴物，粉砕した骨片などによる気道閉塞もあり，これらの原因除去をはじめ，必要があれば気管切開を行う．

b. ショック予防

外傷時のショックには，精神的ショック，神経性ショックなどの一次性ショックと，出血による二次性ショックとがあるが，LeFort 型骨折で 1.2〜5％は生命の危険があり，その 70％は，上顎動脈からの出血である．また他の重要臓器損傷を考え，その診断，処置を行い救命に全力をあげる．

c. 出血予防

軟部組織の出血を，圧迫で予防すると同時に，直ちに，輸液を開始し，次に出血点の精査，止血を図る．必要があれば輸血を行う．

顔面骨骨折による出血の場合は，まず，骨折部位の概略をつかむことが大切で，単なる鼻骨骨折であれば，鼻内タンポンで済むが，LeFort 型の骨折になると鼻内タンポンのほか，Barton bandage，semi-Fowler 体位なども必要になり，場合によっては骨折整復，顎骨牽引なども考慮する．

d. 感染予防

抗菌薬の使用，破傷風血清の投与なども考慮する．

e. 合併損傷・他科的治療

救急処置が一応終了したら，合併損傷のチェックを行う．必要があれば他科的処置を考慮する．

顔面骨骨折の場合，頭蓋骨骨折が約 20％と高頻度にみられ（田中 2012），①脳外科との協力，②鼻出血や外耳道損傷がある場合は，耳鼻科的検索を，③眼球合併症も高率に合併するため眼科との協力も大切である．

❸診断

a. 顔面骨の解剖

各顔面部に関連した顔面骨の解剖については，それぞれの項で述べた．ここでは，その全体を概観したい．

1）顔面骨の構成

頭蓋は，15 種 23 個の骨によって構成され，さらに頭蓋は，頭蓋骨と顔面骨に分けられる．

28・4　顔面骨骨折　　45

表28-4-1　顔面骨骨折の統計（頻度と原因）

部位　(2,726部位)		原因　(症例：2,472例)		原因	
前頭骨・前頭洞	3%	交通事故	33%	交通事故	48.1%
鼻骨	40%	スポーツ	17%	スポーツ	2.8%
鼻篩骨	2%	労災事故	6%	労災事故	8.3%
頬骨・頬骨弓	24%	故意の損傷	23%	故意の損傷	15.7%
眼窩・ブローアウト骨折	8%	他の不慮の事故	20%	他の不慮の事故	25.0%
上顎骨	6%	その他	1%	その他	0.1%
下顎骨	17%				

長崎大学および関連施設(1995年1月～1997年12月)
（平野明喜：標準形成外科学，鬼塚卓彌監修，第4版，医学書院，p129, 2000b；右欄は竹野巨一ほか：形成外科47：1237, 2004より引用）

頭蓋骨：10種15個，すなわち前頭骨（1個），頭頂骨（2個），後頭骨（1個），側頭骨（2個），蝶形骨（1個），篩骨（1個），下鼻甲介（2個），涙骨（2個），鼻骨（2個），鋤骨（1個）から構成される．

顔面骨：5種8個，すなわち上顎骨（2個），口蓋骨（2個），頬骨（2個），下顎骨（1個），舌骨（1個）より構成されている（上條1966）．

しかし，臨床的には，脳髄を包むいわゆる頭蓋冠骨としての前頭骨，頭頂骨，後頭骨，側頭骨と蝶形骨の5種7個を除いたものを顔面骨というが，人によっては前頭骨を一部含めて，顔面骨とは，11種17個と考えることもある．

2）顔面骨の構造（図28-4-1）

顔面骨は，眼窩，梨状口，口腔などの開口部周囲を構成し，これら開口部を囲む部分および外面の骨構造は強靱で，その内面は，篩板 lamina papyracea のように薄い壁になっていたり，副鼻腔のように空洞を呈していたり，あるいは，頬骨弓のように不安定な構造のため，外力に対する緩衝作用を形成，さらに骨体内の蜂の巣状構造，各顔面骨の仮性縫合構造，あるいは各顔面骨の全体としての立体構成も外力に対する緩衝作用として働いている．したがって，多少の外力はその力が吸収，分散されるように作られているが，この能力を越えた外力が働くと，薄い部分の骨折，顔面骨結合の解離，骨突起骨折，Lefort 型のような組み合わせ骨折，あるいは，下顎骨骨体のような強靱な骨まで折れるようになる．

b.　顔面骨骨折の部位決定

顔面外傷の場合は，顔面骨骨折の合併を念頭に置いて，診察にあたる心構えが大切である．診察順序としては，以下のように行う．

①問診（意識がなければ周囲の人から受傷状況の把握）
②視診（腫脹の激しいことが多いが，顔面の変形，鼻出血，皮下出血，開口障害，歯牙欠損などで大体の検討をつける）
③触診（段差，異常な動き，音，疼痛など）
④X線検査，CT検査

を行う．

以上の臨床症状と画像診断から総合的に判定すれば，ほぼ顔面骨骨折部の診断がつく．

c.　顔面骨骨折のX線診断（図28-4-2）

顔面骨は，複雑な立体構成をなしているため，X線撮影ではお互いに重なってみえ，骨折部位の診断はかなり難しいが，X線撮影なしでの骨折診断は，もっと困難である．

X線撮影法には，単純撮影法と断層撮影法，特殊な場合には，CT，3 DCT などの方法があり，必要があれば磁気撮影法 MRI を行う（図28-4-3）．まずは，顔面正面，側面，Waters 法のX線撮影で検討する．さらに必要があれば，Feuger I 法，Caldwell 法，頬骨軸位，鼻骨側面や軸位，下顎骨斜位，Towns 法，pantomography を採用する．現在ほとんどが3DCTである．

①顔面正位撮影法：眼窩上縁，頬前頭縫合，蝶頬骨縫合，関節部を除く下顎骨．
②顔面側位撮影法：鼻骨，上顎骨前鼻棘，下顎骨体部，同下顎骨角部，同下顎骨上行枝．また，セファロメトリーとして用いられる．
③Waters 法，Waters view：頬骨，蝶頬骨縫合，眼窩周囲縁，鼻中隔，前頭洞，上顎洞，下顎骨前半，下顎骨筋突起，頬骨弓，上顎骨側壁などが判断できる（Waters 1915）．Waters 法だけでもほとんどの症例が診断できる．重傷患者で腹臥位がとれないときは，逆行法 reversed Waters view を用いる．
④顔面半軸位撮影法 semiaxial view：眼窩下縁，頬骨弓，上顎洞，上顎骨前壁および同側壁，下顎骨前部，下顎骨筋突起，鼻骨，鼻中隔などが診断される．
⑤Fueger I 法 Fueger view I：眼窩下壁，同内壁が診断される．
⑥Fueger II 法：眼窩外側壁，上縁，同上壁，滑車部，上裂部などを診断．
⑦顔面軸位撮影法 axial view：頬骨弓，眼窩上縁，上顎洞，鼻中隔などを診断．
⑧Towne 法 Towne's view：頬骨弓，下顎骨関節突起が

46　第28章　頬部形成術

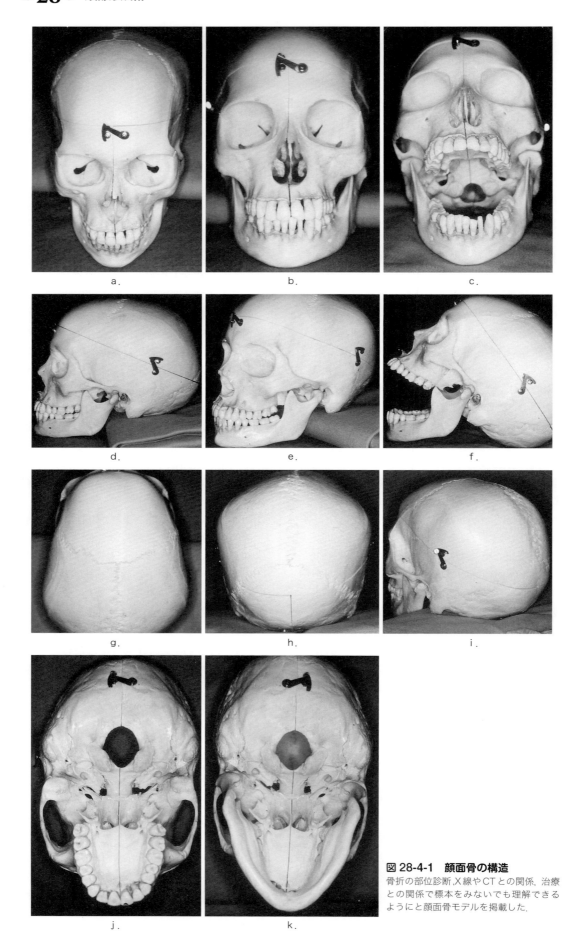

図28-4-1　顔面骨の構造
骨折の部位診断，X線やCTとの関係，治療との関係で標本をみないでも理解できるようにと顔面骨モデルを掲載した．

28・4 顔面骨骨折

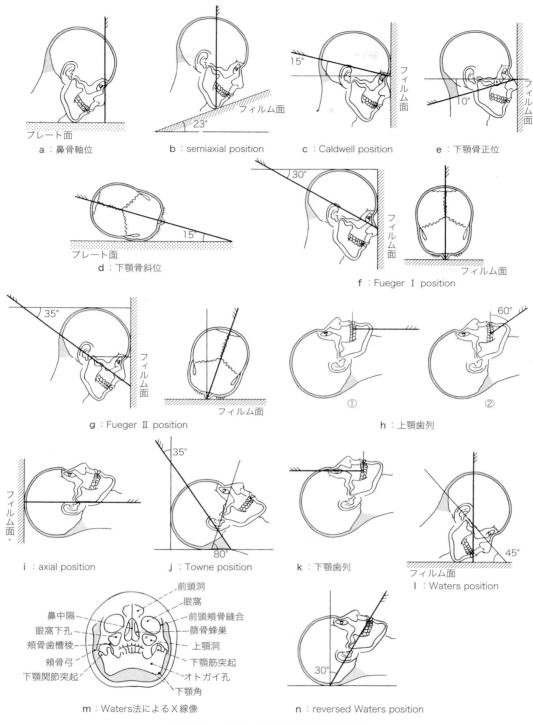

図 28-4-2（1） 顔面骨のX線の撮り方

みられる．
⑨鼻骨撮影法
(1)鼻骨側面撮影法：低電圧でやわらかく撮影する．鼻骨，前頭骨鼻部，上顎骨前鼻棘，梨状口縁，鼻軟骨，皮膚表面を同時に撮影できる．

(2)鼻骨軸位撮影法：鼻骨断面，上顎骨前頭突起，鼻中隔を診断できる．

⑩下顎骨撮影法
(1)下顎骨正位撮影法：下顎骨全体がみられる．
(2)下顎骨斜位撮影法：下顎骨体部，同角部の撮影によい．

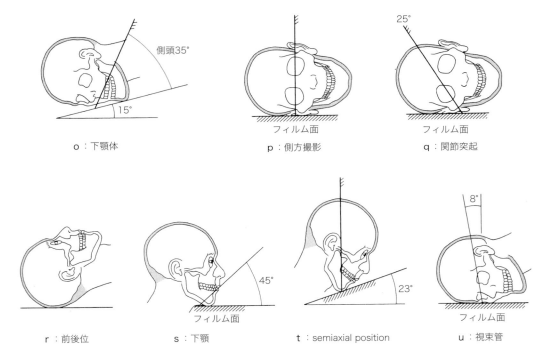

図 28-4-2 (2) 顔面骨のＸ線の撮り方

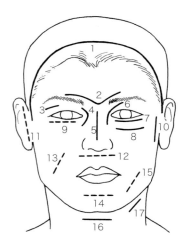

①：冠状切開　②：眉間部切開　③：眉毛下切開　④：内眼角切開　⑤：鼻梁正中切開　⑥：眉毛下縁内眼角切開　⑦：瞼縁切開　⑧：眼窩下縁切開　⑨：瞼結膜切開　⑩：耳前部切開　⑪：耳後部切開　⑫：上口腔前庭切開　⑬：上顎結節部切開　⑭：下口腔前庭切開　⑮：臼歯部前庭切開　⑯：オトガイ下切開　⑰：下顎骨下切開

図 28-4-3　顔面骨骨折に対する主要切開
(田嶋定夫：顔面骨骨折の治療, 克誠堂出版, p70, 1987 を参考に著者作成)

(3)顎関節規格撮影法：眼窩内に顎関節を投影させると, 骨の重なりが少ないため, 顎関節を明瞭に診断できる.
(4)顎断層撮影法 ortho-pantomography：下顎骨全体および歯をみることができる.
(5)咬合位撮影法 occlusal view：上下歯, 歯槽骨, 下顎骨, 硬口蓋をみることができる.
⑪眼窩撮影法
(1)眼窩縁撮影法：前記各種撮影法.
(2)視束管撮影法.
⑫眼窩造影法：眼窩内に空気, 造影剤などを注入して行うもの.
⑬断層撮影法：眼窩壁骨折に用いられる.
⑭乾式Ｘ線撮影法 xeroradiography：次のようにいろいろな長所, 欠点がある.
(1)長所：像が鮮明, 骨縁が明瞭, 解像が容易など.
(2)短所：高価, 放射線量が多い.
⑮CT撮影法 computed tomography
⑯ 3DCT撮影法 three-Dimensional computed tomography：3DCT は, Herman ら (1977), Marsh ら (1983) の報告以来, 広く用いられるようになってきた. ①細部の診断, ②特に骨折部の離開や陥没, ③第3骨片の転位がある場合の描出に優れている.
一方, 欠点として, ①撮影に時間がかかること, ②骨片のずれが小さいとき, 骨が薄い部分では偽孔 (pseudoforamina) のために診断しにくく, ③また, 治療歯牙に金属が用いられている場合は, アーチファクトを作り診断できないことがある (岩波ら 1992).
また, 最近の HVCT system は, ①撮影時間の短縮, ②

表28-4-2　MRIスピンエコー法における組織の信号強度

(a) 頭頸部正常組織の信号強度 (SE法)

正常組織	T1強調像	T2強調像
脂肪 (傍咽頭間隙, 傍喉頭間隙), 骨髄, 耳下腺, 仮声帯	高信号	高信号
粘膜, 扁桃, リンパ節, 甲状腺	中〜高信号	高信号
筋肉, 声帯, 非骨化軟骨, 神経	低〜中等度信号	低〜中等度信号
関節円板, 筋膜	低信号	低信号
副鼻腔, 乳突蜂巣, 血管, 骨皮質	無信号	無信号

(b) 病理組織の信号強度 (SE法)

病理組織	T1強調像	T2強調像
炎症, 膿瘍, 囊胞 (漿液性), 壊死, 浮腫	低〜中等度信号	高信号
腫瘍	低〜中等度信号	高信号
出血 (慢性期)	高信号	中〜高信号
囊胞 (粘液性)	高信号	高信号
線維化	低信号	低信号
石灰化	無信号	無信号
真菌塊	中等度信号	低信号
悪性黒色腫	高信号	低信号

T1強調像は解剖学的構造の描出に優れ, T2強調像は異常組織の検出に優れている.

（三浦寿美子：JOHNS 5：1311, 1989より引用）

画像の明瞭度, ③被曝量の減少 (75%以下), ④距離や容積の計測, ⑤インプラントの自動作成が可能などの利点を有する (小野ら1994). 最近, 移動型術中コーンビームCTが報告され, 術中でも撮影が可能となり, 有用性が高くなった (前田ら2016).

以上より, 頭部顔面の骨折では, 3DCT が最も診断しやすいが, すべての病院, 診療所に設置されているわけでなく, 学問的にも通常 X 線撮影で勉強し, できれば 3DCT 機器のある病院で確認, 確定診断したほうがよい.

3DCT の進歩は激しく, 現在では MPR-multiplanar reformation, CPR-curved planar reformation, CSR-curved surface reformation, MIP-muximum intensity projection, MinIP-minimum intensity projection, RaySum-ray summation, SR-surface rendering, VR-volume rendering などがある (尾崎ら2007).

d.　超音波検査法 ultrasonography

診断価値あり (Ord 1981).

e.　磁気共鳴映像法 MRI (Magnetic Resonance Imaging)

これは, 生体の原子核の核磁気共鳴現象を画像化したもの (表28-4-2).

1) 長所

①放射線障害がない.

②組織のコントラストがよい.

③任意断層面の撮影が可能.

同一部位でも条件を変えることで異なる情報を得ることができる.

2) 短所

①金属類, たとえば入れ歯その他でアーチファクトartifactがみられること.

②撮影に時間がかかること.

③撮影方法により画像が異なる. 骨折の診断ではなく,

軟部組織の状態を診断するのによい.

❹治療時期

一般的に, 顔面骨骨折は, 小児では, 1 週間, 成人でも 2 週間以上経過すれば, かなり骨折部が強固に癒合するため, 後日の修正は, 熟練した形成外科医でも, 完全に行うには困難なことが多い. したがって, 全身状態が許す限り, できるだけ早期に顔面骨骨折の整復術を行うべきである. 原則的には, 田嶋 (1971) によると次のようになる.

1) 緊急手術

①大出血のある場合

②上・下顎骨骨折, 転位骨による気道閉塞損傷

③視神経障害

2) 2 日以内

①涙小管, 涙囊, 内眼角靱帯損傷

② blowout fracture による眼筋, 眼窩脂肪の嵌頓

3) 2 日以降

①下顎骨骨折

②頬骨弓骨折

③鼻骨骨折

④顔面神経損傷

⑤耳下腺管損傷

4) 1 週間前後：LeFort 型骨折

❺治療法

顔面骨骨折の治療法の原則は, 皮切, 軟部組織剥離, 骨膜剥離, 骨折部の確認, 整復, 固定, 軟部組織の縫合, 皮膚の縫合, 外固定の順である.

a.　皮切

皮膚に外傷による切挫創があればそれを利用する. 皮切追加の必要性があれば顔面神経損傷を避けるために, 図

28-4-3, 図28-4-4のような切開線を利用する.

b. 骨折部の処理

皮切のあと, 軟部組織を切開, 骨膜に達したら骨折部の近くの骨膜をメスで切開, 骨膜剝離子で骨膜を剝離する. 周囲の挫滅組織は郭清し, 骨折部を露出し, エレバトリウム, ノミ, 骨鉗子（たとえばWalsham鉗子, Asche鉗子, Rowe鉗子, Hayton-Williams鉗子など）を用いて十分に授動, 整復する (**図28-4-5**). 亀裂骨折の場合は整復不要で顎間固定のみでよい.

c. 整復後の固定

骨折整復後は, 特殊な場合を除き, 再転位, 再偏位を起こさないように固定が必要である. その方法としていろいろなものがある.

1) 外固定

①ギプス固定：鼻骨骨折のときに用いられる.

②充塡固定：鼻骨骨折では, ガーゼを鼻腔内に充塡, 上顎骨骨折, 眼窩底固定では, 風船balloonを上顎洞内に充塡する.

③メタル板固定：鼻骨骨折のとき外側から外鼻にあてる.

④ボタン固定：鼻骨骨折のときボタン穴に通したワイヤーで鼻骨を固定する.

⑤特殊器具：金属棒を上下顎骨などの骨に刺入し, これを外側の金属の枠に取り付けて固定する.

⑥顎間固定

(1) ワイヤー固定：No.26, 28前後のものを用いて歯の1本あるいは2本に巻きつけたあと上下の対応するワイヤーを結紮する方法 (Ivy 1968) であるが, 施行時に麻酔は不要で簡便である. 短所は術者がワイヤーを指に刺す危険, 患者の違和感や口唇損傷などがある. 無歯顎には不適.

(2) arch barアーチバー固定：アーチバーを上下歯に固定したのち, arch barについている爪にゴムあるいは別のワイヤーをかける方法 (Henderson 1969, Wall 1970). 数本のワイヤー固定で済む長所はあるが, 短所は同じ.

(3) スクリュー固定：スクリューをドリルで孔を開けた顎骨に固定, これにワイヤーを架けて固定する方法であるが, 今日ドリル不要のスクリューも開発されている. （林ら1996, Jones 1999, Gibbonsら2003, 森田ら2004）無歯顎でも適応がある. 短所は歯根損傷, 抜去時の疼痛, 抜去時破損などであろう (Holmesら2000).

(4) 囲繞結紮固定circumferential wiring：歯のない場合に用いる方法で, 穴あきキルシュネルで上下顎をひとまわりするようにワイヤーでしめる方法である. アーチバーと併用する方法もある..

(5) 顎間スプリントintermediate splint：通常, 顎変形

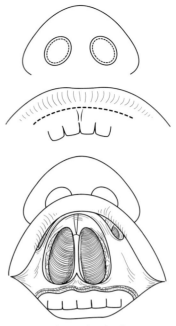

図28-4-4　midface degloving procedure
(Casson PR et al : Plast Reconstr Surg 53 : 102, 1974より引用)

の骨切り後に用いられる.

(6) acrylic splint：無歯の場合に使用されるが, チタンtitanium implantもある (Branemarkら2004).

2) 内固定

①ワイヤー, ミニプレート, マイクロプレート固定：すべての顔面骨骨折に用いられる方法で, 最近はミニプレート, マイクロプレートが主流である (Thallerら1992, 辻口ら1994, 矢野ら2014). 固定が確実な上に, 外固定の期間を短縮できる利点のためである (Champyら1978, Luhr1988, 1990, 沢泉ら1994) (**図28-4-6**). マイクロプレートにも数多くの種類があるので, その使い分けも必要であろう (Siegert 1990). しかし, 合併症のことを忘れてはならない (Francelら1992). ドリル先端の破折もある (大西ら2008)

②Kirschner鋼線ピンニング：1～2.5mmのキルシュネル鋼線をドリルで上顎骨, 頰骨, 下顎などに刺入する方法で, 強固な固定が得られる. また, 頰骨弓のように再転位を起こしやすいような場合はキルシュネル鋼線を挿入, その上に骨片を並べるようにする.

③生体吸収性骨接合プレート：日本では, FIXSORB-MX（タキロン）, LactoSorb（メディカルユーアンドエイ）, GRAND FIX（グンゼ）の3種類がある. FIXSORB-MXタキロンは, ハイドロキシアパタイト／ポリ乳酸複合体unsistered hydroxyapatite/poly-L-lactic acid (u-HA/PLLA)で, 吸収性のため抜去術の必要はないが, 支持性を高めるためチタン製よりサイ

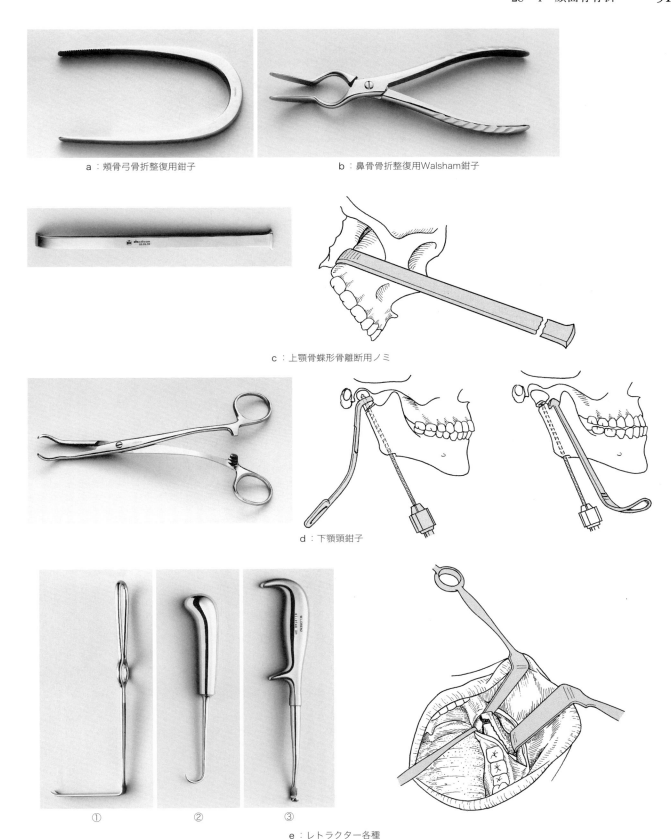

a：頬骨弓骨折整復用鉗子
b：鼻骨骨折整復用Walsham鉗子
c：上顎骨蝶形骨離断用ノミ
d：下顎頸鉗子
e：レトラクター各種
①は下顎枝用レトラクターramus retractor
②, ③は骨用単鈎（タグチKKより）

図 28-4-5（1） 顔面骨骨折用器械

52　第28章　頬部形成術

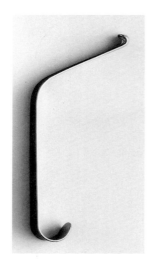
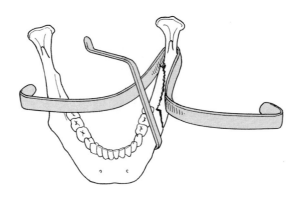

f：チャネルレトラクター Channel retracter
　　（タグチKKより）

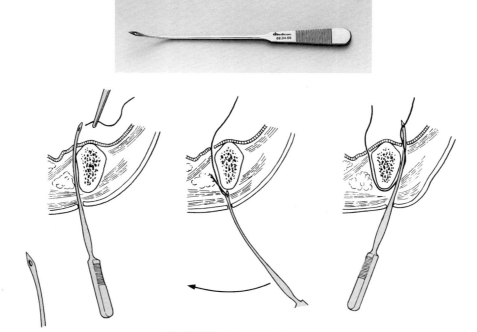

g：下顎骨囲繞結紮用錐と結紮法（タグチKKより）

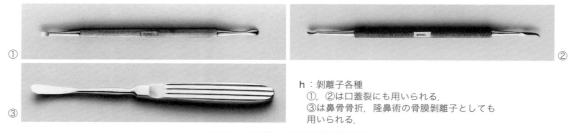

h：剥離子各種
　①，②は口蓋裂にも用いられる．
　③は鼻骨骨折，隆鼻術の骨膜剥離子としても用いられる．

図28-4-5（2）　顔面骨骨折用器械

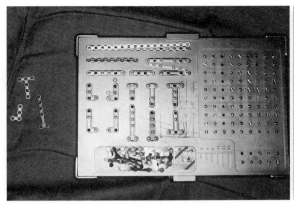
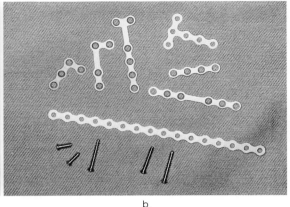

図 28-4-6　マイクロプレート

ズが大きい．大江ら（2013）は，吸収性プレートはねじを長くしないと固定性に劣るという．井上ら（2014）は，中顔面までは有用であるが，下顎では感染，骨折例があり，要注意という．さらに，遅発性異物反応が起こりうることも忘れてはならない（伏見ら 2008，渡辺ら 2015）．丸山ら（2014）によると，眼窩底骨折は落ちた骨をもとの位置に戻すのがよいが，それが不可能なことも多く，骨片の角度を変えたり，アロンアルファで骨を接着して用いたり，ラクトソーブを併用するとよいという．小児では成長に伴うプレートの骨内埋入から吸収性プレートの使用が考慮されてもよい（矢野ら 2014）．

以上，いろいろな固定法があるが，骨折部位，その程度によって適切な方法を選ぶべきである．

❻術後処置，および管理
a. 固定器具の抜去
固定用の鼻腔内，副鼻腔内ガーゼは少なくとも1週間以内に除去，感染を防ぐ必要がある．皮膚上固定も2週間位までには除去してよい．
b. 顎間固定の抜去
4～6週間で抜去するが，ワイヤーだけの固定の場合は固定期間を少し長めにする．顎間固定のワイヤーが頰部粘膜に，傷をつけ疼痛がはげしい場合がある．ワックスをかぶせて粘膜保護を行う．
c. 内固定の抜去
ワイヤー，プレート，ピンニングは，必ずしも急いで抜去する必要はない．
d. 顔面骨骨折の治癒の評価
骨折部が治癒したかどうかは，X線上では不明のことが多く，ときに数年にわたって骨折線を認める場合がある．精度の密な 3DCT が必要である．

e. 栄養管理，口腔衛生
顎間固定した場合，開口できないため栄養や口腔衛生などの障害に留意する．
f. 顎間固定抜去後のリハビリ
ワイヤー固定をしたか，プレート固定をしたか，骨折部位や程度はどうかによっても異なるが，術後の開口訓練などリハビリが必要になる．
g. 感染防止
一般に，抗菌薬投与による感染防止が行われるが，鼻腔内のガーゼ充塡や，副鼻腔を通る骨折，髄液瘻を生じた場合は特に注意を要する．
h. 知覚障害
上下顎骨折の場合は知覚障害を起こしやすい．粘膜潰瘍，咬合不全（不全があっても気づかない）などに留意する．

❼内視鏡下手術 endoscopic operation
瘢痕をすくなくする目的で，内視鏡下の手術が試みられることもあるが（Lee ら 2006，Mueller 2006），筆者は既存の創傷を利用したりして，この手術は勧めていない．

❽陳旧性骨折
陳旧性骨折の統計で，菅原ら（2012）によると，
①初回手術年齢は 30.5 歳，
②骨折部位は鼻骨，頰骨，鼻篩骨，の順，
③手術回数は，平均 1.19 回，鼻篩骨が 1.43 と多く，上顎骨が 1.03 と少なく，
④骨切り術を要したのは上顎骨，下顎骨が多く，前頭骨，眼窩壁では骨切り不要，
⑤鼻篩骨骨折，頰骨骨折，鼻骨骨折では軟部組織の修正を要したと，報告しているが参考になろう．

B. 前頭骨骨折 fracture of the frontal bone

　複雑骨折が多いが，小骨片を摘出し，大骨片は整復する．この際，位置のずれが起こらないように注意する．場合によっては人工資材を利用する．

C. 前頭洞骨折 fracture of the frontal sinus

❶症状

　前頭洞のある部分は，前頭骨のなかでも比較的直達外力（交通事故が45％-岡田1975）に弱く，特に洞底部は最も薄く，フロントガラスがこの部分を通過して，前頭洞内に侵入することがある（図28-4-7〜図28-4-9）．さらに重度になると，前頭洞後壁も骨折し，脳実質の障害を起こす．障害の程度に応じて脳実質障害のほか，皮膚の切挫創，眼窩壁の変形，眼球運動障害，眼瞼下垂，複視，知覚異常，髄液瘻，鼻出血（前頭洞経由）など生じるが，通常，視診，触診，X線所見で診断できる．

❷治療

　治療は，前壁骨折の場合は眉毛上縁からの皮切か，損傷皮膚を利用して骨折部に達し，骨や異物を除去する．特に洞後壁骨折の有無を確認し，郭清術を行う．脳硬膜損傷があれば，縫合閉鎖し，欠損があれば，筋膜か人工被覆材で閉鎖する．必要があれば冠状切開も行う．

　特に鼻根部にも骨折を伴うnaso-orbital fractureの場合は，鼻前頭管閉塞を起こし，前頭洞炎を合併しやすい．したがって，外傷治療時に洞内の異物除去や掻爬と排泄孔の確保を行うべきである．排泄孔が確保できない場合は，前頭洞に，自家骨，アパタイト，前頭筋，pericranial flap（Thaller 1994）などの充填が行うが，自家有茎弁の組織充填が最もよい．著者は，洞粘膜を全切除，前頭筋中央部の組織を充填している．前頭筋の機能障害もなく，前頭洞炎などの合併症を起こした経験もない．滑車部分の骨折では，上斜筋の運動障害を起こし，複視を生じるが，骨折の整復によって治癒させることができる．側頭筋骨膜も有用である．

❸合併症

　前頭骨骨折の合併症としては，脳障害，髄膜炎，髄液瘻，前頭洞炎，眼球運動障害，眼瞼下垂，複視などが報告されている．

　髄液瘻は，前頭骨骨折のほか，篩骨骨折を合併した場合にもみられるが，骨折整復によって止まることが多い．

　鼻汁との鑑別は，① Queckenstedt test（漏れの増加），②糖検出による．

　鼻髄液瘻の場合，鼻腔内タンポンは髄膜炎を誘発するので使用してはならない．

D. 鼻骨骨折 fracture of the nasal bone

❶新鮮骨折

　外鼻を強打されたときなどに起こる．鼻骨骨折は，80％は骨の厚い部分と薄い部分の境界あたりで起こり，子供では骨片として折れやすく，年長者では粉砕骨折になりやすい．

　通常，鼻中隔骨折を合併していることが多い．また，自動車事故などのように，強力な力が加わる場合は，鼻骨骨折のほか，上顎骨，涙骨，篩骨，頬骨などの骨折を合併しやすい．

a. 鼻骨骨折の分類

1) Stranc (1979) の解剖学的分類

① lateral force fracture
② frontal impact fracture
　（1）plane 1：鼻骨尖端
　（2）plane 2：鼻骨のみ
　（3）plane 3：眼窩骨折を合併

2) 島田ら (1996) の分類法 (図28-4-10)

① unilateral fracture
② bilateral fracture
③ frontal fracture
④ frontolateral fracture

3) Hwang (2006) の重症度分類

　交通事故では重症化し，転倒では軽症である（武川ら2011）．

b. 症状

　鼻骨骨折の場合は，鼻出血のほか，皮下血腫はもちろん，浮腫が著明に生じる．単なる打撲と診断しないで精査を要する．

　触診によって鼻骨のずれ，異常可動性，捻髪音などを調べる．著明な場合は，浮腫があっても斜鼻を認めることができる．

　片側の鼻骨骨折の場合は"く"の字型の斜鼻を呈し，陥凹側の鼻骨が骨折を起こしている．

　両側性の場合は鼻骨部が扁平で，骨片のずれがない限り，斜鼻を呈しない．なお，隆鼻術の既往があれば，変形の状態も変わるので注意を要する．また，鼻骨骨折だけでなく，鼻中隔骨折を合併していることが多い（Rheeら2004）．

　ときには，鼻閉，彎曲，鋤骨よりの脱臼，鼻の短縮（telescoping），鼻柱陥凹などがあり，必ずチェックが大切である．

c. 診断

　診断は，骨折の一般診断のほか，鼻腔内の血液を吸引し

28・4 顔面骨骨折

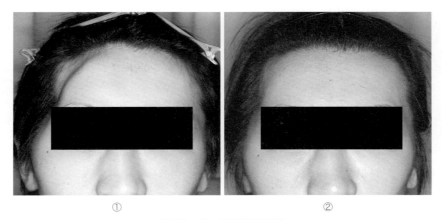

① ②

図 28-4-7 前頭骨後変形
①：20歳代男性．交通事故により前頭骨陥没骨折，額部挫創．他病院で創処理するも，額の陥凹の改善を希望．②：瘢痕より陥凹部を展開，骨膜下にリン酸カルシウム骨ペーストを充塡後に骨膜を可及的に縫合，瘢痕の形成術も同時に施行．術後3年の状態．硬化した骨ペーストはCT上密着し，触診でも可動性は認めない．

（宮田昌幸氏提供）

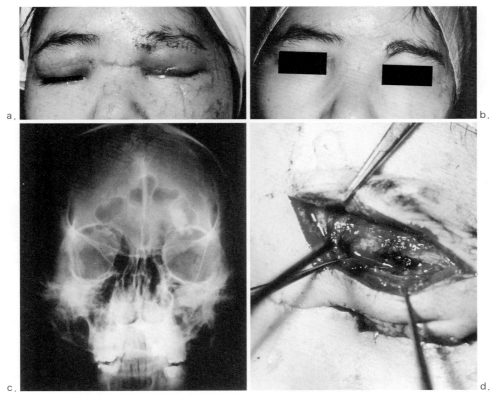

a：術前，b：術後5ヵ月
c：X線写真でガラス片がみられる．d：ガラス片を取り出しているところ

図 28-4-8 前頭骨骨折

て，鼻中隔や粘膜の状況をよく調べる．Rheeら（2004）は，粘膜損傷があれば，鼻中隔骨折を伴っていることが多いという．血管収縮薬を併用して慎重にチェックすることが大切である．さらに，X線検査，CT検査，三次元CT，MRI，超音波検査などによって，鼻骨の側面撮影および軸位撮影，あるいは鼻梁方向撮影を行う．CT，3 DCTは，特に有用である．

d．治療

治療は，浮腫の治まる7～14日後に行う．塩酸リドカイン（4％キシロカイン）に浸したガーゼタンポンによる粘膜

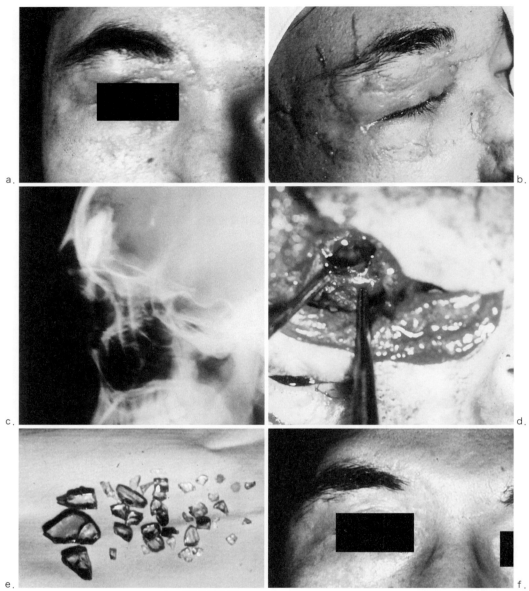

a, b：術前眼瞼瘢痕
c：X線像　ガラス片が前頭洞，脳内に侵入．
d：ガラス片除去中．鑷子でつまんでいるのがガラス片．
e：切除したガラス片，f：術後2年

図 28-4-9　眼窩上壁骨折

表面麻酔後，皮膚は1％エピネフリン加キシロカイン局所麻酔後エレバトリウムやワルシャム Walsham 鉗子，Asche 鉗子で整復する(図 28-4-6b, 図 28-4-11)．この際，鉗子の尖端に，ゴムとか，ガーゼを巻いて粘膜を保護する．粘膜損傷を防ぐために，粘膜側の圧腕子を粘膜下に直接，挿入する方法もある(松尾ら 1994)．

鼻骨骨折の整復は，局所麻酔下で可能であるが，全身麻酔のほうが正確な整復ができるし，合併骨折，軟部組織の修正によい．特に小児では全身麻酔を勧めたい．

整復後の固定は，鼻腔内に軟膏ガーゼをタンポンし，皮膚表面には，軟膏ガーゼを置き，その上に歯科用モデリングゴムパウンドなり，ギプスを当て，絆創膏で固定する．鼻腔内のガーゼタンポンを充填し過ぎると整復骨片が開いてくるから，皮膚表面を手で触診しながら骨片がずれない程度にタンポンする．骨片が全体としてずれると，骨折と同じ変形を起こしやすいし，上内側がタンポンで外方に開くと，鼻梁が扁平で幅広い感じになる．骨片下外側がずれると外鼻側方の皮膚に段違いを生じる．市販の固定用シートもある．

なお，できれば，シリコンチューブを同時に挿入すれば，

患者は呼吸しやすく楽である．

固定期間は，1週間でよいが，鼻腔内のガーゼタンポンの数を記録しておいて取り残しのないように注意しなければならない．ギプスなどの外固定は2週間続ける．その後，2週間は外鼻に触れたり，鼻をかんだり，体操などの運動を禁ずる．さもないと，骨片がずれて再変形を起こすからである．皮膚に創があれば，これを利用して観血的整復を行う．また，複合骨折のときは観血的整復がよい．

❷鼻中隔骨折 fracture of nasal septum

鼻骨が両側性に骨折している場合は，まず鼻中隔骨折を合併していると考えてよい（Rheeら2004）．

整復は，鼻骨骨折と同様に行い，両鼻腔にガーゼタンポンを行う．鼻中隔に血腫があれば，粘膜小切開により排出する．

そのままにしておくと，耳における柔道耳のように線維化を起こし鼻閉になることもある．

固定期間は鼻骨骨折に準ずる．鼻中隔骨折があると，いったん，整復されたようにみえた鼻骨骨折が，再び変形を起こしやすい．Harrison（1979）は，実験的に調べ，粘膜下切除で鼻中隔変位を修正すべきであると報告している．

❸陳旧性鼻骨骨折

鼻骨骨折は，2週間目くらいまでは，非観血的に整復できるが，それ以上では，かなり難しいことが多い．著者は，9歳の子供で骨折後1ヵ月目に非観血的に整復しえたことがあるので，一応，非観血的に整復を試みて，無理であれば観血的整復術に切り換え（図28-4-11，図28-4-12），鼻骨上顎骨前頭突起移行部を鋸断，鼻骨をノミで切断する骨切り術，あるいは鼻篩骨まで含めた骨切り術を行う（平野2000）．

しかし，鞍鼻のような変形を残した場合は，鼻の低い日本人には観血的整復術を行うより骨移植か軟骨移植を勧める．外鼻皮膚に瘢痕がない場合は，シリコンによる隆鼻術を行ってもよい（第24章-5-B「鞍鼻」の項参照）．

E. 鼻骨篩骨合併骨折
naso-ethmoid orbital fracture

❶症状
① 鼻出血，球結膜下出血
② 鼻性髄液瘻
③ 眉間に挫傷
④ 眼瞼腫脹
⑤ 眼窩内気腫
⑥ 鼻中隔骨折で，鼻が上向く

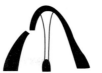 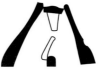
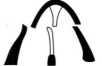 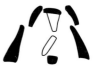

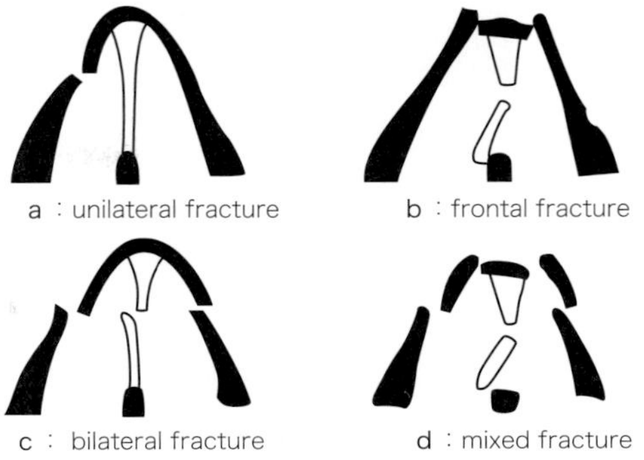

a：unilateral fracture　b：frontal fracture
c：bilateral fracture　d：mixed fracture

図28-4-10　術前骨折の分類
（島田賢一ほか：日形会誌16：314, 1996；矢部哲司ほか：形成外科42：303, 1998より引用）

⑦ 上顎骨前頭突起骨折，内壁骨折で，内眼角靱帯の断裂，転位による鼻根部の扁平化
⑧ 内眼角部の位置異常，や眼窩隔離症
⑨ 瞼裂短縮や腫脹
⑩ 眼球損傷，眼球運動障害
⑪ 涙器損傷
⑫ 意識障害

などがみられる（図28-4-13）．

❷診断

上記症状，Waters法や，半軸位X線撮影による．3DCT，MRIは的確な情報を得やすい．

❸分類

1) Gruss（1985）の分類

次のように鼻篩骨骨折を5型に分類しているが，臨床的には複雑過ぎる．
① TypeⅠ 単純な鼻篩骨のみの骨折
② TypeⅡ 上顎の骨折を合併したもの
③ TypeⅢ 広範囲の鼻篩骨骨折
④ TypeⅣ 眼窩の偏位を伴う骨折
⑤ TypeⅤ 骨欠損を伴う骨折

2) Manson（2005）

4分類がよいという意見である（矢野ら2012）（図28-4-14）．

❹治療

① 髄液瘻をチェック，逆行性感染を予防，涙小管再建，脳外科医，眼科医とコンサルトが必要．合併骨折を起こしやすく，粉砕が多い．したがって，非観血的整復は難しい．
② 皮切を加え，観血的に整復するほうが確実である．Converse（1977）は，open sky techniqueといって，鼻

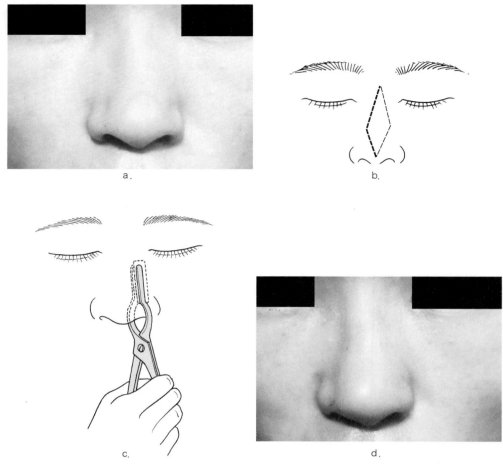

a：術前，右鼻骨骨折
b：骨折側を示す図　左側鼻骨骨折のとき（太い点線）は，"く"の字型の斜鼻を呈することが多い．この場合，陥凹側が鼻骨骨折を示す．右側鼻骨骨折のときは"逆く"の字（細い点線）になる．
c：整復用鉗子（Walsham鉗子）で左側鼻骨骨折整復の仕方，d：aの術後1ヵ月

図 28-4-11　右側鼻骨骨折

根部に直接皮切を加え，直視下での骨片修復を勧めているが，骨折部位によって，下眼瞼，眉毛下部，口腔前庭などの切開や冠状切開を追加する．

③鼻骨骨折は，前記のように整復したのち，まず鼻内ガーゼタンポンを行い，粉砕骨片をこのうえに並べるようにし，さらに，外方よりプレートを当て，ワイヤーにて，鼻骨を締めつけるように縫合し，固定する．

④鼻髄液瘻の場合は，タンポンを挿入すると，髄膜炎を誘発しやすいので注意を要する．西岡（2016）によれば，頭蓋底骨折に伴う急性期の髄液漏は頭部20％挙上，安静で自然治癒が期待できるが，骨折部が大きい場合は観血的に骨整復，硬膜補修，場合によっては有茎組織の移植を必要とするという．要は早急に鼻腔とのつながりを閉鎖するということである．

⑤涙器損傷があれば，できるだけ縫合し，涙道の再建を図る．通常，涙小管，涙嚢は挫滅されていることが多く，結膜鼻腔吻合術を要することもある．

⑥内側眼角靱帯の断裂があれば縫合するが，付着骨部の骨折があれば，片側ならワイヤーを通して，健側内側眼角靱帯上方に開けた骨孔に固定するか，後涙嚢稜付近に骨孔を開けて固定する．

⑦両側断裂であれば，両側内側眼角靱帯同士をワイヤーで固定する．

⑧骨欠損を生じている場合は骨移植を行い，移植骨片の穴を通して内側眼角靱帯を健側に固定する．この場合，内側眼角靱帯牽引の方向は，あくまでも，瞼裂の位置を確かめながら行う．必ずしも，健側内眼角靱帯の方向と一致しないからである．また陳旧性のときは，眼窩中隔を切開しないと，内側眼角靱帯の整復ができないことも多いので，あらかじめ留意しておく必要がある．

❺合併症

鼻篩骨合併骨折の場合は，外傷の種類，強さ，損傷の程度，治療法などによって，その合併症も様々である．

28・4 顔面骨骨折

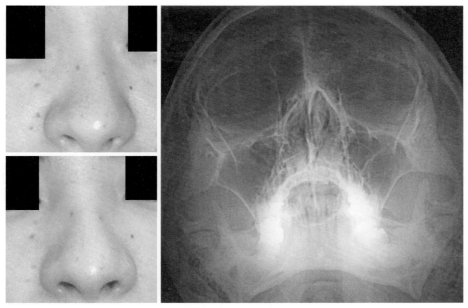

図 28-4-12　右鼻骨骨折

（高浜宏光氏提供）

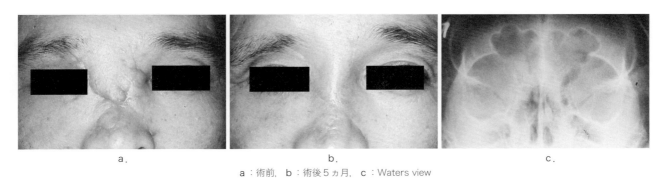

a．　　　　　　　　　　b．　　　　　　　　　　　　　　　　c．
a：術前，b：術後5ヵ月，c：Waters view

図 28-4-13　鼻骨篩骨合併骨折

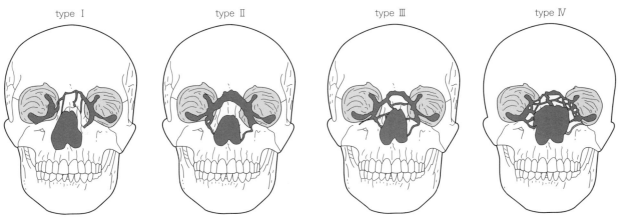

図 28-4-14　鼻篩骨骨折

（矢野浩規ほか：PEPARS 61：21：2012 より引用）

①顔面の変形：瞼裂異常，鞍鼻，内眼角間開離症（telecanthus）など
②感染，血腫
③眼球偏位，眼球陥凹
④眼筋障害：眼球運動障害，複視など
⑤眼球障害：視力障害，眼球破裂など
⑥涙器損傷：流涙，涙嚢炎，涙嚢腫 mucocele など
⑦眼瞼下垂：骨片移動による眼瞼の位置異常，眼瞼挙筋麻痺
⑧知覚障害：眼窩下神経麻痺
⑨髄液瘻，髄膜炎：骨折整復で通常止まることが多い．
鼻汁との鑑別は，(1) Queckenstedt test，(2) 糖検出による．

F. 頬骨骨折 fracture of the zygoma

❶頬骨の解剖学的特徴

頬骨は，上顎骨と頭蓋骨との隔壁的存在で，外力を減少させる役割を果たすが，その限度を超すと骨折する．

頬骨そのものは，ほぼ四面体で，上顎骨と強固に結合しているが，蝶形骨，前頭骨，側頭骨との結合は弱い．また，その内部には，上顎骨と連なる副鼻がある（図28-4-15）．

頬骨に付着する筋には，咬筋，側頭筋，頬骨筋などがあり，頬骨側頭神経 zygomatico-temporal nerve，頬骨顔面神経 zygomatico-facial nerve が貫通している．

❷頬骨骨折の分類

最も代表的なものが，Knight&North (1961) で，その後，Yanagizawa (1973)，新崎ら (1989)，栗原ら (1995)，村井ら (1997)，天方ら (2006) の CT による細分類などが報告されている．

天方 (2011)，大谷ら (2012) は，Knight&North の分類は解剖学的なもので，治療上は，意味がなく，周囲骨との関連性が含まれていないという．しかし，頬骨骨折の基礎となる分類法であり，あえて掲載した．

en bloc 骨折 (80%) が多く，粉砕骨折は約 20% である．

a. **Knight & North** (1961) の分類
1) undisplaced：Group I (6%)
2) displaced
 a) arch：Group II (10%)
 b) body
  ① simple
   depression without rotation：Group III (33%)
   depression with medial rotation：Group IV (11%)
   depression with lateral rotation：Group V (22%)
  ② complex：Group VI (18%)

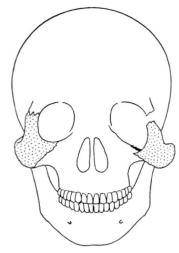

図 28-4-15　左頬骨骨折

b. 著者の分類

治療上，①単純骨折，②転位骨折，③複雑骨折に簡単化している．

❸症状

骨折の常として，腫脹や挫創などが多いが，en bloc でくるものは，挫創が少ないという．しかし，腫脹があっても頬骨部が扁平にみえるものが多く，眼窩縁や頬骨弓を触診すると，そのずれを触れる．また，鼻出血，眼球結膜下出血も必発し，そのほか，眼球の土台としての頬骨が転位すると，Whitnall 靱帯近くの眼窩外壁に付着している Lockwood 靱帯も動くため，これによって支えられている眼球やその周囲組織も偏位し，眼球の突出，陥凹，上下偏位などの位置異常，ときに眼筋が骨折部に嵌頓したりして，複視や眼球運動障害を起こす．

また，外側眼角靱帯も，頬骨前頭縫合の約 10 mm 下方にある Whitnall 結節についているため，同縫合で離断されると，骨片とともに下方偏位を起こし，瞼裂が外下方に下がり（antimongoloid slant），眼窩中隔の移動で下眼瞼が後方にずれる．尾崎ら (2012) によると，頬骨骨折では，複視の出現率は，1〜7% であるという．

また，骨折線が眼窩下溝を通りやすいため，眼窩下神経が圧挫されて，頬部，上口唇の知覚麻痺を起こし，頬骨神経損傷によるこめかみ部の知覚麻痺を起こすし，上歯槽神経障害も考えねばならない．柴田ら (2009) によると眼窩下神経の障害は 31〜81% という．

頬骨の下方転移で，下顎骨筋突起に触れると，開口障害を起こす．

また，鼻・副鼻腔内への出血，洞炎などを起こす．

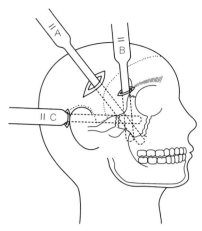

A：Gillies 法　　B：Dingman 法　　C：川上法
図 28-4-16　頬骨骨折整復法と皮切
頬骨弓骨折の場合と同様に U 字型鉗子とかエレバトリウムを挿入するが，本法だけでは整復されないことが多い．また，たとえ整復されたとしても眼窩下壁骨折その他複雑な損傷を起こしていることが多く，直達的な皮切を入れて整復したほうがよい．

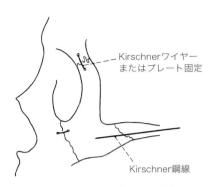

図 28-4-17　頬骨骨折の固定
頬骨弓はワイヤー固定できないときは Kirschner 鋼線刺入固定でもよい．

一般に，上下方向のみの運動制限例は予後が良好で，これに左右方向の制限が加わると整復後の予後が悪いという（渡辺ら 2006）．

❹ 診断

以上の症状のほか，Waters 法や半軸位法および Furger I 法，Caldwell 法（頬骨，前頭縫合の撮影）などの X 線，3DCT 撮影による．また超音波による診断も報告されている（Hirai ら 1996，副島ら 2006）．

❺ 治療

小室（2016）によれば，頬骨骨折治療の歴史は紀元前から記録に残されているといわれ，明確なものとしては，1906 年の Lothrop（現在の Caldwell-Luc 法）という．

現在の頬骨骨折治療の一般原則は，次のとおりである．

a. 単純骨折

保存的整復術を行う．
① 頬骨弓骨折に用いる Gillies の側頭部到達法 temporal approach でエレバトリウムを挿入，整復する方法（図 28-4-16）．
② Dingman 法は眉尻下部の切開より同様に整復する．
③ 耳介経由で整復する方法（川上 1997）
④ 口腔前庭より特殊なエレバトリウムを挿入，整復する方法．その他，Balasubramanian（1967），Abfelberg（1977），田嶋（1979），宮島ら（1993）などの方法．
⑤ 頬骨上に小皮切を入れ，キルシュナー鋼線 2～3 本を刺入，これを動かして整復する方法．単鈍鉤を入れて整復する方法（大隅ら 2003）．

b. 転位骨折

保存的整復術を試み，駄目なら観血的整復術を行う．

c. 複雑骨折

観血的整復術が必要である．

保存的整復術は，整復時には一見良さそうにみえても，後日変形することが多い．著者は最初から観血的整復術を勧めたい．皮切は眼瞼縁下，眉尻から眼窩外側壁に沿ったところ，および口腔前庭切開を用いる．しかし，石田（2006），Baumann ら（2001）は結膜切開を推奨している．瘢痕が目立たないからであるが手術はやりにくい．

以上の皮切により骨膜に達し，これを切開剥離して，骨折線を露出させる．通常，骨折整復は容易であるが，整復に力を要するときは，丈夫な布鉗子で頬骨を挟み，グラグラさせるか，エレバトリウムを用いれば容易に整復できる．整復後はミニプレートで固定する（図 28-4-17）．また，鼻骨 - 頬骨，あるいは健側頬骨 - 頬骨ピンニング（Brown ら 1949）を併用する場合もある．特に粉砕骨折の場合は，Kirschner 鋼線を用いたピンニングを必要とする．

最近では，ワイヤーの代わりにミニプレートが盛んに用いられるようになった．いろいろなサイズ（長さ，形，幅）のものがあり，外側皮質骨に螺子でとめるだけのいわゆる monocortical osteosynthesis without compression であり，固定時間が早く，固定も強固である．

固定は，通常 2 ヵ月間続けるが，顎間固定の必要はない．術後に瘢痕組織などで開口障害を訴える例があるが，開口練習をさせると速やかに回復してくる．

陳旧性頬骨骨折の場合は，前述したような皮切から入り，骨面を露出させたあと，骨折線に沿ってノミを入れ，頬骨をグラグラにしてから整復する．しかし，骨片の癒着を剥

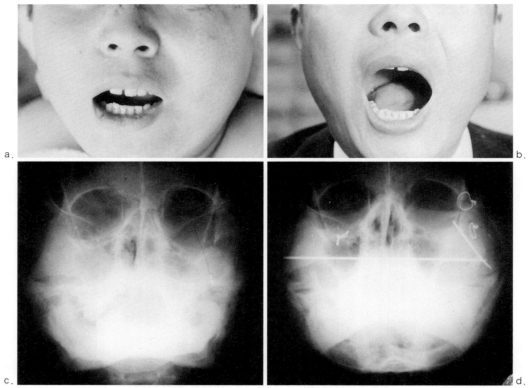

a：術前の開口障害，b：術後4ヵ月　開口正常．
c：術前のX線像
d：整復後のX線像．Kirscher鋼線にて頬骨−頬骨ピンニングがしてある．

図 28-4-18　両側頬骨骨折

離しにくいことが多く，case by case で行わざるを得ない．なお，この剥離を確実に行わないと線維性癒着が残存し，術後，変形の再発を起こしやすい（**図 28-4-18〜図 28-4-21**）．

したがって，著明な変形がある場合は，coronal incision を追加して，より根治的整復を行う必要もある．

眼症状などがなく，眼球陥凹，頬骨突出の扁平化などの変形の場合は，骨切りより骨やアパタイトの移植なども考慮する（**図 28-4-20**）．

眼球陥没は，頬骨骨折後しばしばみられる合併症である．骨性眼窩容積の変化に相関するもので，眼窩脂肪の萎縮ではないという（大場 2000）．

❻合併症
a．初発合併症
①出血
②感染
③眼球運動障害
④視力低下（約7％にみられる），失明

b．遅発合併症
①偽関節 pseudoarthrosis
②変形癒合 malunion
③ diplopia
④副鼻腔炎 paranasal sinusitis
⑤顎関節強直 jaw ankylosis
⑥知覚麻痺：
⑦眼球陥凹 enophthalmos
⑧知覚障害

Vriens ら（1995）は，合併症は 24〜94％にみられ，早期整復の症例ほど回復がよいという．また，菅又ら（2002）は，疼痛が続くと精神障害をきたすと警告している．眼窩容量を測定して，眼窩陥凹を診断する ZedView® というソフトも開発されている（松浦ら 2006）．

G. 頬骨弓骨折 fracture of the zygomatic arch

頬骨弓骨折は，単独骨折として，あるいは頬骨骨折と合併して起こる．単独骨折の頻度は，15％である．

❶症状

腫脹は必発である．骨折片が側頭筋に刺入したり，圧迫したりすると開口障害を起こす．触診によって変形を知ることができる．

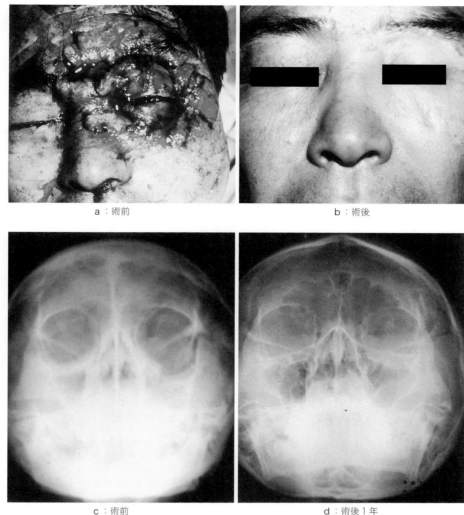

a：術前　　　　　　　　　　b：術後

c：術前　　　　　　　　　　d：術後1年
眼窩底の骨折による陰影欠損．副鼻腔の白濁化がみられる．　　異常陰影の正常化がみられる．

図 28-4-19　左頬骨骨折

❷診断

臨床症状および半軸位法，軸位法などのX線やCT撮影による．

❸治療

機能障害と形態異常を起こせば整復する．方法としては，Gilliesら(1927)の側頭部到達法といって，側頭部の髪の生え際より2cm毛髪側に皮切を加え，筋膜を切開し，筋膜の下を通してエレバトリウムを挿入して頬骨弓後面に達し整復する．Roweの整復子など特別な器械もあるが，エレバトリウムで十分である．

なお，口腔前庭アプローチ法(Quinn1977)，高森ら1981，宮島ら1993，川上1997)もある．整復後の固定は不要な場合が多いが，第3骨片があるばあいには，Kirschner鋼線を通して，再変形を防いだり(external pinning)，変形が著明であったり，再転位を起こしたりする場合は，耳前部切開で観血的に整復する(図28-4-22，図28-4-23)．

H. 眼窩骨折 orbital fracture

❶定義

打ち出し(打ち込み)骨折 blow out (in) fracture は，眼窩縁または眼球部に外力が加わって，眼窩壁のみの骨折を起こしたものである．眼窩骨の成長から，12歳以下を小児 blow out fracture として区別している人もいるが，この定義は不適当であろう(菅又ら2000)．Blow in fracture は，逆の場合で，極めてまれである(福屋ら2002)．なお，打ち出し骨折は，眼窩骨折の一部であって，同義語ではない．眼窩骨折には眼窩に関連する周囲骨の骨折も含まれる(嘉鳥2016)．

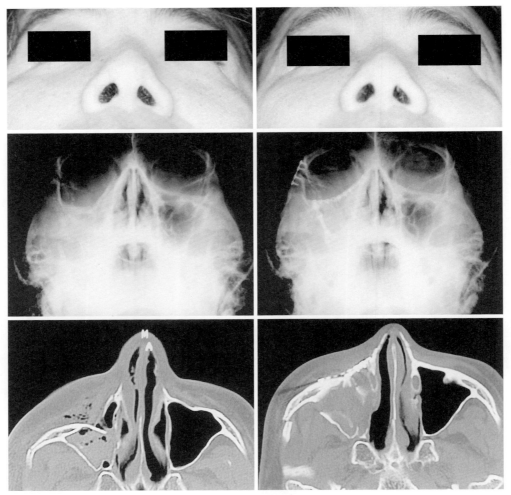

図 28-4-20 右頬骨骨折
瞼縁切開，眉毛外側切開，上口腔前庭切開でアプローチ．整復後チタン合金ミニプレートで固定（ビス直径 1.5 mm と 2.0 mm）．

（伊藤芳憲氏提供）

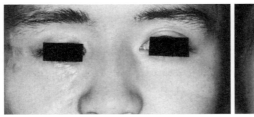
a：術前

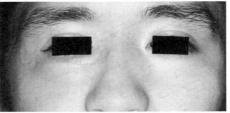
b：術後2年

図 28-4-21 陳旧性右頬骨骨折

a. blow-out fracture（眼窩打ち出し骨折）

これは，Lang（1889）がはじめて記載し．その後，Converse&Smith（1957）が報告してからよく知られるようになり（Lighterman ら 1979），Smith ら（1957）が発生機序について報告した．

b. blow-in fracture（打ち込み骨折）

これは，Dingman ら（1964）が，最初に報告．原因は，①直達外力が眼窩縁，眼窩壁にかかって起こるもの，②副鼻腔や頭蓋内圧の上昇によって起こるもの，③眼窩縁にかかった力が後方の眼窩壁の歪みを起こす buckling force によるもの．

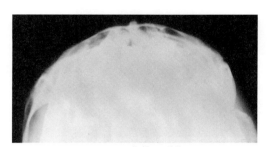
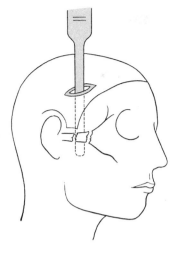

a：術前のX線像　　　　　　　　　　　　　　　b：頬骨弓骨折の整復法

頭皮を生え際より頭髪側で切開，側頭筋筋膜を切開，筋膜下にエレバトリウムを挿入，頬骨弓下に達する．側頭筋の一部およびその筋膜が頬骨弓に付着しているため，多少強くエレバトリウムを突っ込まないと挿入しにくい．

図 28-4-22　頬骨弓骨折

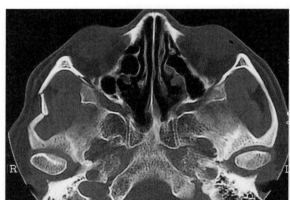
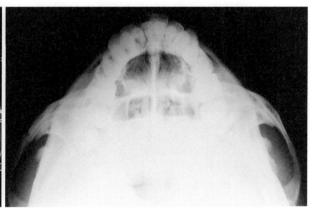

a：他院からの持参のCT　　　　　　　　　　　b：整復後 2 週間

図 28-4-23　右頬骨弓骨折

（伊藤芳憲氏提供）

❷分類

a. Converseら (1957), Manson (2006) の分類

Converse (1977), Mason (2006) によると，眼窩骨折を次のように分類している

1) 純型 pure type

眼窩縁の骨折のない眼窩壁（眼窩底，内側・外側壁）の骨折である．

管又ら (1992) によると眼窩底 70.9％，(小児では 84.8％)，内側壁 16.9％，両者合併 12.2％ というが，CT 検査などで最近は増加しているとのことである．

年齢的相違は，若者に多いのは線状骨折で，複視が強く，眼球陥没はなく，疼痛や嘔気が強い，さらに，外観は正常 (white eyed blowout) である（宇田ら 2012）．

成人には punched out type が多く，複視は少なく，眼球陥没が多い，疼痛や嘔気はほとんどない，外観は内出血が目立ち，外眼筋は膨隆している．

原因としては，全顔面骨骨折の 9〜15％ で，スポーツが原因なのは 2〜7％ あり，ボクシングによるものは 6.2％ という（小島ら 2007）．

2) 不純型 impure type

隣接骨骨折を合併したもの

①上顎骨や頬骨骨折に伴う線条骨折

②眼窩底の粉砕骨折：眼窩内容が上顎洞に脱出したもので，顔面中央の骨折を伴うことが多い．

③頬骨骨折で，前頭頬骨分離を起こし，眼窩底の頬骨部の下方転位を伴ったもの．つまり，すべての眼窩底の骨折を blow-out fracture というのではなく，その骨折へのメカニズムで命名されると考えられている（図 28-4-24）．

b. 嘉鳥の分類

嘉鳥 (2014) は，CT 冠状断画像（軟部条件のものが望ましい）を用い，開放型骨折と閉鎖型骨折に大別し，さらに

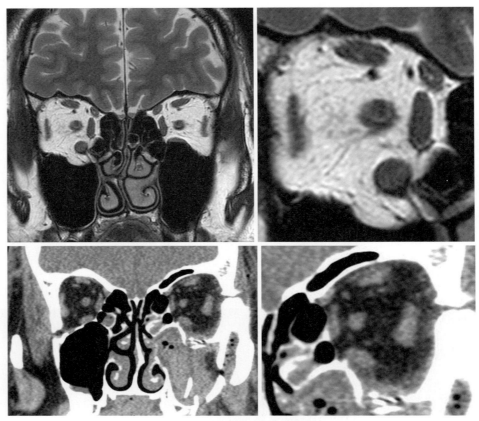

図28-4-24　眼窩骨折と頬骨骨折
眼窩に骨折がある場合であっても，眼窩内圧の上昇や眼窩縁を介したcompression force (McCoy1962)，骨の歪によるbuckling (Dodic1970)で生じたものでない場合は，いわゆるBlowout骨折とは，言わない．
CT冠状断で，眼窩のconnective tissue septaの破綻が認められないため，頬骨骨折と診断される．

（嘉鳥信忠氏提供）

外眼筋および脂肪の変位や絞扼具合を判断し，サブクラスとしている．すなわち，外眼筋や脂肪が変位しているだけでconnective tissue septaにさほど影響を及ぼしていないものを筋・脂肪変位型，また骨折の形態いかんにかかわらず外眼筋や脂肪が牽引もしくは絞扼され，connective tissue septaや外眼筋そのものが著しく障害を受けているものを筋・脂肪絞扼型と分類している．

すなわち，開放型骨折（脂肪変位型）や閉鎖型骨折（筋絞扼型）である．

1）開放型骨折（筋・脂肪変位型および絞扼型）

嘉鳥（2014）によると，開放型骨折は主に成人にみられ，CT画像所見上，比較的はっきりとした骨折形態となることが多い．しかし，connective tissue septa，外眼筋および脂肪は，全体的に緩やかに変位するが，急性期には鼻出血を伴うこと以外，複視や眼球運動時痛など眼球運動に関する臨床症状を呈さないことも多い．しかし経時的に腫脹の軽減，骨折部に直接外眼筋が絞扼や癒着を生じたり，副鼻腔に脱出した軟部組織の表面に鼻粘膜が癒着し，眼球運動が制限されることがある．眼球運動精密検査（Hess赤緑試験，両眼単一視野領域検査など）を，定期的に施行する必要がある．

筋絞扼がない限り，2週間以内であれば，整復も容易で後遺症も出にくい．ただ眼球運動時痛や複視を訴えることが多い絞扼型は，可及的早急に手術すべきである．

また，眼窩内組織が大量に脱出した場合は，筋の変位も大きく早期の手術が必要であり，眼球運動が正常でも著明な眼球陥凹を呈するものは，整容的にも手術適応である（嘉鳥2016）(**図28-4-25～図28-4-27**)．

2）閉鎖型骨折（筋・脂肪変位型および絞扼型）

これは，20歳以下の若年者に多く，受傷直後から嘔気や嘔吐，複視，著しい眼球運動時痛を3徴とする臨床症状がある．若木骨折と同様に，骨の柔軟性のため，骨折部から軟部組織（connective tissue septaも含む）が脱出した直後に，骨が復位して，骨折部に軟部組織が絞扼されるのが，病態である（嘉鳥2014）(**図28-4-28**)．

したがってCT画像では，わずかな骨折線のために，副鼻腔内に脱出した脂肪を見逃すことがあるため，軟部条件を確認することが必要である．特に眼窩部損傷の若年者は，3徴などの臨床症状に注意すべきである．

閉鎖型骨折においては，脂肪だけが，絞扼されることが

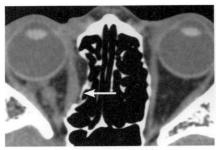
①右眼窩内壁開放型骨折CT

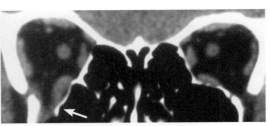
②右眼窩下壁開放型骨折

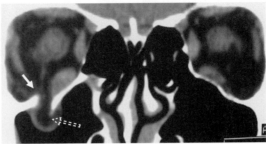
③右眼窩開放型骨折

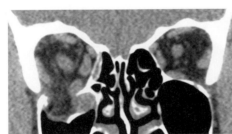
④右眼窩下壁骨折　術前・術後

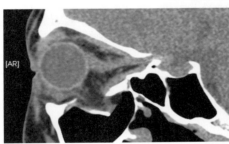
⑤術前・術後CT像

図28-4-25　右眼窩骨折

①：右眼窩内壁開放型骨折CT，冠状断，40歳代男性
　　眼窩内壁が篩骨蜂巣に陥没している．内直筋の太さに注目されたい．
　　Connective tissue septaの鼻側偏位に伴い，内直筋も牽引されている所見である．臨床症状は軽度であるが，未治療の場合は内直筋の運動制限は残存する可能性がある．

②：右眼窩下壁開放型骨折CT，冠状断，20歳代男性．
　　下壁骨折の多くは，三叉神経2枝に骨折線がある．したがって，その領域の知覚鈍麻などを起こす可能性がある．

③：右眼窩開放型骨折CT，冠状断，20歳代男性．
　　CTによる骨折型分類は開放型である．一般に開放型骨折の臨床症状は軽いことが多いが，眼窩内組織の脱出（点線矢印）に伴い，外直筋の下方牽引（白矢印）も認めるため，この場合，眼球運動は全方向に障害され，臨床的には閉鎖型骨折と同様の所見である．

④⑤：右眼窩下壁開放型骨折，30歳代女性
　　④左：眼窩内組織が上顎洞内に脱出し，下直筋が骨折縁に引っ掛かっているがわかる．
　　成人に多い眼窩下壁開放型骨折（CT冠状断）．
　　⑤右：同症例CT矢状断
　　④左：受傷当日に整復術施行し，⑤右：術翌日のCT，矢状断．吸収性プレート（Super Fixsorb-MX®，タキロン社）を用いて硬性再建を行っている．

（嘉鳥信忠氏提供）

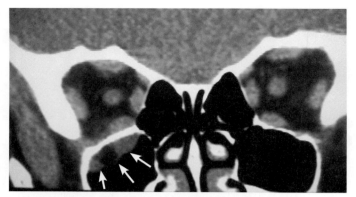

図28-4-26 右眼窩下壁骨折閉鎖型（脂肪絞扼型）CT冠状断，9歳男性
右眼窩下壁に脂肪組織の絞扼を認める（矢印）．
若年者に典型的な閉鎖型骨折である．Connective tissue septaが，絞扼されることにより，眼球運動は制限される．

（嘉鳥信忠氏提供）

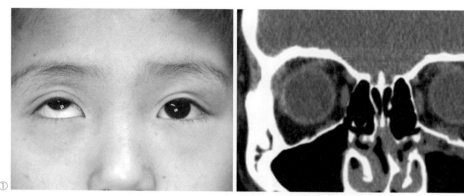

図28-4-27 左眼窩下壁閉鎖型骨折に伴う，左眼の著しい上転障害
①若年者の骨折に多くみられ，著しい眼球運動時痛とアシュナー反射（Aschner's reflex）による嘔気，嘔吐を伴うことが多い．外眼筋の絞扼がなくても，より近くのconnective tissue septaが絞扼されると，臨床症状は強いことが多い．また，CTの骨条件だけの診断は脂肪の信号値を見逃す恐れがあるので，注意を要する．
②同症例のCT冠状断（前方），下直筋の直下に脂肪組織を認める．

（嘉鳥信忠氏提供）

多いが（脂肪絞扼型），ときに外眼筋も絞扼される場合がある（筋絞扼型）．なかでも下直筋や内直筋が眼窩の外に脱出することで，CT画像では眼窩内から消えたようにみえるMissing rectusという特徴的所見を呈することもある．

絞扼されたconnective tissue septaを含む脂肪や外眼筋は，絞扼により虚血性変化，不可逆的な変化をきたすので，24時間以内に手術すべきである（嘉鳥2014）．

c. 著者の分類

著者の考えでは，メカニズムや症状のいかんを問わず，眼窩縁は骨折しないで眼窩壁が骨折して骨片が外に向いたものを，①打ち出し骨折blow-out fracture，骨片が内側を向いたのが，②打ち込み骨折blow-in fracture，外にも，内にも位置のずれていないものを，③眼窩壁亀裂骨折blow-linear fractureと分類している．

❸発生機序

骨折機序としては，いくつかの説がある．
①眼窩内圧上昇説 hydraulic pressure theory：Smithら（1957），Converse（1957，1977）の説で，眼窩内圧が上昇，抵抗の弱い眼窩底が骨折するという．
②眼窩縁撓み説 buckling force theory：藤野ら（1974）は，モデル実験で眼窩内圧上昇は必ずしもblow out fractureの原因ではなく，眼窩下壁の屈曲によるのではないかという説である．Mason（2006）は，Smith説を支持している．
③眼球衝突説 global contact theory：眼球自体が後方へ圧を及ぼし，骨折する．
④合併説：以上の各説が合併して起こる説である．

田嶋（1977）は，諸家の文献から，純型のblow out fractureは，げんこつや頭など，人体をぶっつけて起こす原因が44〜81％と多く，交通事故によるものは4〜24％と

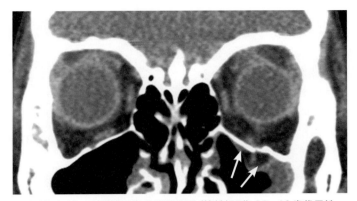

図28-4-28　左眼窩下壁骨折閉鎖型（筋絞扼型）CT，10歳代男性
下直筋が2つの矢印間に存在してる．著しい眼球運動時痛と嘔気，嘔吐がみられた．Missing rectus（外眼筋の眼窩外への脱出のため消えたようにみえる）の所見である．

（嘉鳥信忠氏提供）

少ないが，不純型では人体外力が24〜39％，交通事故が32〜49％という．

外力が大きいと，眼窩内壁を損傷し，篩骨洞内に嵌頓することもある．内壁再建は必須であり，さもないと眼球陥凹を起こす（曽我ら，2013）．

一方，blow in fractureは，眼窩上壁の骨折にみられるものが多く，眼球の下前方への偏位を起こす．

❹ 検査

嘉鳥（2016）によると，形成外科医として，眼科医同様，診断前に次の検査をすることが大切という．

①9方位眼位（上下左右斜方向），運動障害，合併する眼痛，嘔吐の有無．
②視力検査，外傷性散瞳，前房出血，神経障害．
③画像検査．骨損傷だけでなく軟部組織損傷の診断も重要である．
④複視，Hess赤緑試験両眼単一視野領域検査．

❺ 症状

a. 眼瞼部
腫脹，挫創

b. 眼球部
視力，眼圧，細隙灯検査，眼底検査，結膜下出血，眼球偏位，複視，眼球運動制限，牽引検査法 traction test 陽性．しかし，眼窩底骨折のなかには，明確な身体所見がないのに眼球運動障害や嘔吐など示す線状骨折例は white eyed blowout fracture がある（Jordan ら（1998），西尾ら 2014）．

c. その他
鼻出血，眼窩下神経知覚異常

d. X線像
Waters法，FuegerⅠ法，Ⅱ法，CT，3 DCT，MRI（眼窩内容の脱出 tear drop sign や眼筋の絞扼 missing rectus の診断によい）によって，眼窩壁の骨折，内容物の嵌頓を知ることができる（西尾ら 2014）．ときに眼窩断層法など用いられることもある．複数回のX線，CT検査では，放射線性白内障に要注意である（板倉ら 2012）．

e. 複視 diplopia

正常の眼球は，上下内直筋（動眼神経支配），外直筋（外転神経），上斜筋（滑車神経），下斜筋（動眼神経）の6つの筋によって次のような運動を起こす．

上下運動：上転（上直筋・下斜筋）
　　　　　下転（下直筋・上斜筋）
水平運動：外転（外直筋・上下斜筋）
　　　　　内転（内直筋・上下直筋）
回旋運動：内旋（上直筋・上斜筋）
　　　　　外旋（下直筋・下斜筋）

複視の主な原因は，下直筋，下斜筋の嵌頓，位置異常などによるものであるが，骨折部が下眼窩溝の外側にある場合は，筋付着から離れるので複視は起こらない．眼球の下方偏位があっても，必ずしも複視を起こすわけではなく，複視の頻度は，X線像で骨折の認められたもののうち，約50％に過ぎない．

しかし，blow out fracture のときは，90〜100％にみられ（深道 1975，田嶋 1987），垂直性複視が多く，上下方視で仮像の逆転が認められる．この原因は，眼窩内脂肪組織中の線維性結合織の異常によるという（Pattermann ら 1974，戸塚 1992）．

大場ら（2002）は，眼窩床骨折の27.2％に，外眼筋の陥頓 entrapment がみられたという．

その他，複視の原因として考えられるものに，下直筋，下斜筋の支配神経が損傷される場合，出血，眼球陥凹などによる二次的筋機能異常などがあげられている．

Hessの red-green test，あるいは複像表検査でチェックする．

f. 眼球陥凹 enophthalmos

blow out fracture の場合，約20%に起こる．

原因は，①上顎洞への脂肪脱出，②下直筋などの嵌頓による眼球の後方偏位，③脂肪脱出や眼窩底下方偏位による眼窩体積の増大，④脂肪壊死，⑤脂肪萎縮，⑥瘢痕拘縮，などがあげられる．しかし，菅原ら（2002）は④，⑤については否定的で，骨性眼窩の拡大が主因という．

著者の経験では，眼球陥凹はほとんど必発ではないかと考えている．

g. 打撲眼 ocular contusion

外傷によって，往々にして眼球が打撲を受けると，隅角後退（50〜70%）や調節力障害がみられ，その他，眼球陥没，眼球運動制限，虹彩隅角毛様体の裂傷，瞳孔の変形，前房出血などがみられる．

合併症は，上記のほか，遅延性緑内障がある．

顔面骨骨折の場合，眼窩壁，特に内壁骨折が重度なほど，この打撲眼の症状が高率に認められる（山本ら1992）．

❻診断

上記症状（表28-4-3）

❼治療

治療は，整復であるが，中でも手術既往のあるもの，瘢痕化の強いもの，広範な骨，軟部組織欠損のある場合は治療が難しい．

Forrest ら（1999）は，術後出血，眼窩浮腫などで眼窩内圧亢進，眼圧亢進による失明が0.3〜8.3%にみられたという．

blow out fracture は，すべて手術的に治療されるわけではなく，また複視があるからといって手術の適応になるわけではない．出血，浮腫などでも起こるからである．

菅又ら（1992，2000，2004）は，6週間保存療法で95%は治るが，小児では2ヵ月で大部分は治るものの，治らない場合は，手術を行うほうが効果がよいと報告している．しかし，最近，Sugamata ら（2013）は，嵌頓眼筋が線維化を起こす前に可及的早く，整復することを推奨している．

尾山ら（2014）は，治療法として報告された方法を次のように分類している．①眼窩骨膜縫合，②骨切片の再利用，③自家骨利用（腸骨内板，腸骨髄質，頭蓋骨外板，肋骨，上顎骨前壁，耳介軟骨，肋軟骨，大腿筋膜など），④人工材料（titan mesh-plate，人工骨，多孔性ポリエチレン，mash 状LactoSorb，mesh 状吸収性プレート SuperFixorb MX，シリコンプレート，バイクリルメッシュ，バルーンカテーテル）が施設や術者によって選択されている．

また，尾山ら（2014）は穴のないシート状 LactoSorb の使用を推奨している．穴があれば，穴を通して線維組織がのびて，眼球運動に障害をきたすという．

	線状タイプ	打出しタイプ
後発年齢	若年者	成人
複視	強い	弱い
眼球陥没	ない	ある
疼痛と嘔気	強い	弱い
眼球外観	正常	内出血
外眼筋	嵌頓	膨隆

表28-4-3　眼窩骨折の診断

（宇田宏一ほか：PEPARS 61：38，2012より引用）

a. 手術適応

①眼球運動障害

forced traction test 陽性の場合（下直筋付着部をピンセットでつまみあげてみて，眼球上転が障害されたものを陽性という），牽引するだけで筋の嵌頓を修復できるときは手術しないこともある．

注：traction test は相当な疼痛があるので麻酔下のほうが無難であろう（小島ら2007）．また，この検査は筋挫滅に注意．

菅又ら（1999）は，振り子注視による保存的治療法を行い，改善率90.6%，無効例に観血的手術を行う．手術法でも，改善率は97.0%で（細川1998），菅又ら（1999）は，眼窩底が陥没している症例では早期手術が望ましく，線状骨折で高度の眼球運動障害が2ヵ月以上続くと手術適応であるという．

②X線像による骨折，眼窩内容嵌頓の証明

③CTで嵌頓を伴う trap door 型線状骨折

④MRIで，脂肪脱出や外眼筋の嵌頓所見は速やかに手術

⑤大きな骨欠損

⑥眼球陥凹，左右差3mm以上のとき

⑦迷走神経反射の持続

⑧改善しない複視（西尾ら2012）

b. 手術時期

適応があれば早期に手術するほうがよい（嘉鳥2016）．しかし，浮腫がある程度治まったほうが手術しやすいが，10日以上過ぎると線維化や骨再生のため，整復が難しい．特に小児の blow out fracture のうち trap door fracture となったものは，受傷後48時間以内の手術が必要である（Grant ら2002）．

内側壁と下壁骨折に bony buttress の骨折を合併している症例，眼窩内用脱出容量が1.92mL以上の内側壁単独骨折症例は後日，眼球陥凹の可能性が高く，早期の手術が望まれるという（福場ら2015）．

陳旧性になると，瘢痕拘縮などで眼球運動障害，眼球陥凹を残し，手術も困難で，たとえ手術しても複視や眼球陥凹が改善できないことも多い．

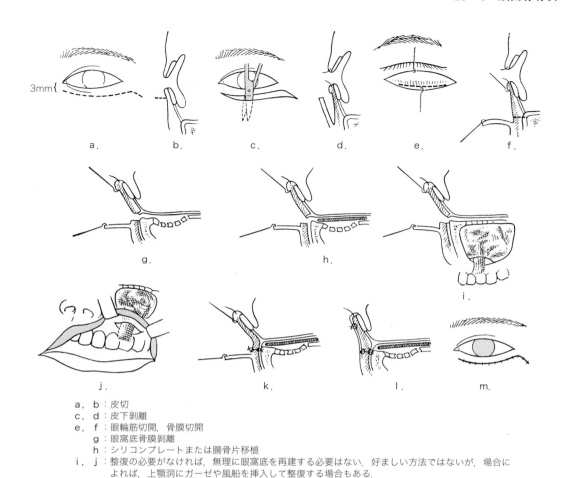

a, b：皮切
c, d：皮下剥離
e, f：眼輪筋切開, 骨膜切開
g：眼窩底骨膜剥離
h：シリコンプレートまたは腸骨片移植
i, j：整復の必要がなければ, 無理に眼窩底を再建する必要はない. 好ましい方法ではないが, 場合によっては, 上顎洞にガーゼや風船を挿入して整復する場合もある.
k：骨膜および眼輪筋縫合
l, m：皮膚縫合

図 28-4-29　blow-out fracture の眼瞼経由手術法

c. 手術法

手術法には, 眼窩底に達する到達法として, いろいろある.

1) 口腔前庭：上顎洞経由法

これは, アプローチとしては, 第一選択である. 粉砕骨折によく, 上顎洞内にガーゼや風船を挿入して (上顎洞バルーン法), そのうえに粉砕骨片を並べる. 風船は少なくとも 6 週間は留置する. Tissue expander, 口腔内から内視鏡下整復などの報告がある (副島ら 2008, 副島ら 2012).

しかし, 整復不良例, 眼球陥凹や下垂の再発, 上歯槽神経切断, 眼球の上方偏位, 感染症例, などには不適である (黒川ら 2012, 島田ら 2015).

2) 眼瞼経由

下眼瞼縁下, 3 mm くらいのところに皮切を入れる方法 subciliary skin incision や, 瞼板の下方に入れる方法 subtarsal incision があり, 皮膚に瘢痕が残る欠点があるが, この瘢痕はそれほど目立たない. Rohrich ら (2003) によると後者がよいという. なお, 眼瞼外反症を起こしやすい欠点もある (Holtman ら 1981) (**図 28-4-29**).

3) 結膜経由

これは, Bourquet (1923), Tessier (1973) の開発した眼窩中隔後切開 retroseptal incision からのアプローチで, 皮膚に瘢痕が残らない. 眼窩中隔を切開しないので, 眼窩脂肪の脱出を少なくできる利点はあるが, 合併症もある. また, 術野が狭く, 時に, 外眼角部切開, 結膜瞼板切開を追加することもあるが (松田ら 2002), 上村は, このアプローチを推奨している (上村ら 1999, 2011) (**図 28-4-30**). ホルネル筋の損傷に注意 (嘉鳥 2016).

合併症：結膜浮腫, 眼瞼内反, 角膜損傷 (上村ら 1997).

4) 下眼窩縁経由

下眼窩縁直上に皮切を入れる方法で, 眼窩底に直達しやすく, 眼窩縁の骨折にも対処でき, また, 結膜経由に比べ, レトラクターで開創する場合も, 眼球への損傷が少ない. 著者は, 本法を好んで用いるが, Baehr ら (1992) は, 瞼板下皮切を推奨している.

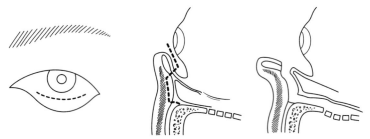

図 28-4-30 blow-out fracture の経結膜法による修復

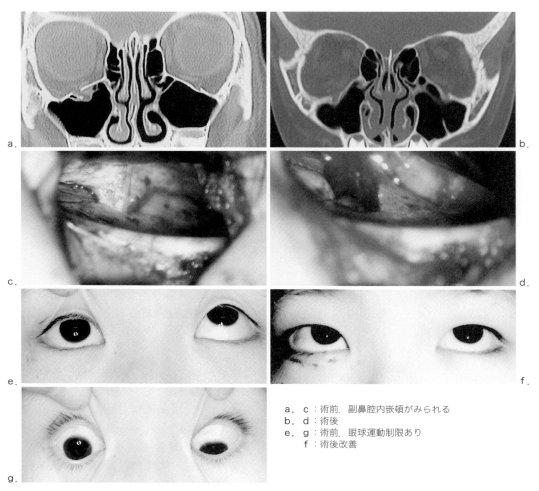

a, c：術前．副鼻腔内嵌頓がみられる
b, d：術後
e, g：術前．眼球運動制限あり
f：術後改善

図 28-4-31 blow-out fracture（7歳，男児）

（伊藤芳憲氏提供）

5）鼻腔経由

眼窩内壁骨折に内視鏡で整復する方法もあるが（野平ら 1993, Lee ら 2002），著者には経験がない．嘉鳥（2016）によれば，このアプローチはかなり困難で涙道の一次切断もやむを得ないという．

d. 手術法の実際

①眼瞼経由では，皮切は睫毛下に置くこと（Lynch 切開）もあるが，通常は睫毛下 3 mm のところを切開，下方へ皮下剥離，眼窩縁近くで眼輪筋を切開して眼窩縁に達し，②下眼窩縁経由では，その直上の皮切から骨膜を眼窩縁に沿って切開し，眼窩底骨膜を骨膜下に剥離し，骨折部に進む．骨折部では，上顎洞内に嵌頓している眼窩内容物を丁寧に整復する（図 28-4-31，図 28-4-32）．missing rectus の場合は，骨片をいったん副鼻腔に押し込むなり，切除して嵌頓部分を愛護的に整復する．無理すると骨折縁で嵌頓組織を切り裂くことにもなる（嘉鳥 2016）．三叉神経第 2 枝

28・4 顔面骨骨折

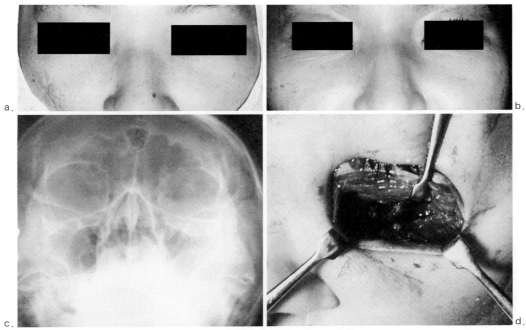

a：術前．4週間経過観察するも眼球運動異常改善せず．b：術後
c：術前のX線像
d：眼窩縁には異常がみられない．眼窩底骨欠損があり骨片は粘膜とともに上顎洞内に下垂．

図 28-4-32 blow-out fracture の症例

（眼窩下神経）の走行には注意．

特に骨折部の最後端をチェック．また，鑷子で眼球の移動制限の有無を検査し，絞扼の程度を知る必要がある（forced duction test：FDT）（嘉鳥 2016）．

骨片が散在しても，そっと並べておく．シリコン板を挿入すると拘縮のためかえって複視を起こすこともある．しかし，欠損が大きいときは骨移植が望ましい．採取部は，頭蓋骨，腸骨，鼻中隔軟骨，耳介軟骨などが選ばれる．その後に，骨膜，筋層，皮膚の順に縫合する．

腸骨を移植する場合は，できるだけ薄い骨片にしないと，厚過ぎて眼球の上方偏位を起こしやすい．文献的には，腸骨のほか，上顎洞前壁骨，篩骨垂直板，鼻中隔軟骨，下顎骨外板（小坂ら 1999），シリコン膜，テフロン膜，M-TAM™（マイクロチタン骨形成メッシュ，中野ほか 1998，Manson 2006），スーパーフィクソーブ®MXシート（2016）（吸収性人工資材），などの使用例がある．移植後，眼窩内圧が上昇しないように慎重な手術を行う．失明の危険性も考えるべきである（Forrest ら 1999）．加持ら（2015）は CT による実態模型からチタンメッシュプレートを術前に作成し，好結果を得ているという．

術後，鼻かみは2週間禁じ，眼球運動は早期に開始する．改善がない場合は MRI 検査を行い，原因を検討する．

❽陳旧性骨折

眼窩下骨折の初期治療が適切に行われなかった場合は，上壁骨折の場合に比べて著明な変形と機能障害を残しやすい．

眼球運動障害，複視，眼窩陥凹や下方偏位，眼瞼下垂，また，骨折の状況によっては，頬部の変形，内外眼角部の変形，外鼻変形，流涙など合併するため，その治療も症例ごとに行わなければならないが，完全修復は極めてむずかしい．

眼球陥凹は眼窩壁の再建によるが，骨の欠損がある場合，さらに眼窩容積が増大している場合は，眼窩底に骨，軟骨，プロテーゼを挿入し，眼窩の大きさを減少させる必要がある（石田ら 2002）．場合に取っては，眼窩上壁側壁にも同じような処置を行う．眼球陥凹の修復はかなり難しい．内外直近をつまんで眼球を動かすことが容易であれば眼球陥凹は改善されるが，そうでないときは筋肉や軟部組織の異常によるために予後は悪い．

眼球陥凹に対して，シリコン球を上壁骨膜下，側壁骨膜下などに入れる方法（Borghouts ら 1978）もあるが，眼圧上昇に注意しなければならない．

同じく眼球陥凹があっても，視力がない場合は，眼窩壁の骨膜を剥離し，眼窩後方にパイレックスガラス球を挿入する方法やプロテーゼの挿入法などがある（図 23-10-4，図 23-10-5 参照）．嘉鳥（2016）によれば，眼球運動制限には治せるものと治せないものがあり，障害が視神経を含む筋

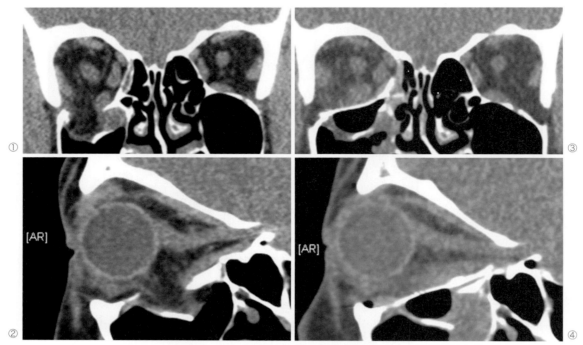

図28-4-33 右眼窩下壁開放型骨折（30歳代女性）
①：成人に多い眼窩下壁開放型骨折（CT冠状断），眼窩内組織が上顎洞内に脱出し，下直筋が骨折縁に引っかかっているのがわかる．
②：同症例（CT矢状断），③：受傷同日に整復術を施行し，術翌日のCT冠状断，吸収性プレート（Super Fixsorb-MX®，タキロン社）を用いて硬性再建．④：同症例（CT矢状断）

（嘉鳥信忠氏提供）

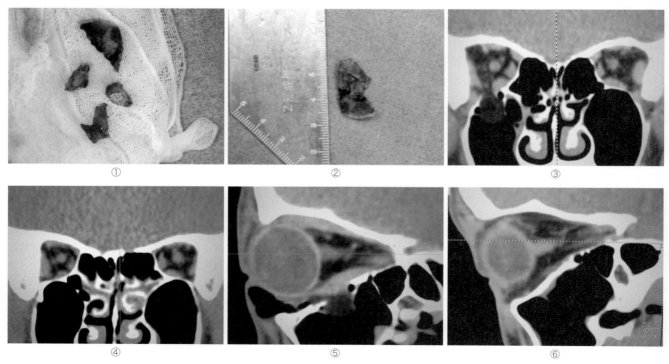

図28-4-34 左眼窩底骨折
①：左眼窩底骨折で集めた骨片，②：アロンアルファで接着した骨片，③⑤：術前，④⑥：術後

（丸山直樹氏提供）

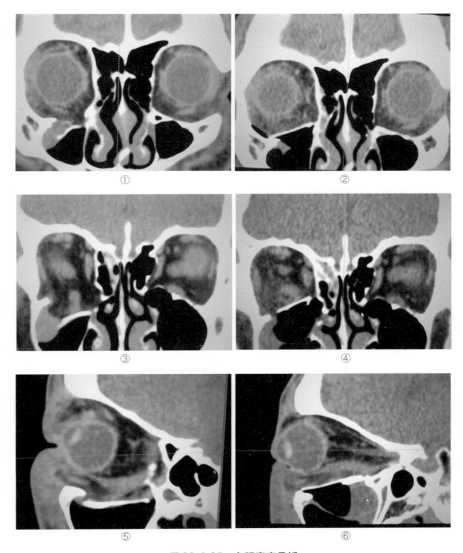

図 28・4-35　右眼窩底骨折
①③⑤：右眼窩底骨折，②④⑥：整復後スーパーフィクソーブシートと骨移植を併用．後端と内壁下壁のジャンクションに合わせて，折れた眼窩底の骨片を敷いたのち，その上（眼窩側）にスーパーフィクソーブシートを重ねて置いている．

(丸山直樹氏提供)

円錐内にまで及ぶと難しいという．また，眼窩部骨折後，後天性 Brown 症候群（後天性上斜筋腱症候群）で眼位や回旋異常をきたす疾患について注意を促している（**図 28-4-33 〜図 28-4-41**）．

❾後遺症
a. 複視
①眼窩内容の再嵌頓，②シリコン板や移植骨が厚いときのほか，③頭蓋内損傷，④眼筋損傷，⑤膿瘍（平田ら（2009）などで起こる．原因調査のうえ，それぞれの治療を行う．

b. 眼球位置異常
眼球突出，陥没などが起こることがあるが，それぞれの治療を行う．

I. 打ち込み骨折 blow-in fracture

これは，Dingman ら（1964）が，最初に報告．原因は，①直達外力が眼窩縁，眼窩壁にかかって起こるもの，②副鼻腔や頭蓋内圧の上昇によって起こるもの，③眼窩縁にかかった力が後方の眼窩壁の歪みを起こす buckling force によるもの．

症状については，眼球の位置異常を含む突出，損傷，眼球運動制限，複視，神経損傷，上眼窩裂症候群などがあげられている（吉岡ら 1997，Antonyshyn ら 1989）．

76　第28章　頬部形成術

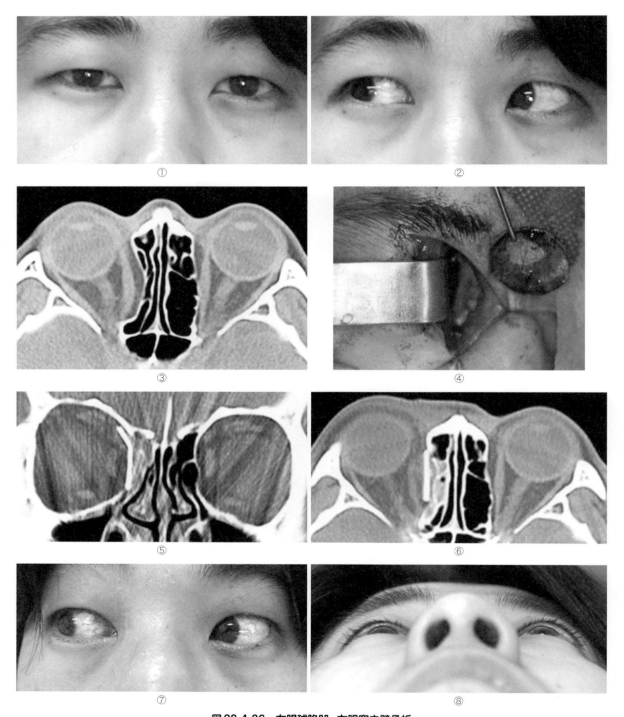

図28-4-36　右眼球陥凹，右眼窩内壁骨折

①：術前，右眼球陥凹，Hertel 眼球突出計では，右12.5mm，左15.5mm，②：術前，右眼球外転障害，③：術前CT水平断，右篩骨洞の陥凹変形，④：術中，眼窩内壁に腸骨皮質を移植中，⑤：術後5日目CT像前額断，⑥：同水平断，⑦⑧：術後1年，外転障害消失，眼球陥凹改善

（黒木知明氏提供）

28・4 顔面骨骨折

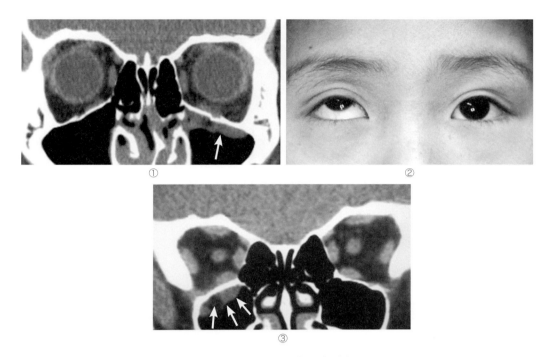

図28-4-37 左眼窩下壁骨折
①：左眼窩下壁骨折閉鎖型（筋絞扼型）．CT冠状断．9歳男．右眼窩下壁に脂肪組織の絞扼を認める（矢印）．若年者に典型的な閉鎖型骨折である．Connective tissue septaが絞扼されることにより，眼球運動は制限される．
②：左眼窩下壁閉鎖型骨折に伴う，左眼の著しい上転障害．若年者の骨折に多くみられ，著しい眼球運動時痛とアシュナー反射（Aschner's reflex）による嘔気，嘔吐を伴うことが多い．外眼筋の絞扼がなくても，より近くのconnective tissue septaが絞扼されると，臨床症状は強いことが多い．また，CTの骨条件だけの診断は脂肪の信号値を見逃す恐れがあるので，注意を要する．
③：別症例．右眼窩下壁骨折閉鎖型（脂肪絞扼型）のCT冠状断（前方）．下直筋の外側に脂肪組織を認める（矢印）．

(嘉鳥信忠氏提供)

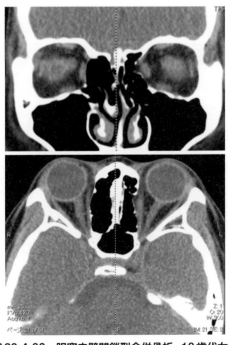

図28-4-38 眼窩内壁閉鎖型合併骨折，10歳代女性
術後1年CT

(丸山直樹氏提供)

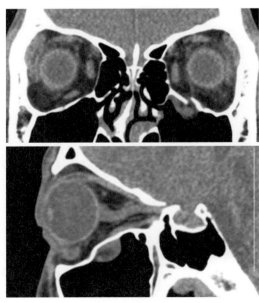

図28-4-39 左眼窩下壁骨折
上：左眼窩下壁閉鎖型骨折（筋絞扼型）．CT．10歳代男性．健側と比べ，下直筋が上顎洞内に脱出，絞扼されているのがわかる．典型的なMissing rectus（外眼筋の眼窩外への脱出のため消えたようにみえる所見）である．早急に緊急手術の必要がある．下：同症例矢状断

(嘉鳥信忠氏提供)

78　第28章　頬部形成術

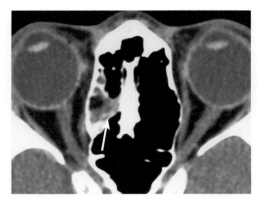

図28-4-40　右眼窩内壁骨折閉鎖型（筋絞扼型）CT, 軸位断, 20歳代女性
Missing rectus（外眼筋の眼窩外への脱出のため消えたようにみえる所見）である．眼窩骨折閉鎖型（筋絞扼型）は，ときに眼窩内壁にも起こる．内直筋は篩骨蜂巣内に迷入している（矢印）．整復手術の際は，蜂巣構造ゆえ容易に整復はできず，骨切りなどを行って愛護的に行うのが望ましい．

（嘉鳥信忠氏提供）

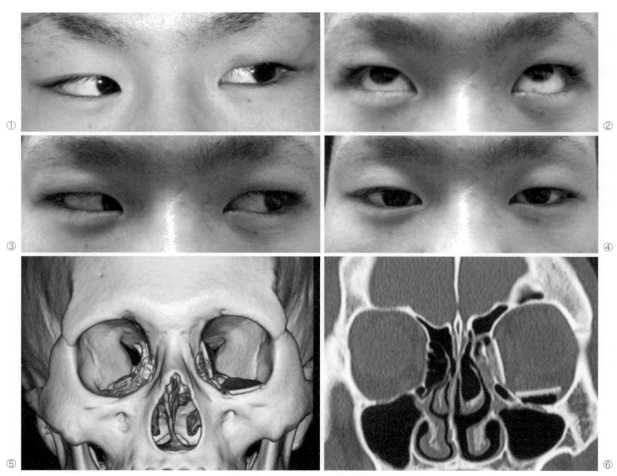

図28-4-41　左眼窩底内壁骨折
①②：術前，③〜⑥：術後2ヵ月．
眼窩底および内壁には腸骨皮質を移植．

（黒木知明氏提供）

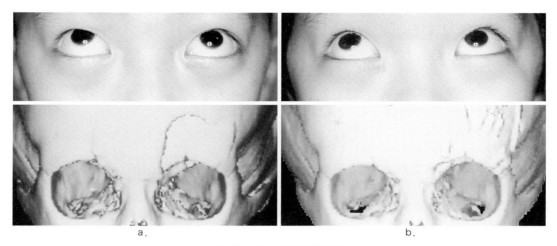

図 28-4-42　眼窩上縁骨折
a：術前（眼球運動障害あり），b：術後．生体吸収性骨接合プレート使用
冠状切開でのアプローチ

（伊藤芳憲氏提供）

J. 眼窩上縁骨折
fracture of the upper orbital rim

　単純骨折は少なく，眼窩縁に加わった外力は前頭骨，前頭洞を含む眼窩上縁骨折のほか，眼窩漏斗の骨折，滑車部骨折，鼻篩骨骨折，頭蓋底骨折などを起こす．いわゆるLeFort IV型骨折である（図28-4-42）．

❶症状
　眉毛部の切挫創，眼瞼や結膜の血腫，陥凹変形，滑車上神経や眼窩上神経などの知覚障害，開瞼異常，視神経障害，外眼筋障害（動眼神経，滑車神経，外転神経支配）を生じる．滑車部では上斜筋障害となる．前頭洞まで障害が及べば髄液瘻を起こす．

❷診断
　上記症状およびWaters法，Fueger法などによるX線撮影やCTなども大切であるし，特に眼機能のチェックが必要である．

❸治療
　観血的に整復するが，頭蓋内損傷を合併していることが多く，脳外科的処置を必要とする．また前頭洞損傷もあるので，術後感染に対する対策も大切である．必要があれば視神経の減圧術や前頭洞骨折は粘膜を除去し，有茎筋肉充填術，ドレーンの挿入を行う．特に上斜筋滑車部の骨折のときは鼻根部まで皮切を延長し，十分な整復を行う．

K. 眼窩下縁骨折
fracture of the lower orbital rim

　眼窩下縁骨折と眼窩下壁の骨折は，田嶋（1971）の唱える blow out fracture の不純型であるが，著者は，眼窩下縁骨折でまとめたい．眼窩下縁骨折は，単純骨折のほか，頬骨骨折，Lefort II型骨折，鼻骨篩骨骨折に合併することが多い．

❶症状
　眼窩下縁骨折の症状は，合併骨折の有無によって変わるが，最も起こりやすいのは，腫脹，眼球結膜下出血，触診による眼窩下縁のずれ，眼窩下神経知覚異常，下眼瞼変形，強膜露出（scleral show or white eye syndrome）などである．そのほか，合併骨折の症状が加味される．

❷診断
　上記の症状，Waters法，半軸位法によるX線撮影で行われるが，合併骨折がある場合は，Fueger I, II, CT, 3DCTなどの撮影法を併用する．

❸治療
　眼窩下縁骨折は，単独の場合でも眼窩下壁骨折が必発なので観血的整復がよい．下眼瞼縁下皮切，結膜-下瞼外側縦切開（de Chalainら1994，松田ら2002）で入り，眼窩下縁に達し，骨膜剝離ののち断端にドリルで骨孔を開け，ミニプレート固定を行う．眼窩下壁骨折があれば，blow out fracture に準じて整復，骨移植あるいはシリコン板を挿入固定する．頬骨骨折，鼻骨篩骨骨折を合併している場合は，それぞれの項で述べたような治療法を併用する．

L. 上顎骨骨折 fracture of the maxilla

❶上顎骨の解剖学的特徴

　上顎骨は，顔面の中央を占める左右一塊の大きな骨で，前頭突起，頬骨突起，口蓋突起，歯槽突起を有し，中央部には副鼻腔としての空洞を形成している．

　上顎骨は，周囲9個の骨と結合，頭蓋骨に対して防御的役割を果たし，各突起の空洞は構造的に丈夫さとshock absorberとして働いている．したがって，上顎骨骨折の頻度は少なく，よほど強力な外力でないと骨折を起こさない．また，上顎骨骨折の場合，筋肉の働きによる骨折の偏位は少なく，上位上顎骨骨折の際，翼状筋の収縮によって，骨片が後方に偏位，あるいは頬骨骨折を合併した場合，咬筋の作用によって下方偏位を起こすくらいである．

　上顎骨骨折の際，問題になりやすいのは，LeFort Ⅱ型骨折のときなどにおける涙器，特に鼻涙管損傷や涙囊損傷のほか，篩骨骨折，鼻骨骨折などを合併して硬膜や脳実質損傷を起こしとき，あるいはLeFort Ⅲ型骨折であろう．

❷分類

　上顎骨骨折の主なものはLeFort (1901) 型骨折である (図28-4-43).

a. LeFort型骨折分類

① LeFort Ⅰ型骨折 (low transeverse fracture, Guerin's fracture)：歯根部先端の上を通り梨状口に達する骨折．
② LeFort Ⅱ型骨折 (pyramidal fracture)：鼻のところの骨折線は外力の状況によって上顎骨，鼻骨または鼻骨前頭縫合を通るが，通常，篩骨部の損傷を起こしている．骨折線は蝶形骨にまで及ぶ．
③ LeFort Ⅲ型骨折：(craniofacial dysjunction, high transeverse fracture)：頬骨前頭縫合，鼻骨前頭縫合，眼窩底を通る骨折で，上顎と頬骨との離断はなく，頭蓋骨から分離されるものである．
④ 口蓋縦骨折 vertical palate fracture：犬歯を通り上顎骨前面，鋤骨との境界を通る．通常，周囲骨骨折を合併してくる場合が多い (図28-4-43).

b. MansonのLeFort型骨折分類 (1986)

1) 骨折部の位置と構成よりの分類
① Lefort Ⅰ型
　(1) 上顎歯槽突起骨折 maxillary alveolus fracture
　(2) 口蓋縦骨折 split palate fracture
　(3) 歯槽結節骨折 alveolar tuberosity fracture
② LeFort Ⅱ型
③ LeFort Ⅲ型
④ LeFort Ⅳ型骨折 frontal bone fracture

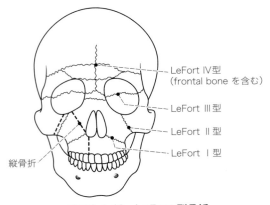

図28-4-43　LeFort型骨折

2) 歯を含む骨片骨折 occlusal fragment fracture
3) 合併骨折
① 下顎骨骨折 mandible fracture
② 鼻骨篩骨眼窩骨折 naso-ethomoid-orbital fracture
③ 前頭洞骨折 frontal sinus fracture

❸症状

　上顎骨骨折は，かなりの外力が加わった場合に起こるので，顔面の切挫創，腫脹，満月様顔貌 (moon face)，顔面中央の扁平化 (皿状顔 dish face)，顔面上下径の延長 (donkey face)，異常可動性，咬合異常，骨面の段違い，鼻出血，ときに髄液瘻など起こす．この際，髄液に血液が混じると判定しにくくなるから注意が大切である．

❹診断

　上記症状のほか，触診によって，また，Waters法，半軸位法，Caldwell法などのX線撮影法，CT，3-DCTを必要とする．

❺治療

a. 全身的治療

　重篤な他の損傷を合併している場合は，救命が第一義であるので，顔面骨骨折はできるだけ整復を行って，Barton bandageによる圧迫固定を行い，全身状態の改善を待つ．特に骨折によるものとして，出血，呼吸などの異常を速やかに修復する．

　鼻性髄液瘻があっても，骨折整復によって止まることが多い．

b. 局所療法

　全身状態がある程度改善されたら，手術的骨折整復術を行う．通常，挿管麻酔のもとに行うが，症例によっては気管切開のうえ，気管挿管麻酔を行ったほうが安全である．

1) 原則的初期治療法
a) 有歯顎の場合

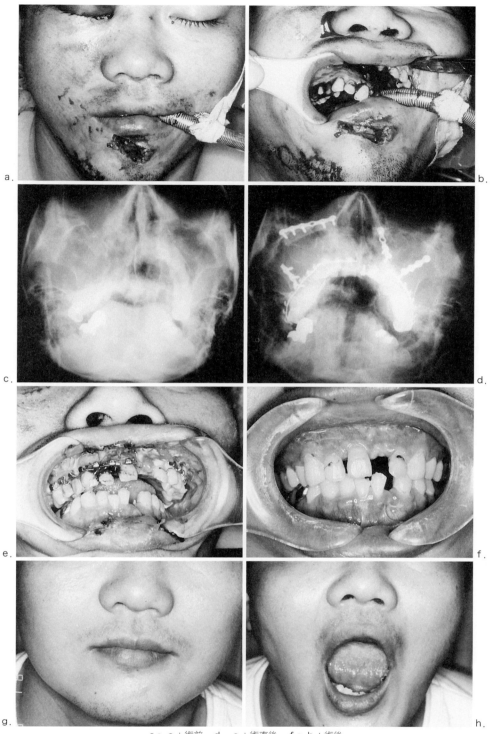

a～c：術前，d, e：術直後，f～h：術後
図28-4-44 LeFort Ⅰ，Ⅱ型骨折

（重原岳雄氏提供）

①歯槽骨骨折：顎間固定を行うが，ミニプレート固定を行うこともある．
②LeFort Ⅰ型骨折：顎間固定のうえ，骨折縁をワイヤー，ミニプレート固定する（図28-4-44）．
③LeFort Ⅱ型骨折：顎間固定のうえ，骨折端をワイヤーやミニプレート固定（図28-4-45）．場合によっては，左右の頬骨間にピンニングを行う（図28-4-46）．
④LeFort Ⅲ型骨折：Bite splint，アーチバーで，顎間固定．

82　第28章　頬部形成術

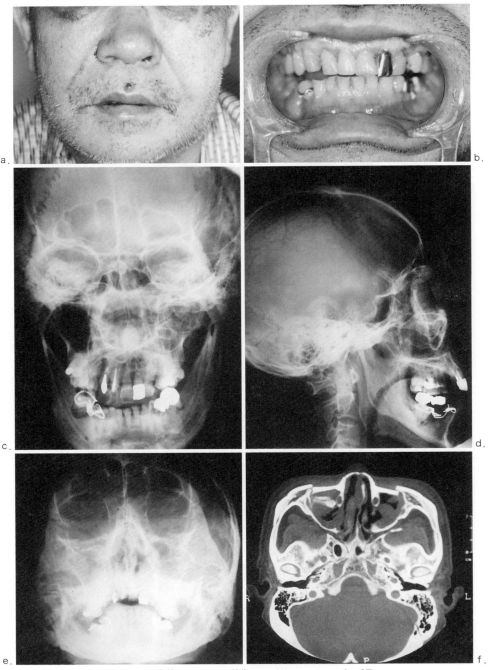

a, b：術前, c, d：X線像, e：Waters view, f：CT
図28-4-45（1）　LeFort Ⅱ型骨折

梁構造buttressの再建として，上顎前頭突起，頬骨下稜-頬骨前頭突起の修復が重要である（図28-4-47）．症例によっては，頭蓋骨と顔面骨を外固定する．ミニプレートの開発でcranial suspensionがほとんど不必要になった．固定期間は，通常6〜8週間で十分である．
⑤多重骨折：下方骨折から上方へ順次固定していく．合併骨折があればもちろん同時に固定する（図28-4-44，図28-4-45，図28-4-49）．

b）無歯顎の場合
①S字フックを梨状口にかけ，フックと下顎骨と固定する方法
②フックを顎骨にネジで留め，フックと下顎骨と固定する方法
③指骨用マイクロネジを顎骨に植立し，ワイヤーで固定する方法
などがある．

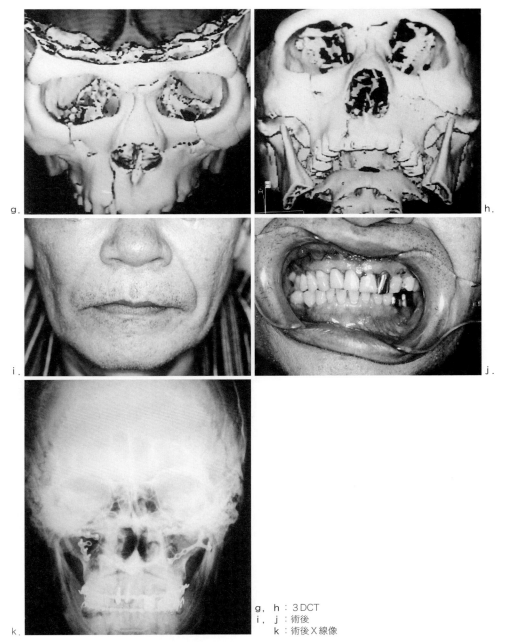

g, h：3DCT
i, j：術後
k：術後X線像

図 28-4-45 (2) LeFort II 型骨折

c) 上顎骨前壁の骨折

口腔前庭より上顎洞内にガーゼを挿入，そのうえに骨片を並べるようにして整復すると，2週間もすればガーゼを抜去しても形がくずれない程度になる（図28-4-48）．

d) 術後管理

呼吸の確保，抗菌薬投与のほか，顎間固定した場合はアーチバーやワイヤーで粘膜を損傷することがあるので，蝋（ユーティリティ・ワックス）をかぶせて粘膜を保護するほか，口腔内の洗浄吸引などの衛生，栄養の補給などが必要である．

2) 経過的治療法

全身状態などの関係で，初期治療が遅れた場合には，骨折部が線維性癒着を始めるので，顎間固定にゴム輪をかけ，ゴムの弾力で自然に咬合状態を元に戻す方法をとるなり，外固定を行ったのち，固定器に弾力をつけて自然整復をする．整復が完了したら顎間固定をゴム輪からワイヤーに切り換え，また外固定も完全固定にする．

3) 陳旧性骨折治療法

顔面骨骨折も，小児では2週間，成人でも1ヵ月を経過すると骨折部の癒合 remodeling が強固になり，自然整復は難しい．

84　第**28**章　頬部形成術

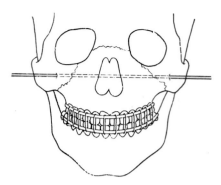

図 28-4-46　上顎骨骨折のピンニングによる固定法

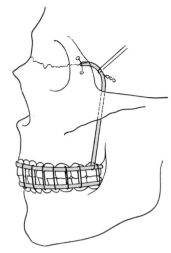

図 28-4-47　suspension wire による LeFort Ⅲ型骨折の固定
Adams 固定(1942)．しかし今日ではミニプレート固定にとってかわられ，ほとんど用いられない．しかし有名な方法なので記憶する必要はあろう (Manson 2006)．

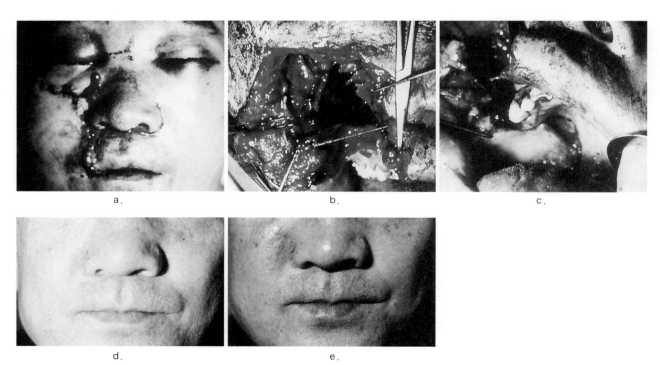

a〜c：上顎骨前壁（a，b），眼窩下壁，上顎骨正中骨折（a，c），下顎骨骨折（a），鼻骨骨折．2つの裂創をつないで創を拡大し，上顎に達し，前上内壁の粉骨骨折，後壁の残存，髄液流出のないことなどを確認．
　　　口蓋正中骨折は，整復後粘膜縫合．次に，口腔前庭より粘膜切開．これより副鼻腔内にガーゼを充填，眼窩下壁を持ち上げ，前壁はガーゼの上に粉砕骨片を並べただけで創閉鎖．下顎骨は上顎骨との間に顎間固定を行い，また，オトガイ下に皮切を入れ，これよりワイヤーで2ヵ所固定．
d：1年後．e：第2回目の手術施行．腹部よりの dermal fat graft を行う．写真は術後4ヵ月の状態である．

図 28-4-48　上顎骨骨折

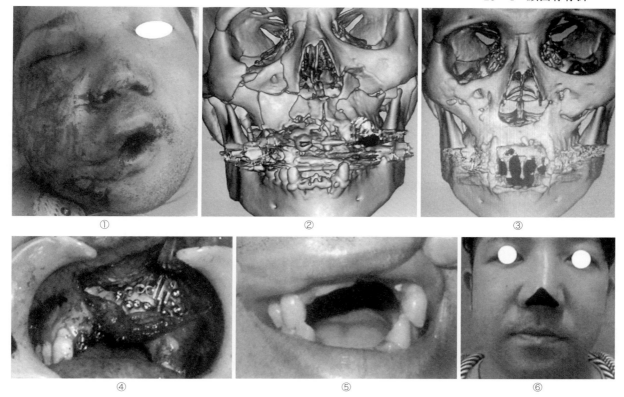

図 28-4-49 顔面複雑骨折
①：上顎骨粉砕骨折および頬骨骨折，30歳代男性，②：術前CT，③：術後1年8ヵ月，CT，④：咬合不全修復のためhemi-segmental osteotomyで上顎延長，約7.6mm延長，⑤：延長後，延長器抜去，骨欠損部に腸骨移植

（高木信介氏提供）

治療は，①顔面の切挫創瘢痕を利用したり，下眼瞼縁切開，口腔前庭切開を通したりして，骨折癒合部をノミで再開離させ，Rowe鉗子，Hayton-Williams鉗子などを用いて，骨折部をできるだけ正常位に整復する．

②その後，顎間固定，ワイヤー固定，ピンニング固定（キルシュネル鋼線固定），ミニプレート固定などを行う．③また，必要があれば骨移植，骨延長，軟骨移植，削骨を行う．

上顎骨骨切り術後の骨の血行については問題がない．複数回の手術が必要である（菅原 2010）．

❻合併症とその治療

Converse (1977) は，上顎骨骨折の合併症とその治療法を次のように列記している．

a. 初期合併症
①出血：血管の結紮，圧迫，鼻咽腔パック．
②呼吸障害：骨片除去，浮腫予防，血腫除去，必要があれば挿管や気管切開も考える．
③感染：抗菌薬の投与，異物や歯牙の除去．
④視力障害：LeFort Ⅱ型，Ⅲ型骨折に多く，骨片や出血によって視神経が圧迫されていることが多い．治療はこれらの除去である．
⑤髄液瘻：抗菌薬投与，鼻腔内タンポンや鼻かみの禁止．
⑥その他：眼窩下神経麻痺，流涙，歯牙の異常など．あるいは，プレート固定すると不快症状が，4.7～19.1％にでること（本田ら 1997）などである．

b. 遅発合併症
①偽関節 pseudoarthrosis：骨折端を新鮮化したのち骨移植
②変形癒合 malunion：骨切りののち再整復
③涙器損傷：涙嚢鼻腔吻合術
④外眼筋運動障害

M. 下顎骨骨折 fracture of the mandible

❶下顎骨骨折に必要な解剖

下顎骨は，図 28-4-50 のごとく，筋突起，関節突起，下顎枝，下顎角部，体部，正中部，歯槽突起部に分けられ，骨折頻度としては関節突起が最多で，下顎枝，筋突起，歯槽突起部は最小で，他の部位は報告者によって異なっている．

上條 (1966) は，角部と体部の境界で下顎を2つに分け垂直部分を下顎枝，さらに上方に関節突起と筋突起を区別，下顎骨水平部分を下顎体とし，さらに，歯牙のある部分の上1/3を歯槽部に分けている．

智歯との関係で歯，骨折線が智歯部を通るものが74.7％～89.3％あり，外力に対して強度が少ないといえる（田邊

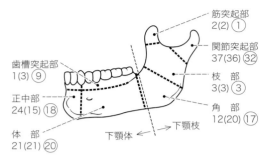

図 28-4-50 田嶋, 上條の下顎骨の区分
数字は骨折頻度の％（田嶋1971）で, 括弧内数字はDingmanら（1964）によるもの. ○内数は長崎大学によるもの
（鬼塚卓弥監修：標準形成外科学, 医学書院, p132, 2000より引用）.

ら 2004).

a. 下顎骨運動に関与する筋と神経支配

1) 咀嚼筋

下顎神経が卵円孔を通ったあと, 筋と同名の神経を出す（図28-4-52）.

① 咬筋（頬骨弓下縁-下顎枝外側全面）
② 側頭筋（側頭窩-下顎骨筋突起）
③ 内側翼突筋（蝶形骨翼状突起内面翼突窩-下顎枝内面）
④ 外側翼突筋（蝶形骨大翼側頭下面＜上頭＞および蝶形骨翼状突起外側板外面＜下頭＞-関節突起内面翼突筋窩）

2) 舌骨上筋（図28-4-51）

① 顎舌骨筋（下顎骨体内面-舌骨大角および顎舌骨筋縫線）：下顎神経
② オトガイ舌骨筋（顎舌骨筋口腔側でオトガイ棘-舌骨体前面）：舌下神経
③ 顎二腹筋（下顎底正中の二腹筋窩-舌骨体外側, 顎舌骨筋外皮側）：前腹は下顎神経, 後腹は顔面神経
④ 茎突舌骨筋（茎状突起-舌骨大角前端）：顔面神経

3) 舌骨下筋

頸神経叢支配（図28-4-51a）
① 浅層（内側）：胸骨舌骨筋（胸骨鎖骨後面-舌骨体下縁）
　　　（外側）：肩甲舌骨筋（肩甲骨上縁-舌骨体外側）
② 深層（上部）：甲状舌骨筋（甲状軟骨斜線-舌骨体, 大角下縁）
　　　（下部）：胸骨舌骨筋（胸骨, 第1肋骨後面-甲状軟骨斜線）

❷ 骨切線の位置と骨片転位方向

① 下顎骨は顔面骨のなかで運動性を有する唯一の骨であり, 前述のように, 咀嚼筋4組8個, 舌骨上筋4組8個, 舌骨下筋4組8個, 計24個の筋肉があって, 協同運動を行っている. したがって下顎骨骨折では骨折線の位置, 方向と, これら筋肉の付着部と作用方向によって

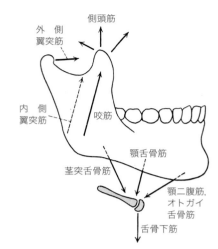

a：下顎骨の運動に関する筋

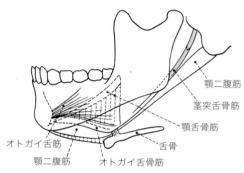

b：下顎底の筋

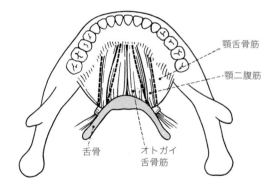

c：下顎を口腔より眺めた図

図 28-4-51 下顎骨

骨片の転位が決まる.
② 下顎骨で構造上弱いところは関節突起, 智歯（第3臼歯）のある下顎部, 歯根の長い犬歯部, オトガイ孔のあるところなどが弱いが, もちろん, 年齢, 残存歯の有無などでも異なる.
③ 下顎体骨折で前→後への骨折線では, 図28-4-52のように前部骨が下方へ, 後部骨が上方へ転位する.
④ 下顎体骨折で前→後への骨折線でも, 図28-4-53のように, 外前→内後への骨折であれば, 後部骨の内方転

28・4 顔面骨骨折　87

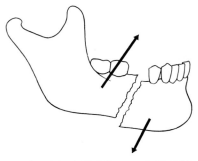

図 28-4-52　偏位を起こす下顎骨骨折
舌骨上筋および舌骨下筋の働きによって前部は後下方へ，後部は咀嚼筋の働きで前上方へ牽引される．この関係は下顎角部の骨折の場合も同様である．

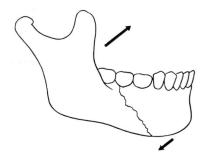

図 28-4-54　偏位を起こさない下顎骨骨折
下顎体の骨折でも，骨折線が図のような場合は，筋力の方向が相殺し，移動が少ない．

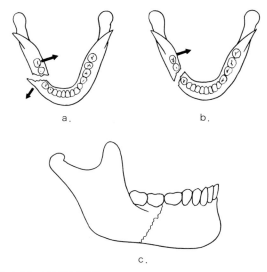

図 28-4-53　下顎体骨折
図28-4-35の下顎体の骨折でも骨折線がaのように外後方から内前方へ走る場合は，後部は内側翼突起の働きで内方へ，前部は健側外側翼突筋の働きで前方へ牽引される．しかしbのように逆方向の骨折の場合は転位が少ない．

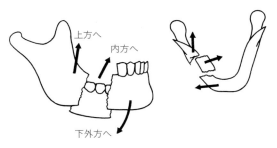

図 28-4-55　下顎体骨折
図のような骨折では中央骨片は内側へ，前部は外方へ，後部は上方へ転位する．

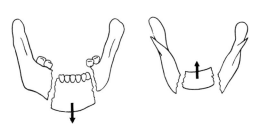

図 28-4-56　オトガイ部骨折
骨片は下後方へ回転転位する．

位は少ない．
⑤下顎体骨折で，骨折線が後上から前下方に走る場合は，転位は少ない（図28-4-54）．
⑥下顎体骨折で，図28-4-55のように第3骨片を有する場合は，前部骨は下方へ，中央骨は内方へ，後部骨は上方へ転位する．
⑦オトガイ部骨折では，下内方へ転位する（図28-4-56〜図28-4-58）．
⑧関節突起骨折では，前内下方へ転位する（図28-4-59）が，外力の方向による．
⑨筋突起骨折では，筋肉に囲まれているため，転位はほとんどない．

❸症状
　下顎骨骨折の場合も，他の顔面骨骨折と同じように，腫脹，疼痛，切挫創などがみられるが，運動骨であるため，運動時痛，そのための開口嫌忌，開口障害，咬合異常，歯列変形，歯牙の異常，異常可動性，轢音，圧痛などを生じる．骨折部位によって，感覚障害など，多少の症状の変化がある．また，刺激による唾液分泌過多，あるいは口臭 foul breath, fetororis などもみられる．

❹診断
　これは，上記症状，所見のほか，X線，CT撮影による．これには正・側・斜位撮影，顎関節撮影法などが用いられる．関節突起部の骨折では断層撮影法がよい．また，歯槽突起の骨折では，パノラマX線撮影はわかりやすいが，やはり

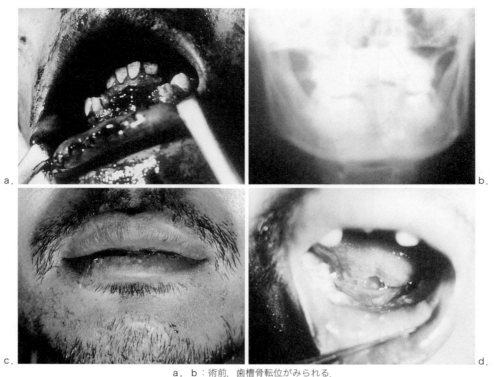

a, b：術前, 歯槽骨転位がみられる.
c, d：術後

図 28-4-57 下顎骨正中部（オトガイ部）骨折

CT, 3DCT がよい.

❺治療法の分類
治療の目的は, 咬合の再建である.

a. 観血的療法の有無による治療法の分類
非観血的治療と観血的治療とがあるが, 前者は, 骨転位の少ないとき, 顎間固定のみで行う治療で, 骨転位があっても顎間固定で整復できるものにも適応がある.

観血的治療は, 次のものなどに適応される.
①非観血的に整復できなかったもの
②歯牙を欠くもの
③上顎骨骨折を合併したもの
④陳旧性骨折
⑤第3骨片のあるもの
⑥骨片の離開が大きいもの
⑦骨折線が2箇所以上あるもの
⑧開放骨片, 骨欠損のあるもの

b. 歯の有無による治療法の分類
1) Rowe & Killey (1968) や Kazanjian & Converse (1959) の分類
歯の有無で治療法を次の3つに分類した. 大変有用である.
①Class 1：骨折線の両側に歯が残っている場合
②Class 2：骨折線の片側のみに歯が残っている場合
③Class 3：歯が1本も残っていない場合

2) Luhr (1999) の骨吸収による分類
①Class 1：下顎体高径が16 mm〜20 mm
②Class 2：11 mm〜15 mm
③Class 3：10 mm以下, 骨移植

老齢者では, 下顎骨では顎関節突起骨折が多く, 骨癒合不全が多く, 強固なミニプレート固定を行うことが, 脳機能, 経口摂取, 歩行開始などに好結果をもたらし, 骨吸収が著明であれば骨移植を行う（安藤ら 2006）.

❻治療法の実際
麻酔は, 経口挿管麻酔であるが, 最近, オトガイ下経挿管麻酔（今井 2016）の報告もある（第2章「麻酔」の項参照）.

a. Class 1 骨折の治療法
Class 1 骨折では, ①顎間固定のみで修復可能な場合もあり, ②キルシュナー鋼線固定との組み合せ, ③観血的に骨片修復, ワイヤー, ミニプレート固定, ネジ固定との組み合せもできる.

たとえば, favorable fracture といって, 骨折線が筋走行と直交するような場合は, 顎間固定を工夫することによって修復できるが, unfavorable fracture のように筋走行と骨折線が平行であれば, 筋の働きで骨折部に偏位が起こる.

28・4 顔面骨骨折

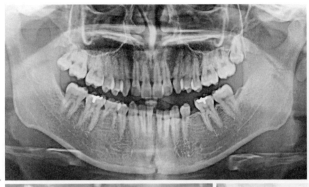
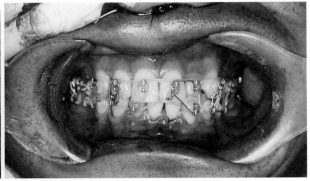
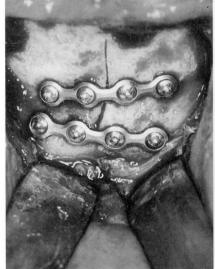
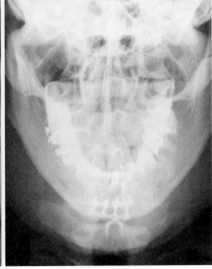

a:術前パントモグラフィー
b:術後(術前ブラケット装着),ワイヤーとゴム固定
c:プレート固定
d:X線タウン法

図28-4-58 下顎骨骨折
オトガイ部,左顎関節突起骨折.プレート固定と顎間固定.
(伊藤芳憲氏提供)

このときは,観血的整復固定をしたほうがよい(**図28-4-60**).

1) 顎間固定法 intermaxillary fixation
a) 上下歯牙固定法
① Gilmer (1887) の wire ligature (**図28-4-61**)
② Ivy (1942) の eyelet 法 (**図28-2-62**)
③ arch bar (**図28-4-63**, **図28-4-64**)
④ Divis (1992),飯田ら1998) の Dimac wire™法
⑤ 歯牙に金属を接着剤で固定するブラケット法 (**図28-4-58**)
⑥ ネジを埋め込み,ネジを固定する方法などがある(**図28-4-65**).ネジの植え込みには皮膚外よりトロカー(percutaneous trocar)を通して行う.
⑦ Gilmer&Ivyの固定法は,22〜24ゲージワイヤーのみで各歯牙を囲続する方法で,簡便であり,骨折線周囲およびanchorとなる歯牙の固定のみで十分なとき用いられる.

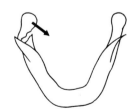

図28-4-59 関節突起骨折
外側翼突起の働きで,前方,内方,下方へ転位し,そのあとへ下顎枝が咬筋,側頭筋,内側翼突筋の働きで上方へ転位する.

⑧ arch bar法は,**図28-4-63**,**図28-4-64**のように,市販の特殊なarch barを歯列周囲にはめて,数箇所を歯牙に固定するのみで,多少の歯牙の欠損があっても全歯列の固定が可能である.歯の数牙が不足する場合は,**図28-4-66**のように固定する場合もある.しかし現在ではネジ留めが広く用いられている.

上下の歯牙にワイヤー固定を行ったのち,各ワイヤーの

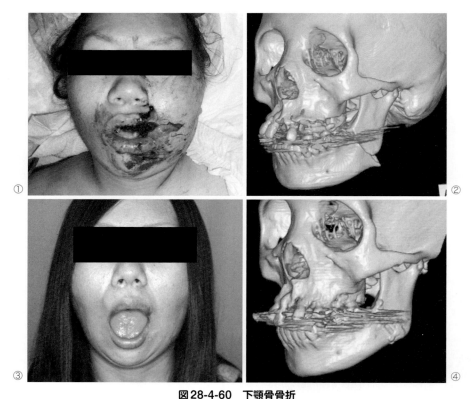

図 28-4-60　下顎骨骨折
①②：下顎骨折，10歳代女性，交通事故，③④：術後1年，開口障害なし

（村松英之氏提供）

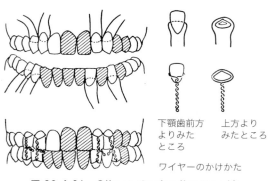

図 28-4-61　Gilmer の wire ligature 法

爪に，ゴム輪（規制のものでよいし，駆血帯用ゴム管を輪切りにしてもよい）をかけてゴムの弾力で，上下咬合を整復する．正常咬合が得られたら，ワイヤー固定に1本ずつ順次切り換える．切歯，犬歯の固定は抜けやすいので用いないほうがよい．

固定期間中，ワイヤーで口唇を損傷しやすいので，その上に医療用の蝋を貼付，ワイヤーを被覆することで口唇損傷を避ける．なお，固定がゆるんだり，はずれたりした場合は，その都度チェックしてやり直す．固定期間中，特に大切なのは，嘔吐であり，その処置がすぐ行えるよう準備

しておく必要がある．固定期間は4～6週間行う．しかし骨折の治癒はX線でみても骨折線が長期間残るので，後藤ら（1976）のいうように，圧痛などの症状を参考にして固定期間を決めたほうがよい．

b）上下顎固定

歯牙の欠損が多い場合，あるいは義歯装着の場合は，既存義歯や bite block を上顎では梨状口，下顎では下顎骨に囲繞固定したうえで，歯牙の固定を追加する．無歯顎の場合の固定法として，Dal Pont G 法（Dal Pont 1961）は，S字状フックを梨状口と下顎縁にかけ，これを固定する方法

28・4 顔面骨骨折

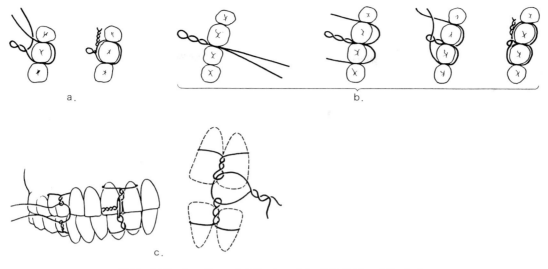

図 28-4-62 Ivy の eyelet 法（a，b）および Stout 法（c）

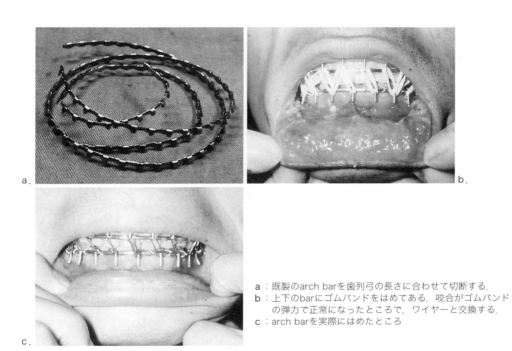

a：既製の arch bar を歯列弓の長さに合わせて切断する．
b：上下の bar にゴムバンドをはめてある．咬合がゴムバンドの弾力で正常になったところで，ワイヤーと交換する．
c：arch bar を実際にはめたところ

図 28-4-63 Erich の arch bar

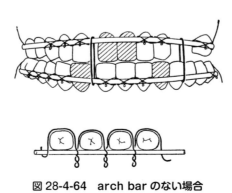

図 28-4-64 arch bar のない場合
Kirschner 鋼線を代用して，Stout（1942）の固定法を用いてもよい．

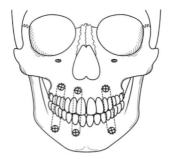
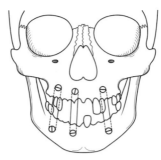

a：骨折部位により，固定の位置，数を決める．　　b：無歯顎の場合のネジ固定．粘膜の上から
　　　　　　　　　　　　　　　　　　　　　　　　　直接骨にネジをさしこむ．

図 28-4-65　マイクロネジ固定

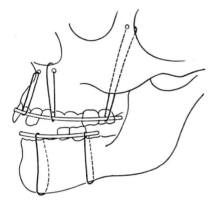

図 28-4-66　歯牙が不足している場合の顎間固定法
arch bar を残存歯に固定するが，固定の不足を補うため上顎骨では梨状口縁などに穴を開け，この穴にワイヤーを通して固定する．下顎は直針を利用して下顎骨を取り囲むようにワイヤーを囲繞して bar を固定する．今日ではネジをとめてネジ同士をワイヤー固定する方法も用いられる．

や von Otten 法のようにフックを顎骨にネジ留めして，このフックを固定する方法，指骨用マイクロネジを顎骨に植立し，これをワイヤーで固定する法などの方法もある（図28-4-65）．L字型スクリューインプラント植立法（Mavili 1997）もある．しかし，形成外科的には観血的整復のほうがより簡便で，確実である．

c）創外固定法
手術手技が簡便というが，欠点も多い（斎藤ら1974）．桜井ら（1992）は四肢用樹脂性副子（スコッチキャスト）を用いた顎外固定法を報告，良結果を得たと述べているが，著者の経験では不確実である．

d）観血的整復術
①手術法
　観血的治療の適応に従い（図28-4-67，図28-4-68）．まず，multiple looping，あるいは arch bar を歯牙に装着しておいたのち，下顎下縁の皮切を通して下顎骨縁を露出し，ドリルで穴を開けてワイヤーを通す．まず，顎間固定を行ったのち，骨折部のワイヤーを締めて固定を厳重にする．場合によってはキルシュネル鋼線やプレート固定を行い，あるいは皮膚外から固定する external pin fixation もある（図28-4-69）．
　最近では，ミニプレートによる固定が広く行われている．手術時間が短く，固定も強固であり，顎間固定も3週間前後と従来の方法より短くて済むからである（松田ら1987，川上ら1992）．なかには顎間固定不必要を唱える人もいる（Brianら1992）が，著者は，確実性をとりたい．
②観血的整復術時の注意
　(1)顔面神経を損傷しないこと．
　　正常咬合では neurtrocclusion ではオトガイ孔は上顎第1大臼歯と下顎第1大臼歯で決められるが，Class2の distocclusion ではオトガイ孔はその後方に，Class3の mediocclusion では前方に位置している（Manson2006）．
　(2)骨折端間に軟部組織が嵌頓しないようにすること．
　(3)顎間固定を先に行って，咬合状態を正常にしたのち，骨固定を行うこと．
　(4)骨固定用の骨孔の位置に注意すること（図28-4-67）．

b．Class 2 骨折の治療法
顎間固定のみでの治療は不可能である．残存歯牙に顎間固定をしたのち，観血的整復術を要する．

c．Class 3 骨折の治療法
無歯牙顎の場合の骨折に対するもので，老人に多く，それだけに，骨の萎縮が強いので，治療は義歯着用，囲繞結紮法，骨固定，ネジ固定，プレート固定法などが用いられる．しかし，他の class の場合と異なり，従来の顎間固定ができないので，2箇所以上の骨間固定や囲繞結紮あるいはネジ固定，プレート固定を要する．

❼骨折部位別治療法
a．オトガイ部骨折
顎間固定でよい．骨転位があれば，キルシュナー鋼線か，

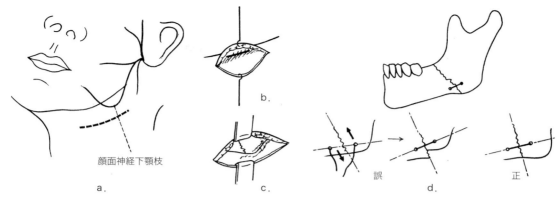

a～c：下顎縁より2横指下方に切開を行い，広頸筋を切開．顔面神経に注意しながら下顎縁に達し，骨膜を剥離したのち骨を露出させる．骨折線を確認し，その両端にドリルで穴をあける．ドリルを用いるときは骨の内側に腸ベラを当て，深く刺入するのを防ぐ．

d：下顎縁に穴をあけてワイヤーを通し，捻転して固定する．しかし，骨折線に対し斜方向に穴をあけ，強くワイヤーを締めたとき，穴と穴が最短位をとりやすいため下顎縁がずれることがある．理想的には骨折線に対し，ワイヤー固定方向が直交するようにする．

なお，顎間固定を行ったのち，骨固定を行うが，逆の順序で行うと骨整復が不十分であっても顎間固定では矯正できなくなる．

図 28-4-67 観血的下顎骨骨折整復法

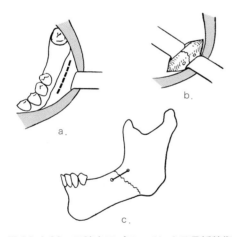

図 28-4-68 口腔内アプローチによる骨折整復
口腔前庭に切開を入れ，骨を露出させ，骨折線の両端にドリルで穴を開け，ワイヤーを通して，これを捻転固定する．

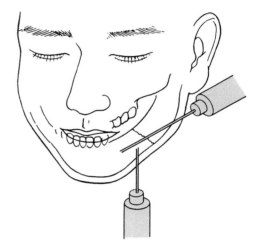

図 28-4-69 Kirschner 鋼線による外固定
顔面神経および下顎神経を損傷しないように注意する．

直接のミニプレート固定（図 28-4-57，図 28-4-58，図 28-4-70）．

b．下顎体骨折
顎間固定でよい．骨転位があれば，観血的にミニプレート固定．

c．下顎角骨折
通常，顎間固定．埋伏歯に注意．

d．下顎枝骨折
顎間固定で十分．

e．筋突起骨折
顎間固定で十分．

f．関節突起骨折
顎関節は解剖学的，機能生理学的にも複雑であるうえ（図 28-4-71），顎関節突起部の骨折は，下顎骨骨折のなかでも最も頻度が多く，しかも下顎の成長センターがあり，下顎の変形をきたしたり，関節強直症や関節症を起こしやすい．極めて重要な部位のひとつである．

なお顎関節障害については項を改める（本章 28-5 節）．

1）分類

a）骨折部による分類（図 28-4-72）

①関節内骨折 intra-articular fracture
　(1)下顎頭骨折 condylar head fracture

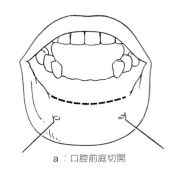

a：口腔前庭切開

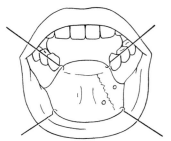

b：骨膜剥離後骨折線を確認，骨孔をあける．

図 28-4-70　口腔内アプローチ

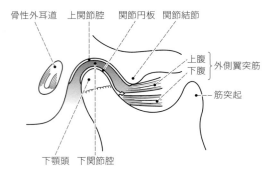

図 28-4-71　顎関節の構成体
(高戸 毅：標準形成外科，鬼塚卓彌監修，医学書院，p115, 2000 より引用)

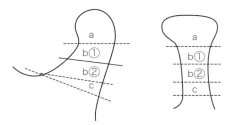

図 28-4-72　久保らによる関節突起骨折の分類
a：頭部　b①：上頸部　b②：下頸部
c：基底部
(久保四郎ほか：日口腔外会誌 29：1974, 1983 より引用)

②関節外骨折
(1)高位（頸部）骨折 condylar neck fracture
低位骨折 subcondylar fracture
b) 骨折様式による MacLennan 分類（図 28-4-73）
①非転位骨折（MacLennan 分類Ⅰ型）
②偏位骨折（MacLennan 分類Ⅱ型）
③転位骨折（MacLennan 分類Ⅲ型）
④脱臼骨折（MacLennan 分類Ⅳ型）
⑤脱臼転位骨折

2) 症状

下顎骨は関節突起を中心に動くため，骨折による下顎偏位を起こせば，顔面の非対称，顎運動障害（運動の欠如，運動方向の異常，運動痛など），咬合異常，外耳道に近いための耳前部腫脹，外耳道腫脹，該部の圧痛，ときに耳出血を起こす．しかし，耳出血に際しては，中頭蓋底骨折との鑑別を要する．翼突筋付着部上方での骨折の場合は，転位が少なく，筋付着部下方では転位が大きい．しかし，関節嚢が破れないときは，それほどの転位はない．

3) 診断

前記症状，顎関節の断層撮影を含めた X 線撮影（眼窩顎関節方向規格撮影法-オルビトラムス，タウンズ撮影法，顎関節断層撮影法，パノラマ撮影法），CT，3DCT による．

4) 治療

a) 非脱臼性骨折 displacement fracture
これは，骨片が関節嚢内にある骨折で，通常，顎間固定による非観血的治療を行う．速やかに正常咬合が得られる．

しかし，①骨折片の偏位の大きいもの，②両側骨折などでは，下顎の変形，異常運動を起こすので，観血的整復がよい．

手術手技は耳前部切開より入り，顔面神経を損傷しないようにして関節突起に達し，骨膜剥離，骨片整復ののち，ワイヤー縫合固定を行うなり，下顎角部よりキルシュナー鋼線固定を行う．なお，骨折部よりキルシュナー鋼線を挿入する方法もある．関節内骨折を観血的整復をすれば，術後，関節包の拘縮，血行障害のため骨片の変形，吸収，開口機能の遅延がみられることがある（川上ら 2012）

ただし，小児の場合は下顎頭に growth center があるので，骨切側下顎枝の短縮，過成長を起こすことがある．放置すると二頭関節を形成するという報告もある（Kahl ら 1995）ので注意を要する．

b) 脱臼性骨折 dislocation fracture
脱臼，転位が著明なとき，第 3 骨片があるときは，観血的整復が原則である．骨折による下顎枝の短縮，そのための咀嚼筋のアンバランスや拘縮，関節円板や関節包周囲の瘢痕化と拘縮などにより，咬合不全，顎運動障害を起こしやすいからである（青柳ら 1977）．

手術法としては，耳前部切開，下顎下縁切開のアプローチで骨折部に達し，エレバトリウムによる整復，キルシュナー鋼線刺入による固定を行う．

耳後部より外耳道を切断，骨折部にアプローチするのも

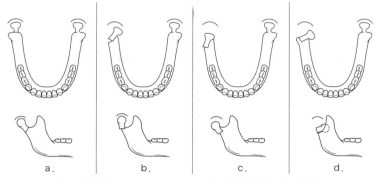

図 28-4-73 MacLennan による関節突起骨折の分類
a：転位の認められない骨折　　b：偏位骨折　　c：転位骨折　　d：脱臼骨折
（黒井 満：日口腔外会誌 21：847-872, 1972 より引用）

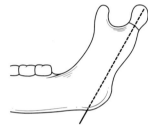

図 28-4-74 Kirschner 鋼線による固定
（高戸 毅：標準形成外科学，鬼塚卓弥（監修），医学書院，p118, 2000 より引用）

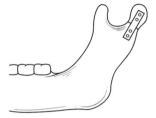

図 28-4-75 ミニプレートによる固定
（高戸 毅：標準形成外科学，鬼塚卓弥（監修），医学書院，p118, 2000 より引用）

よい（Alexander ら 1975, 高見ら 1994）．単鋭鉤で骨頭端を持ち上げ，同時に下顎角を布鉗子で牽引，整復しやすくする（巣瀬ら 2001）．下顎縁切開法では，下顎縁下方 2 cm のところに横切開を加え，広頸筋を切断，その下の顔面神経下顎枝を確認，これを周囲組織と筋鉤にてもちあげ，下顎縁に達し，骨折部を整復後，顎間固定で咬合を正常にし，骨折部をプレートやワイヤー，Kirschner 鋼線固定を行う（図 28-4-74, 図 28-4-75）．伊藤ら（2005）は手の舟状骨の固定に利用するアキュトラックスクリューを応用している．これは compression screw で，screw のピッチ幅がすこしずつ狭くなり，骨折部を引き寄せる構造になっている．中は中空で仮固定したガイドを通せるので，正確，強固な固定ができる（図 28-4-76, 図 28-4-77）．

内視鏡下手術法も報告されている（Jacobovicz ら 1998, 若松ら 1999, Schon ら 2005）．

c）関節内骨折
激痛，開口障害，咬痙または牙関緊急 trismus の trias がある．咬合不全は少ない．治療は保存的に行う．エレバトリウムによる整復，Kirschner 鋼線刺入による固定を行っている．

d）下顎窩骨折
池本ら（2002）は，下顎窩の骨折が内耳機能障害を起こすことがあると報告，注意を促している．

e）小児骨折
脱臼，転移があっても顎間固定のみで自然に整復されることが多いので経過を観察するが，異論もある．

g．歯槽骨骨折
歯を含む完全離断では切除，粘膜被覆．歯骨折を合併するものでは，整復を試みる人もいるが，歯根部郭清のうえ，粘膜被覆するほうがよい（図 28-4-57）．

h．合併症とその治療
1) 初期合併症
①出血：止血
②呼吸障害：嘔吐予防，顎間固定の分離
③感染：抗菌薬投与，ドレーン，不良歯抜去
④骨壊死や骨炎：血行の豊富な皮弁や粘膜弁で被覆
⑤骨髄炎：抗菌薬投与，ドレーン，腐骨切除など
⑥関節強直：関節突起切除

2) 二次合併症
①偽関節 pseudoarthrosis：骨移植
②変形癒合 malunion：骨切り術や骨移植

N. 顔面複雑骨折 panfacial complex fracture

これは，前述した鼻骨篩骨骨折のような複雑骨折，上顎骨，頬骨，下顎骨，頭蓋骨など頭蓋顔面全体にわたったようなもので，銃創，交通事故などでみられる．顔面骨がバ

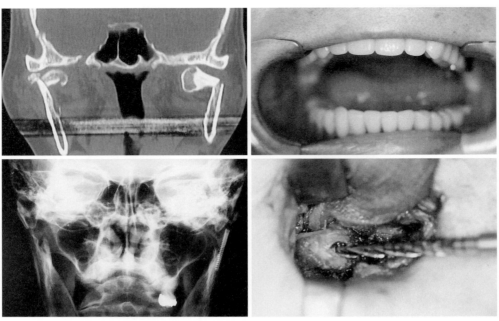

図 28-4-76　両側顎関節突起部骨折
アキュトラックスクリュー（コンプレッシンスクリュー）使用

（伊藤芳憲：形成外科 48：291, 2005 より引用）
（伊藤芳憲氏提供）

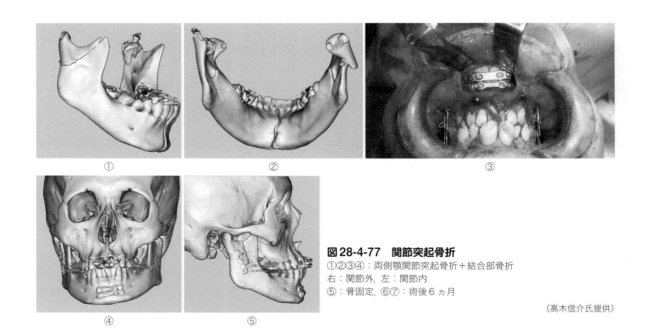

図 28-4-77　関節突起骨折
①②③④：両側顎関節突起骨折＋結合部骨折
右：関節外，左：関節内
⑤：骨固定，⑥⑦：術後 6 ヵ月

（高木信介氏提供）

ラバラに骨折し，皮膚なども挫滅がひどく，出血も多い．

　治療は，救命を第一義とした全身状態の回復を行いながら，局所治療を行うが，大切なことは頭蓋骨を含め顔面骨を一期的に解剖学的正常位置にワイヤー固定，プレート固定を行うことである．

　整復の順序はまず顎間固定を行い，口腔前庭切開を通し，上下顎の位置関係をととのえたのち，頭皮冠状切開より眼窩骨篩骨の整復を行い，次に下眼瞼皮切より眼窩下部と上顎骨の相互位置関係を整復，さらに，口腔前庭，下顎骨下部，オトガイ下部切開などを通し，下顎骨の整復をする．

　必要があれば骨移植（腸骨，頭蓋骨外板，肋骨など）も行う．しかし，複雑骨折のときに骨折端をあわせることが

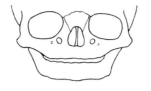
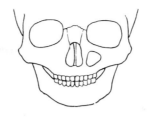
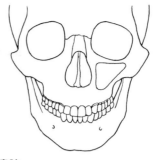

図 28-4-7-78 小児と成人の顔面骨と副鼻腔
特に上顎洞位置，大きさに注意．

往々にして難しく，また，粉砕骨片を探しにくいこともあり，顔面の全体像を見失って，顔面の高さ (height)，突出度 (projection)，幅 (width) のアンバランスを起こしかねないので，全体像に対する注意が必要である．

⑩ 小児の顔面骨骨折
infant facial bone fractures

❶小児顔面の特徴
a. 顔面の成長
脳頭蓋は，生後2歳頃までにはほぼ成人に近いところまで成長するが，顔面頭蓋はかなり遅く，3ヵ月で成人の40%，2歳で70%，5.5歳で80%である．

したがって，顔面頭蓋対脳頭蓋の比では，生下時1:8，5歳で1:4，成人で1:2の割合で顔面頭蓋は大きくなるという．

また，顔面の高さでは顔面下1/3より中1/3の成長が大きく，顔面の前後方向，幅では，下顎のほうが大きく，その成長の山は，3歳と5歳の間，13歳と15歳の間にあるという．

各部位の成長では，眼窩は7歳になると成人の大きさになるが，上顎の成長は遅れて眼窩下孔は8歳くらいまでは鼻腔底の高さにあり，上顎洞も12歳頃まで鼻腔底と同じレベルにあるが，永久歯の萌出，歯槽の発育に伴って鼻腔底のレベル以下になる（図28-4-78）．

Langfordら (2003) は，成長パターンを①少しずつ拡大する5歳まで，②急激に増大する5〜11歳，③それほど成長しない15歳までの3段階に分け，上顎骨の容積の増加を調査，いずれのパターンでも男性のほうが女性より有意に大きいという．

鼻の成長は，3歳，7歳，14歳に成長の山があるが，完成するのは18歳と25歳の間である．

b. 顔面の軟部組織
子供の顔面は，厚い皮下脂肪に覆われているため，外傷に対するクッションとなり，深部組織の損傷が少ない．また顔面骨骨折も少ない．

c. 顔面の骨組織
子供の骨組織はやわらかく，若木骨折を起こし，あるいは骨縫合線での離開を起こす．また治癒が早いため，早急に整復しないと，癒着して整復が難しくなる．

d. 骨折と成長
子供の顔面骨は成長というファクターがあるため，骨折その他で成長を障害され，また逆に，わずかな骨折後の変形は自然矯正される．

e. 歯牙
上顎下顎とも，混合歯期では，その大部分は，永久歯が埋伏しており，骨折などによる歯牙の損傷を受け，また成人のように顎間固定が難しい．アクリル樹脂で歯列副子を作って固定するほうがよい．

f. 診断
小児の顔面骨骨折は，通常のX線像 (plain radiograph) では診断しにくく，CT検査が必要である．

❷小児の特殊な骨折
前述の小児顔面の特殊性から，鼻骨骨折，眼窩骨折，下顎骨折が多く，下顎では関節突起骨折が多い（柴田ら 206）．

a. 鼻骨骨折
子供の鼻骨は，軟骨性のところが多く，骨折といっても，上顎前頭骨の上にかぶさるような感じになり，open book type fracture（本を開いたような骨折）といわれ，はっきり骨折と診断しにくいことが多い．また鼻中隔の脱臼，骨折，あるいは単なる彎曲でも血腫を起こしやすく，鼻閉の原因となる．

治療は成人と同じで，血腫があれば切開，排出する．しかし完全に治療したと思っても，後日変形を起こすことがあり，医療訴訟にもなりかねない．子供の骨折の難しさの

ひとつである．変形があれば再手術であるが，軟骨や骨移植を含めた再建手術を行うも考慮する．術中エコー検査を併用すると整復が正確になる（柴田ら 2016）．

b. 頬骨骨折

子供の頬骨は，弾力性のため骨折は少ない．外力が強いと分離骨折を起こしやすい．症状，治療法は成人の頬骨骨折と同様である．

c. 眼窩骨折

子供の眼窩骨折は，前頭頬骨縫合の分離という形で起こりやすい．治療は整復のうえ，ワイヤーやミニプレート固定である．

blow out fracture は，子供の上顎洞の発育不全のため，一見生じにくいようにみえるが，その上顎洞内にすら眼窩内容が嵌頓する．通常の X 線像ではわかりづらいので CT が必要である．柴田ら（2016）は CT より MRI，できれば cine MRI がよいという．外眼筋が嵌頓すると 48 時間以内の手術が必要になることがある．

d. 鼻骨篩骨眼窩骨折

自動車事故などの直達外力によることが多く，頭蓋骨を含めいろいろな顔面骨の複合骨折として起こりやすく，顔面の皿状変形を起こす．なお，若木骨折 green stick fracture のときは症状が軽いため要注意である．通常の X 線像より CT，3DCT が推奨される．成人に準じた注意深い診断を行う．

治療は，冠状切開より骨折部の完全整復固定を図るよう努力することが大切である．

e. 下顎骨骨折

子供の骨折は弾力があるため，若木骨折が多く，また骨折線は，成人が下後方に走るのに，子供では下前方に走りやすい特徴がある．

治療は，永久歯への損傷を防ぐため，また，歯牙が不安定なため歯牙を利用した固定は難しい．通常，転移が少ない場合は，保存的治療であるが，年齢によっては歯列副子による囲繞結紮固定，12 歳以上では成人と同様の治療がよい．

石田（2012）は，チタンプレートは，成長に従い，骨のなかに埋没し，抜去困難となるので，生体吸収性プレートがよいという．小児の場合は，下顎頭に growth center があるので，骨切側下顎枝の短縮，過成長を起こすことがある．放置すると二頭関節を形成するという報告（Kahl ら 1995）もあるので注意を要する．

f. 顎関節障害

5 歳前では，関節突起の発育が少なく，骨組織もやわらかいので，crush type injury を起こしやすく，関節軟骨を損傷して，下顎の発育不全や，関節内外に出血を起こし，骨形成や関節強直を起こす．5 歳以降では，頸部骨折になりやすいが，自己矯正により修復されるので，特別な固定は不要であると考える人が多い．しかし，骨片転位，脱臼があれば観血的整復がよい（川上ら 1988）（本章「顎関節障害」の項参照）．

g. 上顎骨骨折

骨の弾性や副鼻腔の未発達のため成人に比べ骨折が少なく，また，子供には LeFort 型の骨折は少ない．治癒が早いので早急に整復固定する．しかし，上手に整復しても，上顎や鼻中隔の成長の障害から顔面中央の変形を起こすことがあるゆえ，注意が必要である．

h. 歯槽骨骨折

子供の上顎下顎には，特に混合歯期になると埋伏歯牙が多いので，必ずその処置にせまられる．

歯牙が支えられない骨折のとき，永久歯萌出を障害しないように抜歯する．

歯髄露出のあるときは，歯髄切除 pulpectomy を行う．永久歯に損傷が及べば，萌出異常，その他を起こすが，歯科的処置を行う．

P. 高齢者骨折

60 歳以上では顔面骨折 5〜9% である（柴田ら 2016）．

❶高齢者骨折の特徴

小坂（2012）によれば，
①高齢者は，骨密度が減少
②運動機能障害で転倒，転落しやすい
③全身的慢性疾患を合併
④顎骨の吸収，歯牙欠損が多い
⑤血行が悪く，治癒が遅延
⑥歴年齢，体力年齢，知能年齢の個人差が大きい
⑦社会的，心理的問題が大きい
⑧咀嚼障害があり，栄養障害を起こしやすい
⑨誤嚥，呼吸障害が起こりやすく，顎間固定は困難
⑩全身麻酔のリスクが大
⑪関節突起骨折が多い（柴田ら 2016）

❷治療

ミニプレート固定で，早期の咀嚼機能の回復，栄養状態の改善早期離床を図るべきであるという．

28·5 顎関節障害 disturbance of the temporomandibular joint

A. 顎関節部骨折 temporomandibular joint fracture

「顎関節突起部骨折」の項参照.

B. 顎関節脱臼 temporomandibular joint luxation

❶骨折性脱臼
本章 −4「顔面骨骨折」の項参照

❷非骨折性脱臼
外傷によって，骨折を伴わずに顎関節の脱臼を生じることがある.

a. 原因
①骨性（下顎頭，関節窩，関節結節などの形態），
②軟組織性（関節包，靱帯，筋肉などの形態，機能）があるが，議論もある.
脱臼方向（前方，後方上方，外側，内側に分けられるが，前方脱臼が最も多い）.
前方脱臼は，開口時，オトガイを強打したとき生じる.

b. 診断
診断は，下顎骨が開口位に固定され，顎運動が不可能になるので容易であるが，骨折の有無を調べる必要がある. 一側脱臼では下顎骨の健側偏位がある.

c. 脱臼治療
顎関節整復器を母指にはめるか，ガーゼを母指に巻いて母指を保護したのあと，両側母指で，下顎大臼歯部を下方に押しつけつつ後方へ回すように圧を加え，整復するが，整復直後，母指を頬側にずらすようにすると噛まれない. 整復術は，全身麻酔をかけると容易であるが，無麻酔でも可能である. なお，習慣性脱臼になるのを避けるため，術後 1〜2 週間は，チンキャップ chin cap で固定を行い，あくびや大笑いなどを避ける.

❸習慣性脱臼 habitual dislocation
これは，何度か脱臼を繰り返すもので，関節包や靱帯の弛緩によるという.
治療は，もちろん整復であるが，問題は整復後の再発防止である.

a. 保存的治療
保存的治療で 6 ヵ月以内に 90％は改善する（Converse, 1977）. 症例に応じていろいろな治療法が選択される.
①筋肉痛：局所麻酔薬の注射
②歯周囲疾患：原病の治療
③歯ぎしり：咬合の治療
④歯のくいしばり：精神安定剤など投与，歯間プレート挿入
⑤関節痛：ステロイドの関節内注射（効果は一次的である）（triamcinolon-acetonide など），矢部ら（1998）は，Ⅲ型，Ⅳ型に対して，1％リドカインによるパンピング後，アルツ®1.0〜1.5cc の関節内注入を勧めている. しかし，合併症として，顔面神経損傷，外耳道穿孔，頭蓋内穿孔，感染をあげている.
⑥咬合異常：矯正歯科的治療
⑦異常顎運動：顎運動の自覚的矯正，軟食事の摂取
⑧chin cap などで下顎骨の過剰運動を制限
⑨舌骨上筋群の筋力強化運動や，外側翼突筋の運動制限のために，舌尖を上顎に接触させる運動を行う. 特にあくびのときには舌尖に注意する.

b. 手術的治療
保存的治療で，症状の改善が得られない場合は，再度，症状のチェック，運動状態，X 線診断を行い，手術的治療，適応があれば非骨折性脱臼で述べたような手術を行う.
①関節包の短縮 capsulorrhaphy（Morris1930）
②関節結節の除去 meniscectomy（Myrhang 1951, Hale 1972）
③関節突起の運動制限（下顎突起と頬骨弓をナイロン糸で固定する方法），外側翼突筋の切開 myotomy（Laskin 1973）
④関節結節や下顎突起前面への骨移植，頬骨弓を骨切りして関節結節前方に衝立を作る方法（Gosserez ら 1967, Daytery 1975, 藤田ら 1984）
などが行われる（図28-5-1）.
Courtemanche ら（1978）は，Myrhang 法がよいというが，上村ら（1998）は，Gosserez の変法を報告している（図28-5-2〜図28-5-4）.

❹陳旧性顎関節脱臼
顎関節脱臼が見逃された場合は，陳旧性顎関節脱臼になり，整復は極めて難しい. 観血的整復を必要とすることが多い（奥津ら 1991）.
治療は，それぞれの原因的治療が総合的に行われる.

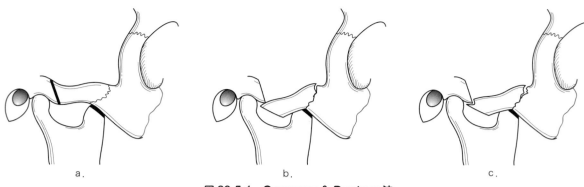

図 28-5-1　Gosserez & Dautrey 法
a：骨切り，b：固定
c：骨切り部分が滑って後戻りが起こらないように鍵型にくさびを入れている．
(Gosserez M et al：Transactions of 2nd Congress of the International Association of Oral Surgeons. Munksgaard HE, p261, 1967；秋岡二郎ほか：形成外科 40：1107, 1997；上村哲司ほか：形成外科 41：47, 1998 を参考に著者作成)

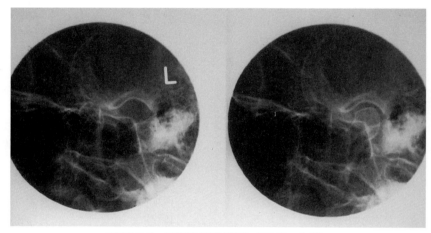

図 28-5-2　習慣性顎関節脱臼（79 歳，女性）
単純 X 線写真．左が脱臼時．

（大塚尚治氏提供）

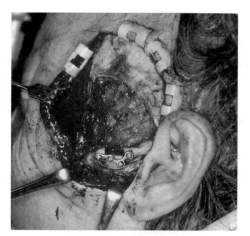

図 28-5-3　LeClerc 法
術中所見．関節結節最隆起部から前方へ 10 mm の幅で骨切りし，咬筋を付着した状態で 6 mm 尾側に置きプレート固定する．両側ともに同じ手術を行う．

（上村哲司ほか：形成外科 41：47, 1998 より引用）
（上村哲司氏提供）

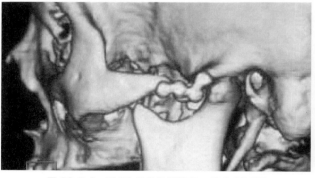

図 28-5-4　図 28-5-3 の術後 7 ヵ月の 3DCT

（上村哲司氏提供）

C. 顎関節強直症
temporomandibular joint ankylosis

❶分類
a. 真性（関節内）強直症
　①線維性強直症
　②骨性強直症の原因
　　(1)骨折（外傷，分娩など）
　　(2)感染（下顎骨骨髄炎，中耳炎の波及，敗血症など）
　　(3)リウマチ様関節炎（Marie-Stuempel's disease）などが原因となる．
　　(4)まれに子宮内の原因による先天性のものがある．
b. 仮性（関節外）強直症
　①瘢痕性拘縮：外傷，感染などによる．
　②機械性拘縮：骨腫，頰骨弓骨折など．
　③筋性拘縮：筋炎，筋線維化，筋麻痺，筋萎縮など．
　④神経性拘縮：破傷風，脳疾患，ヒステリーなどからくる痙攣性のもの，疼痛などからくる反射性のものがある．
　以上を局所炎症，全身性疾患，外傷性に分類することもある（細谷ら 2009）．

❷症状
　形成外科的に問題になるのは，線維性強直症と骨性強直症とで，前者にはその程度によって多少の開口が可能である．幼児期に生じた場合は，長ずるにつれて下顎の発育不全が著明となり，いわゆる鳥顔 bird face や顔面左右不対称を呈し，さらに歯列弓の変形，齲歯が多く，食物摂取不良による栄養障害も多い．
　片側性の場合は，健側が成長するため，下顎の患側偏位を起こす．一見，健側の過成長のようにみえて健側に障害があるように錯覚することがある．
　X線撮影，同断層撮影によって，顎関節の変形の程度，骨性癒合の程度を調べ，また筋運動の程度も一応チェックする必要がある．
　もちろん，原因の追求も診断，治療上の参考になる．

❸治療
　顎関節強直症の治療は，関節授動術である．
　①関節突起を切除 condylectomy，
　②関節窩との間にシリコン膜を挿入したり（Karaca ら 2004），自家軟骨，筋膜，真皮などを移植したりする（interpositional arthroplasty）．
　③関節を除去，肋軟骨膜を移植，関節面に新しい軟骨を形成させる方法（Tajima ら 1978）．
　④積極的方法として，胸鎖関節を胸鎖乳突筋茎の筋骨弁

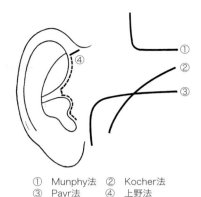

① Munphy法　② Kocher法
③ Payr法　　④ 上野法

図 28-5-5　顎関節アプローチの切開線のいろいろ

として顎関節部に移植，関節と同時に下顎枝を延長（Korula ら 1991）．
　⑤肋軟骨移植．Guyuron ら（1992）は，予後がよくないという．
　また，関節突起の切除のみ行う方法は（Zhi ら（2007），下顎骨の後退，上行枝の短縮，強直の再発もあり，安易にすべきでない（牧野ら 1996）．

❹手術の実際
　実際の手術に際しては，耳前切開（図 28-5-5）から関節に達する．次に，4mm ほどの骨切除を行ったあと，前述の自家組織，またはインプラントを挿入する．下顎枝が短いときは，骨移植による延長を図るが，咬合異常を起こさないように留意すべきである．
　最近，transport distraction を行って好結果を得たという報告もある（Cheung ら 2007）．
　術後は，開口器を用いて開口練習を行う．
　また，長い間，強直症が続いている場合は，鳥顔や，下顎骨変形を起こしていることが多く，上顎や下顎の骨切り術による再建を要することもある．

❺術後合併症
　①顔面神経損傷
　②感染
　③関節強直症の再発（特に子供）（図 28-5-6）

D. 顎関節症 derangement, dysfunction of the temporomandibular joint

❶顎関節症，顎内障
　これは，①顎関節の疼痛，②関節雑音 clicking，③開口障害（正常最大開口は 3-4 横指の 5〜6cm）を三主徴とする顎関節機能障害で顎内障ともいわれる．

102　第28章　頬部形成術

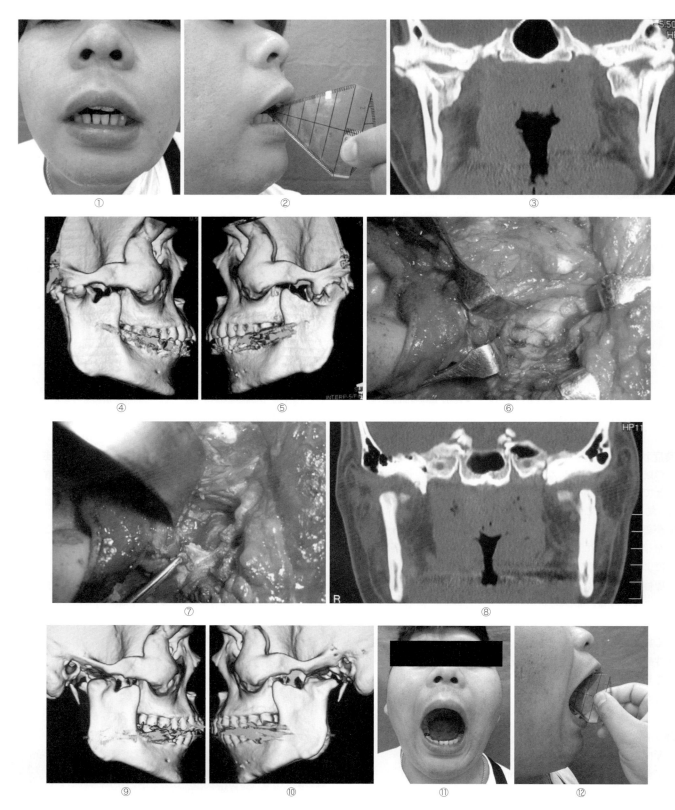

図28-5-6　顎関節強直症
①②：顎関節強直症，20歳代男性，両顎関節突起骨折受傷後1年半，切歯間距離5 mm，③④⑤：CT像，⑥⑦：顎関節突起1 cm切除，⑧：側頭筋膜弁を挙上，膜充填，⑩：両顎関節突起が切除されている，⑪⑫：開口障害消失，切歯間距離60 mm

（黒木知明氏提供）

村上ら（1995）は，次のように分類している．

①Ⅰ型：咀嚼筋障害を主徴候，

②Ⅱ型：慢性外傷性病変を主徴候，靱帯損傷，関節包外傷，関節板挫滅，関節捻挫など

③Ⅲ型：関節円板異常を主徴候，顎関節内障，違和感，疼痛，クリック音

④Ⅳ型：退行性病変を主徴候，変形性関節症

⑤Ⅴ型：その他心身性疾患による．

McCarthy（1990），Schendelら（2006）は，顎関節機能障害として統一，筋性障害，関節包・靱帯障害，顎内障，関節頭脱臼のなかに分類し，それぞれに治療法が異なるとしている．

6対4で女性に多く，20歳代に多いという（磯 1972）．

原因については，いろいろ報告されているが，西原ら（1993）は，①口呼吸習癖，②片側咀嚼習癖，③睡眠姿勢習癖の3者を重視しているが，最近では，心理・社会的要因によるとする報告が多く，増加傾向にある（小池 003，中澤 2003）．

❷治療

a. 保存的療法

①非ステロイド系消炎鎮痛薬，②マイナー・トランキライザー投与，③大開口制限，④硬い食物摂取の制限，⑤温罨法，⑥マッサージ，⑦咬合スプリント装着法などが報告されている．

栗原ら（2006）は，別の観点から顎関節疾患を捉え，保存的治療で95.4%は改善するという．

b. 疾患別療法

1）筋性障害

①歯ぎしり，咬合不全からくるものは咬合異常の修正を，

②習慣性運動異常によるものは運動矯正を，

③咬筋肥大からくるものは肥大筋の切除，下顎角切除を行い，

④内側翼突筋などの障害からくるものはメニスクスの切除である．

2）関節包・靱帯障害

これの主なものは，intracapsular edema とか retrodiscitis とも呼ばれている．

後方関節包炎 posterior capsulitis は，外傷，炎症性疾患などで，関節突起後方の靱帯などが炎症を起こすもので，外側翼突筋が spastic になって開口障害を起こす．

診断は，

①下顎を後方に下げようとすると痛みを生じること

②X線で condyle の後のスペースが開大していること

③運動制限があること

などである．

治療としては，鎮痛薬や固定器具の使用などがあるが，

炎症性疾患があればその処置を行う．

3）顎内障 internal derangement

中沢（1992）は，

①咬合異常による生物力学的ストレス

②精神的ストレス

③外傷などを誘因とするというが，internal derangement は，98%がメニスクスの位置異常によるという（Isbert-Holm ら 1980，Schendel ら 2006）．

症状は，

①開口，横運動制限など下顎運動障害を起こし，

②下顎開閉に際し，関節部で音がするようになる．

③この際，頭痛，肩こり，頸こりを訴えることもあるが，

④耳鼻科的症状は必ずしもはっきりしない．

このような状況が続くとメニスクスの変性，関節突起の変性を起こし，礫音 crepitus を発生，疼痛も強くなる．

治療は，①矯正とガムによる非機能側の訓練，②無効であれば手術適応，③術後ヒアルロン酸塩の関節内注入で疼痛が早期に改善する（松本ら 2003）．

外科的には，関節突起切除，あるいは位置変移術である．

E. その他の顎関節障害

顎関節障害を起こすもののうち，関節突起の発育不全，発育過剰，軟骨腫，骨軟骨腫などがある．また，筋突起の異常があっても顎関節障害の症状となる．

治療はそれぞれの症状に応じて矯正治療，外科的治療を行う．

28·6 頬部の腫瘍
tumors of the cheek

頬部にも，他の部位と同じくいろいろな腫瘍がみられる（第20章「形成外科に関連のある皮膚疾患」の項参照）．

A. 良性腫瘍

❶母斑細胞母斑（色素性母斑）nevus pigmentosus, pigmented nevus

これは，黒色の母斑で，小原ら（1976）によると，63%に皮膚皺襞に沿った方向性があるという．大きさとしては顔面のほとんどに及ぶものから，黒子のように小さいものまである（図28-6-1，図28-6-2）．

治療は，

①大きいものは，遊離植皮術．

②中程度のものは，局所皮弁，あるいは，連続縫縮術や

104　第28章　頬部形成術

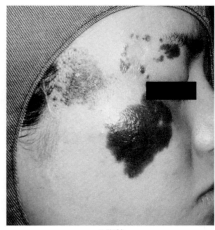
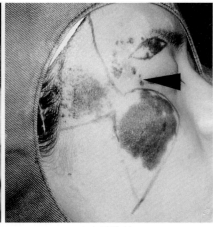
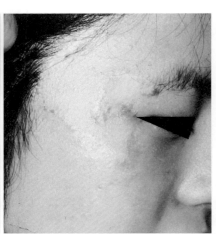

　　a：術前　　　　　　　　　　　　　　b：デザイン　　　　　　　　　　　c：縫縮術後1年半

図 28-6-1　右顔面の色素性母斑

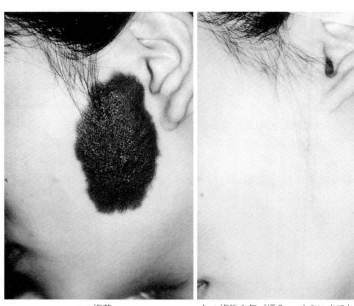

　　a：術前　　　　　　　　　　b：術後1年（幅3cmくらいまでなら一期
　　　　　　　　　　　　　　　　　縫縮が可能である）

図 28-6-2　左頬部色素性母斑

その合併法.
③小さいものは，縫縮術（図28-6-1，図28-6-2）か，皮面形成術を行う．特に丘状の黒子の場合は縫縮か，くり抜き法が確実であり，結果も綺麗である．また組織検査のうえからも，焼灼法より，くり抜き法か縫縮法がよい．

❷**扁平母斑** nevus spilus
　扁平母斑の場合は，レーザー治療が第一選択である．
剝皮術を行う場合もあるが，単なる剝皮では再発することが多い．大きさによって縫縮，連続縫縮，植皮などを行うが，遊離植皮の場合は，術後，植皮片の色素沈着をきたすことが多く，症例によっては，術前より醜状を呈することがある．

❸**太田母斑** Ota's nevus
　太田母斑には，削皮術と雪状炭酸の併用法があったが（図28-6-3，図28-6-4），現在はレーザー療法が第一選択である．
　遊離植皮では，後日，色素再生があって，植皮片を通して青く透けてみえることがある．特に筋層まで色素沈着の

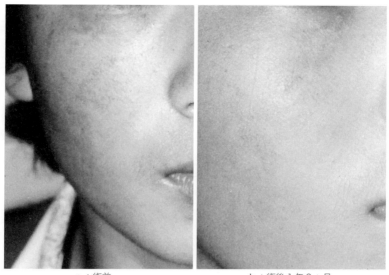

a：術前　　　　　　　　　　　b：術後1年6ヵ月
図 28-6-3　太田母斑
色素の薄いものはドライアイスで改善できるものもある．

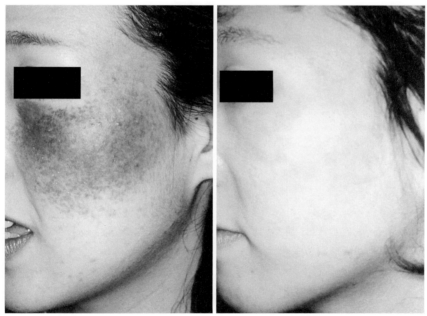

a：術前　　　　　　　　　　　b：液体窒素療法術後4年
図 28-6-4　太田母斑

ある症例に多い．もちろん手術で肉眼的に色素を全切除したつもりでも再発は起こることがある．

　眼球強膜の色素斑 ocular melanosis は，顕微鏡下強膜半層剝切術が，効果があるという（川本ら 1991）．

❹ **血管腫** hemangioma，**血管奇形** vascular malformation
　第20章「形成外科に関連のある皮膚疾患」の項参照（表28-6-1）

a.　**単純性血管腫** simple hemangioma
　単純性血管腫は，現在の名称は毛細血管奇形である．皮面形成術も行われるが，最近ではレーザー光線による治療が頻用されている．しかし，単純性血管腫でも，加齢的に丘疹状隆起をしてきた症例は切除である（図28-6-5）．また，骨の過形成があれば骨切り術などの併用をしなければならない．

表28-6-1　顎骨再建に用いる血管柄付き遊離骨移植の長所・短所

	肋骨	腸骨	橈骨	肩甲骨	腓骨
ドナー合併症	開胸	ヘルニア形成	植皮必要		植皮必要
グラフト採取	容易	困難	容易	中等度	ときに困難
血管茎	長く太い	あまり長くも太くもない	長く太い	長く太い	長く太い
血管茎の変異	なし	なし	なし	なし	あり
グラフト採取時体位	側臥位	仰臥位	仰臥位	側臥位	仰臥位
皮弁の血行	良	ときに不良	良	良	ときに不良
グラフトのボリューム	骨不十分	多過ぎ	骨不十分	適当	適当
再建の自由度	良	不良	良	良	良

(原科孝雄ほか：形成外科34：941, 1991より引用)

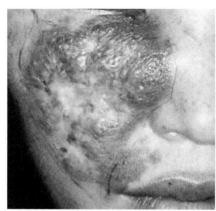 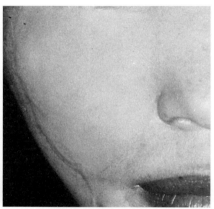

a：術前，放射性皮膚炎合併　　　　b：術後，遊離植皮後2年

図28-6-5　顔面単純性血管腫

b.　苺状血管腫 strawberry mark

　これは, 乳児血管腫で, Greeneら(2004)は, 男女比が1：4.5と女性に多く, 40％は左, 36％が右, 24％が両側, 88％は耳介, 口唇, 眼瞼など周囲組織にもみられるという.

　苺状血管腫は, 放置しておいても, 自然治癒傾向があるが, その過程で, 皮膚が菲薄で皺を生じているような場合は, 自然治癒を待っても, 変形, 醜状が残り, いずれ手術の対象になるため, 早期に手術に踏み切ったほうがよい.

　また, 苺状血管腫は, 往々にして海綿状血管腫を合併する(図28-6-6).

　診断は,
　①単純X線で, 静脈石や骨吸収像, 菲薄化を,
　②duplex scanで病変の充実性か囊胞性か判断,
　③病変の位置,
　④他臓器との位置関係,
　⑤血流の有無や方向,
3DCTで同様のことを診断する.

　治療は, 軽度の場合はステロイド方法, レーザー照射法などがある(村岡1993)(重度の場合は, 次項参照).

c.　海綿状血管腫 cavernous hemangioma

　海綿状血管腫は, 現在, 静脈奇形といわれ, 巨大なものが多く, リンパ管腫との鑑別が大切であるが, 穿刺試験, 粘膜面の異常, 血管撮影などで, 通常, 鑑別は容易である. 症例によっては, 筋肉も欠損, 空洞化していることがあり, 大出血を起こしやすい.

　治療は, まずステロイドを投与し, 効果がなければインターフェロンα-2aまたはα-2bの投与, さらにビンクリスチンvincristineの順序で考える(Greeneら2004). その他の薬剤投与法, 放射線療法, muscle embolization (Cunninghamら1970, Bennetら1972, 平山1980)などの方法も報告されている. Jacksonら(2005)は, 血管腫を縫合糸で縛って小分けし, そのなかに硬化剤を注入する方法を報告している(第20章「形成外科に関連のある皮膚疾患」の項参照).

d.　蔓状血管腫 racemous hemangioma

　蔓状血管腫も, ときにみられるが, 血管撮影によって,

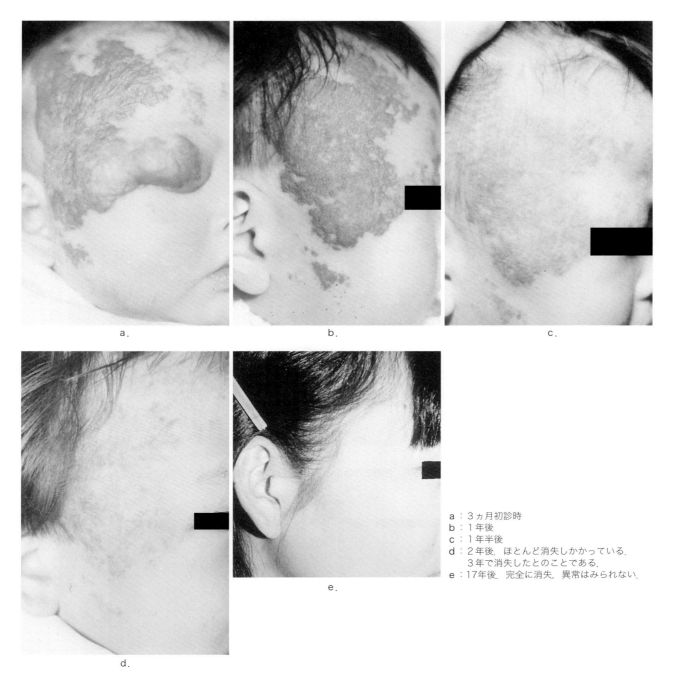

a：3ヵ月初診時
b：1年後
c：1年半後
d：2年後．ほとんど消失しかかっている．3年で消失したとのことである．
e：17年後．完全に消失，異常はみられない．

図 28-6-6　苺状血管腫

輸入動脈を確認しておき，正常組織からのアプローチで，まず，この輸入動脈を結紮することが大切である．あとは海綿状血管腫と同様であるが，出血が激しく，治療にてこずるものが多い (図 28-6-7)．

治療法は，出血を少なくするため，術前に embolization をする場合もある（伊藤ら 1990，脇田ら 2001，光嶋ら 2001）．embolization は，Brooks が 1930 年，筋肉片を用いたのが最初で，その後アクリル（Luessenhop ら 1960），ゲルフォーム（Ishimori ら 1967），シリコンボール（Longacre ら 1972），筋肉片（平山 1980），Ivalon，金属コイル（大久保ら 1994），Spongel® や NBCA（n-butyl-2-cyanoacrylate monomer），Histoacryl®（脇田ら 2001）などが用いられた．embolization 後すぐか，2〜3 日中に手術をするほうがよい（Assolini ら 1982）．硬化療法も適応されている（佐々木ら 2001，八巻ら 2001）．

合併症は，血管の塞栓によるもので，皮膚壊死，脳神経麻痺，筋萎縮などである．

108　第**28**章　頰部形成術

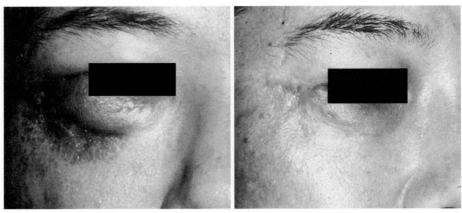

a：術前　　　　　　　　　　　　　　b：術後2ヵ月

図 28-6-7　右下瞼部動脈性蔓状血管腫
くり抜き法にて修復．

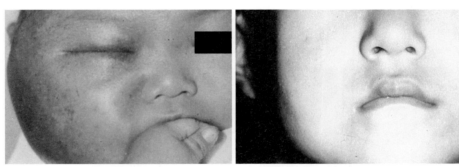

a：放射線照射前　　　　　　　　　　b：照射後6年

図 28-6-8　頰部の Kasabach-Merritt 症候群

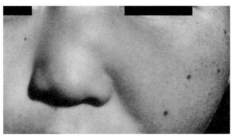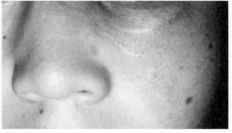

a：術前　　　　　　　　　　　　　　b：術後5年

図 28-6-9　左顔面リンパ管腫
縫縮とくり抜き法．

❺ Kasabach-Merritt 症候群

　これは，Kasabach ら（1940）の報告になるもので，日本では約 60 例の報告がある．本症は，巨大血管腫に血小板減少性紫斑病 thrombocytopenia を伴うほか，フィブリノーゲン減少，プロトロンビン，第 V 因子，第 VIII 因子などの低下，線溶亢進を認め，血管腫内で血小板の集積や破壊が起こる．
　治療は放射線照射である（**図 28-6-8**）．

❻ von Recklinghausen 病

　これも，治療の困難な腫瘍のひとつで，良性ではあるが，形成外科的には臨床的悪性といわれるものもある．本症は，遺伝的に優性で，男女比は 1：3，悪性化は 1～22％という．
　診断は，特有の皮膚色調 café au lait，小皮膚腫瘤で容易である．
　治療は，切除のうえ形態を整えることであるが，全切除は難しく，再変形をきたしやすく，特に 10 歳代では非常に早く進行するので，手術による悪化ととられぬように，患

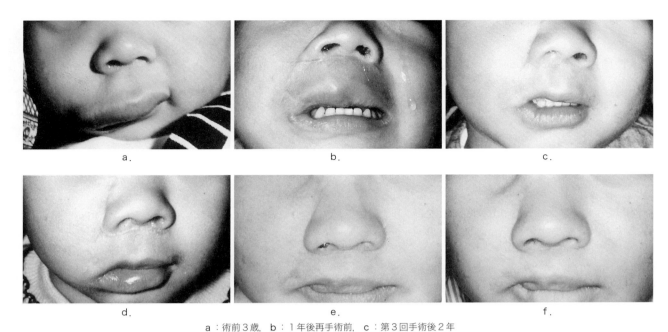

a：術前3歳，b：1年後再手術前，c：第3回手術後2年
d：第3回手術後5年，e：第3回手術後9年，f：第3回手術後11年

図 28-6-10　顔面リンパ管腫

者に術前の説明が必要である（坂東ら 1972）．手術は，出血しやすいので，そのほうの管理が大切である．

❼リンパ管腫
これには，
① 単純性 capillary lymphangioma (simple)
② 海綿状 cavernous lymphangioma
③ 嚢胞性 cystic lymphangioma (systic hygloma)
④ 全身性 systemic lymphangioma
に分けられるが，
⑤ 移行型もあり，
⑥ また，血管腫と合併する場合もある．36〜88％は頭頸部である（大西 2005）．

a. 単純性リンパ管腫 simple lymphangioma
皮膚，皮下にみられるリンパ管の拡張である．治療は切除である．

b. 海綿状リンパ管腫 cavernous lymphangioma
境界不鮮明のやわらかい，びまん性腫瘤として触れる．内部は内皮細胞に覆われた大小不規則の空洞で構成されている（図 28-6-9）．

c. 嚢胞性リンパ管腫 cystic lymphagioma
リンパ管の嚢胞拡大による．
ブレオマイシン注入を 0.3〜0.6 mg/kg，1回/1〜2週，3〜5 mg/kg（全量）を行う．しかし副作用が問題である．OK432（ピシバニール®）局注は，藤森ら（1999）によると有効性は 50〜70％という．アルコール局注（無水アルコール）もある（佐々木ら 1995，Dubois ら 1997）．

保存療法無効のときは外科療法を行う．部分切除では 8〜100％に再発がみられる（藤森ら 1999）（図 28-6-10）．

合併症は，5〜30％に顔面神経麻痺がみられる（藤森ら 1999）．一過性発熱，食欲不振，悪心，肺線維腫症，呼吸障害がある（高戸 1988，作田ら 1988）．場合によっては切除も考慮する．

❽皮様嚢腫 dermoid cyst
頭頸部の発生は，New ら（1937）によると 6.9％で，そのうち，① 眼窩部 49.5％，② 鼻部 12.6％，③ 舌下部，オトガイ下部，顎下部 23.3％，⑤ その他，頸部 14.6％であるという．治療は摘出である．

❾類上皮嚢腫 epidermoid cyst（粉瘤 atheroma）
しばしば認められる．治療は全摘であり，被膜を残すと再発する．早期に手術するほど術後瘢痕が小さい．

❿毛母腫 pilomatrixoma（石灰化上皮腫 calcifying epithelioma）
顔面頸部にみられるもので，毛母細胞由来と考えられており，組織学的には，塩基性細胞巣，陰影細胞巣が島状に分布する．若年者に多い．大きいものになると X 線でその陰影をみることができる．本症のうち，水泡形成型は極めてまれで好発部位も上腕外側三角筋部が多い（神保ら 1992）．

治療は切除である．限局性であるため切除は容易である．

⓫老人性角化症 senile keratosis
紅斑性丘疹で，角質増殖が著明．20〜25％が有棘細胞癌になる．

⓬Pringle プリングル病（Bourneville-Pringle 母斑症）
顔面に赤色小丘疹として現れるもので，皮疹以外にも，腎臓，脳，眼底，心臓，肺，骨などにも異常を生じるもので，常染色体優性遺伝によるとされ，第9染色体上の TCS2 遺伝子で．1万人に1人の頻度で tuberous sclerosis complex ともいわれている（中尾 2010）．
症状は，知能低下，てんかん，顔面血管線維種である．
治療は，削皮術か，レーザー療法で改善できる．

⓭尋常性痤瘡 acne vulgaris
これは，腫瘍ではなく，発疹性疾患で，その後の瘢痕を含めて問題になるものであるが，便宜上ここに収録した．
痤瘡 acne は青年男女の顔，胸背部に多く，特に頬部は目立つところだけに悩みも多い．
治療法は，保存的治療と外科的治療に分けられる．

a．保存的治療
①ストレスを避け，規則正しい生活を行う．
②食事療法
③化粧品などの注意
④物理的療法（顔面洗顔，面疱圧出など）
⑤外用療法（軟膏剤など）
⑥内服療法（ビタミン剤，抗菌薬，性ホルモン剤，レチノイド剤など）

b．外科的療法
①ケミカルピーリング（図5-6-2）
②レーザー治療：これは皮脂腺を破壊する目的であり，宮田（2004）は1,450 nm のダイオードレーザーによる治療法で．excellent 50.8％，good 35.6％の効果があったと報告している．
③電気焼灼法：電気凝固で絶縁針と同じ原理で，皮脂腺を破壊する目的であり，小林の報告（2004）がある．

B. 皮膚悪性腫瘍 malignant skin tumors

頬部にくる悪性腫瘍としては，基底細胞癌，有棘細胞癌，悪性黒色種などがある（第20章「形成外科に関連のある皮膚疾患」の項参照）．

❶基底細胞癌
臨床的には転移が遅く，比較的悪性度が低いため，小範

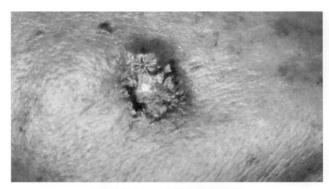

図28-6-11　左頬部基底細胞癌
（四宮茂氏提供）

囲の切除で根治できる（図28-6-11）．しかし，再発すると悪性度が高くなる．

❷有棘細胞癌
数としては少ないが，悪性度は高く，広範囲切除が望ましい（図28-6-12，図28-6-13）．場合によっては根治的頸部リンパ節郭清 radical neck dissection を行う．

❸悪性黒色腫
頻度としては極めて少ないが，悪性度は最も高く，早期発見，広範囲切除，頸部リンパ節郭清を要する．腫瘍切除後は局所の状況に応じて，遊離植皮，有茎植皮で創を閉鎖し，二次的にその後の変形の再建術を行う．
悪性腫瘍摘出後の創を直ちに閉鎖するかどうかは，再発チェックの問題から異論が多い．

C. 主な唾液腺腫瘍および腫瘍様病変 salivary gland tumors

唾液腺は，耳下腺，顎下腺，舌下腺の大唾液腺と小唾液腺からなり，腫瘍のほとんどは耳下腺，顎下腺より発生する．
悪性腫瘍の割合は舌下腺が多い．平野（2010）は，耳下腺の80％は良性，20％が悪性である．70％が女性に多い多形腺腫で，残りが男性に多い Warthin 腫瘍であるという．
主な唾液腺腫瘍および腫瘍様病変は次のとおりである．
耳下腺腫瘍は根本ら（2016）によれば，多型腺腫53.9％，ワルチン腫瘍19.7％，その他の良性腫瘍12.7％，悪性腫瘍13.8％という．

❶耳下腺腫瘍 parotid gland tumors
a．診断
耳下腺腫瘍の診断は，視診，触診，X線所見，唾液腺造影法 sialography，CT，MRI 法，超音波診断法，アイソトープ法，組織検査法などによって腫瘍の確認を行う．最近では，

28・6　頬部の腫瘍

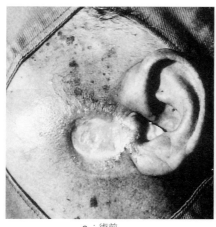

a：術前　　　　　　　　　b：術後8ヵ月

図 28-6-12　頬部有棘細胞癌
遊離植皮術施行.

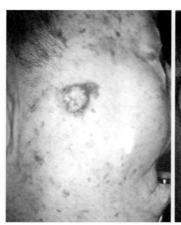 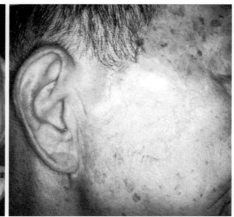

a：術前　　　　　　　　　b：広範囲切除後，遊離植皮

図 28-6-13　左頬有棘細胞癌

（四宮茂氏提供）

CTと耳下腺造影を同時に行う方法が推奨されている．確定診断は，やはり組織検査である（村上ら1976）．
　MRIについては，土田ら（1996）は，
　①T1強調像で辺縁平滑なら囊胞，腺腫などの良性腫瘍
　②T1強調像で信号が均一で低く，T2強調像で強ければ囊胞
　③中等度信号で不均一であれば多形腺腫
　④T1強調像で辺縁不整なら悪性腫瘍，炎症疾患
と述べているが，Frelingra（1992）は，現段階では，良性・悪性の鑑別は難しいという．しかし，参考にはなろう．
　CTによる診断も確実性が増しており，前川ら（1987）は，
　①良性腫瘍は耳下腺下方に多く，悪性腫瘍は中部に多い．
　②境界鮮明なのは良性，不鮮明なのは悪性腫瘍に多い．
　③多形腺腫では半数に分葉状を認める，など鑑別が可能としている．
　唾液腺造影は固定像ばかりでなく，経時的にその希薄化の速度や状態を観察し，唾液腺の分泌機能を知ることも大切である（福田ら1977）．
　なお，注意すべきことは，耳下腺本体とは別に，独立した排泄管を持つ副耳下腺が20〜61％くらいStensen ductの上方頬部中央にみられることである（Polayesら1979，義本ら1994，神保ら1994）．
　この腫瘍は，悪性化が多く，そのほとんどが粘表皮癌 mucoepidermoid carcinomaである（原田ら1991，小坂ら1993，平野2010）．
　註：唾液腺造影法 sialography：モリヨドール，ウログラフィン®，コンレイ®400などを使用（成人男子では耳下腺約1.5 mL，顎下腺1.2 mLを注射器にて注入し），X線にて唾液腺像 sialogramをとる．注入後疼痛を訴えるが，正常では約72時間で注入造影剤は排出される．正常像では，樹枝状唾液管と分葉状唾液腺を示すが，病的な場合は，陰影欠損，拡張，淡化などの異常を示す．

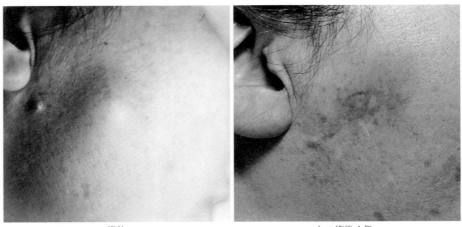

図 28-6-14　耳下腺混合腫
a：術前　　b：術後4年

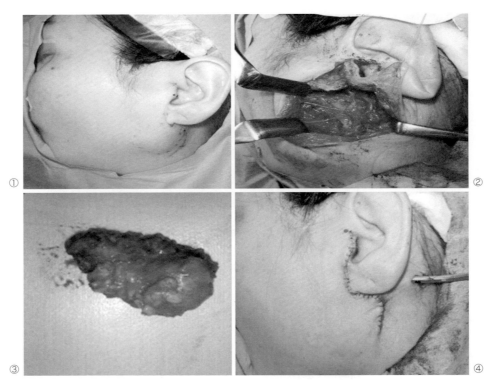

図 28-6-15　耳下腺浅葉腫（pleomorphic adenoma）
①②：顔面神経の分布，③：切除腫瘍，④：術直後

(高木信介氏提供)

b. 良性腫瘍
1) 多形腺腫 pleomorphic adenoma（混合腫瘍 mixed tumor）
a) 多形腺腫とは
多形腺腫は耳下腺に最も多く，上皮性腫瘍の約70％を占め，30～40歳に多発する．発育は遅く，被膜の覆われている限局性腫瘍である．上皮性組織と軟骨組織という二胚葉性組織からなるため，混合腫瘍と呼ばれていたが，現在では間葉成分も上皮性と考えられ，筋上皮細胞が由来で，近年は多形腺腫という名称に統一されつつある．

ときに顎下腺にみられることがある．

超音波で良性エコーを，また ^{99mc}Tc で腫瘍縁の滑らかな cold spot を示す（図 28-6-14）．

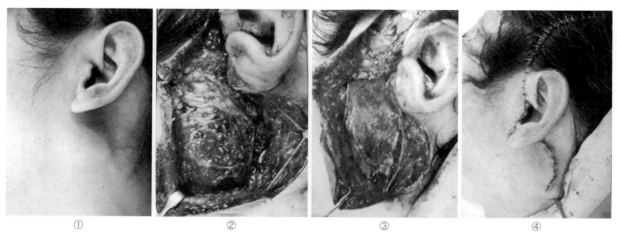

図28-6-16　左耳下腺腫瘍（40歳代男性）
①②：腫瘍露出，③：側頭筋筋膜採取，反転，顔面神経被覆，④：術後

（大塚尚治氏提供）

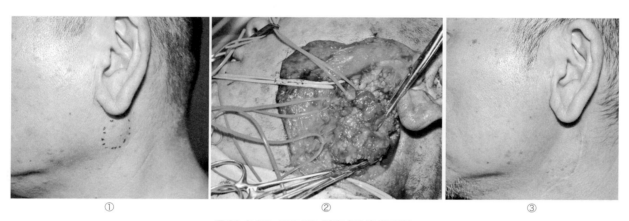

図28-6-17　ワルチン腫瘍（50歳代男性）
①②：末梢から顔面神経を同定し，耳下腺浅葉切除，③：術後1年

（岡本年弘氏提供）

治療は，通常，比較的良性で顔面神経麻痺のないものは，被膜とともに切除する．しかし，約20%に悪性化，つまり，①急激な腫瘍の増大，②顔面神経麻痺，③周囲組織との癒着などの所見のあるときは，広範囲切除，頸部リンパ節郭清術を要する（図28-6-15，図28-6-16）．

病理学的に良性のものを mixed tumor，悪性のものを carcinoma ex pleomorphic adenocarcinoma あるいは carcinoma ex mixed tumor という．木村病との鑑別も必要であろう．

2) 基底細胞腺腫 basal cell adenoma

単形腺腫 monomorphic adenoma から変化した概念である．耳下腺に多い．

3) ワルチン腫瘍 Warthin tumor, adenolymphoma, papillary cystadenoma, lymphomatosum

これは，Warthin（1929）の報告になるもので，発育が遅く，耳下腺に多く，全耳下腺腫瘍の5～8%にみられる（図28-6-17）（饗場1978，White ら1978）．最近，増加傾向にある（石原ら1999）．

平均年齢は65歳（宇野ら1992），48.8歳（新谷ら1989）で，75～88%は男性で，喫煙の関与があるという（Chung ら1999）．

組織学的にはリンパ濾胞を伴うリンパ性間質中に上皮性嚢胞があり，その嚢胞中へ乳頭性増殖がみられる．耳下腺下極に多い．

シンチグラム scintigram で，technetium pertechnetate を取り込む特徴がある．特に酸などのストレスを加え wash out するとその集積はより明確になる．

治療は摘出であるが，多発性発生傾向から耳下腺部分切除とリンパ節摘出が勧められる（石原1999）．

4) その他

その他の良性腫瘍としてオンコサイトーマ oncocytoma

や筋上皮腫 myoepithelioma などがある（今泉ら 2015）.

c. 悪性腫瘍

悪性度診断では，低悪性度，中悪性度，高悪性度に分類され，手術が第一選択で，放射線治療や化学療法は適応が認められていない（頭頸部癌診療ガイドライン 2013）.

粘表皮癌 mucoepidermoid carcinoma，腺様嚢胞癌 adenoid cystic carcinoma，腺房細胞癌 acinic cell carcinoma，その他の腺癌などがある．いずれも耳下腺に多い（病理学，唾液腺腫瘍の分類，参照）

治療は切除である.

d. 腫瘍様病変

1）嚢胞 cyst

唾液腺に生じる嚢胞には，粘液嚢胞 mucous cyst と導管由来の嚢胞 salivary duct cyst，リンパ上皮嚢胞 lymphoepithelial cyst などがある.

リンパ上皮性嚢胞（鰓原性嚢胞 branchial cyst）は，1895年 Hildebrand によってはじめて報告したもので，0.3〜2.3％の頻度で中高年に多い（Richardson ら 1978，宇野ら 1992）．術前に唾液造影術などで嚢胞の位置などチェックする必要がある.

成因としては，胎生期の鰓嚢，鰓溝の遺残という説と，リンパ節内上皮組織の迷入説とがあるが，前者が有力である.

症状は，耳下腺部の無痛性，柔軟な腫瘤として触れ，顔面神経麻痺はほとんどない.

診断は，超音波，RI シンチグラフィー，CT，MRI などにより行われる．悪性腫瘍との鑑別を要する.

治療は，切除であるが，顔面神経の走行に注意しないとその麻痺を起こす.

2）木村氏病

これは，1948 年，木村によって報告されたもので，軟部好酸球性肉芽腫症で，男性に多く，ウイルスに対するアレルギー反応との意見があり，アジアに多いという（富田 2013）.

部位的に耳介周囲皮膚，耳下腺，頭部皮下にできるもので，CT で境界不鮮明，不均一画像，無痛性，びまん性潰瘍で，16％に腎疾患を合併する．好酸球像か，IgE 高値を示す．プレドニゾロン 30 mg/day 投与，難治性では 25〜30 Gy の放射線照射（清澤 2010）．手術が第一選択である.

3）唾石症 sialolithiasis, salivary calculus or stone

唾石症を起こす唾液腺としては，顎下腺（80％），耳下腺，舌下腺の順である．種類としては，腺内唾石症と管内唾石症とがある.

主成分は，リン酸カルシウム 70〜80％，炭酸カルシウム 10〜20％であるが，他の腫瘍，特に他の唾液腺腫瘍との鑑別が大切である.

症状は，唾液の流出障害，唾液管や腺の炎症症状を起こし，食事の際の疼痛，発熱，開口障害などを起こす.

治療は摘出術であるが，顔面神経を損傷しないように留意すべきである.

e. 腫瘍と鑑別診断を要するもの

1）ウイルス性耳下腺炎 mumps, epidemic parotitis

俗におたふく風邪といわれ，17〜21 日の潜伏期を持ち，食欲不振，発熱，頭痛，など，風邪に似た前駆症のあと，耳下腺腫脹と唾疝痛を訴えるようになる．また，合併症として，脳炎，睾丸炎，膵炎，その他を起こす．内科的治療を行う.

2）唾液腺炎

急性と慢性とがあり，唾石症などに併発しやすい．全身状態の悪化したときに上行性に感染したり，周囲より二次感染による．症例に応じて抗菌薬投与，切開など行う.

3）その他

その他，耳下腺腫脹をきたすものとして，Mikulicz 病ないし症候群，Sjögren 症候群，Heerfordt 症候群，慢性硬化性唾液腺炎（Kuettner 腫瘍）などがあげられている.

Mikulicz（1892）病は，好酸性肉芽腫に似たもので，唾液腺と涙腺の慢性対称性腫脹をきたすものである．近年，IgG4 との関連がしてきされている.

Sjoegren 症候群（1937）は，自己免疫疾患と考えられるもので，涙腺，唾液腺の萎縮を起こす．そのため口腔内乾燥，眼球乾燥，リウマチ様関節炎などの症状を呈する.

❷顎下腺腫瘍 submandibular gland tumors，舌下腺腫瘍 sublingual gland tumors

顎下腺腫瘍は全唾液腺腫瘍の約 10％を占めるが，耳下腺腫瘍に比べて約 50％と悪性化傾向が強い（Hanna ら 1978，Lowe ら 1974）.

金子ら（1987）によると，人口 10 万人あたり良性 0.42 人，悪性 0.15 人という．舌下腺はさらにすくない.

a. 診断

約 80〜90％は炎症性のもので疼痛，圧痛，発熱，唾液腺管からの排膿などがあるが，無痛性腫瘍の場合は悪性化が疑われる．また，顔面神経麻痺は，頻度としては少ないが，あれば悪性化の徴候である.

良性腫瘍は女性に多いが，悪性腫瘍は男性に多い.

顎下腺は後部が耳下腺下部と接していることがあり，診断が混乱することがある.

顎下腺腫瘍は，大部分は良性混合腫瘍で，悪性の場合はおおくは腺様嚢胞癌 40％，粘表皮癌 26％，腺癌 15.6％，未分化癌，多形腺腫内癌腫の順である（羽田ら 1988）.

b. 治療

良性腫瘍は摘出であるが，悪性の場合は頸部リンパ節郭清術，放射線照射を含む根治手術を要する．手術に際して，1％メチレンブルー 2 mL を耳下腺開口部より注入して耳下腺を染色しておくと，耳下腺実質が青染され，手術しや

すくなる.

c. 予後

5年生存率は極めて悪く, 耳下腺腫瘍は72%, 顎下腺は28%であるという (Hanna ら 1978).

❸唾液腺摘出術

a. 耳下腺摘出術

耳介を含むY字切開でもよいが, 耳前部から下顎角後縁を下行し, 下顎角下縁下2cmのところから下顎角縁に沿って前方へ皮切を進める. これで顔面神経幹, 耳下腺, 神経分枝を広く露出できる.

乳様突起と胸鎖乳突筋を露出し, 次に乳様突起前上方, 深部に神経と同方向の膜があり, これを剥離すると, 後内方から前上方に走る1.5mmくらいの灰白色の顔面神経がみえる. この神経は, 耳下腺浅葉と深葉の間を走るため, これを損傷しないようにし, さらに後上部の浅側頭動脈, 前方のStensen管, 顔面横動脈を確認し, それぞれ処置し, 浅葉を切除する. 腫瘍が深葉に浸潤しているときは, 顔面神経を温存しながら鈍的に剥離, 深葉を切除する.

術後合併症には, ①顔面神経麻痺, ②唾液瘻, ③Frey症候群, ④疼痛などがみられる (Nitzan ら 2004).

唾液瘻は耳下腺被膜の閉鎖, 皮下死腔を閉鎖することが重要 (根本 2009). いったん生じたら, 治療は切除か再建術であるが難治性である. OK-432による治療の報告 (清家ら 2011) もある.

註：唾液瘻は先天性にくることもあるが, 極めてまれである (山道ら 2012).

1) Frey 症候群

Frey 症候群は, gustatory sweating, auriculo-temporal nerve 症候群とも呼ばれ, Frey (1923) の報告になるもので, 耳介側頭神経の損傷を起こすとその再生過程で, そのなかに含まれる副交感神経 (唾液腺に分布) と交感神経 (汗腺, 血管分布) とがお互いに迷入し, 副交感神経が汗腺に分布するためという. 耳下腺腫瘍の手術のときに, SMAS を温存することは, Frey 症候群を少なくできる (Wille-Bischofberger ら 2007).

症状は, 食物摂取に際し, 耳下腺部皮膚に発汗, 発熱, 熱感などを伴う. Kornblut ら (1974) は耳下腺手術後96%に本症状がみられるが, 自覚症状はその1/3であるという. また, Gordon ら (1976) は耳下腺浅葉切除では39%, 深葉までだと100%本症状が出るという. 寺尾ら (2001) は, Frey 症候群を報告している.

診断は, 症状のほかヨード澱粉反応で調べる (伊藤ら 1980).

b. 顎下腺摘出術

下顎骨下縁下方2cmのところに, これに平行な皮切を入れ, 顔面神経下顎枝を上方に逃がし, 顎下腺周囲を剥離し, その内面にあるワルトン Wharton 管を併走する舌下神経, 舌神経, 顎下神経などから分離, 顎下腺とともに切除する.

c. 舌下腺摘出術

摘出は容易で, ただワルトン管の損傷を避けるのがコツである. 術前に Wharton 管にピオクタニンやゾンデなどを挿入しておくと, 見分けがついて手術しやすい.

❹流涎 drooling (sialorrhea)

a. 原因

脳性麻痺のように neurologic な原因であり, 単なる唾液の過生成によっては起こらない. また流涎は, 知能障害の有無とは関係ない.

b. 治療

治療としては, ①薬物療法, ②放射線療法, ③唾液腺管結紮, ④鼓室神経遮断, ⑤理学療法, ⑥唾液腺切除法, ⑦唾液腺管延長法, ⑧顎下腺切除法などが行われる.

以上, いろいろな方法が行われるが, ①顎下腺切除が簡便である (唾液分泌は耳下腺と顎下腺で半分ずつ, 全体の90～95%である. 耳下腺切除は顔面神経損傷の危険がある). ②唾液腺の廃絶による機能不全を起こさないためには, 耳下腺の口腔内への出口を延長して, 咽頭腔へ流し込むようにする. この方法の結果として, Brody ら (1978) は, 約86%は良好であったという. しかし, 合併症として再発があること, 創開離, 耳下腺炎などを報告している (図28-6-18).

D. 顎骨部の腫瘍 tumors of jaws

顎骨にも他の部位と同じくいろいろな腫瘍がみられる (上石 1998) (第25章「口唇部・舌部形成術」の項参照).

❶良性腫瘍

a. 歯原性腫瘍 odontogenic tumors

1) 歯原性線維腫 odontogenic fibroma

中胚葉由来で歯乳頭, 歯根膜に由来し, 顎骨内部・顎骨周辺部に生じる. 骨原性線維腫と区別の難しい場合もある.

2) エナメル上皮腫 ameloblastoma, adamantinoma

下顎角部に多く, 20～30歳代に多い.

びまん性, 無痛性の歯原性, 多房性嚢胞の形をとり, 一般に無症状であるが, ときに悪性化するため, 広範囲切除のあと, 腸骨あるいは半切肋骨の骨移植で再建する.

最近では, 遊離吻合骨皮弁が主として用いられる. 腸骨の骨皮弁 (Koshima ら 2004), 腓骨の骨皮弁による修復も行われる (Chana ら 2004, Santis ら 2004). 植骨後, インプラントを利用して義歯を装着する.

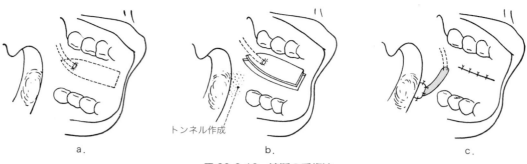

図 28-6-18 流涎の手術法
粘膜面は，tube にしないでそのまま粘膜下を通して口蓋弓の後方へ出し，縫合する．
(Brody GS et al：Symposium on the Neurological Aspects of Plastic Surgery, Mosby, 1978 より引用)

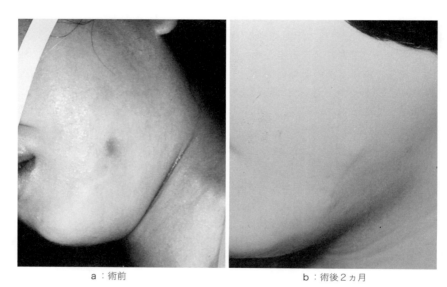

a：術前　　　　　　　　　　b：術後 2 ヵ月

図 28-6-19　歯根囊胞

3) 線維性骨異形成症 fibrous dysplasia

これは，骨腫瘍の 5％を占め，下肢，肋骨，上腕骨の順である．頭蓋骨では徐々に肥大し，自覚症状がないため気附くのが遅い（大場 2010）．

骨髄腔に始まり，線維性結合組織におきかえられ，無痛性，びまん性腫瘍を呈する．

若年女性に多く，単発のもの monostotic type と複数個のもの polyostotic type，粘膜の色素沈着，甲状腺機能亢進を合併する Albright 症候群に分類される．

診断は，CT, 3DCT, 骨シンチなど．

治療は切除である．骨欠損があれば骨移植する．Gabbay ら（2013）は，根治手術と頭蓋骨移植がよい結果が期待できるという．

4) 歯原性囊胞 odontogenic cyst

a) 歯根囊胞 radicular cyst, apical cyst

慢性根尖性歯周炎に続発，皮膚瘻を作りやすい（図 28-6-19）．

b) 含歯性囊胞 dentigerous cyst

埋伏歯の歯冠を囲むように形成される．

5) 歯牙腫 odontoma

10〜30 歳代に多く，複雑型は下顎臼歯部，次いで上顎前歯部に好発，集合型は上顎前歯部に好発する．

b. 非歯原性腫瘍 non-odontogenic tumors

1) 顎裂性囊胞 fissural cyst

下顎正中囊胞，正中口蓋囊胞，鼻口蓋囊胞などとも呼ばれ，顎骨形成時の上皮埋入による．

2) 単純性骨囊胞 bone cyst

外傷によるといわれ，下顎体部にみられる．

c. 骨腫 osteoma，軟骨腫 chondroma（図 28-6-20）

骨腫は，孤立性が多く，緩慢に発育する．性差はなく，顔面では上顎骨，額部に多い．まれに下顎にみられる．また Gardner 症候群などの全身性疾患の一症状としてみられることもある（太田ら 1999）．

頬骨弓に発生した骨腫のまれなる一例報告もある（日頭

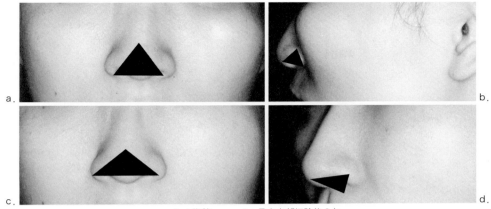

a, b：術前. c, d：骨突出部切除後2年

図 28-6-20　頰骨骨腫

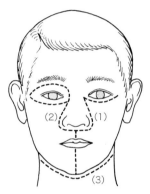

(1)：上顎全切除術
(2)：上顎骨根治切除術
(3)：下顎骨切除術

図 28-6-21　上顎癌手術の皮切（Weber-Kocher 法）

顎顔誌 25：25, 2009).

❷悪性腫瘍

　顎骨部癌の頻度として，部位的には上顎（50.5％），下顎（23.7％），舌（13.3％），頰粘膜（4.8％），口腔底（4.3％），口唇（0.8％），その他（2.6％）のような報告がある（上野1965）.
　Barnes（2001）によると口唇（10～50％），舌（16～30％），口腔底（12～28％），歯槽（7～17％），口蓋（3～6％），頰粘膜（2～12％）と報告者によって差がある（第29章「頸部形成術」の項参照）.

a. 上顎癌 maxillary cancer
1）頻度
　頰部に関係する悪性腫瘍として，上顎が約半数を占めるほど多く，また上顎洞癌（上顎副鼻腔粘膜に原発）44.5％，非上顎洞癌55.5％（上顎口腔粘膜に原発）と後者がやや多い（上野1961）.年齢的には，40～60歳代が多く，男女比は約2：1である.組織学的には，扁平上皮癌が大部分である.

2）症状
　洞性癌ではその進行方向により，鼻閉，頰部の腫瘍，鈍痛，蓄膿症状，鼻出血，潰瘍などを生じ，非洞性癌では，口腔内潰瘍を呈する.菅澤（2016）によると，症状によって浸潤方向を分類している.すなわち，①内方：鼻閉，流涙，②上方：眼球突出，変位，複視，③下方：口蓋，歯肉腫脹，歯痛，歯牙動揺，④前方：頰部腫脹，皮膚発赤，⑤後方：上顎，口蓋知覚異常，三叉神経痛，開口障害.（上方，後方浸潤型は予後不良）

3）診断
　X線で腫瘍陰影，骨破壊や吸収の像を呈する.骨を破壊して周囲に進展してはじめて症状が出現するため，診断時には進行しているものが多く，転移は早く，上顎50％前後という.予後も悪く，5年生存率は20～25％（Itamiら1998, Paulinoら1998, 宗内ら2003）という.病理学的には，粘膜由来の扁平上皮癌が多く，その他に小唾液腺由来の腺様嚢胞癌，未分化癌などがみられる（菅澤2016）.

4）治療
　早期発見，早期治療が原則である.皮切は図28-6-21が利用される.
　癌進行程度により，①上顎骨部分切除術 segmental maxillectomy，②上顎骨全切除術 total maxillectomy，③上顎骨根治切除術 radical maxillectomy，④頭蓋底手術がある（図28-6-22～図28-6-25）.また，化学療法は白金製剤，フルオロウラシル系製剤を下顎動脈動注，全身投与がある（頭頸部癌診療ガイドライン2013）.CT, MRIの進歩により，浸潤範囲の把握も可能になり，技術の進歩も相まって，放射線照射，抗がん薬，手術療法の3者すべてを基本に，各施設で集学的治療が行われている.
　しかし，根治手術後は，開口障害，咬合不良，嚥下障害，言語障害などの機能障害はもちろん，顔面変形が大きく残

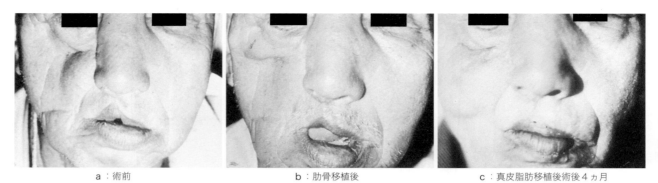

a：術前　　　b：肋骨移植後　　　c：真皮脂肪移植後術後4ヵ月

図28-6-22　上顎癌手術後の再建

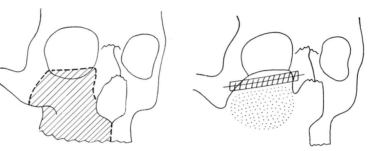

a：術前骨欠損部　　　b：肋骨の移植部位（bent rib法）とdermal fatの移植部位

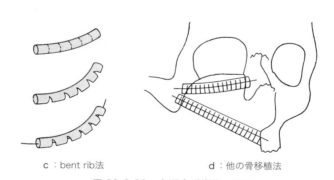

c：bent rib法　　　d：他の骨移植法

図28-6-23　上顎癌手術後の再建

(鬼塚卓弥ほか：形成外科 18：317, 1975b より引用)

るため，患者にとって最大の関心事となり（手島1971），家族にも負担となる（山下1971）．もちろん，社会復帰（70％），職業復帰（50％）も遅れることになる（手島1971）．

5）癌切除後再建法

顔面変形の再建は，①眼球支持を含む骨格の再建，②軟部組織の再建，③咬合の再建が主体となる（鬼塚ら1975）．

再建の方法としては，①骨移植，② dermal fat graft，③ free flap，④皮弁 flap，⑤ musculocutaneous flap，⑥ osteocutaneous flap，⑦組み合せ法，⑧ prosthesis，などがあるが，上顎骨欠損の程度，眼窩内容残存の程度，周囲皮膚の放射線障害の程度によって治療法，手術回数など異なる．上顎癌全摘後でも予後は必ずしもよくないので軟部組織充填や肋軟骨移植など最小限の再建に止めるべきである（宗内ら2003）（第8章「有軸皮弁」の項参照）．

上顎癌は皮弁あるいは骨皮弁で修復できるが，咬合の再建については，歯科医との連携が必要である（小山2016）．

しかし，波利井（2007）は，上顎癌，頭蓋底癌切除後の再建法の標準化を策定するため，波利井分類なるものを報告している．すなわち

- type Ⅰ：superficial defects
- type Ⅱ：subcutaneous defects with or without facial musculatures
- type Ⅲ：fullthickness defects of skin and mucosa
- type Ⅳ：osseous defects of maxillalower type and upper typpe
- type Ⅳ-A：partial loss of maxilla

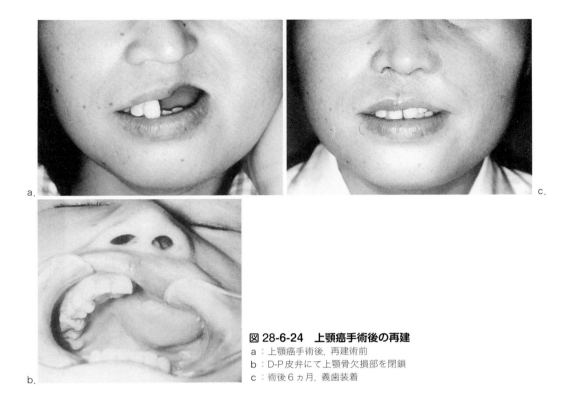

図 28-6-24　上顎癌手術後の再建
a：上顎癌手術後，再建術前
b：D-P皮弁にて上顎骨欠損部を閉鎖
c：術後6ヵ月，義歯装着

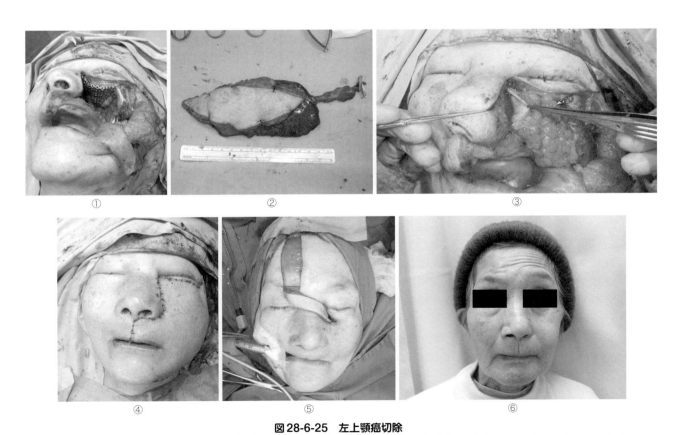

図 28-6-25　左上顎癌切除
①：左上顎癌切除後，眼窩底はチタンメッシュで再建，②：腹直筋皮弁採取，③：皮膚面が鼻腔側になるように採取筋皮弁を縫着，④：術直後，⑤：術後チタンメッシュが露出し，前額皮弁にて修復，⑥：術後21ヵ月

(藤村大樹氏提供)

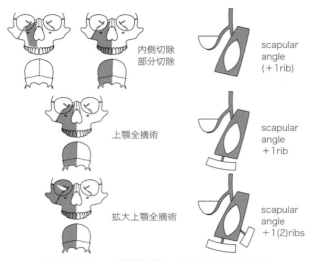

図 28-6-26　上顎切除術に応じた再建法の選択
（金子　剛ほか：形成外科 42：191, 1999 より引用）

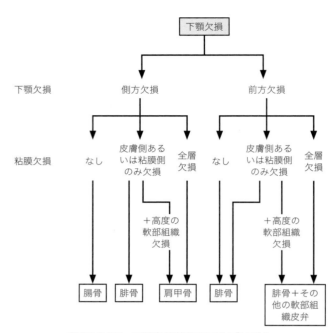

図 28-6-27　下顎欠損修復のアルゴリズム
（多久嶋亮彦ほか：PEPARS 15：47, 2007）

- type Ⅳ-B：total loss of maxilla
- type Ⅴ：extensive sosseous and soft tissue defects of maxilla
- type Ⅵ：skull base defects or combined maxillary defects

現在では，① free flap による軟部組織の再建を行い（宗内ら 2003），② 骨欠損には，血管柄付き骨皮弁 microvascular osteocutaneous flap や有茎の骨付き筋皮弁（大胸筋肋骨皮弁，大胸筋胸骨皮弁，鎖骨胸鎖乳突筋弁，肩甲骨広背筋皮弁，肩甲骨僧帽筋皮弁，腹直筋肋骨皮弁など）が用いられる（図 28-6-26）．（山本ら 2000，金子ら 2000，田邊ら 2000，Kimata ら 2003，宗内ら 2003，Steven ら 2004，元村 2011，石田 2016，宮内ら 2016）．

有茎肋骨皮弁は内胸動脈を茎としたもので，1974 年 Ketchum らによって下顎再建に用いられたが，遊離では 1977 年の Serafin らの下顎再建例が最初といわれるが，上顎のすべての欠損に適用可能で，通常，第 6 肋骨，第 8 肋骨が利用される（松本ら 2016）．肩甲骨皮弁は肩甲回旋動静脈の茎の長さが長く，骨も厚い特徴がある（成田ら 2016）．腓骨皮弁は，上顎部分切除，上顎歯槽部切除（Cordeiro 分類 ⅡB），上顎全摘（Cordeiro 分類 ⅢA）がよい適応という（石田 2016）．

しかし，三次元の顔面形態の再建は，一度の手術では難しいことが多い．また，形態だけでなく，視機能，鼻腔機能，口腔機能の再建も大切である．

小山ら（2007）のアルゴリズムによると，① pterigomaxillary buttress の再建には腓骨皮弁か広背筋皮弁 + 肩甲骨弁，zygomaticomaxillary buttress には腹直筋皮弁 + 肋骨弁，② 複合的再建には，広背筋皮弁に骨弁として肩甲骨弁，肋骨弁を組み合わせるという．

波利井（2007）は，全国調査の結果，一次再建法としては，① 腹直筋皮弁，② 腹直筋皮弁 + チタンメッシュ，③ 腹直筋皮弁 + 肋骨（肋軟骨）吻合皮弁，④ 肋軟骨付き腹直筋皮弁の利用が 79％ あり，その他が，⑤ 前腕皮弁，⑥ 外側大腿皮弁，⑦ 肋骨付き広背筋皮弁，⑧ 肩甲骨付き広背筋（前鋸筋）皮弁，⑨ 広背筋（前鋸筋）皮弁，⑩ 肩甲骨付き皮弁と肩甲皮弁，⑪ 橈骨付き前腕皮弁，⑫ その他の順に多かったという．

術後は，口腔機能の再建が重要で義歯の装着を行うが，その性能判定に山本（1972）は，図 28-6-28 のように例示しているが，骨折後などの術後ケアにも参考になろう．

b. 下顎癌 mandibular cancer

これは，上顎癌に次いで多く，約 1/4 を占める．転移が早く，症状，所見では，腫脹，疼痛，X 線による骨の破壊吸収がみられる．

1) 治療法

癌進行の程度により次の方法が行われる（図 28-6-27）．
① 下顎骨部分切除術 segmental mandibulectomy
② 下顎骨正中部切除術 central segmental mandibulectomy
③ 下顎骨半側切除術 + 頸部リンパ節郭清術 hemi-mandibulectomy with radical neck dissection
④ 口腔底浸潤癌切除術，などが行われる．

2) 再建法

広範囲切除後，創閉鎖を行う場合は上顎骨と異なり，下顎骨連続性を補綴しないと機能廃絶を残す．Boyd ら（1993）は下顎骨欠損範囲と再建法を関係づけている．再建の目的は，外貌の改善，摂食，会話機能など QOL の改善である．

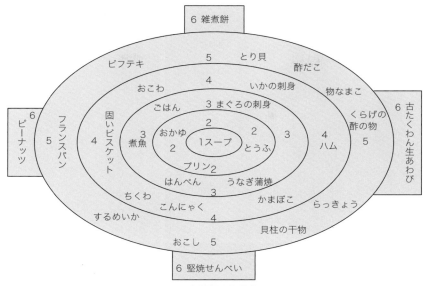

図 28-6-28 山本式総義歯性能判定表（咬度表）
(山本為之：補器臨床 5：395, 1972 より引用)

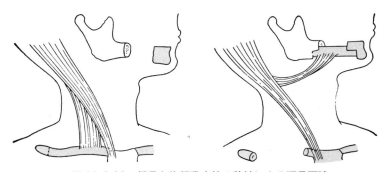

図 28-6-29 鎖骨と胸鎖乳突筋の移植による顎骨再建
(Siemssen SO et al：Plast Recorstr Surg 61：724, 1978 より引用)

3) 再建法の分類

橋川 (2011) は，再建法の分類として① Jewer ら (1989) の HCL 分類，② Urken (1991) の Urken 分類，③ 橋川の CAT 分類を列記している．

CAT は，Condylar Head の C，Mandibular Angle の A，Mental Tubercle の T である．

4) 術前検討事項

①切除範囲の決定，②咬合模型，③ DCT，4 実体モデル，④再建材料として，肩甲骨は 15 cm まで，腓骨は 20 cm まで採取可能，金属プレート（破損，露出の危険），軟部組織（遊離皮弁，遊離筋皮弁，遊離空腸弁），⑤遊離吻合動静脈の選択，などを検討する（橋川 2011）．

a) 遊離骨移植

再建手術として，骨欠損部に，腸骨や半切肋骨の移植を行うが，下顎骨中央部ではカーブに合わせて肋骨に割を入れ，Kirschner 鋼線を刺入して移植する bent rib method (Millard ら 1970) が用いられた．しかし，瀬戸ら (1991) によると，骨膜が残って，母床の血行がよければ吸収が少なく，手術も成功するが，そうでない場合は半分以上吸収されるという．

中塚ら (1999) は，自験例で 43% の再手術率があるが，遊離吻合骨皮弁では 13.7% という．Seruya ら (2013) は，脛骨移植のよい例を報告している．現在，遊離吻合骨皮弁が主流である．

b) 有茎骨筋皮弁

①胸鎖乳突筋鎖骨皮弁 **(図 28-6-29)**

②大胸筋胸骨または肋骨皮弁：頸部郭清術とともに周囲組織欠損を含む下顎骨欠損に適応される．採取骨としては胸骨側縁，肋骨などが用いられる．

c) 遊離吻合筋骨皮弁

①血管柄付き肩甲骨吻合皮弁：上下顎の再建に最近注目されている皮弁である（Teot ら 1981，Benis ら 1983，Schwartz ら 1986，Thienen ら 1988，Sullivan ら 1990，中塚ら 1991）**(図 28-6-30)**．

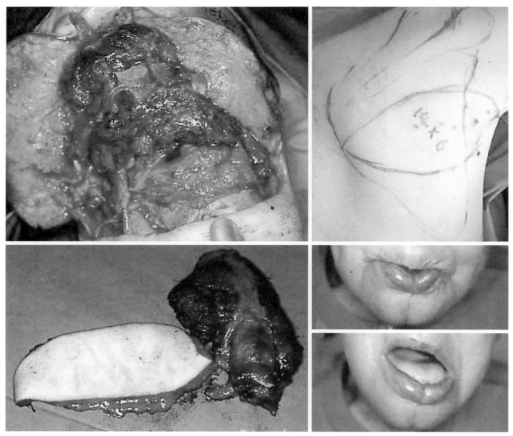

図 28-6-30　下顎骨欠損の吻合肩甲骨皮弁による修復

(宇佐美泰徳氏提供)

②広背筋肋骨遊離吻合皮弁，前鋸筋肋骨遊離吻合皮弁：大胸筋筋骨皮弁に比べ血行がよく，また，長い血管柄を利用することができるのは利点である．口腔内の再建には同上皮弁のほか，前腕皮弁，腹直筋皮弁などを併用できる．本法による骨吸収は，少ないとはいえ，骨膜血行による骨栄養のうえ，強度に関しては，腸骨，肩甲骨に比べ劣る．

③広背筋肩甲骨遊離吻合皮弁：この皮弁は，Schwaltzら（1986）によって報告されたもので，肩甲回旋動脈を栄養枝としているが，血管柄の変異が少なく，骨と皮膚への血管栄養枝が独立しており，骨と皮膚と同時に採用でき，骨も丈夫で術後の機能障害も少ないなどの利点や，皮弁を2皮島以上に分割して移植できる利点もあるが，肩甲骨の大きさから13cm以上の下顎骨欠損には用いられない短所や（中塚ら1991），手術中，体位変換を要すること，採取組織が大きいと上肢挙上制限が起こるなどの欠点を有するが，今日では第一選択のひとつであろう．

④大胸筋皮弁：大胸筋と再建プレートによる下顎再建が報告されている（力丸ら2011）．

⑤肋骨腹直筋遊離吻合皮弁：Davisonら（2004）は頬部の悪性腫瘍摘出後の大きな欠損には，肋骨付き腹直筋皮弁もひとつの選択肢であると報告している．

⑥腸骨遊離吻合皮弁：この皮弁は，Taylor（1982）によって報告されたもので，深腸骨回旋動静脈を栄養枝としている．血管柄も長く，骨も丈夫で，下顎骨の形に合わせやすいなどの長所はあるが，皮弁の血行が不安定，皮弁が厚いなどの理由で，肩甲骨皮弁が好まれている（波利井ら1991）．また，Koshimaら（2004）は，この皮弁の血行を確実にするために，皮弁の穿通枝血管を深腸骨回旋動静脈の枝に吻合し，深腸骨回旋動静脈を単一血管茎とした腸骨吻合皮弁を用いている．

⑦腓骨遊離吻合皮弁：これは，Hidalgo（1989）の報告によるもので，下顎欠損の大きな症例には適応がある．血管柄が長く，太く，長い骨が取れる長所があるが，皮膚穿通枝に偏位，欠損があり，Xin Pengら（2005）も推奨しているが，多久嶋ら（2001）によると壊死の危険もあるという．また，術後のドナーの変形，瘢痕が著明なのも短所である．Hoelzleら（2007）は，移植後の腓骨の萎縮程度を調べ，edenturous or dentulous mandibular boneに比べても萎縮が少なく，インプラントの使用も可能であると報告している．

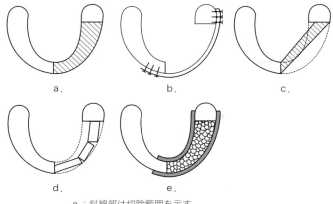

a：斜線部は切除範囲を示す.
b～e：下顎アーチの再建形態を示す.
b：プレートによる再建
c：直線的に再建された下顎骨
d：骨に割を入れて作られた下顎骨
e：トレイと海綿骨骨髄で再建した下顎

図 28-6-31　トレイ充填海綿骨移植法
（小野 繁ほか：形成外科 42：287, 1999 より引用）

⑧橈骨遊離吻合皮弁：これは，Soutar ら（1986）が，下顎再建例を報告，血管が太く，長いが，骨の弱さ，採取後の瘢痕，骨折の危険性などの欠点がある．実用的ではないという．

d）トレイ充填海綿骨移植法

これは，海綿骨の生着率の良さと欠点としての固定性の悪さをトレイで補った方法で，Converse（1945），Connole（1974），Boyne（1969, 1976）がトレイとして金属を，Leak ら（1972）が，dacron-uretane 製のトレイを用い，そのなかに海綿骨を充填させ，トレイの穴を通して生着率を高めるようにしたもので，移植海綿骨はトレイのなかで，その形のまま骨形成を起こし，Leak ら（1978）によると，3ヵ月で骨梁，12ヵ月で骨皮質ができるという．小野（1992），小野ら（1999）も QOL 改善のためにトレイを用いて海綿骨を充填する方法を報告している（**図 28-6-31**）．

予後不良と診断された症例には，プレートによる再建も考慮される（Daridson ら 1991, 中塚ら 1999）．Nakamura ら（2004）は遊離吻合皮弁に支柱としてチタンーメッシュ titanium mesh を用いている．

e）再建法のまとめ

①遊離骨移植は，通常 30％も吸収されるので，結果としてはよいとはいえない．そこへ，

②microsurgery の発達，遊離吻合皮弁の発展とあいまって，有茎移植として Conley（1972），Siemssen ら（1978）の胸鎖乳突筋付鎖骨移植，さらに，Bell ら（1981）の大胸筋付肋骨移植，Demergasso ら（1979）の僧帽筋付肩甲骨移植と筋茎骨移植と発表が相次いだ．

③また，筋茎骨移植と相前後して血管柄付き骨移植の報告も多数みられた．たとえば，Taylor ら（1975）は，腓骨を脛骨に移植したのを皮切りに，Ariyan（1978）の内胸動脈付腸骨移植，Heutz ら（1983）の深腸骨回旋動脈付腸骨移植，Bnis（1983）の肩甲回旋動脈付肩甲骨移植などが報告され，今日では血管柄付き骨移植が主流である．しかし，Hidalgo（1994）は condyle のみは再移植したほうが機能的，整容的によいという．

④日本でも，小林（1988），渡辺ら（1990），今西ら（1990）の報告がある．

⑤中塚ら（1991），Urken（2003）は，多数の経験例から血管柄付き骨移植を推奨し，口腔内再建には前腕皮弁による顎堤形成と腸骨皮弁，あるいは肩甲骨皮弁がよいと述べているし，Anthony ら（1993）は，腓骨皮弁の経験を報告している．

⑥また，中塚ら（1999）は，遊離吻合肩甲骨弁，遊離吻合腸骨弁，遊離吻合腓骨弁の順序で適応させるという．また，多久嶋ら（2001）は，側方の下顎再建には，遊離吻合腸骨弁，遊離吻合腓骨弁，遊離吻合肩甲骨弁が，前方の下顎再建には，遊離吻合腓骨弁が適応となり，軟部組織欠損の大きい場合や前方の下顎再建と全層の軟部組織欠損がある場合には，さらに別の皮弁を準備しなくてはならないといっている．Fu-chan Wei ら（2003）も，下顎の欠損が大きい時には 2 つの free flap を用い，軟部組織欠損の再建に余裕を持って行うことが，骨の再建以上に，口腔の機能再建にとって重要であると強調している．また，原科ら（1991）は，自験例から，**表 28-6-1** のように顎骨再建に用いる血管柄付き遊離骨移植の長所，短所をまとめている．

⑦骨移植後に，骨にインプラントを打ち込み，義歯の装着をすれば，咀嚼機能を回復させ（米原ら 1999），さら

にQOLを高めることができるし，distractionによる形態改善も可能である（Kesslerら2003）．

⑧ Hidalgoら（2002）は，free flapによる下顎骨再建の遠隔成績を調べ，容貌，摂食，言語ともに満足するものであったと報告している．

⑨ 多久嶋ら（2007）は，下顎欠損再建のアルゴリズムとして

(1) 下顎骨側方欠損で軟部組織欠損がなければ腸骨移植，皮膚あるいは粘膜側の欠損があれば腓骨を，軟部全層欠損では肩甲骨移植を行う．

(2) 下顎骨前方欠損で軟部組織欠損がないか皮膚あるいは粘膜側のどちらかの欠損のときは腓骨移植，前層欠損では腓骨と他の軟部組織皮弁移植を行うと報告している．

⑩ なお，山本（1972）は，肩甲骨皮弁による下顎再建後義歯を装着するが，その後の総義歯性能判定を行う興味ある図式（図28-6-28）を作成している．顎骨再建後の機能評価とリハビリに参考になるかと思い掲載した．

c. 5年生存率

本邦での統計は，施設でまちまちであり，現在のところ，60％程度と考えられている（菅澤2016）．

E. その他

骨肉腫 osteogenic sarcoma, 線維肉腫 fibrosarcoma, 悪性黒色腫 malignant melanoma など，顎骨原発性のものが多い．

治療は，癌腫に準ずるが予後が悪い．

28・7 顔面・顎変形 deformities of the jaws

A. 顎顔面の形態分析 morphological considerations of the jaws

顎変形には，上顎骨変形，下顎骨変形，両者の組み合せ変形があり，実際には頭部顔面全体のバランスから考慮されなければならない．実測計測法 anthropometry, 光学写真計測法 photometry などをはじめ美容形態解剖学からの検討も行われる．

❶ 頭部と顔面との範囲

図28-7-1のように区別される．

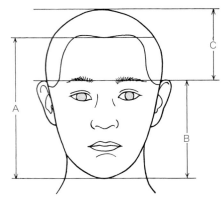

A：相貌的顔面（人類学的顔面）
B：形態学的顔面（解剖学的顔面）
C：頭部

図 28-7-1　頭部と顔面

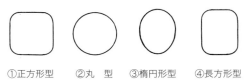

① 正方形型　② 丸型　③ 楕円形型　④ 長方形型

図 28-7-2　顔面の基本型

❷ 顔面の形 facial shape

顔面の形の分類として，いろいろな分類があるが，性別，年齢，人種，疾患，その他によって変化しやすいため，臨床的には，できるだけ簡単な分類がよい．三角型，丸型，楕円型，角型という分類もあるが，顔型をいう場合，臨床的には，下顎の形で分類されることが多く，さらに長短，広狭を加味すれば，比較的正確に分類できる（鬼塚1982）（図28-7-2, 図28-7-3）．

なお，顔面の形は，年齢による差が大きい（表28-7-1）．

成人の場合は，審美的観点から黄金分割比 golden section（Ricketts 1981, Powellら1984）があり，その値は，1：1.618で，phi（ファイor φ）と呼ばれる（図28-7-4）．黄金分割比については，レオナルド・ダ・ヴィンチの意見ともいわれるが，実際の額部は1/3になっていないことが多く，ルネッサンス当時の化粧法に原因があり，この頃は額の生え際を剃る習慣があったことも銘記すべきであろう．

東洋人の場合は，黄金比1：1.618の代わりに，白銀比1：1.414（silver rate, τタウ）が適応されるともいわれる．しかし，この比は大和比ともいわれ法隆寺の五重の塔など，主として建築や，紙の規格などに用いられた．

実際には，黄金比は中顔面も下顔面にも正確には当てはまらない（Yaremchuk 2006）．

また，注意しなければならないのは，人間の顔は，一見

表28-7-1 顔面の形（%）

	出生時	2歳	12歳	成人
高さ	40〜50	68	89	100
幅	55〜60	80	90	100
深さ	30〜35	77	89	100

（柴崎好伸：形成外科 22：241, 1979 より引用）

左右対称にみえていても左側と右側でかなり異なることである．図28-7-7 は，人間の顔を半切して，左側の顔面を反転して全顔面を作り，同様に右側による顔面を作った場合明らかに顔面が変ってみえることである（鬼塚1996）．小坂ら（1999）によると顔面の左右差が6〜7%あると顔面非対象にみえるという．白人の形態分析については，Lehockyら（2006）の論文に詳しい．また，Gradingerら（2006）は白人であるがattractive な顔とはどういうものかについても言及している．

❸ プロフィール profile

側方頭部 X 線規格写真で軟部組織と硬組織の分析を行う．

a. 成人プロフィール

矢崎（1934），大谷ら（1937）は，顔面の正貌を5型に分類しているが，臨床的には，鬼塚（1982）は単純な分け方をしている（図28-7-2〜図28-7-4）．側貌は鬼塚（1982）によると額部，鼻部，オトガイ部の側面ラインを変えることによってすべての民族，個人をプロットできるという（図28-7-5, 図28-7-6, 図28-7-8, 図28-7-9）．

b. 小児のプロフィール

小児の顔面の形の特徴は，図28-7-10 のごとくである．

c. 東洋人のプロフィール

東洋人のプロフィールは白人に比べ図28-7-11 のような特徴を有する．

d. 顔面角 facial angle

プロフィールの客観的比較法に，顔面角で検討する場合もある（図28-7-4）．

e. 前頭点-鼻下点-顎下点角（図28-7-12）

顔面の突出度の指標ともなる．

❹ 咬合 occlusion

咬合とは，上下歯列の噛み合わせ状態で，歯牙および顎骨の位置関係が解剖学的に調和のとれたものを正常咬合，それ以外を不正咬合とし，一般に Angle の分類（表28-7-2, 図28-7-13）が用いられているが，通常は，Class Ⅰ, Ⅱ, Ⅲ のように用いる（図28-7-13）（図28-7-27）．

なお，歯牙，咬合に関する理解を深めるため歯列についての名称を知っておかなければならない（図28-7-14, 図28-7-15）．

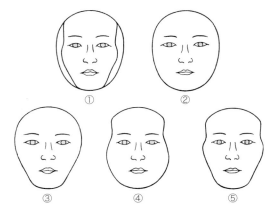

①：基本顔型の一つ．前枠と後枠の組み合わせ
②：後枠のみ
③：上半分は後枠，下半分は前枠の組み合わせ
④：上半分は前枠，下半分は後枠の組み合わせ
⑤：前枠のみ

図 28-7-3 顔面の型（鬼塚の分類）

それぞれの顔型に，前枠として前頭骨側頭線―頬骨隆起部―下顎体（咬筋前縁）を結ぶものと，後枠として側頭筋部―耳前面―下顎角を結ぶものとが組み合わされ，特に前枠は肥痩によって変化する．

（鬼塚卓弥ほか：日美容外会報 3：133, 1982 より引用）

a. 咬合の分類

Angle の分類（表28-7-2, 図28-7-13）とは，上顎第一大臼歯の近心頬側咬頭頂が，下顎第一大臼歯頬面溝に一致している場合を正常とした近遠心的位置関係を基準に分類したものである．

しかし，これは咬合の分類であり，顎顔面と歯列との関係が明確にされていないので，McCarthy ら（1990）は，顎変形をこの分類であらわすのは適当ではないとしている．しかし顎変形を検討するうえの基準のひとつとして重要なものである．

b. 咬合の分析法

石膏モデルの計測は図28-7-16, 図28-7-17 に示した．

顔面模型 model の作成，模擬手術 simulation surgery, model surgery も可能である．

1) X 線写真撮影 plain X-ray

歯列，歯牙の X 線写真 dental X-ray

2) 咬合 X 線写真 occlusal X-ray

パントモ X 線写真 orthopantomography（図28-7-18）

3) 頭部 X 線規格写真分析法 roentgenocephalometric analysis

これは，Broadbent（1931）による X 線規格写真の歯科矯正分野への導入に始まる．

頭部と顔面の骨を，X 線を用いて，一定の条件でフィルム面に投影し，写真上の一定点間の距離や角度を計測して，同一個体内，個体間，個体・群間，および群間で比較検討

第28章 頬部形成術

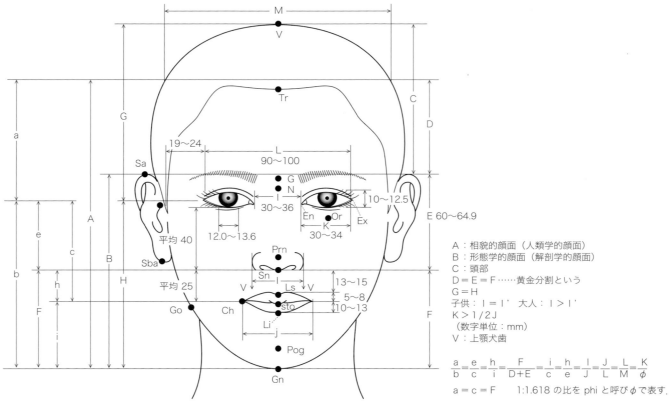

a．正面からみた顔面のバランス

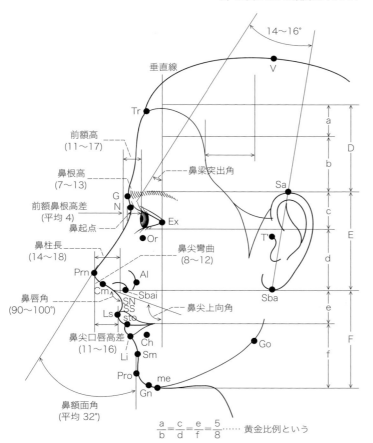

b．側面からみた顔面のバランス

図 28-7-4　頭部と顔面のバランス

基準点の定義（軟組織）

No.	略記号	名　称	定　義
101	Tr	trichion	正中線上の髪の生え際
102	SGLB	soft tissue glabella	眼窩上縁の高さで正中矢状面における最前方点
103	n	skin nasion	軟組織上のナジオン
104	prn(no)	pronasale (tip of nose)	鼻尖最前方点
105	CM	columella point	鼻柱の最前方点
106	sn	subnasale	上唇と鼻との移行部で軟組織上の点
107	ss	subspinale	上口唇の最深点
108	ls	labiale superior	上口唇の最突出点
109	sto	stomion	口裂の中心点
110	li	labiale inferior	下口唇の最突出点
111	sm	submentale	下口唇の最深点
112	pog	skin pogonion	軟組織オトガイ部の最前点
113	gn	skin gnathion	軟組織pogとmeの中点
114	me	skin menton	軟組織オトガイ部の最下点

（鬼塚卓弥：美容外科のすべて，講談社，1982より引用）

28・7 顔面・顎変形

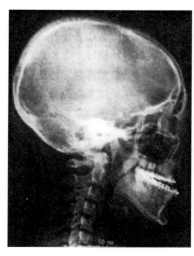
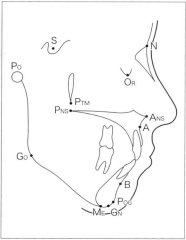

図 28-7-5 頭部 X 線規格写真（セファログラム）と計測点

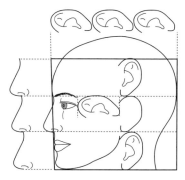

a：鼻，耳と顔との関係

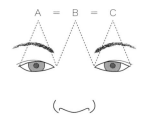

b：内眼角幅と眼裂幅との関係

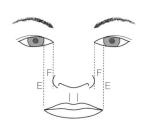

c：鼻翼点と口唇交点の眼との関係

図 28-7-6 Leonardo da Vinci による比例チャート
a：顔は，鼻長，耳長でそれぞれ 3 等分される．
b：内眼角幅と眼裂幅は等しい．
c：鼻翼点は内眼角点からの垂線を越えない．口唇交点は，虹彩の内縁からの垂線上にある．

（美容整形外科総論，鬼塚（監修）標準形成外科学（第 4 版），pp280-287，医学書院，2000 より）

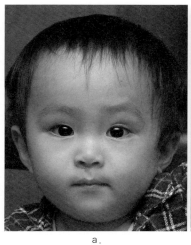

a．

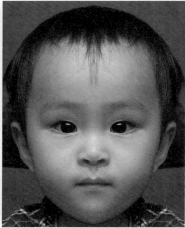

b：顔面右半分の組み合わせ

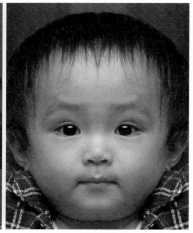

c：左半分の組み合わせ

図 28-7-7 顔面の不対称性
3 歳男子であるが左側のほうが右側より幅広い．なお正中での切り方に注意を要する．

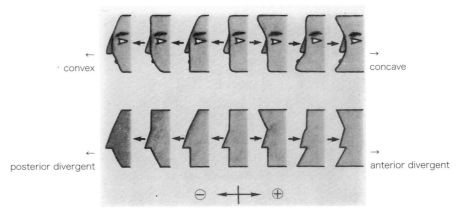

図 28-7-8　顔面のプロフィール（鬼塚）
鼻を一定にして額と下顎を突出⊕させたり，後退⊖させると，その組み合わせでいろいろなタイプのプロフィールが得られる．下段の図は上段の図を規格化したもの．

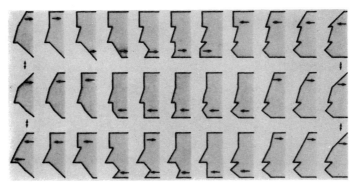

図 28-7-9　顔面のプロフィール（鬼塚）
額，鼻，オトガイの突出（←），後退（→）の組み合わせで，白人，東洋人，黒人のプロフィール（☞第25章，図25-1-11，261頁）を作ることができるし，その間のいろいろなタイプのプロフィールも作ることができる．

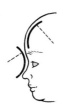 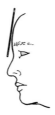 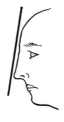 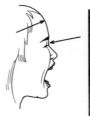

a：幼児
額部も鼻梁も円形を呈する．

b：成人男子
直線状である．成人女子はゆるいカーブを呈する．

c：ギリシャ彫刻
額部と鼻梁が同線上にある．

d：5歳女子
額部と鼻梁のカーブは年長になるほど直線に近づく．

図 28-7-10　プロフィールのいろいろ
a〜c：（西田正秋：顔の形態美，彰考書院，p8，1948 より一部改変して引用）

28・7 顔面・顎変形

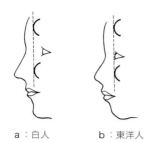

a：白人　　b：東洋人

図 28-7-11　額部と頬部を結ぶ線と眼の位置

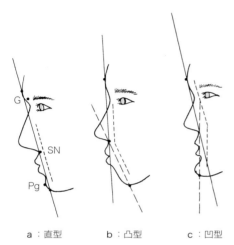

a：直型　　b：凸型　　c：凹型

図 28-7-12　顔面のプロフィール

frontal（前頭点）— subnasale（鼻下点）線と subnasale（鼻下点）— gnathion（顎下点）線とのなす角度によっておおまかに分類したもので，正常では 28～37°凸型である．
　顔面のプロフィールを眉間点（G）—鼻下点（SN）—下顎点（Pg）の角度で下顎突出を考えている人もいる．

(難波雄哉ほか編：顎の変形と診断，克誠堂，p1，1985)

表 28-7-2　Angle の分類

1. Class Ⅰ（第1級）neutroclusion
　上下歯列弓の近遠心的位置関係が正常で，個々の歯の位置が不正．
2. Class Ⅱ（第2級）：下顎遠心咬合 distoclusion
　下顎歯列弓が半咬頭以上，遠心に位置するもの．
　a．Division 1（第1類）
　　両側性で上顎前歯が前突するもの．
　　片側性のものを subdivision とする．
　b．Division 2（第2類）
　　両側性で上顎前歯が後退するもの．
　　片側性のものを subdivision とする．
3. Class Ⅲ（第3級）：下顎近心咬合 mesioclusion
　下顎歯列弓が半咬頭以上，近心に咬合するもの．
　Division 1（第1類）
　　両側性の下顎近心咬合．
　　片側性のものを subdivision とする．

第1級　両側性
第2級　第1類　両側性／片側性
第2級　第2類　両側性／片側性
第3級　両側性／片側性

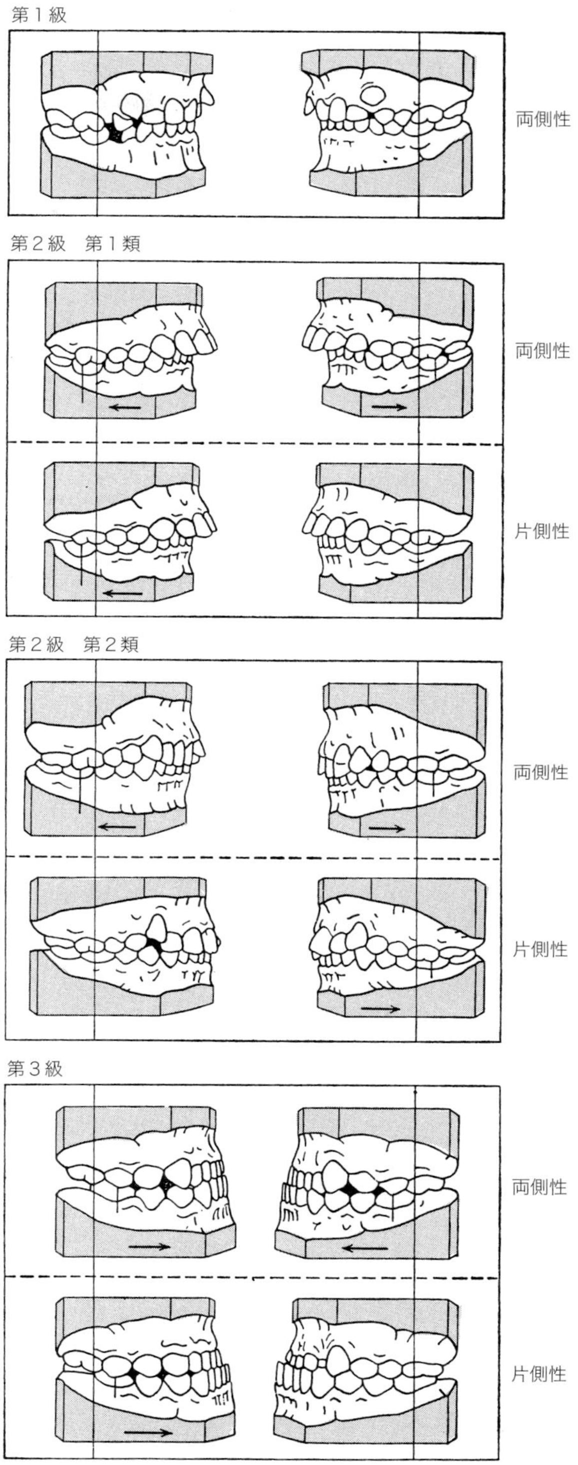

図 28-7-13　Angle の不正咬合分類
(高橋新次郎：新編歯科矯正学，p58，永末書店，1960 より引用)
図 28-7-25 参照．

130　第28章　頬部形成術

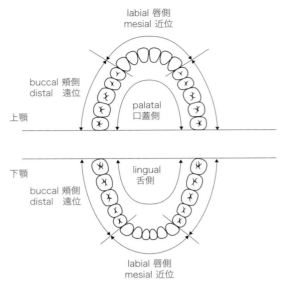

図 28-7-14　歯・歯槽突起名称の呼称
(McCarthy JG et al：Plastic Surgery, WB Saunders, p927, 1990 より一部改変して引用)

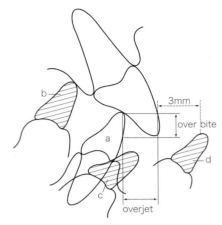

a．正常被蓋 normal bite　　b．深被蓋 deep bite
c．開咬 open bite
d．over jet マイナスはたとえば oj-3 と表す．

図 28-7-15　上下顎中切歯の被蓋状態を表わす overjet と overbite
正常ではいずれも1〜3mm

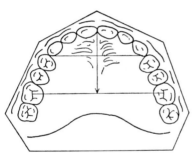

a：歯列弓前・後・幅径および長径

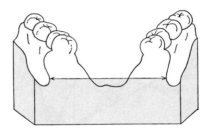

b：basal arch 幅径

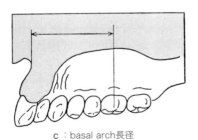

c：basal arch 長径

図 28-7-16　石膏模型の計測部位
(一色泰成：標準形成外科学，鬼塚卓弥編，医学書院，p118, 1975 より引用)

しようとするものである．
　X線の照射入方向がフランクフルト平面上で両外耳道上縁を通るようにし，X線管球焦点と被写体正中断面間距離150cm，被写体正中断面とフィルム面間距離15cmの条件下で撮影する方法(図28-7-19)で，図28-7-20は，その一例である．
　頭部X線規格写真から定点，角度を選択して分析したのがDowns(1948)の分析法(図28-7-21，図28-7-22)で，図28-7-23は，その標準偏差図表を示す．

患者の計測値をこの上に記入して，標準値との偏差を調べるようになっている．
　Downsの分析法は，被検者の計測値と標準値とを比較することによって個体の形態的偏りを明らかにするものであるが，これを図式化したものにプロフィログラム profilogram がある．
　その代表例として，坂本法を図28-7-24に示す．これは，トルコ鞍の中心(Sella turcica)を原点として，X軸面をフランクフルト平面と平行に，これと直交するY軸を設定し，

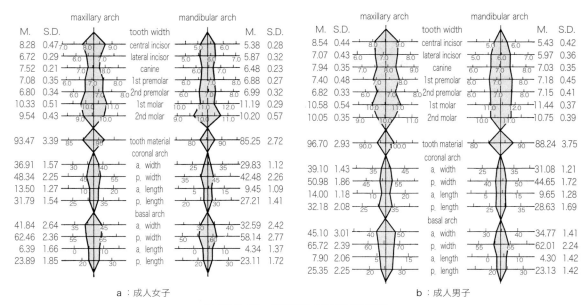

図 28-7-17　模型分析の標準偏差図表
(一色泰成：標準形成外科学, 鬼塚卓弥編, 医学書院, p118, 1975 より引用)

頭部 X 線規格写真（セファログラム）からえた顎顔面部の計測点を結び, 図形としたものである.

坂本は, それを日本人正常咬合者について, 発育段階ごとに group Ⅰ～Ⅴ の 5 型に分けている. 実際の適用にあたっては, それぞれの症例の profilogram を X 軸, Y 軸で重ねることによって, 症例ごとの, あるいは発育段階別の比較検討が明瞭にできるようになった（図 28-7-24）.

近年, これら頭部 X 線規格写真分析についても, 診断精度の向上のため, より一層緻密な形態情報と, それに基づく成長予測の必要性が求められてきた. その結果, 矯正歯科分野でも時系列多変量解析法やクラスター分析など, 膨大なデータ処理の必要から, Walker（1967）によってコンピュータが導入され, その威力を発揮するようになった.

4) 正面頭部 X 線規格写真分析法 P-A Roentogenocephalometry

フランクフルト平面を基準に, 正貌における計測や分析を行うもので, 左右対称性の解析などを行う.

5) 三次元 CT 撮影 3DCT

最近盛んに利用される方法で, 三次元的変形を計測・分析するため, 変形のパターンをより正確に把握することができる. スライス幅も 1mm 以下になり, 正確度の高い立体の再現が可能となった. 骨格変形の計測や分析, computer aided design, computer aided manufacturing などにも応用され, simulation surgery としての価値もある.

近年, さらに高精度で, バリウムによる嚥下機能検査も同時に行え, 撮影時間約 10 秒, 低照射線量という, 破格な高性能でいて患者に優しい 3DCT（コーンビーム CT：CBCT）が開発され臨床に導入されている（Maki ら 2003）（図 28-7-25）.

しかし, 高価である.

❺ 評価法

顎変形の評価法のひとつに Craniofacial Deformity Scoring System（CFDS）がある. これは, CT 撮影より得た三次元画像を元に, 上顎骨を含めた頭蓋領域変形のスコア（Cranial Deformity Score：CDS）と下顎骨変形のスコア（Mandibular Deformity Score：MDS）を算出することにより各々の領域の変形状態を把握することができる. さらに, 各々の合計を算出することにより, 全頭蓋顎顔面の変形を客観的に評価できるものである（Huisinga-Fische, Vaandrager 2001）（図 28-7-3, 表 28-7-3, 表 28-7-4）.

❻ 手術術式の検討

第 2 章 -3-E「模擬外科手術」の項参照.

a. 頭蓋顔面のバランスのチェック

視診, モアレ法, 各部位の測定

b. 頭部 X 線規格写真, CT 写真の撮影

術前に患者の頭部 X 線規格写真をとり, 各骨構成の偏位を知る. 特に上下顎の上下位置関係, 左右差, S-N, N-ANS 間距離, S-N-A, S-N-B の角度を測定する. その他, MRI, パノラマ X 線写真, また, CT, 3DCT などで手術の computer simulation を行う.

c. ペーパーモデルの作成

頭部 X 線規格写真をもとに, 正常な頭蓋顎顔面の状態に

132　第28章　頰部形成術

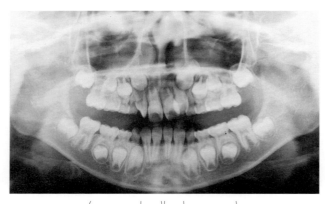
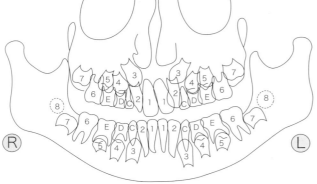

a：正常小児上下顎のパノラマX線写真（9歳0ヵ月）．
乳歯は中切歯よりABCDEと命名．永久歯は中切歯より1, 2, 3, 4, 5, 6, 7, 8と命名．

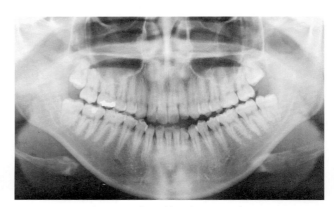
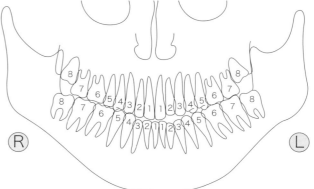

b：正常成人上下顎のパノラマX線写真（21歳，女性）

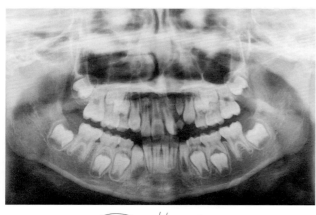
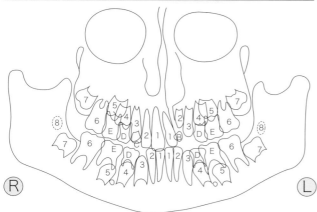

c：左側唇顎口蓋裂パノラマX線写真（9歳0ヵ月）

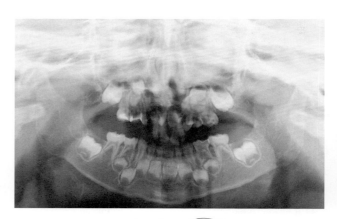
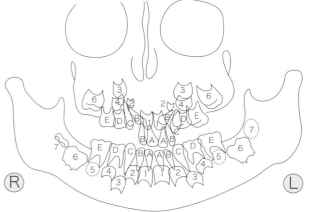

d：両側唇顎口蓋裂パノラマX線写真（4歳2ヵ月）

図28-7-18　顔面のパントモグラム

（柴崎礼子氏提供）

28・7 顔面・顎変形　133

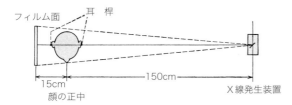

図 28-7-19　頭部X線規格写真の撮影装置

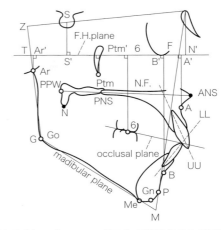

図 28-7-21　プロフィログラムの計測点および計測平面
ANS-PNS：硬口蓋の長さ
PNS-N　：軟口蓋の長さ
PNS-PPW：咽頭腔の深さ

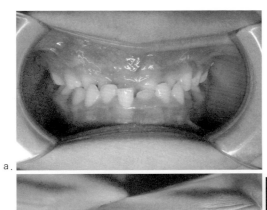
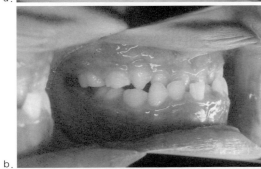
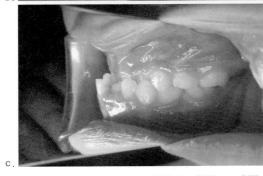
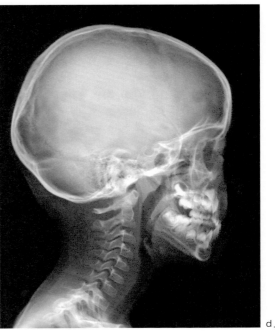

a：正面，b：側面，c：側面，d：頭部規格写真（セファログラム）
図 28-7-20　反対咬合と頭部X線規格写真

（大嶋貴子氏提供）

第28章 頰部形成術

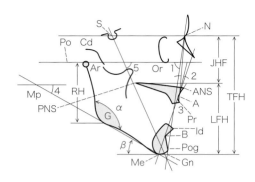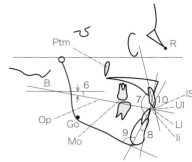

skeletal pattern
1：facial angle（顔面角）：側貌の把握に際してオトガイ部の突出度は重要な基準となる．
nasion-pogonionとF.H.planeとのなす角．
2：convexity（上顎突出度）：側貌に対する上顎歯槽基底部前方限界点の突出度．
nasion-A，A-pogonionとなす角．
正常咬合では一直線180°で0°とし，A点がfacial planeに対して前方なら，この角度を（＋）とし，後方なら（－）とする．
3：A-B plane（A-B平面）：上下顎歯槽基底部の前後的相互関係A-Bとnasion-pogonionとなす角．B点がA点より後方にあるときは（－），BがAより前方にあるときは（＋）．
4：mandibular plane angle（下顎下縁角）：下顎下縁平面の延長線とF.H.planeとなす角度．
5：S-N plane：SとNを結ぶ直線 anterior cranial base（前頭蓋底）を代表する．
F-H plane（Frankfort horizontal plane）（フランクフルト平面）：左右のOrとPoとを結ぶ直線で始まる面．セファロ上では直線．
palatal plane：ANSとPNSを結ぶ直線．
occlusal plane（咬合平面）：上下中切歯切端の中点とMoを結ぶ直線．
mandibular plane（下顎下縁平面）：Meから左右の下顎角後縁部に引かれた2つの接線の二等分線．
Y-axis（Y軸）：SとGnを結ぶ直線．
N-P plane（facial plane）（顔面平面）：NとPogを結ぶ直線．
ramus plane（下顎枝後縁平面）：Arから左右の下顎後縁部に引かれた2つの接線の二等分線．

denture pattern
6：occlusal plane（咬合平面傾斜角）：咬合平面とF.H.planeのなす角．
7：interincisal（上下顎前歯歯軸傾斜度）：上下顎中切歯歯軸のなす内角．
8：occlusal plane angle（咬合平面に対する下顎前歯歯軸傾斜度）
9：mandibular plane angle（下顎下縁平面に対する下顎前歯歯軸傾斜度）
10：distance to facial convexity plane（A-Pg）（上顎前歯突出度）：上顎前歯切端よりA-P平面に対する垂直距離（mmで表わす）．

以上10項目に対して症例を分析して，これを正常咬合者と比較することによって症例分析の1項目とする．

頭部X線規格写真の計測点
S（sella trucica）：トルコ鞍の中心
N（nasion）：前頭鼻骨縫合の正中線上の点
Or（orbitale）：骨眼窩の最下点
ANS（anterior nasal spine）：前鼻棘の最前点
A（subspinale）：ANSとprosthionで作る弧の最深点
B（supramentale）：infradentaleとpogonionで作る弧の最深点
Pog（pogonion）：オトガイの最突出点
Gn（gnathion）：NP平面と下顎下縁とで作る角の二等分線
Me（menton）：symphysisの最下点
UI：上顎中切歯の切端
LI：下顎中切歯の切端
Mo：上下臼歯で作る咬面の中心
Ar（articulare）：関節突起と側頭骨の外形との交点
Ptm（pterygomaxillary fissure）：上顎結節の外形と蝶形骨大翼の外形とで作る形の最下点
facial proportion index
（LFH／TFH×100 UFH／TFH×100）
TFH（全顔面高）total facial height
LFH（下顔面高）lower facial height
RH（下顎枝高）ramus height
MP（下顎骨下縁）mandibular plane
α：（Ar-G-Me）角：男性平均111°，女性平均122°
β：（G-Me-FH面）角：男性平均26°，女性平均29°

図28-7-22　頭部X線規格写真（セファログラム）の分析法（Downsの分析法の計測部位）
（一色泰成：標準形成外科学，鬼塚卓弥編，医学書院，p121, 1975を参考に著者作成）

なるようトレーシングペーパー半透明紙を用いて紙切りし，これを組み立てる．いわゆる paper surgery（cephalometric tracingによる paper surgery）を行う．特に正貌では左右対象性になるようにし，咬合面は水平に，また中心位とし，鼻聴道線（Camper line）に平行にする．
また，黄金分割 golden proportion も大切な基準のひとつである．

d．写真撮影（photographic recordによる paper surgery）

実物大の写真を撮影，これを切って paper surgery を行う．

e．上下歯列の顎モデルの作成

上下歯列の顎モデルを石膏にて作成し，これを切って移動方向，移動量を計測する．いわゆるモデル外科手術 model operation を行う．歯牙や，咬合に関する計測と分析

28・7 顔面・顎変形

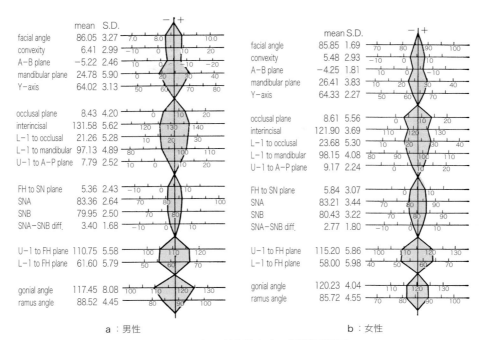

a：男性　　　　　　　　　　　　　　　b：女性

図 28-7-23　頭部 X 線規格写真の標準偏差図表
（一色泰成：標準形成外科学，鬼塚卓弥編，医学書院，1975 より引用）

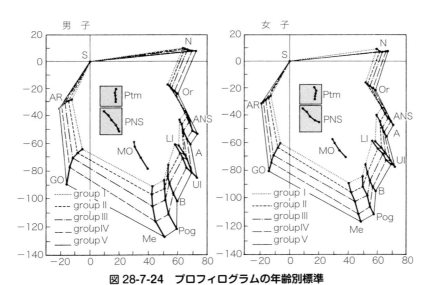

図 28-7-24　プロフィログラムの年齢別標準

S を原点とし x 軸を F.H.plane（Frankfurt horizontal plane）に平行にとった座標上に，それぞれの group の各計測点を実測値（平均値）によって作図したプロフィログラム（単位 mm）．計測点および計測平面は，☞図 28-7-20．
　Group I：5 年 2 ヵ月，Group II：7 年 7 ヵ月，Group III：10 年 3 ヵ月，Group IV：12 年 11 ヵ月，Group V：男子 23 年 7 ヵ月・女子 19 年 7 ヵ月を示す（坂本）．

（一色泰成：標準形成外科学，鬼塚卓弥編，医学書院，p123，1975 より引用）

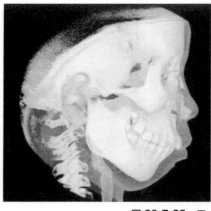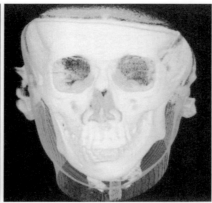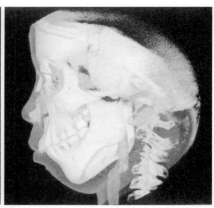

図 28-7-25 コーンビーム CT による撮影にて得られた高精度の三次元データ
骨形態はもちろんのこと，気道など軟組織の形態も再現することができる．また，嚥下機能をムービーとして確認できることにより，筋機能の評価も同時に行うことができる．

(柴崎礼子氏提供)

表 28-7-3 頭蓋骨領域変形のスコア (CDS)

score	0	1	2	3
maxillary cleft	not present	present		
foramen magnum	not affected	affected		
maxilla	not affected	affected		
calvarium	not affected	affected		
temporal fossa	not affected	affected		
orbit	normal location & shape	abnormal location or shape	abnormal location & shape	
pterygoid process	normal	dislocation or hypoplastic	partially absent	totally absent
malar bone	normal	hypoplastic	partially absent	totally absent
zygomatic arch maxilla part	normal	hypoplastic	partially absent	totally absent
zygomatic arch temporal part	normal	hypoplastic	partially absent	totally absent

(Huisinga-Fischer CE et al : J Craniofac Surg 12 : 87, 2001 より引用)

表 28-7-4 下顎骨変形のスコア (MDS)

score	0	1	2	3
gonial notch	not present	present		
mandibular body	normal	minimally hypoplastic	moderately hypoplastic	absent
condyle	normal	minimally hypoplastic	moderately hypoplastic	absent
coronoid process	normal	minimally hypoplastic	moderately hypoplastic	absent
ramus	normal	minimally hypoplastic	moderately hypoplastic	absent
temporomandibular joint	normal	minimally affected	moderately affected	absent

(Huisinga-Fischer CE et al : J Craniofac Surg 12 : 87, 2001 より引用)

は次の項目について行う．
　①口腔内視診
　②顎関節運動
　③咬合運動
　④歯列模型分析

1) 口腔内石膏模型分析法 plaster model analysis
　最も広く用いられている咬合分析法で，平行模型，顎態模型，咬合模型による分析がなされるが，主として平行模型が用いられる (図 28-7-16, 図 28-7-17).
　計測部位は，次のとおりである．
　①歯冠近遠心点最大幅径

②歯列弓の幅径，長径
　　(1)両犬歯遠心接点間距離（前幅径）
　　(2)両第一大臼歯中央小窩間距離（後幅径）
　　(3)前長径（中切歯近心接触点と前幅径線間）
　　(4)後長径（中切歯近心接触点と後幅径線間）
③歯槽基底の幅径と長径
　　(1)前幅径
　　(2)後幅径
　　(3)前長径
　　(4)後長径

f.　術前矯正治療の意義

　矯正治療を併用したチーム医療を必要とする顎変形は，主に，中・下顔面を中心とした変形が生下時から認められ，成長期から積極的に矯正治療を必要とするものが多い．この成長期からの矯正治療，つまり，成長能力を誘導しながらの矯正治療を行うことにより，成長後に行う最終段階の矯正・外科的治療を，無理なく個体に適応させることに意義を置く．

　歯科矯正科は，手術術式の方針に基づいて術前の矯正治療を施行するが，これを確実に行うことが術後の後戻りの防止や安定した咬合関係の確立に必須である（湊ら 1987）．

　術前に咬合が調整されていても骨切り後の顎移動によって咬合不全を起こすからで，術後の状況を考えて，①上顎下顎の歯列弓副径，②歯列弓長径，③咬合面などを骨切り術前に矯正しておく．

g.　術中顎間固定装置の作成

　術前矯正治療終了後，手術術式にしたがって必要となる，術中顎間固定の装置 intermediate splint を作成しておいてもらう．

██ B.　顎変形の名称

　顎変形の名称は，文献によりいろいろな名前で呼ばれているが，Converse（1977）をもとに，さらに，楠本（1994）を参考に整理しておきたい（図 28-7-7，図 28-7-8，図 28-7-26，図 28-7-27，表 28-7-5，表 28-7-6）．

①小下顎（症）micrognathia（small jaw），mandibular hypoplasia：下顎発育不全で下顎もオトガイも小さく鳥顔 bird face を呈したもの．

②顎後退（症）mandibular retrognathism，retrognathia，backward jaw：下顎の大きさは正常であるが，後退しているもの．

③小オトガイ（症）microgenia（small chin）：下顎は大きさとしてはよく発達しているが，オトガイのみ低形成なもの．

④下顎側方偏位（症）laterognathism（deviated jaw）：オトガイの片側が発育異常（不全のほうが多い）．

⑤顎前突（症）prognathism（forward jaw）：下顎，または上顎の異常により前突したもの．

⑥オトガイ前突（症）prognathism（forward chin），progenie：オトガイ部の前突

⑦上顎低形成（症）maxillary hypoplasia：上顎の発育不全 maxillary hypogrowth or low development．上顎低形成 maxillary hypoplasia との区別もある．後述するが，鼻錐体まで低形成があれば鼻上顎低形成 nasomaxillary hypoplasia，上顎，鼻，頬骨の低形成があれば中顔面低形成 midface hypoplasia という．

⑧上顎発育不全（症）maxillary micrognathia：上顎の発育不全．Maxillary hypogrowth, low development

⑨上顎後退（症）maxillary retrognathism：上顎が後退しているもの．

⑩上顎前突（症）maxillary prognathism：上顎全体が前方に偏位したもの．

⑪偽性下顎前突（症）pseudomandibular prognathism：下顎の大きさ，位置は正常で，上顎が後退しているもの．仮性下顎前突．

⑫bimaxillary protrusion：上下顎前突（骨格性）あるいは上下顎前歯が前突したもの（歯槽性 bialveolar protrusion）．

⑬開咬 apertognathism（open bite）：anterior open bite（開咬），apertgnathism は上下切歯間に空隙のあるもの．posterior open bite, molar open bite は上下臼歯間に空隙のあるもの．lateral open bite は側方歯部に上下的な空隙のあるもの．partial open bite は一部の上下歯間に空隙のあるもの（図 28-7-15）．

⑭交叉咬合 crossbite：交叉咬合で，下顎歯が頬側になったもの．上顎が頬側になったものを lateral buccal crossbite，舌側になったものを lingual crossbite という．

⑮垂直被蓋咬合 overbite：歯の垂直方向の重なり合い（図 28-7-14）．

⑯水平被蓋咬合 overjet：歯の水平方向の重なり合い（図 28-7-14）．

⑰皿状顔 dish face：中凹で皿状にみえる側貌

⑱上顎発育不全（症）maxillary hypogrowth, low development：上顎発育不全

⑲上顎低形成（症）maxillary hypoplasia：上顎低形成（上顎発育終了後の状態）

⑳鼻上顎低形成（症）nasomaxillary hypoplasia：鼻上顎低形成（鼻錐体部と上顎の後退）

㉑鼻上顎低形成（症）midface hypoplasia：上顎，鼻，頬骨の中顔面全体の後退

㉒下顎角突出 prominent mandibular angle

㉓下顎角開大 obtuse gonial angle：開大した下顎角

表28-7-5 顎変形症の分類

I. 骨格性の変形 skeletal deformities
　A. 上下顎の水平的変形
　　1. 上顎　上顎前突 maxillary prognathism
　　　　　　上顎後退 maxillary retorognathism
　　2. 下顎　下顎前突 mandibular prognathism
　　　　　　下顎後退 mandibular retorognathism
　B. 上顎（あるいは中顔面）の垂直的変形（咬合平面の垂直的位置偏位）
　　　短顔症候群 short face syndrome
　　　長顔症候群 long face syndrome
　C. 顔面の軸の異常
　　　顔面非対称 facial asymmetry, asymmetrical face
　　　上下顎非対称 bimaxillary asymmetry, asymmetrical jaws
　　　下顎非対称 mandibular asymmetry, asymmetrical mandible
　D. オトガイ部分の変形
　　　前後，大小，軸の異常など種々の変形
　　　　小オトガイ microgenia, microchin
　　　　巨オトガイ macrogenia, macrochin
　　　　オトガイ非対称 asymmetrical chin
　E. 下顎隅角部の変形
　　　（外方）突出 prominent mandibular angle
　　　（角度）開大 obtuse gonial angle
II. 歯・歯槽骨，あるいは骨格にも及ぶ変形
　A. 歯・歯槽骨，あるいは骨格の部分的上下的変形
　　　前歯部開咬 apertognathism, anterior open bite
　　　臼歯部開咬 posterior open bite, molar open bite
　　　部分的開咬 partial open bite
　B. 歯列弓における歯牙・歯槽骨，あるいは骨格の頬舌的変形
　　　前歯部交叉咬合 crossbite, anterior crossbite
　　　臼歯部交叉咬合 posterior crossbite, molar crossbite
　　　部分的交叉咬合 partial crossbite
III. 歯槽性の変形 (dento-) alveolar deformities
　A. 上顎　歯槽性上顎前突 alveolar maxillary protrusion
　　　　　 歯槽性上顎後退 alveolar maxillary retrusion
　B. 下顎　歯槽性下顎前突 alveolar mandibular protrusion
　　　　　 歯槽性下顎後退 alveolar mandibular retrusion
　C. 上下顎 歯槽性上下顎前突 bimaxillary (alveolar) protrusion
　　　　　 歯槽性上下顎後退 bimaxillary (alveolar) retrusion

（楠本健司：頭蓋顎顔面外科最近の進歩，克誠堂 p97, 1994 より引用）

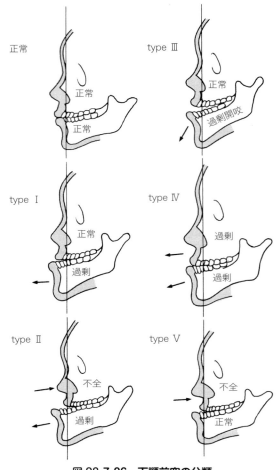

図28-7-26　下顎前突の分類

C. 顎変形の原因

❶先天性原因
その原因が，顔面の発生に関与したもので，家族性，唇裂口蓋裂をはじめ，Treacher Collins 症候群，第1・第2鰓弓症候群などにみられる変形.

❷発育抑制的原因
①血管腫，その他の腫瘍など先天性疾患による変形.
②外因子（損傷，手術，感染など）による変形.
③内因子（栄養，ビタミン，ホルモンなど）による変形.
④その他.

❸後天性原因
①外傷
②腫瘍
③咬合異常
④頬杖などの習癖，うつぶせないし横向きなどの睡眠姿

表28-7-6　下顎前突症の分類

	1型	2型	3型	4型	5型
上顎発育	正常	不全	正常	過剰	不全
下顎発育	過剰	過剰	過剰開咬	過剰	正常

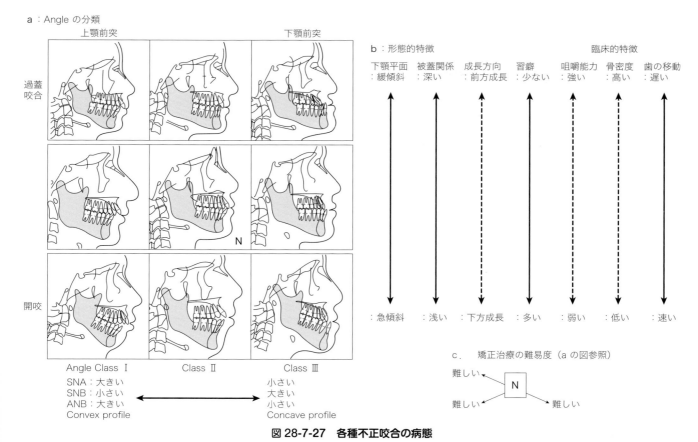

図 28-7-27　各種不正咬合の病態
形態的特徴と矯正臨床における特徴との対比.

（槇宏太郎氏提供）

勢習癖，口呼吸，片側咀嚼癖などによる生体力学的作用（西原ら 1993）.
⑤顔面の手術，特に縫縮術と顔面変形について

❹年齢との関係
頭部・眼窩部は，7歳以降は手術の影響がほとんどない.
頰部（上下顎部）は，若年者ほど発育障害が著明になる.

❺疾患との関係
①先天性疾患はもともと顔面劣成長の要因があるため，手術の影響も受けやすい.
②血管腫では骨も過成長気味にあり，それほどの影響を受けない.
③リンパ管腫も乳幼児時期に行っても影響がほとんどない.
④外傷では，瘢痕拘縮により影響を受けやすい.

❻部位との関係
①上顎前方は影響を受けやすい.
②顔面側方，特に耳前部はほとんど影響がない．たとえば，顔面前方の瘢痕を縫縮すると上顎の発育あるいは鼻骨の発育に影響を与えるが，これを頰部皮弁 malar flap で修正しておいて，その採皮部である耳前部の瘢痕を縫縮したほうが影響は少ない.
③下顎では前方が影響を受けやすく，側方では少ない.

D. 顎変形の症状

①顔面形態の異常
②咬合異常：咀嚼障害，言語障害，呼吸障害
③顎機能障害
④その他

E. 治療法の分類

❶矯正治療
これについても前述したとおり主として若年者が対象になるが，外科的治療の前後にも矯正治療は重要な処置となる（図 28-7-27）.

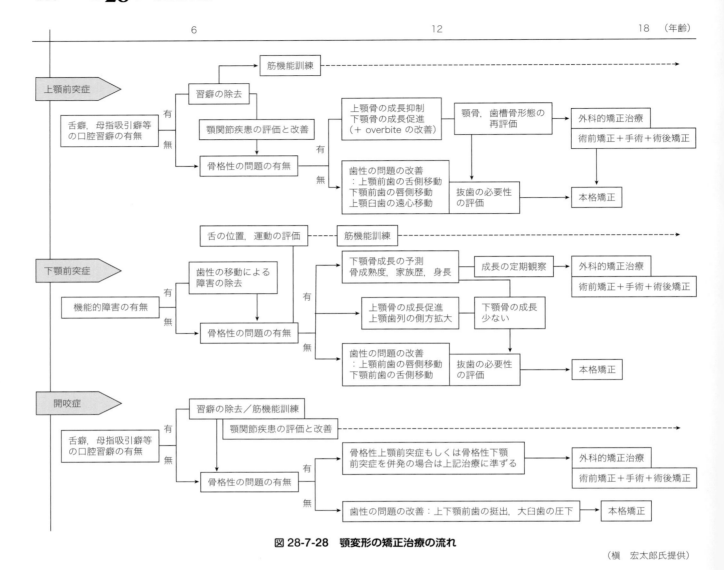

図 28-7-28　顎変形の矯正治療の流れ

（槇　宏太郎氏提供）

吸指癖によるものは歯科矯正で改善できる（図 28-7-28）．

❷補綴治療

口唇を突出させるため，現在の歯列の外側に人工歯を重ねる方法がある（overlay denture）．

❸外科的治療

a. nasomaxillary inlay skin graft

今日では用いられない（第 24 章「鼻部形成術」の項参照）．

b. onlay bone graft

軽度の変形には適応がある．腸骨，頭蓋骨，人工骨などを用いる．眼窩下神経を損傷しないように注意する．

c. 真皮脂肪移植

主として頰部に用いる．

d. 骨切り術

1849 年 Hullihen により報告されて以来，顎変形の場合の主な治療の選択枝である．

e. 骨延長術

顎変形の著明な場合，若年者にも適応される（第 21 章 -5-C- ② -g「仮骨延長術」，本章 -7-H- ① -b「骨延長術」の項参照）．

F. 咬合異常と歯科矯正治療

❶咬合異常と歯科矯正

上下歯列の噛み合わせの異常を呈する疾患として，上顎前突（出っ歯）や下顎前突（受け口），叢生（でこぼこ），開咬，などがあげられる．

28・7 顔面・顎変形　141

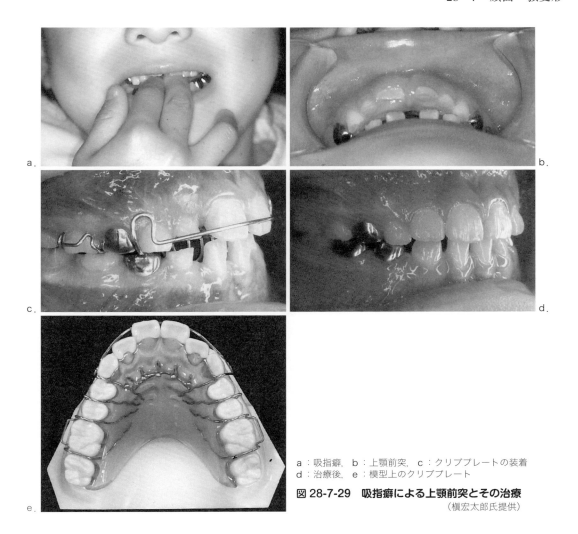

a：吸指癖，b：上顎前突，c：クリブプレートの装着
d：治療後，e：模型上のクリブプレート

図 28-7-29　吸指癖による上顎前突とその治療
（槇宏太郎氏提供）

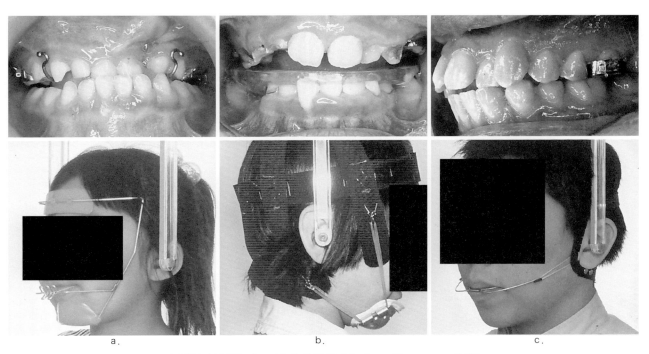

a：上顎前方牽引装置，b：オトガイ帽装置（チンキャップ），c：ヘッドギア

図 28-7-30　各種顎外固定装置

（槇宏太郎氏提供）

142　第28章　頬部形成術

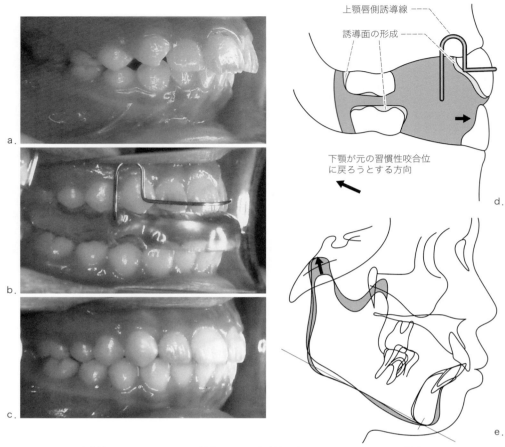

a：治療前，b：アクチベーター装着時，c：治療終了時，d：アクチベーターの構造図
e：治療前後のセファロ下顎骨の重ね合わせ（下顎平面 at Menton）

図 28-7-31　機能的顎矯正装置による下顎骨成長の促進

（槇宏太郎氏提供）

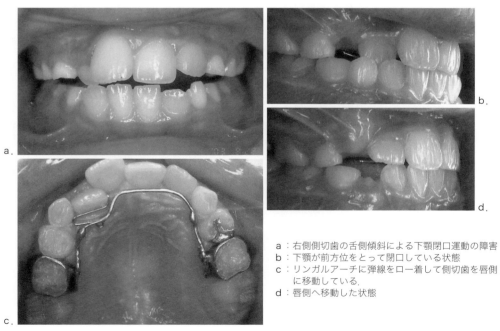

a：右側側切歯の舌側傾斜による下顎閉口運動の障害
b：下顎が前方位をとって閉口している状態
c：リンガルアーチに弾線をロー着して側切歯を唇側に移動している．
d：唇側へ移動した状態

図 28-7-32　機能的障害の除去

（槇宏太郎氏提供）

28・7　顔面・顎変形　143

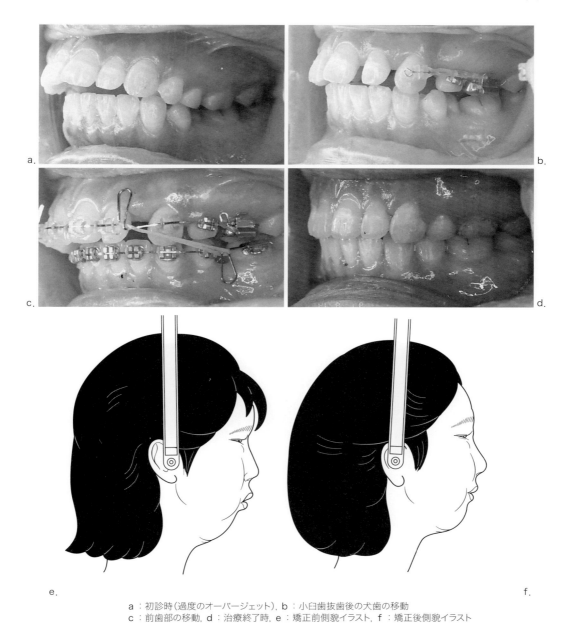

a：初診時（過度のオーバージェット），b：小臼歯抜歯後の犬歯の移動
c：前歯部の移動，d：治療終了時，e：矯正前側貌イラスト，f：矯正後側貌イラスト
図28-7-33　上顎前突症のマルチブラケットシステムによる本格矯正治療
a～d：（槇宏太郎氏提供）

　これらの不正咬合は，上下顎の歯の傾きや顎骨の大きさ，それらの位置関係によって様々な病態を示す．また，その病態ごとに歯の移動時の生物学的な反応性が大きく異なるため，矯正治療における診断時にはそれぞれの特徴を十分に把握しておくことが大切である（図28-7-27）．さらに成長期の顎骨形成過程では，機能的な要因（咀嚼筋機能など）や，顎関節疾患なども大きな影響を及ぼすため，それらの客観的評価も不可欠である．

　治療法には，矯正治療のみで対処する場合と，外科的治療を併用する場合とがある．まず，成長段階においては，機能的障害の除去を優先し，不正咬合が歯性に限局されるものか，もしくは骨格性に移行しているものかを判別し，必要があれば適切な処置を行う（図28-7-28）．

　一般的には可徹式の顎機能矯正装置（アクチバトール）という矯正装置を用いる．たとえば，下顎後退症や顔面非対称などの症状に対し，同装置を用いて下顎成長促進や咬合平面の左右是正を行い，将来の骨離断術を回避できる場合もある．成長の場である下顎頭の形態不全がみられる場合はその効果が小さい可能性があるため，適応症を見極めることが重要である．そして，成長終了後に顎骨の大きさ

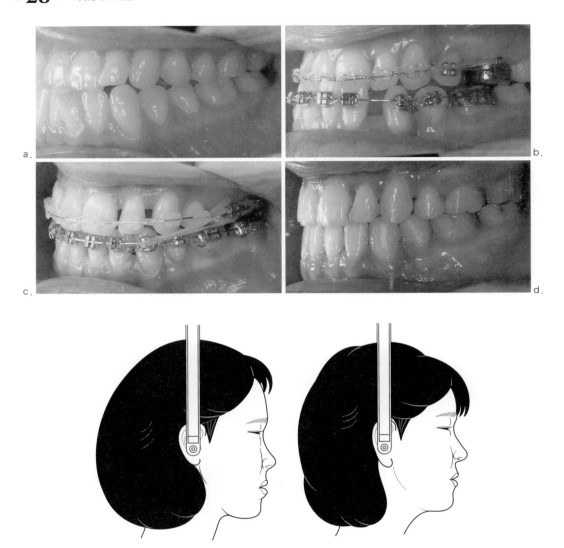

a：初診時（下顎歯列の近心位），b：下顎犬歯の遠心移動と上顎大臼歯の近心移動
c：顎間ゴムの使用，d：治療終了時，e：術前側貌のイラスト，f：術後側貌のイラスト

図28-7-34　下顎前突症のマルチブラケットシステムによる本格矯正治療
a～d：（槇宏太郎氏提供）

や形態の異常が著明な場合は，外科的治療と矯正治療とを併用する（外科矯正治療）．

❷歯列の歯科矯正症例（後述）

形成外科医としては，矯正歯科でどのような治療が行われているか，ある程度の知識はあってもよいのではないかと考えて，記載することにした（第26章参照）．
①吸指癖による上顎前突とその治療例（図28-7-29）
②顎外固定装置による顎骨の固定（図28-7-30）
③機能的顎矯正装置による下顎骨成長の促進（図28-7-31）
④機能的障害の除去（図28-7-32）
⑤上顎前突症のマルチブラケットシステムによる本格的矯正治療（図28-7-33）
⑥下顎前突症のマルチブラケットシステムによる本格的矯正治療（図28-7-34）
⑦開咬症のマルチブラケットシステムによる本格矯正治療（図28-7-35）

しかし，症例によっては歯科矯正では改善できない変形もあり，外科手術の適応となる．しかし，この場合でも術前，術後の歯科矯正は必要である．

28・7 顔面・顎変形　145

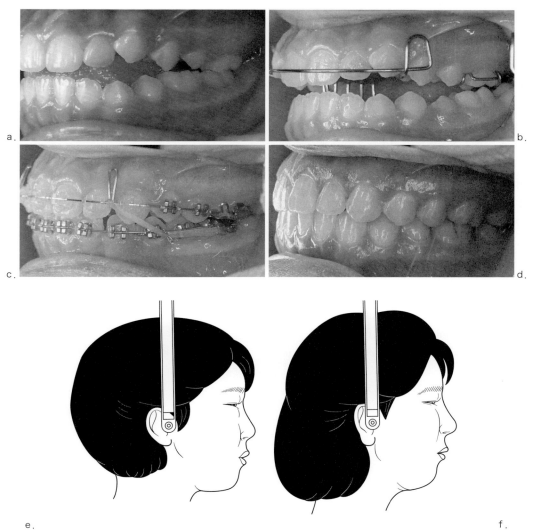

a：初診時（舌の突出），b：クリププレート装着時，c：口蓋側からの側方拡大時後顎間ゴム使用時，
d：治療終了時，e：術前側貌のイラスト，f：術後側貌のイラスト

図 28-7-35　開咬症のマルチブラケットシステムによる本格矯正治療
a〜d：(槇宏太郎氏提供)

G. 顎変形手術の基礎的事項

❶チームワークの重要性

顎変形の手術にあたっては，一人，形成外科医ばかりでなく，口腔外科医，矯正歯科医，補綴科医などとの緊密なチームワークが必要である．

❷顎変形手術の適応

顎変形の手術については，顔面形態の術前，術後の変化が著明な場合も多く，患者に対するインフォームド・コンセントは特に大切である．患者は，手術後の状態について漠然とこうなるのではないかという期待感を持っているか

らで，その期待感が裏切られると不満足度が倍加され，トラブルになりやすい．

手術適応は，慎重でなければならない．次のような適応を考える（新橋ら 1999）．

a. 顎変形の一期的骨切り術の疾患別適応

①咬合異常のない上顎低形成 maxillary hypoplasia：骨切りの適応はなく，鼻あるいは鼻周囲形成術

②頭蓋顔面骨形成不全症 craniofacial dysostosis：midface advancement osteotomy を行う．

③唇裂口蓋裂 cleft lip and palate，顔面裂 facial cleft：LeFort 型骨切り術，下顎枝矢状分割骨切り術，あるいは，両者併用術（第26章「唇裂・口蓋裂形成術の項参照）．

④下顎前突症 mandibular prognathism：下顎枝矢状分

割骨切り術
⑤ Binder 症候群：鼻形成術と上顎前方移動，下顎骨骨切り術併用
⑥ 片側小顔面症 hemifacial microsomia：上下顎骨切り術
⑦ 短顔 short face：上顎あるいはオトガイ骨切り術
⑧ 上顎骨骨折によるもの：変形治癒骨折の場合とか，そのための発育障害など．変形の程度により手術法を検討する．

b. 顎変形の骨延長形成術の部位別適応
① 上顎骨延長形成術：Crouzon 症候群，Apert 症候群，Marshall 症候群，唇顎口蓋裂など
② 下顎骨延長形成術：Treacher Collins 症候群，craniofacial microsomia（第1・第2鰓弓症候群），Goldenhar 症候群，Pierre Robin 症候群（sleep apnea 時）など
③ 上下顎同時骨延長形成術：craniofacial microsomia（第1・第2鰓弓症候群），Goldenhar 症候群など
④ 下顎骨正中骨延長形成術：下顎骨の狭窄に起因する歯列幅の狭窄など
⑤ 歯槽骨延長形成術：唇顎口蓋裂，その他．
⑥ 顎骨部分延長術 bone transportation：Craniofacial microsomia（第1・第2鰓弓症候群）．

c. 適応年齢
各々の症候群のなかでも，重篤度によってその緊急性は多岐にわたる．たとえば，Pierre-Robin 症候群の生下時小下顎症は，成長期スパートに合わせて，その下顎骨長の成長が追いつき改善されるが，生下時睡眠時無呼吸症候群 sleep apnea がみられる場合は，気道確保のための骨延長の適応となる（Figueroa ら 2000）．

craniofacial microsomia の場合，症状の type 別に下顎骨延長の適応となる場合があるが，特に片側の場合，顎関節の回転に留意した延長方向の設定が重要となり，その後の下顎骨成長や機能へ影響を及ぼす．

H. 顎骨変形形成術
treatment of the jaw deformities

術前評価は，顔面骨折，骨切りなどの既往，視診（平常時上顎歯肉露出度 incisal show，笑い表情時 full smile の上顎歯肉露出度 gammy smile；いわゆる馬笑い horse smile，donky face，頬骨突出，下顎突出，いわゆる出っ歯，など），セファログラム，パントモグラフィー（歯根を含め歯牙の状態，下歯槽神経の走行など）3DCT，3D 実体モデル（骨切り位置，骨移植の有無，移動の程度など）で評価するが，結局は視診がものをいう．患者といっしょの検討も大切である．いったん，手術したら再手術は，難しくなる．

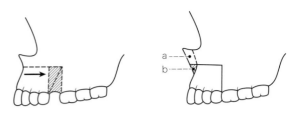

図 28-7-36　上顎前突症の分節骨切り術による修正
前歯部を後退させたあとの前鼻棘下部のずれは突出部を削るなり(a)，陥凹部に切除骨を骨移植する．開口 open bite があれば切開線の方向を変える．

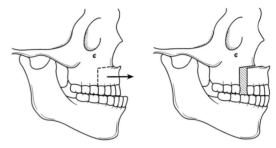

図 28-7-37　上顎骨分節骨切り術

顎顔面外科術式のシミュレーションソフト SimPlant® が利用されていることが多い（市ノ川 2014）．

❶ 上顎発育障害 maxillary maldevelopment
第26章「唇裂・口蓋裂形成術」の項参照．
主に用いられる再建術

a. 一期的骨切り術
主に成長終了後の最終手術のときに用いられることが多い．上顎骨骨切り術の場合，分節骨切り術，Le Fort I，II，III 型骨切り術，口蓋骨骨切り術，鼻上顎骨切り術などがある．下顎骨骨切り術の場合，下顎体部骨切り術，下顎枝部骨切り術，オトガイ部骨切り術を用いる．Obwegeser（2003）は全歯牙歯槽骨切り術（下顎の連続性を保ったまま全歯牙と歯槽骨を含めての骨切り）等を行い，症例に応じた外科治療の選択肢の幅をさらに拡大している．しかし，通常は下顎枝矢状分割術と LeFort I 型骨切り術の併用が多い．

b. 骨延長術
顎顔面領域において Snyder（1973）がイヌの下顎骨を延長して以降，McCarthy ら（1992）がはじめて下顎骨に臨床応用し，現在に至るまで，頭蓋顎顔面のあらゆる骨がその対象となっている．従来の一期的骨切り術による骨長の獲得の限界や骨移植が必要になる場合があるのに対し，自己の骨再生能を応用した画期的な手法である．しかし，利点の1つとされていた骨延長による軟組織の延長（伸展）が，

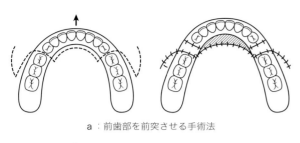

a：前歯部を前突させる手術法

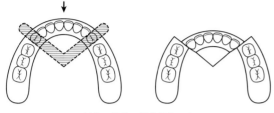

b：前突の場合の前歯部後退法

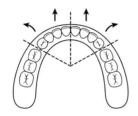

c：正中，側方切開で前歯部を前方左右に展開できる．

図 28-7-38　口蓋部の骨切り
後退症，前突症に対応．

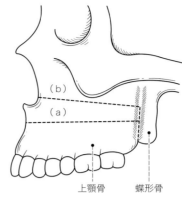

図 28-7-39　上顎骨骨切り部位
骨膜剥離後，翼突上顎裂部まで骨鋸にて骨切り (a)，裂部は彎曲ノミで切離すると，上顎はグラグラになる high level の osteotomy では (b)，鼻中隔の骨切りを要す．

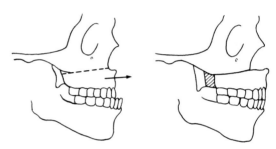

図 28-7-40　LeFort I 型高位上顎骨骨切り術

我々の期待する"軟組織全体の量の増加"に直接結びつくかは，今後の最重要検討項目のひとつといえよう．

❷上顎骨骨切り術の管理

1）術前管理

全身状態のチェック，顎変形，機能のチェック，歯，歯周囲疾患のチェック，鼻副鼻腔疾患のチェック，咬合状態のチェックなど．LeFort II，III 型では，気管切開の準備もしておく．輸血の準備も検討する．

2）術中管理

他の手術と同様であるが，特に出血に注意が必要である．下行口蓋動脈は，上顎洞後壁と鼻腔壁の交点で，蝶顎縫合部の前方内側，第 2 大臼歯舌側で翼突鉤と上顎中切歯を結ぶ交点に開口．神経損傷に注意．

上顎骨への血行に注意，直接，骨に流入するものと，骨膜を介して流入するものとがある．

LeFort 型骨切り術，上顎前歯部の分節骨切り術では血行障害が少ない．

上顎では，埋入歯に注意．

3）術後管理

一般の術後管理と同様であるが，顎間固定が行われていると，呼吸管理，栄養管理に注意が必要である．

❸上顎骨骨切り法の分類

1）分節骨切り術 segmental osteotomy

Wassmund (1927) が，open bite に用いたのが最初といわれている．前歯部の変形の場合に用い，第 1 小臼歯を抜歯，骨切りスペースをつくり，犬歯歯根部を傷つけないように骨切りする．極薄のノミがあれば，抜歯の必要はない．骨切りは，梨状口まで上顎歯槽部を切開，次に鼻中隔下端を骨切り，上顎骨口蓋板は破砕でもよいが，折れないときは，ノミを入れる．

それより前方の骨を block として遊離し，固定は，ミニプレートと顎間固定である（図 28-7-36 〜図 28-7-38）．

2）LeFort I 型骨切り術

上顎下方の変形に用いる（図 28-7-39，図 28-7-40）．

本法は，1927 年 Wessmund が open bite に用いたのが最初で，Dingman ら (1951) の報告から普及した．

麻酔は全身経口挿管麻酔である．

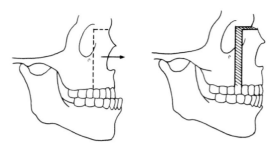

図 28-7-41　naso-orbito-maxillary osteotomy

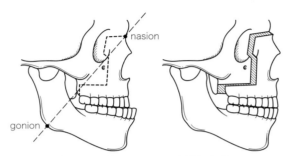

図 28-7-42　LeFort Ⅱ型骨切り術
鼻中隔切離の際，N-G 線（nasion と gonion）を結ぶ線より後方にノミが達しないように注意．

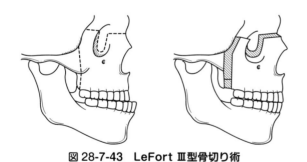

図 28-7-43　LeFort Ⅲ型骨切り術

念のために，術前に自己血輸血の準備をしておく（第2章-3-G「輸血の準備，自己血輸血法」の項参照）．

口腔前庭の粘膜切開（midface degloving- 倉片 2014），骨膜切開，ラスパトリユームで骨膜下に，上顎骨に達し，次に上顎骨外側を水平方向に，鋸またはノミにて切開，さらに鼻中隔をノミにて鋤骨に沿って切開し，次に翼状突起と上顎骨の間を彎曲ノミにて離断する方法である．上顎後面は sagital saw にて切離する．ノミを使うと深く入り過ぎることがある．口腔内から後鼻口に指を入れて確認しながら切離してもよい．切り残された部分があっても down fracture をすればよく，抵抗があれば，離断されていないので骨切りを追加する．

術中，下行口蓋動脈，眼窩下神経・動脈を損傷しないように注意する．

上顎切離後は，翼状突起前に骨移植し，あるいは上顎骨前面に骨移植，bite splint をはめて，プレートにて固定し，後戻りを防ぐ．10 mm 以内の上顎骨前方移動の場合は，通常，骨移植を必要としない．

最近では，仮骨延長法も行われる．後戻りは少ないが治療期間は長くなる．

唇裂口蓋裂や，他の上顎発育障害による不対称や上顎の高さの不足であったり，開咬や後方狭窄を伴う場合は，骨切りした上顎を左右に傾斜させたり，上下に動かしたり，正中上顎を骨切りして正常位に固定，骨の間隙には骨移植を行い，ミニプレートで固定する．

術後，後戻り変形は，前方移動が多いほど必須であるが，固定が確実で，骨移植など行うと多少防ぐことができる．

本法の欠点として，口蓋裂症例では鼻咽腔閉鎖不全を起こすこともある（Witzel ら 1977, 1983）（図 28-7-37, 図 28-7-38）．

3）上顎骨口蓋骨骨切り術 maxillo-palatal osteotomy

口唇口蓋裂などで，口蓋裂の瘢痕部を利用して，あるいは，新たに前歯部の口蓋に骨切りを追加して，Y 型の割を骨に入れ，dental expander を利用して拡大する方法であるが，成人には利用できない．

4）鼻上顎骨切り術 naso-orbito-maxillary osteotomy

これは，乳幼児期における外傷や感染で，顔面中央の外鼻と上顎前方部の陥凹を生じたものに，鼻骨と上顎前方部を，鼻涙管と眼窩下神経孔の間で骨切りして一塊として突出させる方法で，Converse ら（1979）の報告になる（図 28-7-41）．

5）LeFort Ⅱ型骨切り術 LeFort Ⅱ type osteotomy

これは，上顎骨全体の発育不全で，頬骨に変形の少ない場合に用いられる．

麻酔は，気管内挿管麻酔である．

切開線は，頭皮冠状切開と口腔前庭切開から骨膜下に剥離するか，眼瞼下切開 - 鼻根部切開と口腔前庭切開のアプローチを利用する．後者は，顔面に瘢痕が残るが，頭皮冠状切開後の瘢痕でも目立つことがある．

顔面骨に達したら，鼻骨前頭縫合下方を横切，鼻涙管の後方を切り，眼窩下神経管前まで下壁を切り，神経管の前で上顎前面に出て，蝶顎縫合部に進め，これを両側に行う．著者は，5 mm 幅の小さいノミで少しずつ切りながら切開している．

次に，鼻中隔を，鼻根部 nasion と下顎隅角線 gonion に引いた線を目安に，その前方を 1 cm 幅のノミで切開する．この際，指を後鼻棘にあてておくと安全である．上顎骨後壁切開のときには，大口蓋動静脈に注意，この周りを少し残して破折したほうが安全である．

固定は，ミニプレートを利用，鼻根部，上顎骨には骨移

表28-7-7 仮骨骨延長術の長所

従来型骨切り術	仮骨骨延長術
1. 骨移植を要す	不要
2. 感染も起こりやすい	少ない
3. 後戻りがある	少ない
4. 軟部組織延長に限度（移動距離10〜15 mm）	なし，15〜20 mm以上も可能
5. ミニプレート強固固定	強固固定少ない
6. 咬合は良好に決められる	延長に応じて流動的
7. 延長方向が三次元	二次元的（内固定）

植する．あるいは，この固定の代わりに延長器を挿入して，仮骨延長法を行う（図28-7-42）．

6) LeFort Ⅲ型骨切り術 LeFort Ⅲ type osteotomy

上顔面骨の発育不全の場合に用いられる．Crouzon病，Apert症候群などに適応される．鼻骨，頬骨，上顎を含めた骨切り術である．

麻酔は，LeFort Ⅱ型に準ずる．アプローチは，頭皮冠状切開と口腔前庭部切開である．必要があれば，他の切開を追加する．頭皮弁の展開，伸展が悪ければ，galleaに切開を加えれば多少広がる．その場合血行に注意を要する．

骨切りは，鼻前頭縫合下方を切開，鼻涙管後方を回り，眼窩下壁，外壁を通り，眼窩下管を注意深く切開，前頭上顎突起を通り，側頭窩に出て，頬骨を矢状切開，蝶顎縫合部を切開する．

鼻根部，前頭上顎突起，頬骨上顎部に骨移植する（図28-7-43）．

最近は，仮骨延長法も行われる．

7) LeFort Ⅳ型骨切り術 LeFort Ⅳ type osteotomy

Crouzon病，Apert症候群の場合，前額部まで矯正する必要のある場合に行われる（第21章「頭部形成術」の項参照）．

8) 上下顎骨同時骨切り術 bimaxillary osteotomy

手術法としては，上顎LeFort Ⅰ型骨切り術と下顎矢状分割骨切り術SSROによるtwo jaw surgeryと，上下顎分節骨きり術ASOがある（宇田ら2014）．

上下顎の著明な変形のみられる場合，上顎骨の前方移動のみでは修正できないので，下顎骨を後方移動させ，上下顎のバランスをととのえる．大浦ら（1991）は，計算上12 mm以上の上顎骨前方移動の必要のあるとき用いるという．いずれにしても歯科矯正学的治療を併用する．なお，上顎骨の前突術による鼻咽腔閉鎖機能の障害はまず起こらない（McCarthyら1979）．しかし注意は必要である．

手術法は，まずLeFort Ⅰ型で上顎骨を骨切り，骨移植とともにミニプレートやネジで骨固定をする．その後矯正歯科で術前に作成しておいたbite splintをはめ，いったん顎間固定を行い，下顎骨を切離する．顎間固定したほうが下顎の移動がないので骨切りしやすい．最後にbite splintを併用した本式顎間固定に切り替える．しかし下顎矢状骨切りsagital splitting ramus osteotomy（SSRO）では別である．

❹骨延長術 distraction osteogenesis

a. 骨延長術とは

これは，骨切り後形成される仮骨を牽引して引き延ばす仮骨延長法（callotasis）（De Bastianiら1987）である．Codivilla（1905）が，最初に大腿骨延長術として報告（井川ら2002），Ilizarovが長管骨の延長に1969年始めたとされるが，これらは，整形外科での話で（伊藤ら1999），顎顔面に応用したのはSnyderら（1973）が最初である．四肢の長管骨（軟骨性骨化）と扁平骨である上顎骨（膜性骨化）とは，骨の種類が異なるが，Snyderら（1973）は，犬の下顎骨延長の実験から骨延長の可能性を実証した．形成外科的には，McCarthyら（1992）が，はじめて下顎骨に臨床応用，高戸ら（1993）の報告が続く．

従来の骨切り術は，侵襲が大きく，出血に対して自己血を準備するとか，骨移植を必要とするとか，また顎間固定が必須であるとか問題点が多かったのに対して，本法は，骨移植が不要で，軟部組織も同時に伸展され，比較的少ない侵襲で済む，後戻りが少ないなどの利点があり，手術選択肢のひとつでもある（表28-7-7）．しかし，後述のような短所もある．

b. 骨延長の組織機序

本法の機序は，骨切りを行うと仮骨ができるが，この段階で牽引を続けると仮骨生成も続行し，骨が延長されることである．頭蓋骨，顔面骨の再生は，長管骨と違って外骨膜からの修復ではなく，骨延長中央部の繊維性結合織からの骨形成と，骨断端からの骨梁形成により修復が行われる（小室1993）．

c. 適応

基本的には，頭蓋顔面骨の低形成疾患や，後天性の陥凹変形や欠損の修復や指骨の延長に用いられる．

①頭蓋骨変形craniosynostosis：狭頭症に対する頭蓋冠の拡大術としての骨延長術は，わが国で多く行われているが，欧米では本法の応用はむしろ否定的である．

②上顎発育不全症：唇裂口蓋裂，crouzon，Apert症候群などのsyndromiccraniosynostosis-中下顔面延長

③下顎低形成症：microsomia, Goldenhar, Treacher Collins, Pierre-Robin, Nager症候群などの症候群-顎前方移動

④歯槽堤萎縮：歯槽骨垂直延長

⑤顎欠損症：外傷性，腫瘍性欠損-骨移動

⑥顎関節欠損症：変形性，血管性欠損-骨移動法（bone transport法）

d. 手術年齢

骨治癒過程を考えれば若年者ほどよいが，症例ごとに決められるべきであろう．先天性疾患，特に Pierre-Robin 症候群では，生下時に小下顎症があっても，成長期スパートで下顎骨長が成長してくることがある．

しかし，生下時に睡眠時無呼吸症候群で sleep apnea がみられる場合は，気道確保のために骨延長が必要となる（Figueroa ら 2000）．早期に手術することで気管切開を減少させられる（Denny ら 2002）．無呼吸といえないまでもいびきの強い症例では 3 歳以降には行われる．

Craniofacial microsomia の場合，症例別に下顎骨延長を適応させる．特に片側延長の場合，顎関節に留意した延長を行わないと，その後の下顎骨成長や機能へ影響を及ぼす（Herring 2004）．しかし，Microsomia でも進行しない症例もあり，機能的症状と形態的症状の程度に応じて手術年齢を決定する．

低年齢では，McCarthy ら（1992）のいうように，2 歳以降でも十分可能であるが，混合歯期では，顎骨は埋伏歯でほとんど占められており，骨切り，device screw の固定がし難く，あらかじめ歯根を抜去するなどの準備も必要である（Regev ら 2004）．

狭頭症では，生後数ヵ月で行われる．

唇裂口蓋裂による上顎の低形成例では，10 歳以降なら十分手術可能である．

e. 延長器具

延長器具は，もともと体外から固定する外固定型であったが，日常生活への支障が大きく，なかなか普及せず，内固定型の装置が開発されてから骨延長術への興味が高まった．しかし，両方法にはそれぞれの利点，欠点があり，症例に応じた使い分けが必要である．

しかし，顔面のような複雑な曲面では三次元的に延長できる装置が必要であり，また顔面骨へ臨床的に応用されてから日も浅く，成長との関係など不明な点が多い．

なお，わが国では，rigid external distraction（RED）system が 1999 年に使用が認可されている．

1）外固定型延長器具

これには，固定式と牽引式とがある．複雑な曲面を呈する顔面骨を三次元的に延長する場合に用いられる．hemifacial microsomia の下顎骨に対しては，New York Group の装置（Leibinger 社製），Mexico City Group の装置（Martin 社製）などが用いられている．

また，上顎骨では，Polley ら（1997），Figueroa ら（2004）の halo 型装置 RED system が主流である（門松ら 2009）．タグチ社製のものや，ブルー・システム blue divice system（W. Lorenz 社製）もある（図28-7-44）．後者は，①小児にも使用できる，②screw がアーチ型で強固な固定が得られる，③牽引方向の調整が可能など，RED system より改良されている（三川ら 2004）．

face mask タイプのものでは，頭蓋固定用ピンの刺入位置を厚い皮質骨部に求めるため，CT 画像により確認する必要がある．

創外法は，装着，抜去が比較的容易で，延長方向も三次元であるが，顔面には伸展による瘢痕が残ること，長い期間固定装置を露出させたままなので日常生活が不便であり，患者の精神的な問題が起こり，小児では，安静が保ち難いなどの問題がある．また，ピンのゆるみ，感染，疼痛，神経損傷，髄液漏，硬膜損傷，骨髄炎などが報告されている（三川ら 2005）．

2）内固定型延長器具

一方向性（1 軸）の骨固定式で，直線的延長に用いられる．下顎骨の骨延長は症例によっては一方向性のもので十分である．最初に開発したのは，フランスの Dinner（1996）で，hemifacial microsomia の下顎骨延長に使用された．

上顎骨には，Chin ら（1996），東京警察病院グループの延長器などが，唇裂口蓋裂症例には，Zurich グループの system がある（図28-7-45）．

狭頭症に対する頭蓋骨の延長では，下顎骨用の装置でも十分対応できるが，専用の装置がいくつか開発されている．

内固定法は，器具の装着に大きな切開を要すること，抜去術が必要であること，感染の危険があること，延長方向によっては，顎関節に無理がかかるなどの欠点がある．また，左右不対称や複雑な形態の延長には慎重に使用する必要がある．最近では，曲線的延長に対応したものや延長後，延長器を保定のプレートとしてそのまま利用できるもの，また延長器を抜去する必要のない吸収性プレートも試みられていたが（Cohen ら 2000），問題が多く，現在は市場に出ていない（佐藤 2014）．

f. 術前検査

術前の病態や，詳細な形態の把握に際し，顔面写真，頭部顔面 X 線規格写真，3D-CT は必須である．顎顔面骨の延長であれば，パノラマ写真や顎モデルが必要となる．また頭蓋顔面骨という複雑な形態における骨延長術では，その骨切り部位や，延長方向のより正確な設定が，極めて重要となるため，高価ではあるが，三次元実体モデルが必要となることが多い（図28-7-45d）．

g. 治療計画

骨延長法では，延長器の種類と装着部位により手術結果が左右されるので，延長器の選択は，特に重要である．

延長器は，頭蓋骨，上顎骨，下顎骨，歯槽骨用と，基本的にはすべて異なる．延長方向は，骨切り部位と延長器装着部位により決定される．延長量は，術後経過のなかで決定されるが，術前より予定延長量は決めておく必要がある．

h. 手術法

手術の流れは，次のように行う．

28・7 顔面・顎変形

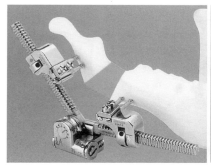
a：三次元的延長の可能な外固定型下顎骨延長器

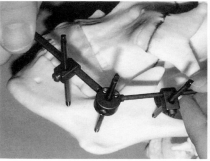
b：Molina型下顎骨延長器

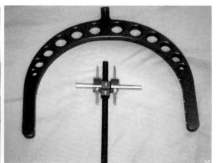
c：RED systemの一式

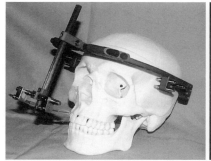
d：halo型上顎骨延長器

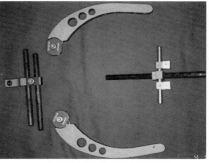
e：タグチ社製halo型上顎骨延長器

図 28-7-44　外固定用器具

（佐藤兼重氏提供）

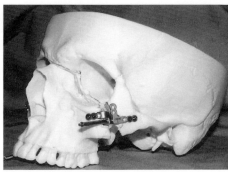
a：Chin et al 型LeFortⅢ型上顎骨延長器

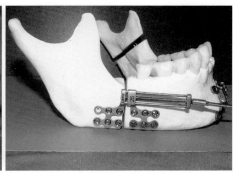
b：内固定型下顎骨延長器

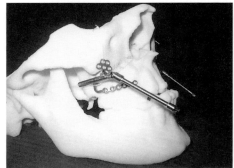
c：Zurich型LeFortⅠ型上顎骨延長器

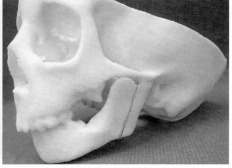
d：小顎症の3D実体モデル

図 28-7-45　内固定用器具

（佐藤兼重氏提供）

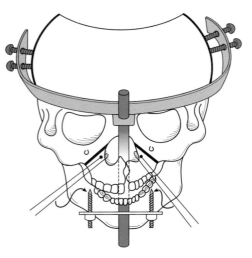
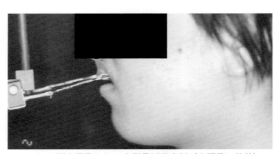

a：halo型上顎骨LeFortⅠ型骨延長症例（上顎骨に装着）　　　b：direct skeletal traction法

図 28-7-46　halo 型外固定法

（佐藤兼重氏提供）

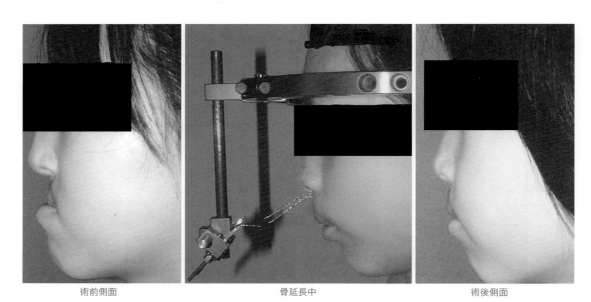

術前側面　　　　　　　　　骨延長中　　　　　　　　　術後側面

図 28-7-47　direct skeletal traction 法を用いた LeFortⅠ型上顎骨延長症例

（佐藤兼重氏提供）

1) 骨切り osteotomy

これには，完全骨切り術 osteotomy と，不完全骨切り術 corticotomy（皮質骨のみ切離，髄質を残す手術法で下顎骨に使用されるが，上顎骨には不可能）がある．

悪性腫瘍摘出後では，量的問題や，放射線障害，瘢痕化の問題があるので慎重に行う必要がある（Kessler ら 2003）.

2) 待機期間 latency period, waiting time

これは，骨膜，周囲軟部組織の治癒を待つ期間，通常は 3〜5 日，若い程早い．

3) 骨延長 distraction

延長は一日 1 mm，1〜2 回/day のネジ回転が一般的．

4) 保定期間 consolidation period

骨延長終了後，延長された骨をそのまま保持して，強固な骨が形成されるまでの期間で，頭蓋顔面骨では，通常 8 週間以上である．

i. 手術の実際

1) 頭蓋骨

便宜上ここに収録するが，通常 craniosynostosis に用い

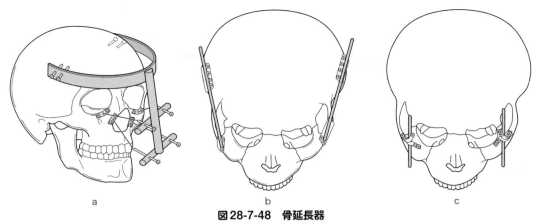

図 28-7-48 骨延長器
a：ハロー型外固定型上顎骨延長器と牽引点を示す．
b：装着した頰骨・頭蓋骨型内固定延長器を示す．
c：装着した頰骨・頰骨型内固定延長器を示す．

(佐藤兼重ほか：PEPARS 36：28, 2009 より引用)

られる．頭蓋骨という特質上，すべて内固定型の延長器が使用される．

手術法は，冠状切開から頭蓋皮膚を反転，scaphocepahly以外では，従来の fronto-orbital advancement の要領で，冠状縫合部周囲から眼窩上壁にかけて前頭骨と orbital bar を一塊に骨切りしたのち延長器を装着する．術後 3～5 日ほどから，一日約 1 mm の延長を行う．延長終了後は，最低 8 週間の保定ののち，装置を抜去する．

従来法に比べて，頭蓋骨を大きく切り出すことがない分，低侵襲で手術時間も短い．延長方向はほぼ前方である．Hirabayasi ら (1998) も，血行を保存した骨弁であること，後戻りがすくない，拡張が十分，死腔ができない，出血が少ないなどの利点をあげている．一方，延長器を取り外すための手術が必要となるなどの欠点もある (第 21 章 -5-C- ② -g「仮骨延長術」の項参照)．

頭蓋骨への応用はわが国で開発，発展した方法であるが，世界的には応用されていない．理由は従来法で十分な結果が得られるのに延長器の抜去という更なる手術が必要になるからである．現在では，症候群性の狭頭症に対する後頭頭蓋の拡大には適応とされ，広く用いられている (佐藤 2014)．

2) 上顎骨

syndromic craniosynostosis における上顎骨の低形成や，口唇口蓋裂による上顎の低形成症例に対する従来の上顎骨前方移動術では，術後の後戻りが常にあり，二次形成術であれば，手術瘢痕による前方移動の制限がある．

骨延長術は，延長方法や装置には，まだ開発の余地があるが，後戻りはより少なく，移動量の制限も少ないという利点があり，従来法よりも適応が広い．

延長器には，内固定型，外固定型のいずれも使用可能である．延長方向は，原則として前方であるが，上下的な劣成長を加味して前方やや下方である．佐藤 (2004) の方法を紹介したい．

a) Lefort I 型骨切りの場合

(1) ハロー型外固定型法 Halo type distraction

Halo 型の distraction では，通常牽引の作用点を，上顎歯に固定した splint に置くため，事前に矯正歯科医に依頼して，歯に splint を装着しておく．上顎骨に直接作用点を求める direct skeletal traction 法 (Satoh ら 2004) は歯への直接的な影響はなく，splint の必要はない (図 28-7-46)．上顎骨の延長方向が左右で異なる場合は，固定源を 4 箇所に置く marionette traction 法を開拓，回転の要素を加えた (門松ら 2009)．

Figueroa ら (2004) も，著明な顎発育不全には rigid external distraction device 法が遠隔成績からみてよいという．

経鼻挿管全身麻酔のもとに，通常どおりに上顎骨に Le Fort I 型骨きり術を施行し，上顎骨を down fracture させる．次に，splint を準備した方法であれば，創閉鎖ののち，Halo 装置を側頭骨に装着する．direct skeletal traction 法であれば，梨状孔の下外側の強固な部位に鋼線を通し，さらに，鼻腔より皮膚に出し，Halo 装置を装着後，これに接続する (図 28-7-47，図 28-7-48)．

延長は，術後 3～5 日くらいから開始し，目的の量が獲得できるまで行う．延長終了後，約 3 週間の保定期間をおいて，ハロー装置を撤去するが，頭蓋顔面骨の骨延長術における通常の保定期間が 8 週間であるのに比べかなり少ない．これは，ハロー装置装着の許容期間と考えるが，当然 3 週間の保定期間では不足である．そのため，その後は，夜間のみの保定として MPA (maxillary protractive appliance) など，

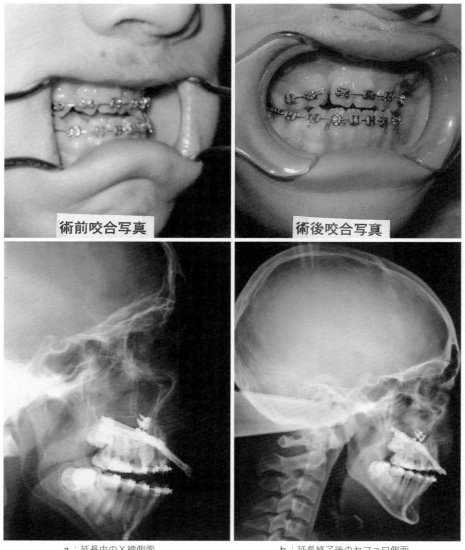

a：延長中のX線側面　　　　b：延長終了後のセファロ側面

図 28-7-49　内固定型による上顎骨延長症例

（佐藤兼重氏提供）

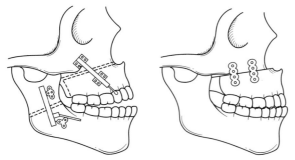

図 28-7-50　distraction osteogenesis
延長後保定装置をそのままおくか，プレート固定する方法もある．

De Laire 型の face mask を約 3～4 ヵ月使用する．

(2) 内固定型延長法

Le Fort I 型骨切りには，Zurich system 内固定型延長器があるが，Halo 型の外固定型と異なり，装着部位や延長方向の設定が問題となる．

適応は，上下顎の差が 10 mm 以上で，12 歳以降，術前に顔面セファロ，3DCT 顎モデルを作成，術式の検討をする（門松ら 2009）．

手術法は，上口唇前庭部を切開，眼窩下孔以下，梨状口周囲の骨膜剥離，鼻腔底の粘骨膜剥離をしたのち，頬骨側，および上顎骨側に延長器具をあてがい，離断予定線をデザインする．梨状口周囲では，高位に骨切り線をデザインし，梨状孔外側の歯を避ける．左右一対の装置を平行に screw

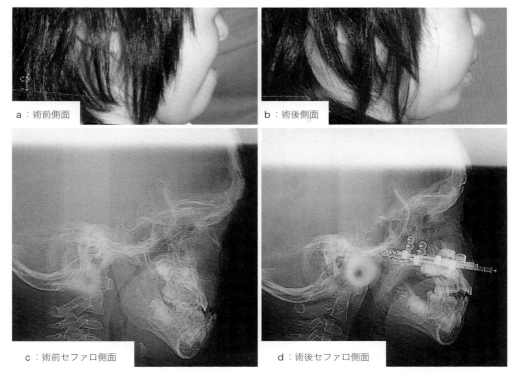

a：術前側面　　b：術後側面
c：術前セファロ側面　　d：術後セファロ側面

図 28-7-51　Chin & Toth 型内固定装置を使用した LeFort Ⅲ型上顎骨骨延長症例

(佐藤兼重氏提供)

で装着する．Le Fort Ⅰ型骨きりを施行し，down fracture させ，延長器を装着する．

3～5 日の waiting period (latency period) をおいて，約 1mm/day の速度で延長するが，これを 1 日 1～2 回行う．骨断端の面積，骨膜や周囲の血行状態によって速度の調節を行う (図 28-7-49, 図 28-7-50)．

延長終了後は，最低 8 週，通常 3 ヵ月以上の保定を続ける．保定は，延長器をそのまま，あるいは，延長棒の露出部分を切除する場合と保定器 activator を用いる場合がある．

上顎骨延長の場合，咬合の変化に十分注意し，矯正歯科医との連携が大切である．

b) LeFort Ⅱ型の場合

頭皮冠状切開より頭皮額部皮膚を反転するアプローチ法と顔面皮膚切開から直達するアプローチ法がある．前者が多く用いられる．骨膜剥離ののち，上顎骨に Le Fort Ⅱ型骨切りを行い，延長器を装着する．

延長器は，内固定型のものも報告されているが，Le Fort Ⅱ型骨切りの特質上，適切な装置はない．むしろ，Le Fort Ⅱ型では，Halo 型の外固定装置が有利である．

c) LeFort Ⅲ型の場合 (図 28-7-51)

中顔面の骨延長では，頭蓋骨と顔面骨とを離断する LeFort Ⅲ型を使用している (秋月ら 2009, 佐藤ら 2009)．症例によっては，LeFort Ⅰ型骨切りもよいという (門松ら 2009, 今井 2009)．

冠状切開，および下眼瞼睫毛下切開より展開し，眼窩の全周を剥離，さらに，口腔前庭外側の小切開から翼突上顎結節まで剥離する．下眼瞼睫毛下切開や，口腔内切開を行わない人もいるが，骨延長では，内固定型装置を装着する必要があるため，下眼瞼睫毛下切開を追加したほうがよりよい．

骨延長器は，内固定型と外固定型のものがあるが，いずれの方法にも問題はある．現在，内固定型には頬骨と頭蓋骨に固定器を装着する東京警察病院グループタイプ (ケイセイ医科工業社製)，Cohen ら (2000) の MID system (Leibinger 社製)，頬骨にのみ固定器を装着する Chin ら (1996) のタイプ (W. Lorenz 社製) が使用されている．

特に頬骨と頭蓋骨に固定器を装着するタイプでは，頭蓋骨の形態により延長の方向が決定される．症例によっては，左右に装着した延長器の延長軸が左右平行とならず，上顎骨は，延長の途中，その弱い部位で骨折をきたすことがある．その際には，満足な延長は獲得できず，Le Fort Ⅱ型部分が後方に取り残された状態になる (Mitsukawa ら 2004)．

また，頬骨のみに固定具を装着するタイプでは，左右の延長軸が平行に設置されやすい設計となっているが，装着は煩雑となる．したがって，内固定具の選択は極めて重要である．一方，Halo 装置による外固定具では，一般に延長

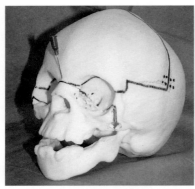
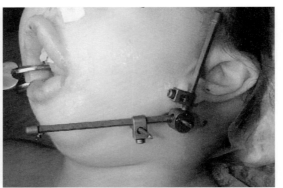

a：前頭骨supraorbital bar部分とLeFort Ⅲ上顎骨部分を同時に延長したmono bloc fronto-midfacial骨延長術の術前3D実体モデル

b：Molina型外固定装置による下顎骨の骨延長症例

図 28-7-52　mono bloc fronto-midfacial 骨延長術と Molina 型外固定装置の使用例

（佐藤兼重氏提供）

の支点を左右2箇所ずつ計4箇所必要とするが，安定した結果が得られ，操作性も容易なため，欧米では頻用されている．

しかし，複数回の手術を受けているsyndromic craniosynostosis症例では，側頭骨に骨欠損を生じていて，Halo装置を装着するのに危険となる症例もある．

固定器具は，骨切り前に骨延長器を切開予定線の両側にセットし，延長棒を外したあと，骨切りする．骨切り後延長棒を挿入する．

延長後の保定期間は，2～3ヵ月を要するともいわれているが，幼児例では，1ヵ月ほどで装置を撤去せざるを得ないこともある．小児の Le Fort Ⅲ 型骨延長術は，時期，装置については論争中である．

また，成人の Le Fort Ⅲ 骨延長では，中顔面のうち，上半分は眼窩1/2から鼻，頬骨にかけての形態的改善が治療の目的となるが，下半分では良好な咬合の獲得が必須となる．したがって，上下半分には，各々別々の延長方向と延長量がかされることとなる．これをもとに，Satohら（2003）は，中顔面の上半分と下半分とを別々に延長するユニークな方法を報告している．延長が十分に行えれば，従来の Le Fort Ⅲ 型の一期的移動術よりは，はるかに低侵襲で，移動量もより多くでき，術後の後戻りも少なく安定した結果が得られる．

術後は，すぐ抜管せず，呼吸状態が落ち着くまで1両日様子を見たほうがよい．術後咽頭浮腫などで呼吸困難に陥ることがある．上顎洞の感染にも注意が必要である（図28-7-51）．

d) mono bloc 頭蓋顔面骨骨延長の場合

これは，頭蓋骨と LeFort Ⅲ 型とを組み合わせたような骨切りであるが，従来法による mono bloc 前方移動術は鼻腔との交通の問題でほとんど使用されていないようである．

むしろ本法は鼻腔との交通が少なくて済む延長術に頻用されている．ことに近年，欧米を中心に安定した結果が報告されている（図 28-7-52）．

本法は一回で行えるという利点はあるが，手術侵襲はより大きくなる．しかし，従来の mono bloc 骨切り移動術とは異なり，前頭蓋底と鼻腔との交通が少なく，徐々に広げることにより交通が比較的問題になりにくいとの報告があるが，やはり交通による retrograde の感染をきたし，頭蓋底に気脳症を残す報告もある．そのため前頭蓋底には帽状腱膜・骨膜弁によるシールをすることが大切である．それでも手術侵襲は大きく，感染の懸念を考慮するなら，頭蓋形成（FOA）と Le Fort Ⅲ とを別箇に2回に分けて行うほうが圧倒的に安全である．延長器は，円形プレートととする．

3) 下顎骨

下顎骨に対する骨延長術は，hemifacial microsomia や Treacher Collins 症候群などにみられる小下顎症に対して施行されるが，従来の骨切り術による一期的移動術は，思春期以降に行われるのが一般的であった．

これに対し，骨延長術は乳幼児期から学童期に手術することが多いため，骨切りや延長器の装着の際，できるだけ歯胚に損傷を与えないようにすることが大切である．

また，hemifacial microsomia では，McCarthyら（1992）の報告以来，幼少児期に罹患側の下顎骨のみを延長し，その直後からの歯科矯正治療により，上顎の低形成に対しても成長を促す．歯科矯正治療が，不十分であると延長後に後戻りをきたしてしまう（今井ら 2000）．

後戻りは，骨延長時の年齢が低いほど少なく，年齢がかさむにつれて起こりやすい．Satohら（2003）らは，歯科矯正治療が不確かである場合には，6～7歳以降の小児に対し，後戻りを減少させる目的で，延長前の咬合をできるだけ保

28・7 顔面・顎変形　157

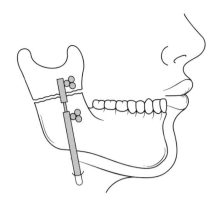
a：延長器の一端を皮膚外に出し，外部からこれを回転させ延長する方法．製作は容易であるが，皮膚に瘢痕が残る．

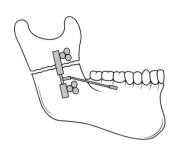
b：延長器の一端を口腔内に出し，これを回転して延長する方法．皮膚に瘢痕が残らないが延長器の形に工夫を要する．

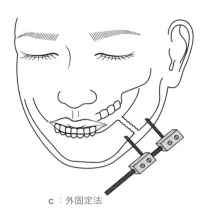
c：外固定法

図 28-7-53　下顎骨の内外固定法

持したままの上下顎同時骨延長を推奨している．

下顎骨延長の場合，顎関節にも運動制限，疼痛などの合併症がみられることもある．特に片側性の場合は注意を要する．しかし，ほとんどの症例で保定期間の間に改善する．

また，Pierre Robin 症候群や Treacher Collins 症候群による小下顎症で，強いいびきや，睡眠時無呼吸発作をきたす場合は，呼吸障害による生命の危険があるため，早期に気管切開を行うか，できるだけ早期の下顎骨前方延長で気道狭窄を改善し，気管切開の回避，ないしは，すでに気管切開を受けている症例に対し，早期の気管切開閉鎖を可能とする（Schaefer ら 2003, Gosain ら 2005）．

骨延長に伴う下顎管内を走る下歯槽神経，動静脈については問題なく延長される．しかし，術中にこれらの組織を損傷しないことが大切である．

唇裂口蓋裂，顎顔面発育不全症などで，若年者に手術するときはできるだけ歯胚を避ける計画を立てるが，損傷を免れないこともある．

また，microsomia では，下顎枝のみの骨延長では，咬合面の改善は得られ難くいこともあり，注意が必要である（今井ら 2000）．

しかし，Shetye ら（2006）は，骨延長術の効果を認めた報告をしている．

a) 手術法
(1) 外固定法

術前に，下顎骨の骨きり部位を検討しておく．一方向性の器具を使用するのであれば，骨切りは，1 箇所でよいが，多方向性の器具を使用する場合には，骨きり部位が 1 箇所でよいものと 2 箇所必要なものとがある．

口腔内より下顎骨前面切開からアプローチするか，または下顎角部より顔面神経下顎枝をさけて，下方に約 2〜3cm 付近に 2cm ほどの切開から下顎骨骨膜に達し，骨膜下剝離ののち，骨きり線をデザインする．

骨切りは，外側，内側の骨皮質を骨切りし，通常，完全離断はしない．外側のみ骨切りする人もいるが，骨切りが少なければ延長が難しくなる．

次に，創外固定用のピンを歯胚，神経に注意しながら切開予定線の近位，遠位部に 2 本ずつ挿入する（McCarthy らの開発した Leibinger 社製）．Molina らの開発したもの（Martin 社製）では，各 1 本ずつのピンを挿入する．

下顎骨皮質を骨切り後，延長棒を装着し，創を閉鎖，3〜5 日ほどしてから延長を開始する．基本的には，1 日 1mm ずつ（朝，夕 1 回ずつ）延長するが，途中かなり硬かったり，疼痛が強い場合には，1 日の延長量を少なくする．延長は，オトガイの正中よりやや過延長気味に達したら延長器を抜去し，延長によって生じた瘢痕の形成を行う．保定期間は約 2 ヵ月である．

(2) 内固定法

まず，骨切り部位と内固定型の延長具の装着部位を術前にあらかじめ決定しておく．この際，できれば 3D 実体モデルを作成し，延長方向も含めて装置を前もって細工しておくと，手術時間の短縮にもなり，より正確な骨切り，骨延長が行える．

手術は，経鼻挿管による全身麻酔下で行う．下顎骨前面を切開し，骨膜に達し，下顎枝から体部にかけて頬側，舌側骨膜を剝離する．次に，下顎孔の位置を確認，骨切り位置にあらかじめ傷をつけて目印溝とする．次に目印溝の上下に，延長器具をおき，位置を確認したら，外側皮膚より外側および内側皮質骨に穴を開け，延長装置をネジで固定する（図 28-7-53）．

延長器のセット方向では，延長棒を下口唇歯槽部に出し

たり，下顎角部皮膚に出したりする．皮膚に出す場合は後日瘢痕が残るが，延長棒によるためだから，創外法のようにハーフピンで引き裂かれる瘢痕に比べたら小さい．

骨切りは，通常下顎骨の縦軸に対して垂直に骨切りを行うが，使用する延長具によっては，延長中の強い抵抗をきたすこともあるため，ほぼ全周の皮質骨の骨切りを勧める．最後はエレバトリウムを骨切り部に挿入して骨を折る（green fracture）．つまり，髄質を残して皮質骨を骨切りする方法（corticotomy）である．問題は，下歯槽神経と歯胚の温存に注意しながら皮質骨を完全に離断することである．しかし，Molinaら（1995）のように，外側の皮質骨のみ骨切りして，内側骨皮質には手をつけない人もいる．完全に離断してしまうと，延長器の装着に手間取るからである．

次に，延長棒を挿入，延長器の開閉を確認，シリンダーの先端を一部露出せて，創を閉鎖し手術を終了する．小児では，回転部分を皮膚外に出す方法もある．

両側延長の場合は，上記操作を両側に行う．

術後，延長中に疼痛があれば，延長速度を落とす意見と，融合を懸念して鎮痛剤を投与する意見とがあるが，まず，後者で様子をみてからにする．しかし，延長にかなりの抵抗がある場合，あるいはまったく抵抗が消失する場合には，延長器に何らかの不都合が生じた可能性があるので，レントゲン撮影により正確な診断のもと，再手術を考慮することもまれにはある．適宜，X線撮影にてチェックする必要がある．また，触診でも確かめる．

延長は，過矯正気味にし，終了したら，できれば露出部分をカッターで切除し，創を閉鎖，保定期間とする．

4）上下顎骨

本法の適応症は，三次（1999），伊藤ら1999），奥本ら（1999）によると，咬合平面に異常のある成人 Class II 顎変形症，下顎枝の短い成人 Class II 顎変形症，成人の上下顎の劣成長である．

小児の hemifacial microsomia では，前記のように下顎骨のみの骨延長で良好な結果を得ることができるが，Ortis-Monasterioら（1997）は，14歳以降の症例では，成人でも上下顎同時骨延長を推奨している．しかし，上下顎骨延長は，年齢が大きくなる程，延長中に交叉咬合を呈する症例が出現する．したがって，成人症例については，むしろ一期的同時骨切り，移動術のほうがより確実である．

5）唇裂口蓋裂

第26章「唇裂・口蓋裂形成術」の項参照．

唇裂口蓋裂では，先天的に，または，手術の影響により上顎骨の低成長，下顎骨の過成長となりやすい．したがって，従来法では上顎は LeFort I 型骨切り術後，前方移動，下顎は骨切り術後，後方移動，あるいは，両者の併用法など症例によっていずれかを選択する．移動量は，上顎前方移動で10mm，下顎骨後方移動で15mmが限度である（佐

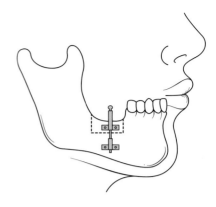

a：歯槽骨延長法

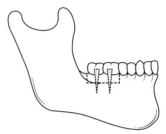

b：義歯装着を直接行うか延長後インプラント植立義歯装置の方法もある．

図 28-7-54　歯槽骨延長法

藤ら1997）が，骨延長術では15〜20mm以上の前方移動量も可能である．

6）歯槽骨

う歯や，外傷による歯牙欠損後に歯槽骨が退縮した症例は，歯槽骨のみを骨切りし，延長器を装着，顎堤を高くする延長法である．これにより歯槽骨を増大させ，インプラントの挿入，義歯の装着も可能になる（図28-7-54）．

7）骨欠損症

外傷や，悪性腫瘍による顎骨及び歯槽骨欠損症例にも，骨延長術は応用される．

現在でも，遊離または血管柄付き骨移植による一期的再建のほうが多く行われているが，骨トランスポート法による骨延長術もある．

方法としては，骨切り断端をそのまま延長する monofocal distraction，骨断端の間に小骨片をつくり，その両側で延長する bifocal，さらに2つの小骨片をつくり三ケ所で延長する trifocal などの方法がある．したがって欠損量が大きければ大きい程，延長期間がかかる．

固定ネジを挿入したあと，骨切り，延長装置を挿入するが，骨断端に軟部組織があれば，除去しておく．創閉鎖はできるだけ骨膜，筋層，皮膚を縫合し，約3〜5日の待機期間のあと，約1mm/dayの速度で延長を行う．

骨欠損の幅の大きい症例や，放射線照射症例には従来の

骨移植術（血管柄付き骨移植を含む）のほうがよい．

術後管理として，咬合の調整，顎発育の調整が必要である．

j. 骨延長の注意点

1) 上顎骨延長の場合

下顎歯列弓に合わせた splint を作成し，その上顎面の延長する目標位置に切歯痕を作成し，延長量の目安とする．

2) 下顎骨延長の場合

顎関節に過度な力がかからないように延長器または矯正装置を工夫する．

3) 上下顎骨同時延長の場合

下顎骨のみの延長時に生じやすい側方開咬を回避するため，下顎骨に延長器を設置したあと，上下骨ともに骨切りを行う．

4) 歯槽骨延長の場合

唇顎口蓋裂の歯槽骨延長では，骨移植は必要ないという報告があるが，場合によっては延長後骨移植を行うことで，裂に隣接した歯の歯根コントロール，咬合構築を行うことができる．

5) 顎関節骨 transportation

Craniofacial microsomia（第 1・第 2 鰓弓症候群）の type 3 などに適応する場合は下顎頭・関節窩間距離の存在による軟組織の後戻りに注意する．

k. 骨延長の問題点

1) 延長方向の問題

長管骨延長と異なり，顔面骨という三次元的な複雑な形態を，骨延長により正確に獲得することは難しい．特に内固定型装置を使用する場合には延長方向の変更もままならず，延長終了後問題を起こすことがある．

2) 後戻り relapse

文献的には，後戻りがあるとするもの（宮本ら 1995），ないとするもの（Molina ら 1995）があるが，頭蓋骨，上顎骨，下顎骨など延長する骨質の違い（皮質骨の厚さや骨密度など）や，原疾患，骨切りの方法，延長量，延長器の種類，機能時負荷のベクトルの違い，延長後の保定期間の違い，などにより，後戻りが左右され一概に述べられない．しかし，従来の骨切り術に比べれば骨組織だけでなく，軟部組織も徐々に伸展されるため後戻りは少ない．

3) 延長器の脱落

骨が薄いため，固定力が弱い．あるいは装置自体に問題があり装置の再装着を要することがある．

4) 感染

体表に延長器の延長棒が露出するため，感染の可能性もある．

5) 歯胚損傷

上顎骨，下顎骨では，骨切り部位や延長器の装着部位による．

6) 神経麻痺

術中に神経を損傷することがある．

7) 疼痛

延長中に疼痛を訴えることもあるが，鎮痛薬の投与で改善できる．

8) 顔面形態の変化

手術目的は，顔面形態の変化にあるが，患者の想像以上の変化があれば，トラブルになるため，術前のインフォームド・コンセントが大切である．

延長中の早期骨融合，骨治癒が早いため，融合が早いと延長効果が落ちる．

9) 偽関節形成

10) 頭蓋内損傷

Halo 型装置では，装着時における脳損傷の可能性や，装着中の転倒事故による脳損傷といった報告もある（三川ら 2004a）．

11) 顔面軟部の変形

骨延長終了後，下眼瞼外反，瞼裂異常，骨形態異常が起これば形成手術が必要である（秋月ら 1997）．

12) 栄養障害

Hurmerinta ら（2004）が報告している．

❺ 上顎前突症 maxillary prognathism, maxillary protrusion

a. 上顎前突（症）の定義

上下前歯の overjet が大きいものを上顎前突という（飯塚 1977），と定義している人もいるが，槙（2004）よると，overjet が，5 mm 以上と，正常値より 2～3 m も大きく，中顔面部の前方への突出感が強い顔貌（convex profile）を示す症例で，咬合も単一でなく，種々の咬合異常を伴っているものの総称である（葛西ら 2002）．上顎前突により機能的，精神的症状がでると上顎前突症になる．

b. 分類

矯正学的には，セファロ分析，および模型分析における標準値との比較から以下のように大別される．石川ら（1977）は，機能型異常を加えている．

1) 歯性上顎前突症

上顎前歯の歯軸が前方（唇側）へ傾斜しているもの．

セファロ分析において，上顎前歯の唇側傾斜（U1 to FH）が大きく，模型分析において歯列弓長径が大きい値を示す．

2) 歯槽性上顎前突症

上顎歯槽骨が前後的に大きいもの．

模型分析において，歯槽基底長径（basal arch length）が大きい値を示す．

3) 骨格性上顎前突症

上顎骨が，標準よりも大きいか，前方に位置しているもの，もしくは，下顎骨が，標準よりも小さいか，後方に位置

しているもの

セファロ分析において，上顎骨の頭蓋底に対する位置（SNA）や，上顎骨の大きさ（A'-Ptm'），上下顎骨の相対的な位置関係（ANB）が大きい値を示す．一方，上顎骨に問題がない場合でも，下顎骨が，相対的に小さい場合には，上顎前突症となる．

アングル分類の Class II（II級）とされる症例は，下顎歯列の遠心咬合を指すが，それらの多くは，上記の混在型を示すことが多い．

c.　原因
1）遺伝的原因
日本人は，上顎前突が多いといわれているが，須佐美（1977）は，疫学調査から 5.18％と述べており，前歯交換期前は少なく，その後，著しく多くなるという．その実体は，石川ら（1977）によると，下顎骨の後方位が主な原因ではないかという．

2）習慣的原因
指しゃぶり（母指吸引癖），乳首などの常用，咬唇癖，タングスラスト（弄舌癖，挿舌癖）などの口腔習癖

3）外傷
4）顎関節疾患
開咬を伴う異常嚥下癖と関連した下顎頭の吸収など．

d.　臨床的特徴
臨床的な特徴としては，程度により以下のものがみられる．

①中顔面部の突出と下顎の後退（convex profile）
②上顎前歯および上唇の突出
③口唇閉鎖時のオトガイ部の緊張
④口唇閉鎖困難，口呼吸
⑤アングルII級咬合関係（下顎歯列の遠心咬合）
⑥強度の下顎歯列スピー彎曲（咬合面の前後方向における彎曲）
　註：咬合面の左右方向における彎曲はウイルソン彎曲といわれる．
⑦V字型の上顎歯列弓
⑧嚥下時の舌突出癖
⑨発音障害（サ行音他）
⑩微笑時の上顎歯肉の過剰露出 gummy smile

e.　治療法
上顎前突の治療は，年齢，その程度上顎前突症の治療法としては，歯科矯正治療法，外科治療法，両者併用法がある．

1）歯科矯正治療
症例によって異なるのは当然で，歯科矯正学的には，瀬端ら（1977），槙（2004）によると，次のように行われる．

a）機能的原因の予防
まず，機能的な要因の存在が明らかな場合には，その除去を最優先しなければならない．特に乳歯列期や混合歯列期においては，発育中の骨格型を悪化させないように，正しい神経筋機構の育成が目標とされる．

口腔習癖が顕著にみられる症例では，習癖の除去が，その後の治療の難易から術後の保定に至るまでの難易に，大きく影響を及ぼすため，クリッププレートやフィンガーガードなどの習癖除去装置（図 28-7-29）とともに，口腔周囲筋の機能を正常化するための，筋機能療法が併用される．

b）乳歯期，混合歯期における予防矯正 preventive orthodontics
すでに現れた乳歯期，混合歯期の不正を矯正する抑制矯正 interceptive orthodontics，顎骨成長の制御である．

上顎骨の前方への成長は，9〜11 歳までとされており，その間には，成長抑制を目的とした顎外固定装置（head gear）を装着することが多い．さらに，下顎骨が相対的に小さいと診断された症例で，かつ軟骨成長が見込まれる時期には，下顎骨の成長促進と，上顎骨の成長抑制の両者を備えた機能的顎矯正装置（アクチベーター，フレンケル装置，Herbst 装置など）が用いられる（図 28-7-30）．

c）混合歯期，永久歯期で自然治癒が期待できないとき行われる最終矯正 corrective orthodontics
前歯部の突出が軽度の場合には，上顎歯列の遠心移動や歯列の側方拡大が選択され，大臼歯の遠心移動のための顎外固定装置（図 28-7-31）や，拡大装置が用いられる．過度の突出を改善する場合には，上顎前歯を後退させるためのスペースを確保するために，抜歯（主に第一小臼歯の抜歯）が必要となる（図 28-7-32）．抜歯後，顎外固定装置や舌側の固定装置によって，大臼歯部の位置を維持したうえで，犬歯と前歯部の後方移動をブラケットシステムにて行う．

さらに，小臼歯の抜歯や側方拡大のみでは，十分な前歯部後方移動のためのスペースが得られないことより，重度の前突を示す症例や，大幅な顔貌の改善を必要とする症例，前歯の移動のみでは歯肉部の審美的な改善が得られない症例（上顎歯肉部が過剰に露出する gummy smile を呈する場合）などには，上顎骨離断術や上顎歯槽部離断術，オトガイ形成術，下顎骨仮骨延長術などの外科的療法が用いられる．

d）術前歯列矯正
顎骨骨切り後の正しい咬合が得られるように，術前に上下顎の歯列を矯正しておく（図 28-7-55）．

2）外科的治療法
形成外科的には，永久歯期になって矯正歯科的治療ができない場合，あるいは効果が少ないとき，外科的に骨切りを行って矯正歯科と共同して上顎前突の治療が行われる．

a）手術治療における注意
①成長障害：就学前の顔面骨手術は，思春期になって顔面成長発育に障害を与える恐れがある．
②paper surgery の限界：術前調査に従って，手術をは

28・7 顔面・顎変形   161

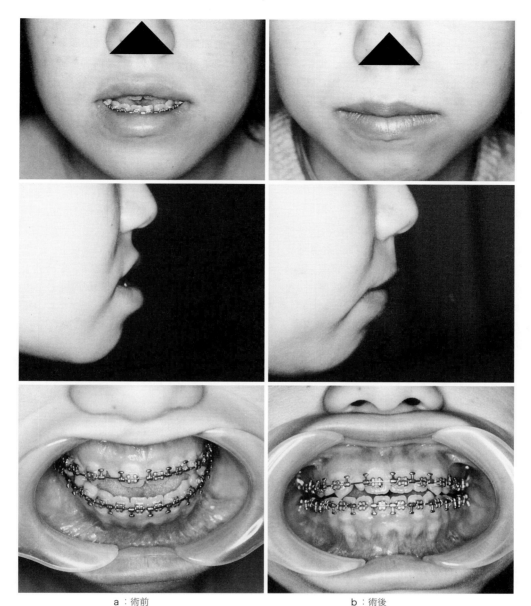

a:術前 b:術後

図 28-7-55 下顎前突症
上下顎の歯列を矯正して骨切り術後の正しい咬合が得られる状態まで,歯科矯正を行う必要がある.

(角谷徳芳氏提供)

じめるわけであるが,paper surgery の限界を知らなくてはならない.たとえば,(1)理想的な術後形態を得ようと思っても,軟部組織の伸展能力,残存瘢痕の量,範囲などによって移動し,矯正できないこともある.(2)骨の大きさ,形,移動方向など,(3)手術法などで paper surgery どおりにいかないことがある.
③顎動脈と眼窩下神経の損傷:顎動脈損傷では出血多量をきたし,眼窩下神経損傷では頬部の知覚麻痺を起こすので注意が必要である.
④出血の予防:術前のシミュレーションに従って手際よく行う.出血を減らし,骨の予定どおりの移動をスムーズに行い,手術時間を短縮する.
⑤確実な固定:骨移植を行う場合は後戻りを防ぐためミニプレート,acrylic splint,microplate,wire,arch bar などで固定を確実に行う.
⑥後戻りの予防:後戻り予防法として舌骨上筋群切離術や舌縮小術も考慮する.
⑦外鼻形態の変化:平野ら(1996)は,上顎前突症に上顎後方移動術を行うと鼻柱口唇角の鈍化,赤唇の菲薄化,口裂幅の狭小化を招くという.また,短鼻感,加齢

様顔貌変化がみられることもあるので要注意である（宇田ら 2014）.

b) 手術法

上顎の第一小臼歯を抜去後，口腔前庭を切開し，骨膜切開，骨膜下剝離を行い，梨状口を越えて鼻腔底に達し，骨切りを行う．固定はミニプレートを用いて確実にする．

切開線としては，Wassmund 法，硬口蓋アプローチの Wunderer 法などがあるが，両者を併用すると便利である．しかし，最近，Santamaria ら（2012）は，顎再建には脛骨遊離吻合弁はよい flap と推奨している．

c) 術後患者の管理

①気管切開，挿管麻酔が行われるときは切開部の創管理はもとより，呼吸器系の管理を適切に行う．経鼻挿管のときは胃内容物の除去後，tube を胃内に留置，胃腸の機能回復までおく．抜管後は air way を確保，回復室あるいは ICU で管理する．

②顎間固定のゆるみ，固定用具による口腔粘膜の疼痛，潰瘍の予防，water-pick などを用いた口内衛生に注意する．

③骨片の移動について観察が必要である．

④顎間固定中の栄養管理に注意する．

d) 術後の合併症

顎骨の術後合併症としては，①血腫，②感染，③骨の癒合不全，偏位，後戻り，壊死，④耳下腺損傷，⑤神経損傷，⑥歯の欠落，⑦言語障害などの可能性がある．

e) 術後の矯正，補綴治療

顎間固定終了後，矯正歯科，補綴科に依頼して上下顎，歯列の適切な歯科的管理，治療を施行してもらう．

たとえ十分な保定を行ったとしても，術後，多少の上下顎の後戻り relapse は避けられず，そのために，術前，術中に過剰矯正的手術が行われるが，それにも限度があり，術後，いかに後戻りを防ぐかということが最も肝要である．

f) 追加手術

①後戻りを起こした場合，後日追加手術を行う．

②付随した顔面変形の修正術を行う．たとえば，唇裂口蓋裂術後の場合は顎変形修正術後でも口唇外鼻などに醜形があれば修正手術を行い，美容外科的手術を追加する．

❻ 下顎前突症 mandibular prognathism

a. 定義

下顎前突症とは，上下前歯部の水平的被蓋関係で，下顎が前方へ突出した状態を総称する．下顎歯列の近心咬合や下顔面部の前方への突出感が強い顔貌を示すものが多い．

b. 分類

矯正学的には，以下のように分類される．

1) 歯性下顎前突症

上下顎前歯の歯軸傾斜のみに問題があるもの

セファロ分析では，上顎前歯歯軸傾斜角（U1 to FH）が大きく，下顎前歯歯軸傾斜角（L1 to Mandibular plane）が小さい．模型分析では，下顎歯列弓長径が大きな値を示す．

2) 骨格性下顎前突症

上下顎骨の相対的な位置関係や，大きさの差異による骨格性のもの．

セファロ分析において下顎骨の頭蓋底に対する位置（SNB）や，下顎骨の大きさ（Cd-Gn）が大きな値を示し，上下顎骨の相対的な位置関係（ANB），上顎骨の大きさ（A'-Ptm'）が小さな値を示す．

3) 機能性下顎前突症

前歯部の叢生などに起因して，生理的な下顎閉口を障害されたために，咬合時に下顎が前突した状態を示すもの．

安静時，もしくは開口時のセファロ分析において下顎骨の大きさ自体は標準的なものの，咬合時の位置関係（ANB）が小さい値を示す．

下顎前突症は，Converse（1977）が，上顎との関係で**表 28-7-6**，**図 28-7-26** のように分類している．

なお，このうち，第 5 型は偽下顎前突症 pseudoprognathism ともいわれる

c. 原因

①素因性のものはハプスブルグ家の顎 Habsburg jaw といわれるように，歴史的に有名な家系もあるが，日本人では 4〜7％に素因性下顎前突症がみられる（楠本 1994）.

②遺伝性疾患（Crouzon 症候群，鎖骨頭蓋異骨症，外胚葉異形成症，歯の欠如症など）：遺伝的な素因がみられない場合でも，混合歯列期における前歯部の反対咬合は，下顎頭軟骨成長を促進してしまう誘因となることが多い.

③小児期の齲蝕による多数歯脱落，上顎骨骨髄炎

④唇顎口蓋裂患者における口蓋閉鎖手術による影響

⑤内分泌異常によるもの（たとえば acromegaly）

⑥血管腫（過成長による）

⑦巨舌症（機械的圧迫）

⑧外傷（原因としては少ないが，まれに熱傷瘢痕拘縮で，下顎が牽引されて起こる）

d. 臨床的な特徴

症例により次のような特徴がみられる.

①前歯部反対咬合もしくは切端咬合

②上顎歯列弓狭窄および上顎歯列の叢生

③犬歯の低位唇側転位

④顔面中 1/3 部の陥凹，Concave profile

⑤深い鼻唇溝

⑥低位舌

⑦上顎前歯の唇側傾斜と，下顎前歯の舌側傾斜，すなわち dental compensation（歯による補償現象）

e. 治療時期

手術的治療は，adolescent growth spurt がある程度完成される 16〜17 歳以降に行われる．それまでは，非観血的に歯科矯正による咬合改善のみが行われ，思春期直前の成長段階で下顎の成長を抑えるチンキャップなどの装着を行う．

f. 治療法

1) 機能的障害の除去

乳歯列・混合歯列前期において，機能障害としての前歯部の早期接触や反対咬合が認められる症例（咬合時には下顎の前突を示すものの，深く咬み込まない際には上下の歯の切縁を接することができる場合）や，明らかに上顎前歯の歯軸傾斜のみに起因する反対咬合を呈している症例では，弾線を組み込んだ床矯正装置やリンガルアーチを用いて口蓋側へ傾斜した前歯部を唇側に移動させる（図 28-7-30）．

また，乳犬歯が逆の被蓋になっている場合には，歯冠部を少しずつ削合することで下顎が生理的な位置へ戻りやすくする．ただし，乳前歯が動揺し，交換が間近な症例では，定期観察を続けて永久歯の萌出方向を確認する．

舌小帯の強直・短小化が認められる場合には，その後の舌位置の低位による下顎歯列弓の側方，前方への増大を防ぐために，小帯を切開してその伸展を図る．

2) 顎骨成長の制御

a) 混合歯列期

上顎の叢生を呈する症例が多い．このような場合には，上顎小臼歯のみを抜歯したうえで大臼歯の咬合関係をアングルⅡ級に設定することとなる．

一方，思春期成長をこれから迎える場合や，身長の年間増加量が依然として大きい場合には，たとえ歯の移動のみで改善できる状態であっても観察を継続する．成長終了後に再度診断し，骨格性の改善が必要な症例については外科矯正治療の適応となる．

注意を要するのは，骨格性の下顎前突症において，上顎前歯は唇側傾斜し，下顎前歯は舌側傾斜している場合（dental compensation）である．このような症例では，マルチブラケット装置による治療開始早々に，逆被蓋が増大することとなる．

いずれの場合も，様々な可能性について十分なインフォームド・コンセントを得ておくとともに，慎重な治療法の選択が必要である．

b) 永久歯列期

永久歯列期において，上下歯列の移動のみで反対咬合を改善するか否かは，下顎骨成長量の判定と歯列の前後的なズレの判定次第である．特に下顎骨成長の推定は，手指骨 X 線写真による骨成熟度や家族歴，顎態から総合的に判断される．残余の成長量があまりないものと判断され，かつ，上顎大臼歯の近心移動，上顎前歯の唇側移動，下顎前歯の舌側移動などで改善が見込まれる場合には，マルチブラケットシステムによる治療が開始される（図 28-7-35）．

3) 外科的治療

症例に応じて，オトガイ部骨切り術，体部骨切り術，下顎枝骨切り術，口蓋部骨切り術を用いる．McCarthy ら（1990）は，①下顎全層骨切り術 skeletal osteotomy（たとえば，下顎枝骨切り術），②歯槽骨切り術 dentoalveolar osteotomy（下顎の連続性を保ったまま部分的に歯牙と歯槽骨を含めて骨切りする），③骨皮質骨切り術 cortical osteotomy（歯槽骨の骨皮質部分のみを骨切りする場合）に分けているが，いずれにしても症例に応じて使い分ける．

a) 術前処置

下顎前突症の場合は，様々な咬合不正の状態が存在し，当然のことながら反対咬合により前歯部の咬合は不能な状態のため，術前の歯列矯正は必須となる．

智歯の抜歯，う歯，歯周囲炎などの治療は術前少なくとも 3 ヵ月前までには終了しておく．往々にして，歯列弓の幅も不正であるため，前後方向の短縮のみならず，開咬変形を治し，さらに左右方向の短縮を行い，そのうえで上下顎の歯列を矯正して骨切り術後の正しい咬合が得られる状態まで，歯科矯正を行う必要がある（図 28-7-55）．

矯正歯科とのチーム検討，歯科的諸検査，骨切り後の bite splint の作成を行う必要がある．また，顎間固定による食事，言語などの不自由さについての患者との十分なインフォームド・コンセントを行わなければならない．

老齢者では，歯の脱落，下顎骨の萎縮があるため，基本的に骨切り術は困難である．まず義歯によって prognathism が矯正できるかどうかを調べ，やむを得ず骨切りが必要な場合は，術後にミニプレートでしっかり固定を行うが，顎間固定は歯を利用できないので，それに代わるワイヤー固定，囲繞結紮固定などを行う．

幼児の場合も，手術を避け，歯科矯正学的治療するのが原則であるが，咬合が極端に悪く咀嚼不能な場合は，骨切り術を併用する場合がある．ただし，乳歯期，混合歯期では下顎骨内に未萌出歯が多く，骨切りの際は損傷しない方法を検討しなければならない．

b) 術直前処置

術前 1 日前より，ステロイドを静脈投与，浮腫抑制を図るという意見もある（岩垂ら 2003）が，糖尿病や消化管潰瘍などの合併症の有無を事前にチェックする必要があり，場合によっては，H_2 ブロッカーの併用も検討すべきである．

顎間固定用のブラケットを術前に装着．

c) 麻酔

麻酔は，咬合を合わせる必要があるため経鼻挿管麻酔で行う．

164　第28章　頬部形成術

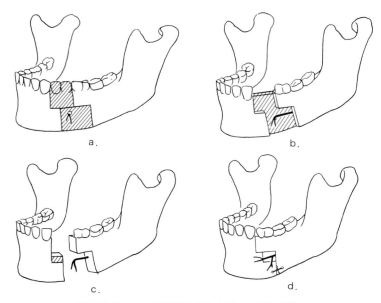

a：外板を切除．b：下顎神経を持ち上げて，内板を切除．
c：下顎神経周囲のみ骨を削る．d：断端の固定．
図28-7-56　オトガイ孔での下顎体骨切り術

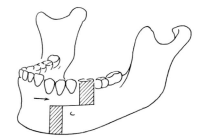

図28-7-57　オトガイ孔前方での下顎体骨切り術

d) 手術法
個々の手術法については後述．

e) 術後処置
手術翌日に呼吸をはじめ，全身状態を確認したのち抜管するが，術直後抜管した場合は，呼吸の安全確保から顎間固定を手術翌日に行う．安静と血腫予防に圧迫と冷却を約1週間行う．rigid fixation を行った場合は，術後のしっかりした顎間固定は，短期間（約1～2週間）で済むが，固定しない場合は，3～4週間と長期間の固定を要する．その後，顎間固定はワイヤーからゴム固定に切り替え，開口練習を開始する．後者は，簡便であるが，顎間固定が1～1.5ヵ月と長期間の固定を要し，術後，若干，後戻りの確率も高くなる．いずれの場合も，顎間固定解放後も軽くゴム固定を継続することが多い．

顎間固定中の口腔内衛生管理も大切で，ウオーター・ピックなどで洗浄する．通常，術後歯科矯正による咬合管理を，3～12ヵ月行うことで咬合の安定が得られる．

f) 下顎体骨切り術
① 下顎体骨切り術の適応
下顎体骨切り術は，Converse (1977) の適応によると，次のとおりである．
　(1) 上下歯列弓の著しい不同
　(2) 開咬変形
　(3) 歯列弓に抜歯による無歯間隙 edentulous gap のあること

② 下顎体骨切り術の手術法
経口的に粘膜切開，下顎体に達しオトガイ孔の前か（図28-7-56）あるいはその後方で骨切り術を行う（図28-7-57）．まず下顎体外板を除去，神経を露出．これを温存したのち内板を切除する．必要量の前歯部の後退を行ったのち，顎間固定およびミニプレート固定を行う．なお，両断端の完全な密着は難しいが，できるだけ，上下，あるいは，前後に階段状に組み合せるようにして，接触面積を広げ，non-union や mal-union を防ぐようにする．断端間に摘出骨片を利用して bone chip をつめるのも大切である．なお，術後，浮腫や術中の神経に対する圧迫などで，一時的に知覚麻痺のくることがあるが，暫時回復する．

g) 下顎枝骨切り術
これには，皮膚切開からアプローチする経皮法と，口腔内切開から入る経粘法とがあるが，今日では，電動骨切り用器具（bone saw）の発達からすべて口腔内切開法でアプローチされる．

また術式として側方垂直骨切り術と矢状垂直骨切り術と

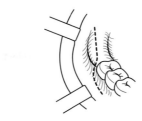

a:関節側骨片の位置が変化しないように，あらかじめ固定用ワイヤーを作成しておく．

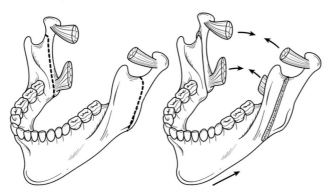
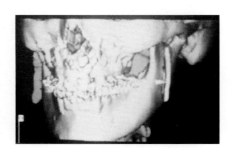

b:下顎枝垂直骨切り術の骨切りラインと筋付着および下顎後方移動後の骨片の位置関係．

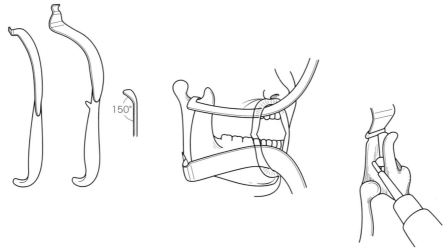

c:口腔内粘膜アプローチから下顎レトラクターを入れ十分視野を確保した後に，オシレーティング・ソーを用いて下顎枝垂直骨切りを行う．

図 28-7-58　下顎枝垂直骨切り術

(角谷徳芳氏提供)

がある．後者が広く用いられているが，最近では下顎枝の側方垂直骨切り術を見直す動きもある（岩垂ら 2003）．

①下顎枝側方垂直骨切り術 vertical ramus osteotomy (VRO)

(1)経皮-下顎枝側方垂直骨切り術 extraoral vertical ramus osteotomy (EVRO)

手術法：
顔面神経下顎枝を損傷しないように下顎角下方2横指下に，下顎縁に平行に切開を入れる．次に，広頸筋の鈍的剝離によって下顎縁に達し，骨膜下に下顎枝外内面の骨膜を剝離する．

電動のこぎり（レシプロケーティング・ソー reciprocating saw）にて下顎角前方から下顎切痕まで垂直に骨切り術を行う．その際，下顎孔より三叉神経第3枝が下顎骨髄内に入るため，骨切りラインは下顎枝後縁より5〜8mmを目安に下顎骨切痕方向に骨切りを進め，神経は下顎体側に温存されるよう注意する必要がある．

切離が完全に行われた時点で，後側の関節側骨片を前側の下顎体部側の外側に over lap させて下顎全体を後退させる．この状態で，骨片の固定は行わずに顎間固定をして手術を終了する．

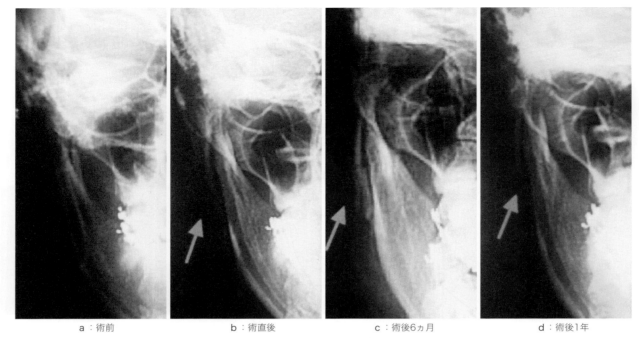

a:術前　　b:術直後　　c:術後6ヵ月　　d:術後1年

図 28-7-59　X線撮影による下顎枝垂直骨切り術の術後骨癒合の経時的変化
術後1年でリモデリングは完成されている.

(角谷徳芳氏提供)

顎動脈の位置については，Orbayら(2007)が，図と計測でもって詳細に報告している.

本法の長所短所：

長所として切開線が短い，手術時間が短い，顔面腫脹が軽度，出血が少ない，社会復帰が短いなどが報告されているが(岩垂ら2003)，切開線が短いので術野が狭いうえに奥深いため，技術的に難しく，今日ほとんど行われない.

②経粘膜-下顎枝側方垂直骨切り術 Intraoral vertical ramus osteotomy (IVRO)

手術法：

この方法は，Winstanley(1968)によって紹介されたもので，まずあらかじめ固定用ワイヤーを作成したあと，口腔内より下顎骨筋突起からその前縁に沿って第二大臼歯まで粘膜切開を行い，下顎枝の前面を出し，骨膜剥離を行う．十分視野が得られたところで電動のこぎりのオシレーティング・ソー oscillating sawで骨切りする(図28-7-58).

(1)経皮法に比べ，顔面皮膚に手術瘢痕が残らない利点があり，熟練すれば手術は極めて簡便で，短時間で骨切りが可能である．しかし，重ねられた骨片の接触面積が少なく骨片の固定を行わないため，顎間固定期間(約1ヵ月)が長く，咬合が不安定で，その後も夜間ゴム固定などによる開口や後戻り予防期間を要することが多い．しかし，ネジ止めしない下顎枝矢状垂直骨切り術においても同様な術後の矯正処置を必要とすることから，両者では時間的な差はあまりない．

(2)骨頭の位置コントロールが望みどおりいかないことが

ある(Wolford 2000).経験的にはネジ止めしない下顎枝矢状垂直骨切り術より骨頭の偏位は少ない．したがって，最近，本法を見直した論文もある(永松ら 2003).

本法の骨癒合までのX線における経時的経過ではほぼ1年で下顎のリモデリングは完了する(図28-7-59).

③下顎枝矢状垂直骨切り術 sagital splitting ramus osteotomy (SSRO)

この方法は，Schuchardt(1954)，Obwegeser(1957)，Dal Pont(1959, 1961)らによって紹介されたものである．下顎枝を矢状方向に分割したうえ，前後にずらすため，骨切り後の接触面積が大きい利点がある．口腔内到達法のため，皮膚瘢痕が残らなくて済むし，移動量，移動方向が自由，固定も比較的容易である．現在でも一般的に広く用いられる方法である(図28-7-60).

(1)手術時期

手術時期は，下顎の成長がほぼ終了する17～18歳以降．

(2)手術法

口腔内よりアプローチする．下顎枝前縁より第2臼歯まで切開を入れ(図28-7-60a, b, c)，骨膜を剥離し下顎枝の内外側面を露出させる．下顎枝後縁はサイドカッティング，エレバトリウムを用いて茎突下顎靱帯や内側翼突筋付着部も剥離する．内側は，下顎切痕まで剥離，下歯槽神経血管束を確認する．

次に，下顎枝前縁に沿ってドリルでいくつか穴を開け(図28-7-60-d)，これを連続させ，レシプロケイティン

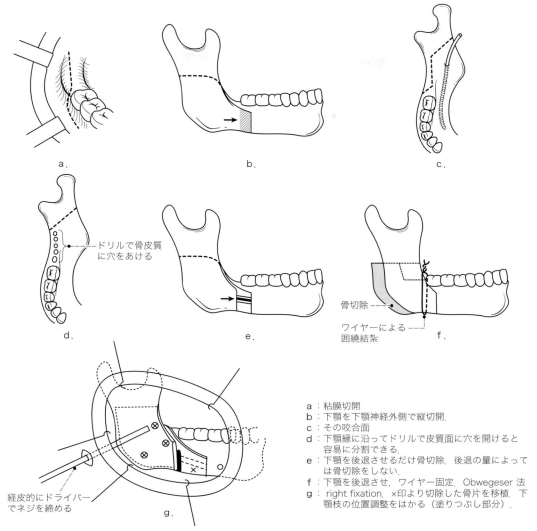

a: 粘膜切開
b: 下顎を下顎神経外側で縦切開．
c: その咬合面
d: 下顎縁に沿ってドリルで皮質面に穴を開けると容易に分割できる．
e: 下顎を後退させるだけ骨切除．後退の量によっては骨切除をしない．
f: 下顎を後退させ，ワイヤー固定．Obwegeser法
g: right fixation．×印より切除した骨片を移植．下顎枝の位置調整をはかる（塗りつぶし部分）．

図28-7-60　下顎枝矢状垂直骨切り術

グ・ソー reciprocating sawで下顎枝前縁骨皮質の縦切開を行い，次に，下顎神経束入口の上方10mmくらいの所で，下顎枝後面の骨皮質に横切開を加え，さらにオトガイ孔より約1cm後方で，下顎体の前面を垂直切開したあと，ノミで割を入れて下顎枝と下顎体を矢状分割する．この際，下顎神経を圧挫しないように注意する．rigid fixationを行うのであれば，骨切りにより下顎の移動が可能になった時点であらかじめ準備したbite splintを装着して，ワイヤーにて顎間固定を行う．その際，関節側骨片の位置が変化しないようにあらかじめ固定用ワイヤーを作成しておく必要がある（図28-7-58）．

スクリュー固定を行う場合は，頬部皮膚側よりトロッカーを入れ，そのなかに挿入したドリルで骨に孔を開け，ネジで締めながら再度上下顎の位置を確認する．ミニプレート固定の場合も同様にドライバーの進入は頬部から経皮的に固定する（図28-7-60g）．rigid fixationを行わない場合は，関節側外側骨膜をほとんど剥離せずに骨切りを行い，そのまま切開線縫合のみを行う（図28-7-61）．

下顎頭の正確な位置づけを行えば術後ミニプレートやスクリューによるrigid fixationは，顎間固定期間が短く，食事，言語，口内衛生の面で患者への負担が大いに軽減できる．また術後歯科矯正も早期に開始できるなどの利点がある（Wolford 2000）．

(3) 術後処置

翌日には呼吸をはじめ全身状態の安全を確認したあと，抜管する．安静と血腫予防に圧迫と冷却を約1週間行う．その後，顎間固定を外し，ゴム固定に切り替え，開口練習をはじめる．口腔内衛生管理も大切である．

(4) 合併症

- 下顎神経の損傷：下顎枝垂直骨切り術では下顎神経管

第28章 頬部形成術

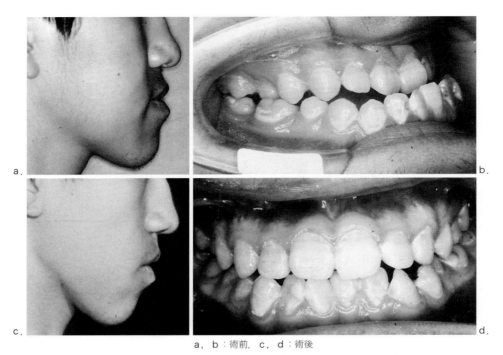

a, b：術前．c, d：術後
図 28-7-61 下顎骨前突症の手術例（Obwegeser 法で手術）

の外側で骨切りするため，安全性は高いが下顎枝矢状垂直骨切り術は髄内走行神経の損傷に注意する．また，スクリューやプレート固定の際に神経走行に注意する．

- 江口ら（2005）は Semmes-Weinstein pressure aesthesiometer を用いて術後の知覚麻痺が1週間で49％，6ヵ月で9％，1年で2％と報告しているが，文献的には1年以上残るものが10～65％とかなり高頻度であり，また女性に多く，30歳以上に多いことから術前のCTで下顎管の位置を確認しておくなどの検討も必要であるという．
- 顔面神経麻痺：通常骨膜下剝離にて骨切りが行われるため損傷の危険は少ないが，鉤による開創のため，顔面神経に圧がかかり過ぎて，麻痺を起こすことがある（川那部ら 1997）．
- 術後の後戻り：Rigid fixation を行わない場合，術後若干，後戻りの確率も高くなる．Landes ら（2003）は，後戻りを含めて27％の合併症を報告している．
- 重度非対称症例：技術的に困難なことがある（Wolford 2000）．
- 関節障害：Karabouta（1985）は 40.8％に顎関節症が発生したという．主なものとして疼痛，cliking，開口障害などがあるが，一過性のことが多い．
- 骨片偏位：固定なしの下顎枝矢状垂直骨切り術の場合，筋突起に付着する側頭筋収縮により，下顎枝側骨片の"跳ね上がり"が起こることがある．
- 出血：術後骨切りによる骨断端からの出血によること

が多い．持続ドレーンを挿入する．
- 感染：症例としては少ないが，第三骨片を残したり，骨切り後の洗浄が不十分な場合や口腔内衛生管理が悪い場合は感染することがある．口腔内常在菌によるものが多いが，中にはMRSA感染もあり，抗菌薬の投与法に注意する．また，スクリューやプレートなどの異物や第三骨片などは除去しないと感染が治らないことが多い．

④ネジ止めの有無の比較

ねじ止めを行うか行わないかは最近まで論争されてきた．ねじ止めによって顎間固定期間は1/2～1/3に短縮されることは患者にとって大きな負担軽減になるが，顎関節の位置決めを正確に行わないと術後に開口時関節痛や顎関節症を起こしやすい．特に捻転に対しては骨切りの間隙に骨移植などを行う必要がある．またネジ留めに際して下顎神経を損傷してはならない．一方ネジ止めを行わないと，矢状分割では関節側骨片は筋突起に付着する側頭筋の収縮による"跳ね上がり現象"を起こしやすく，ワイヤー固定を支持する意見が多い（図28-7-62）．しかし，関節側外側骨膜をほとんど剝離せずに骨切りを行う方法により，この現象は予防できる．今日では器具の発達からミニプレート固定を行う方法が直接ネジ止めするより正確な固定ができるのでよいとされている．

h) 分節骨切り術 segmental osteotomy (SO)

下顎の突出が前歯部に限定されているときは，第二小臼歯を抜歯，ここを通し，口腔前庭を切開，骨膜切開剝離の

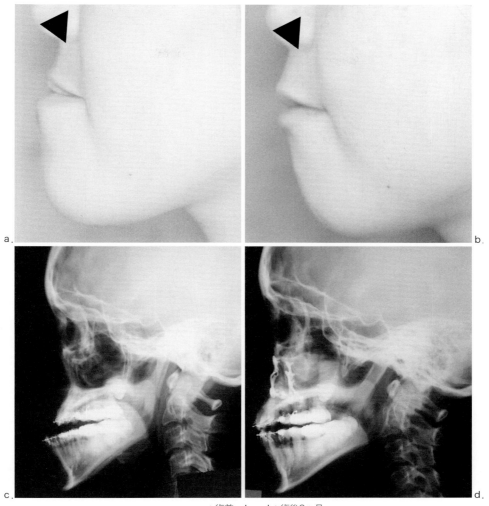

a, c：術前，b, d：術後2ヵ月
図 28-7-62　下顎前突症
関節側外側骨膜をほとんど剥離せずに矢状分割法による下顎後退を行い，ネジ止めを行わないで顎間固定を行った症例の術前術後．関節側骨片の跳ね上がりはみられない．術後2ヵ月のX線写真でも関節側骨片の跳ね上がりはみられない．

（角谷徳芳氏提供）

のち，下顎骨体を骨切りするか，dentoalveolar osteotomy を行って，前歯部を後方へ移動する（**図 28-7-63**）．

i）単一歯牙歯槽骨骨切り術 single tooth dento-osseous segmental osteotomy (STSO)

本法は，Kole（1959）により報告されたものである．
1）適応
①歯科矯正治療で矯正できない，後戻りしやすい捻転歯，強直歯．
②歯科矯正治療に時間がかかり過ぎるもの
③数個の歯を含む歯槽骨の移動（Engel ら 1999）
2）手術法
図 28-7-64 のごとく，歯槽部に縦切開を入れ，さらに歯根の5mm以上のところに粘膜骨膜下に骨切りする．粘膜骨膜剥離は，血行温存のため最小限度とする．（北村ら 1992）梨状口縁では，水平骨切りせずに縦切開をそのまま梨状口縁までのばす．死腔ができたら，自家骨の充填を行う．

術後，bite splint か，線副子や床副子で顎間固定する．電気歯髄活性は一時的に消失するが，3～10ヵ月でほぼ回復する（北村ら 1995）．

❼小顎症 micrognathia, receding chin

小顎症とは原因を問わず下顎骨が小さいものを指すが，そのなかで mandibular hypoplasia は先天性または後天性の下顎骨発育不全である．また，microgenia は chin すなわちオトガイ部のみが小さいものをいう．それに対して retrognathia は下顎後退症であり，下顎骨の発達を問わないため，一概に小顎症といえない（McCarthy ら 1990）（本

170　第28章　頬部形成術

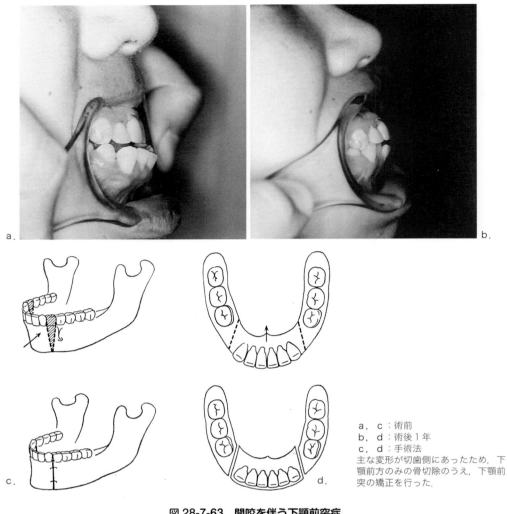

a, c：術前
b, d：術後1年
c, d：手術法
主な変形が切歯側にあったため，下顎前方のみの骨切除のうえ，下顎前突の矯正を行った．

図 28-7-63　開咬を伴う下顎前突症

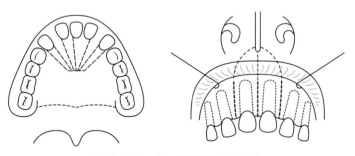

図 28-7-64　単一歯歯槽骨骨切り術

章-7-B「顎変形の名称」の項参照).

a. 原因

1) 先天性異常

Robin Sequence, 第1・第2鰓弓症候群, Treacher Collins 症候群, cranio-facial microsomia, mandibulo-facial dysostosis などがある．顔面裂のTessier 分類では, No.6, 7, 8 にみら れる．

2) 素因によるもの

3) 成長期の障害によるもの

①顔面の疾患：顔面神経麻痺，斜頸，血管腫など
②下顎骨成長センターの障害：出産時や転倒時の外傷，炎症性疾患など

③筋異常：欠損, 麻痺など
④内分泌異常：末端肥大症など.
⑤口腔の悪癖：指しゃぶり, 歯ぎしりなど.
⑥その他：ビタミンD不足など栄養障害, 放射線障害など

4) 後天性変形
①腫瘍摘出後
②骨折後

b. 症状

小顎症には, 下顎枝性, 下顎体性, 下顎枝および下顎体の両方によるもの, また片側性, 両側性とがある.

1) 両側性の小顎症

下顎体は短く, 厚く, 下顎枝も短く, 下顎頭 condyle は変形している. またオトガイは小さく後退し, 下口唇は下方へ外反している. 歯も唇側傾斜をしているのが普通である. 側貌は clockwise rotation すなわち右側貌で時計回りに回転した咬合平面と凸面顔貌を示す.

2) 片側性の小顎症

患側の下顎は小さいか, 下顎枝や関節突起が消失する重度の場合もある. オトガイは患側に偏位している. 一方, 健側は扁平で, 一見, 変形してみえるため, このほうが, 患側と間違えられることもある.

3) 上下顎の関係

咬合は Angle Class Ⅱ, division1 のことが普通で, laterognathism, posterior cross bite がある.

以上の変形は, 原病が, いつ発生したかによって変わり, 幼時に発生するほど, 成長による変形が強く現れる. また, 顎関節が障害されれば, 変形も著明である.

4) その他の症状

呼吸障害, 摂食障害, 言語障害, 咬合不全, 顎関節障害, 閉塞性睡眠時無呼吸症候群などがあげられている.

c. 治療

小顎症の治療方針は, 下顎前突症と同じく術前のプランニングが大切で, 石膏模型, X線頭部規格写真, パノラマ写真, CT写真による変形の分析を行い, 変形の程度はどうか, どこで骨切りを行うか, どの骨切り法を用いるか, 歯の状況はどうか, など詳細な検討を行う. そのうえで歯科矯正による術前矯正が必要か判断する.

1) 軽度変形の場合

咬合状態がよく, 軽度の発育不全のときは, 形態改善を目的に, 自家骨やハイドロキシアパタイトなどの人工硬組織の移植や, 遊離脂肪移植, 真皮脂肪移植などを行う.

骨移植, 真皮脂肪移植などで頬部の拡大を行う.

2) 中等度変形の場合

下顎骨の骨切り術を行って延長を図るが, その場合問題になるのは, ①延長によって生じる骨間隙をどのようにして防ぐか, ②また延長部位の軟部組織による被覆をどうす

るか（骨延長で軟部組織も牽引され, 組織不足を生じる）, ③さらに, 下顎神経の延長はどうするかといった点である. 最近では, 骨延長術 distraction osteogenesis も行われる. 下顎の前方移動は後戻りが起こりやすく, 6〜7mm延長以内の適応となる（平野2002）.

3) 重度変形の場合

骨間隙の閉鎖については骨断端をスライドさせたうえで, 骨間隙には骨移植する方法が用いられている. 下顎神経の延長については, 下顎骨外板を除去して, オトガイ孔まで神経を露出させ, さらに神経延長を要する場合は神経移植しかない. オトガイ孔より前方での骨切り術の場合はこの心配はないが, 適応に注意を要する. 粘膜組織の不足分は, 頬側粘膜や口唇粘膜を移植する. 血行を問題にする場合はオトガイに筋を付着させたまま骨片の移行を行うとよい（Wolfe 1981）. しかし, それだけに後戻り現象がある. 工夫を要する.

最近では骨延長術も選択される. また閉塞性睡眠時無呼吸症候群など重度の呼吸障害を呈する小顎症では, 早期に下顎を延長し, 舌を前方移動させ, 呼吸状態の改善を行う（Izadiら2003）.

a) 下顎体骨切り術

図28-7-56のごとく, いろいろなタイプの骨切り術を行う. また, このほか変形に応じて下方への移動を行ったり, 骨移植術を行ったりする. 下顎体骨切り法では神経損傷の危険が多いので, 慎重な手術を要す.

b) 下顎枝骨切り術

これには, 水平骨切り術 horizontal osteotomy と垂直骨切り術 vertical osteotomy とがあるが, 今日では下顎枝矢状垂直骨切り術 sagittal splitting ramus osteotomy (SSRO) が広く用いられている. その長所, 短所も下顎前突症とほぼ同じである. なお, 骨延長装置による修復法もある（McArthy 1992, 高戸ら1993）.

4) 片側性小顎症の場合

小児の軽い症例には筋運動療法でも目立たなくする可能性はあるが（McCarthyら1990）, ひどい場合は, 骨延長術, 顎関節への中足骨骨頭や腓骨骨頭の移植などが行われる. 成人では軽い症例にはオトガイ形成術で見かけ上, 修正するが, 変形の強い場合は骨延長術, 両側下顎枝骨切り術を行う. 今井ら（2000）によると, 下顎枝延長法では口角の挙上, オトガイの位置などは改善されるが, 咬合平面の傾きは改善されないという.

5) 関節突起再建

重度の場合は, 下顎枝から関節突起の再建を行うため, 肋軟骨を骨頭に使用できるように肋骨および肋軟骨接合部の遊離移植を行う（図28-7-65〜図28-7-67）.

172　第28章　頬部形成術

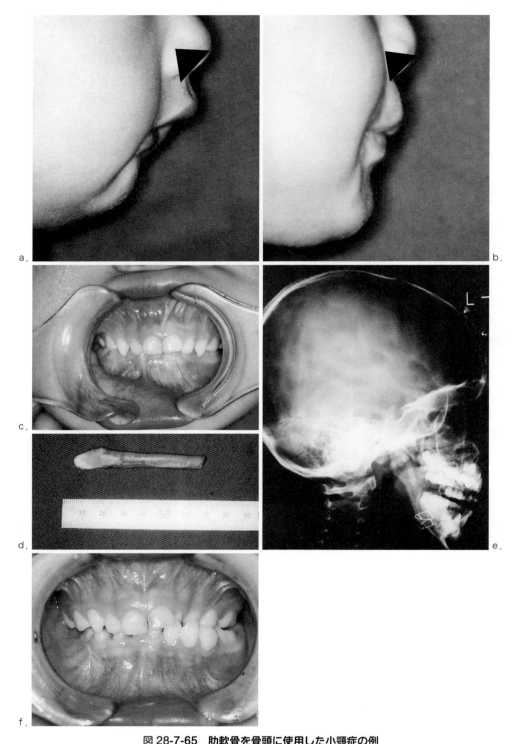

図 28-7-65　肋軟骨を骨頭に使用した小顎症の例
関節突起欠損の再建のため，肋軟骨を骨頭に遊離移植した症例．術後の移植軟骨の良好な成長を示している．
（角谷徳芳氏提供）

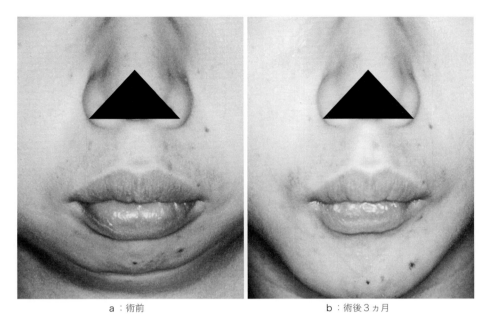

a：術前　　　　　　　　　　　　　b：術後3ヵ月
図 28-7-66　小顎症の骨移植による修復

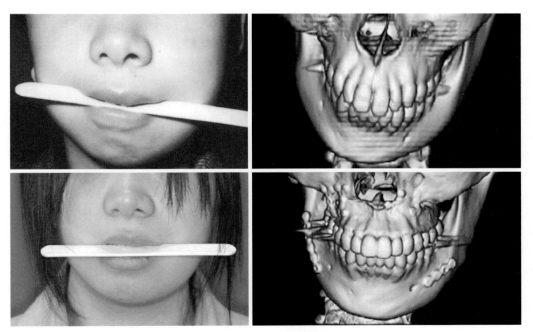

図 28-7-67　右小顔面症
18歳時にLeFort Ⅰ骨切り術と下顎枝矢状分割，術後1年

（宮田昌幸氏提供）

❽開咬 open bite

a. 定義
　開咬とは，上下顎の歯が咬合線に達せず，開いた状態になったものである．垂直的被蓋関係（オーバーバイト over bite）はマイナスの値をとり，上下歯列間に空隙ができる歯の閉鎖不全状態である．開咬による障害があれば開咬症という（**図 28-7-68**）．

b. 分類
1）原因別分類
①上下顎骨の形態異常による骨格性のもの
②舌突出癖などの習癖に起因した歯槽性のもの

2）発現部位別による分類
①前歯部開咬（開咬部位が前歯部に限局するもの） anterior open bite
②臼歯部開咬（開咬部位が臼歯部に限局するもの） posterior open bite
③両者の合併を lateral open bite

c. 原因
①遺伝性疾患や外傷，腫瘍による顎骨形態形成過程での異常
②顎関節症や咀嚼筋と咽頭収縮筋の活動性の不調和による下顎骨成長方向の変異，
③舌突出による上顎歯槽部の変形および上下顎前歯歯軸の傾斜など

　特に開口筋群と閉口筋群の不調和が著しい症例では，重篤な嚥下機能の異常を有し，それに伴って円板の転位と関節部への不適当な荷重が増大するために下顎頭の激しい吸収（下顎頭の平坦化）を呈することが多い（**図 28-7-69**）．

d. 臨床的特徴
①口唇閉鎖困難
②上唇から鼻下点までの距離が短小
③下顔面高が大きい
④下顎枝が短い
⑤顎角部（gonial angle）の開大
⑥下顎下縁平面（madibular plane angle）が急傾斜
⑦下顎咬合平面は平坦か前下方へ傾斜
⑧舌の突出，異常嚥下癖
⑨構音障害（歯音・歯茎音の歯間音化や歯音・歯茎音の構音点の移動）
⑩顎関節症状（関節雑音，疼痛など），もしくはその既往
⑪物が噛めない，口唇が閉まらない，などの機能障害のほか，美容的にも醜状を呈する．

e. 治療
1）機能的要因の除去
　一部の上顎前突症例と同様に，異常嚥下癖などの口腔習癖を伴う開咬症患者に対しては，習癖の除去を目的とした矯正治療と筋機能療法が必要である．筋機能療法は，術後

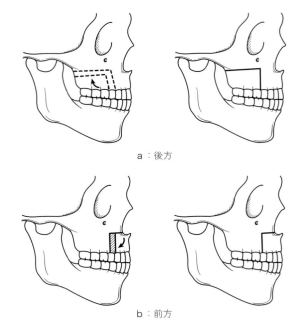

a：後方

b：前方

図 28-7-68　開咬の骨切り術

の歯槽性のあと戻りの予防法のひとつとしても必須である．

2）顎骨成長の制御
　骨格性開咬症例では，顎関節部の異常を伴うものが多いため，以前は，垂直方向へ牽引するチンキャップなどが顎整形力として用いられていたが，現在はあまり用いられていない．したがって，成長期における治療の主体は，臼歯部の圧下や上下顎前歯歯軸傾斜の改善などの歯性の移動による治療となる．
　また，上顎前突症の原因の項でも触れたが，この時期に発症する顎関節症は，その後の下顎頭軟骨成長に重大な影響を及ぼす．顎骨の非対称を示す変形症の多くにおいても，咬合不全とともに片側性に発生した関節症状が関与しているものと考えられる．そのため，生理的な関節運動が障害されていないかどうか，症状の早期発見とスプリント療法などによる対処が必要となる．

3）永久歯列期における開咬状態の改善
　永久歯列における矯正治療としては，マルチブラケットシステムにて前歯部の挺出と臼歯部の圧下を行うことにより，上下顎の咬合平面を傾斜させるメカニクスが用いられる（**図 28-7-34**）．その際には，顎間ゴムと呼ばれる口腔内に装着するゴムや，舌圧を用いて大臼歯圧下の矯正力を生み出すトランスパラタルバーなどが使用される．
　また，骨格性の改善を必要とする症例では上下顎骨の離断手術あるいは骨延長術が行われる．しかし，重篤な関節症状を有する症例では，下顎のみの骨延長術によって下顎頭の吸収を助長する場合もあり，慎重な術式の選択が必要となる．そして，開口筋の過度の収縮による下顎を後方回

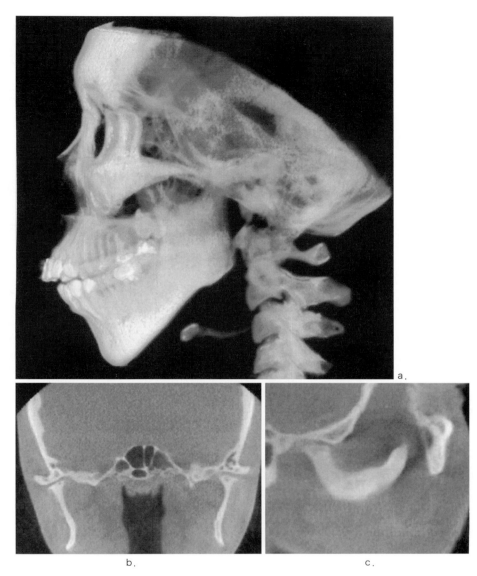

a：前歯部の開咬状態と高骨密度域（明部分）がオトガイ下部に集中している．
b：吸収され平坦化した両側下顎頭（前頭断）
c：右側下顎頭（矢状断）

図 28-7-69　骨格性開咬症例のコーンビーム CT 画像

（槇宏太郎氏提供）

転させる力を抑制するためには，顎舌骨上筋群切離手術なども適応となる．さらに，巨舌症が開咬の原因となっている場合には舌縮小手術も用いられる．

4）外科的治療
開咬の状況に応じて選択する（高原ら 1992）．
a）上顎骨切り術
①上顎前方歯槽骨切り術（Wassmund-Wunderer 法）
②上顎後方歯槽骨切り術（Schuchardt 法）
③ LeFort I 型骨切り術
④その他

b）下顎骨切り術
①下顎前方歯槽骨切り術（Koele 法）
②下顎骨体部骨切り術
③下顎枝矢状分割法（Obwegeser 法）
④その他

c）上下顎骨切り術

❾咬筋肥大（症）masseteric hypertrophy
本章 -9-G「下顎角突出症」の項参照．
a．診断
Legg（1880）が，はじめて報告したもので，下顎角部の

176　第28章　頬部形成術

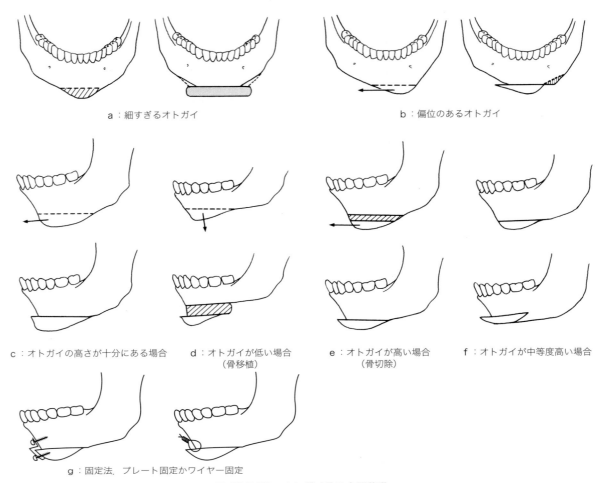

　a：細すぎるオトガイ　　　　　　　　　　b：偏位のあるオトガイ

　c：オトガイの高さが十分にある場合　　d：オトガイが低い場合（骨移植）　　e：オトガイが高い場合（骨切除）　　f：オトガイが中等度高い場合

　g：固定法．プレート固定かワイヤー固定

図28-7-70　オトガイ骨の水平移動

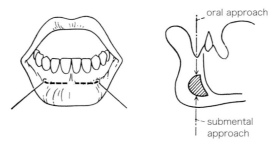

図28-7-71　シリコン埋入による小オトガイ症の形成

　咬筋肥大，骨性隆起を伴うもので臨床的にはいわゆる，エラが張ったsquare faceと表現される状態を示し，広角下顎症と合併，下顎角突出症ともいうが，両者は区別されるべきものである．日本人の下顎角gonial angleは，男111度，女122度（菅原2015），平均は125.2度である（久徳ら1994）．Lehockyら（2006）は125±5度という．これが小さいほど，四角い印象をあたえる．また，pogonionと gonionとの関係，下顎核の幅bigonial width，オトガイの幅mental width，下顎体の外方への張り出し，反りも影響する（菅原2015）．さらに，下顎角切除によってgonionが頭側に移動するため顔が長くみえるので，適応には要注意である．
　CT，MRI，パントモなどで確定診断する．

b．頻度

　Bloemら（1971）によると，約70例の文献がある程度で，20歳前後に多く，両側性に多いが，片側のほうが目立ちやすい．

c．原因

　先天性，民族性，後天性［歯のくいしばり，歯ぎしり，う歯などの作業肥大説（Gruney 1947），筋線維説 Arpra（1981）］が唱えられているものの不明である．池内（1970）によると，本症の肥大は咬筋性というが，筋そのものは正常のことが多い．
　自覚症状はないが，部位的に耳下腺腫瘍，リンパ管腫，結核，骨腫，先天性広角下顎症，化骨性筋炎などとの鑑別

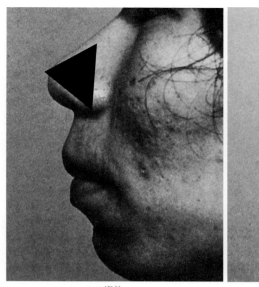
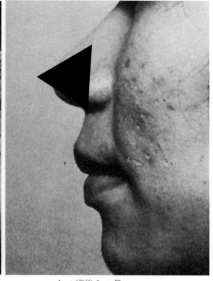

a：術前　　　　　　　　　b：術後1ヵ月

図 28-7-72　インプラント埋入によるオトガイ形成術

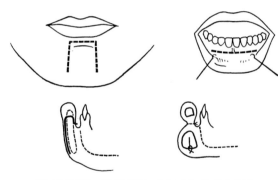

図 28-7-73　筋弁移植によるオトガイ形成術

を要する（塚田 1976）．あるいは咬筋内血管腫（柏ら 1994）などとの鑑別も必要である．

d. 治療
1）骨切り術
下顎骨を含め，咬筋の内下層 2/3 の筋組織を切除するが，通常，下顎角も肥大していることが多く，同時に切除する．術式としては external approach（Gurney 1947, Dencer 1961, Wada ら 1971, 村岡ら 1976, 鬼塚 1982, Riefkohl 1984, Baek ら 1989）と oral approach（Converse 1964）などがあるが，皮膚に瘢痕を残さないという利点から，後者が主として用いられている（図 28-9-30, 図 28-9-31）．

2）ボツリヌストキシン法
ボツリヌス毒素注射による咬筋萎縮法も行われている（Kim ら 2005, 平野 2010）．

e. 合併症
顔面神経損傷が多い．

⓾オトガイ部の変形
a. 小オトガイ（症）microgenia, receding chin, small chin, 短顔 short face

オトガイ部の発達が悪い場合で，咬合，その他にはそれほどの異常はなく，前述の小顎症にみられるオトガイの発育不全とは区別されるべきものである．

別名 extreme counter clockwise rotation type, idiopathic short face, vertical maxillary deficiency ともいわれる．

これは顔面上 1/3，中 1/3 が正常であるが，顔面下 1/3 が短く，facial proportion index は 10 以下のものである．下顎枝高で subtype Ⅰ と Ⅱ とに分類する．

適応はプロフィールのバランスから決められる．すなわち，上下方向のバランスでは，顔面を三等分した線よりずれる場合と，前後方向で，鼻尖部，口唇部，オトガイ部を結ぶ線の相関関係で決められる（図 28-7-1）．

1）治療法 genioplasty
a）増大法
プロテーゼを用いた receding chin に対するオトガイ増大術 augmentation mentoplasty としては，Gluck（1920）がパラフィン paraffin を用い，Joseph（1921）は象牙 ivory を用いたという歴史があるが，そのほか腸骨，肋骨，肋軟骨，鼻骨（hump nose の手術で切除されたもの），鼻中隔軟骨，脂肪，シリコンなどが用いられてきた．また，Penn（1968）などは，kiel bone を用いたが，現在では silicone implant の埋入術が主流を占めている感がある．しかし，これにも

178   第28章 頬部形成術

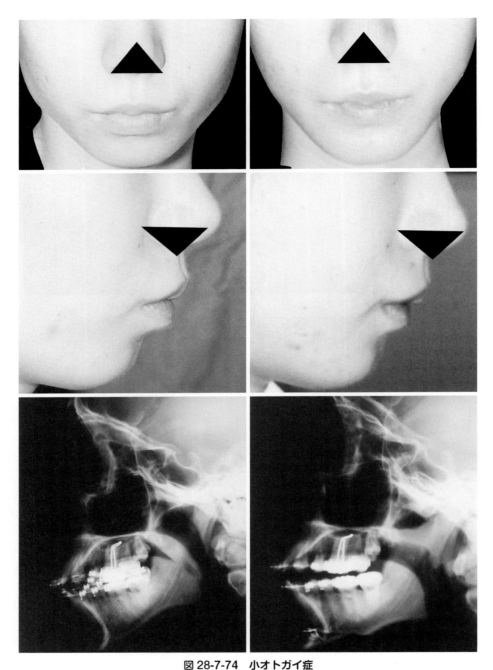

図28-7-74 小オトガイ症
オトガイ水平骨切りにより下顎先端の前方移動を行った症例の術前術後.
(角谷徳芳氏提供)

顎骨の圧迫性吸収が起こるなどの欠点がある.
　骨切り術は，図28-7-70のような方法がある.
　①インプラント埋入法：術式は，口腔粘膜切開から入るoral approachとオトガイ下の皮切より入るsubmental appoachとがある．前者のほうが皮膚に瘢痕を残さない点で，日本人向きであろう．いずれにしても，骨膜を切開剥離，オトガイ神経を確認，骨膜下にポケットを作り，下顎正中線上に固定する．オトガイ隆起mental protuberanceのため固定性が悪ければこれを削る．シリコンの場合は，軟部組織を隔てて移植したほうが，骨吸収が少ない．しかし移動性がでるのが欠点である（図28-7-71，図28-7-72）．オトガイをより突出させるときはオトガイ神経が邪魔になることがあるが，3本の分枝を剥離すれば皮膚皮下軟部組織をより伸展させることができる．なお，オトガイ前縁に付着する筋を剥離しないとプロテーゼが上方に偏位し，段差ができるので注意が必要である.
　合併症としては，プロテーゼの上方偏位のほか，被膜

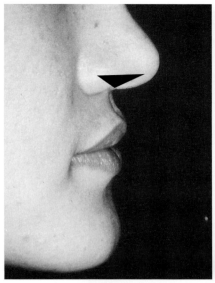
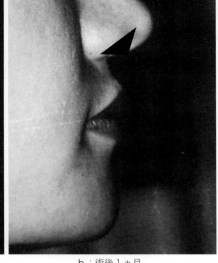
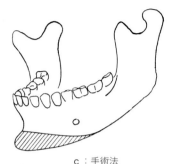

a：術前　　　　　　　　　　b：術後1ヵ月　　　　　　　c：手術法
オトガイ部の単純切除

図 28-7-75　大オトガイ症

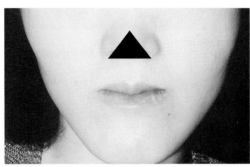
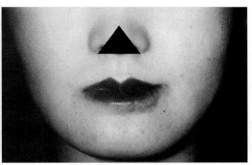

a：術前　　　　　　　　　　b：術後4ヵ月（オトガイ部単純切除）

図 28-7-76　大オトガイ症

形成によるオトガイ部の不正凹凸やオトガイ神経損傷による感覚麻痺，圧迫による骨吸収，異物による感染などがある．

② 有茎脂肪弁移植法：オトガイ下の皮切より下顎底に脂肪弁を作成，これを反転して下顎正中縁上に移植する方法である．効果はあまり期待できない．

③ 下口唇筋弁移植法：オトガイの皮切あるいは口唇粘膜経由で，下口唇中央に，下部に茎を有する筋弁を作り，これを外方に反転してオトガイ部を高くする方法で脂肪弁移植よりは効果がある（図 28-7-73）．

④ 軟骨または骨移植：軟骨移植としては，Aufricht（1934）が始めた hump nose を切除した鼻骨鼻背軟骨を移植する方法があるが日本人には向かない．肋軟骨単独で移植することは，固定，吸収，変形などの点で骨移植以上の利点はなく，用いられることは少ない．軟骨よりはインプラントを用いるほうが多い．

骨移植は腸骨を用いることが多いが，骨吸収を少なくする目的で骨膜付きがよいとされる．

b）骨切り術

これは Hofer（1942）によって報告されたもので，オトガイ部のところで下顎骨を水平に離して前方移動させるものであるが，オトガイ部の高低によって，高いときには骨切り術を，低いときには骨移植術を併用することもできるし，左右非対称であれば左右どちらか扁平なほうに骨片を移動させることによって修正できる．また細過ぎるオトガイの場合は，尖端を削骨，骨移植し，水平離断骨片を中央で切断，左右に解離させて幅を広げ，解離部分には骨移植をすればオトガイ部から下顎角にわたる部位が広げられるため，下顎体に手をつけなくても，ある程度の形態の改善は可能である（図 28-7-70，図 28-7-74）．

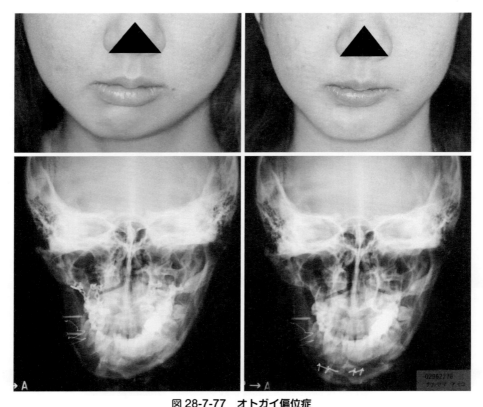

図 28-7-77　オトガイ偏位症
右側 hemifacial microsomia にて肋骨移植後，左右非対称のオトガイに対して骨切りにより骨片を移動させて対称性を得た症例の術前術後．前方と左側へ移動．

（角谷徳芳氏提供）

b. 大オトガイ症 macrogenia，長顔 long face

オトガイ部が大きく，突出したり，高かったりするもので，下顎前突症と合併することも多い．

これは，顔面上1/3，中1/3が正常で，顔面下1/3が異常に長いもので，facial proportion index も10以上ある．下顎枝高 ramus height の長いものを subtype I，短いものを subtype II と分類されている．本症は，別名 extreme clockwise rotation, high angle type, idiopathic long face, vertical maxillary excess といわれる．

治療は，小顎症のところで述べたような骨切り術を行えばよい．オトガイ部の尖端を骨切りするなり（**図 28-7-75，図 28-7-76**)，中央部分を帯状に水平骨切除するなり，症例によって選択する．しかし，左右対称に骨切りしないと，新しい変形を残すこと荷なる（田口ら 2015）．

c. 下顎骨偏位

関節突起への先天性，後天性の何らかの原因が加わって，発育過剰を起こしたもので，障害側の下顎が健側に偏位し，さらに臼歯側の頬側反対咬合や開咬などを起こすが，関節機能は運動痛を除けば正常のことが多い．

診断は，前記臨床症状のほか，X線，特にパノラマ撮影，CT撮影にて下顎骨の形態異常，関節突起の肥大による．

治療は関節突起の切除である．疼痛などの症状がなければ，オトガイ部の骨切りで左右対称性を得る方法もよい（**図 28-7-77**).

28·8 頬部の先天異常
congenital deformities of the cheek

A. 頬部先天異常の一般的事項

顔面の先天異常のうち，瞼，鼻，耳介，口唇，および頭蓋骨については，それぞれの項で述べたが，ここでは，主として頬部に関係した先天異常について述べたい．もちろん，頭蓋顔面の発生上，前述の各異常と重複するのは当然であるので，必要があれば，各該当異常の項を参照されたい（**表 28-8-1**，表中の番号は，Tessier の分類）．

❶発生

頬部の発生は，唇裂口蓋の項で述べたように上顎突起と下顎突起の merging によって形成されるが，その詳しい組織個々については，**表 28-8-2** のように，各鰓弓，鰓溝より分化，形成される（**図 28-8-1**)．

❷顔面裂 facial cleft

顔面裂とは，生まれつき顔面の一部が裂けたまま，あるいは陥凹した状態で出生したもので，唇裂口蓋裂も含まれるが，その他は極めて稀なため，まれな顔面裂と一括して呼ばれることもある．現在は，正中，側方，横方で15種類に分けられている（ICD 10分類）．

a．顔面裂の分類

これは，顔面の発生が明確でないため，米国口蓋裂研究会の分類（Harkinsら1962,），Karfik（1966）やTessier（1973）の分類，国際形成外科学会分類法（1967）など，いろいろな方法が報告されているが，現在では，Tessierの分類が広く用いられている．TessierはWTessierは顔面裂をNo.0〜14とNo.30（下顎裂）に分けている．

著者は，臨床的簡便さから**表28-8-1**，**図28-8-2**のような顔面裂分類を用いている．

b．頻度

頻度は，1,000人中2人（小林1958），9〜34人（Kawamoto1990）という．また，最近，Kawamotoによると，10万人出生中1.43〜4.85人という（佐々木ら2007）．統計の取り方で変わる．

c．顔面裂の原因

顔面裂の原因として，いろいろなものがあるが，実際には不明なことが多い（第26章「唇裂・口蓋裂形成術」の項参照）．Wilson（1972）は，一応，顔面裂の原因として，①放射線照射，②感染，③妊婦の代謝障害，④薬品類，の4つに大別している．

以上の原因によって，顔面形成にあずかる各顔面突起の融合不全が起こるというDursy（1869），His（1892）らの有名な説と，もともと上皮壁があって，そのなかに中胚葉が進入して，顔面が形成されるが，その進入が障害されると顔面裂になるというPohlman（1910），Veau&Politzer1936），Stark（1954）らの一派がいる．

Converse（1977）によると，正中部の披裂は球突起globular processの異常によるもので，正中唇裂，上唇小帯披裂，歯槽突起裂，正中口蓋裂，鼻裂など，あるいは，頭蓋のほうではfrontonasal dysplasia, median frontal encephalocele を起こし，あるいは，発育阻止によるhypotelorismなどを生じるという．また上顎突起の異常では，種々の顔面裂を生じる．たとえば，球突起との間では唇裂や唇瞼裂 oro-ocular cleft，下顎との間では hemicraniofacial microsomia，上顎突起内の異常では鼻瞼裂 naso-ocular cleftとか唇瞼裂 oro-ocular cleft が起こるといわれるが，明確には説明されていない．

著者は電子顕微鏡の所見から突起融合に，さらに中胚葉塊の形成障害を加味した考え方で，しかもこれらに部位的異常が起こって種々の顔面裂を生じると考えている．

下顎突起の異常では，正中下顎裂，舌異常，さらには第2,

表28-8-1　顔面先天異常の分類

Ⅰ．頻発する顔面裂
　1．唇裂 cleft of primary palate（No.1,2）
　2．唇裂・口蓋裂 cleft of primary and secondary palate
　3．口蓋裂 cleft of secondary palate
Ⅱ．まれな顔面裂
　1．正中裂 median cleft（No.0,14）
　　a．正中頭蓋裂 median cranial cleft（No.14）
　　b．鼻裂 nasal cleft（No.0）
　　c．正中唇裂 median cleft lip（No.0）
　　　　真正中唇裂 true median cleft lip
　　　　偽正中唇裂 false median cleft lip
　　d．正中下唇裂，下顎裂 median cleft of lower lip and mandible
　　e．口唇瘻 lip pit
　2．側方裂 lateral cleft
　　a．側方鼻裂（No.1,2）
　　　　nasal hemiatrophy, supernummerary nostril, proboscis lateralis
　　b．鼻瞼裂 naso-ocular cleft
　　c．唇瞼裂 oro-ocular cleft（斜顔面裂 oblique facial cleft）（No.3, 4, 5（6）, 9, 10, 11）
　　　　1．内側唇瞼裂 medial canthus type（眼窩下孔内側披裂）
　　　　2．外側唇瞼裂 lateral canthus type（眼窩下孔外側披裂）
　　d．唇耳裂 oro-auricular cleft（横顔面裂 transverse facial cleft）
　　e．側方頭蓋裂 lateral cranial cleft
　　　　1．内側頭蓋裂 medial cranial cleft
　　　　2．外側頭蓋裂 lateral cranial cleft
Ⅲ．顔面発育不全：顔面裂のないもの
　1．Pierre Robin 症候群
　2．Moebius 症候群
　3．Romberg 病
　4．小頭蓋顔面症 craniofacial microsomia
　5．Treacher Collins 症候群（No.6, 7, 8）
　6．Binder 症候群
　7．Goldenhar 症候群（No.8）
　8．その他
　　　　先天性無顎症 congenital agnathia
　　　　先天性複顎症 congenital polygnathia
　　　　先天性小顎症 congenital micrognathia
　　　　Nager 症候群
Ⅳ．顔面発育過剰
　　　　顔面半側肥大症
　　　　hamifacial hyperplasia

第3の鰓弓障害なども関与している．

d．顔面裂の治療

まれな顔面裂の治療は，原則的には，皮膚，皮下組織を含めて連続Z形成術，筋層縫合を行い，支持組織としての骨組織の形成不全がある場合は骨移植，骨延長術を行う．

症例によっては，眼瞼や鼻の位置とか形態異常，耳介の

表 28-8-2 鰓弓, 鰓溝, 鰓嚢からの分化

	外胚葉	中胚葉	内胚葉
第1鰓弓	表皮(頬, 下顎, 耳介前半) 粘膜(口唇, 口腔, 舌体) 三叉神経 唾液腺 歯(エナメル質) [皮膚(外耳道) 鼓膜(皮膚層)]	筋(咀嚼筋, 顎舌骨筋, 鼓膜張筋, 口蓋帆張筋, 顎二腹筋前腹) 骨(上顎骨, 口蓋骨, 下顎骨, ツチ骨, キヌタ骨), 蝶下顎靱帯 軟骨(耳珠, 耳輪脚) 歯(象牙質, セメント質) 鼓膜(放射状, 輪状層) 顔面動脈の一部	粘膜(口腔側壁および底) [耳管 鼓膜(粘膜層) 鼓室 乳突洞および蜂窩]
第2鰓弓	皮膚(耳介後半, 上頸) 顔面神経, 内耳神経	筋(表情筋, 頭蓋表筋, 耳介筋, 茎突舌骨筋, 顎二腹筋後腹, アブミ骨筋) 骨(アブミ骨, 茎状突起, 舌骨小角, 舌骨体の一部), 茎突舌骨靱帯 軟骨(耳輪, 対耳輪) 舌動脈, アブミ骨技	粘膜(舌根, 咽頭の一部) (舌盲孔および甲状舌管) [耳管鼓室陥凹 口蓋扁桃 粘膜(扁桃表面および陰窩)]
第3鰓弓	皮膚(中頸) 舌咽神経 [胸腺皮質, 胸腺小体]	筋(上咽頭収縮筋, 茎突咽頭筋) 骨(舌骨大角, 舌骨体の一部) 総頸動脈, 内頸動脈	粘膜(舌根, 咽頭喉頭部, 喉頭蓋の一部) [下上皮小体, 胸腺細網 梨状陥凹]
第4鰓弓	迷走神経	筋(下咽頭収縮筋, 茎突咽頭筋) 軟骨(甲状軟骨, 楔状軟骨, 喉頭蓋) 大動脈弓(左), 鎖骨下動脈(右)	粘膜(舌根, 咽頭, 喉頭蓋の一部) [上皮小体 甲状腺葉]
第5鰓弓	皮膚(下頸) 副神経	筋(喉頭筋の一部) 軟骨(小角軟骨, 披裂軟骨, 輪状軟骨) 肺動脈, 動脈管	粘膜下(リンパ様組織) 肺

[ ]内は鰓溝, 鰓嚢由来.

(木本誠二監修:現代外科学大系, 28巻, 中山書店, p56, 1972 : Moore KL, 瀬口春道監訳 ; ムーア人体発生学, 医歯薬出版, p229, 2003を参考に著者作成)

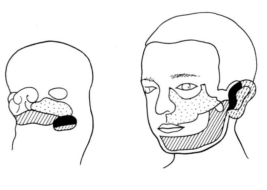

図 28-8-1 体長18mm胎児の第1, 第2鰓弓ならびにそれより発生する顔面部位
(Grabb WC : Plast Reconstr Surg 36 : 485, 1965 より引用)

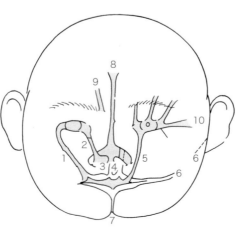

1:外側唇瞼裂
2:鼻瞼裂
3:正中唇裂
4:側方唇裂
5:内側唇瞼裂
6:唇耳裂
7:下唇裂
8:正中頭蓋裂, 鼻裂
9:上瞼裂, 内側頭蓋裂
10:外側瞼裂, 外側頭蓋裂

図 28-8-2 顔面裂

異常などを合併するため，それぞれの項で述べたような，眼瞼形成術，鼻形成術，耳介形成術を行う．

B. 口唇裂，口蓋裂 cleft lip, cleft palate

第26章「唇裂・口蓋裂形成術」の項参照．

C. 正中鼻裂症 bifid nose, nasal cleft

顔面正中裂の部分症で，鼻尖部の陥凹から鼻背部，鼻根部の披裂まで，いろいろな程度がある（第21章-6-A「眼窩隔離症」の項参照）．

D. 正中唇裂 median cleft lip

正中唇裂は，まれな先天異常で，内外文献に散見する程度である（第26章「唇裂・口蓋裂形成術」の項参照）．

これには，真性正中唇裂 true median cleft lip（上口唇正中裂のみで他の異常を伴わないもの）と false median cleft lip 偽正中唇裂（上口唇正中裂のほか，眼窩狭小症，小頭症，鼻柱・鼻中隔欠損などを伴うもの）に分けられており，DeMyer（1964）は，脳障害との関係から5型に分け，熊谷（1971）は正常顔面眼窩狭小症を加えて6型に分類しているが，著者は脳と顔面の異常は別に分類している．

つまり，真の正中唇裂は内側鼻突起の癒合不全による唇裂の一型であり，偽の正中唇裂は全前脳胞症の一型である（池村ら2015）．しかし，両者の中間的症例もあり（市田ら2009）検討が必要であろう．

Ⅰ型〜Ⅲ型は，生存不可能とされたが，Onizukaら（1995）は，現在まで生存しているⅢ型の治験例を報告している．Ⅳ型も1年以上生存率は1%というが，最近は長期生存例も増えてきた（佐藤ら1987）．

偽正中唇裂には脳形成異常を合併することがあり，てんかん，代謝内分泌異常を伴うこともあれば，生命予後が悪い（大田原症候群）（田邊ら2016）．

手術法は，松村ら（1977）も記しているように両頬部からの皮弁を移動させるが，本症では鼻孔底，鼻柱などの同時形成を要する（**図24-4-10**参照）．

E. 鼻瞼裂症（仮称）naso-ocular cleft

これは，鼻孔から下眼瞼内側にかけて披裂するもので，Tessier No.3 cleft に相当する．顔面突起の融合不全とか，鼻涙管形成不全など，いろいろな説が唱えられている．昔は，斜顔面裂に分類されたこともあるが，現在では，はっきり区別されている．軽度なものでは，鼻孔のくびれだけのものから，重度になると，外鼻外側の欠損，鼻涙管欠損，

内眼角部の位置異常，下眼瞼の欠損などを起こし，また顔面骨の披裂をも伴う．

治療の原則は，連続Z形成術による顔面の再建である（Onizukaら1978）（**図28-8-3〜図28-8-11**）．

F. 唇瞼裂症（仮称），斜顔面裂 oro-ocular cleft, oblique facial cleft

❶分類

口唇から下眼瞼にかけての披裂で，斜顔面裂ともいわれたものであるが，Khoo Boo Chai（1970）は，眼窩下孔の内側で披裂する type Ⅰ とその外側で披裂する type Ⅱ とに分けた．この分類は極めて妥当性のあるもので，著者の分類もこれに従っている．

なお，古典的分類として，Morian（1887）の分類がある（丹下ら1966）．Tessier分類では No.3〜6 にあたる．

❷症状

口唇の口角部と Cupid's bow peak との間から披裂が始まり，type Ⅰ（medial canthus type）は，内眼角部よりの下眼瞼に，type Ⅱ（lateral canthus type）は，外眼角よりに向かって披裂，骨披裂を伴うものは側切歯と臼歯との間に披裂がある．上顎の発育も悪く，眼窩の偏位を起こす．しかし鼻涙管や涙囊は正常である．片側性のものは4:1で男性に多いが，両側性では同じであるという．

❸治療

連続Z形成術や他の局所皮弁による披裂部の修正，骨移植による眼窩偏位の矯正術などを行う（**図28-8-12〜図28-8-16**）．**図28-8-19**は顔面裂である．

G. 唇耳裂症（仮称）oro-auricular cleft

これは横顔面裂 transverse facial cleft，あるいは第1・第2鰓裂症候群 first and second branchial syndrome ともいわれるもので，Tessier の cleft No.7 を中心にした披裂に相当する．2000 BC 頃すでにメソポタミア時代に記載があるといわれる（Grabb 1965）（**図28-8-17**）．

第1鰓弓由来の上顎隆起が障害されると Trecher-Collins，第1鰓弓由来の上下の隆起が障害されると mandibulofacial dysostosis になり，第1，第2鰓弓ともに障害されると第1・第2鰓弓症候群あるいは hemifacial microsomia になる（小坂2004）．

❶頻度

3,000〜6,000人に1人の出生で，男性に多く，両側性が

184　第28章　頬部形成術

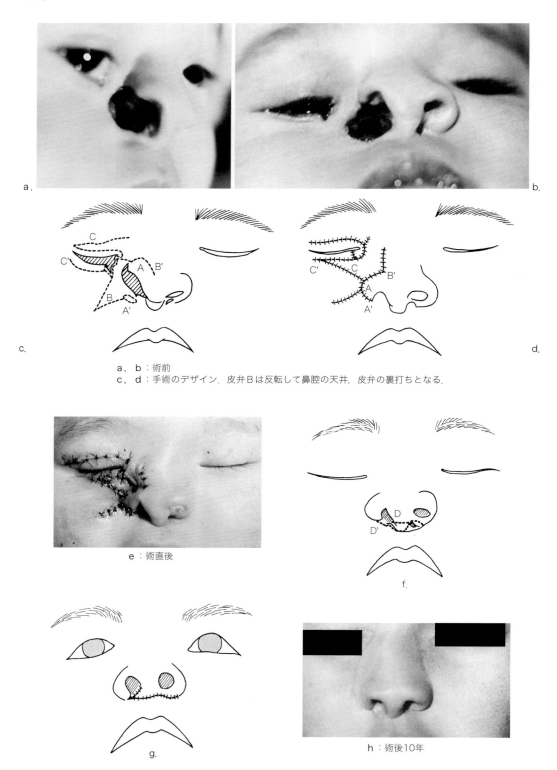

a, b：術前
c, d：手術のデザイン．皮弁Bは反転して鼻腔の天井，皮弁の裏打ちとなる．
e：術直後
f, g：二次的にsupernumerary nostril切除
h：術後10年

図 28-8-3　鼻瞼裂症 naso-ocular cleft と重層鼻孔症 supernumerary nostril
(Onizuka T et al：Plast Reconstr Surg 61：118, 1978 より引用)

28・8 頬部の先天異常　185

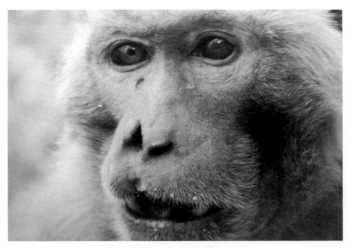

図 28-8-4　唇鼻瞼型
人間に近い動物といえば，類人猿であるが，伊藤芳憲氏がミャンマーのポッパ山寺院で撮影した猿の写真を提供してくれたが，珍しい写真なので掲載した．猿の唇鼻瞼裂と考えられる．

(伊藤芳憲氏提供)

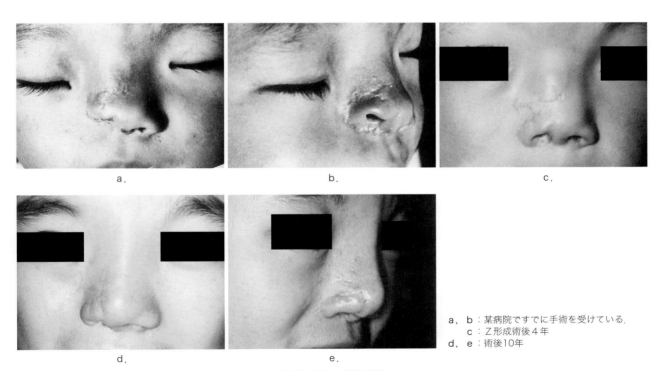

a，b：某病院ですでに手術を受けている．
c：Z形成術後4年
d，e：術後10年

図 28-8-5　鼻瞼裂症
一次手術は某病院で行われていた．

(Onizuka T et al：Plast Reconstr Surg 61：118, 1978 より引用)

第28章 頰部形成術

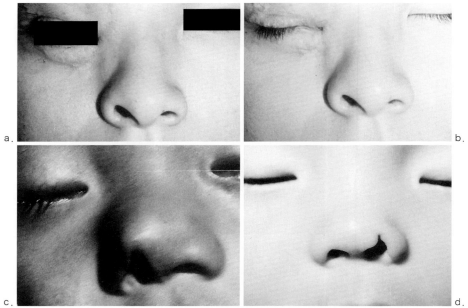

a：術前，b：内眼角形成術後，c, d：他の症例

図 28-8-6 鼻瞼裂症と考えられる症例
(Onizuka T et al：Plast Reconstr Surg 61：118, 1978 より引用)

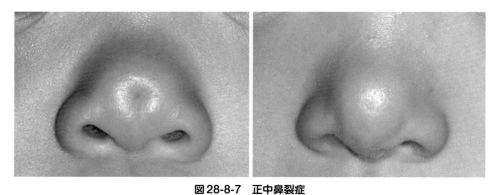

図 28-8-7 正中鼻裂症
Tessier No.0 cleft，左右の鼻翼軟骨を寄せて，右大腿瘢痕部からの真皮脂肪移植．

（吉本信也氏提供）

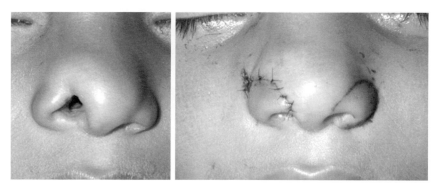

図 28-8-8 鼻翼裂症
Tessier No.1，鼻翼溝で切開，中央へずらして縫合

（石井啓子ほか：千葉医学 84：84, 2008 より引用）
（吉本信也氏提供）

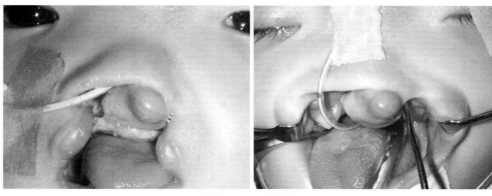

図 28-8-9　鼻翼欠損
左側鼻翼欠損 hal nose, 両側唇裂, 第1回術後

（吉本信也氏提供）

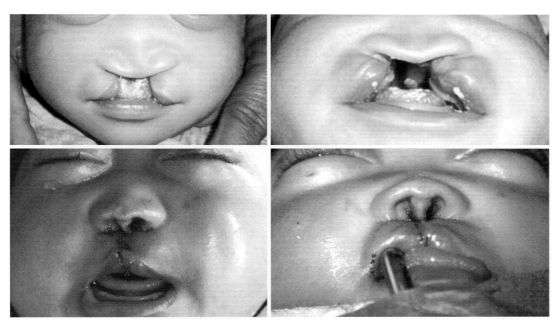

図 28-8-10　偽正中唇裂
偽の正中唇裂, Tessier No.0, 残存鼻中隔で鼻柱作成.

（左下のみ；石井啓子ほか：千葉医学 84：84, 2008 より引用）
（吉本信也氏提供）

10％ぐらいである. 左右差はない (Grabb 1965).

❷症状

巨口症 macrostomia のほか, 副耳, 顔面不対称, 時に下顎骨, 顎関節の低形成, 小耳症がある. そのほか, 耳下腺欠損, 舌, 軟口蓋の低形成など, 周囲軟部組織の低形成も認められる. 浜島ら (2002) の先天性頬部瘻孔も本症の一部と考えられる.

❸治療

巨口症に対する手術 (第25章 -4-A- ⑧ 「巨口症」の項参照) のほか, 合併の先天異常の治療を行う.

H. 下口唇裂, 下顎裂

図 28-8-18 に示す.

I. Robin 症候群　Robin sequence

❶主徴

小顎症 micrognathia, 舌根沈下 glossoptosis, 吸気性気

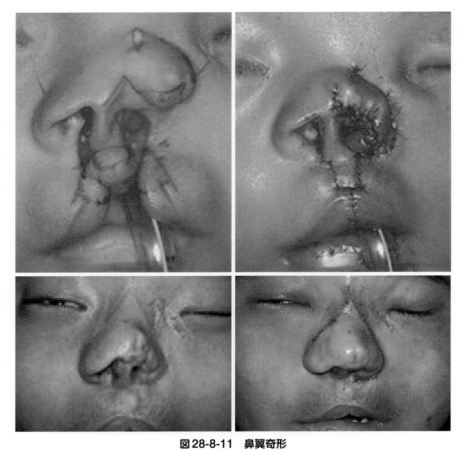

図 28-8-11 鼻翼奇形
顔面裂, Tessier No.3；No.1, 鼻背を V-Y で延長, 細部修正, 鼻涙嚢鼻腔吻合術施行.

(上段；石井啓子ほか：千葉医学 84：85, 2008 より引用)
(吉本信也氏提供)

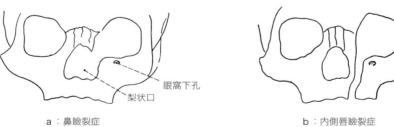

a：鼻瞼裂症　　　　　　　　　　　　b：内側唇瞼裂症

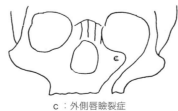

c：外側唇瞼裂症

図 28-8-12 鼻瞼裂症と唇瞼裂症の骨変形

28・8 頬部の先天異常　189

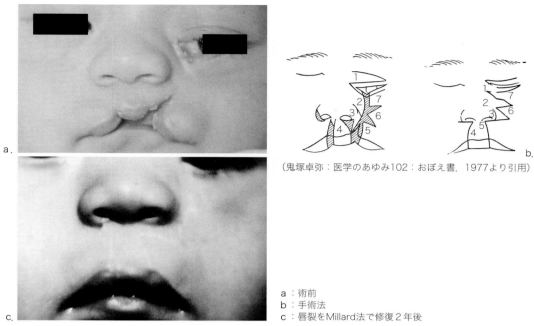

（鬼塚卓弥：医学のあゆみ102：おぼえ書，1977より引用）

a：術前
b：手術法
c：唇裂をMillard法で修復2年後

図 28-8-13　内側唇瞼裂および右不全唇裂

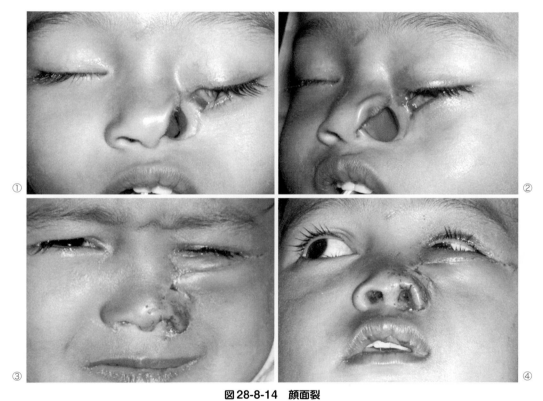

図 28-8-14　顔面裂
①②：Tessier No. 3 + No.11，③④：術直後

（吉本信也氏提供）

190　第28章　頬部形成術

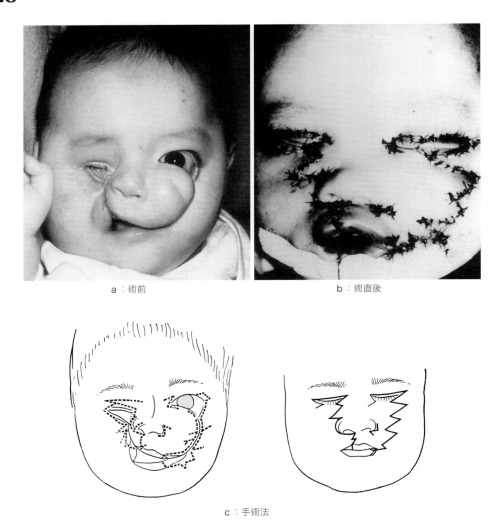

a：術前　　　　　　　　　　b：術直後

c：手術法

図 28-8-15　内側唇瞼裂症（右側）と外側唇瞼裂症（左側）

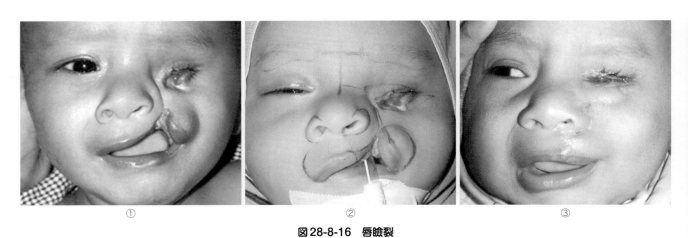

①　　　　　　　　　　②　　　　　　　　　　③

図 28-8-16　唇瞼裂

①：左側顔面裂，No.4＋No.10，②：手術デザイン，③：術後

（②③；Horoz U et al：J Craniofacial Surg 27：2139, 2016 より引用）

（吉本信也氏提供）

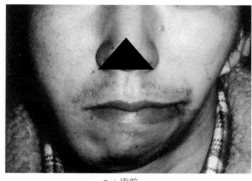
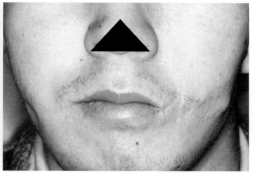

a：術前 b：術後2年

図 28-8-17　Stark の第1鰓弓症候群 first branchial arch syndrome
巨口症にZ形成術．副耳は切除術施行．二次的に左下顎縁に腸骨移植．

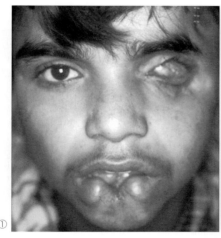
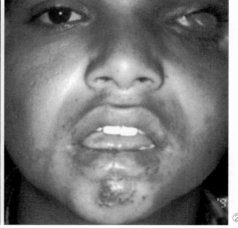

図 28-8-18　下顎裂
①：顔面裂，下口唇裂下顎裂，Tessier No. 30．左側眼瞼部は3歳時の水痘罹患によるもの．
②：下口唇は縫縮とZ形成術で修復．

（石井啓子ほか：千葉医学 84：85，2008 より引用）
（吉本信也氏提供）

道閉塞 inspiratory obstruction を3主徴とする症候群で，過半数に口蓋裂がみられる．1923年 Pierre Robin の報告に始まる．

本症は，genetic syndrome（症候群）ではなく，二次的な構造変化を含む異常であるから，Robin sequence（連鎖）がよいといわれている（McCarthy ら 1990）．

Cohen（1999，2000）は，Robin complex としている．また，①trias 以外にも合併症があり，遺伝性が疑われるものを syndromic Pierre Robin Syndrome（s-PRS），②遺伝的要因，症候群合併のない者を non-syndromic PRS（ns-PRS）とする報告も増えている．佐藤ら（2013）は，s-PRS，ns-PRA の他に，③症候群不明で，口蓋裂以外の先天異常を合併する PRS，の3群に分類している

❷頻度

頻度は，8,500〜14,000に一人であり，常染色体劣性遺伝である（Printzlau 2004，Izumi ら 2012）．また，30,000人に1人との報告もある（宇田川ら 2005）．

❸合併症

Stickler 症候群が 18〜51％にあるという．

❹原因

①子宮内外力による発育抑制（頭を胸に押しつけた位置）
②顔面正常で下顎のみの発育抑制
③頭蓋顔面の異常と関連した下顎異常

Shprintzen（1992）は，下顎形成不全の結果，口蓋裂，上気道閉鎖などが起こると報告，Hanson ら（1975）の Robin anomalad の概念も下顎骨形成不全の二次的結果として，舌根沈下，気道閉鎖，口蓋裂などが起こり，舌が後方におかれたままなので，V字型口蓋裂でなく，U字型口蓋裂を起こすという．頭顔面の形態，成長パターンは，口蓋裂，片

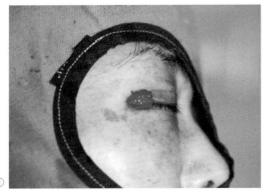
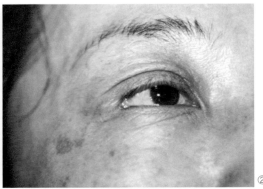

図 28-8-19　顔面裂
①：顔面裂, Tessier No. 8 と脂肪腫の合併症, ②：術後

（吉本信也氏提供）

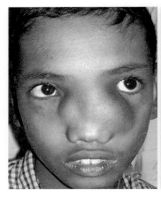
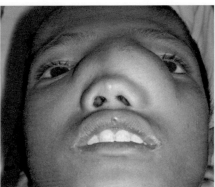
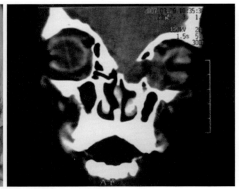

図 28-8-20　脳ヘルニア
顔面裂, Tessier No.13, 骨欠損と脳ヘルニア, 術後なし

（石井啓子ほか：千葉医学 84：85, 2008 より引用）
（吉本信也氏提供）

側唇裂口蓋裂と同じでり，二次口蓋 secondary palate の発育の関係であるという（Herman ら 2003）．

❺診断

ns-PRS と s-PRS との間に，出生時体重に有意差はないが，s-PRS では，呼吸，摂食に障害がある（佐藤ら 2013）．その他，下記のものがある．

①気道閉塞：舌根沈下，舌根による咽頭蓋圧迫によるチアノーゼを起こす．これは啼泣時には起こりにくいので，睡眠時や安息時にチアノーゼの有無など観察する．Sher（1992）は，上気道閉塞状態を 4 型に分類している．
②授乳障害
③口蓋裂：披裂内舌嵌頓
④小顎症：小顎症というより下顎後退が主である．
⑤その他：心疾患，指趾先天異常，頭蓋先天異常，眼先天異常

❻重症度分類

① Cole ら（2008）の呼吸困難重症度分類
　Grade 1：呼吸困難なし，胸郭や気管の陥凹なし，舌突出可能
　Grade 2：呼吸困難あり，呼吸困難あり，舌突出不能，
　Grade 3：著明な呼吸困難，胸郭陥凹，
　　　　　　　（Cole A ら；2008 より改変引用）
② Caouette-Laberge ら（1994）の栄養摂取重要度分類
　Grade 1：哺乳瓶での摂取可能
　Grade 2：経管栄養が必要
　Grade 3：気管内挿管と経管栄養が必要
　　　　（Caouette-Laberge L ら；1994 より改変引用）

❼鑑別診断

いろいろな舌異常，後鼻孔閉塞，気管食道瘻，Stickler 症候群，その他の頭蓋顔面異常．

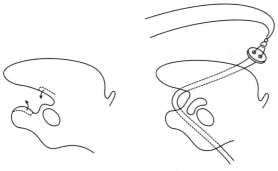

図 28-8-21　Kirschner 法
(Kirschner RE et al : Cleft Palate Craniofac J 40 : 13, 2003 より引用)

❽治療
1) 軽度な場合
①うつぶせにし，舌沈下を防ぐ．
②舌を前方に牽引，緊急のときは安全ピンで固定する．
2) 重度な場合
①Kirschner 鋼線で舌と下顎とを固定 (Schatten 1966)．
②Douglas 法 (1946) あるいはその変法による舌尖の下口唇固定 (Kirshner ら 2003)
③Argamaso 法 (1992) は，舌尖を下口唇と歯槽突起に固定．
④Kirschner 別法 (2003) は，舌根を固定 (図 28-8-21)
⑤Delorme 法 (1989) は，オトガイ下の小切開より舌骨上筋群を骨膜下に剝離する方法．平野ら (2002) は，重度の症例にはよいという．
⑥気管切開 (堀切ら 2012)
Bartlett ら (2006) によると，外科処置をすべき基準値として，呼吸回数 60/分以上，必要 FIO_2 は 60 mmHg 以上，PaO_2 65 mmHg 以下，$PaCO_2$ は 60 mmHg 以上，体重増加が 100 g/週以下，SaO_2 が 70 % 以下，と報告している．

J. Moebius 症候群　Moebius syndrome

❶Moebius 症候群とは
両側性先天性顔面神経麻痺 (第 7 脳神経核障害)，および外転神経麻痺 (第 6 脳神経核障害) による無表情顔貌である．
これは，本来 von Graefe によって 1880 年発表されているが，Moebius (1888, 1892) が数例を報告して，その名がつけられた (Abramson ら 1998)．
男子に多く，孤発例が多い．鑑別は分娩時障害，脳幹部腫瘍，種々の先天性ミオパチー．最近，Terzis ら (2003) が多数例の報告を行っている．

❷原因
第 6 および第 7 脳神経核の異常で，脳幹の形成不全によると考えられているが，正確には不明．不規則常染色体遺伝であるが，環境因子の影響も受ける．

❸症状
①両側顔面神経麻痺：マスク状の表情のない顔貌，言語障害 (約 30 % に舌麻痺)，流涎，流涙，瞼裂閉鎖障害，眼筋異常，Down 症様内眼角贅皮，しかし，後天性顔面神経麻痺と異なり，顔面軟部組織の下垂はない．
②他の脳神経麻痺 (外転神経麻痺など)
③知覚障害：約 30 % にある．
④耳介異常
⑤四肢の異常：内反足，合指症，欠指症，大胸筋麻痺，その他．

❹治療
通常の顔面神経麻痺の治療法を両側に行う．一般に側頭筋，および筋膜を 5 本に縦切開して 2 本を上下瞼に移植，3 本を上下口唇に移植する Edgerton ら (1975) の方法が用いられるが，側頭部の変形が大きい (本章 -3「顔面神経麻痺」の項参照) (図 28-8-22)．whistling deformity 様の上口唇が薄くて，陥凹した変形には lipodermal autograft による修正の報告がある (Sabbagh ら 2003)．しかし薄筋，広背筋などの遊離吻合移植も検討されている．動的，静的再建術の組み合わせ治療を要する．最近 Lifchez ら (2005) は三叉神経を利用した smile の再建を報告している．

K. Romberg 病　Romberg disease

❶Romberg 病とは
これは，進行性顔面片側萎縮症 progressive hemifacial atrophy といわれ，Parry によって 1825 年に発表されているが，Romberg が 1846 年，本症を詳細に記載したため，その名がついた．
女性に多く (男性の 1.5 倍)，10-20 歳代に発症することが多い．左右差はなく，利き腕と同側に生じやすいという．

❷原因
いろいろな説があるが，現在のところ不明である．
①感染説：発症のひきがねと考えられ，風疹，麻疹，歯槽感染，結核などがあげられている．
②三叉神経末梢神経炎説：
③自律神経説：Horner 症候群を有する人が多い．
④遺伝説：賛否両論がある．
⑤外傷説：頭部顔面の外傷や手術

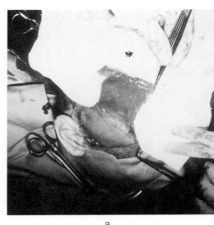 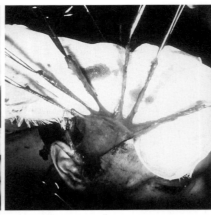 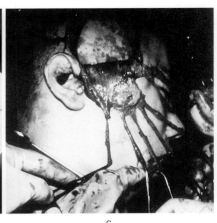

a：側頭筋筋膜を頬骨弓上で切離し，剥離して反転．
b：筋膜を7本に切開，紐状とする．
c：側頭筋を側頭骨より剥離，上2本を上下眼瞼に移植，次の2本を上口唇に，さらに次の3本を口角と下口唇筋層に移植縫合する．

図 28-8-22　側頭筋筋膜移植による Moebius 症候群の手術法

⑥その他

❸症状

1）皮膚，皮下組織の異常
正中線より2横指外側あたりの皮膚の色素沈着や色素脱失斑からゆっくり進行し，皮膚萎縮，著明な皮下組織障害を起こす．

本症の範囲は，三叉神経の分布に一致していることが多い．その境界が著明なときはサーベルで切ったようにみえることから，フランス語で coup de sabre 剣創状強皮症と表現されることがある（第22章「額部形成術」の項参照）．

2）軟骨変形
鼻翼軟骨，ときに耳介軟骨の形成不全を起こすことがある．

3）骨変形
本症が10歳代で始まると顔面骨の変形が著明になるが，20歳代では発育が終わっているため骨変形は少ない．一方，頭蓋骨は3歳までには，成人の90〜95％まで発育しているため，影響は少ない．ときに，再建のため移植された骨や軟骨，あるいは真皮脂肪まで障害されることがある．

4）筋変形
筋電図では，それほど変性はみられないが，組織検査では変性がみられるという．筋の動きそのものは，萎縮皮膚のため制限されることがある．

5）その他
頸部，頭部，四肢，体幹まで損傷されることがある．

❹合併症
①三叉神経痛や麻痺，顔面神経麻痺
②自律神経障害：眼球突出，虹彩炎，局所の体温変化，散瞳，立毛反射障害など
③知能障害，痙攣，血行障害
④皮膚障害：ヒアルロン酸混合アクリルハイドロジェルのフィーラー（Dermalive®，Dermatech社，フランス）による皮膚壊死（丸川ら2015）．

❺鑑別診断
強皮症 scleroderma と最も区別しにくいが，弾性線維の有無による．本症では elastic tissue は保存されることで鑑別されるという（Converse 1977）．

❻治療
本症の治療は，進行が停止してから行うという意見が多い．しかし，竹内ら（1998）は，たとえ進行中でも血行のよい組織を移植すれば萎縮を早期に抑えることが可能であると報告している．

1）骨，軟骨移植

2）真皮脂肪移植
Mordick ら（1992）によると軽度のものは真皮脂肪移植がよく，重度のものは血管柄付き組織移植がよいという（図28-8-23）．

3）真皮脂肪皮弁
遊離真皮脂肪移植に比べれば，生着がよく，吸収も少ない．

4）遊離吻合真皮脂肪皮弁
microsurgery の技法で，血管吻合による真皮脂肪の移植を行う方法（Williams ら 1978）．DP flap（deltpectoral flap 胸三角筋部皮弁）（Shintomi ら 1981），鼠径部皮弁

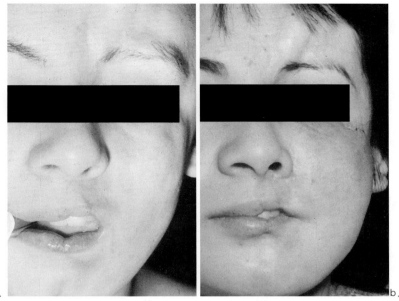

a：術前．臀部よりのdermal fat移植
b：移植後1年

図 28-8-23　Romberg 病
（鬼塚卓弥ほか：形成外科 20：115, 1977 より引用）

groin flap（Tweed ら 1984），肩甲部皮弁 scapular flap（Serra ら 1985）などの報告がある．今日では血管柄付き遊離組織移植が，第一選択であろう（竹内ら 1998）．

5）大網移植法（Wallace 1979）

血管吻合による大網移植は，術後下垂が起こりやすい（新富 1987，竹内 1998）．

6）遊離吻合筋皮弁

広背筋皮弁（de la Fuente ら 1989，岡ら 1991，Inigo ら 1993），吻合骨付肩甲皮弁（大井ら 1985，Inigo ら 1993），骨付前鋸筋皮弁（吉村ら 1988），鼠径部皮弁，肩甲皮弁などが代表的なものであろう（山本ら 2000）．側頭筋膜移植（Serra 1993）の報告もある．

7）脂肪注入（Chajchir ら 1986，吉村ら 2014）

持続脂肪吸引器（500～700 mmHg）やシリンジで脂肪採取，遠心処理後，水分，油分，血液成分を可及的に除去したあと，ルアーロック付き 1 mL シリンジと 18～19 G カニューレで採取脂肪を数珠状に，過矯正的に注入する（吉村ら 2014）．また，吉村ら（2014）は，脂肪幹細胞付加脂肪移植 cell-assisted lipotransfer--CAL を推奨している（脂肪移植の項，参照）．

8）ヒアルロン酸注入法

ヒアルロン酸を骨膜に接するように注入する方法で，かなり吸収されるが，自己由来の線維組織が誘導される．しかし石灰化を起こす事もある．

L. 頭蓋顔面小体症 craniofacial microsomia, hemifacial microsomia

❶名称

本症は第 1・第 2 鰓裂症候群のほか，いろいろな名称で呼ばれていた（**表 28-8-3**）が，現在でも，名称については，異論が多い．

なお，わかりやすいように Stark の分類を，**図 28-8-24** に示した．Tessier の分類では No.7 に相当する．

❷発生率

本症の発生率は，4,000～5,000 人に 1 人で（Grabb 1955，Poswillo 1973），男女比は 2：1，片側が両側の 6 倍の頻度であるという（Dupertuis ら 1959，Kolk ら 2006）．緒方ら（2011）は，3,000～5,000 人に 1 人，性差なく，唇裂口蓋裂の合併が 10％ にみられるという．

❸症状

本症の症状は，多彩であるが，Smith（1982），小野（1994，McCarthy ら（2006）は，**表 28-8-4** のようにまとめている．主なものは耳介，下顎，上顎の発育不全で，その関連部分も発育障害を起こす．家系も診断の対象になる（Cousley ら 1997）．成因が autosomal dominant transmission と考えられているからである．脊椎の異常と眼球の desmoid を

第**28**章　頬部形成術

表28-8-3　第1・第2鰓弓症候群に対する名称（Grabb, Converse による）

形態的名称	病因的名称	鰓弓の名称を使ったもの
hemifacial and microtia (Braithwaite, 1949) otomandibular dysostosis (Francois, 1961) hemignathia and microtia syndrome (Stark, 1962) oral-mandibular-auricular syndrome (Stark, 1962) hemifacial microsomia (Gorlin, 1964) otocraniocephalis syndrome (Pruzansky, 1971) craniofacial microsomia (Converse, 1973)	necrotic facial dysplasia (Keith, 1909) inheritable auricular hypoplasia (Hanhart, 1949) intrauterine facial necrosis (Walker, 1961)	the first branchial arch syndrome (Stark, 1962) the first and second branchial arch syndrome (Grabb, 1965) auriculobranchiogenic dysplasia (Caronni, 1971)

（古川晴海：形成外科 30：552, 1987 より引用）

表28-8-4　頭蓋顔面小体症の症状

> 1）顔面
>   a）頭蓋（9〜30%）
>   b）顎顔面骨（頬骨，上顎骨，下顎骨，顎関節）の低形成（特に下顎枝部，関節突起部）（89〜100%）
>   c）巨口症（17〜62%）
>   d）顔面の筋肉の発育不全（85〜95%）
>   e）顔面神経麻痺（10〜45%）
> 2）耳介
>   a）小耳症（66〜99%），立耳，耳垂裂，副耳（34〜61%），耳前瘻孔などの耳介異常
>   b）中耳の異常，難聴（50〜66%）
> 3）口唇・口腔周囲
>   a）軟口蓋の麻痺，鼻咽腔閉鎖不全（35〜55%）
>   b）耳下腺の低形成，欠損
>   c）唇裂・口蓋裂（15〜22%）
> 4）脊椎
>   a）hemivertebrae などの脊椎骨の形成異常（主に頸椎24〜42%），胸椎，腰椎（16〜60%）
> 5）眼周囲
>   a）epibulbar dermoid（4〜35%）
>   b）眼瞼欠損（12〜25%）
>   c）導涙機能異常（11〜14%）
> 6）心循環系
>   心奇形（心室中隔欠損，Fallot 四徴，動脈管開存など）（4〜33%）

(Smith DW：Recognizable Patterns of Human Malformation 3rd ed, Smith DW ed, Saunders, p497, 1982；小野一郎：頭蓋顎顔面外科最近の進歩，克誠堂，p162，1994；McCarthy JG et al：Plastic Surgery, vol III, Mathes SJ et al ed, p113, 2006 を参考に著者作成）

合併したものは Goldenhar 症候群という．

a.　耳の異常

耳の先天異常は，耳介異常，中耳異常が主である．
①第1型：全体的に小さい耳介-；耳介の形態をなさず
②第2型：軟骨皮膚の突起；外耳道欠損
③第3型：耳介欠損，外耳道欠損：耳垂らしい皮膚突起のみ

b.　下顎変形

下顎変形の程度も様々で，代表的分類をあげる．

1）Pruzansky 分類（表28-8-5）

①Grade 1：下顎枝，関節突起，関節窩は軽度発育不全，全体的に縮小し，下顎骨の成分は存在する．下顎骨後退，下顔面の非対称，オトガイの偏位，咬合の傾斜が認められる．
②Grade 2：下顎枝，関節突起，関節窩は中等度の低形成，

28・8 頬部の先天異常　197

表 28-8-5　頭蓋顔面小体症における下顎低形成の Pruzansky-Kaban 分類と治療方針

分類	形　態	治療方針
Type I	下顎骨と顎関節のすべての構成要素が存在し，形態は正常だが対側と比較した際に低形成である	混合歯列期から，矯正歯科的治療（機能的矯正装置・固定矯正装置）を行い，成長終了後に上下顎骨切り術を行う
Type IIA	下顎枝，関節突起，顎関節は存在するが，低形成で形態も異常．左右対称に開口できる	混合歯列期から，矯正歯科的治療（機能的矯正装置・固定矯正装置）を行う．成長終了前であっても咬合回復・成長誘導の目的で骨延長術を行う場合もある
Type IIB	下顎枝は低形成で形態の異常が認められる．顎関節は存在しないが種々の程度の下顎偏位を認める	成長終了後に上下顎骨切り術を行う
Type III	下顎枝，関節突起，顎関節は存在しない．外側翼突筋，側頭筋は存在したとしても下顎骨体に付着していない	小児期に costchondral graft による下顎枝再建を行い，顎関節を形成する

（内田源太郎ほか：形成外科 46：S 85, 2003；Pruzansky S：Birth Defect 1：120, 1969；Kaban LB et al：Plast Reconstr Surg 82：9, 1988 より集約して引用）

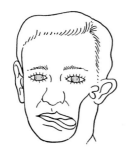
a：first branchial syndrome
大口症，片側下顎発育不全，耳輪脚や耳珠の変形．

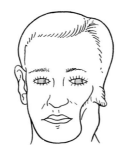
b：second branchial syndrome
片側下顎発育不全，全耳介の変形．

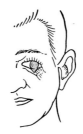
c：Treacher Collins syndrome
眼裂の変形，眼瞼欠損，内側 2/3 の睫毛欠損，頬骨発育不全，もみあげの異常．

図 28-8-24　Stark による頭蓋顔面小体症の分類
（図 28-6-9）
(Stark RB et al：Plast Reconstr Surg 29：229, 1962 より引用)

関節突起及び関節窩の欠損は様々である．下顎骨後退，下顔面の非対称，オトガイの偏位，咬合の傾斜，前歯部開咬が認められる．顎関節の有無でA，Bに分ける．
③ Grade 3：下顎枝は重度ないし全欠損，関節突起および下顎窩は完全欠損，下顎骨後退，下顔面の非対称，オトガイの偏位，咬合の傾斜，前歯部開咬は極めて重度である．

2) Murray の分類（図 28-8-25）
① 第1型：軽度発育不全，全体的に縮小
② 第2型：関節突起は小さく，扁平で関節窩は消失，下顎枝も小さい．
③ 第3型：下顎枝は欠損

3) Munro-Lauritzen の分類
図 28-8-26 のように6型に分類している．

4) Mulliken & Kaban 分類（表 28-8-5）
Murray と同じ Harbard 大学グループの Mulliken & Kaban（1987）は，Type II を2型に分け，Type I, II a, II b, III と4型に分類し，これが現在一般的となっている．
① Type I：顎関節および下顎枝はよく形成されているが，ともに小さい．
② Type II：顎関節，下顎枝，関節窩は低形成，異形成，時に位置異常がある
　(1) Type II a：変形した顎関節の位置は適度で，左右対称に開口できる．
　(2) Type II b：顎関節は下方で，内側，前方に位置しており，適切な機能はできない．
③ Type III：顎関節，下顎枝，関節窩は欠損している．
したがって，Type II b と Type III では，下顎枝及び顎関節，関節窩の再建が必要な点では同じである．
しかし，下顎変形の程度は，耳介変形と比例しないとするもの（小野ら 1992）と，比例するとするもの（Munro ら 1985）と意見が分かれている（新橋ら 1987）．
David ら（1987）は skeletal（S），auricle（A），soft tissue（T）の3点の異常で再分類し，SAT 分類と呼んでいる．
また，Vento ら（1991）は，orbit（O），mandible（M），ear（E），nerve（N），soft tissue（S）から OMENS 分類を提唱している（図 28-8-27）．
以上，いろいろな分類法があるが，著者は，あまり細か

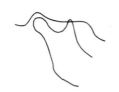

Ⅰ型
正常の形態であるが下顎骨，関節窩は小さい．

Ⅱ型
顎関節は機能しているが下顎枝は短く関節形態も異常．

Ⅲ型
下顎枝，関節窩も欠損している．

図 28-8-25 Murray（1985）の分類

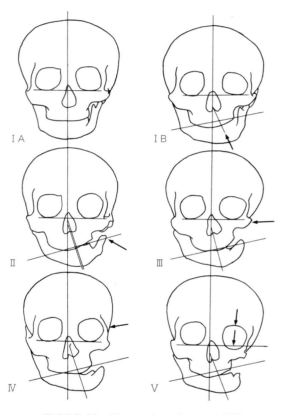

図 28-8-26 Munro-Lauritzen の分類
(McCarthy JG et al ed：Plastic Surgery, Saunders, p3084, 1990 より引用)

い分類は不要という考え方であり，Mulliken の分類が適当であろう．

c. 上顎変形，その他

下顎変形とともに上顎発育不全を示す．咬合面の偏位，上顎洞も小さく，また偏位している．頬骨も小さく，扁平で頬骨弓も小さく，短い．
また，側頭骨の鼓室部分，乳様突起部分，錐体部，茎乳突起など特に障害される．

d. 顔面軟部組織の異常

表情筋，咀嚼筋（Takushima ら 2002），耳下腺，皮膚や皮下組織の異常，舌，軟口蓋，咽頭，外鼻などの発育不全，顔面神経（25～45%；Murray ら 1984），矮小眼球など．

e. 顔面裂

唇裂口蓋裂，横顔面裂などを合併．

f. その他

第 25 章 -4-A- ⑧「巨口症」の項参照．

❹治療法

治療は，軟部組織治療と下顎骨中心の顔面骨治療に大別されるが治療方針については議論があり一定していないので主な治療法について列記した．

a. 組織別治療法

1) 軟部組織への治療

通常，硬組織再建が優先され，軟組織再建は後になる．
しかし，副耳，唇裂口蓋裂，巨口症は乳幼児期の比較的早期に手術的加療を行う．
脂肪組織の低形成に対しては通常思春期以降に治療を行うが，患者家族の要望に応じて早めにすることもある．
脂肪移植，真皮脂肪移植，(Davis 1968)，皮弁移植(Brown ら 1958)，遊離吻合皮弁移植(Fujino ら 1975, Wells ら 1977)，遊離吻合大網移植(Upton ら 1980)，人工筋膜（原田ら 1996）などによる修復法がある．
近年は血管柄付き真皮脂肪移植が行われる．しかし，吻合すべき顔面動静脈に異常がみられることもあり要注意である．また，脂肪注入術も行われる（Tanna ら 2011, Lim ら 2012）．
顔面神経麻痺に対しても通常は思春期以降に治療を行うが，静的再建，動的再建，一期的または二期的神経血管柄付き筋肉移植（薄筋，広背筋，腹直筋など）による facial reanimation が行われる（Takushima ら 2002）．

2) 下顎骨を中心とした顔面骨への治療

前述の低形成分類に応じた治療が行れるが，McCarthy らは，1992 年骨延長術を報告，骨延長術が一般化するまでは，上下顎の骨きり術は成人で行われた．Ortis-Monasterio ら（1982）は 5～6 歳児での上下顎の骨切りを行い，6 年間の中期結果では成長とともに変形の再発はないとしている．

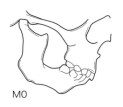 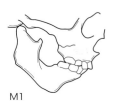 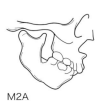 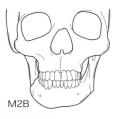 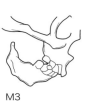

図 28-8-27　OMENS 分類における下顎の形態分類

M0：Normal mandible
M1：Small mandible and glenoid fossa with short ramus
M2A：Abnormally shaped and short ramus (Glenoid fossa in acceptable position with reference to contralateral TMJ)
M2B：Abnormally shaped and short ramus (Glenoid fossa is inferirlry, medially and anterirlry displaced with a severely hypoplastic condyle)
M3：Absence of ramus and glenoid fossa (no TMJ)
OMENS 分類：眼窩 (orbit), 下顎 (mandible), 耳介 (ear), 顔面神経麻痺 (nerve), および軟部組織 (soft tissue) の 5 要素の低形成を示す. Pruzansky-Kaban 分類に準じて Type I, IIa, IIb, III に分けられる.

（緒方寿夫ほか；形成外科, 52：1039-1050, 2009 より引用）

Munro ら（1985）も, 同様の低年齢よりかなり積極的な上下顎骨骨切り, 肋骨・肋軟骨移植, オトガイ骨切りで一期的に形態の改善を図る術式を報告したが, 移植肋骨・肋軟骨の成長と長期結果については記載されていない. 緒方ら（2009）も, 上下顎同時延長が望ましいと述べ, ただ, 咬合面の後戻りを問題視している. Suh ら（2013）も, 骨延長術の長期結果を報告しているが, 後戻りが起きやすいと述べ, 更なる検討が必要という.

一方, 骨延長術は McCarthy ら（1992）の報告以来, 高戸ら（1993）, Salyer ら（1996）の追試報告とともに, 結果の優越性が確認され, Molina & Ortis-Monasterio のグループでも, 骨延長術が一般化されている. 現在では McCarthy の推奨する 2 歳以降の幼児に適応されている.

治療は, 下顎骨の延長が主体であるが, 常に矯正歯科医との連携のもとに, 低形成となっている上顎骨の成長を促す装置の併用が必要となってくる. 骨延長は, Type I, IIa, IIb, III とすべてのタイプに応用される.

b. 年齢別治療法

早期に歯科矯正治療を行うことで condyle growth を刺激して, 症例によっては手術を避けられるという（Sidiropoulous ら 2003）. しかし, 通常は何らかの手術的治療が行われる. 筋機能異常による顎発育の改善, 顔面軟部組織の改善で, 発育を効果的に促進するためである. Murray ら（1985）, Munro（1985）, Oritz-Monasterio（1982）, 佐藤ら（2003）の報告がある（**図 28-8-28, 図 28-8-29**）.

1）乳幼児期
①軟部組織：脂肪注入, 真皮脂肪移植, 遊離皮弁移植など.
②副耳, 唇裂口蓋裂, 巨口症-その手術.
③顔面神経麻痺：神経移植.
④難聴：適切な対策.
⑤眼窩・頭蓋異常：骨矯正手術.
⑥呼吸障害, 摂食障害：bone distraction, 肋骨, 肋軟骨移植による下顎延長術.（Cousley ら 1997）

2）混合歯期
①小耳症の再建：肋軟骨移植による
②中耳の再建：適応に従う
③顔面神経麻痺：神経移植.
④上下顎変形：成長促進（矯正器具, 下顎枝延長, 顎関節再建, 下顎の distraction など）.

下顎枝の骨切り術とその延長による間隙に腸骨移植を行う. Munro ら（1985）は, 腸骨, 肋軟骨移植を行い, 成長を認めたという. McCarthy（1992）, 高戸ら（1993）は, 若年者に対し下顎骨角部切開後, 外方から延長器具を用いて延長する distraction 法を報告している.

3）成人期

骨変形が著明で, しかも成長が終わっているため本格的骨切り術を行う. LeFort I 型の骨切り術と両側下顎枝の骨切り術を併用する（Obwegeser 1970, 1974）. 骨延長術も適応される. 顔面神経麻痺には, 神経血管付き広背筋の一期的移植を行う（多久嶋ら 2003）.

軟部組織の発育不全に対しては, 皮弁移植（Brown ら 1958）, 真皮脂肪移植,（Davis 1968）, 遊離吻合皮弁移植（Fujino ら 1975, Wells ら 1977）, 吻合大網移植（Upton ら 1980）, 人工筋膜（原田ら 1996）などによる修復法があるが, 最近では, 遊離吻合皮弁（顔面交叉神経移植と薄筋移植や広背筋皮弁移植など, Takushima 2002）が重用されている.

下顎骨骨切り術後, 骨延長器で延長する方法（下記参照）が, 第一選択になっている（Sugihara ら 1995, Molina ら 1995）. しかし, Munro ら（1985）, McCarthy ら（1990）の方法も, 適応によっては必要である（**図 28-8-26**）.

c.　骨延長術 distraction osteogenesis

これは, 骨切りしたあと, その両端に延長器をセットして, 付属の screw でセット位置をずらし, 骨断端を徐々に

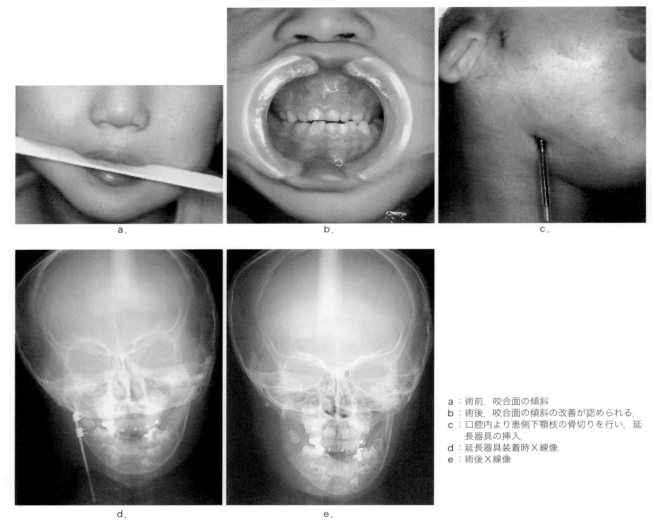

a：術前．咬合面の傾斜
b：術後．咬合面の傾斜の改善が認められる．
c：口腔内より患側下顎枝の骨切りを行い，延長器具の挿入．
d：延長器具装着時X線像
e：術後X線像

図 28-8-28　頭蓋顔面小体症に対する下顎骨延長術（5歳9ヵ月，男児）

（宇田川晃一氏提供）

離開しながら仮骨形成を促し，骨延長を行う方法で，骨採取を必要とせず，成長を待たなくても行うこともできる．しかし，時間がかかる上に，器具の抜去などを含めて少なくとも2回の手術を要する．また，骨の不足，軟部組織の不足をカバーできないなどの欠点がある．

三川ら（2009）は，下顎縁下方切開で下顎骨に達し，下顎角より切痕部まで剥離，スクリュー固定，位置決め後，下顎の垂直骨切りを実施，咬合面に平行に固定，軸棒を下顎骨前面から刺して，下顎角後面に露出させている．

しかし，従来法を行ってきた Ortis-Monasterio ら（1997）や，McCarthy ら（1990）にしても，すでに骨延長術が主体となっている．したがって，前述した5～6歳時からの上下顎の骨切り移動，骨移植，おとがい骨切りはほとんど行われていない．

Morina ら（1995）は，下顎を骨延長すると，上顎歯列が移動するため矯正治療が短くて済む利点があるが，Murray ら（1985）は，distraction は 15 mm 以下が限度で，それ以上は上顎の骨切りを要するという．

延長時期については，Takato ら（1993）は，3～4歳頃，Ortiz-Monasterio ら（1997）は，成長後，上下同時顎形成術を行う方針である．しかし，顎関節，関節突起の欠損した Type Ⅲ 以外は，すべて，2歳以降思春期までには下顎骨のみの骨延長術を行う．幼少期の骨延長には限界もある（松崎ら 2003）．

延長方向は，変形の程度に応じて，一方向であったり，多方向であったりする．

延長速度については，Thurmueller ら（2002）は早過ぎると condyle や disc の変化が著明にでるが，1 mm/day では危険が少ないという．延長量は，15～25 mm で，延長器の抜去は，延長終了後，8週間後に行い，後戻りを防ぐ．

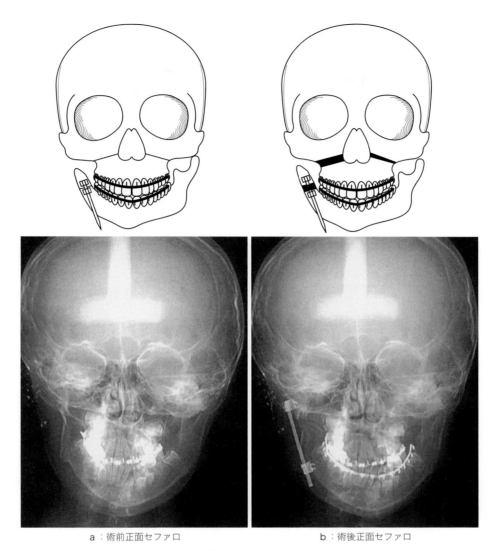

a：術前正面セファロ　　　　b：術後正面セファロ

図 28-8-29 頭蓋顔面小体症に対する上下顎同時骨延長術
（佐藤兼重氏提供）

延長器は，外固定型，内固定型のものがあるが，いずれも利点，欠点がある．

また，延長前後，特に延長後の矯正歯科医による上顎骨の発育促進装置の使用が重要となる．この治療は年齢が低いほど効果があり，年長者ほど上顎骨の発育促進装置の使用期間がかかり，また，後戻りとして咬合不全をきたすことが多くなる．

このため，Molina ら（1996）は，14 歳以降の患者では，上下顎の同時延長を行っているが，延長期間ならびに保定期間中に顎間固定が必要になり問題がある．また，上下顎の延長はされても，交叉咬合を生じ，後日の矯正加療が難しいこともある．

これに対し，Satoh ら（2002）は，矯正歯科医との連携現状から，7〜14 歳くらいの学童に対しては，軽めの顎間固定のもとでの上下顎の同時骨延長を推奨している．

また，Type Ⅲ の症例は，McCarthy ら（1990）や，Molina ら（1995）は，早期の肋骨，肋軟骨移植による下顎枝，顎関節の形成を行い，後日，移植肋骨の骨延長を行っている．これについては，Type Ⅲ 症例にも早期の骨延長を行い，5〜6 歳で肋骨，肋軟骨移植，学童期に再度骨延長を行う人もいる．しかし，思春期症例では，歯科矯正による骨切り前の術前矯正ののち，上下顎同時骨切りによる，一期的移動術が一般的である．また，思春期以降では，低形成となっているオトガイ部に水平骨切り術を行い，オトガイの正中化及び顔面骨の形態を改善している．

d. 両側性小頭蓋顔面症 bilateral craniofacial microsomia

片側が両側にきた場合と同様の症状を呈する．

治療は，耳介，下顎の変形の程度に応じて症例ごとに拡

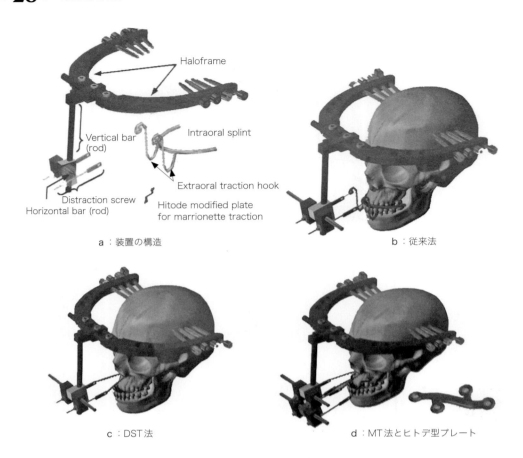

図28-8-30　各ハロー型延長器の構造

(門松香一：形成外科 52：1028, 2009)

大のための骨切り術と骨移植術，あるいは骨延長術を行う．特に両側性の場合，問題になるのは，骨切り術に伴う軟部組織の不足により，手術効果に限界があること，またオトガイ部の再建に特殊な工夫を要することであろう．

一方骨延長術では，前述のMcCarthyのNew York Groupや，Molina&Ortis-MonasterioのMexico city Groupなどの方法が行われ，治療法の主体となっている．

❺鑑別診断

a. 第1鰓弓症候群 first branchial arch syndrome

第1鰓弓の発生異常によるもので，巨口症(macrostomia)，顎半側萎縮(hemignathia)，耳珠，耳輪脚の異常を3主徴 triasとした先天異常であるが，第1・第2鰓弓症候群との鑑別が難しい．

b. トリーチャーコリンズ症候群

mandibulo-facial dysostosis (Treacher Collins syndrome)との鑑別が必要．鑑別点は，下顎枝の発育不全と顔面神経不全麻痺である（次項参照）．

c. 後天性顎発育障害

関節突起の骨折，感染による障害による．

鑑別は，①既往歴，②下顎の変形が主，③耳介は変形がほとんどない，④軟部組織発育障害がない，⑤側頭骨の変形がない，などであるが，microsomiaの場合は側頭骨，外耳，中耳，上顎，下顎，軟部組織の発育不全と，耳を中心に複合変形としてくる．

d. 顔面裂 orbitofacial cleft

関節突起の変形がないことで鑑別できる．

M. Treacher Collins 症候群
Treacher Collins syndrome

Berry(1889)の報告が最初で，1900年，Treacher Collinsの詳細な記載がある．次いで，1949年，Franceschettiらが，本症の症状をまとめ，mandibulofacial dysostosisとした．第1，第2鰓弓の発育障害である．

❶名称，頻度

本症の別称として，Treacher Collins症候群のほか，mandibulofacial dysostosis, Berry症候群, Faranceschetti-Zwahlen-Klein症候群などがある．

28・8 頬部の先天異常 203

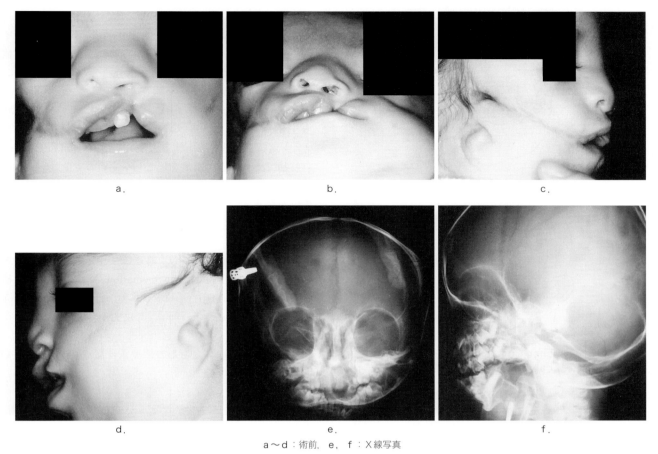

a〜d：術前，e，f：X線写真
図 28-8-31 Treacher Collins 症候群

わが国の報告例は，141 例であり，やや女性に多く，家族内複数発生例が 29.8％という（新城ら 1991）．Tessier（1992）は 10,000 に 1 人，Posnick（2000）の報告では，25,000〜50,000 人に 1 人である．

Treacher Collins 症候群と両側性の craniofacial microsomia の間には移行型があり，両者の関連性が疑われている（小野ら 1992）．また V-A の過剰摂取ないし過敏症が疑われている．

❷症状

a. 完全型 complete type
①瞼裂外下方偏位 antimongoloid obliquity
②下眼瞼欠損 lower lid coloboma：75％にみられる
③下眼瞼外 2/3 の睫毛欠損：約 50％にみられる．
④頬骨形成不全
以上は本症の主徴であり，そのほか，次のような症状がみられる．
⑤下顎形成不全
⑥外耳，中耳の異常
⑦高口蓋，咬合不全，巨口症
⑧耳介口角間の盲孔やえくぼ
⑨頬ひげの頬部への舌状突出
⑩他の合併異常

b. 不完全型 incomplete type
上記完全型の主徴はすべて有するもので，変形の程度，範囲の小さいもの．

c. 不全型 abortive type
このタイプでは，眼瞼の奇形のみがあるもの．

d. 非典型型 atypical type
完全型の主徴が少なく，しかも完全型に属さない他の先天異常，たとえば，矮小眼球など有するものという．

❸合併症

本症は，Crouzon 病，Apert 症候群，oro-mandibulo-dysostosis，Goldenhar 症候群（oculo-auriculo-vertebral dysplasia），Hallerman-Streiff 症候群などに合併することがある（Converse 1977）．

❹病因

新城ら（1991）は，家族内複数発生例が 29.8％で，林ら

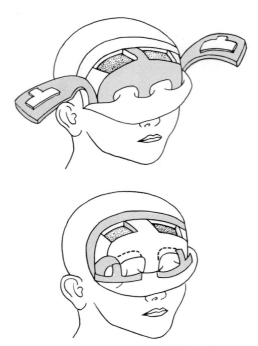

図28-8-32 Treacher Collins症候群の頬骨変形の頭蓋骨弁 calvarial bone flap による修正

(2011)は、40％に家族歴があり、常染色体優性遺伝形式をとり、TCOF-1（Treacher Collins Faranceschetti syndrome-1）が責任遺伝子とされた．残りは突然偏位である．

本症の母親からは優位に子供に発症し，父親からは確率が低くなるという（Robinら1964）．常染色体優性遺伝性疾患であるとも，突然変異によるともいわれている（西本2005）．

本症の病因は、胎生6週目頃に何らかの異常があって起こるという．本症は、単なる第1鰓弓のみの異常ではなく、第2鰓弓や舌骨弓由来の異常を合併するというが、詳しいことは不明である．

本症は、Franceschetti-Hallerman syndromeやFranceschetti-Goldenhar syndromeと混同されるが，症状が異なる．

Walker（1961），Starkら（1962）の主張も，その場合は、むしろ第1・第2鰓裂症候群に入れるべきだという．また，本症の片側性のものは極めてまれとされ，第1，第2鰓裂症候群との鑑別点にされている．

❺治療

本症も年齢変形の程度に応じて、手術的治療を行う（図28-8-31）．

ポイントは、①頬骨再建、②小顎再建、③下眼瞼再建、④耳介再建、⑤その他の再建である．

a. 頬骨変形

主として、頭蓋骨（Posnickら1993），腸骨や肋骨、ハイドロキシアパタイトを下顎下縁から頬骨弓および眼窩外側縁に移植する．最近では移植骨の吸収を少なくするために，浅または深側頭動静脈を栄養血管とする vascularized calvarial bone graft が行われている（図28-8-32）（McCarthyら1984，Meulinら1984，Musolasら1991，中西ら1991）．また、側頭筋膜茎骨弁とする方法もある（Psillakisら1986）．骨移植で下瞼の皮膚不足を起こしやすいので上眼瞼よりの皮弁をZ形成術で下眼瞼に移植して、本症特有の瞼裂外方偏位を修正する方法もあるが、外眼角靱帯を上方に移動固定するほうがよい．

b 瞼変形

瞼変形の治療法としては，前述のように，①Z形成術を行う方法のほか，②Kuhnt-Szymanowski法，③筋膜移植（Stenstroemら1966），④瞼板移植（Converseら1967），⑤遊離植皮（O'Connorら1950），⑥以上の合併法などがある．

c. 耳介変形

小耳症その他の耳介奇形の治療法に従う（第27章-4-O「小耳症」の項参照）．

d. 下顎変形

下顎の発育不全の治療になるため、骨移植、骨切り術、仮骨延長術などを行う．ときにシリコン埋入が行われる（第28章-7-H-⑦「小顎症」の項参照）．

e. 鼻骨変形

症状に応じて行う．

N. Goldenhar症候群
Goldenhar syndrome

これは、Goldenharが1952年、報告したもので、
① 眼球のdermoid tumor, 眼球デルモイドepibulbar dermoid,
② 耳介異常,
③ 耳瘻孔を三主徴とし、頬部形成不全、脊椎または肋骨の異常などを伴うものである．

Goldenharは、oculo-auricular dysplasiaと報告し、Gorlin（1963）は、脊椎異常が多いこともあり、顔・耳・脊椎症候群 oculo-auriculo-vertebral dysplasiaとし、Sugar（1966）は、前者を不全型、後者を完全型としている．現在、microsomiaの一亜型と考えられている．

亀井（1986）は、確定診断となる基準はなく、眼球デルモイドに第1・第2鰓弓由来の異常が、少なくとも1つあれば本症候群としてよいという．

佐藤ら（1998）も、完全型は、耳、眼、脊椎の異常を伴うもので、不完全型は、耳と脊椎、あるいは眼と脊椎を伴ったもの、亜型は、脊椎異常を伴わないものとした．3,000～

表28-8-6　類似3症候群の比較

	Treacher Collins 症候群 mandibulafacial dysostosis	Goldenhar 症候群 oculoauriculovertebral dysplasia	第1・第2鰓弓症候群 hemifacial microsomia
眼球のデルモイド	0	++	0
上眼瞼のコロボーマ	0	+	0
下眼瞼のコロボーマ	++	0～+	0
内眼角の逆蒙古型のひだ傾斜	++	+～+	0
虹彩・脈絡膜のコロボーマ	+	+	+
小眼球症	+	+	+
前頭の突出	0	+	0
頬骨・上顎骨の低形成	++	+～+	+～+
片側顔面の低形成	0	+	++
脊椎奇形	0	++	0
小耳症	++	+	+
外耳道の異常	++	+～+	+
副耳	+～+	++	+
耳前瘻孔	+	+	+
巨口症	+	+	+
下顎技および関節突起の無形性	0	+	++
不正咬合	+	+	+
肺の形成不全	0	0	+
毛舌	+～+	0	0
知能障害	+	+	0

（丹下一郎：新外科学大系29・C，形成外科Ⅲ，福田　修編，p262，中山書店，1988より引用）

5,000 に一人の頻度である（小坂2004）．

成因としては，Gorlin（1963），McKenzie（1958）が，胎生期の血流障害によるとしている．Tessier の分類の，No.7, 8 に相当する．

治療は，眼球デルモイドは，摘出であるが，とりのこせば再発することがある．しかし，dermolipoma（脂肪類皮腫）のときは，脂肪が眼窩内に発育していることがあり，取り残さざるを得ないことがある．

随伴異常については，それぞれの処置を行う．

なお，鑑別診断は，**表28-8-6** のごとくである．

Zori ら（1993）は，X 染色体と第9染色体間の連座を認め，Mulvihill（1995）は，Apert 症候群と同じく，線維芽細胞増殖因子受容体 FGFR（receptors to fibroblast growth factor）の遺伝子上の異常があるという．

O. Nager 症候群 Nager syndrome

Nager（1948）の報告になるもので，
①頬骨発育不全
②瞼裂の下外方傾斜
③耳介異常
④下顎，顎関節低形成 mandibulo-facial dysostosis
⑤四肢低形成（acrofacial dysostosis ともいう）
⑥口蓋裂

などを有する．

下眼瞼欠損は少ない．常染色体劣性遺伝でまれである（西本2005）．

鑑別診断であるが，
①Treacher Collins syndrome と異なるところは四肢の低形成があり，下眼瞼欠損の頻度は低い．
②Goldenhar 症候群と異なるのは，脊椎異常や眼球結膜の類上皮を合併しないことであり，
③Fontaine 症候群は，裂足はあるが，上肢は異常がない．
治療は，変形の修正，気道閉塞があれば，気道の確保を行う．舌前方保持，Hotz 口蓋床装着，鼻咽腔チューブ挿入など考慮する．

P. 顔面半側肥大症 hemifacial hyperplasia

facial microsomia と反対に，顔面半分の骨，軟部組織が肥大したもので，頭蓋四肢も障害される．Rowe（1962）によると，男に多く，右側に多いという．

原因不明である．治療は，変形に対する再建手術である．

Q. ダウン症候群 Down syndrome

短体，精神発達遅滞，蒙古的顔貌を特徴とした人をmongolism として Langdon Down（1866）が，はじめて報告，

206　第**28**章　頬部形成術

Brousseau（1928），Oster ら（1953），Smith ら（1976）が詳細な報告をした．Trisomy 21 症候群ともいい，Lejeune ら（1959）によって同定された（朴2005）．

❶頻度

本症の頻度は，約 1,000 人に 1 人の割合（0.1％）であるが，母親の年齢が 35 歳以上では 1.5％，45 歳以上では 3.5％と高齢になるほど，出生率が増加するが，父親の精子異常も疑われる．民族的には，白人に多く，東洋人，黒人の順である．

❷症状

①頭部：精神運動遅滞，扁平頭蓋 platybasia，小脳重量

②心循環器系：房室管欠損 atrioventricular canal defect，心室中隔欠損 ventriculo-septal defect，低血圧 hypotonia

③聴力障害，'言語障害

④眼球障害：斜視 strabismus，外斜視 exotropia より内斜視 esotropia が普通，眼窩隔離症，眼振 nystagmus，白内障 cataract，myopia，近視

⑤瞼裂：短瞼裂，外上方偏位（釣り目）内眼角贅皮

⑥四肢：扁平足，股関節脱臼，指紋の異常など

⑦染色体異常：47 個の染色体が 90％で配偶子形成時に染色体が分割できず，同じ配偶子に入り 3 倍体となる．21 trisomy 異常である．転座型が 3〜6％，モザイク型が 1〜2％である（朴2005）．

❸治療

Down 症候群の治療としては，各症状に対する外科的療法が主体となる．手術時期は 4〜8 歳が多い．Lemperle（1980，1991）は，以下のような変形が対象になるとまとめている．

①内眼角部贅皮 epicanthus：これは，mongolian fold ともいわれるもので，東洋人には通常みられるものであるが，本症の場合，一見して程度が強いことがわかる．手術は，Z 形成術を含めた内眼角形成術と同様に行う．

②釣り目 slanting eye：骨切り術を含めた外眼角靱帯の移行術を行う．

③斜視 strabismus：

④鞍鼻 saddle nose：hypoplastic nose で隆鼻術の対象となる．

⑤鳥顔 bird face，皿状顔 dish face：これは，上下顎発育不全によるもので，上下顎の骨切りを行う．

⑥巨舌症 macroglos,sia：これは，加齢的に改善はされるが，口のしまりが悪く，よだれのほか上下顎の変形と言語障害をきたすため早めに手術する．舌縮小術を行う．

⑦口唇外反症 lip ectropion：口輪筋の緊張が弱いため起こるもので，口輪筋に力を入れて閉口する運動練習，

だめなら，口唇の部分切除を行う．

⑧小顎症 microgenia：骨切り，骨移植を含めた再建術が行われる．

⑨その他

R. 上顎外鼻形成不全症 maxillonasal dysplasia（ビンダー症候群 Binder's syndrome）

dysostosis maxillo-nasalis ともいわれ，Binder（1962）により報告されたものである．

❶特徴

次の特徴を有する（Munro ら 1979）．

① short nose, flat bridge, short columella

② acute nasolabial angle, perialar flatness

③ convex upper lip, shallow Cupid's bow

④ class Ⅲ（Angle）malocclusion

⑤前鼻棘欠損

⑥頸柱変形（53.5％，Resche ら 1980）

Takato（1991）によれば，日本人では，正常範囲であると思われたためか，本症は見逃しやすいという．特に鼻尖部に注目することが大切だと述べている．

❷別名

dish face, scaphoid face, nasomaxillary hypoplasia, midface hypoplasia

❸治療

軽度のときは，骨や軟骨による隆鼻術と外鼻周囲にも同様の graft を行う．

重度のものになると LeFort Ⅰ型とか Ⅱ型の骨切り術を行う．特に craniofacial surgery を用いる．

S. 歌舞伎メーキャップ症候群 Kabuki make-up syndrome

これは，Niikawa ら（1981），Kuroki ら（1981）が報告したもので，別名，新川・黒木症候群ともいわれる．

症状は，歌舞伎役者のメーキャップに似た顔貌，特に瞼裂は切れ長で大きく，粗な弓状眉，大きな聳耳，つぶれた鼻尖鼻柱，唇裂口蓋裂，精神遅滞（92％）のほか，皮膚紋理異常（60％），短指趾症，脊柱側彎，椎体矢状裂，過剰肋骨などの骨格異常，低身長（83.3％），心奇形，消化器，腎，生殖器奇形など多発する．

症状が，一部 Turner 症候群に類似しているため，原因不明であるが，常染色体優性遺伝が考えられている（Philip

ら 1992）. 32,000 人に 1 人の発生で，性差はない.

鑑別診断は，Robinow，Aarkog，Weaver，Coffin-Lowry，Treacher Collins，Goldenhar などの各症候群である（横山ら 1994）.

T. Stickler 症候群 Stickler syndrome

Stickler ら（1965）が，はじめて報告したもので，
①強度近視，
②平坦顔貌，
③脊椎・骨端異形成症を 3 主徴とし，
その他の先天異常を伴うもので，hereditary progressive arthro-ophthalmopathy といわれる（宇田川ら 2005）.
20,000 人に一人の頻度で，常染色体劣性遺伝である.
Robin sequence との鑑別を要する. 眼症状の早期診断と治療および小顎症，口蓋裂の治療である.

U. Marshall 症候群 Marshall syndrome

視力障害，聴障害，短鼻，平坦な鼻根部，骨異形成を主症状とするもので，その他，前頭洞の消失，視力障害，聴力障害，ときに口蓋裂や先天性部分的歯牙欠損を合併する（大山ら 1993）. Marshall（1958）の報告になる常染色体優性遺伝である.

V. 皮膚弛緩症候群 cutis laxa syndrome

autosomal dominant or recessive の先天性皮膚弾性繊維の欠損による. なお，後天性には，薬剤，腫瘍，炎症などでくることもある（Banks ら 2003）.

W. CATCH 22 症候群 CATCH 22 syndrome

これは，先天性心疾患 cardiac defect（C），異常顔貌abnormal face（A），胸腺低形成 thymic hypoplasia（T），口蓋裂 cleft palate（C），低カルシウム血症 hypocalcemia（H）の頭文字をとって CATCH 症候群といわれる.
22 q 11.2 欠失症候群ともいわれる. 3,000〜6,000 人に一人の頻度である（宇田川ら 2005）.
DiGeorge 症候群，円錐動脈幹異常顔貌症候群，軟口蓋心臓顔貌症候群 velo-cardio-facial syndrome の 3 症候群を総括したもの（那須ら 1999）（第 26 章「唇裂・口蓋裂形成術」の項参照）.

X. その他の頭蓋顔面先天性異常

頭蓋顔面の先天性形態異常を示すものにまれではあるが，次の症候群も報告されている（宇田川ら 2005）.

❶先天性上下顎骨癒合症 congenital mandibulo-maxillary fusion
極めてまれで，14 例の報告がある（惣角ら 1997）

❷Oto-palate-digital（Taybi）症候群
前頭骨，頭蓋底の肥厚，眼窩隔離症，難聴，口蓋裂，ヘラ状指趾などがみられる.

❸Oro-facial digital syndrome
口腔，顔面，指趾の先天性異常を伴うもので，特に口腔所見では口蓋裂のほか，頬粘膜と歯槽堤との異常小帯（舌小帯短縮症の項，参照），二分舌などがみられ，顔面では眼角隔離，鼻翼軟骨低形成など，指趾では斜指，合指，短指，多指などがみられるという.

❹EEC 症候群
先天性指趾欠損 ectrodactyly（E），外胚葉形成異常 ectdermal dysplasia（E），唇裂口蓋裂 cleft lip and palate（C）を 3 主徴とする先天性異常である.

❺Opitz 症候群
眼窩隔離症 hypertelorism，尿道下裂 hypospadias，嚥下困難 swallowing difficulties を主徴とする先天性疾患である.
Opitz G/BB 症候群，Opitz-Frias 症候群，Hypertelorism-Hypospadias 症候群，Oculo-Genito-Laryngeal 症候群とも呼ばれたものである.

❻その他
先天性耳下腺瘻（山道ら 2010），肥厚性皮膚骨膜症（佐藤ら 2013）.

28·9 頬部の美容外科 aesthetic surgery of the cheek

頬部の美容外科では，抗加齢療法 anti-aging face therapy ともいわれる. したがって，顔面構成組織の①皮膚，②皮下組織，③筋組織，④支持靱帯，⑤骨膜，深筋膜，⑥骨組織，すべてを含む広範囲な組織が対象となる. 前述した皮面形成術も，anti-aging のひとつであるが，美容外科のごく一

部を占めるに過ぎない.

頬部において美容に属するものは, 皺, しみ, たるみ, のほか, えくぼ, 頬骨突出症, 前述下顎角突出症などである.

註：日本抗加齢医学会, 研修会も形成されている. 2014年で, 第14回の総会を迎える.

A. 除皺術 face lifting

除皺術は, face lifting のほか, rhytidectomy, meloplasty ともいわれ, Lexer (1906) が, はじめて行ったといわれているが, 報告例は, Hollander (1912) が最初であろう. 今日, 欧米では盛んに行われている形成外科手術のひとつであるが, 一歩誤ると (顔面神経麻痺や皮膚壊死を起こして), 美しく若返るどころか取り返しのつかない醜い変形を残す.

主なものは, 頬の下垂, 鼻唇溝のたるみ (Jowl 変形) と頸部のたるみ (turkey gobbler 変形) などである.

最近, 顔面の老化を量的に捉えようという研究も行われている (Gosain ら 2005, Rubino ら 2005).

Basins (2004), 白壁ら (2015) は, 顔面の老化現象の著明なところは内眼角の垂線と眼窩外側縁の垂線との間にあるとの知見を報告している. しかし, 耳前部にも皺やたるみが現れるので, 程度の差である.

❶頬部皺の原因

欧米白人に多く, 日本人には少ないが, その原因として, 次のようなことがあげられる.
　①皮膚の老化：皮膚の厚さ, 弾力性の低下, 特に真皮の基質, 弾性線維, コラーゲンの減少による.
　②皮下脂肪や骨の萎縮
　③表情筋の萎縮や広頸筋の分布異常
　④眼窩脂肪のヘルニア
　⑤重力による軟部組織の下降

Zufferey (1992) は, 鼻唇溝の形を突出型 (convex), 直線 (straight), 陥凹型 (concave) に分け, 陥凹型は, より年をとってみえると報告, これを突出型にかえることを示唆している.

❷頬部皺壁の分類
a. 原因別分類

Johnson&Hadley (1964), Converse (1964) らは, 顔面の皺を次の3つに分類している (図 28-9-1A, B, C).
　①orthostatic lines (屈伸性皺襞)：頸などの横にできる皺.
　②gravitational lines (重力性皺襞)：瞼や頬の皮膚のたれさがり.
　③dynamic lines (運動性皺襞)：表情筋による皺, 額や瞼周囲の皺.

しかし, 以上のように分類はされているが, 別々にこれ

らの皺ができるのではなく, 老化現象のすべてが, 皺として表現されてきたものである.

註：groove は皮膚のへこみ, fold は, 皮膚の重なりと解釈されている (Wong 2005). 名称については外国でも日本でも混乱しているようである.

b. 解剖学的分類

頬部の凹凸は, 次のように分類される. これらは, 組織老化の程度によって次第に膨隆, 下降し, また弓状の凹みはカーブが強くなる (図 28-9-1).

Hirmamnd (2010) は, これを3型に分けている.

1) 下眼瞼溝 inferior palpebral fold

その上部は, 涙袋といわれ, 若さの象徴ともなる (Sheen1978). 下眼瞼溝は, 加齢で次第に消失し, 瞼頬溝の間は膨隆し目袋, baggy eyelid といわれる (眼瞼の項参照).

2) 鼻頬部溝 nasojugal groove

鼻外側の陥凹を指す (Loeb 1981, Wong 2005).

3) 瞼頬溝 palpebromalar groove, orbitomalar groove, malar crescent

先天性に陥凹のみられる人もいるが, 加齢で深くなる. 眼輪筋の下垂でその下方が膨隆 (malar mound, crescent) し, その上方の陥凹 malar groove が著明になる. nasojugal groove の外側の陥凹である.

4) 頬骨下溝 midcheek groove, malargroove

頬骨溝 midface groove と同じである. この溝の下方は, 頬膨隆部 malar fat pad となり, 加齢により, 次第に膨隆 malar crescent が著明になり, しかも, 下垂するため鼻唇溝が深くみえようになる.

註：ゴルゴ溝は, 漫画本のゴルゴ13に出てくる男性の頬部の溝をもじってゴルゴ線と呼称している人もいる.

5) 鼻唇溝 nasolabial groove, melolabial groove or fold, 法令線

これらの溝の内側は口唇になり, 皮膚と筋層が固着しているので脂肪による膨隆は少ない. 口唇領域を越えると頬部になり再び脂肪による膨隆がみられる.

これは解剖学的には, 口唇と頬部の境界溝であって, 皺ではなく, 加齢的に頬部の皮膚, 靱帯がゆるみ, 脂肪塊が重力で下垂するために, 深くなったと表現されるに過ぎない.

註：法令線とは中国の面相学における法令紋から来た言葉である.

6) 頬下唇溝 jowl groove, マリオネットライン Marionette line (図 28-9-2)

下口唇と頬部との境界にある皺で (Wong 2005), また鼻唇溝と区別して melolabial groove という (野平ら 2005). 下顎縁で咬筋前縁部にある溝を jowl という人もいる.

註：Marionette line マリオネットラインは, marionette (操り人形) の下口唇が動く仕掛けになっているのになぞ

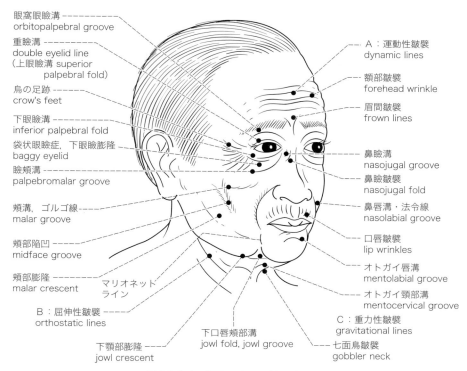

図28-9-1 顔面に生じる皺の成因

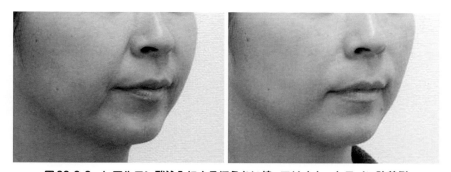

図28-9-2 ヒアルロン酸注入によるほうれい線，マリオネットライン改善例

(飯塚文子氏提供)

らえたのである．

上記のように，いろいろな解剖学用語，俗語が氾濫し，混乱している．統一が望ましい．

❸除皺術の効果

術前に，除皺術後の状態を患者に十分に説明しておくことが大切である．

患者は，鏡の前で顔の皮膚を引っ張ってみて，手術をすると，このようになると考えているからである．著者は，顔を上向けさせた状態で鏡をみせ，これがあなたの手術後の結果ですよと話をしている．そのときの写真をあらかじめ撮影しておくとよい．

皺がすべて取れるわけではなく，浅くなること，年をとると，また深くなることを納得させるべきである．

❹除皺術の範囲

① extra-skin excision（耳前部の余剰皮膚の単純切除）
② mini-face lifting（外眼角部を通る垂直線位までの剝離）
③ radical face lifting（鼻唇溝あるいはその内側までの剝離）
④ total face lifting（額，眼瞼，頬部，頸部を含む除皺術）

日本人は，皺の程度も軽く，皮膚が厚い上，頬骨が突出しているため，(2)の頬骨外側までの剝離で十分である

第28章 頬部形成術

表28-9-1 顔面除皺術の比較

	長所	短所
クールタッチ™	・疼痛軽度, 麻酔 (ペンレス程度) ・表皮損傷 (−) ・ガーゼ不要 ・即時, メーク可能 ・小皺, 痤瘡後瘢痕 (軽度) に有効 ・down time がほとんどない	・ときに合併症 (発赤, 膨疹状硬結) ・大皺には無効 ・客観的評価 (定量的評価) が困難 ・人により満足度が異なる
フェイスリフト	・大皺, たるみに有効 ・凹凸の改善に有効 ・満足度が高い	・小皺は取れない ・手術侵襲が大きい ・合併症が多い (神経損傷, 血腫, 感染など) ・社会復帰に1〜2週間かかる ・麻酔の問題 (局所麻酔薬中毒・全身麻酔)
コラーゲン注入	・短時間 ・傷がほとんどない ・翌日からメークが可能	・アレルギー (異物反応) 　遅延型過敏反応 　日光アレルギー ・注入物が体内に吸収される ・6〜12ヵ月ごとに繰り返す必要 ・紫斑, 硬結
脂肪注入	・いわゆる「くま」(陥凹) の改善に有効 ・皺の改善に有効 ・傷がほとんどない ・異物ではない	・手術手技が煩雑 ・手術時間が長い ・down time が長い
ボツリヌス療法	・短時間 ・安全性が高い ・傷がほとんどない ・翌日からメークが可能	・即効性に乏しい ・繰り返すことで効果が低下する (抗体産生)
laser resurfacing	・出血 (−) ・創傷治癒が早い ・回復後は正常皮膚に近い 　(外観, 質感, 触感など)	・ガーゼによる被覆 (24時間, 7〜8日) ・発赤の遷延化 ・色素沈着 (消失に4〜8ヵ月) ・白色瘢痕, ケロイド, その他 ・麻酔の問題 (局所麻酔薬中毒・全身麻酔)

(衣笠哲雄ほか：Facial Rejuvenation 最近の進歩；波利井清紀ほか (編), 克誠堂出版, p125, 2001 より引用)

(Onizuka ら 1995). それ以上剥離しても, 頬骨突出に邪魔され, 除皺効果が少なく, 広範囲剥離による手術時間の延長, 出血, 神経損傷, 皮膚壊死などの危険性が増大する. さらに術後の表情が不自然になりやすい.

Barton (2003) は, 皺の程度により, 鼻唇溝の手前までの剥離, それに鼻唇溝にSMASを移植, 口唇までの剥離に分けている. 福田ら (2002) は, 下眼瞼切開から下眼瞼余剰皮膚切除, 眼瞼脂肪切除, 外眼角固定術, 骨膜下頬部挙上術の併用術を報告している. 瘢痕が少ない長所はあるが, 技術的に難しい. Hamra (1992) は, 頬部と眼瞼部の皺のできる方向が異なるし, 除皺術のしわ伸ばしの方向も異なるので, 別々に除皺を行うべきとしている.

❺除皺術の種類

除皺術としては, Lexer を始め, Hamra (1996) まで, 数多くの方法が報告されており, 広頸筋上剥離法

supraplatysma technique と広頸筋下剥離法 subplatysma technique とに分けて, 皮膚を皮下脂肪より剥離する方法がある. 最近は, SMAS 処理が第一選択である (後述). 特に鼻唇溝 nasolabial fold に沿った部位に脂肪蓄積が起こりやすいとして, ここの脂肪吸引を強調する人もいる (Millard ら 1992).

また, 頸部に切開を入れ, 皮下脂肪を切除, 広頸筋形成術を行う方法もあるが, 日本人では脂肪吸引を行ったあと除皺術を行ったほうがよい. 日本人の広頸筋は, 線維が中央で交叉していることが多く, gobbler neck は少ない (Onikzuka 1983a).

骨膜下除皺術は, 骨膜下剥離で, 骨膜とともに face lift する方法である.

皮膚牽引除皺術は, 縫合糸でたるんだ脂肪を引き上げたり, SMAS を引っ張る方法で, 数多くの報告がある (Sasaki ら 2002, Swaylan 2002, Fezza ら 2002, Owsley 2002).

しかし，従来の除皺術では，顔面の調和を崩し，いかにも手術しましたという感じになり，不自然であるとして，広頸筋，頰脂肪，眼輪筋などの関係を障害することなく除皺するようになってきた（Hamra1998）．

なお，皮膚切除術以外の除皺術について，衣笠は**表28-9-1**のようにまとめている．

a. 術前診察

除皺術を行うにあたって，検討すべき事項として，次のようにいくつかの事項がある．

①除皺術を受けたいと思う理由が単に若くみえるためか，よい仕事につくためか，夫の愛を取り戻すためか，精神的異常や不安定のためか術前によく調べておく．
②肥満体の人は，術前に，ある程度体重を減らしたほうが，効果がある．体重測定を行っておく．
③顔の形，たとえば，頰骨突出度，下顎の形，大きさによっても効果に差が出る．
④皮膚の厚さ，硬さ，きめ，色調，皮膚疾患などの検討．
⑤皺の数，深さ，位置などの検討．
⑥皺をのばす方向，皮切の位置，術前術後の生え際の変化などの検討．
⑦視力，眼球運動（特に瞼形成術のとき），知覚の異常，顔面筋の運動機能，脂肪の過不足などの検討．
⑧全身的チェック

いろいろな成人病の有無，常用薬の有無，喫煙習慣などのチェック，これらがあれば治療するなり，中止させる．喫煙習慣については，Okadaら（2013）が，双生児の片方が喫煙，他方が非喫煙の顔面皮膚の変化を調べ，喫煙者に老化が早いことを報告，5年で差がつくという．

b. 麻酔

伝達麻酔と浸潤麻酔の併用，全身麻酔などが用いられる（第2章「形成外科手術の基本」の項参照）．

c. 手術法

1）皮切

頰部の除皺術は，原則として**図28-9-3**，**図28-9-4**のような皮切を行うが，症例や術者によって，耳介後方まで切開を延長することがある．特に前頸部の除皺術は，耳後方まで切開しないと，目的を達することが難しい．Hamra（1992）は，皮膚を挙上する方向をvectorとして決めているが，頰部と眼瞼では，そのvectorの方向が異なる．

耳珠部の切開法には，耳珠の前を通る方法と，耳珠の頂点またはやや裏側を通る方法があるが，後者の方は傷あとが目立ちにくい（白壁1998）が，耳珠の消失を起こしやすい（**図28-9-5**）．

2）剥離

頰部皮弁の項で述べたように，皮下脂肪層中間で行う．剥離層が浅過ぎると皮弁の壊死を起こし，深過ぎると顔面神経を損傷する恐れがある．剥離範囲は，広範囲に剥離す

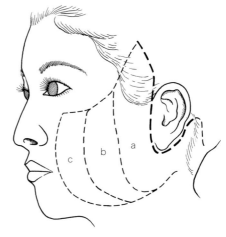

a : extra-skin incision
b : mini-face lifting
c : radical face lifting

図 28-9-3　除皺術の皮切

るほど除皺の目的を達することができる．外眼角線まで剥離するのがminiliftで，この範囲では顔面損傷の危険は比較的少ない．しかし，症例によっては，鼻唇溝部，または頸部まで剥離しないと手術効果は少ないし，場合によってはSMASにも手をつける（後述）．

図28-9-3，**図28-9-4**のように，内眼角より約2横指外側を通る垂線までは鋭的に剥離する．それより内側は鈍的に剥離する．Wilhelmi（2003）は，**図28-9-6**のように耳下腺前縁を決める方法を報告しているが，この前縁より前方では，顔面神経が皮下に現れるので，注意が必要である．

通常，皮膚の厚い日本人では根治的剥離は不必要である．

3）SMAS形成術

これは，superficial musculo-aponeurotic systemの頭文字を取ったもので，Mitz&Peyronie（1976）の報告以来，除皺術の場合，盛んに用いられるようになった．SMASについては，Gosainら（1993）が解剖学的再検討を行っている．

著者（1982）は，**図28-9-7**のように，耳前部のSMASを挙上，短冊状弁として後方に移動，乳様突起に固定する方法を用いているが，今ではlateral SMASectomyといわれ，世界中に普及している（一瀬2013）．特に頸部の除皺効果がでるとともに，耳前部のSMASのドナーは縫縮することで頰部の除皺効果がでる．Castro（2000）も，同様の方法を報告しているが，野平ら（2005），Watehouseら（2007）は，このSMASを切除，縫合しているが，short scar face lift（一瀬2013）ともいえる方法である．

Ozdemir（2002）は，SMAS以外にも皮膚との間にいくつかの靭帯があるので，SMASだけより，これらの切断も考慮する必要があるという．

①：耳介前に切開線をピオクタニンでデザインする（A，B）．鼻唇溝に直角方向に頬部皮膚を牽引，耳介前切開線相当部分にピオクタニン楊枝をおく．
②：牽引を離すと耳介前切開線は元に戻るので，そこにピオクタニンで印をつける（C，D）．この印をさきほどとは逆方向，つまり鼻唇溝と直角に耳介方向に頬部皮膚を引っ張る．
③：そこに印をつけると新しい切開線がデザインできる（E，F）．この切開線（E，F）と耳介前切開線（AB）との間の皮膚が切除される余剰皮膚である．
④：次に耳介前切開線下端（耳垂付着部B）から鼻唇溝直角線に平行に切開線を描き，前方部は二等辺三角形にする．本来ならばこの切開線（BGF）は（BGG'）となるべきであるが，耳垂付着部の変形を防ぐために牽引した皮膚の後戻り現象のstopperとするためである．
さらに上方は耳介前切開線上端（A）と新切開線上端（E）より鼻唇溝直角線方向にそれぞれ余剰皮膚の距離だけ（H，I），側頭部毛髪内に切開線を伸ばし，頭頂部まで二等辺三角形（IJH）をデザインする．
⑤：後頭部切開線は耳垂付着部（B）より鼻唇溝直角線に沿って，生え際に達し（K），さらに項部のほうへ（L），生え際に沿った切開線を描き（K，L），余剰皮膚の幅だけ（K，M）デザインする．図は切開線の全体である．
⑥：切開線内皮膚を切除後，鼻唇溝まで皮下剥離を行い，厳重な止血ののち，皮膚縫合する．なお，耳前部2～3ヵ所皮膚と軟骨とを，さらに耳後部で皮膚と骨膜とをマットレス縫合して固定する．
必要があれば，SMASの処置を行う．日本人の場合，白人ほどSMASに手をつける必要はない．

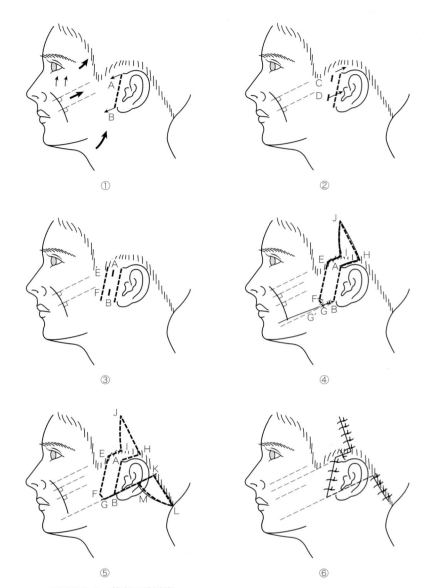

図 28-9-4　著者の除皺術
矢印は老化のベクトルと修復のベクトル方向を示す．眼瞼部，頬部，頸部で異なるので修復時に注意する．
(Onizuka T et al：Ann Acad Med Singapore 12 (Suppl)：452, 1983 より引用）

　頬部皮膚や，SMASの釣り上げでも鼻唇溝の深い皺はなかなか修正できないことが多く，頬部脂肪 malar fat pad を挙上したり（Moelleken 2006），Onizukaら（1983），Calderonら（2004）のように，耳前部のSMASを紐状に採取，これを鼻前庭部の皮切から鼻唇溝に挿入する方法を報告している．
　酒井ら（2014）は，SMAS下を剥離，挙上する方法では，zygomatic ligament，masseteric ligament，mandibular ligamentを切離しないと，法令線やマリオネット・ラインは改善されない．しかもretaining ligamentのなかには顔面神経分枝が内包されていることがあり，麻痺の危険があるので，SMAS下は剥離しないで，そのうえで剥離すると

いう．その代わり皮下剥離は十分に行い，SMASのplicationを行うと述べている．

4）止血
　止血は厳重に行う．血腫は，除皺術の重大な合併症のひとつで，ほとんどが48時間以内にみられ，発生率は4％以内である（Reesら1994，並木ら1996）．この際フィブリン糊を使用すると止血効果が大きい（Fremming 1992，Marchacら1994，Fezzaら2002）．しかし最近Marchacら（2005）はその効果を疑問視している．

5）皮膚切除
　皮膚断端を引っ張り，割を入れて，部分的に固定する（図30-7-2参照）．眼瞼，鼻部，口唇部，顎の形態を見ながら固

28・9 頰部の美容外科 213

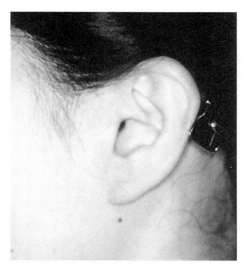

図 28-9-5　耳珠の頂点を通る切開（手術後3ヵ月）
耳珠の消失がある.
（小住和徳氏提供）

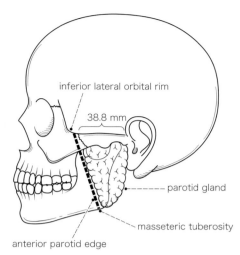

図 28-9-6　耳下腺前縁（点線）の確認法
顔面神経は耳下腺前縁より内側では皮下に現れる.
(Wilhelmi BJ et al：Plast Reconstr Surg 111：1723, 2003 より引用)

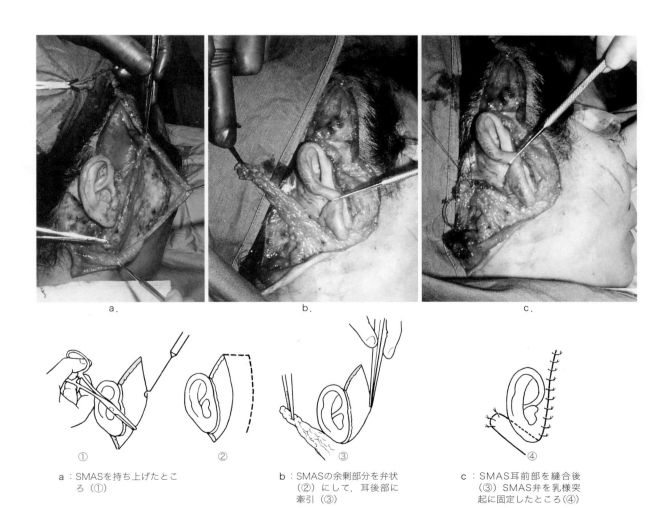

a．　　　　　　　　　　　　b．　　　　　　　　　　　　c．

a：SMASを持ち上げたところ（①）

b：SMASの余剰部分を弁状（②）にして，耳後部に牽引（③）

c：SMAS耳前部を縫合後（③）SMAS弁を乳様突起に固定したところ（④）

図 28-9-7　除皺術の際の SMAS

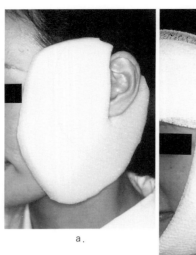
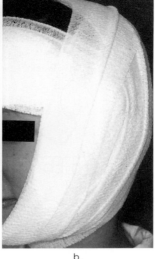

図 28-9-8 除皺術後の圧迫法
スポンジで軽く圧迫することにより血腫や腫脹を予防でき，down time を最小限にできる．

（小住和徳氏提供）

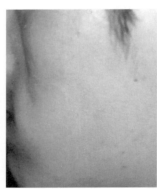
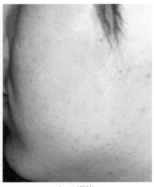

a：術前　　　　　　　　b：術後
図 28-9-9 左頬部への脂肪注入例

（原口和久氏提供）

定位置を変えることもある．固定位置が決定したら，ピオクタニンで印をつけ，余剰皮膚を切除する．

6) 縫合
皮膚をできるだけ後上方に引き上げ，余分の皮膚を切除したあと，縫合する．この際，筋膜（SMAS）縫合を行うほうが効果的である．しかし，皮下組織をたくし上げるのは一見効果がありそうにみえるが，無効になりやすい．鈴木ら（2004）は，ゴアテックス，Stuzin ら（2006）は Vicryl mesh による鼻唇溝挙上を行っているが，効果の持続になる（図 28-9-7）．

7) 圧迫，安静
術後の圧迫は，血腫を防ぐ意味で，止血とともに大切な処置である．図 28-9-8 のように，翌朝までスポンジで軽く圧迫することにより血腫，紫斑や腫脹を予防でき，downtime を最小限にできる（小住 2000）．

d. 合併症

1) 血腫
除皺術の術後の合併症として，血腫（3～5％：並木ら 1996），男性 3.97％，女性 1～3％（Baker ら 2005），皮弁の壊死（0.3～2.5％），顔面神経麻痺（0.3～2％），脱毛（0.4～3％）などがあげられるが，上述の注意に気をつければ失敗することはない．

SMAS の後方伸展で大耳介神経が圧迫され疼痛を生じることがある（Seekel 1994）．

Jones ら（2004）は，血腫予防にはフィブリン糊 fibrin glue，包帯 dressings，ドレーン drain，tumescent infiltration のいずれも効果がないと報告，むしろ adrenaline を使用しない方が有意に血腫を減少させたという．興味ある報告であるが，従来の手術の原則も大切である．なお，術後 8～10 日して血腫を形成することもあるから注意が必要である（Goldwyn 1991）．

2) 瘢痕
瘢痕は，頭皮内，耳介前後にくるため，ほとんど問題ないが，なかには耳介前の瘢痕を気にする人もいる．皮膚壊死を起こすと広範な瘢痕を残す．

3) 耳珠欠損
Fernandez（1978）は，これを防ぐため耳珠裏面に切開線を入れているが，注意しないと術後の皮膚緊張で，耳珠が引っ張られて消失したようにみえることがある（図 28-9-5）．

4) 耳垂癒着
皮膚切開に注意しないと耳垂が引っ張られ耳軸が変化することもある（McKinney ら 1993）．Mowlavi ら（2005）は，この変形を pixie 変形，小妖精変形と呼んでいるが，著者は，図 28-9-4 の FGB のように切開し，耳垂下部の皮膚に余裕をもたせ，この変形を予防している．最近，この pixie ear deformity の報告例（小室ら 2015）がある．

5) 大耳介神経損傷
頸部の広範囲，剝離，牽引の際には注意を要する．この神経を損傷すると耳介耳前部の知覚麻痺，neuroma による疼痛を生じる（Seckel 1994，小室ら 2002）．

6) 手術効果不全
手術効果が期待したほどでなかったとクレームをつける人がいるが，術前のインフォームド・コンセントが大切であり，症例により再手術も考慮に入れる．その間いろいろな皮面形成術を併用する．

鼻唇溝の深さがとれないときは，脂肪移植も行われる（Guyuron ら 1994）．

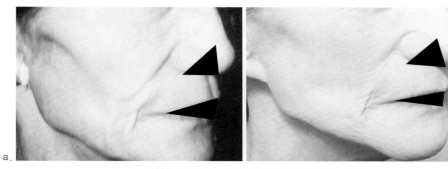

a, b：除皺術と同時に，こめかみにシリコンプロテーゼ挿入．
図 28-9-10　除皺術の症例（71歳，女性）

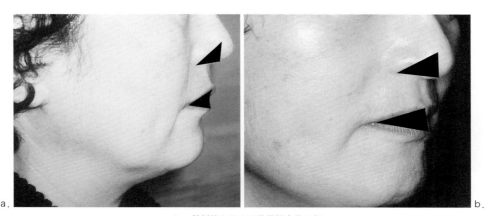

a, b：除皺術とSMAS伸展縫合後2年．
図 28-9-11　除皺術の症例（53歳，女性）

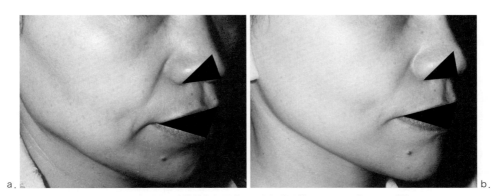

a, b：SMAS処理をした除皺術と同時に，オトガイ部にシリコンプロテーゼ挿入．
図 28-9-12　除皺術の症例（43歳，女性）

7）その他
皮膚壊死，唾液瘻，感染，顔面神経麻痺，浮腫，紫斑，凹凸，引き連れ，脱毛，など．

e. 症例
図 28-9-9 ～図 28-9-15 に代表的症例を示す．

f. 除皺術の反復
皮膚の老化は，年齢的にも，絶えず進むため，除皺術の効果は永続しない．そのため手術を繰り返すことになるが，手術効果が人によって，6ヵ月から5年と変わること，患者の希望や手術効果に対する見方もまちまちであるため，

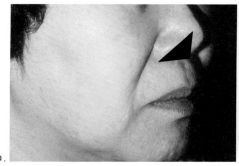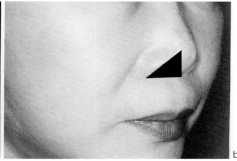

a, b：除皺術のみ.

図 28-9-13　除皺術の症例（49 歳，女性）

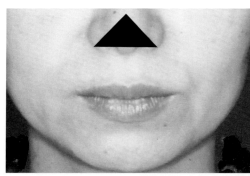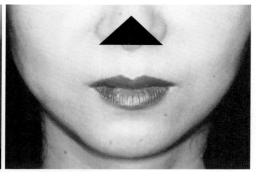

図 28-9-14　minilift の症例（42 歳，女性）
左は術前，右は術後 1 週間.

（小住和徳氏提供）

いつ手術をするかは決められない．適応は症例毎に検討する．

また Secondary rhytidectomy としての新たな検討も必要である（Guyuron 2004）．除皺術の効果を 3DCT で客観的に評価する試みもあるが（Vannier ら 1993），その際問題になるのは，①生え際の異常，②脱毛，③瘢痕，④ scleral show，⑤眼瞼の機能障害，⑥耳珠の変形，⑦耳垂の変形，⑧脂肪のとり過ぎ，⑨表情の異常などである（Marten 2006）．

Jones ら（2012）は，SMAS に手を加える代表的除皺術では，5.5 年で頸部を除き，jowl, nasolabial , marionette line ではよく効果が残っているという．

特に中顔面のリフトは不足勝ちで，リフトより脂肪注入を考えたほうがよいこともある（飯田ら 2013）．下顎形態では，オトガイでの除皺術も効果的なこともある（野平ら 2013）．

g. 全顔除皺術 total face lifting

頬部や頸部の除皺術とともに，額や眼瞼の除皺術も同時に行う場合である．通常，頬部をさきに行う．

h. 除皺術における男女差

①男性のほうが表皮，真皮ともに厚く，脂腺に富むうえ，血行も豊富である．
②そのため皮膚を強く引っ張ることができるが，出血しやすい．
③毛嚢周囲は血行豊富，毛嚢が大きければ毛細血管の数も多い．
④脂腺への血行も腺の大きさによる（以上 Baker ら 1977）．
⑤切開線は，男性の髪型から特殊な考慮が必要である（図 28-9-16）．

i. オトガイ下除皺術 submental face lifting

オトガイ部の除皺術は，頬部の除皺術を行っても残ることがある．項部のほうまでの切開を行い，頸部皮膚を伸展しても頬部皮膚の伸展は下顎縁を越えてまでその影響が及ばないし，頸部のほうは下顎頸部角より上には及ばないので，その中間にある部分の皮膚は伸展されにくいからである．

そのために，特別な手術法が考えられている．

1) オトガイ挙上形成術

これは，オトガイ部に骨移植やプロテーゼを挿入して，挙上するとオトガイ下の皮膚も伸展される．

28・9 頬部の美容外科　217

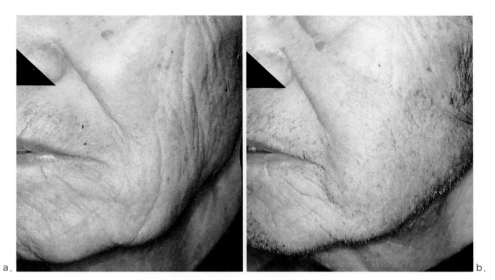

図 28-9-15　頬部陥凹の修正と除皺を目的とした脂肪注入（82歳，男性）.
左は術前，右は術後3ヵ月.

（小住和徳氏提供）

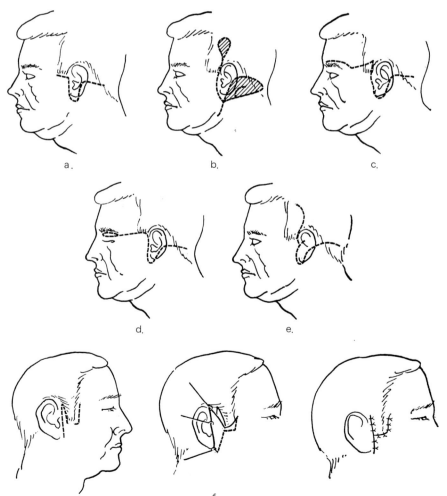

a：Baker & Gordon（1969）
b：Millard, Garst & Bec（1972）
c：Gurdin & Carlin（1972）
d：Hamilton（1974）
e：Baker（1977）
f：Newson（1977）

図 28-9-16　男性除皺術の切開線

2) オトガイ下形成術

オトガイ部に, H 型切開 (Morel-Fatio ら 1964), T 型切開 (Johnson ら 1964) で, あるいは紡錘型に皮切を入れ, 皮膚を切除する方法, T-Z 形成術 (Cronin ら 1971), W 形成 (Cannon ら 1971), Z 形成術 (Weisman 1971), 細片ポリエチレンブロック埋入法 diced high density porous polyethylene blocks insertion (Guerlek ら 2007) なども行われている. 症例によっては, オトガイ下部の皮膚を三角形に切除するだけでもよい (Snyder 1978). Ramirez (2003) は, 皮切なしに縫合糸による皮膚つり上げを行っているが, 効果については疑問である.

著者は, 皮膚切開前にオトガイ下部の脂肪吸引を行い, 次に, 通常の除皺術を行うが, その際, SMAS を短冊状の筋膜弁にして後方へ移動し, 乳様突起骨膜に固定することによってオトガイ部の形態を改善している (図 28-9-7). また, 最近, 矢永 (2010) は, 培養軟骨細胞の応用の可能性を示唆している.

j. 広頸筋形成術 platysma plasty

老年になると, 広頸筋内側縁が, 左右に開離し, 2 条の索状を呈するようになる (gobbler neck). そのために, この広頸筋内側縁どうしを縫合したり, Z 形成術を行ったり, Peterson 法のように広頸筋中央後方を半切, 上断端を後上方に伸張して, sternomastoid muscle 筋膜に縫合することもある.

また, Skoog (1974), Owsley (1977) のように, SMAS を牽引, 縫縮すると効果があるとするものの, 一方, Tipton (1974) のように効果がないというものがあるが, 著者は前述のような SMAS 形成術を行っていう.

広頸筋を胸鎖乳突筋に縫合する方法では, 顔面神経下顎枝の部分麻痺のような症状を起こし, ダヴィンチの有名な絵画であるモナリザ Mona Lisa 様の微笑しかできなくなるという (Ellenbogen 1979).

広頸筋の取り扱いには注意を要する.

日本人の広頸筋は, 舌骨前面で交叉しているものが多く, 白人のような広頸筋形成術は不必要と考えている.

k. 骨膜下除皺術 subperiosteal face lifting

本法は, Tessier (1980) が最初に報告したといわれている.

通常の除数術は, 皮下を剝離して皮膚を伸展させる方法であり, 次の時代には SMAS を引っ張る方法が行われるようになったが, 加齢により皮膚, 皮下組織, 筋層まで老化, 重力による下垂現象を起こすため, 筋層自身も伸展しないと効果が少ないということから骨膜下を剝離, 骨膜ごと伸展させようというのが骨膜下除皺術である (Psillakis ら 1988, Ramirez 1994) (図 28-9-17).

本法の長所は, 鼻唇溝の深い皺に適応があるが, ①皮膚剝離範囲が少なくて済むし, ②皮膚切除量も少ない, ③筋層を含むため皮膚の血行もよく, 壊死の危険も少ない, ④筋層も伸展されるので, 自然な若返りが可能である, ⑤インプラントの挿入も同時に行える, ⑥その他, いろいろな長所がある. しかし, 短所としては, 側頭部での骨膜下剝離は難しく, ここでは頬, 頬骨弓に達するまで, 筋膜下剝離を余儀なくされることである.

したがって解剖学的にみて, 本法の適応は, 額部, 眼窩周囲, 鼻骨部, 頬骨頬骨弓までであろう.

手術法は, 側頭部より approach, 図 28-9-17 の部分を骨膜下に剝離, 挙上する.

l. 内視鏡除皺術 endoscopic face lifting

小切開より内視鏡を挿入, 皮下剝離, 筋切離をする方法であるが, 効果については異論がある (Isse 1994, Ramirez 1994). 男性には内視鏡手術が勧められるという (Moelleken 2006). 著者には経験がない.

m. 顔面骨拡大除皺術 facial bone expansion

これは, 顔面骨を切って突出させ, 骨格の形成とともに軟部組織を伸展させる方法である (Baek ら 1991, 角谷ら 1993, Vincuna ら 1994) (図 28-9-18). 老齢化すると顔面骨の萎縮が起こるため, 軟部組織の伸展と骨組織の拡大を行わないと十分な除皺効果は得られない (Shaw Jr 2007).

n. 人工膜・糸による除皺術

Yousif ら (2002) は, Mycromesh (polytetrafluoroethylene) での除皺術を報告している. スレッドリフト法は, 1998 年, ロシアの Sulamanidze らが棘状の返しのついた糸を用いたのが最初という (木村ら 2010).

1) スレッドリフト法とは

スレッドリフト法は, 糸で皮膚を引っ張り上げる方法で, ①スレッドを固定しない, free floating type (棘 barb を使用したもの) と, ②スレッド固定タイプ (棘タイプ, cone タイプ, loop タイプ) がある. それぞれに吸収性タイプと非吸収性タイプとがある (図 28-9-19, 図 28-9-20).

2) スレッドリフト法の分類

鈴木 (2013) は表 28-9-2 のように分類している.

3) 適応

適応は, 加齢変化の初期で, 皮膚下垂の軽度のもの, 50 歳以下が目処である (石井 2010). 下垂の著明な場合は, 従来法である.

部位別には, 頬部の適応であり, 頸部では固定型は不適応, 前額部では可動性が少なく, 適応はない (中北 2010).

4) 方法

方法は, 側頭筋膜や皮膚に固定し, 皮下脂肪中間層を通す. Down time が短いのは長所であるが, 効果は強くないので, 術前のインフォームド・コンセントが大切である. 疼痛の後遺症もある.

5) スレッド法の種類

スレッドリフトの種類には各種ある (木村ら 2010, ほかより).

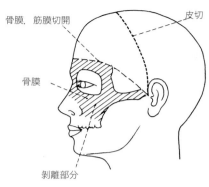

図 28-9-17 骨膜下除皺術
①：冠状切開で帽状腱膜下剥離，②：眼窩上縁1cmくらいのところで骨膜切開，眼窩鼻骨のほうへ剥離，③：頬骨，頬骨弓で骨膜下に剥離を進め，④：骨膜を上方に伸展，残存骨膜に固定，⑤：皮膚，皮下組織の余剰分を切除したのち皮膚縫合．

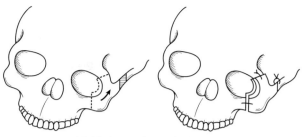

図 28-9-18 顔面骨拡大除皺術

表 28-9-2 スレッドリフト法の分類

Fixation type（吊り上げ固定型）	結紮して固定するタイプ	Cable-Suture
		WAPTOS
		Silouette Lift
		Contour Lift
	結紮はしないが使用法の工夫で固定されるタイプ	EZ Lift
		X-tosis
Floating type（挿入埋没型）	引っ掛かりによりかなり強く固定されるタイプ	Spring thread
	引っ掛かりにより軽い固定なされるタイプ	APTOS
		Happy Lift
	まったく固定されないタイプ	Shopping thread

(鈴木芳郎：PEPARS 75：81, 2013 より引用)

① Mycromesh (polytetrafluoroethylene-Yousif ら, 2000)．
② Gore-Tex で（図28-9-21），下垂した頬部脂肪をハンモックのように糸で引き上げる cable suture technique (Sasaki ら 2002, 鈴木ら 2004, 2005)
③ かえし，あるいは吸収性コーンを付けたもの 2-0-poliplopilen 糸で数ミリおきに返しがついた APTOS® (杉野ら 2004) を用いての頬や頸部の除皺術 (thread lift, feather lift) は新しい方法として注目されている．
④ 頭皮固定用の WAPTOS (Wu 2004)．
⑤ XTOSIS：WAPTOS類似のもので2本の糸を交叉させたもの．
⑥ EZリフト：頬部と側頭筋を2本の糸で吊り上げる方法．
⑦ Happy Lift
⑧ cable suture technique (Sasaki et al 2002, 鈴木ほか 2004, 2005)．
⑨ Silhouette Lift® (KMI社製，米国，鈴木2012)：3-0ポリプロピレオン製で，吸収性コーンを用いた．

6) スレッド法の合併症
合併症は，糸露出，触知，皮膚陥凹，血腫，頬部疼痛，唾液瘻，腫脹，一過性神経麻痺，後戻り，など（石井2010，中北2010）．

o. 従来法とスレッド法の併用法
大きな手術法（図28-9-22）であり効果は大である．さらに靱帯まで切ると効果がよくなる（図28-9-23）．

p. 注入法による除皺術

1) コラーゲン
老化によって生じた溝や陥凹を，コラーゲンを注入することにより膨らませる補助法である（Knappら1977，征矢野1992，Moelleken 2006, 一瀬2013）．

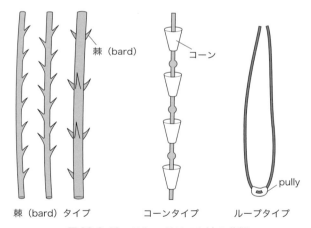

図 28-9-19 スレッドリフト法の分類

(鈴木芳郎：PEPARS 75：81, 2013 より引用)

2) ヒアルロン酸
頬部皮膚の挙上術，SMAS挙上，骨膜挙上でも，ある程度までは，鼻唇溝の皺，凹みは取れるが，多くは浅くなっても残るのが普通である．この残った凹みには，ヒアルロン酸の注入がよい．

3) 脂肪注入
脂肪注入をはじめて行ったのは，1909年，Hollaender と

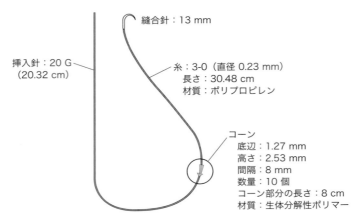

図28-9-20 スレッドの構造
挿入する方向の先端に挿入針が，反対側には固定用の丸針が付いている．糸は3-0のポリプロピレン製で，途中に結び目があり，その間にコーンがあらかじめ通してある．

(木村哲治ほか：形成外科 55：601, 2010 より引用)

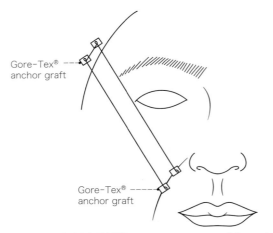

図28-9-21 埋没糸除皺術 percutaneous cable-suture technique
鼻唇溝と側頭部筋膜に Gore-Tex® を埋没．これを anchor としてマットレス形式で吊り上げる方法．若い人で下がり加減の人に適応

(Sasaki GH et al：Plast Reconstr Surg 110：635, 2002 より引用)

いわれ（衣笠 2013），少量ずつ注入する方法は，Coleman（2007）が最初である．2008年には Yoshimura らの脂肪組織由来の幹細胞の概念が報告された（第9章脂肪移植の項，参照）．

本法は，メスを使わずに若返り効果が得られるのが特徴だが，脂肪の生着率は50％程度であり，複数回の注入を要することもある（市田，2000，2013）．インフォームド・コンセントが大切である．

注入部位は，水谷（2013）によると，解剖学的に tear trough と，lid/cheek junction は，眼輪筋の眼瞼部と眼窩部の境に当たり，その上方の皮膚は薄く，皮下脂肪がないが，その下の皮膚は厚く，皮下脂肪 malar fat があり，違いが明確である．この根拠の基に，脂肪注入は，tear trough では皮下と眼輪筋内に，lid/cheek junction では眼輪筋内，眼輪筋下，中顔面では皮下と皮下脂肪内がよいという．しかも，ligament を介して骨に付着しているという．

脂肪採取部は，大腿内側，側腹部，臀部，上腕部の順で検討するという．

合併症は，血腫，嚢腫，不満足（量の過不足や吸収による），しこり，硬結（ハイドロキシアパタイトの Radiesse® 使用例），アレルギー（ウシコラーゲン使用時），皮膚血行障害（辻 2013），など．

4）自己血小板血漿（PRP）注入

最近，松田ら，楠本ら（2013）は，自己血小板血漿 platelet rich plasma（PRP）を作成，小じわ，陥凹じわ，表情じわに注入して，自己の創傷治癒能力，組織再生能力を利用して，真皮層の線維芽細胞，コラーゲン増生で，皮膚を肥厚し，除皺や皮膚のはりの改善を試みている（図28-9-25）．

5）ハイドロキシアパタイト（図28-9-24）

q. インプラント挿入による除皺術 skeletal augmentation

眼窩縁にインプラントを挿入して，その表面の皮膚を引き伸ばす方法である（Hinderer 1975, Steinsapir 2003, Yaremchuk 2013）．日本人にはあまり適応がない．

r. レーザーによる除皺術

第5章「皮面形成術」の項参照．

1) abrative laser resurfacing

老化した表皮を蒸散して再生を促すとともに，真皮層に熱エネルギーを加えることでコラーゲンの収縮や新生を促し，皮膚の再構築を図る．

除皺術で改善しにくい眼窩周辺や口唇部の皺に有用である（Biesman, 1999）．

治療効果の高い反面，東洋人では炎症後色素沈着を高頻

28・9 頬部の美容外科　221

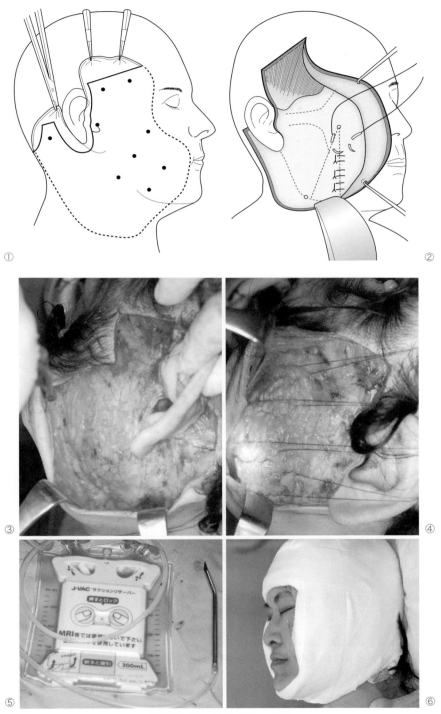

図 28-9-22　酒井式 face lift
①：切開線と皮下剝離範囲と固定部分，②：SMAS plication，③：皮下剝離したところ，
④：SMAS plication，⑤：術後，吸引用 J-VAC，⑥：術後固定

(酒井倫明氏提供)

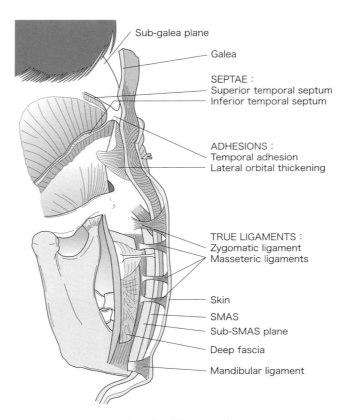

図28-9-23　頬部靱帯組織

（酒井倫明氏提供）

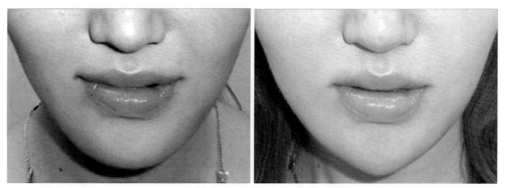

図28-9-24　ハイドロキシアパタイト（商品名レディエッセ）注入によるアゴ形成2枚

（飯塚文子氏提供）

度に生じ，downtime が長くなる欠点がある．
　炭酸ガスレーザー，エルビウム YAG レーザーがある（表28-9-3）．

2) non-abrative laser resurfacing
　表皮を冷却して保護しながら，有効な熱エネルギーを作用させ，真皮層の膠原線維を熱収縮させ，その後の創傷治癒機転を惹起し，真皮の再構築を図る．リスクが少なく，downtime がほとんどないという利点はあるが，個人差が大きく，単独治療では十分な効果が得られないこともある（山下，2004）．ロングパルス色素レーザーや，Q スイッチ Nd:YAG レーザーなど多種のレーザーが利用される．

s.　光治療（IPL），ラジオ波治療（RF）
1) 発光ダイオード light emitting diode-LED
　効果は少なく，即効性もないが，コラーゲン増生が認められている．山下（2008）によれば，3種があって，① Blue（波長 415 nm）は皮脂腺の活性を抑制，アクネ治療に，②

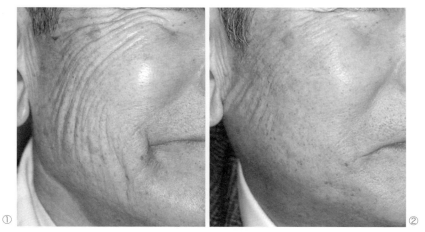

図 28-9-25　頬部の皺
①：術前，②：PRP注入1ヵ月

（小住和徳氏提供）

表 28-9-3　各 rejuvenation 法の皮膚深達度

	ultrapulse CO₂ laser (250mJ)	Er:YAG Laser (5J)	Q・NdY:AG Laser	dermabrasion	TCA peel (35%)	phenol peel (50%)
1 pass	60 μm	10〜20 μm	10〜20 μm	350 μm	75 μm	1,000 μm
2 pass	75〜130 μm	20〜40 μm				
3 pass	158〜316 μm	30〜60 μm				

（Fitzpatric RE et al : Arch Dermatol 132 : 469, 1996 ; 山下理絵 : 形成外科 42 : 833, 1999 を参考に著者作成）

Red（波長633nm）は線維芽細胞活性の促進，③ Clear（波長830nm）は肥満細胞，線維芽細胞を活性化させるという．

2) フラッシュランプを用いた光治療（IPL），ラジオ波（RF）

ThermaCool System（Thermage 社製，米国），Radiage（Ellman 社製）が使用される（杉野ら 2009）．

t.　単純皮膚切除術

皺の部分を単純切除する方法である．瘢痕は残るが，深い皺よりはよいという考え方である（Fardo ら 2006）．

u.　ボツリヌストキシンA注入法

Scott が，1973年，斜視の手術に用いたのが最初であるが，皺に用いたのは1992年の Carruthers らという（土井 2009）．わが国では，1996年，眼瞼痙攣に使用することで BOTOX のみ認可された．

ボツリヌストキシンで筋麻痺を起こさせる治療法であるが（第5章「皮面形成術」の項参照），注射後1-2日で効果が出始め最大効果は2〜4週に現れ，6ヵ月くらい続く．皺と皺の高まりのところに注射するが，鼻唇溝のように深い皺にはフィラーと併用する．頬部では，目尻から鼻根部，小顔希望には咬筋内に注射する．

ボツリヌストキシンを筋注，一部を真皮内に注入する Mesotox 法もある（山下 2008）．

いずれにしろ，レーザー治療を併用したほうがよい．

v.　脂肪分解注射

リポスタヴィルの注射．

w.　化学外科療法 chemical peeling

山下（2008）によれば，以下の薬液を用いた chemical peeling の方法を説明している．

使用薬液は，①グリコール酸，②乳酸，③ジェシナー氏液 Jessner's solution-レゾルチノールとサリチル酸，乳酸の混合液，④サリチル酸-βハイドロキシ酸 BHA，⑤ TCA，⑥フェノール，などが用いられる．市販もあるが，院内薬剤部で調剤も可能である（第5章皮面形成術の項参照）．

❻特殊な皺襞症

これには次のようなものがある．

① Ehlers-Danlos syndrome（Cutis hyperelastica ゴム様皮膚）
② Cutis laxa 弛緩性皮膚
③ Progeria 早老症
④ Werner's syndrome
⑤ Pseudoxanthoma elasticum 弾性線維性偽黄色腫
⑥ Recklinghausen 病

❼除皺術のまとめ

最近では，侵襲の大きい皮膚剥離リフトや骨膜下リフトは使用されなくなった．野平ら（2011）は，米国でのリフトの統計をまとめている．

興味ある統計であり，何らかの参考に成ればと引用した．
- ①側頭部皮切：毛髪内 87％，
- ②皮下剥離：皮下剥離 54％，帽状腱膜下が 45％
- ③SMAS 処理：SMAS 処理 74％
- ④オトガイ脂肪：切除 60％，吸引 27％
- ⑤広頸筋処理：正中縫合 75％，脂肪切除 41％
- ⑥術後圧迫：圧迫 90％，吸引ドレーン 42％
- ⑦前額リフト：冠状切開 69％，内視鏡下 39％
- ⑧ face lift：吊り上げと脂肪注入

B. 老化皮膚，しみ

❶老化皮膚

これには，皮膚のたるみ，皺，しみ，くすみ，などがあげられる．

❷しみ（新橋2009）

1）しみとは

後天性の色素沈着症で，メラノサイトの異常によるもの，ケラチノサイトの異常によるものがある．

2）治療

シミとみられる臨床的皮膚科的疾患には，次のものがみられるが，治療は，原則として，Q スイッチレーザーか，IPL である．

レーザー機器は進歩も速く，いろいろな種類のものが作成され，価格との兼ね合いもあり，どの機器を選択するかが問題である（第 5 章皮面形成術の項，参照）．

治療の原則は，色の濃いシミから始めること，Q スイッチレーザーより，IPL のように弱い機種からはじめる．薄いシミは強い機種では，術後の色素沈着が強過ぎてトラブルを起こしやすい．もちろんインフォームド・コンセントも大切である．

a. 表皮型として
- ①老人性色素斑は，IPL で，波長，500〜635 nm が多い．
- ②脂漏性角化症，
- ③扁平母斑：Q スイッチレーザーで5-6 J/cm，色の薄いものは，炭酸ガスレーザーのパルスモード．
- ④雀卵斑，光線性花弁状色素斑：炭酸ガスでもよいが，IPL が主流．
- ⑤口唇色素斑は，Q スイッチルビーレーザーを7J/cm^2
- ⑥後天性真皮メラノーシス：若年で出現，多発性である．Q スイッチルビーレーザーを使用．694 nm は，メラニ

ン選択制が高いが，いろいろな組織にも吸収される．4〜7 J/cm^{2}のフルエンスで使用されるが，破壊力は強くない，薄くなる程度である．LimeLight，AcuTip500を単独または併用して効果をあげている（山下2009）．RubyZ1（JMEC 社製，日本）．あるいはQ スイッチ AL を波長755 nm，7J/cm^{2}で使用．前記 Q スイッチ RL に類似している．ALEXLAZR TM（Candela 社製，米国）がある（宮本ら2013）．

IPL は，波長515〜1,200nm のフラッシュランプで，Q スイッチに比較すれば効果は落ちる．NatuLight（LUNENIS 社製，イスラエル）を使用（宮本ら2013）．

b. 真皮型として
- ①色素母斑，②太田母斑，伊藤母斑

c. 表皮真皮混合型として
- ①肝斑：照射は原則として不適応，肝斑に手を出すときは慎重な検討が必要である．
- ②炎症性色素沈着：樹枝状色素沈着で，照射は原則として不適応．宮本ら（2013）は，エムラクリーム®，ペンレス®を使用．

C. えくぼ dimple

❶定義

えくぼは，表情運動に際して，口角部近くに現れる小さい丸みのあるくぼみである．なお，外傷によって生じるえくぼは，外傷性えくぼ，外傷性皮下陥凹瘢痕 traumatic dimple といって区別される（第 3 章 -2-A- ①「皮下陥凹瘢痕，外傷性えくぼ」の項参照）．

❷位置

えくぼの位置については，人によってかなりの違いがあるが，Khoo Boo Chai（1962）は，口角を結ぶ線と，外眼角部を通る垂線との交点を理想的位置としている．Argamaso（1971）は口角と耳垂を結ぶ線上口角より 3〜3.5 cm のところとしている．

❸手術法

a. 皮下埋没縫合法

Khoo Boo Chai（1962）の報告したもので，えくぼ予定位置の口腔粘膜側に，約 3 mm の小切開を入れ，ここから，5号針で表皮面に出し，同じ刺出点から針を刺入，さらに皮下を 5 mm ほど，埋没式重瞼術のように通し，いったん皮面に刺出したのち同じ点から刺入して，粘膜面で縫合する．術直後は深い凹みであるが，経時的に浅くなり，ときに消失することもある．皮下脂肪の多い人では消失しやすい（図 28-9-26b）．

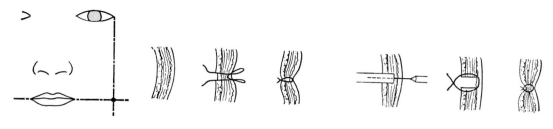

a：えくぼの位置　　b：皮下埋没縫合　　c：punch法

図 28-9-26　えくぼ形成術

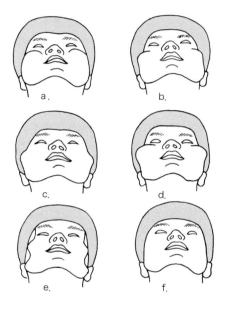

classification of malar prominence
a：Type Ⅰ：anterior protrusion of zygoma
b：Type Ⅱ：lateral protrusion of zygoma
c：Type Ⅲ：protrusion of zygomatic arch
d：Type Ⅳ：combined protrusion of zygomatic arch
e：Type Ⅴ：relative protrusion of zygomatic arch
f：normal face

図 28-9-27　頬骨突出症の分類
(Onizuka T：Aesthetic Contouring of the Craniofacial Skeleton, Ousterhout DK ed, Little, Brown, p323, 1991 より引用)

b. Punch法

Argamaso(1971)が報告した方法で，局麻後，えくぼ予定点よりカテラン針を入れ，これをガイドとして8mm生検用パンチを針先にかぶせ，皮下まで刺入してくり抜き，創は粘膜と真皮とを縫合する．パンチが大きいため，顔面神経損傷の危険が大きく，また，位置的に Stensen duct に近いので注意すべきである（図 28-9-26c）．

D. 頬部陥凹症

これは，骨格的に問題がなくて，痩せたために頬がこけたようにみえるものである．あるいは，遺伝的に，瞼頬が深い人もいるが，これとは区別される．

治療は，脂肪注入の他，face lifting が適応される（図 28-9-9，図 28-9-10）．

E. 頬骨突出症
zygoma protrusion, prominent zygoma

東洋人のなかには，頬骨が異常に突出し，顔に陰影を与えて貧相な感じになるため，これの除去を希望する人も多い．一方，白人では，この発達が悪く，ちょうど Treacher Collins 様顔貌となるため（頬骨扁平症），シリコンや骨を挿入して，突出させる方法が用いられる（後述）．

❶頬骨の突出度

清水(1992)は，頬骨突出度を，MRIを用い，Frankfurt 平面より尾方1cm平面で計測し，前後径男性191.7mm，女性170.8mm，幅径で男性166.6mm，女性154.4mm，頬骨角で男性左110.3°，右106.5°，女性左104.5°，右101.8°で女性のほうが男性より小さく，また，左側が右側より大きい．さらに，頬骨曲率半径では男性左45.4mm，右44.0mm，女性左40.1mm，右38.9mmで，女性が小さく，左が大きいと報告している．

今後，頬骨突出症の診断基準として有用であろう．

❷頬骨突出症の分類

鬼塚(1982)は，頬骨突出症を頬骨の突出したものと頬骨弓の突出したものに分けたが，その後，Onizuka(1991)は，図 28-9-27のように頬骨前方突出型(Type Ⅰ)，側方突出型(Type Ⅱ)，頬骨弓突出型(Type Ⅲ)，混合突出型(Type Ⅳ)，痩身による相対的突出型(Type Ⅴ)に分類している．

❸頬骨突出症の治療

頬骨突出症の治療は，鬼塚ら(1982)によってはじめられたもので，口内法と口外法によって，突出部分の骨を削骨する．

226　第28章　頬部形成術

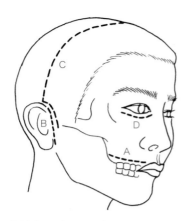

A : intraoral approach
B : preauricular approach
C : coronal approach
D : lower eyelid approach

図 28-9-28　頬骨突出症手術のための皮切

(Onizuka T : Aesthetic Contouring of the Craniofacial Skefeton, Ousterhout DK ed, Little, Brown, p323, 1991 より引用)

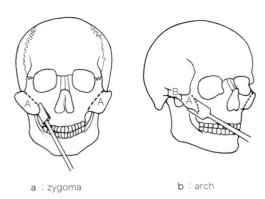

a : zygoma　　　　b : arch

図 28-9-29　突出した頬骨のノミによる削骨

(Onizuka T : Aesthetic Contouring of the Craniofacial Skefeton, Ousterhout DK ed, Little, Brown, p323, 1991 より引用)

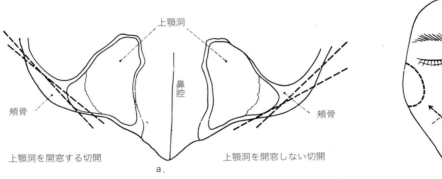 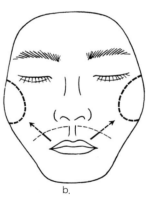

a : 上顎骨部水平断面と削骨方向
b : 口腔前庭切開より上顎骨骨膜下に頬骨隆起部に到達．予定した骨をノミにて削骨．術後は創縫合後圧迫のみ．上顎洞を開窓してもなんら問題はない．

図 28-9-30　頬骨突出症

(鬼塚卓弥ほか：日美容外会報 3：133, 1982)

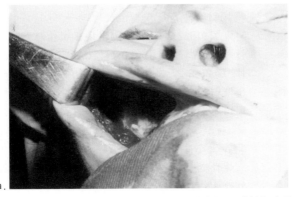 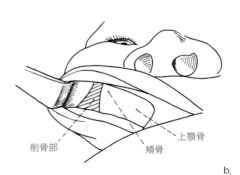

図 28-9-31　口内法による頬骨の削骨状況

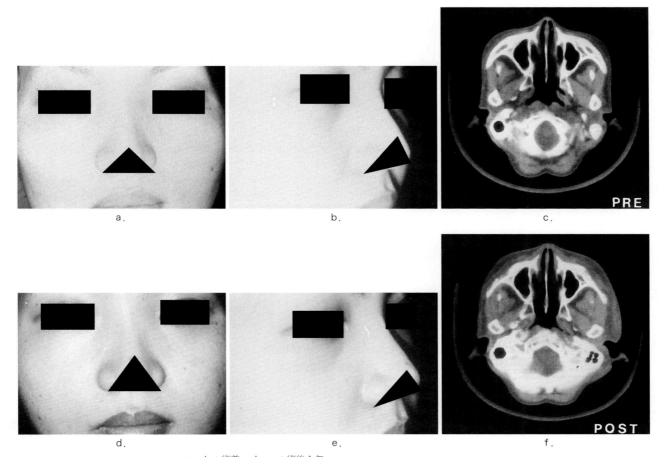

a, b：術前, d, e：術後1年
c, f：術前（c）, 術後（f）の頬部水平断面CT像（削りかた見本）

図 28-9-32　頬骨突出症
（鬼塚卓弥ほか：日美容外会報 3：133, 1981；Onizuka T et al：Aesthetic Plast Surg 7：121, 1983 より引用）

切開線としては，図28-9-28の4箇所があり，口内法は口腔前庭より切開，上顎骨骨膜下に頬骨部，頬骨弓に達し，これを平ノミで削骨する方法（図28-9-29）で，①瘢痕が表にでない，②簡便，③手術時間が短い，などの長所があるが，短所として，①削骨量の判定が難しい，②年長者ではかえって皮膚のたるみを生じるなどがある（図28-9-30, 図28-9-31）．

口外法は，頭皮冠状切開より入り，前頭部皮膚を反転，眼窩縁下側から骨膜下に入り，頬骨，頬骨弓に達し，両者を骨切り，一塊とし，筋層をつけたまま挙上，ワイヤー固定する方法で，長所として，①除皺術とともに行える，②筋層をつけたままであるから骨の血行が温存される，③三次元的に骨格が変えられるなどの長所があるが，短所として，①手術侵襲が大きい，②手術時間が長い，③頭部に瘢痕が残るなどがある（Baekら1991，角谷1992，佐藤ら1998）．佐藤ら（1998）は，冠状切開より頬骨に達し，頬骨をen blocに取り出し，これを後方に移動，固定する手術を報告している．侵襲は大きいが除皺術の併用が可能である．

実際の症例を図28-9-32〜図28-9-35に示したが，著者は口腔前庭より切開する口内法を好んで用いており，年長者には耳前切開を含めた除皺術を併用している．

F. 頬骨扁平症 flat malar eminence

頬骨部の扁平化，つまり突出不全をきたすものに，先天性（Treacher Collins syndrome, craniofacial synostosis, micosomia, などのほか，正常白人の一部）と後天性（顔面骨骨折後，腫瘍摘出後）とがある．

治療法としては，先天性ではインプラント，軟骨，骨などの移植による頬骨突出術，後天性の場合は，頬骨を含め周囲骨の骨切りや骨移植の併用を行って修正する．（Streinsapir 2003, Yaremchuk 2003, 2006）

手術法としては，口内法と経頁法がある．口内法は口腔前庭を切開，骨膜を切開剥離，上顎，頬骨を露出させ，インプラントあるいは骨を挿入する．挿入部位は，Hinderer（1975）によると，目尻口角線と鼻翼耳珠線との間がよいと

228 第28章 頬部形成術

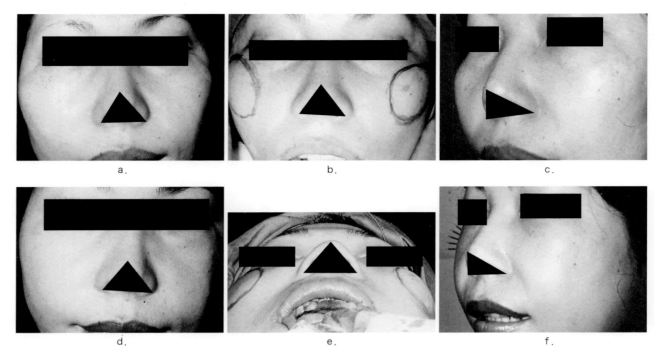

a〜c：術前，d，f：術後5ヵ月，e：右側の頬骨を削骨したあと，左側は未手術

図 28-9-33 頬骨突出症

(Onizuka T：Aesthetic Plast Surg 7：121, 1983 より引用)

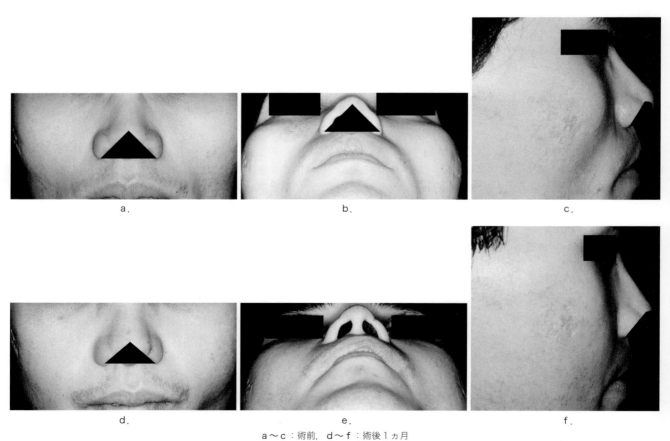

a〜c：術前，d〜f：術後1ヵ月

図 28-9-34 頬骨突出症（前方）

(Onizuka T：Aesthetic Contouring of the Craniofacial Skefeton, Ousterhout DK ed, Little, Brown, 1991 より引用)

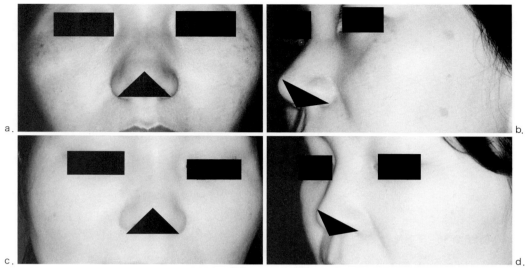

a, b：術前, c, d：術後1ヵ月
図 28-9-35　頬骨突出症

いう．Whitaker (1987) は midface を内側 (paranasal)，中央 (malar)，外側 (zygomatic arch) に分けて症例毎に検討している．

経皮法は，眼瞼縁切開であるが，視野が狭い難点がある．広い視野と手術の容易さからいえば，冠状切開である．特にこの切開の場合は，血管柄付き頭蓋骨外板移植 calvarial bone flap に適している．

血管柄付き頭蓋骨外板移植 calvarial bone flap は，冠状皮切から毛包下で帽状腱膜上を剥離，移植用骨をデザインし，それを含み，浅側頭動静脈を含んでデザインする．まず，骨に穴を開け，帽状腱膜と固定して腱膜が剥がれるのを防ぐ．次に採取骨の周囲にも hole を開けたのち，幅広ノミにて骨を削骨し，持ち上げる．骨が採取できたら，茎部を軟部組織で起こして骨弁とする．眼瞼下皮切を行い，移植部の調整を行ったのち，冠状皮切とのトンネルを通して calvarial bone を移動させたのち，ワイヤー，ミニプレートで固定する．骨間隙には細切骨を充填する（本章 -8-M「Treacher Collins 症候群」の項参照）．

G. 下顎角突出症 mandibular angle protrusion, gonial protrusion

❶下顎角突出症とは

これは"エラが張った"と表現されるもので，咬筋肥大症のように筋肥大によるもののほか，広角下顎症といって，骨自体が先天性に変形したもので，下顎角が正常人の約 120°に対し 90°に近いものもある．

白人の平均値は 125°±5°である (Lehocky 2006)．

日本人は平均値 125.2°（久徳ら 1994），男性 116.3°，女性 122°という（上条 1989）．また男性 116.3°，女性 121.2°との報告もある（飯塚 1958）．調査対象によって異なる．

出口ら (1998) は，本症を3型に分類している．

Type I は下顎角部に骨棘があり，咬筋肥大を伴うもの，Type II は下顎体部が外方へ張り出し，角部は内方へ回り込んだもの，Type III はタイプIIに，さらにオトガイ部の垂直高が短いもの，としている（図 28-9-37）．

与座 (2011) は，gonial angle が 115°以下を手術適応としている．

咬筋肥大症とは異なる．合併症としてはある．

❷治療

治療は，下顎角骨切り術や咬筋肥大症があれば咬筋切除術を併用する（図 28-9-38，図 28-9-39）．

咬筋切除術は Legg (1880)，下顎骨骨切り術は Adams (1949) がはじめであるといわれるが，その後，主な報告として，Converse (1951)，Riefkohl (1984)，Baek (1989) などの報告がある．

最近，Kim ら (2005) はボツリヌストキシン A を用いて咬筋を萎縮させ，合併症もなく好結果を得たと報告している．手術侵襲が少なく，downtime も短く検討に値しよう（第5章皮面形成術の項参照）．

- 術前計測：顔面のバランス，下顎角 gonial angle（男性平均 111°，女性平均 122°），下顎下縁面 mandibular plane（男性平均 26°，女性平均 29°）を参考に切除量を決める．

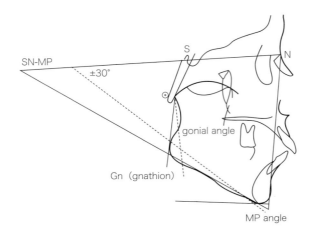

図 28-9-36　下顎角
（与座　聡：形成外科 54：S214, 2011 より引用）

❸ 手術法

手術法は mandibular angle reduction である．角谷（1991）は，切除量を症例によって angle spur を切除する場合，下顎底まで削骨する場合，下顎底下顎枝の上下方向に削骨する場合に分類している．

口内法と口外法とがあるが，口内法を好んで用いる．

口内法は臼歯の奥の粘膜を切開，骨膜下に下顎角に達し，必要量の骨を削骨する．下顎神経損傷を避けるためには下顎角より 15 mm 以内または K-line 以内の削骨とする．K-line とは咬合面後方向延長先下顎上行枝後縁との交点（A）と上行枝前縁延長線下顎下縁との交点（B）を結ぶ線（坂本ら 1988）である．切開部が狭く，術野が深いので手術しにくい．しかし，外部皮膚に瘢痕が残らない長所がある．必要があれば，咬筋内側 1/2 までの切除を追加する．

削骨後は骨片の残存があれば除去，削骨表面の凹凸を調整したのち創閉鎖を行う．ドリルによる孔開けとノミによる削骨も可能であるが，下顎角後内側に顎動脈が走行しており，大出血を起こすことがあるので，オッシレイティング・ソーを用いるほうがよい（図 28-9-40, 図 28-9-41）．

口外法は下顎角下方 2 cm 位のところに皮切を入れ，顔面神経の走行を避けながら，下顎角に達し，骨膜下剥離，下顎角切除を行う．この方法は手術野が広く手術しやすい長所があるが，外部に瘢痕が残るのが欠点である．著者はこの欠点を補うため，耳介後方に皮切を入れ，ここから，皮下を通して下顎骨に達し，骨膜下にノミにて下顎角を切除しているが，瘢痕は目立たないが，無視野のもとに手術をするための危険がある（図 28-9-39）．

口内法，口外法の併用法として李（2005）は口内法でアプローチし，ソーのみ 3 mm の皮切から挿入して骨切りを行っている．その他の削骨術は図 28-9-40．

❹ 合併症

① 出血：下顎角後内側の顎動脈を損傷すると大出血を起こす．また，咬筋や周囲軟部組織を損傷した場合，削骨が骨髄に達した場合などに多い．慎重で丁寧な手術が要求される．万一出血した場合は，十分な止血が必要である．

② 下顎縁の陥凹：削骨が多いと術後，下顎縁がなだらかな直線状をなさず，下顎角前方の下顎縁が陥凹することがある．最近，術後の下顎縁の陥凹修正例の報告がある（高橋ら 2015）．

③ 神経麻痺：術野を広げるために，筋鈎で引っ張って生じるものと，口外法などで直接神経を損傷して生じる場合がある．前者では自然治癒するが，後者では神経縫合を必要とする．

④ 側貌のアンバランス：Jin ら（2004）は下顎角切除によって正貌はよくなっても側貌に不満を訴えることがあるので，下顎角だけでなく下顎全体からみて適量の骨切除を行う．

H. 下顎角扁平症（非突出症） flat mandibular angle

細面顔 slender face ともいわれ（Jin ら 2007），白人にみられることが多く，下顎角の突出の小さいもので，シリコンインプラントを骨膜下に挿入して修正する（Aiache 1992, Yaremchuk 2006）．Jin ら（2007）は，下顎の矢状垂直骨切りで下顎縮小術と同時に行って好結果を得ている（図 28-9-36）．

I. 脂肪沈着症 obesity

若年者では，脂肪吸引，中高年では，除皺術の適応であるが，脂肪吸引を併用する場合もある．

脂肪吸引は，耳垂後部に皮切を入れ，細めのカニューレで吸引する．顔面は，吸引し過ぎると危険である．深層吸引も顔面神経損傷の危険がある．

最近，脂肪融解注射法が報告されているが，内容はホスファチジルコリンとデオキシコリン酸 deoxycholin の混合液で，胆汁酸の一種で脂肪細胞膜を破壊する働きがあるという．未認可である（杉野 2013）．

合併症は，血腫，皮面の凸凹，皮膚のたるみ，神経麻痺などである．

J. 顔面若返り法 rejuvenation（まとめ）

加齢的に顔面をはじめ全身的に老化が起こるが，顔面は最も対称になりやすい．

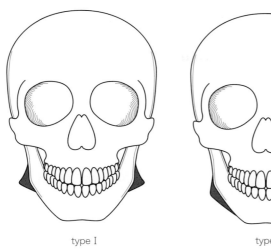
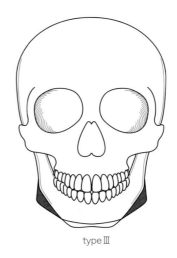

図 28-9-37　下顎角突出症の分類
(出口正巳ほか：日美容外会報 22：9, 2000 より引用)

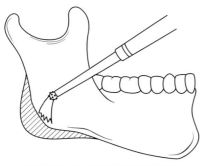

図 28-9-38　咬筋肥大症の術式

❶皮膚の老化

顔面若返り法の対象は、皺やしみ、そばかす、などの色素異常症、脂肪沈着症などがある.

❷顔面若返り法

a. 外科的若返り法 surgical rejuvenation

額部, 頬部, 頸部の皺とり, 上下眼瞼の皺とり, たるみとり, 脂肪吸引, 脂肪注入, SMAS の短縮, 骨膜挙上, 骨格形成などがある（本章 -9-A「除皺術」の項参照）.

b. 皮面形成術若返り法 peeling rejuvenation

この方法は, 皮面形成術であるが, 真皮までに止まる侵襲であり, 別項目とした. 山下（1999）は, 表 28-9-3 のように若返り法としての各種皮面形成術の効果の比較を行っている.

c. レーザー療法 laser resurfacing, laser abrasion

真皮の熱変性, 真皮収縮による若返り効果である.
Er:YAG レーザーが侵襲や副作用が少ないとして用いられている. クーリング付きは更に侵襲を軽減できる.

d. 光線療法

フラッシュランプを利用する.

e. 化学的削皮術 chemical peeling, chemical abrasion

レチノイン酸, ハイドロキノン酸, キネラーゼ kinerase® (N3-furfuryladenine), ビタミンC誘導体, AHA, サルチル酸, TCA, フェノールなど
が組み合わせて用いられる.

f. 機械的削皮術 mechanical peeling, dermabrasion

グラインダー, microdermabrasion（細粒を吹き付けて削皮, 吸引する方法）

g. 注射療法 injection method

① Atherocollagen®, Zyderm I, II, Zyplast, Resoplast®; ウシコラーゲン

② Dermalogen®（Collagenesis 社製, 米国 - 人屍体から採取）,

③ Autocollagen®（同左会社 - 患者から採取）

その他, 一次効果を期待するもの, 永久効果を期待するものなどが作られ
ている.

h. 注入剤（注射以外）

Gore-Tex®, softform®, Alloderm®, など.

i. ボツリヌストキシン製剤

ボツリヌストキシン A：Botox®（Allergan 社製, 米国）, Dyspoat®（Speywood Pharmaceutical 社製, 米国）
ボツリヌストキシン B：Nerobloc®（Elan Pharmaceuticals 社製, 米国）

j. 高濃度ビタミンC注射

これは, 古山ら（2010）によると, 2005 年, がん治療に有効とされてから, 他の疾患にも効果があるのではと, 考えられた.

232　第28章　頰部形成術

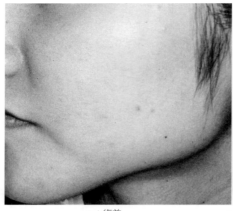

a：術前　　　　　　　　　　　　b：術後1ヵ月

咬筋の肥大が著明でないので，下顎角の骨隆起部のみ切除．皮切は耳垂根部で，皮下剝離したのち下顎角に達したのち，骨メスで骨膜切開，骨膜剝離子で下顎前後面骨膜剝離，骨ノミにて下顎角部切除．術後は，皮膚縫合後，圧迫包帯のみ．

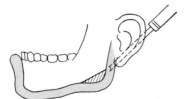

c：手術法　**図 28-9-39　軽度咬筋肥大症**

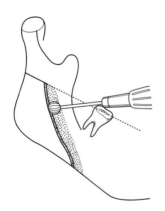
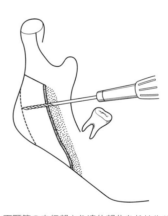

a：下顎管の走行部まで，手前の外板をラウンドバーで削除する．

b：下顎管の走行部より遠位部分をドリルバーあるいはリンデマンバーで下顎縁あるいはさらに内側に向け密に穴をあける．同時に咬合平面の高さで外板に溝を掘り malfracture を防ぐ．

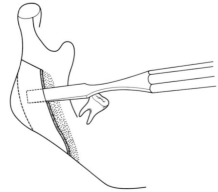
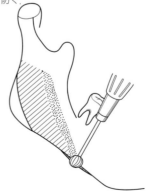

c：幅 10 mm 程度の平ノミでスプリットし骨片を除去する．

d：オトガイ神経孔周囲の骨突出部をトリミングする．

図 28-9-40　angle splitting ostectomy の実際

（出口正巳ほか：形成外科 41：231, 1998 より引用）

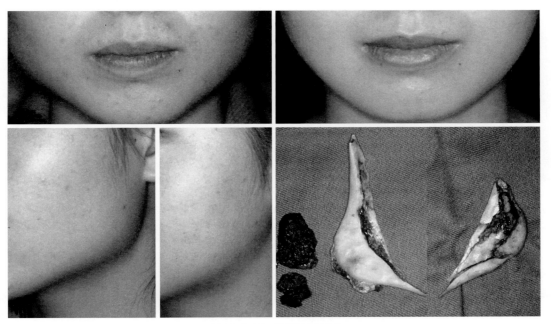

図 28-9-41　下顎角切除術

(保阪善昭氏提供)

たとえば,①メラニン色素対策,②コラーゲン形成と維持,③抗ストレスホルモン,④抗活性酸素作用,⑤皮膚酸化抑制,⑥免疫機能アップ

副作用,適応,禁忌に注意.

k. 脂肪融解注射法 injection lipolysis lipodissolve

ホスファチジルコリンと,デオキシコール酸の混合液(Lipostabil)の注射法がある(杉野ら 2010, 2013).

しかし,作用機序は完全には解明されていない.また,合併症もあり,使用には注意を要する.

これは,杉野(2013)によると,1959 年ロシヤで脂肪栓塞予防に用いられ,1998 年 Mggiori が眼瞼黄色種に,2001年 Rittes が下眼瞼脂肪膨隆に応用したという.

K. 美容歯科

❶顎矯正
本章 -7「顔面・顎変形」の項参照.

❷歯列矯正
本章 -7「顔面・顎変形」の項参照.

❸歯牙白色化 teeth whitening

ホワイトニングは,bleaching ブリーチング歯牙漂白ともいわれ,過酸化水素が分解する際に発生するフリーラジカル(活性酸素)で歯を白くする方法である.

a. 目的

形成外科では,形態異常や色の異常を正常化する仕事であるが,現在の医療でも限界がある.たとえば,唇裂では,瘢痕を消すことはできないが,美容外科で顔全体を美しくすることによって,本人に精神的安定を与え,また,他人からも全体の美しさが注視され,唇裂部分を目立たなくさせることはできる.昔から,明眸皓歯といわれるように,白い歯は美しさの基本のひとつでもある.

b. 分類

①オフィスホワイトニング office whitening

これは,歯科医院,歯科病院で行う office whitening 通常 35％の過酸化水素製剤と光化学触媒粉末を用い,筆で歯牙に塗布,その後,ハロゲン照射器によって 1 歯に付き 3 分間照射する.上顎 6 歯であれば 18 分程度となる.終了後フッ化ナトリウム配合ペーストして歯面研磨をする.効果も早い(図 28-9-42).

②ホームホワイトニング home whitening

あらかじめ歯科医院で口腔内の印象をとり,石膏模型の歯形を作成,その歯列に合わせカスタムトレーを作成する.そのトレーに患者自身が歯科医院から供給された薄めの過酸化尿素ジェル,通常 10％のものを塗布し口腔内に 2 時間装着する.これを約 2 週間かけて徐々に白くする.

③デュアルホワイトニング dual whitening

これは,オフィスホワイトニングとホームホワイトニングとの組み合わせ法である.

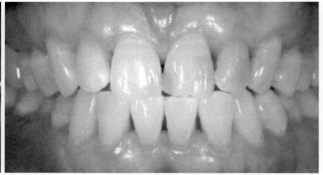

①施術前　　　　　　　　　　　　　②施術後

図28-9-42 office whitening（20歳代女性）

（真鍋厚史氏提供）

④**ウォーキングブリーチ** walking bleach

変色失活歯に対して適切な根管充填治療がなされており，根尖病巣がないことを確認したうえで充填材を半分ぐらい除去し，そこのホールに過酸化水素水と過硼酸ナトリウムの連和物を挿入しセメントで封鎖する．これを数回繰り返し脱色させる．

c. 適応，不適応

歯の着色変色など外因性着色と内因性のテトラサイクリン症がある．

禁忌症は，歯周疾患や齲歯のある歯，妊娠している人，母乳を飲ませている人，である．禁忌でなくても，歯牙に障害を与えることもあり，要注意という．歯科医と協力が必要．

L. 美容外科治療の評価

美容外科治療の効果の有無を判定することは，主観的問題もあり大変困難であるが，インフォームド・コンセントあるいは，満足度の問題を含めて，何らかの評価法を作るべきだと思っている．根岸ら（2010）も，その試みを報告している．

❶**視診による評価**

皺，シミ，赤み，毛穴の開き，肌理の乱れ，皮面の滑らかさ，弾力，たるみ，など．

❷**客観的方法**

①デジタル写真撮影，②画像撮影解析法．

❸**特殊評価法**

①色彩色素計，②分光測色計，③メラニン・紅斑指数計，④レプリカ解析法，⑤ミクロ三次元直接解析法，⑥マクロ三次元直接解析法，⑦水分計，⑧油分計，⑨その他．

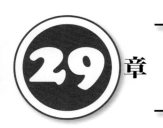

29章 頸部形成術 cervico-plasty

29・1 頸部の解剖 anatomy of the neck

A. 頸部の範囲 region of the neck

頸部の範囲は，体表解剖学では，頸部の上縁は下顎底-下顎角-下顎枝後縁-顎関節-乳様突起-分界項線-外後頭突起を結ぶ線であり，頸部の下縁は胸骨上縁（頸切痕）-鎖骨上縁-肩峰-第7頸椎棘突起を結ぶ線である．植皮上の問題から頸部の範囲を下口唇までとしている人もいるが，しかし，臨床的には，頸部の境界は，下縁はともかく，上縁は下顎底-下顎角-後頭部生え際を結ぶ線とするのが便利である．

B. 頸部の解剖学的特性 anatomical characteristics of the neck

①頸部は，頭部と胸部の境界にあり，7個の頸椎と数多くの筋によって重い頭部を支えるとともに，極めて大きい運動性を有している．
②頸部の皮膚は，前面では薄く，後面では厚くなっている．
③頸部の前面は，なだらかな凹面を呈している．これは植皮の際に問題になる．すなわち植皮片の拘縮で凹面が消失しやすいからである．
④嚥下運動に際しては，比較的硬い甲状軟骨が連動するため，遊離植皮のとき安静が保ちにくく，またtie overで植皮片が甲状軟骨に圧迫されて壊死を起こしやすい．
⑤皮筋である広頸筋が，大胸筋上縁より顔面まで頸部を通して広く分布，その下に3層の頸筋膜があるため，頸部熱傷などに際して拘縮を増強しやすい．
⑥老人になると前面の皮膚が下垂しやすい．七面鳥頸 gobbler neck, turkey neck といわれる縦皺である．
⑦頸部の運動の50%は，環椎と軸椎で行われ，残りの50%が他の頸椎である．
註；嚥下機能が障害されると誤嚥を起こす．岩江ら（2016）によると，誤嚥は部位によって，①前咽頭期型誤嚥，②喉頭挙上期型誤嚥，③喉頭下降期型誤嚥に分類されているとしている．

29・2 頸部の外傷・瘢痕 trauma and scar of the neck

A. 頸部の外傷

頸部の解剖学的特徴から，むち打ち症の他，いろいろな事故により圧迫，切挫創，熱傷，軟骨骨折，放射線障害などを起こす．
治療は，軽度であれば，他と同様の処置を行えばよいが，嗄声，呼吸困難があれば，挿管や気管切開など気道確保が必要になる．その後，損傷の程度により適切な処置を行う．皮膚は，郭清，縫合，軟骨骨折は整復，出血は止血，気泡があれば，皮下気腫，縦隔気腫の処置を行う．

B. 頸部の瘢痕

❶原因
頸部瘢痕の原因で，最も多いのは熱傷によるもので，次に交通事故である．その他，気管切開を含め外科手術によるものなどがある．

❷頸部の瘢痕の特徴
頸部の前述のような解剖学的特徴から，その瘢痕にも，いろいろな特徴がみられる．
①瘢痕拘縮により正常の頸部彎曲が失われやすい．極端な場合は，オトガイ部が胸骨部に癒着することもある．この状態が幼時より続けば，小顎症を起こす．
②頸部前面の線状瘢痕の場合は，水かき状あるいは幕状の瘢痕拘縮を起こしやすい．
③頸部瘢痕拘縮では頸部の伸展が制限され，手術に際して全身麻酔の気管内挿管が困難で，事故につながりかねない．
④頸部瘢痕は，ケロイドあるいは肥厚性瘢痕を起こしやすい．
⑤わずかな瘢痕でも，これを切開して頸部を伸展させてみると，意外に大きな皮膚欠損になることがある．
⑥気管切開後の瘢痕は，皮膚と気管が癒着しやすく，tracheal tug, 呼吸困難，動きによる頭痛を起こす（Skigenら1999）．

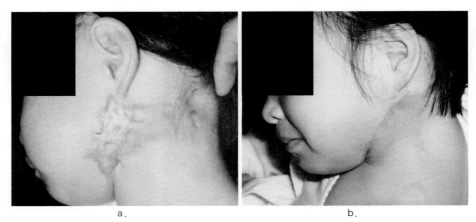

a：術前
b：縫縮術後1年．幼児の場合，しかも頸部の側方の瘢痕であれば縫縮も可能なことがある．

図 29-2-1　頸部側方皮弁

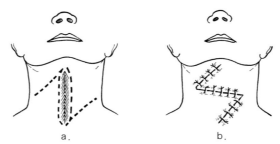

図 29-2-2　頸部の線状瘢痕拘縮のZ形成術による修復法

❸線状瘢痕の治療

単なる線状瘢痕は，縫縮を行えばよいが（図 29-2-1），瘢痕拘縮を起こしている場合は，Z形成術の適応となる（図 29-2-2）．この場合，周囲皮膚が健常なことが望ましいが，軽度の瘢痕でも，皮膚欠損の少ない場合ならば，やはりZ形成術の適応になる．

❹広範囲瘢痕の治療

広範囲瘢痕の治療法を大別すれば，次の4法がある．すなわち，
①薄層皮弁 thin flap による方法（Goo-Hyun ら 2007）
②全層植皮（真皮下血管網皮膚）
③分層植皮（下顎底部）と皮弁（頸部前面）の併用
④tissue expander
などである．

a. 皮弁

1）皮弁の適応

皮弁は，放射線障害や深部までの熱傷，癌根治術後などの再建に用いられるが，通常の瘢痕拘縮の場合に使用する人も多い（鬼塚1969など）．特にケロイド素質のある場合は，遊離植皮では再度拘縮を起こしやすく，有茎植皮（皮弁）が推奨される．

2）長所，短所

a）長所

①術後の瘢痕拘縮が少ない．
②皮下脂肪の同時移植によって，頸部にふっくらした感じを与えることができる．

b）欠点

①遊離吻合皮弁以外，手術回数が多く，治療期間が長い．
②皮弁特有の膨らみのため，頸部の輪郭，特に下顎頸部角（溝）submandibulo-cervical angle or cervical sulcus が消失しやすい．
③移植皮下脂肪が偏位しやすい．

これらの欠点も，以下の特殊な方法で多少改善することができる．

3）皮弁の採皮部

a）単純皮弁

①acromio-pectoral direct flap, acromial flap（図 29-2-3 ～図 29-2-6）：1843年，Muetter が最初といわれ，後者は，直達辺縁皮弁であり，delay を必要とせず，頸部に

29・2 頸部の外傷・瘢痕　237

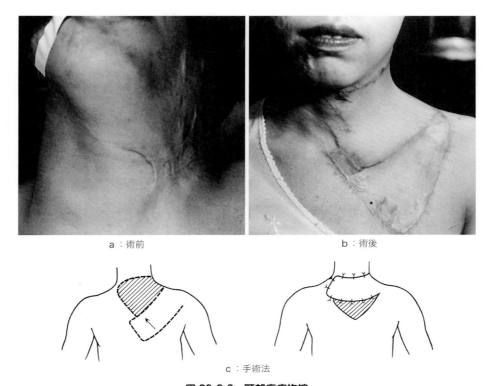

a：術前　　　　　　　　　　　b：術後

c：手術法

図 29-2-3　頸部瘢痕拘縮
1枚の acromiopectoral flap による修復. 採皮部には遊離植皮.

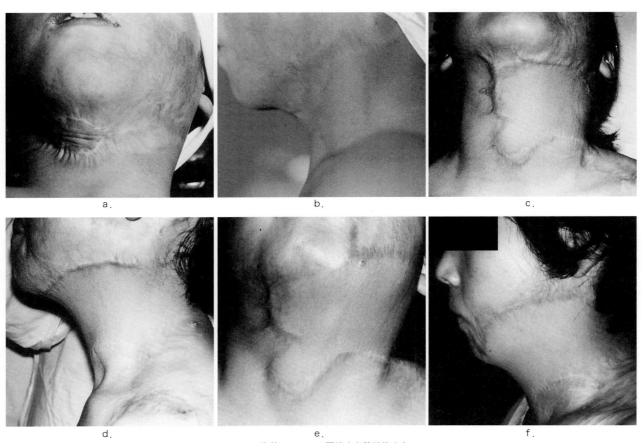

a，b：術前．c，d：肩峰皮弁移植後1年
e，f：術後8年．下顎の発育抑制がみられる．

図 29-2-4　頸部瘢痕拘縮

238　第29章　頸部形成術

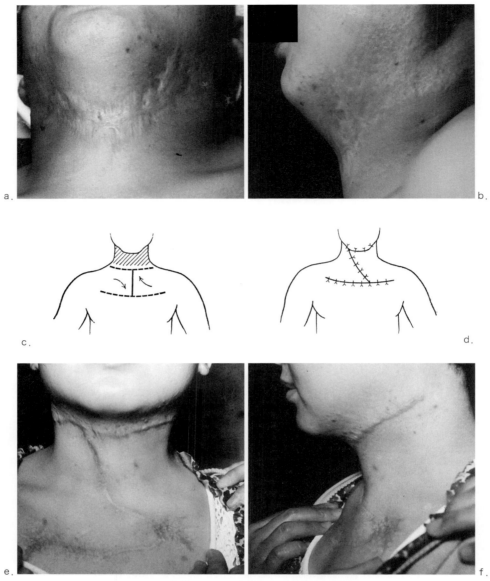

a, b：術前, c, d：手術法, e, f：術後10ヵ月.
2枚のacromiopectoral flapをadvanceして修復する.
図29-2-5　頸部瘢痕拘縮

用いる皮弁としては，最も適当である．前者は，胸部に大きな瘢痕が残るので，女性の場合は考慮の必要があり，後者は，肩に瘢痕が残る．しかし，皮弁移植後の皮下脂肪の偏位は少ない．delto-pectoral flap (Bakamjian flap) は，acromio-pectoral flapとは反対に，pedicleが胸骨側にあるもので，現在でも用いられている．最近，後頭動脈を茎にしたshoulder super-thin flapの報告がある (Hyakusokuら1994)．

最近，Vinhら (2007) は，supraclavicular flapによる頸部瘢痕に対する使用経験を報告，皮弁が20 cm幅までであれば，ドナーの縫縮が可能という．また，Vinhら (2007) は，cervicopectoral superthin flapの使用経験についての報告も行っている

②chest tumbler direct flap：乳房上部の皮弁を180°反転し，2段階で頸部に移植する方法で，前述のacromio-pectoral direct flapに比べれば，手術回数が多くなるが，胸部中央に瘢痕ができないので，胸の開いた洋服を着ることができる (図28-2-24参照)．

b) 遊離吻合皮弁 free flap

microvascular surgeryの技術を用いて，鼠径部の皮弁 groin flap (Daniel 1975) を浅腸骨回旋動静脈 superficial circumflex iliac artery&veinとともに採取し，これらの動

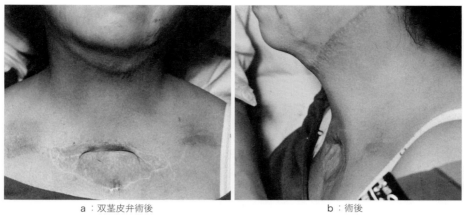

a：双茎皮弁術後　　　　　　　　b：術後

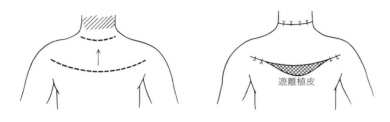

c：手術法

図 29-2-6　頸部瘢痕拘縮
acromiopectoral flap を double pedicle で移植，採皮部に遊離植皮．皮弁の下端が遊離植皮で固定されるため皮弁の膨らみが目立ちやすい．

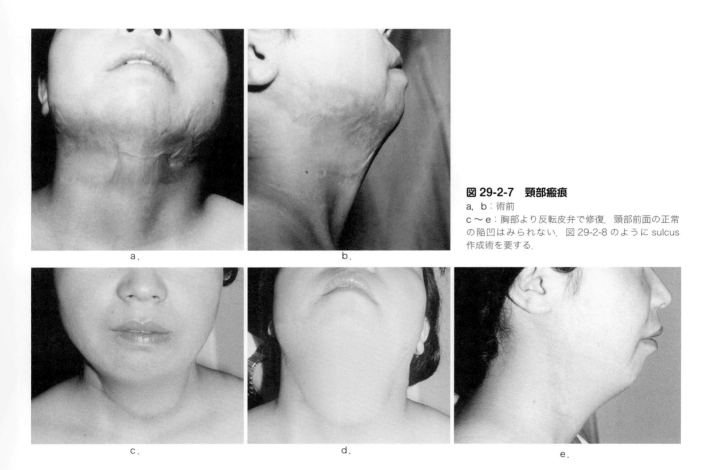

図 29-2-7　頸部瘢痕
a，b：術前
c～e：胸部より反転皮弁で修復．頸部前面の正常の陥凹はみられない．図 29-2-8 のように sulcus 作成術を要する．

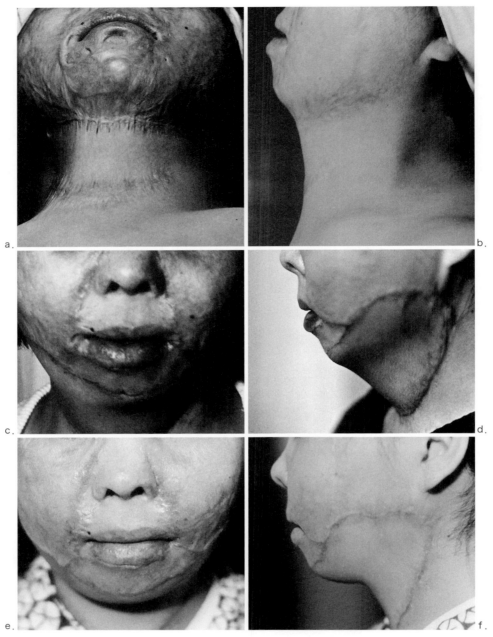

a, b：術前
c, d：胸部からの反転皮弁による修復　sulcus はみられない．
e, f：皮弁の頸部 sulcus に相当するところの真皮と頸部筋肉とを固定して sulcus を作る

図 29-2-8　頸部瘢痕
（鬼塚卓弥ほか：形成外科 16：102, 1973；野田宏子, 鬼塚卓弥ほか：形成外科 17：538, 1974 より引用）

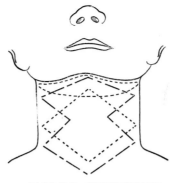

図 29-2-9　頸部の植皮範囲

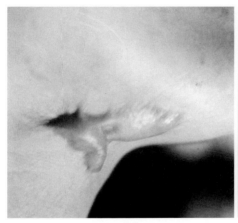
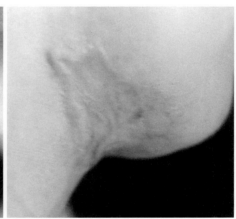

a：術前　　　　　　　　　　b：全層植皮術および放射線治療後

図 29-2-10　頸部ケロイド

静脈を顔面動静脈 facial artery & vein に吻合する方法などである（Harii ら 1975）．1 回の手術で皮弁移植が可能であり，目立たないところに採皮部を選べる利点があるが，適当な動静脈がないと利用できず，また後述の下顎頸部溝の同時作成をするには多少の危険を伴う．また，皮下脂肪偏位（後述）を防ぐには，groin flap より D-P flap のほうがよい（図 29-2-7）．また，free scapular flap（Fonseca 1978），para-scapular flap（Angriani1994），superficial cervical artery flap（頸横動脈皮枝利用，Hyakusoku ら 1990），free rectus abdominis flap（Akizuki 1993），occipito-cervical flap（後頭動脈穿通枝利用）なども報告されている．

c) 薄層皮弁 thin flap

皮弁の defatting をしないで，皮弁そのものを薄く作成する Colson（1996）flap を Thomas（1980）が thin flap と命名，頸部に用いた（Hyakusoku ら 1994）．特に血管柄付き真皮下血管網皮弁は有用である（秋月ら 2002）．

d) 筋皮弁 myocutaneous flap

第 8 章，第 10 章参照．

e) tissue expander

1993 年塚田ら，1994 年 Karacaoglan らが前胸部皮膚を利用した．また，Ninkobic ら（2004）は，鼠蹊部，肩甲骨部の皮膚を用いている（図 29-3-12，図 29-3-13）．

f) 皮弁使用上の問題点

(1) 下顎頸部溝作成術

皮弁移植時に，皮弁の下顎頸部溝に相当するところの皮下脂肪を 1cm 長さくらい，3～4 箇所切除して，真皮を露呈し，これを頸部の筋層にナイロン糸で固定する．皮下脂肪をとり過ぎ，あるいは，固定の数が多いと皮弁の血行障害を起こしやすいので注意を要する（図 29-2-8）．

(2) 皮下脂肪偏位の修正

要は，皮下脂肪の構造上の問題によるためで，経時的に重力の作用で皮下脂肪が下方に固まってくる異常で，皮下脂肪内に線維組織の多いほうが，変形が少ない．経験的に

242　第29章　頸部形成術

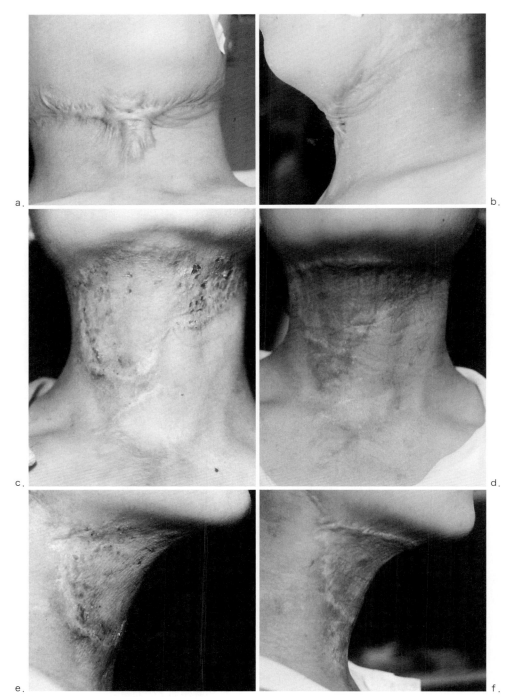

a, b：術前
c, e：全層植皮術後1ヵ月
d, f：術後半年　植皮片の収縮が著明である．
　　　ケロイドの場合は拘縮を起こしやすい．

図 29-2-11　頸部ケロイド

29・2 頸部の外傷・瘢痕　243

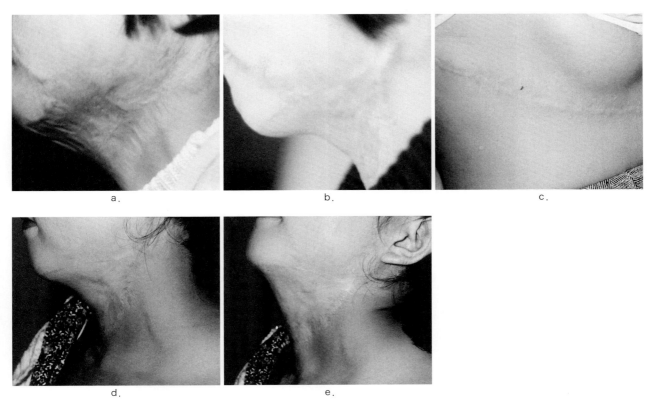

a：術前，b：術後2年半，c：採皮部．いったん瘢痕皮片植皮後縫縮．d，e：術後13年
図 29-2-12　頸部瘢痕
乳房下からの全層植皮を行った．

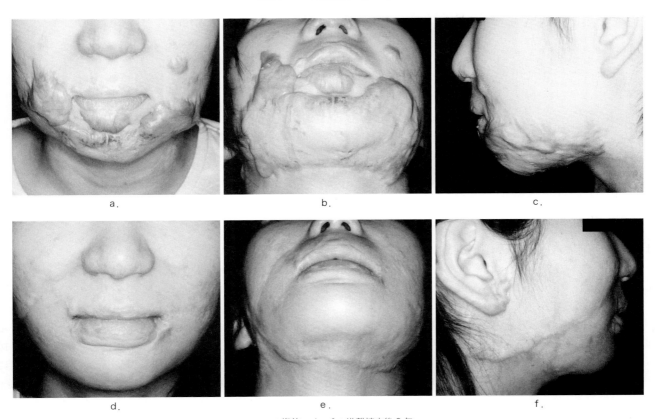

a～c：術前，d～f：遊離植皮後3年
図 29-2-13　顔面頸部ケロイド

244　第29章　頸部形成術

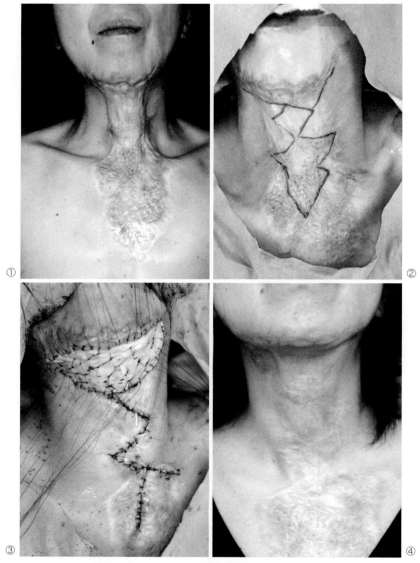

図 29-2-14　熱傷後頸部瘢痕拘縮，40歳代女性
①②：手術のデザイン，③：W形成術全層植皮，④：術後3年

（飯田直成氏提供）

は，腹部や鼠径部の皮弁より胸部や背部の皮弁のほうがよい．

b．遊離植皮

1）遊離植皮の適応

遊離植皮の適応は，経験的にみて，比較的平滑な瘢痕拘縮で，しかも，瘢痕下に正常脂肪組織が存在する場合にある．ケロイドや肥厚性瘢痕の場合には，術後の処置を怠ると再拘縮をきたしやすい．遊離植皮のなかでも，分層植皮は，その性質上（第7章-2-C-⑨-c「植皮片の収縮」の項参照），術後拘縮を起こすことが多く，全層植皮が好ましいが，100％生着が術後拘縮を少なくするとして，厚めの分層植皮を行う人もいる．

2）遊離植皮の範囲，方法

頸部の運動方向を考えて，図29-2-9〜図29-2-14のように行うが，頸部全体にわたるような広範な植皮では，それだけの広い採皮部を必要とする．著者は，乳房下部を好んで用いているが，その理由は，植皮片の収縮が少なく，採皮部の瘢痕が目立たず，連続縫縮術を行えば直線状瘢痕にすることができるなどである．村上ら（2005）は，Gonzalez-Ulloaのaesthetic unitの考え方を取り入れてはいるが，頸部を上部と下部に分けている．

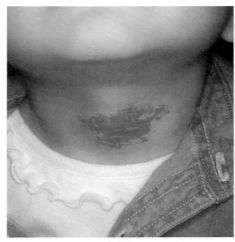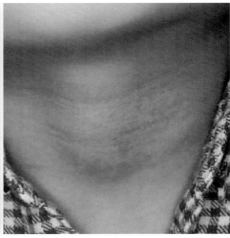

a：3歳時　　　　　　　　　　　　　b：6歳時

図 29-3-1　未治療の表在型血管腫の経過
未治療でも改善される例

（渡邉彰二氏提供）

3）遊離植皮の問題点
a）再拘縮
頸部の瘢痕拘縮に対して遊離植皮を用いる場合，術後の再拘縮を防ぐ目的では全層植皮がよい．しかし，術後の再瘢痕拘縮を防ぐため，術後6ヵ月以上，頸部にコルセットを着用させなければならないわりには，長期間のわずらわしい固定を行ってもある程度の再拘縮を防ぐことは不可能である．

b）色素沈着
遊離植皮を行う以上，避けられない問題であり，しかも広範囲遊離植皮を100％成功させるには高度の技術を要する．そうでないと部分的壊死を起こしやすく，壊死を起こさなくても色素沈着を増強しやすい．

29・3　頸部の腫瘍　tumors of the neck

頸部にも，他の身体部位と同じように，いろいろな腫瘍がみられる（第20章「形成外科に関連のある皮膚疾患」の項参照）．

A. 良性腫瘍 benign tumors

❶脂肪腫 lipoma

❷線維腫 fibroma

❸神経線維腫症 neurofibromatosis, von Recklinghausen's disease

❹血管腫 hemangioma，血管奇形 vascular malformation

a. 単純性血管腫 portwine stain，毛細血管奇形 capillary malformation
これは項部，側頸部に多く，治療は小範囲ならば縫縮，連続縫縮などが行われ，広範囲になると，ドライアイス法か植皮法が用いられたが，最近では，もっぱらレーザー光線治療の適応となった（図29-3-1，図29-3-2）．

b. 海綿状血管腫 cavernous hemangioma，静脈奇形 venous malformation
これは，時にみられ，しかも，深部まで広がっていることが多い．治療は，切除であるが，頸部には重要な組織が多いため，細心の注意を要する．場合によっては電気凝固も行われる（図29-3-3）．

c. 苺状血管腫 strawberry mark，乳児血管腫 infantile hemangiom
これも，しばしばみられるが，治療は通常放置である．しかし，最近では，レーザーを照射して早めに治癒させる（第20章「形成外科に関連のある皮膚疾患」の項参照）．

❺リンパ管腫 lymphangioma
先天性嚢状水腫 congenital cystic hygroma が最も多く，約90％が生後2年以内に生じ，ときに列序性単純性リンパ管腫がみられることもある．部位別には頸部75％，腋窩20％，縦隔，後腹膜など5％である（Gross 1964）．最近，高齢者の発症例がみられる．原因は不明である．

鑑別診断は，脂肪腫，側頸嚢胞，血管腫などがある．
治療は，①塩酸ブレオマイシン注入法（高戸1988，神崎

246 第29章 頸部形成術

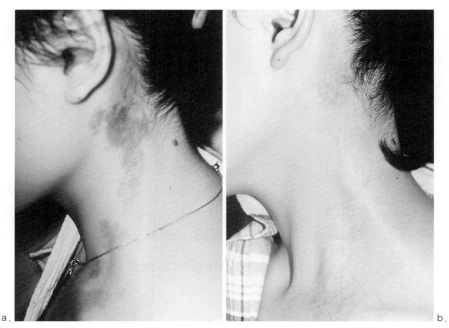

図 29-3-2 頸部単純性血管腫
ドライアイス治療後1年

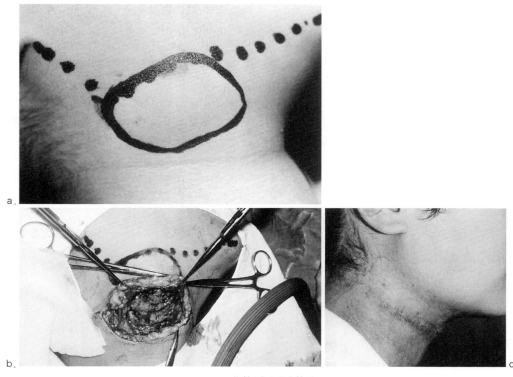

a：術前．丸印が血管腫
b：術中
c：術後1ヵ月

図 29-3-3 右頸部海綿状血管腫

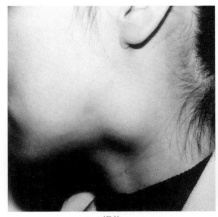
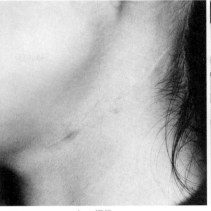
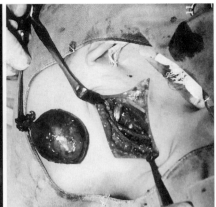

a：術前　　　　　　　　　b：術後　　　　　　　　c：術中，切除リンパ腫瘤

図 29-3-4　リンパ管腫

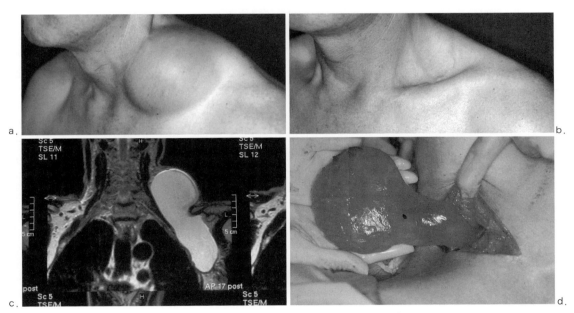

a：術前，b：術後，c：CT画像，d：リンパ管腫摘出中

図 29-3-5　巨大リンパ管腫

（神崎温子ほか：形成外科 46；633, 2003 より引用）
（神崎温子氏提供）

ら2004），OK 432（ピシバニール®）局注法（荻田ら 1993, 2002）が行われる．②局注で効果がなければ切除であるが，容易ではない．

前者のリンパ管腫の場合は，単房性であっても多房性でも，嚢胞を傷つけるとリンパ液が流出し，その範囲が不明になり摘出が難しくなる（図29-3-4，図29-3-5）．

❻**母斑** nevus（図29-3-6）

❼**粉瘤** atheroma

❽**皮様嚢腫** dermoid cyst

❾**軟骨腫** chondroma

❿**骨腫** osteoma

⓫**その他**

特殊なものとして，甲状腺腫 goiter，頸動脈球腫瘍 carotid body tumor，頸静脈球腫瘍 glomus tumor，皮下気管支原性嚢腫 subcutaneous bronchogenic cyst（藤尾ら 2000）などがある．

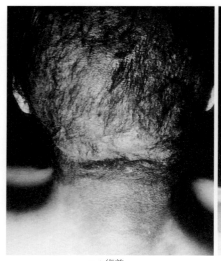 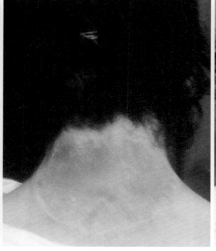 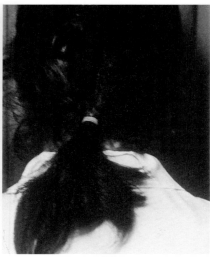

a：術前　　　　　　　　b：分層植皮後1年　　　　　　　c：術後

図 29-3-6　頸部母斑細胞母斑

B. 悪性腫瘍 malignant tumors

頸部にも，皮膚癌，甲状腺癌，上咽頭癌，下咽頭癌，喉頭癌，食道癌など，いろいろな悪性腫瘍がみられるが（表29-3-1），治療はいずれも早期発見，早期根治手術である．しかし，完治率は低い．図 29-3-7 は皮膚切開線である．

CT，MRI，超音波検査，穿刺細胞診，FDG-PET は診断上有用である（頭頸部癌診療ガイドライン 2013）．

❶上咽頭癌

放射線療法が第一選択で，化学療法も併用されるが，手術療法は適応が限られる（頭頸部癌診療ガイドライン 2013）．再建は，症例に応じて選択される．

❷頸部腫瘍根治術後の再建

頸部原発悪性腫瘍のみならず，頭部，顔面の悪性腫瘍の場合でも，リンパ転移が頸部にいくため，頸部の広範囲リンパ郭清術を含め，広範囲根治術が行われることが多い．すなわち今日では，en block resection の外科治療の概念が一般化しているが，それも術後の機能や形態の再建が，形成外科手術の進歩により可能になってきたためである．

a．舌癌，口腔底癌根治手術の再建

この場合，当然，口腔底つまり下顎下部の全摘が行われ，ときに下顎骨も切除される．したがって，再建術は根治手術の程度によって異なってくるが，再建方法は，組織の移植が必要な場合は，遊離吻合皮弁移植や血管柄付き骨移植が第一選択とされ，状況によっては，皮弁移植が用いられる（図 29-3-8，図 29-3-9）．

表 29-3-1　日本の頭頸部癌推定罹患数（2000 年）

部位	総数	男性	女性
口腔	5,939	3,736	2,203
咽頭	3,427	2,745	682
頸部食道	715	611	102
鼻・副鼻腔	1,076	692	384
喉頭	3,881	3,700	181
甲状腺	9,346	1,738	7,608
非 Hodgkin リンパ腫	6,617	3,820	2,797
総数	31,001	17,042（55％）	13,959（45％）
全癌総数	580,724	344,213（59％）	236,511（41％）

（富永祐民ほか編：がん統計白書，篠原出版，p159，1999；佐藤武男：頭頸部腫瘍，野村恭也ほか編，中山書店，p17，2000 より引用）

1）小範囲の欠損

周囲粘膜の剥離伸展による縫縮，遊離植皮術などが行われる．

2）中等度以上の欠損

①舌弁，
②局所皮弁，
③deltopectoral flap（D-P flap），
④大胸筋皮弁 pectoralis muscle flap，
⑤遊離吻合皮弁 free flap など使い分けられる．

❸顎骨の再建

悪性腫瘍摘出後の顎骨再建については，1960 年代までは，皮弁形成，あるいは遊離の骨移植以外，手をつけられていない．chewing，swallowing，speech，appearance の再建は

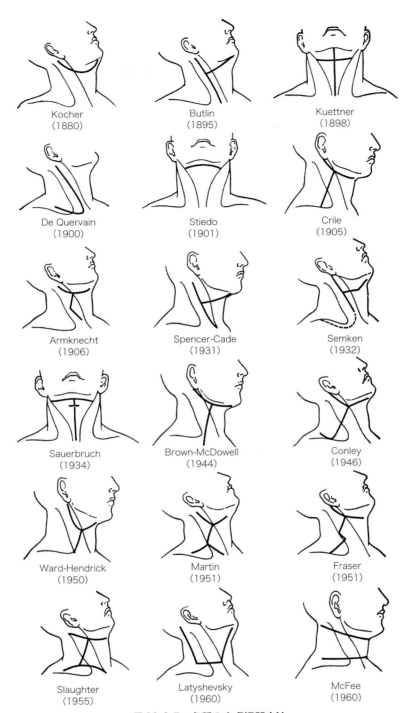

図 29-3-7　各種の皮膚切開方法

(藤野豊美：手術 22：612, 1968 より引用)

困難で，その成功率も 40% 以下であった (Urken 1991)．

Snyder (1970), McKee (1978) が，osteocutaneous flap として内胸動脈を茎にした肋骨移植を行い，Daniel ら (1978) が，free tissue transfer で下顎再建を行った．その後，microsurgery の発達により，成功率も 100% 近くにまで上がっている．Donor も iliac crest, scapula, metatarsus, rib, radius, ulna, fibula, humerus と選択されているが，それぞれ一長一短があり，Urken (1991) は，iliac crest を勧めている．

Fibula は，長い骨の再建にはよいが，下顎骨の再建には骨を分断して曲げねばならない．しかし，Lutz ら (2004) は，両側の血管柄付き Fibula 移植により，左右の下顎角から

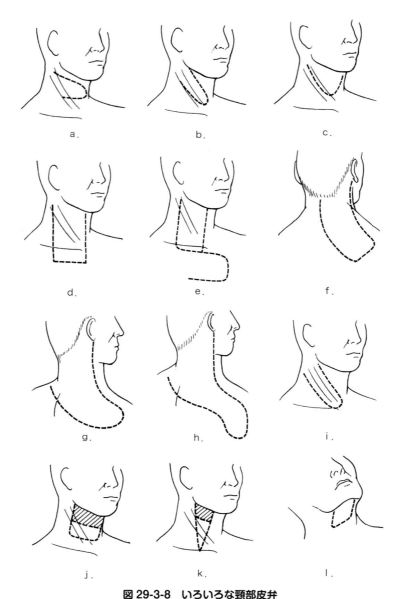

図 29-3-8　いろいろな頸部皮弁
(一瀬正治：標準形成外科学，鬼塚卓弥編，医学書院，1975より引用)

下顎角までの再建を報告している．また，Chana ら (2004) は，free fibula osteoseptocutaneous flap に，移植と同時に人工歯根を移植してよい結果を得たと報告している．

皮弁への穿通枝が明確でない Fibula osteocutaneous flap は，骨欠損のみには適応がある．Metatarsus osteocutaneous flap は，皮弁が薄く，知覚皮弁として，また，第2中足骨を利用できる．しかし，皮膚が量的に少なく，術後植皮を要する．老齢者では血管系に問題がある．

Scapula は，肩甲回旋動静脈 circumflex scapular artery & vein を利用した適応価値の高い composite free flap である．欠点として，利用できる骨量が少ない，知覚皮弁として難点があるなど検討の余地がある．最近，Hasan ら (2013) は，肩甲骨皮弁で，上顎，下顎，頭蓋の再建を報告している (図 29-3-15)．

❹舌機能の再建

舌癌切除後，口腔底癌切除後の欠損部は，種々の方法で再建されても，そのままでは舌の機能は再建されない．残存舌の機能を温存できるように，できるだけ薄い皮弁（前腕皮弁，前外側大腿皮弁など）で再建し，舌全摘や亜全摘の場合は，腹直筋皮弁のようにボリュームのある組織を移植し，再建部が口蓋に接触するくらいにするほうがよい．また，再建口腔底を内側翼突筋による挙上 (今野 1984)，側頭筋による挙上 (竹内ら 1999) などの機能再建に対する工夫が必要である (図 29-3-16, 図 29-3-17)．

また，頬皮膚粘膜全層切除の場合は，前腕皮弁，腹直筋

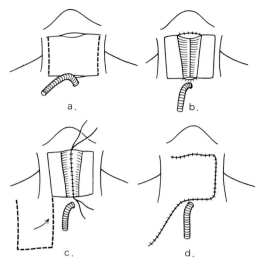

図 29-3-9　Mikulicz 法
(一瀬正治：標準形成外科学，鬼塚卓弥編，医学書院，1975 より引用)

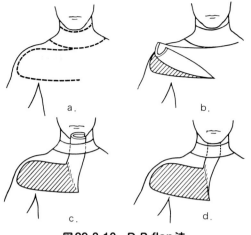

図 29-3-10　D-P flap 法

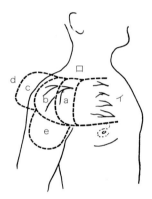

① a：内胸動脈（イ）穿通枝の分布域
　　b，c：胸肩峰動脈（ロ）の皮枝の分布域
② b～e：random pattern
　　a：axial pattern
③ d，e：delay をしたほうがよい．耳介，頬部，下口唇．
　　c，d：頸部前方を完全にカバーできる．
　　e：頬部全域をカバーできる．下口唇，眼窩．
④ 途中で deepithealization（表皮剥離）できる．軸方向に slit をあけたり，二分したりできる．軸方向に折りたためる．先端を軸と直角方向にためるが，血行に注意する．
⑤ 両側の D-P flap を同時に使用できる．

図 29-3-11　D-P flap と血行

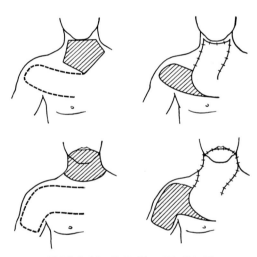

図 29-3-12　D-P flap のいろいろ

皮弁，前外側大腿皮弁から脂肪の厚さ，毛髪の有無などを考慮し，さらに，皮弁を 2 島にしたり，これを重ねたりして，volume を調節する．下顎再建を必要とするときは，プレートや骨の移植を行う．(寺尾 2011)．嚥下機能を維持するためには甲状軟骨や舌骨を下顎骨に牽引，誤嚥を防ぐ(兵藤ら 2011)．

❺遊離吻合皮弁使用上の問題

一般の皮弁吻合の場合と同じであるが，一応，下記に再掲した(Godia 1907，Chalian ら 2001，中塚ら 2009，桜庭ら 2009)．

①全身状態を十分に把握し，必要があれば治療しておく．
②術前に，切除範囲，術後の組織欠損の状態をシミュレーションしておく．
③手術チームを複数にし，手術時間を短縮する．
④術前に，使用血管の検討を十分に検討しておく．
⑤頸部郭清術を受けている場合，放射線照射を受けている場合は，血管を含め軟部組織の損傷に注意が必要である．
⑥使用血管は，動脈では，上甲状腺動脈，頸横動脈，顔面動脈を選択．静脈では，血栓形成の少なさからも内頸静脈，次に顔面静脈，外頸静脈を選択する．頭頸部以外では，内胸動静脈，胸肩峰動静脈を選ぶ．
⑦血管口径は，できるだけ同じような血管を選ぶ．できれば，口径の差が 2 倍までとする．できなければ，端

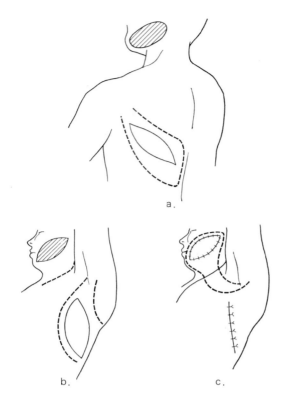

図 29-3-13　広背筋皮弁
頭頸部再建に広背筋の応用.
(Quillen CG：Plast Reconstr Surg 63：664, 1979 より引用)

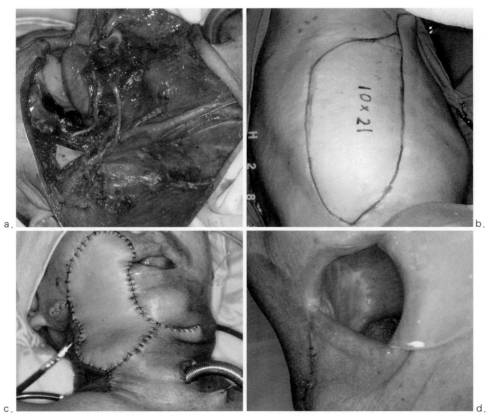

a：癌切除後, b：広背筋皮弁デザイン, c：広背筋移植後, d：術後（細部修正後）
図 29-3-14　頬部癌

（一瀬正治氏提供）

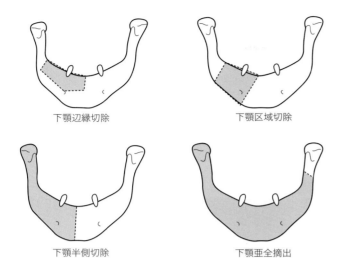

図 29-3-15　顎骨切除範囲

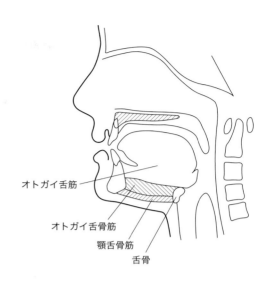

図 29-3-16　舌周辺の解剖

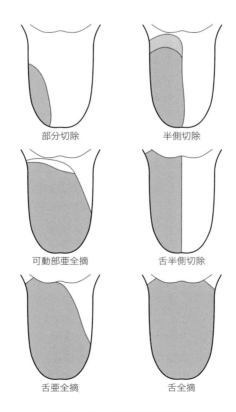

図 29-3-17　舌腫瘍の切除範囲

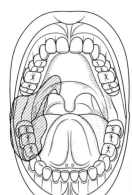
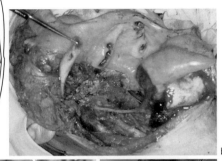
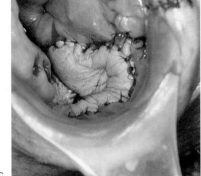
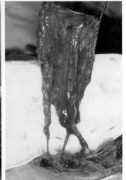

a:術前,病変の広がり. b:切除後
c:前腕皮弁修復直後. d:前腕皮弁

図 29-3-18　臼後三角部癌
前腕皮弁による修復

(一瀬正治氏提供)

側吻合である.端側吻合は,血栓形成が0%なのに,端々吻合では37.5%の報告や(Godia1979),有意差がない報告がある(Samahaら1997).

⑧術後は,全身管理,皮弁の血行観察,感染制御,口腔リハに注意する.

⑨microsurgeryは進歩したとはいえ,100%成功ではなく,壊死率は,Krollら(1996),Nakatsukaら(2003)によると,1~7%の報告があるという.

❻口腔底再建の実際

a. D-P flap (delto-pectoral flap)

口腔底再建には,D-P flapが紹介されて以来,その血行のよさのため盛んに用いられたが(図29-3-10~12),遊離吻合皮弁 free flapが開発されてから,free flapが第一選択となった.しかし,D-P flapにも簡便さという点で適応がある.

b. 広背筋皮弁 latissimus dorsi flap

(図29-3-13,図29-3-14)

c. 額部皮弁 forehead flap

今日では用いられない.

d. 肩峰皮弁 acromial flap, shoulder flap, 頸部-肩峰皮弁 cervico-acromial flap

適応による.

e. 遊離吻合皮弁,同筋皮弁 free flap

最近のmicrosurgery,血管解剖の進歩により盛んに用いられるようになったし,手術成績も通常の皮弁に比べて良好である(大口ら1994).

1) 遊離吻合前腕皮弁

今日最も広く用いられる皮弁で,利点は,①皮膚が薄い,②手術が容易,③皮弁の血管柄が長く太い,などであるが,欠点は前腕にみにくさが残ることである(図29-3-18)(第8章「有軸皮弁の実際」の項参照).

2) 筋皮弁

大胸筋筋皮弁,広背筋皮弁,腹直筋皮弁などが用いられる.

長所としては,①筋のボリュームを利用できる,②血行が安全である,③頸部の重要組織(大血管,神経など)を被覆できる,④頸部リンパ節根治手術後でも使用できる,などで短所としては,①手術侵襲が大きい,②術後の醜状などである.

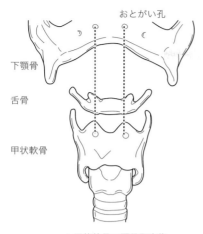
a：甲状軟骨下顎骨固定術

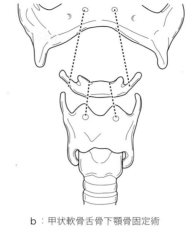
b：甲状軟骨舌骨下顎骨固定術

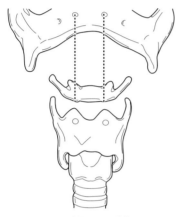
c：舌骨下顎固定術

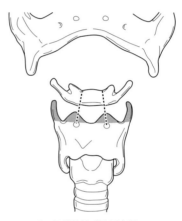
d：甲状軟骨舌骨固定術

図29-3-19　喉頭挙上法
破線は挙上のためのナイロン糸を示す．甲状軟骨舌骨固定（d）では甲状軟骨上部1/3（アミカケ部）を切除する．
（関堂　充ほか：形成外科 55：22, 2012 より引用）

❼ 口腔・中咽頭の再建

口腔では，腹直筋皮弁が第一選択であり，中咽頭では前外側大腿皮弁が第一選択である（木俣ら 2001）．しかし，切除範囲によって前腕皮弁，腹直筋皮弁，空腸など考慮する．

口腔・中咽頭の再建のまとめとして，木股ら 2001，宮本ら 2011，桜庭（2011）の報告がある（図29-3-17）．

① 可動部舌や舌根半切までの切除なら，前腕皮弁，前外側大腿皮弁を選択
② 舌尖のみは，残存舌で再建，残余を皮弁で再建．
③ 舌亜全摘以上なら，volume のある皮弁で隆起した舌の再建を行う．腹直筋が第一選択である．
④ 舌全摘，高齢者では，嚥下機能が低下するので，喉頭の挙上を行い，下垂を防ぐ（図29-3-19）．
⑤ 下顎骨まで切断された症例では，血管柄付き骨移植を行う．
⑥ 中咽頭癌では，側壁癌の頻度が多く，小欠損の場合，上側壁型は縫縮，舌根切除型では前外側大腿皮弁が第一選択で，腹直筋も選択される（図29-3-22）．

❽ 下咽頭，頸部食道の再建

下咽頭，頸部食道では，ほとんどが術前に 60～70 Gy/35～35 回/6～7 週放射線外照射と白金製剤を含む化学療法併用療法が用いられているが（頭頸部癌診療ガイドライン 2013），それなりの対策が必要であり，Mulholland らは，皮弁壊死もあるが，確率には有意差がないという（福井ら 2013）．しかし，感染や創治癒遅延の合併症が多くなる傾向がある．

手術的には，下咽頭，頸部食道の再建には，胃，腸の吊り

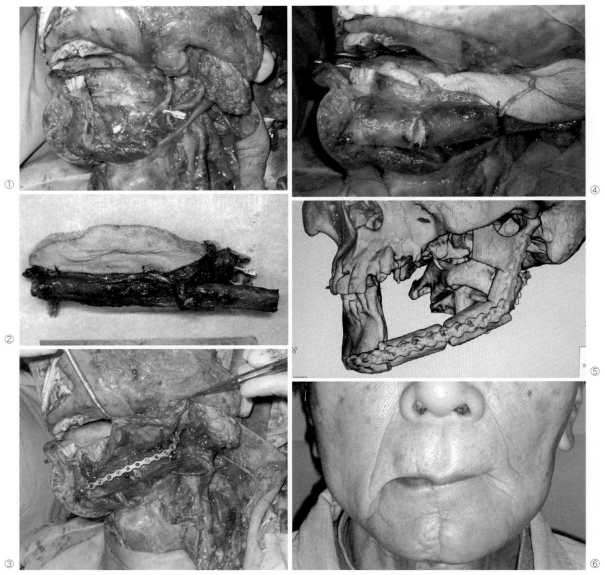

図29-3-20 下顎骨の再建
①：下顎骨区域切除後，②：腓骨皮弁採取，③④：腓骨皮弁を骨切して移植，皮島は口腔内に縫合，チタンプレートで固定，⑤：術後CT，⑥：術後

（沼尻敏明氏提供）

上げ術，DP皮弁（Bakamjian flap），大胸筋皮弁などによる形成術を行う（図29-3-24）．1959年Seidenberg（図29-3-25），1962年Nakayamaらにより遊離吻合組織移植術がはじめられ，治療成績も形成外科的再建術の進歩と相俟って飛躍的に改善された（横内ら2001）（図29-3-20，図29-3-21，図29-3-23，表29-3-2）．

❾喉頭癌

声門，声門上部，声門下部に分類されるが，治療は喉頭温存が主流で，まず放射線療法が行われ化学療法も併用される．しかし，進行癌には喉頭全摘手術を含め，広範囲切除が望ましい（頭頸部癌診療ガイドライン2013）．

❿甲状腺癌

手術が第一選択で，補助療法として，放射性ヨード内用療法，放射線外照射，内照射が行われる（頭頸部癌診療ガイドライン2013）．

再建の方法としては，空腸移植が主流である（柴田ら2014）．第2，第3空腸動静脈を茎にした上部空腸を利用する．空腸は感染の危険がすくない，血管が太く，採取が容易，腸管と食道が同じ径である，ドナーの犠牲が少ない，などの利点がある（中塚ら2001）（図29-3-21）．また前腕皮弁より術後合併症が少なく，狭窄も少ないことも，空腸が第一選択となる理由である．しかし，全身状態，年齢などから開腹手術を避けたい場合は，第二選択肢として遊離吻

表 29-3-2　当院での下咽頭部分切除術の適応基準

1. 原発（T1〜T4a） 　①喉頭浸潤がない，もしくは喉頭浸潤があるも，一側声帯の温存が可能 　②甲状軟骨浸潤は対側に及ばない 　③上咽頭まで切除が至らない 　④頸部食道の切除が全周性に及ばない
2. 頸部リンパ節転移（N0〜N2c） 　①N0，N1 症例 　②N2b 症例でも頸部リンパ節転移が1個以下か節外浸潤なし 　③PW 症例に限ってはN2c も適応とする場合あり 　④気管傍，ルビエール，鎖骨状部，副神経領域へのリンパ節転移がない
3. 患者要因 　①Performance status 0 もしくは1 　②80歳以下 　③喉頭温存への強い意欲

（石田勝大：形成外科 54：865, 2011 より引用）

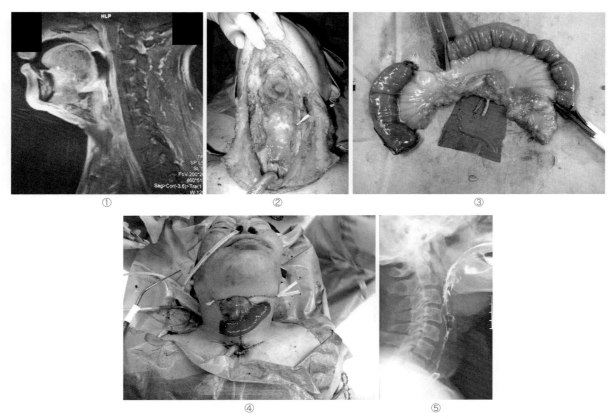

図 29-3-21　下咽頭癌 hypopharyngeal carcinoma（60歳代男性）
①：術前，②：根治摘出後，③：移植用空腸とモニター用空腸を準備，上甲状腺動脈と外頸静脈に空腸動静脈を吻合，④：モニター用空腸を出したところ，⑤：術後3週間の通過試験，異常なし．

（黒木知明氏提供）

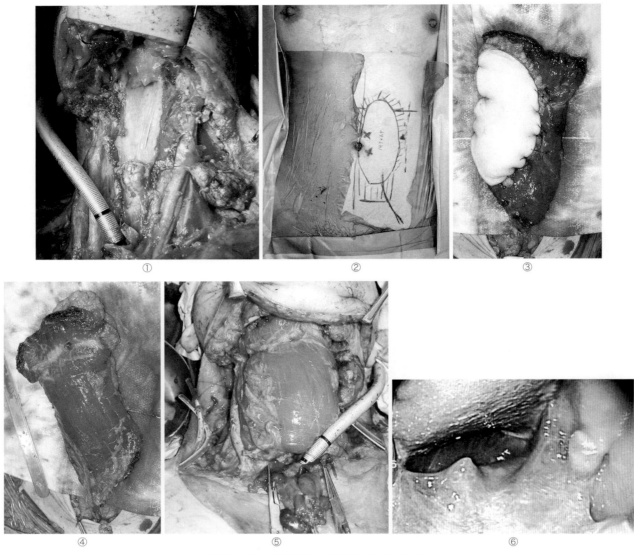

図 29-3-22 中咽頭癌（舌根癌）（60歳代女性）
①：舌全摘，下咽頭部分切除，喉頭摘出後，②：遊離腹直筋皮弁移植を計画，③：採取した腹直筋，④：腹直筋移植，⑤：腹直筋で死腔を閉鎖，⑥：術後6ヵ月，内視鏡で皮島を確認

（沼尻敏明氏提供）

合前腕皮弁，遊離吻合前外側大腿皮弁，D-Pflap，大胸筋皮弁を利用する（中塚ら2001，2004）．しかし，両者が利用されない場合は別の選択肢を検討する（清川ら2004）．遊離吻合血管としては，頸横動脈，上甲状腺動脈，顔面動脈，舌動脈，外頸動脈，など，静脈としては外頸静脈，内頸静脈が利用される（上田ら2004）．

最近では音声再建も行われている（桜井ら2004，橋川ら2004）．

⓫合併症

頭頸部再建全体にいえることであるが，Changら（2002），佐々木ら（2013），Sarukawaら（2006），福井（2013）の報告を含めてまとめてみると，以下のとおり，多くの合併症がある．

1）全身合併症として
①誤嚥性肺炎：予防策（口腔管理，疼痛管理，呼吸訓練，気管清浄化，早期離床，など）

2）局所合併症として
①血管閉塞（血栓，動脈硬化，放射線，攣縮，圧迫，捻転，など）
②壊死（血行障害，など）
③瘻孔（Changら2002によると，13.7％，木俣2011は，2.9～14.1％に発生）
④狭窄

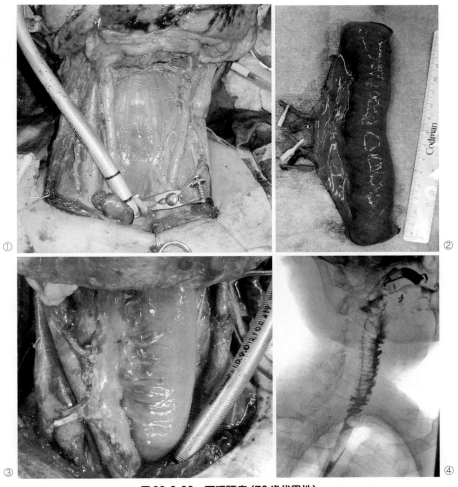

図29-3-23 下咽頭癌（70歳代男性）
①：両側頸部郭清と咽頭喉頭頸部食道摘出後の下咽頭全周性欠損，②：第2，第3空腸動静脈を含む空腸弁を採取，③：咽頭側と食道側の間に空腸を移植，動脈を上甲状腺動脈と頸横動脈に端々吻合し，静脈は内頸静脈に端側吻合，④：嚥下造影でリーク，通過障害なし

（沼尻敏明氏提供）

⑤膿瘍：木股（2011）は，8.8〜29.7％に発生と報告．

また，木股（2011）は，全国大学がんセンター10施設，764例を調査し，術後，飲水開始は，11.1〜19.3日，平均入院日数は，22.5〜70.9日，術後嚥下障害は，口側端側吻合で83.9％，端々吻合で44.4％と有意差があり，術後のPGE1製剤の使用と血栓形成とには有意差がなかったと報告している．

瘻孔の再建には，耳介軟骨が利用される（細川 2008，中村ら 2010）．

⑫胸部食道再建

今井ら（1989），吉田ら（1985），Geoffreyら（1982）は，皮膚をhingeし，食道を再建している．血管吻合による遊離組織移植による再建法は，recipient vesselsの選択などに難渋することが多い．遊離空腸移植では一対の血管茎のみでは必要な移植空腸の長さが得られないこともあるので術前の詳細な検討を要する．

皮弁法：手技は容易であるが，血行が不安定なことが多い．

筋皮弁法：血行は安全であるが，侵襲が大きい．

遊離吻合皮弁：手技が難しい．成功率は95％（櫻井ら 1999）．

空腸移植：成功率は97.6％であるという（田井 1999）．

⑬咽頭瘻孔

頭頸部悪性腫瘍治療のための手術や放射線治療後に，しばしば，咽頭瘻孔を生じる．

その治療に，次の修復術が行われる．

260 第29章 頸部形成術

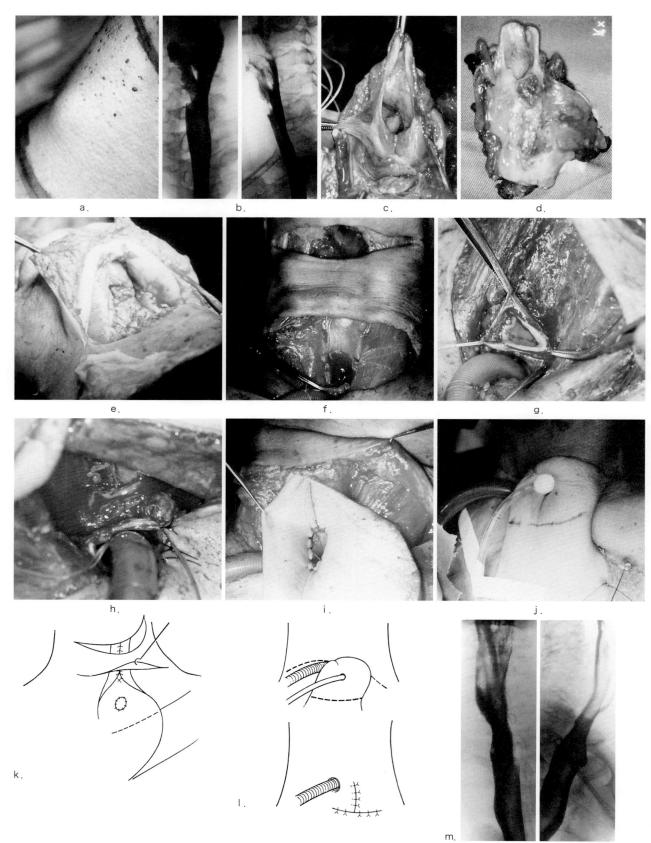

a：術前．皮切は輪状平行切開．b：食道通過障害物を示すX線写真．c：病巣切除中．d：切除標本．e：口腔底全摘．f：病巣全摘後．g：食道切断端．気管には麻酔用チューブが挿入してある．h：皮切胸側端を気管切断端下端に縫合．i：D-P flapを口腔下顎側に縫合．D-P flapの皮膚側を内側にしてtubeにしていくが，D-P flap茎部近くに縦に皮切を入れ，食道切断端に縫合．j：3週後，皮弁茎部切離．k, l：食道と皮弁の吻合を完成させる．m：術後の食道X線写真　通過障害はみられない．

図 29-3-24　食道喉頭癌の根治手術および再建術

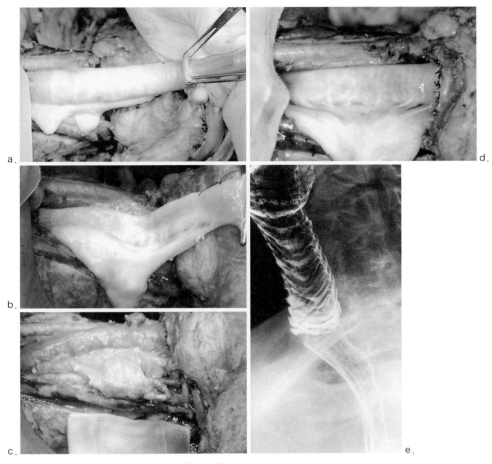

a：空腸食道吻合のために自動腸管吻合器を装着中
b：遊離空腸を順行性に食道と吻合
c：空腸を咽頭断端と端々吻合
d：腸間膜動脈は上甲状腺動脈，顔面動脈，舌動脈に端々吻合，腸間膜静脈は内頸静脈に端側吻合，顔面静脈，舌静脈，外頸静脈に端々吻合
e：術後の遊離空腸のバリウム造影（側面）

図 29-3-25　遊離空腸による頸部食道の再建

（一瀬正治氏提供）

①局所皮弁法：周囲皮弁を hinge し，他の局所皮弁で被覆．
②隣接皮弁，遠隔皮弁：DP 皮弁，大胸筋皮弁，広背筋皮弁など．
③遊離吻合皮弁：前腕皮弁，大腿皮弁，空腸移植など．

通常，瘻孔周囲は，損傷を受けていることが多く，空腸移植が第一選択であるが前述のように問題もある．正常な血管を選択することが大切である（中塚ら 1998）．

⓮気管瘻孔

気管の硬い組織の再建法として，小さいものは端々縫合，大きければ，肋軟骨，耳介軟骨移植を行う（三川 1999）．この際，皮弁のなかにあらかじめ軟骨を移植しておいて，二次的に移動する．局所皮弁でも十分余裕のあるデザインをすれば良結果を得られる（Rennekampff ら 2007）．

⓯頸部郭清術　neck dissection

頸部郭清術は，Crile（1906）がはじめであり，頭頸部の悪性腫瘍の場合などに行われる．すなわち，頭頸部の悪性腫瘍は，リンパ流によって，頸部リンパ節に転移する．したがって悪性腫瘍の根治手術とは，腫瘍組織周囲の正常組織広範囲切除とともに，所属リンパ節の切除，最終 barrier としての頸部リンパ節の郭清術を要する．また，頸部リンパ節転移は，頭頸部悪性腫瘍以外にも肺，食道，乳腺，胃，大腸，泌尿生殖器から鎖骨上窩あたりにみられる．左鎖骨上窩では Virchow の転移としてよく知られている．

a．方法

方法は，全頸部郭清と領域郭清に分けられ，腫瘍組織周囲の正常組織広範囲切除とともに，所属リンパ節の切除を行う根治的頸部郭清術 radical neck dissection と，胸鎖乳

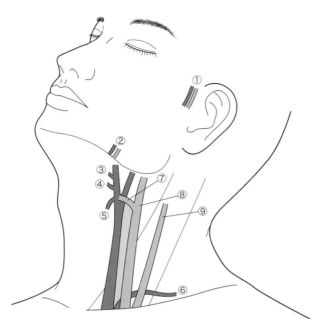

図 29-3-26 頭頸部の主な移植床血管
①：浅側頭動脈, ②：顔面動静脈, ③：顔面動脈, ④：舌動脈, ⑤：上甲状腺動脈, ⑥：浅頸動脈, ⑦：(総)顔面静脈, ⑧：内頸静脈, ⑨：外頸静脈
(中塚貴志ほか：形成外科 52：135, 2009 より引用)

突筋, 内頸静脈, 副神経の少なくとも, いずれかが温存された機能保存的頸部郭清術 functional neck dissection とに分けられる. あるいは予防的頸部郭清術 prophylactic neck dissection, 治療的頸部郭清術 therapeutic neck dissection, 根治的頸部郭清術 radical neck dissection に分ける人もいる.

また, 丹生 (2016) は, 部位的に modified radical neck dissection, supra omohyoid neck dissection, lateral neck dissection に分類している.

Bocca ら (1980) は, 胸鎖乳突筋, 内頸静脈, 副神経を温存する機能的頸部郭清術 functional neck dissection を発表, 再発率に差がないという (塚田 1998). 頸部リンパ節転移のみられない場合に行われる領域郭清は予防的頸部郭清術 prophylactic neck dissection と呼ばれ, 口腔の悪性腫瘍ではオトガイ下, 顎下部, 上深頸部, 中深頸部のみを郭清する肩甲舌骨筋上部郭清術 supra-omohyoid neck dissection, 喉頭, 咽頭の悪性腫瘍では, 上深頸部, 中深頸部, 下深頸部のみを郭清する lateral neck dissection が行われる. しかし, 予後改善のポイントは精密な転移リンパ節の診断にあるといえる. 腫瘍から最初のリンパ流を受けるリンパ節を sentinel lymph node センチネルリンパ節というが, このセンチネルリンパ節を術前に同定検索し, このリンパ節に転移がない場合には, そこから先のリンパ節には転移がないとする考え方で, 低侵襲の治療と機能の温存が計れる方法として, Christian ら (2002) や木原ら (2002) が, センチネルリンパ節を同定検索し, その有用性を報告している.

b. 適応

原発巣と頸部リンパ節転移が明確なとき行う. 原発巣が鎖骨窩より中枢へ, 頭蓋底や前椎骨筋膜まで浸潤しているとき, あるいは広範囲皮膚浸潤のときは, 頸部郭清は行わない (藤野 1978).

c. 手術術式

根治的頸部郭清術の術式は, 患者の側頸部を伸展位におき, 前側頸部環状切開剥離を行う. しかし, 悪性腫瘍切除術, 再建法の術式によって変更する.

まず下顎骨下 2 cm のところの皮弁から顔面神経を損傷しないように挙上, その下を剥離して下顎骨縁に達し, 剥離を前後に進め, 後方では胸鎖乳突筋をその付着部で切断, その際, 耳下腺下部を切断する. 次に顎二腹筋を露出させ, その周辺のリンパ節を脂肪組織とともに剥離する. この際, 舌神経, 舌下神経を損傷しないようにする.

次に, 鎖骨上縁の皮切を前後方に伸ばし, 胸鎖乳突筋をその付着部で切断したのち, 外頸静脈を結紮切断し, また肩甲舌骨筋後腹を切断, 可及的にリンパ節を含め脂肪組織を剥離し, 内頸静脈も切断する (図 29-3-26).

次に切断組織を挙上し, phrenic nerve, accessory phrenic nerve を損傷しないように剥離し, carotid sheath を切開, 顎二腹筋, 茎状舌骨筋とともに en bloc に切除する.

頸部郭清術後の再建は前述したとおりである.

頸部リンパ節根治郭清術として, 片側以外に両側性転移があれば, 両側性に行う必要がある. 通常, 血行の点で平行皮膚切開線が用いられる.

29・4 頸部の先天異常
congenital anomaly of the neck

A. 翼状頸 pterygium colli, congenital webbing of neck

❶ Turner 症候群

頸部の水かき状変形は, Kobylinski (1883) により報告され, Funke (1902) により pterygium colli と命名されたといわれているが, 1938 年 Turner は, 頸部の水かき状変形のほか, 矮小 infantilism, 外反肘 cubitus valgus からなる症候群を報告している. また, Wilkins ら (1956) は, 卵巣の無発育と矮小 dwarfism を報告, 表現型は女性であるが, 低身長と卵巣の発育不全, あるいは無発育を伴ったもので, その他, 精神薄弱や聴力障害, 翼状頸, 外反肘をあわせた一種の症候群として体系づけている (表 29-4-1, 図 29-4-1,

表 29-4-1　Noonan 症候群と Turner 症候群の差異

		Noonan 症候群	Turner 症候群
chromosome		46. XX. 46. XY	45. XO
short stature		不定	＋
congenital heart disease		肺動脈狭窄多い	大動脈狭窄多い
mental retardation		多い	少ない
eyes	hypertelorism	＋	－
	ptosis	＋	－
	epicanthus	＋	－
	exophthalmus	＋	－
	antimongoloid slant	＋	－
gonadal dysgenesis		不定	＋
hirsutism		ときにあり	－
vertebral anomalies		多い	少ない
chest deformity		多い	少ない
total digital ridge count		低い	高い
dental malocclusion		多い	少ない
renal anomalies		少ない	多い
low set ears		多い	少ない

（大浦武彦：現代皮膚科学大系 17 巻, 中山書店, p241, 1983 より引用）

表 29-4-2　先天性翼状頸をきたす症候群

1．Bonnevie-Ullrich 症候群：小人症, 外反肘, 翼状頸, 染色体
　　異常なし
2．Turner 症候群, XO 症候群, Ullrich-Turner 症候群：1 .に
　　女性生殖器異常, 色素性母斑, 瞼異常, 耳介異常など合併
3．Ullrich-Noonan 症候群, male Turner：常染色体優性遺伝
4．Klippel-Feil 症候群：短頸, 生え際低位, 頸部運動制限
5．Nielsen 症候群：3 . ＋ 4 .の合併症
6．Roosi 症候群：1 . ＋ Guerin-Stern 症候群先天性全身性関
　　節中胚葉異形成を伴う異常
7．Klinefelter 症候群：47XXY で矮小精巣, 無精子症, 女性化
　　乳房
8．Down 症候群
9．gargylism
10．18 trisomy

（米田　敬ほか：形成外科 41：S－1, 1998 より表記化）

図 29-4-2）.
　しかも, 染色体構成が特異的で, 常染色体には異常がな
いが, 性染色体が, XX と 2 個あるべきものが, 1 個しかな
い XO 型であり, したがって全体の染色体の数も通常 46
個であるものが 45 個しかない. その後, 研究が進むにつれ
て, いろいろな型, いろいろな染色体構成を有するものが
発見されているが, いずれも Y 染色体がなく, X 染色体に
ついても, 長腕と短腕とがあって, 長腕の数はまちまちで
も, 短腕が 1 個しかないという.
　頻度は, 女児 2,000 人に一人である（野口ら 2005）.

❷ Noonan 症候群
　これは, 表現型が男性であり, 染色体数は 46 で XY 型の
染色体構成を有するものが Ullrich-Noonan 症候群（Turner
phenotype）として報告されており, 一般の Turner 症候群
と区別されているが, まだ疑問点が多い. Noonan 症候群
は短体, 耳介変形, 低位, 眼窩隔離症, 瞼下垂, 瞼裂斜走,
内眼角贅皮, 翼状頸, 先天性心疾患（主として肺動脈狭窄）,
精神遅滞, 小顎症, 高口蓋, 脊柱胸部変形, 性器発育不全,
四肢先天異常などを伴う（表 29-4-1, 図 29-4-3）（Noonan ら
1963）.
　Turner は, 左心系の異常が多いのに対して, Noonan は,
右心系の異常が多い.
　頻度は, 1,000〜2,500 人に 1 人という（野口ら 2005）

❸ その他
　先天性翼状頸をきたす症候群として, 表 29-4-2 のような
ものがある.

❹ 翼状頸の治療
　翼状頸の治療は, 原則として Z 形成術であるが, 髪の生
え際が異常に低いことが多く, 切開線のデザインには十分
な検討が望ましい. Converse（1977）は, 生え際に沿って
不適当な有髪部を紡錘状に切除することを勧めている（図
29-4-1c）. 梁ら（2005）の報告がある.

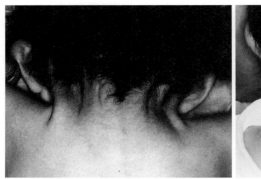
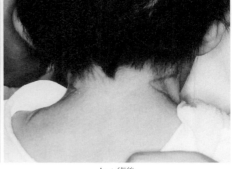

a：術前　　　　　　　　　　　b：術後

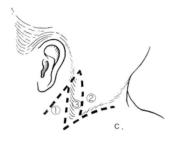
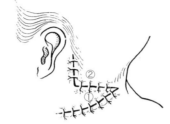

①：a-flap　②：b-flap　①と②でZ形成術．
③：生え際をあげるために切除

図 29-4-1　Turner 症候群
翼状頸のZ形成術による修復法．

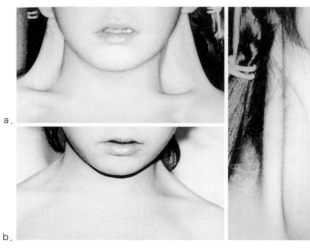
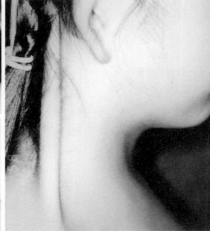
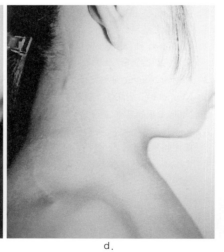

a：術前（正面像），b：術後（正面像），c：術前（側貌），d：術後（側貌）

図 29-4-2　Turner 症候群
翼状頸，VY皮弁による再建．

（青山亮介氏提供）

B. 斜頸 congenital muscular torticollis

　斜頸を，形成外科の領域に入れるかどうかについては問題があるが，機能障害が主であり，従来から整形外科の領域にもなっていることなので割愛したい．

C. 鰓性嚢胞，鰓性瘻 congenital branchial cyst or fistula or sinus

❶頸部の胎生学 embryology

　頸部の congenital cyst は，胎生組織の発生異常から生じるものである．

29・4 頸部の先天異常 265

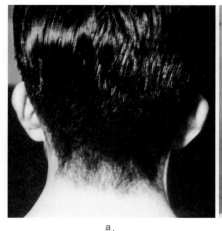
a.
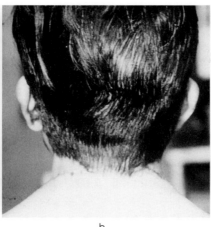
b.
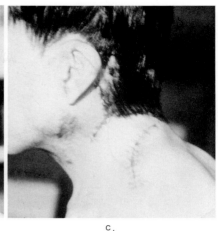
c.

a：術前，b，c：術後（手術法は図29-4-1c）

図 29-4-3 Noonan 症候群の不全型

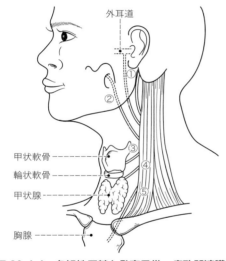

図 29-4-4 各鰓性原基と発育異常，瘻孔関連臓器

第1鰓溝，嚢………①外耳道，耳後部へ至る
第2鰓嚢……………②口蓋扁桃（上扁桃窩）
第3, 4, 5鰓嚢… ③下咽頭（梨状陥凹）
④甲状腺
⑤胸　腺

（松村裕二郎ほか：臨床耳鼻咽喉科頭頸部外科全書 8B，金原出版，p331，1985 より引用）

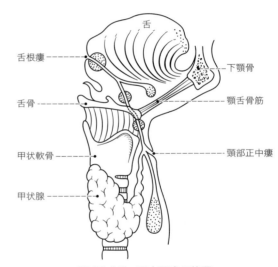

図 29-4-5 正中頸瘻の位置

（飯沼寿孝：耳鼻咽喉科手術アトラス下巻，医学書院，p318，1977 より引用）

　頸部には，胎生3週目にはいわゆる鰓弓および鰓溝（branchial arches and clefts）と呼ばれる隆起部（4, 5個）と裂隙部（5, 6個）ができる．これらの内部には，内胚葉性膜 lining を持った鰓嚢 pharyngeal pouches が5個できる．この鰓嚢が，その上の外胚葉性鰓溝に近づくにつれて，中胚葉を押し出して外胚葉と内胚葉が接触し，薄い膜で咽頭腔を外部から分離する状態になる．鰓を持つ魚類などでは，この薄膜が消失するが，人類では中胚葉の介入によって分離される．

　鰓弓は，次第に大きくなり，前方は正中線へ後方は頭部側方に達するようになる．最初の2つは，下顎骨弓，舌骨弓といわれ，急速に発育して，その原形はほとんどなくなり，他の鰓弓は，cervical sinus として，前者の内方に後退するようになる．舌骨弓の下方への成長は，cervical sinus を閉鎖し，この sinus に開口する第2, 第3, 第4鰓溝は，sinus の閉鎖後次第に閉じる（**図29-4-4**）．頸部囊胞や瘻孔は，この閉鎖過程の異常に基づく（**図29-4-5**，**図29-4-6**）．

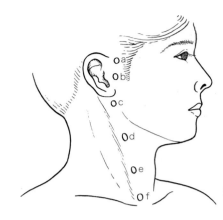

a〜c：第1鰓溝由来のもの
d, e：第2鰓溝由来のもの
f：第3鰓溝由来のもの

図 29-4-6 側頸瘻孔および囊胞の位置
(Conway H：Tumours of the Skin, Charles & Thomas, p16, 1956 より引用)

❷正中頸囊胞および瘻孔 thyroglossal duct cysts and fistulae

a. 発生

甲状腺中葉の発育過程で，甲状舌管 embryonic thyroglossal duct の閉鎖が不十分であるときに発生する．10万人に一人の頻度で，性差はないが，人種差はあるといわれる．

正中頸囊胞，および瘻孔は，foramen cecum（ラテン語 caecum）（舌盲孔）から胸骨上端 suprasternal notch にいたる線上のどこにでも発生する．また，発生の異常で異所性甲状腺となる（寺師ら1988）．

発生部位は，Ward&Hendrick（1950）によれば，1926〜1946年までの患者105例中，舌中（4），舌下（12），舌骨上（1），舌骨の高さ（12），舌骨下（52），胸骨上（13）で，正中上（76），右側寄り（13），左側寄り（12）で，cystの85％は舌骨の下にあったという．

b. 診断

視診，触診，発生部位，超音波，CT，MRIなどの検査による．

囊胞はやわらかく，その大きさは様々で，ときに嚥下運動に障害がある．瘻孔は，はじめから瘻孔であるものと，囊胞が感染して生じるものなどがある．

c. 鑑別診断

粉瘤，デルモイド，脂肪腫，甲状腺腫，その他，血管腫，リンパ節炎 lymphadenitis，ガマ（蝦蟇）腫 ranula などが考えられる．

d. 治療

囊胞，tract の切除である．Sistrunk（1920）の方法がいまだに用いられている．通常，気管内挿管でていねいに周囲を剝離し，舌骨に達すると，これの中央部を切除，さらに上方に進むが，舌骨以上は小さくて見逃しやすい．無理に引っ張らないように注意すべきである．切れて，組織が残存すると再発の原因ともなりかねない．目にみえない多数の分枝がある．そのためには，健常組織を含めて舌盲孔まで切除したほうがよい．なお，手術に際してメチレンブルーを舌管内に注入しておくと，見分けがついて切除しやすい（図29-4-7）．

舌骨中央部を1〜2cm切除する．再発例の96％は舌骨切除を行っていないといわれる（原科1972）．

❸側頸囊胞および瘻孔 branchial cysts and fistulae

a. 発生

側頸瘻孔は，①第1鰓溝の遺残より起こり，耳孔に連絡を持つものと，②第2鰓溝の遺残より生じて扁桃に連絡を持つもの，③さらに第3鰓溝由来のものとがある．通常，外瘻孔は前頸三角の胸鎖乳突筋前縁に沿う部位に生じ，この筋の下1/3に多いという（図29-4-6）．

b. 頻度

10万人に一人で，第2鰓裂由来のものが90〜95％と最も多い．また，左右差は3：1，男女差は2：1である（原科1972）．

c. 診断

側頸瘻は出生直後よりあり，一方，囊胞は成人後に多い．また，側頸瘻は家族内発生もみられる（高戸ら1989）が，側頸囊胞にはない（大橋ら2004）．

内瘻孔 internal branchial sinus は，posterior tonsillar pillar に開口したものであるが，臨床的には発見は困難である．開口したものが，瘻孔 branchial fistula で，囊胞 branchial cyst はこの両端が閉鎖した状態である．

まれに，これらより鰓原性癌 branchiogenic carcinoma を生じることがある．

波動触知，CT，MRI，超音波，など．外瘻があれば，造影剤でX線検査，しかし感染に注意．

d. 鑑別診断

頸部の血管腫，唾液腺囊腫，表皮囊腫，類皮囊腫やリンパ節炎との鑑別を要する．

e. 治療

囊胞，瘻孔の切除である（図29-4-8）．方法としては，von Hocker法（ゾンデを挿入，反転し，引き出し切除），König

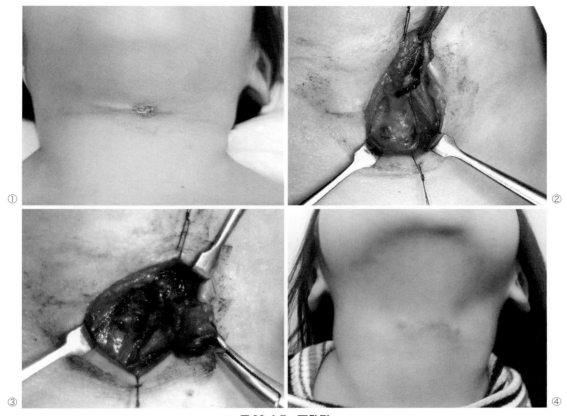

図29-4-7 再発例
①：過去に不十分な摘出により2回再発を繰り返した正中頸嚢胞.
②：皮膚潰瘍部よりピオクタニンにより嚢胞を染色し，嚢胞外壁をたどると深部でダクトが分岐されている(矢印).
③：さらに深部までたどると2つに分かれたダクトがはっきり確認できる．これは複数の手術での不完全な摘出により，ダクトの残存が二分化されたことによる分断嚢胞と思われる．舌骨に付着しているため舌骨部分切除を行い完全摘出した．④：現在術後6ヵ月で再発を認めない．dog earは後日修正予定である

(角谷徳芳氏提供)

法（口蓋扁桃から切除），pull-through法（口腔内より引き抜く法）などがある（大橋ら 2004）.

Beanら（1981，1985），朴ら（1991）は，腎や肝の嚢胞に用いて好結果を得たのを利用，エタノール注入硬化療法を試みている．最近では，斉藤ら（2007）の報告がある．

❹頸耳瘻 cervico-auricular fistula

これは，外耳道と頸部とにわたる先天性の瘻孔で，第1鰓裂異常といわれている．Virchow（1865）の報告がはじめであり，わが国では，関（1961）が最初で，これまで36報告49症例とのことである（中野ら 1992）．女性に多く（Lincoln 1965，Belenskyら 1980），右に多い（Bailey 1923）．

Work（1972）は，耳介後下方に走る外胚葉性の第1型と，下顎角部下方に走る外胚葉性皮膚と中胚葉性軟骨とからなる第2型があるという（小池 1975）．向井ら（2001）の詳細な考察がある．

症状としては，下顎骨下部に慢性炎症，難治性瘻孔，耳漏などがあり，耳前瘻，皮様囊腫，頸部リンパ節結核，癌転移などと鑑別を要する．

治療は，完全摘出である．

❺先天性胸鎖関節皮膚瘻 sternoclavicular joint fistula

荒木ら（2015）は，胸鎖関節部の皮膚に，一部関節に達する瘻孔を生じた先天性異常を報告しているが，部位的に頸瘻とはいいがたく，ここに分類した．報告例は50例で，女性で，右側に多く，膿瘍形成は76％であるが，盲管に終わるものが多いという（図29-4-10）．

本疾患の名称も明確でなく，著者も荒木ら（2015）の命名に従った．

❻正中頸裂 median cervical cleft or fissure

これは，Luschka（1846）の報告がはじめであり，前頸正中部に浅い赤色陥凹部としてオトガイ下部より頸切痕にいたる間にみられる完全型と，顎下部，舌骨下部，輪状軟骨下部に限局する不完全型とがある．甲状舌管由来のまれな先天異常で，女性に多く，これまで10数例の報告のみで（大

第29章 頸部形成術

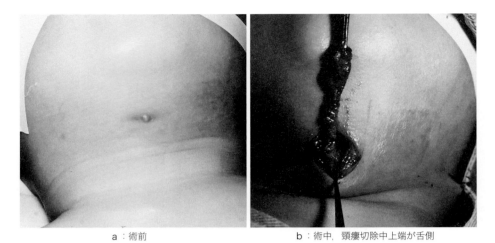

a：術前　　　　　　　　　b：術中，頸瘻切除中上端が舌側

図 29-4-8　正中頸瘻

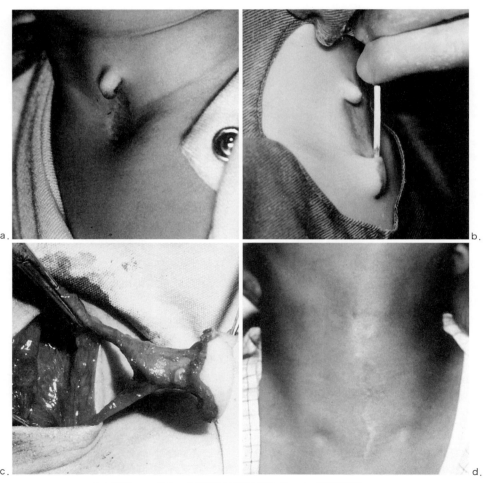

a, b：術前, c：術中. 上下頸瘻は盲管に終わる. d：W形成術後

図 29-4-9　正中頸裂

29・4 頸部の先天異常　269

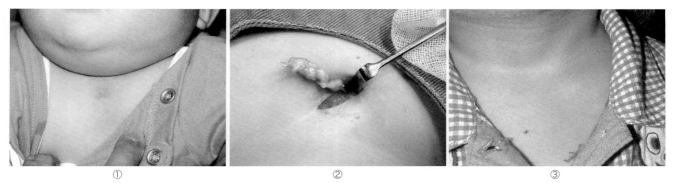

図29-4-10　先天性胸鎖関節部皮膚瘻孔（0歳代女児）
①：初診時，②：切除，瘻孔は胸鎖関節部まで線維性に連続，③：術後

（荒木夏枝氏提供）（荒木夏枝ほか；日形会誌，35：86，2015より引用）

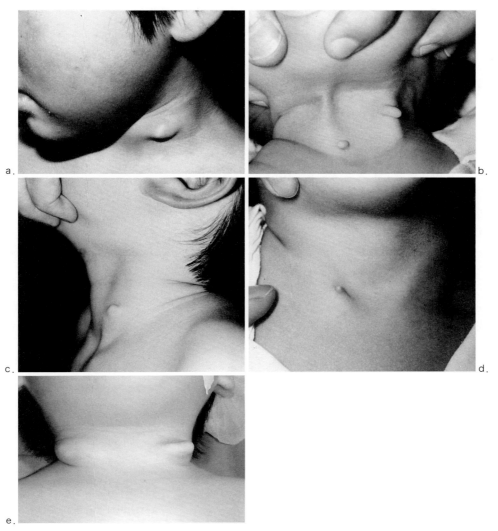

図29-4-11　頸部副耳

（宇佐美泰徳氏提供）

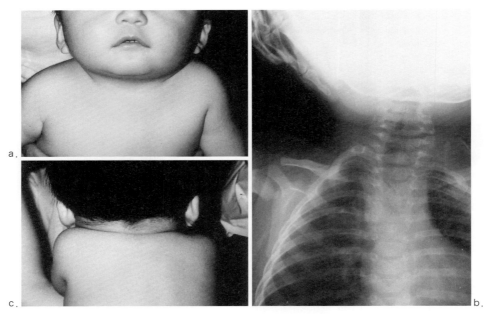

a：頸部の異常，b：頸部X線像，c：頸部の異常
図 29-4-12　Klippel-Feil 症候群
本例は家族の希望で手術しなかった．

塚ら 1976），胎生組織の発育不全による．最近，宮田ら（2000）の報告がある．

鑑別を要するのは，正中頸囊腫（瘻）で，大塚ら（1976）によると，本症は，①生下時より存在，②表在性赤色陥凹，③下層の索状物，④頭側端の付肉（skin tag），⑤舌盲孔や舌骨とは無関係な浅い瘻孔などで区別できるという．

治療は，切除後，Z形成術を含めた創閉鎖である（図 29-4-9）．

❼頸部副耳 cervical auricle

これは，頸耳，先天性頸部遺残軟骨，頸部先天性遺残物，頸部軟骨母斑などとも呼ばれている．

胸鎖乳突筋，特に筋の下 1/2 前縁に沿ってみられるまれな先天異常で，相見（1966）は，第3あるいは第4鰓弓から生じるという．

本症は，第1鰓裂症候群ともいわれ，Arnot（1971），Work ら（1972），Belensky ら（1980）の分類法がある（髙田ら 2007）．

副耳は出生児の約1％，副耳のうち頸耳は 1〜13.4％，出生児に対しては 1,000 人に 0.1〜1.3 人という．

頸筋膜浅葉と結合するが，深部との連絡や瘻孔はなく，軟骨を含む腫瘤として触れ，形は様々である．Mathews（1934），毛山ら（1980）は，この軟骨は弾性軟骨というが，硝子軟骨との報告もある（浅野ら 1975）．

治療は切除である（図 29-4-11）（第 27 章 -4-B「副耳」の項参照）．

耳介との関係については，宇田川（1985）は，頸部の軟骨基部が耳甲介軟骨に連続した症例を報告しているが，中村ら（1991）は，頸部に生じたものを副耳と称するのは，発生学的にも妥当でないという．疑問の残るところである．

最近，浜島ら（2013）は，頸部副耳の 28 症例について検討を行っている．

❽クリッペル・ファイル症候群 Klippel-Feil syndrome

これは，Klippel&Feil（1912）の報告になるもので，後頭部生え際の低位，短頸，頸運動制限を主徴としたもので，Ⅰ型（多数椎骨の癒合），Ⅱ型（1〜2個の頸椎の癒合），Ⅲ型（頸椎の癒合に下部胸椎または腰椎の癒合）に分けられ，42,000 人に1人の出生率で，女性に多い（図 29-4-12）．

合併異常として心，血管系の先天異常，泌尿・生殖器系の先天異常のほか，いろいろな先天異常を合併する．

形成外科的治療としては，生え際の低位の修正や頸の余剰皮膚の切除などであろう．

29・5 頸部の美容外科
aesthetic surgery of the neck

A. オトガイ下部脂肪過多症 submental obesity

頸部，特にオトガイ下部の皮下脂肪が多く皮膚に皺がなく，脂肪の重みでたれ下がったような感じの醜状である．

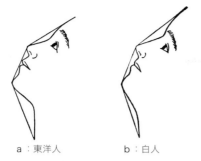

図 29-5-1　東洋人と白人の下顎頸部角の相異
プロフィールの差にも注意．下顎頸部角は清水（1992）によると日本人約153°で，西田（1948）は米国若年女性で約180°という．

修正は，オトガイ下部に横切開を加え，皮膚とともに余剰脂肪を切除する．しかし，日本人の場合，白人ほど著明でないので，脂肪吸引 liposuction を行い，あるいは SMAS で cervical sulcus を締めるようにするとよい（第28章-9-A「除皺術」の項参照）．

註：CNNによると，米食品医薬品局（FDA）が二重あごの脂肪を除去するデオキシコール酸を成分とする新薬「カイベラ」（カイセラ・バイオファーマスーティカルズ社，米国）を承認したという．同薬は米製薬会社が開発したもので，脂肪の吸収を助けるために体内で生成される．あご下に数十回注射すると，脂肪の細胞膜が破壊され，効果を発揮するという．今のところ，結果も副作用も未知数である．2015年6月より発売とのこと．

B. 除皺術 rhytidectomy

頸部の皺は，脂肪過多症にみられる横方向の皺と痩せた人にみられる縦方向の皺とがある．後者は，七面鳥皺 gobbler neck ともいわれる．通常顔面の除皺術と同時に行われる（スレッドリフトは不適応）．

頸部では，除皺術の一般的注意のほか，広頸筋の分布のしかた（鬼塚1982）や下顎頸部角（溝）などの人種差，個人差も検討する必要がある（清水1992）．東洋人では上を向いた場合，オトガイと胸骨切痕を結ぶ線は cervical groove が凹んでおり三角形を呈するが，白人では，この線と cervical groove とが接近しており，三角形にならないこともあり，民族的違いがある．考慮の対象になりそうである（図 29-5-1，図 29-5-2）．

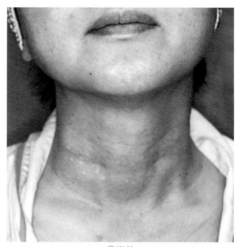

①術前

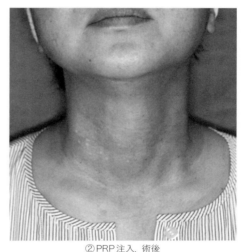

②PRP注入，術後

図 29-5-2　頸部の皺

（小住和徳氏提供）

C. シミ, 色素沈着

Qスイッチレーザー，IPL が選択される．

D. 色素沈着

紫外線対策，化粧品．

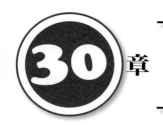

30章 体幹部形成術
torsoplasty

30・1 体幹部の解剖学
anatomy of the body

A. 体幹の範囲 region of the body

通常，体幹の範囲とは，上縁を胸骨上縁（頸切痕 jugular notch）から鎖骨 clavicle に沿って水平に走り，肩峰 acromion から第7頸椎棘突起を結ぶ線で境され，上肢とは三角筋溝 deltoideopectoral groove から肩峰，肩甲棘 scappular spine を通り，三角筋後縁を走り，腋窩を通る線で境される．

また，下肢とは，恥丘 mons pubis から鼠径溝 inguinal groove を経て，上前腸骨棘 superior anterior iliac spine，腸骨稜 iliac crest に沿って後方に走り，上下の後腸骨棘 posterior iliac crest を通って，尾骨 coccyx，肛門 anus の両側から坐骨結節 ischial tuberosity の内側を前進，陰部大腿溝 genitofemoral groove に沿って，恥丘に戻る線で境界される．その内側は会陰部 perineum である．

なお，胸部と腹部は，肋骨弓 arcus costalis によって境される（図 30-1-1）．また，背部と腰部も肋骨弓で，腰部と臀部は腸骨稜で境される．

B. 皮膚・皮下組織 skin of the body

体幹の皮膚は，腋窩，鼠径部を除き，比較的厚く，背部に至っては項部，踵部を除き，他の身体部位より最も厚い．また，前面の皮膚は，筋膜とは比較的粗に結合しているが，背部は，かなり密に結合しているため，剥離しにくい．

皮下脂肪は，腹部が最も豊富で，皮膚とともに懸垂しやすく，美容外科手術の対象となりやすい（脂肪切除術 lipectomy など）．

また，腹部皮弁を脂肪処理せずに顔面などに移植した場合，身体が肥満すると皮下脂肪も腹部同様に肥満したり，また重力によって下垂したりする．

胸部正中部，恥骨部は，ケロイドの好発部位のひとつであり，皮膚の取り扱いには注意を要する．また，体幹部は顔面の皮膚欠損の採皮部として，しばしば用いられるとこ

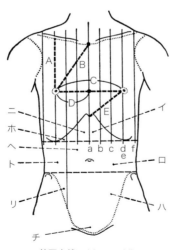
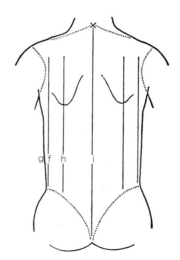

a：前正中線 midsternal line
b：胸骨線 sternal line
c：副胸骨線 parasternal line
d：乳頭線 mammillary line
e：鎖骨中心線 midclavicular line
　（女子ではdの代わり）
f：副腋窩線 para axillar line
g：腋窩線 axillar line
h：肩甲骨線 scapular line
i：後正中線 vertebral line

A：鎖骨中点乳頭間距離
B：胸骨切痕乳頭間距離
C：両乳頭間距離
D：正中線乳頭間距離
E：剣状突起乳頭間距離
イ：上腹部　　ヘ：臍部
ロ：中腹部　　ト：側腹部
ハ：下腹部　　チ：恥骨部
ニ：心窩部　　リ：腸骨窩部
ホ：季肋部　　　（回盲部）

図 30-1-1　体幹の基準線

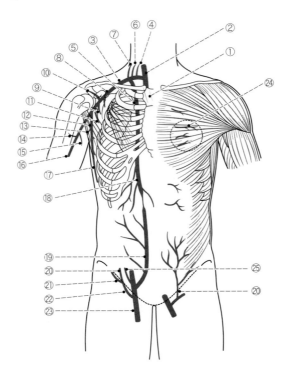

①：腕頭動脈 Truncus branchiocephalicus
②：右総頸動脈 A. carotis communis dextra
③：右鎖骨下動脈 A. subclavia dextra
④：椎骨動脈 A. vertebralis
⑤：内胸動脈 A. thoracica interna
⑥：深頸動脈 A. cervicalis profunda
⑦：甲状頸動脈 Truncus thyreocervicalis
⑧：腋窩動脈 A. axillaris
⑨：最上胸動脈 A. thoracica suprema
⑩：胸肩峰動脈 A. thoracoacromialis
⑪：外側胸動脈 A. thoracica lateralis
⑫：肩甲下動脈 A. subscapularis
⑬：肩甲回旋動脈 A. circumflexa scapulae
⑭：前上腕回旋動脈 A. circumflexa humeri anterior
⑮：後上腕回旋動脈 A. circumflexa humeri posterior
⑯：上腕動脈 A. brachialis
⑰：胸背動脈 A. thoracodorsalis
⑱：上腹壁動脈 A. epigastrica superior
⑲：下腹壁動脈 A. epigastrica inferior
⑳：浅腹壁動脈 A. epigastrica superficialis
㉑：浅腸骨回旋動脈 A. circumflexa ilium superficialis
㉒：外腸骨動脈 A. ilica externa
㉓：大腿動脈 A. femoralis
㉔：穿通枝 Rami perforantes
㉕：深腸骨回旋動脈 A. circumflexa ilium profunda

図 30-1-2　体幹（胸部・腹部の動脈）

ろである．通常の分層植皮のためには，臀部，次に背部が採皮部として利用されるが，腹部は治癒するまでは体動で疼痛が強く，分層植皮の採皮部としては適切でない．全層植皮の採皮部としては，鼠径部，次に腹部，乳房下部などが用いられる．

C. 脈管系 vascular system of the body

体幹の動静脈系には，axial pattern と random pattern とがある（第8章「有軸皮弁の実際」の項参照）．前者に属するものとしては，図 30-1-2 のように数多くのものがあり，後者はこれらの分枝が動静脈系を作ったものである．体幹部には（第8章「有軸皮弁の実際」の項参照），巨大皮弁の作成が可能であり，また遊離吻合皮弁 free flap の採皮部として利用されることも多い．最近，内胸動脈の分枝である上腹壁動脈，外腸骨動脈の分枝である深下腹壁動脈が重視されている（野平 2002）．

D. 胸郭 thorax

胸郭は，胸骨，肋骨，肋軟骨，胸椎よりなる（図 30-1-3）．胸郭の関節としては，肋椎関節，胸肋関節，肋骨肋軟骨関節，肋軟骨間関節，胸鎖関節，胸骨結合，椎間板各骨の連結部がある．しかも，胸郭上部と下部では運動方向が異なる（野口ら 2007）．

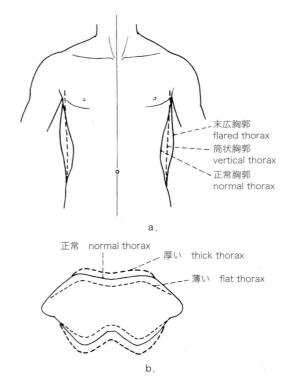

図 30-1-3　胸郭の形態

❶胸骨 sternum

sternum は，硬い骨を意味するラテン語の sternon からきている．

線維軟骨で連結されていて，胸骨角を形成し，頸切痕よ

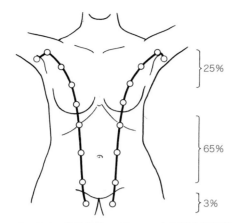

図 30-1-4　乳腺堤線 milk line と副乳好発部位

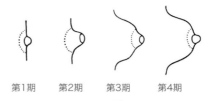

図 30-1-5　乳房の発育
（栗岩　純：信州医誌 4：40, 1955 より引用）

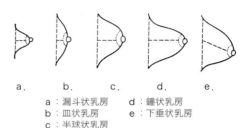

a：漏斗状乳房　　d：鐘状乳房
b：皿状乳房　　　e：下垂状乳房
c：半球状乳房

図 30-1-6　乳房の形態
（栗岩　純：信州医誌 4：40, 1955 より引用）

り 2.5 横指下方に位置し，その両側に第 2 肋骨を受ける．胸骨の骨化は下方より始まり頭側へ進む（野口ら 2007）．鳩胸，漏斗胸のとき問題となる．

❷肋骨 rib bone

肋骨は左右 12 対あるが，12 肋骨を欠くものが 1％，13 肋骨が 4～6％にみられる（吉岡ら 1979）．上位 7 肋骨は胸骨肋（真肋）と呼ばれ，肋軟骨を介して胸骨に付着する．一方，下位 8～10 肋骨は弓肋（仮肋）という．胸骨に達しない 11，12 肋骨は他といっしょに肋骨弓を構成する．

なお，左右肋骨弓のなす角を胸骨下角とよび，成人で約 70°である．

弓肋骨のうち他の肋骨に連結すれば付着弓肋，連結しないものを浮遊弓肋という．

肋骨間を肋間腔 intercostal space とよび，第 3，第 2，第 1 肋間腔の順に小さく，肋軟骨の骨化は，第 1，第 12，第 11，第 10 と上方に向かって順次骨化する．第 1 肋軟骨の骨化は，男 22 歳，女 23 歳頃より始まり，それぞれ 41 歳，43 歳頃終わるという（吉岡ら 1979）．小耳症，低鼻症，その他に肋軟骨を移植する場合，大切な事項である．

❸胸郭筋 muscles of the thorax

胸郭筋には，浅胸筋群，深胸筋群，横隔膜があるが，形成外科的に大切なのは，大，小胸筋，広背筋，前鋸筋，僧帽筋などである（図 30-1-2, 図 30-1-9）（第 8 章「有軸皮弁の実際」の項参照）．

a.　大胸筋，小胸筋 pectoralis major, minor muscle

大，小胸筋は，欧州人で 0.013％，日本人で 0.061％が先天性に欠損し，圧倒的に男性に多い．左右差はないが，両側性欠損は，文献的に 4 例のみの報告がある（吉岡ら 1979）．Poland 症候群の一症状として大切なほか，美容的問題がある．

大胸筋は，myocutaneous flap，あるいは muscle flap として頭頸部腫瘍摘出後の再建に用いられるし，乳房増大術の際，インプラントを大胸筋下に挿入することもあり，重要な筋である．神経支配は，内外側胸筋神経 C5～C8，Th1．栄養動脈は，胸肩峰動脈，筋分類で V 型である．

胸筋は胎生第 4 週半で第 1 肋骨の高さに現れ，第 5 週で第 2 肋骨に広がり，6 週で大，小胸筋に分かれるという．しかも，第 4.5～5 週の間に胸筋塊が胸骨や肋骨に付着しないと胸筋欠損症になる（吉岡ら 1979）．

b.　広背筋 latissimus dorsi muscle

広背筋は腹壁再建，上腕や肩の再建，乳房の再建に神経血管茎筋弁 neurovascular muscle flap として利用されるとともに，遊離吻合皮弁 free flap として身体の種々の部分の再建に利用される．神経支配は胸背神経 C6～C8．栄養動脈は，主に頸横動脈その他．筋分類はⅡ型である（第 8 章「有軸皮弁の実際」の項参照）．

c.　僧帽筋 trapezius muscle

僧帽筋は，muscle flap として頸部などの再建に用いられる（McCraw ら 1979）．

d.　前鋸筋 serratus anterior muscle

これは，筋骨弁として下顎骨などの再建に用いる．神経血管付き筋弁として顔面神経麻痺の治療に用いられる．

e.　胸骨筋 sternalis muscle

これは，1604 年 Barthelemy によって報告されたもので，胸部浅筋膜と大胸筋の間で胸骨に沿って走る筋である（松本ら 2016）．形成外科領域では，大胸筋異常の合併，浸潤癌のほか，問題にならない筋である．

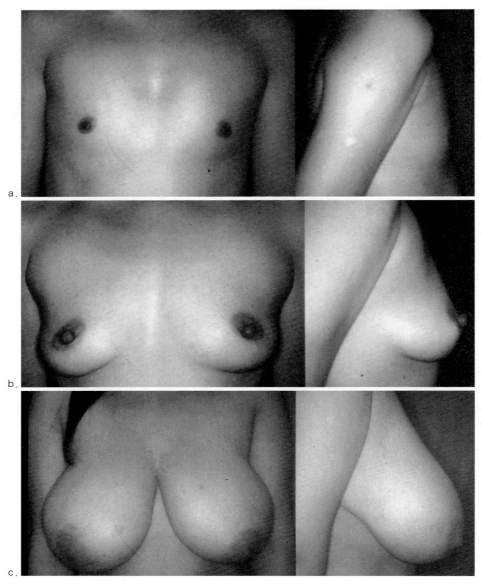

a：扁平型，b：牛角型，c：下垂肥大型
図 30-1-7　成人乳房膨隆度

（原口和久氏提供）

❹胸郭の形態 thorax shape

胸部の形態は，民族，男女，年齢，個人によって様々であるが，おおざっぱに **図 30-1-3** のように，
　①胸郭上方が大きく下方にいくにつれて細くなる正常胸郭 normal thorax
　②上方も下方もそれほど差がない筒状胸郭 vertical thorax
　③下方が広がった末広胸郭 flared thorax があり
　④また，前後径の厚いもの thick thorax，薄いもの thin or flat thorax などがある．

E. 乳房　breast, mamma

❶発生

胎生6週頃，腋窩から鼠径部にわたるいわゆる乳腺堤 milk line に，外胚葉性上皮肥厚が起こるが，いったん生じた肥厚も，胎生4ヵ月頃には5対目を残して消失し（藤田ら 1976），残ったものは乳房となるが，他の原基が消失しないで残ると副乳となる **(図 30-1-4)**．第4肋間にあるものが残るとの記載もあり（Torre ら 2013），実際に何番目かは難しい．

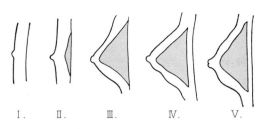

Ⅰ型：乳腺組織の認められないもの．
Ⅱ型：胸筋膜上に小さな乳腺組織を認めるもの．
Ⅲ型：乳腺体は明瞭であるが，乳後結合組織層の認められないもの．
Ⅳ型：乳腺体明瞭，乳後結合組織層は明瞭であるが，乳輪の発育が悪く，乳房全体が二段状を呈するもの．
Ⅴ型：乳頭先端が内方に"くびれ"，成熟したもの．

図 30-1-8 乳房の形態
（陳 世論：金沢医理叢書 17：107，122，1954 より引用）

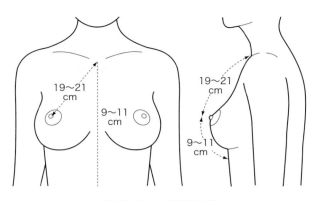

図 30-1-9 乳頭の位置

❷発育
乳房は次の段階を経て成長，変化する（図 30-1-5）．
①第1期〔1型（小児型）〕：乳頭のみ突出するもの．
②第2期〔2型（少女型）〕：乳頭が膨出．乳輪，乳頭ともに突出するもの．
③第3期〔3型（第一次乳房）〕：乳房全体が膨出．乳輪，乳頭ともに突出するもの．
④第4期〔4型（第二次乳房）〕：乳房はさらに発達，乳輪は皿状，乳頭は突出した状態．

栗岩（1955）によると，成人女子の約80％が4型で，右側の発育がよいという．

❸形態
栗岩（1955）は乳房の形態を**図 30-1-6** のように5型に分類した．高柳（2006）によれば，日本人は横幅の広い乳房が多いという（**図 30-1-7**）．

❹乳房のX線像 mammography
mammography は，乳房腫瘍の早期発見などにも利用されているが，乳房増大術 augmentation mammaplasty にも応用できる．陳（1954）は，これを5型に分けた（**図 30-1-8**）．

❺乳頭 nipple, mamilla
乳頭は，それ自体の形態として，前面観，側面観，乳輪や乳房との相対的位置関係で捉えられる（**図 30-1-9**）．成人女性は，約10 mm の乳頭径で年齢差が少なく，約70％は乳輪中央に位置する．

また乳頭の突出具合で，完全乳頭（74.11％），蕾状乳頭（15.29％），陥没乳頭（7.06％），平坦乳頭（3.53％）に分けられているが，括弧内はその頻度であり，後二者の約10％は授乳時に問題となる．

次に男子乳頭は，平滑型 smooth type, 部分裂溝型 partially fissured type, 完全裂溝型 completely fissured type, 陥没型 inverted type, その他分類不能型 unclassifiable type に分類され（Irstan 1962）．このうち，平滑型が最も多く，次に部分的裂溝型である．

乳頭位置は，第4肋骨（46％），第5肋骨（35.6％）にある（吉岡 1979）．

❻乳輪 areola
乳輪は，乳暈（にゅううん）とも呼ばれているもので，乳輪平滑筋（陰嚢の肉様膜 tunica dartos の平滑筋と同類のもので性筋 sexual muscle ともいう）がある範囲で，色素細胞の多い部分を指す．その70〜80％が円形を呈す．大きさは平均3.2 cm（3.0〜3.5 cm）で，外国人3.5〜4.0 cm である．個人差が大きい．

❼乳房の位置
12〜16歳女性では，乳房は第2〜6肋骨，胸骨側縁から前腋窩線にわたり，乳頭は第4〜5肋間で，正中線より平均12 cm 外方にある（Pennisi 1977）．乳頭間距離は，日本人で16〜18 cm，外国人で20〜21 cm である．身長，体格によって異なる（**図 30-1-10**）．

また，両側同位置が80.4％，左乳房が高いものが8.3％，右乳房が高いもの11.3％である．大きさについては平均で同じもの63.4％，右乳房が大きいもの17.8％，左乳房が大きいもの18.8％である．統計により異なる．

乳房体は，15〜20個の乳腺葉からなり，乳頭を中心に放射状に配列している．

❽乳房のバランス
a. 身長に対するバランス
胸囲 bust バストの大きさは，身長 × 0.5〜0.53 がよいバランスと考えられ，20歳代女性では，平均身長157 cm と

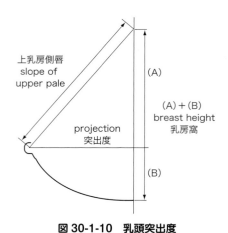

図30-1-10 乳頭突出度

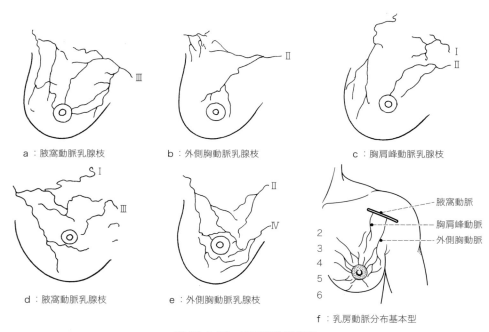

図30-1-11 乳房の神経および動脈分布（図中，小胸筋など省略）
乳頭・乳輪の動脈は，内胸動脈と外側胸動脈が主体で，互いに乳腺周囲で吻合する．
（市田正成ほか（編）：美容外科手術プラクティス，文光堂，p.351，2000を参考に著者作成）

a：腋窩動脈乳腺枝　　b：外側胸動脈乳腺枝　　c：胸肩峰動脈乳腺枝

d：腋窩動脈乳腺枝　　e：外側胸動脈乳腺枝　　f：乳房動脈分布基本型

図30-1-12 乳房の動脈支配
Ⅰ〜Ⅳは内胸動脈穿通枝．
（Anson BJ et al：Surgical Anatomy, Saunders, p263, 1971を参考に著者作成）

して，バスト81cmという．
　渡部は，このバスト指数を次のように決めている．
　0.49以下………過小
　0.50〜0.53……平均
　0.53〜0.55……大きめ
　0.55以上………過大

b．胸囲bustバスト，腰囲waistウエスト，臀囲hipヒップのバランス

　日本人の場合バスト：ウエスト：ヒップ＝1：0.72〜0.73：1.1といわれる．

c．肩幅とのバランス

　日本人の肩幅の平均は36cmであるから，バスト：肩幅＝1：0.4となる．

❾脈管系

　乳房に分布する主な動脈は，
　①内胸動脈 internal mammary artery
　②外側胸動脈 lateral thoracic artery
　③肋間動脈 intercostal artery
であり，その70〜74％が乳輪周囲で吻合し，円周状に血管

表30-1-1 乳房の動脈支配

主導脈	関係度	分布範囲	深さ	乳輪周囲血行
内胸動脈 internal thoracic a.	動脈の大きさ、長さ、としては最も大きいもの	乳腺の大部分に分布	皮下脂肪量にもよるが、皮下約1cmのところ、肋骨内側を走る	乳頭・乳輪血行の主体をなす
外側胸動脈 lateral thoracic a.	動脈の大きさは2番に大きいが、内胸動脈の発育による	乳房の外側半分を支配。しかし、内胸動脈と均衡している	外側部の脂肪量にもよるが、皮下1〜2.5cmのところを走る	症例中13％は乳頭・乳輪の主動脈をなす
肋間動脈 intercostal a.	通常下1/4の部分で、血管網を作っている。しばしば乳頭に穿通する主動脈のこともある	下1/4の部分、ときに乳輪・乳頭に分布	乳房後肋間部	主に直達穿通枝

その他の関連動脈としては、胸肩峰動脈 thoracoacromial a., 胸背動脈 thoracodorsal a. がある.
(Maliniac JW : Breast Deformities and Their Repair, p 27, Grune & Stratton. 1950；饗場庄一：図説臨床の外科書 Med Postgrad 17：559. 1979 を参考に著者作成)

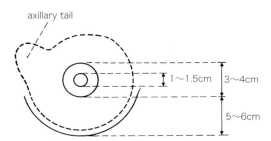

図 30-1-13 日本人成人女性の乳房（右側）の大きさと乳腺の広がり

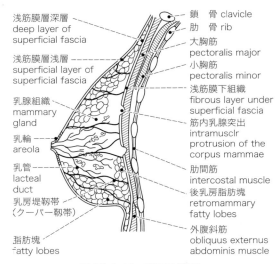

図 30-1-14 乳房の断面

網を形成し，約6％が放射状に分布するが，吻合が少ないため外科手術の際考慮を要する．また，これら動脈の乳房分布は，①と②の組み合せが50％，①と③の組み合わが30％，①②③の組み合わせが18％というが，内胸動脈を除いた組み合わせはないという（Maliniac 1950）（図30-1-11，図30-1-12，表30-1-1）.

静脈は，ほぼ同名動脈に沿って走行している．浅層と深層とがある．

リンパ管は極めて豊富で，大多数は腋窩リンパ節に集められる．

⑩神経
乳房の皮膚には，腕神経叢胸枝，第3, 4, 5肋間神経の皮神経が分布する．乳腺は，第4, 5, 6肋間神経の支配を受けている．

⑪構造
乳房の構造は，図30-1-13，図30-1-14のごとくである．なお，乳房堤靱帯（クーパー靱帯）は，線維中隔とともに乳腺を支えている．

⑫乳房の容積
乳房形成術の場合，縮小術でも増大術でも，どの程度の乳房の大きさにするかであるが，これが意外と難しい．患者も医師も抽象的表現で（手をかざしてこれくらいとか）乳房の大きさを表している場合がほとんどである．著者は，正確ではないにしても次のような数種の方法を組み合わせて，乳房形成術を検討している．コンピュータ化するとなおよい．Wikipediaによると，Dカップ以上を巨乳，以下を貧乳というが，実際には，地域，時代，年齢，個人，美意識など，いろいろな条件で変化する．

a. ブラジャーの型で決める方法
ブラジャーの型は，トップバスト（乳頭部胸囲）とアンダーバスト（乳房下胸囲）の差で決められる．すなわち，A型10 cm，B型 12.5 cm，C型 15 cm，D型 17.5 cm，E型 20 cmである．このブラジャーをあててみて，実際の乳房の大きさと比較する．

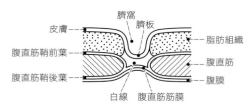
図 30-1-15　臍の構造（模型図）

b. ブラジャーの展開角で決める方法
市販のブラジャーの展開角を利用してもよい．展開角を鈍角にしていくと，乳房は突出する．著者は，90～110°くらいを症例に応じて使用している．しつけ式乳房形成術（図 30-5-27 参照）はその例であり，術前であれば絆創膏などで皮膚を寄せてみるなり，型布を乳房にあて，これを展開する方法もある．

c. 手で決める方法
手術用ゴム手袋のサイズが7の人は，母指以外の8本の指でつかむ乳房の大きさが約 300 mL に相当する．これに母指1本加えると約 350 mL になり，2本加えると，つまり両方の手指と手掌でつかむ量が約 400 mL になる（Guthrieら 1980）ので，各術者が自分の手のサイズから大体の乳房の大きさを判定できる．

d. モデル使用
プラスチックモデルなどで，あらかじめ乳房を作成しておき，これと比較する（Ellenbogen 1978）．

e. エキスパンダー
ベッカー・エキスパンダーをまず挿入，このなかに生食を注入して乳房を膨らませ，患者に膨らみ具合をみてもらい，そのサイズの大きさに乳房形成術を行う（Becker 1987，高柳 1991，Persoff 1993）．しかし，エキスパンダーで胸郭の陥凹変形を生じることがあるので，注意が必要である（梅本ら 2014）．

f. その他の器具使用
3D 画像撮影装置（山下ら 2016）（ベクトラ 3D Imaging system：Canfield Imaging System, 米国）．

F. 腹部 abdomen

❶腹部の区分
肋骨弓と鼠径溝に囲まれた部分で，肋骨弓下縁の線より上方を上腹部（心窩部 epigastric region，季肋部 hypochondric region，腸骨稜を結ぶ線より下方を下腹部（恥骨部 pubic region，鼠径部 inguinal region），その間を中腹部（臍部 umbilical region，側腹部 lumbar region）に細分される（図 30-1-1）．

❷皮下組織
吉岡ら（1979）によると，人間の皮下脂肪の分布は本質的には女性的なもので，臀部（上部，中部，下部），腰部，腹部（下部，上部），乳房，大腿，肩，上腕，項部，下腿の順に脂肪が蓄積するという．その本態は，脂肪細胞の大きさと数の増加であり，一度増加した脂肪細胞数は体重が減っても減少しない．
脂肪過多症，脂肪摘出術の際，問題になる．

❸腹直筋 rectus abdomisis muscle
第5～7肋軟骨・胸骨より起こり，恥骨上縁に着く．神経支配は，肋間神経前枝 Th5-Th12．栄養動脈は，上下腹壁動脈．筋分類は，Ⅲ型である．

❹外（内）腹斜筋 obliques abdominis externus (internus) muscle
外腹斜筋は，第5～第12肋骨から起こり，腸骨稜，鼠径靱帯，白線に付着．
内腹斜筋は，外腹斜筋の深層を走る．

G. 臍 navel, umbilicus

臍は，胎児期の臍帯付着部にできた瘢痕組織である（図 30-1-15）．

❶臍の位置
左右腸骨稜最高点線上1 cm 以内との報告（小林ら 1989，Dubouら 1978）もあるが，細かい統計は臨床的意味がない（大山 1998）．
著者は，臍の位置を左右腸骨稜最高点線上と決めて臍形成術を行っている．計測上は次のようなデータがあるが，個人差がある．
①臍頸切痕間距離：男 34.8 ± 0.38，女 32.4 ± 0.63 cm（浅井 1961）．
②臍恥骨縫合間距離：15～17 cm が 45.8%，それより短いもの 18.8%，長いもの 15.6% という（小池 1953）．白人は，平均 15.03 cm（10～18 cm）である（Dubouら 1978）．
③比臍高：身長，胴長，腹長に対する臍恥骨縫合距離の割合である．

❷正面観
文献的には，中川（1953）が，臍正面観を11型に分類し，星芒型 37%，樹枝型 22% で過半数を占める．しかし，臨床的には，細分類は意味がない．

❸側面観

中川（1953）は，臍と腹壁との位置関係より，凸，平，凹，強凹の４型に分類し，強凹型が過半数を占めるというが，年齢的にも，また皮下脂肪の量によっても左右される．＜でべそ＞は，臍底面より突出したもので，臍窩中央に突出する場合（外輪山に囲まれた火口丘のようなもの）と臍全体として腹壁より突出する場合（外輪山のないもの）に２大別できる（鬼塚 1979）（図 30-6-4 ～図 30-6-12）．

30·2 体幹部の外傷・瘢痕
trauma and scar of the body

A. 外傷

❶熱傷

通常，小範囲では切除し，広範囲では植皮であるが，詳細は第３章 -4「熱傷」の項参照（図 30-2-1）．

女子乳房部の熱傷は早期の閉鎖，拘縮除去が大切である（神保ら 1993）．

❷外傷

a. 対象

形成外科が協力する体幹部の創としては，
①外傷，熱傷によるいろいろな創や瘢痕
②数回の内臓手術による皮膚欠損，腹壁欠損
③腫瘍切除後の表壁欠損
④放射線障害による欠損
⑤褥瘡
などである．

b. 治療

内壁欠損の治療と皮膚欠損の治療に分けられる．

1) 内壁欠損の治療

a) 筋 - 筋膜皮弁移植法 musculo-fascial flap method

再建法としては，大腿広筋 - 筋膜（Bruck 1956，朝戸ら 1998），腹直筋 - 筋膜（朝戸ら 1998），外腹斜筋（Lesnick ら 1953），広背筋（McCraw ら 1978 朝戸ら 1998）などが用いられる（図 30-2-2）．

b) 筋膜移植法 fascial grafting

筋膜の遊離移植，有茎移植である（図 30-2-3）．

c) プロテーゼ prosthesis

シリコン膜が用いられたが（Mansberger ら 1973，Wilson ら 1974），感染しやすく，シリコン mesh にするとその欠点をある程度防ぐことができる．また，ゴアテックス®，マーレックス® メッシュなども用いられる（Tobias

ら 2003）．

2) 皮膚欠損の治療

巨大皮弁を含めて，腹部局所皮弁，双茎皮弁，また，大腿筋膜張筋皮弁，大腿直筋皮弁，広背筋皮弁，腹直筋皮弁，鼠径皮弁（Onizuka 1975，米原ら 1999，新城ら 2003，Nozaki ら 2006，古川ら 2011）

❸放射線障害 radiation injuries

体幹で問題になる放射線皮膚障害は，乳癌，子宮癌の治療後に起こるものが圧倒的に多い（第３章「創傷治療」の項参照）．次いで，泌尿生殖器系悪性腫瘍の放射線治療後に認められるが，しかし，背部の放射線皮膚障害は少なく，経皮的冠状動脈形成術 percutaneous transluminal coronary angicplasy の後にみられるくらいである（鳥山ら 2014）．いずれにしても，治療法は同じである．

a. 症状

1) 皮膚障害

紅斑（第１度），水疱（第２度），潰瘍（第３度）などに分類されるが，潰瘍に発展すると疼痛，悪臭などの症状があり，患者主訴の約 70% を占めるようになる．分類については，福田（2003）は放射線早期皮膚障害と発現時期を５段間に分けているが，細かい分類は意味がない．

2) 骨障害

皮膚障害が進行すると，肋骨などの骨折を起こしやすく，照射治療終了後平均８～９ヵ月で出現し，感染を起こすと肋骨の腐骨化を生じ，さらに肺へと深達する．

診断は MRI が有用で，骨髄炎は T1 強調画像で低信号を呈し，T2 強調画像で高信号を示す．

3) 肺障害

これには，放射線肺炎および放射線線維症を含むいわゆる肺放射線症があり，従来は高率にみられ，病勢が進行すると肺壊死を起こし，感染とあいまって融解を起こすほどであったが，最近では照射法の進歩により副作用発生も激減している．

4) 腕神経叢麻痺 paralysis of brachial plexus

瘢痕拘縮による神経組織の絞扼，照射による神経変性，閉塞性血管炎による神経内外の血行障害である．

遅発性，進行性で，照射後数ヵ月～20 年して発症し，総照射量と１回照射量に関係する．

b. 治療

治療の鍵は，早期切除のうえ，健常皮膚による閉鎖である．治療開始が早いほど治癒も早く，手術法も簡便で合併症も少ない．

①治療法としては，軽度でしかも母床に血流がある場合は，遊離植皮が適応されるが，できれば最初から有茎植支を考えたほうがよい．

有茎植皮としては筋皮弁か巨大皮弁による修復を勧め

282　第30章　体幹部形成術

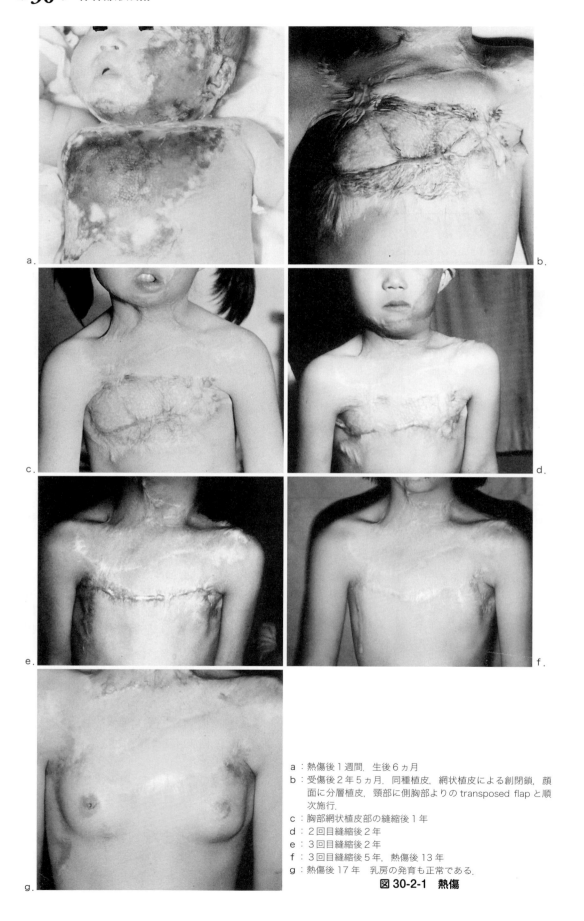

a：熱傷後1週間．生後6ヵ月
b：受傷後2年5ヵ月．同種植皮，網状植皮による創閉鎖，顔面に分層植皮，頸部に側胸部よりのtransposed flapと順次施行．
c：胸部網状植皮部の縫縮後1年
d：2回目縫縮後2年
e：3回目縫縮後2年
f：3回目縫縮後5年，熱傷後13年
g：熱傷後17年　乳房の発育も正常である．

図30-2-1　熱傷

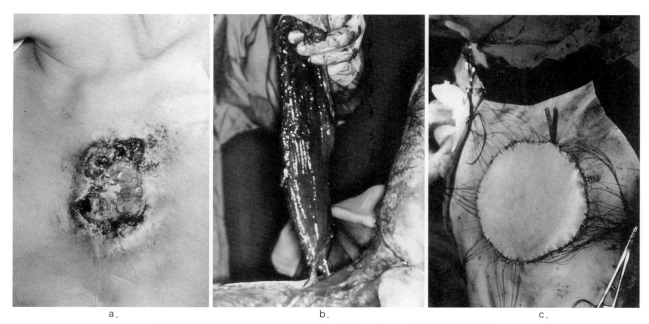

a：左胸部放射線潰瘍，b：広背筋筋皮弁を起こしたところ，c：広背筋皮弁移植後
図 30-2-2　広背筋皮弁による胸壁穿孔の閉鎖

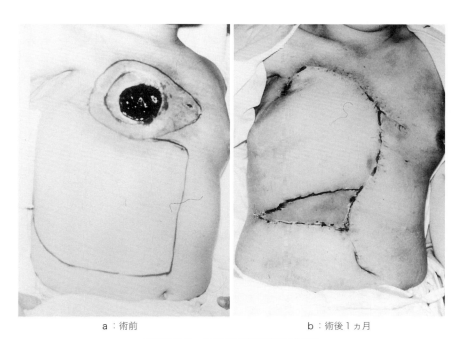

a：術前　　　　　　　　b：術後1ヵ月
図 30-2-3　乳癌治療後の放射線潰瘍
胸腹部皮弁で修復．

る．
②直腸瘻，膀胱瘻，腟瘻などがあれば，人工肛門，尿路変更を行い，
③穿孔がある場合は，筋膜移植（Watson ら 1947），広背筋の移植（McCraw 1978, Campbell 1950）**(図 30-2-2)**，前鋸筋肋骨移植（Pers ら 1973），大網移植（今井ら 1978），大腿直筋皮弁 myocutaneous flap（Bhagwat ら 1978），大胸筋皮弁（Sisson ら 1962, Arnold ら 1979）などの方法を用いる．Arnold ら（1979）は，thoraco-acromial artery を茎とした島状大胸筋皮弁を移植する方法を報告している．Knoetgen ら（2006）の胸部の再建，Few ら（2006）の背部の再建，Mathes ら（2006）の

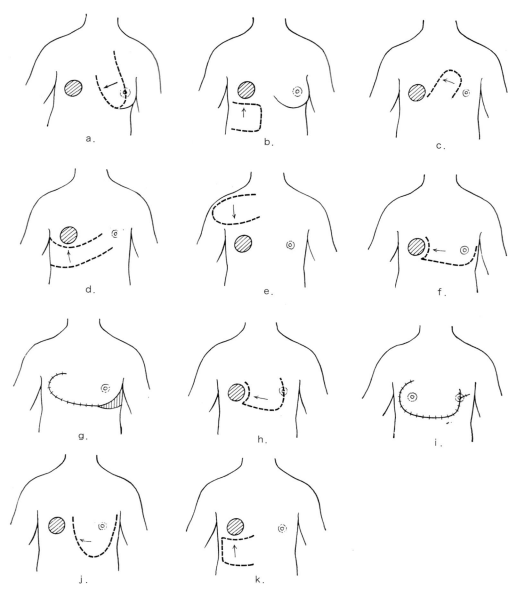

図 30-2-4　胸部皮弁のいろいろ
(Grabb WC et al：Skin Flaps, Little, Brown, p447, 1975 より引用)

乳癌切除後の再建などの論文も参考になろう．
④大網移植は，大網の豊富な血行，リンパ行のため，血行不良の部位にも移植でき，そのうえに遊離植皮が可能であるので，いろいろな目的に用いられる．腹腔内臓器の修復はもちろん，乳房癌根治手術後，乳房以外の体幹部の放射線潰瘍，あるいはartery flapとして，頭部，顔面などの修復，下腿骨髄炎や慢性潰瘍の治療に用いられる．しかし，大網を取り出すことによる種々の問題点があり，大網移植の適応には十分注意すべきである．安易に考えられているような傾向がある．大網移植については，安藤ら (1979) の文献に詳しい．

c. 再建法の例

胸部皮弁 (図 30-2-3，図 30-2-4)，上肢皮弁 (図 30-2-5)，腹背部皮弁 (図 30-2-6〜図 30-2-10)，下肢皮弁 (図 30-2-11，図 30-2-12) などがある．西田ら (2008) は，流入血管の胸肩峰動静脈の彎曲を真っすぐ延ばすと延長することから，それによって作った皮弁を延長移植できるようにした．

d. 腕神経叢麻痺

神経剝離術を行うが，否定的報告 (運動性) と効果的報告 (疼痛改善など) がある．神経上膜切開epineurotomyがよく，筋皮弁による被覆はさらに有効である．しかし広背筋挙上は，腋窩後方で代償的に働いている静脈リンパ灌流に悪影響を与える (Clodiusら1988) ので，遊離大網移植 (疼痛，リンパ灌流によい)，遊離腹直筋皮弁 (田中ら1990) などを行う．

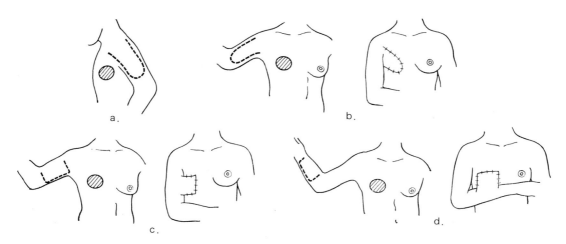

図 30-2-5　上肢皮弁のいろいろ
(Grabb WC et al：Skin Flaps, Little, Brown, p454, 1975 より引用)

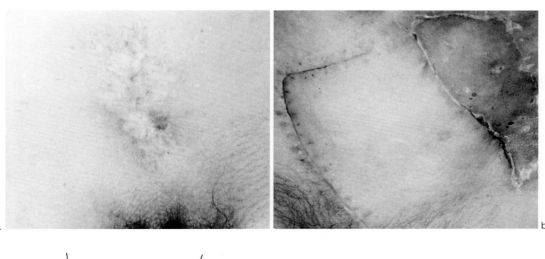

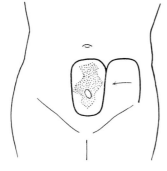

a：術前
b：術後1ヵ月
c：浅腹壁動脈を利用した皮弁で修復．採皮部には分層植皮

図 30-2-6　下腹部放射線皮膚炎

e． 骨髄炎，縦隔洞炎

急性期では，胸骨骨髄炎は診断しにくい．手術既往があれば，発熱，創部発赤，潰瘍化，胸骨動揺，胸骨圧痛，CT，MRIなどで診断は容易である．

これは，放射線照射後の皮膚潰瘍の波及，心臓手術後[0.5～5.9％に発症（遠藤ら 2012），25～30％は治癒せず（安積ら 2013)]にみられることが多い．

誘発因子として，糖尿病，透析，内胸動脈切断，などがある．胸骨下 1/3 が多い（Fleischmann ら 1995, Argenta ら 1997, Obdeijn ら 1997）．最近，小住ら（2014）は，まれなる糖尿病由来の胸骨骨髄炎の症例報告を行っている．

柏ら（2011）によると，胸壁の広範な欠損，固定性の低下

286　第30章　体幹部形成術

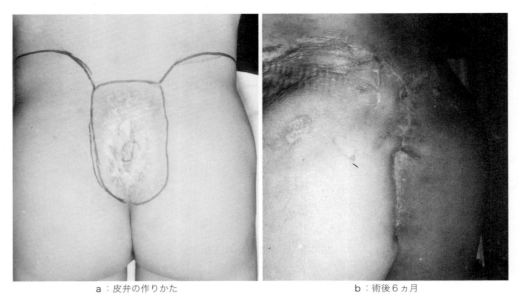

a：皮弁の作りかた　　　　　　　　　　b：術後6ヵ月

図 30-2-7　仙骨部放射線潰瘍

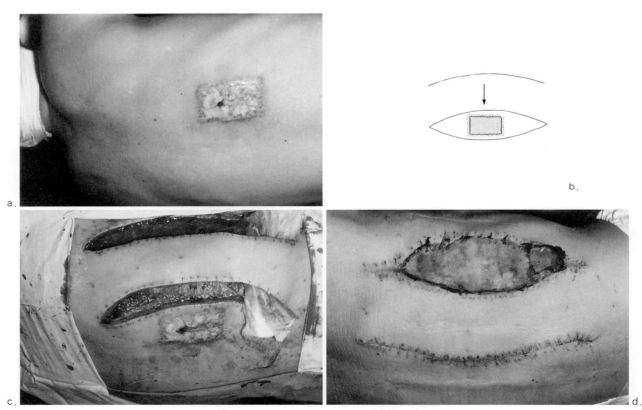

a：術前，b：手術のデザイン，c：双茎皮弁作成直後
d：潰瘍切除，皮弁移植後2週間，採皮部には分層植皮

図 30-2-8　背部放射線潰瘍

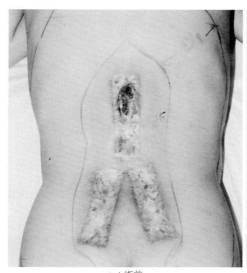
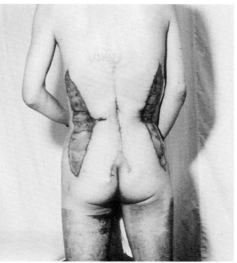

a：術前
両側に長大な双茎皮弁作成.

b：術後3年
皮弁を一次的に移植. 採皮部に遊離植皮.

図 30-2-9　背部放射線潰瘍
(Onizuka T：Br J Plast Surg 28：123, 1975；鬼塚卓弥：臨床整形外科 7：459, 1972 より引用)

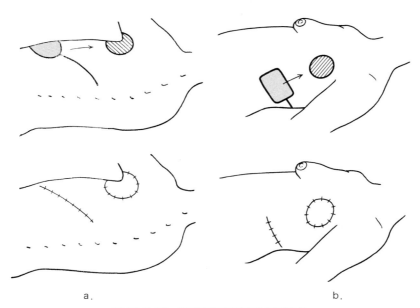

a.　　　　　　　　　　　　　b.

図 30-2-10　肋間動脈を用いた島状皮弁

や連続性欠如から周囲と異なる運動（胸壁動揺 flail chest）をきたし，奇異呼吸 paradoxical breathing の一因となる．また，胸腔内圧の著明な左右差は縦隔の偏位から縦隔動揺 mediastinal pendulus movement や mediastinal flutter や両側肺を往復する振子空気 pendulum air を生じる危険がある．

治療は，慢性疾患，栄養改善などの全身管理，抗菌薬投与，局所は外科的郭清，洗浄を反復，持続陰圧療法 -NPWT 法

が有効（池尻ら 2011，安部ら 2013，渡邊ほか 2013），植皮術，などで創閉鎖を図る．場合によっては，大胸筋，大網弁，などが使用される（大塚 2011）．なお，骨髄炎診断後，一期閉鎖すれば致死率は 1％ であるが，保存的治療では，4.6％ に急増し（Cabbabe ら 2000），一方，肺活量も 8.4％ 増加するというデータもある（Cohen ら 1997，Constantian ら 2005）．

肋骨 3 本以上，欠損直径 10 cm 以上では，骨付き筋皮弁の適応になる（柏ら 2011）．さらに，Semisoid Stabilization

288　第**30**章　体幹部形成術

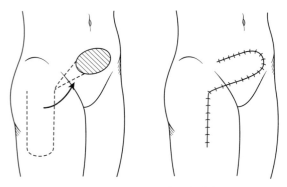

図 30-2-11　大腿筋膜張筋皮弁

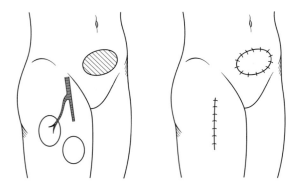

図 30-2-12　前外側大腿皮弁，大腿直筋皮弁

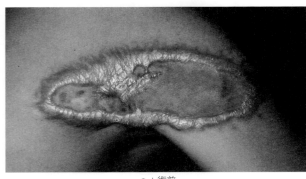

a：術前

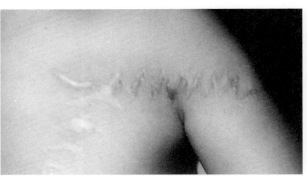

b：縫縮術とZ形成術後2年

図 30-2-13　上腕から背部にかけての植皮後の辺縁ケロイド

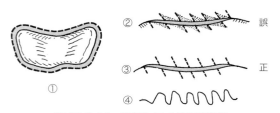

図 30-2-14　胸部ケロイドの手術法

ケロイドの周囲約3mmの健常皮膚部に皮切を入れ（①），ケロイド切除後，周囲皮下を可及的広範囲に剥離，厳重止血したあと，減張皮下縫合を行い（☞第2章，図2-3-39）．さらに断端でdermostitchesを行って，断端を周囲皮面より1cmくらい盛り上げ，連続Z形成術を行う．しかし，この連続Z形成術では，通常は，四角弁になるところでは，影の部分を切除して三角弁としてdog earが残らないようにするが（②），ケロイドの場合は四角弁のまま縫合し（③），dog earを両端に残し，上下左右の皮膚に余裕を持たせるのがコツである（④）．さもないとケロイドの再発を起こしやすい．術後，放射線療法を併用した（今井ら1976）（☞第4章，ケロイドの治療の項）．

といって，ゴアテックスなどの生体組織親和性を有する合成材料で欠損部を補強する方法を用いると，4〜5本肋骨欠損や胸骨全摘出後でも十分な支持性が得られるという（長谷川ら2011）．

腹部再建で要注意なのは，呼吸障害である（Blatnikら2012）．

B. 瘢痕およびケロイド　scar and keloid

❶一般的事項

体幹は，もともと衣服に隠される部位であり，治療の対象になることは少ないように考えられるが，実際には，学童期では身体検査やプール，あるいは林間学校などで裸になることがあり，子供自身恥ずかしく思うし，成人してからもプールや温泉旅行などで体幹部を人前にさらす機会が多くなっているため，なんとか体幹部の瘢痕を綺麗にしようと考える人も多い．

治療としては，体幹部は広く，皮膚の伸展性もあるため，もっぱら縫縮術，あるいは連続縫縮術が用いられる．植皮では，遊離植皮は採皮部としての新たな瘢痕を残すために，拘縮その他，特殊な症例以外，適応は少ない．

特に体幹部は，ケロイドの好発部位であり，その治療には苦慮するものである．一般的には，外科的にケロイドを切除したあと，周囲皮膚を広範囲に皮下剥離し，減張のための皮下縫合固定を行い，さらに創縁では，いわゆる真皮縫合dermostitch法を行い，そのうえに連続Z形成術を用いる（第4章参照）．

術後，放射線療法を行い，さらにステロイド軟膏の密封

30・2 体幹部の外傷・瘢痕

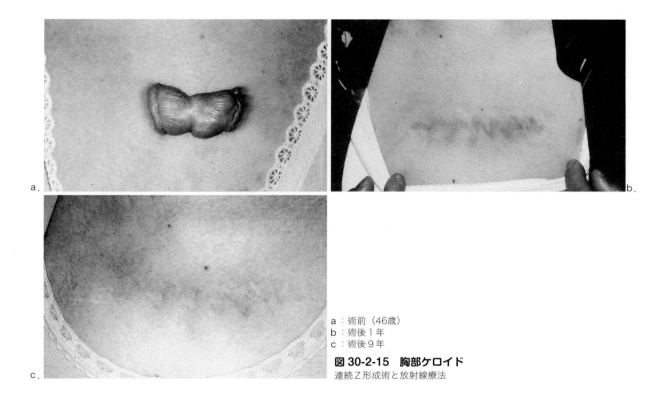

a：術前（46歳）
b：術後1年
c：術後9年

図 30-2-15　胸部ケロイド
連続Z形成術と放射線療法

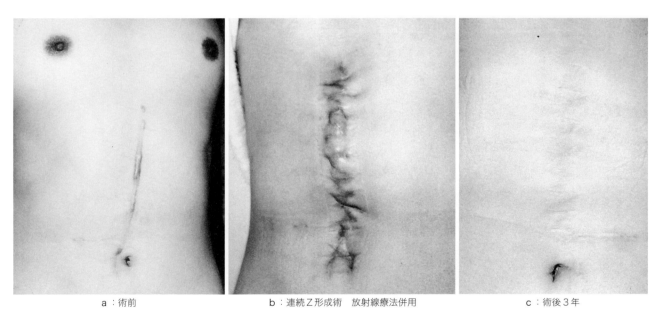

a：術前　　　　b：連続Z形成術　放射線療法併用　　　　c：術後3年

図 30-2-16　腹部ケロイド

閉鎖療法 occlusive dressing technique と圧迫療法を併用する．しかし，ケロイド傾向の強い人では再発を繰り返しやすいし，そのほか乳房，卵巣，精巣など放射線照射のうえで考えねばならない重要臓器があり，問題点が多い．

最近は，tissue expander も用いられる．また，恥骨部のケロイドには，Rhomboid flap と連続Z形成術 multiple Z-plasty が有用との報告もある（Iida ら 2011）．

なお，最近の文献から，ケロイド術後の X 線照射法については，**表 4-2-3** 参照．**図 30-2-13 ～ 図 30-2-16** に自験例を示す．

290　第30章　体幹部形成術

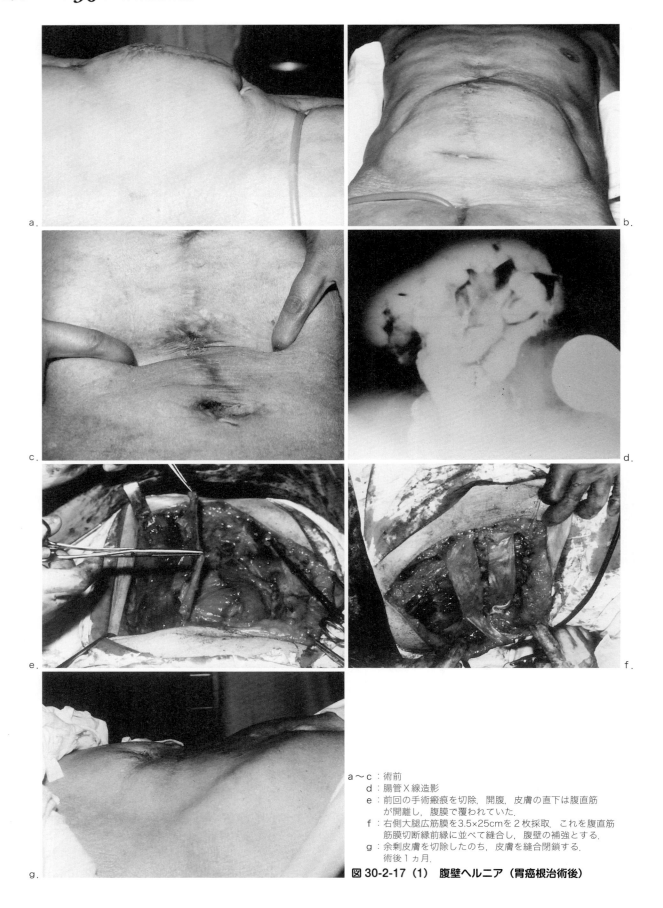

a～c：術前
　　d：腸管X線造影
　　e：前回の手術瘢痕を切除，開腹．皮膚の直下は腹直筋
　　　　が開離し，腹膜で覆われていた．
　　f：右側大腿広筋膜を3.5×25cmを2枚採取．これを腹直筋
　　　　筋膜切断縁前縁に並べて縫合し，腹壁の補強とする．
　　g：余剰皮膚を切除したのち，皮膚を縫合閉鎖する．
　　　　術後1ヵ月．

図30-2-17（1）　腹壁ヘルニア（胃癌根治術後）

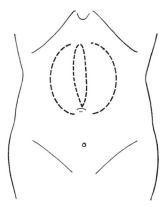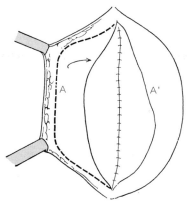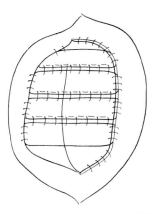

h：腹部皮膚と腹膜の癒着部分（点線部分）で中央点線は皮切

i：腹直筋筋膜を挙上，反転して腹直筋欠損部を被覆．皮膚と腹膜とを剥離，腹膜切開，腹腔内を検査ののち腹膜閉鎖．次に腹直筋の縫合が不可能なため右側腹直筋筋膜を剥離，反転し，左側腹直筋筋膜縁を切開，その後面に縫着する（AとA'を縫合）．

j：大腿筋膜を補強のため移植

図 30-2-17（2） 腹壁ヘルニア（胃癌根治術後）

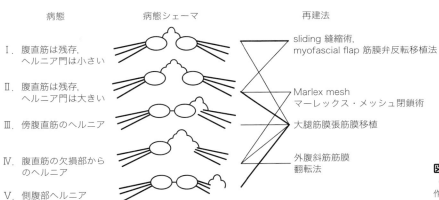

図 30-2-18 ヘルニアの部位と術式の選択
（松井瑞子ほか：形成外科 41：675，1998 を参考に著者作成）

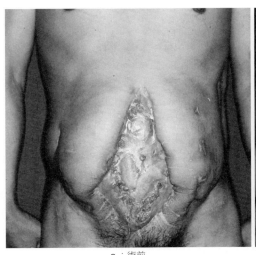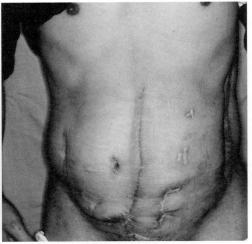

a：術前　　　　　　　　　　b：術後2ヵ月

図 30-2-19 腹部瘢痕
瘢痕は腹膜に癒着，手術は腹膜と瘢痕の間を慎重に剥がし，瘢痕切除後両側皮膚を縫縮．

❷皮膚線条瘢痕 striae cutis，伸展瘢痕 stretch scar

a. 分類

①妊娠線条 striae gravidarum
②肥満線条 striae distensae
③成長線条 striae adolescentium
④縫縮術後線条 postoperative striae
⑤皮膚萎縮線条 striae atrophicans, atrophic striae

b. 原因

原因は，生理的な成長以外に，副腎皮質ホルモン投与，Cushing 症候群，Marfan 症候群のときにもみられる．

また瘢痕切除のため，周囲健常皮膚を強力に伸展縫合した場合にも生じる．

皮膚線条の原因として，最近は，グルココルチコイドの増加が考えられている．グルココルチコイドの作用機序は不明であるが，線維芽細胞の活性を抑制，ヒアルロン酸-ヒアルロニダーゼ系への影響などがあるという．

もちろんその他の原因として，肥満，皮膚の弾力性，年齢，人種なども影響するであろう．

c. 頻度

①妊娠線条の出現率は，65〜88％で分娩回数が多いほど高くなる．出現部位の割合は，腹部 64.4％，下肢 23.6％，乳房 17.7％であるという（吉岡ら 1979）．
②成長線条では，大腿 93.5％，腹部 16.3％，乳房 13.0％，年齢的には 12 歳頃より出現し，15 歳以上の女子 38.4％にみられるという（吉岡ら 1979）．

d. 治療

連続縫縮術である．もちろん縫縮術によって皮膚線条瘢痕が生じるが，縫縮範囲を少なくすると新たな線条瘢痕を残さないで治療目的を達することができる．

その他，培養皮膚移植，ビタミン D_3 外用＋ UVA，レーザー照射，紫外線照射 -UVB（竹内ら 2005）．

❸腹壁ヘルニア

肥満，外傷，手術などで起こる．2〜11％の頻度である．

治療は，縫縮術（再発率 20〜46％），筋膜移植術，筋膜弁移植術（再発率 20％），外腹斜筋切開法 component separation 法（Ramirez ら 1990，関堂ら 2005）などがある（図 30-2-17〜図 30-2-19）．

30·3 体幹部の腫瘍
tumors of the body

A. 乳房部腫瘍 tumors of the breast

良性および悪性腫瘍（乳癌その他），乳房外 Paget 病など

がある．

乳房 Paget 病は，乳癌の 1.2％，平均年齢 52.9 歳で，乳癌の平均年齢より高齢であり，右乳房より左乳房に多い（本章 -7「乳房形成術」の項参照）．乳房外 Paget 病は陰部に多い．

B. 胸腹部腫瘍 tumors of the body

❶良性腫瘍および腫瘍様病変

①線維腫 fibroma
②ケロイド keloid
③神経線維腫 neurofibroma（図 30-3-1）
④血管腫 hemangioma（図 30-3-2，図 30-3-3）
⑤母斑 nevus（図 30-3-4，図 30-3-5）
⑥脂肪腫 lipoma（図 30-3-6，図 30-3-7）
⑦リンパ管腫 lymphangioma
⑧類腱腫 desmoid tumor
⑨蒙古斑 mongolian spot
⑩Kasabach-Merritt 症候群，その他（図 30-3-8）
⑪その他，尖圭コンジローマ condyloma acuminatum，滑液包炎 synovitis など（並木ら 2000，吉田ら 2002）

❷悪性腫瘍

a. 上皮性腫瘍

①Bowen 病：1912 年，Bowen が報告した表皮内癌で，40〜50 歳に多く，体幹，特に外陰部に好発，他の悪性腫瘍，たとえば子宮癌，胃癌，肺癌などの合併が多い（奥村ら 1988）．
②有棘細胞癌
③基底細胞癌
④悪性黒色腫
⑤転移癌

b. 非上皮性腫瘍

①骨原性肉腫 osteogenic sarcoma
②軟骨肉腫 chondrosarcoma
③肋骨 Ewing 肉腫
④未分化型多形肉腫 undifferentiated pleomorphic sarcoma
⑤悪性線維性組織球腫 malignant fibrous histiocytoma-MFH：これは，O'Brien ら（1964）の報告に始まり，Weiss ら（1978），橋本（1979）により明らかにされたもので，皮膚科，形成外科では比較的多くみられるものである．治療は，筋膜を含めた広範囲切除と所属リンパ節郭清であるが，再発率が 44〜48％であり，2 年生存率も 50〜60％である．
⑥軟骨肉腫 chondrosarcoma
⑦転移癌 metastatic carcinoma

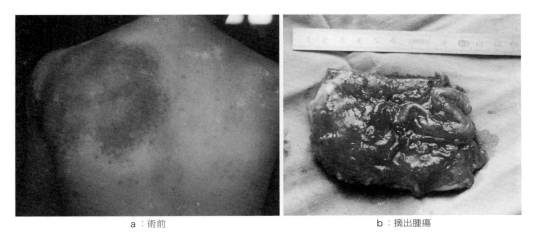

a：術前　　　　　　　　　　b：摘出腫瘍

図 30-3-1　背部神経線維腫

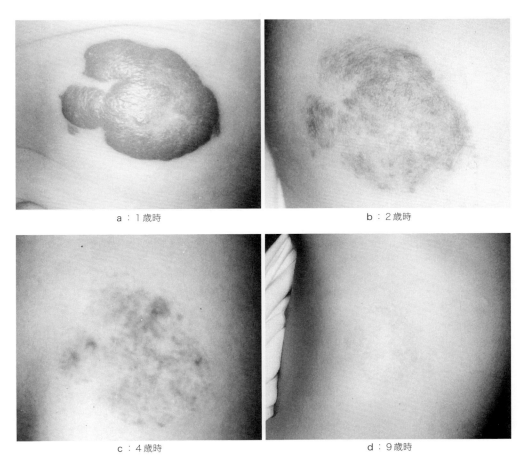

a：1歳時　　　　　　　　　　b：2歳時

c：4歳時　　　　　　　　　　d：9歳時

図 30-3-2　腰部苺状血管腫（自然消褪）

❸ 特殊な皮膚疾患

a. 蒙古斑 mongolian spot

これは，Saabye (1770) によってエスキモーの小児にみられたと報告，その後 Baelz (1885) は，これを蒙古人種特有のものであるとした．しかし，足立 (1901) は白人小児にも鏡検すると色素細胞があることから児斑とよぶべきことを主張した．

なお，本症類似のものに青色母斑がある．

蒙古斑は，1週間ないし1ヵ月で出現し，3歳頃から消失しはじめ，6～8歳頃には消失する（吉岡ら 1979）．

b. デスモイド腫瘍，類腱腫 desmoid tumor

これは，筋，筋膜から生じる線維腫で，MacFarlane

294　第30章　体幹部形成術

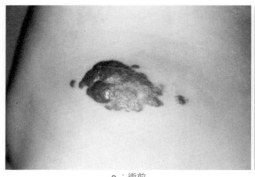

a：術前　　　　　　　　　　　　　　　　b：縫縮後3ヵ月

図30-3-3　左側胸部血管腫
苺状血管腫であり，自然消褪を待つ方法もあるが，膨隆が強い場合は，縫縮によって早く治癒させることも一法である．

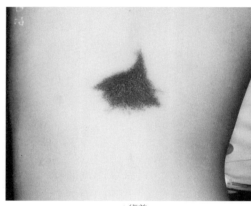 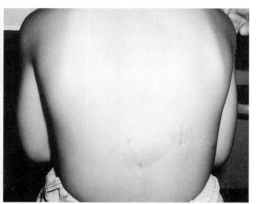

a：術前　　　　　　　　　　　　　　　　b：術後7ヵ月
rhomboid flapにて修復．

図30-3-4　背部色素性母斑

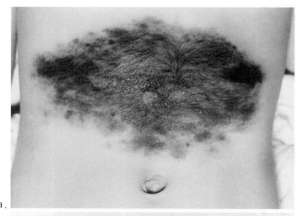 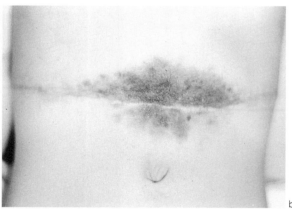

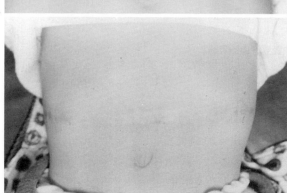

a：術前
b：第1回縫縮後6ヵ月
c：第2回縫縮後1年

図30-3-5　腹部有毛性母斑

30・3 体幹部の腫瘍　**295**

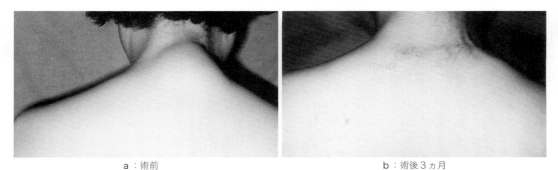

a：術前　　　　　　　　　　　　　b：術後3ヵ月
図 30-3-6　項背部脂肪腫
横方向に皮切後切除．

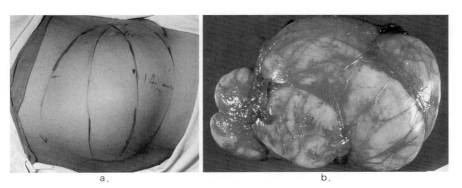

a.　　　　　　　　　　　　　b.
図 30-3-7　背部脂肪腫の手術デザインと摘出した脂肪腫

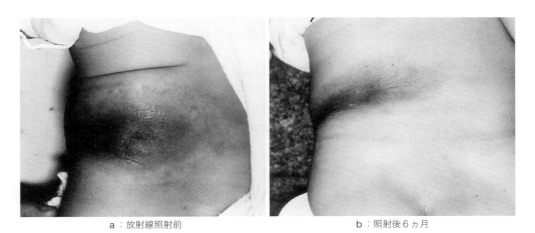

a：放射線照射前　　　　　　　　b：照射後6ヵ月
図 30-3-8　腰部の Kasabach-Merritt 症候群

(1832) の報告になる．始発部位は，下肢，胸腹壁に多い．25～35歳に多く，男女比では女子に多い．また発生部位によって腹壁外 (43%)，腹壁 (49%)，腹壁内 (8%) がある (戎谷ら 2005)．Merdez-Fernandea ら (1991) は，上記発生部位が，36%，58%，15% と報告している．発症率は，報告者によってかなり異なる (竹内ら 2006)．

原因としては，外傷説のほか，内分泌異常説 (妊娠中，分娩後に多いためエストロゲン関与ではないかといわれる)，遺伝説 (常染色体優性遺伝で 5q21 の APC 遺伝子の関与が考えられている) などがある (戎谷ら 2005)．β-catenin の関与が考えられている (Skubitz ら 2004)

症状は，腫瘍およびそれによる変形が主で，ときに疼痛，圧痛などがある．

治療は，切除であるが，再発が多く，Musgrave ら (1948)

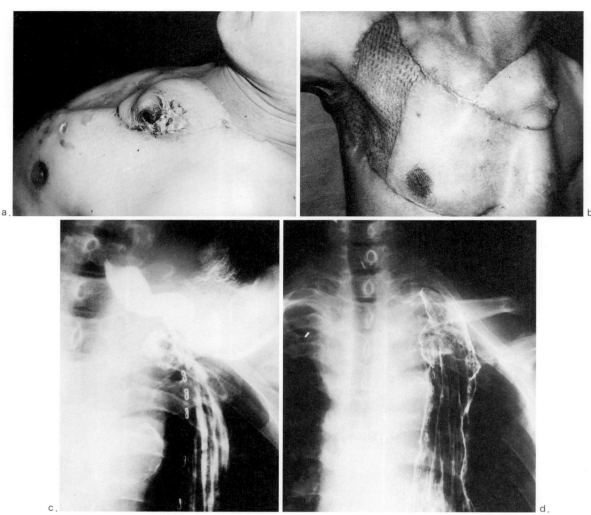

a:術前.シリコンチューブ露出
b:D-P flapによる瘻孔閉鎖術 皮弁先端を二つ折にして瘻孔上端に縫合,皮膚の余りで放射線皮膚炎の部分を切除閉鎖.2回目の手術で瘻孔下端を閉鎖するとともに,皮弁茎部を元に戻す.
c:術前のX線像.造影剤の漏出あり.
d:術後のX線像.造影剤の漏出なし.

図30-3-9 食道癌術後瘻孔

は,77%,遠城寺ら(1973)は,72.4%,久保田ら(1978)は,48.1%の再発率という.放射線治療の効果は未定である.

鑑別診断として,類腱線維腫症,fibrosarcoma,keloid,そのほかの腹壁腫瘍があるが,特に前二者との鑑別を要する.なお,desmoid tumorは胸部,背部,大腿部など腹壁以外の部位にもできるので注意を要する.

c. 類腱線維腫症 desmoplastic fibromatosis

Jaffe(1958)の報告したもので,骨内発生の良性線維腫性腫瘍で,骨腫瘍中0.06%を占める.30歳未満が74%で,男女比は5:4,好発部位は下顎骨と長管骨-骨幹端.病理組織像は類腱腫に類似している.

治療は切除である.再発がみられる(三川ら1998).

d. 放射線照射後皮膚障害(図30-3-9)

C. その他の疾患

腫瘍ではないが,便宜上ここに掲載した.

a. 臀部慢性膿皮症 pyodermia chronica glutaealis

臀部に瘢痕,硬結,膿瘍,瘻孔,皮洞,など,難治な慢性炎症性疾患である.合併症として,1.7〜15%の扁平上皮癌を発生する(矢野ら2003).

治療は,抗菌薬投与であるが病変部を一括切除,植皮を行ったほうがよい.しかし,南村ら2007)は,比較的大きな病変には,治癒に時間がかかるものの,開放療法も選択枝のひとつとしている.

b. 伝染性軟属腫 molluscum contagiosum

俗に,みずいぼ,といわれるもので,ウイルスによる感

染である．赤色丘疹で伝染性である．つぶして内容物を出したあと，抗菌薬あるいはイソジン消毒をしておく（第20章 -11-D「ウイルス性疾患」の項参照）．

30・4 体幹の先天異常 congenital anomalies of the trunk

A. 漏斗胸 pectus excavatum, funnel chest

胸骨柄 manubrium と胸骨体 corpus の境で，胸骨体が後方に屈曲し，胸骨中央部が肋軟骨，肋骨とともに後方屈曲を伴ったもので，剣状突起との境界付近の陥凹が最も著明である．

❶原因

漏斗胸の原因として，胸骨発育不全，縦隔炎，子宮内胸骨圧迫など，いろいろな説が唱えられたが，確固たる原因は不明である．現在では肋軟骨の過成長ではないかといわれている．

遺伝的傾向を認める人もいる（学会的には示唆）．Marfan症候群，Poland症候群などと合併することがある．しかし，散発性が多い．窪田ら（1994）は，漏斗胸の家族内発生が12.7％に確認されたという．

❷頻度

頻度は，0.04〜4.9％（福島 1974），0.06〜0.3％（中園ら 2011），1000人に1〜8人（今川ら 2013）と報告者によって異なる．男女差は，6：1（松藤 1961），4：1（福島 1974），3：1（中園ら 2011，今川ら 2013）で，男性に多い．

❸症状，所見

正常人と比較して呼吸機能，心機能が低下している（Lawson ら 2005, Lesbo 2011）．

生下時より次第に著明になることが多く，痩せ型，無力型の体格の人に多い．上気道感染を起こしやすく，運動時に呼吸困難，動悸，上腹部痛を訴えることもある．心電図では V_1 の陰性，または二相性P波，V_1 の右脚ブロック型，陰性T波などがみられ，肺活量の減少（20〜30％減少）は，加齢的に増悪するという．しかし，著明な所見は形態的変化である．

脊柱前面と胸骨背面の距離は，X線像で成人男子10.5 cm，女子9 cmが正常であるというが（Roesler 1934, DeLeonら 1965），Fabriciusら（1957）は，この距離が，7 cm以上を軽度漏斗胸，5〜7 cmを中等度漏斗胸，5 cm以下を重度漏斗胸と分類している（**図30-4-1**）．

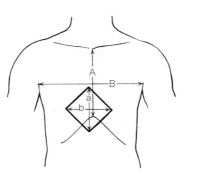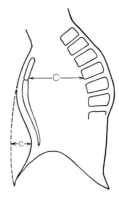

a：漏斗胸陥凹部の縦径　　A：胸骨長
b：横径　　　　　　　　　B：胸郭最大横径
c：深さの実測値　　　　　C：胸郭深のX線写真による測定値

$$\text{funnel index (F. I.)} = \frac{a \times b \times c}{A \times B \times C}$$

F. I.が0.25以上を外科的治療の絶対的適応とする．

図30-4-1　漏斗胸係数

（阿保七三郎：標準外科学，武藤輝ほか（編），医学書院，p247, 1976より引用）

表30-4-1　年齢による漏斗胸手術術式の選択基準

3〜6歳	Ravitch変法（Kirschner鋼線使用）またはNuss法：
7〜18歳	
対称性漏斗胸	Ravitch変法またはNuss法
非対称性漏斗胸	Ravitch変法または内視鏡補助下Ravitch変法（金属プレート使用）
18歳〜	Ravitch変法または内視鏡補助下Ravitch変法（金属プレート使用）

（黒川正人ほか：日形会誌23：1, 2003より改変引用）

最近では，単純X線のほか，CT（有用），三次元レーザー形状装置による計測が行われる（黒川ら 2001）．非接触型3D形状測定—Vectra®HI（Canfield Scientific 社，米国）（森田ら 2016）による計測が行われる．Hallerら（1987）は，CTにて両肋骨間内面距離を胸骨内面椎骨内面間距離で割った数値（漏斗胸指数 pectus index）が3.25以上（正常2.56 ± 0.35 SD, 小林 2004）であれば，手術適応の指標にできると報告している．形態的分類としては，Parkら（2004）のものがある．3DCTも有用である（野口ら 1997）．

吉川ら（1996）によると，漏斗胸を放置すると変形が進行し，50歳以降に気管支炎，自然気胸，肺気腫など起こしやすく，また円背を合併することが多い．

❹治療

治療は，保存的療法（吸引療法）と外科的療法とがある．吸引療法は，学会ガイドライン（2012）では有効とされて

表30-4-2　内視鏡補助下Ravitch変法とNuss法の比較

	内視鏡補助下Ravitch変法	著者のRavitch変法	Nuss法
手術時間	約6時間	約3時間	約1.5時間
出血量	100～200g	約100g	10～15g
支持物	Kirschner鋼線（3～6歳）	同左	金属プレート
	金属プレート（7歳～）	——	
支持物の留置期間	2～3週間（Kirschner鋼線）	同左	2～3年以上
	1～2年（金属プレート）	——	
開胸の有無	基本的には開胸とはならない	同左	必ず開胸となる
術後疼痛		比較的軽度	強い
入院期間	2～3週間	同左	10～14日
術後瘢痕	胸部正中に縦の約5cmの瘢痕	4～5cmの山型瘢痕	両側側胸部に横の約3cmの瘢痕
術後の運動制限	約1ヵ月	同左	金属プレート留置期間中はある（激しい運動）
術中合併症	特にない	同左	心臓や肺の損傷
術後合併症	特にない	同左	プレートの移動，感染，金属アレルギーなど
術後の胸部形態	やや扁平	同左	良好
支持物の抜去	Kirschner鋼線：無麻酔で抜去	同左	全身麻酔による手術
	金属プレート：全身麻酔による手術	——	

(Nuss D et al：J Pediatr Surg. 33：545, 1998；黒川正人ほか：日形会誌23：1, 2003bを参考に著者作成)

いるが，推奨度はC1である．

a. 適応

　形成外科では，心臓呼吸器系の機能障害改善というよりは，美容的な理由が多い．漏斗胸係数 funnel index 0.25 以上のものは，外科手術の絶対的適応とされている（阿保1976）**（図30-4-1）**．黒川ら（2003）は，**表30-4-1** のように適応をまとめている．

　漏斗胸変形の形状，術後の形状についての評価は，現在では漏斗胸係数のみであるが，コンピューター化されて，より視覚的，より客観的評価がなされるようになるであろう（永竿ら2015）．

　本症には，Marfan症候群，Morquio症候群，prune-belly症候群，Sweyer-James症候群や内臓の先天異常を合併していることがあるので，手術適応には注意を要する（星1999）．

　手術後は，形態的改善のほか，より元気になり，より活発になったとの満足例が多い．Mansourら（2003）は，Ravitch法術後12年の結果で91％が満足し，Croitoruら（2002）は，Nuss法で85％に良結果が得られたという．

b. 手術法

　胸骨挙上術，胸骨反転法がある．前者はRavitch法，Nuss法に代表されるもので，胸骨反転法は侵襲が大き過ぎ，今日では用いられない**（表30-4-2）**．

　手術時期は，2～6歳といわれるが，もちろん成人でも行う．

1）胸骨挙上術

　胸骨を，肋軟骨を含めて前方移動する手術法で，Meyerら（1911），Sauerbruch（1927）が試みたが，Lexer（1925）がはじめて成功，その後Ravitch（1949, 1965, 1970）が報告，

今日，このRavitch法，あるいはその変法（1988）や，Nuss法が広く用いられている（後述）．

　Nuss法が，closed repair法と呼ばれるのに対し，Ravitch法は，open repair法といわれる**（図30-4-2）**．また，若年者はNuss法，年長者はRavitch法といわれる（木村ら2013）．両者の組み合わせ法もある．

　胸骨挙上術は学会ガイドライン（2012）では，推奨グレードBである．

a）Ravitch法変法

　著者は，Ravitch法変法を用いている**（図30-4-2）**．

（1）皮切

　最初は，長い横切開を用いていたが，最近では，胸骨部中心に逆V字型切開4～5cmを入れ，ブラジャーに術後瘢痕がかくれるようにする．縦切開ではケロイドになりやすく，長い皮切を要する（栗原ら2004）．皮下を剥離したのち大胸筋を剥離し，胸郭変形部分を露出する．大胸筋剥離に際し，第4肋間穿通枝を切断しないよう注意する（清川ら2003）．

（2）肋軟骨剥離

　両側肋軟骨膜に，H字状切開を加え，軟骨膜を剥離し，変形軟骨を胸骨端から切除する．切除する位置は，右側では胸骨縁の2cm位外側で行い，内胸動静脈を胸骨側に残す．肋軟骨切離は，小耳症のときの軟骨採取法に準ずる．骨軟骨接合部は温存する．次に，剣状突起より胸骨を分離する．

（3）胸骨挙上

　胸骨の変形部位の下にある肋軟骨だけは，内前面より外後面に向かって斜めに切開する．次に，胸骨裏面を指で剥離し，必要があれば鋏で切除して，胸骨上方を残してフリーにしたのち，挙上する．変形胸骨部に水平に割を入れ，

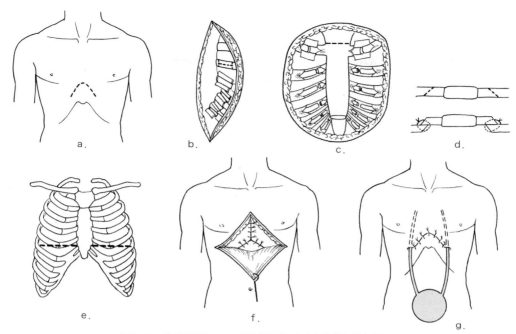

a：皮切，b：肋軟骨露出，c：肋軟骨切開，ときに胸骨に割を入れる．
d：肋軟骨の縫合，e：AOプレートを胸骨下端の裏面を通して肋骨の上にのせる
f：両側大胸筋，腹直筋の縫合，g：持続吸引チューブ挿入．

図 30-4-2　胸骨挙上術（Ravitch 法の著者変法）

陥凹した胸骨を正常になるよう持ち上げる．この際，胸骨後面までは割を入れないようにする．

(4) 胸骨固定

胸骨を正常位にし，確実に固定を行うと同時に，その下方の肋軟骨は，内外側を下上の重ね合わせから上下の重ね合わせにしたのち固定する．軽度な場合は，胸骨処理は不要である．胸骨下方が突出過ぎるようであれば，その部分の胸骨前面に水平に割を入れ，扁平にして固定する．

(5) 胸膜穿孔検査

肋軟骨膜を縫合する前に，胸膜穿孔の検査を必ず行う（第 16 章 -2「軟骨移植術」の項参照）．

(6) 胸骨-肋軟骨固定

次に，キルシュナー鋼線，ポリ乳酸プレート，チタンプレートなどを胸骨下端裏面に通して両側肋骨の上にのせ，3-0 ナイロン糸で固定する．このプレートの代わりに血管柄付き肋骨移植術を用いる人（林ら 1992，Nakanishi ら 1992）もあるが，手術侵襲が大きく，また，プレート固定で十分である．小児には 3 年で吸収性のポリ乳酸プレートを使用することもある．

(7) 創閉鎖

先に剥離した大胸筋，腹直筋，皮下組織，皮膚を層ごとに縫合する．胸骨裏面には吸引チューブを挿入する．

(8) 術後

術後は，気胸，血腫，感染に注意する．

(9) 長所短所

本法は，直視下で手術ができて，安全で確実であるが，胸部に約 5 cm の瘢痕が残るのが欠点である．しかし，女性であればブラジャーで隠すことができる．また奇異呼吸 paradoxical breathing もなく，疼痛も少ない．胸郭矯正装具も不要である．手術時間も 3 時間以内と短い．1 回の手術で済む．

図 30-4-3〜図 30-4-5 に実例を示す．

b) Nuss 法（図 30-4-6）

Nuss ら（1998）によって発表された方法で，closed repair method である．肋軟骨，胸骨切りを行わないで，彎曲させた金属プレート（ペクタスバー pectus bar）により胸骨，肋骨を持ち上げ，切開も両側側胸部の 2〜3 cm の小切開で済む術式で，現在では漏斗胸治療の第一選択と考えているひとが多いが，非対称性胸郭の場合は，Ravitch 法の適応であるし，皮切を追加したりすると Nuss 法のメリットがなくなる（Boehm ら 2004）．著者は Ravitch 派である．

日本では小児外科 Vol 35, No 6 (2003)，形成外科 Vol 45, No 6 (2002)，Vol 50, No 4 (2007)，Vol 53, No 9 (2010)，PEPARS No 74 (2013) の特集号が参考になろう．学会ガイドライン（2012）では，漏斗胸に対する Nuss 法は有効で，推奨度 B である．成人例には有効であるが，推奨度は C1 である．

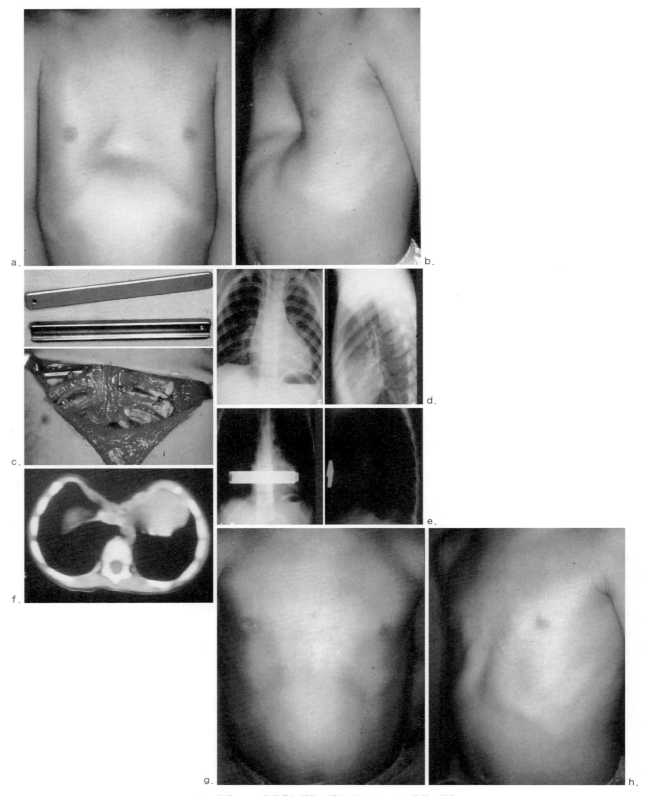

a, b：術前, c：肋軟骨切離後と挿入プレート, d：術前X線像, e：プレート挿入後X線像, f：術前胸骨陥凹状態, g, h：術後

図 30-4-3　漏斗胸の Ravitch 変法, 胸骨挙上式による修正

（原口和久氏提供）

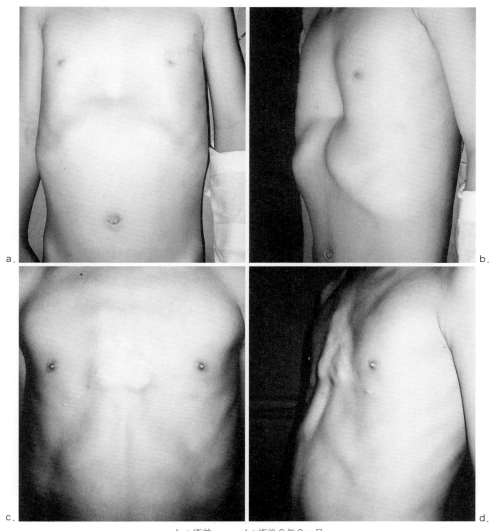

a, b：術前, c, d：術後2年2ヵ月
図 30-4-4　漏斗胸修正（Ravitch 法）

(1) 手術年齢

年齢的には, 7〜11歳 (Engum ら 2000), 6〜12歳 (Croitoru ら, 2002) である. 3〜5歳 (大野ら 1999) では, 術後に肋骨の突出するような変形を起こすことがある (植村ら 2003). 年長者でも行われるが (杉田ら 2003), 陥凹が深く, 広くなり, 心臓の偏位, 肋軟骨の硬化で, 手術がやりにくい. 結局, 野口ら (2007) のいうように, 骨化と組織可塑性の問題から, 5歳〜10歳が至適時期であろう. それ以降になると, 特に非対称性胸郭では, バーの形状を工夫したり, 肋軟骨に切開を追加するなどしないと (菊池, ら 2010, 高地 2013), Nuss 法のみでの再建は困難である.

(2) Nuss 法の長所

① 術後瘢痕が側胸部にあるため目立たない.
② 肋軟骨を切らないので, 手術時間が短く, 出血が少ない.
③ 低侵襲. 術後退院までの期間が短い.

(3) Nuss 法の短所

① 開胸による危険, 胸腔内, 縦隔内臓器損傷, 特に心臓穿孔の恐れがある (Moss ら 2001, 山元ら 2003, Hebra ら 2003, Boehm ら 2004). Nuss ら (2002) によれば, 治療を要しない気胸でも, 52％に, 木村ら (2007) は, 26.7％にみられたという.

予防は, 前胸部の皮切から胸骨を鉤や U 字型起子で挙上 (浜島ら 2002), 内視鏡下に胸膜外にバーを挿入する (木村ら, 2002). そうなると Ravitch 法に近くなり, Nuss 法のメリットが少なくなる.

② 重篤な感染を起こすことがある (膿胸, 心嚢炎, 縦隔炎など) (Moss ら 2001, 堀澤 2003).
③ バーの挿入と抜去と2回の手術を要する.
④ 9％に挿入バーの偏位 (Hebra ら 2000, 2001) や, 成長

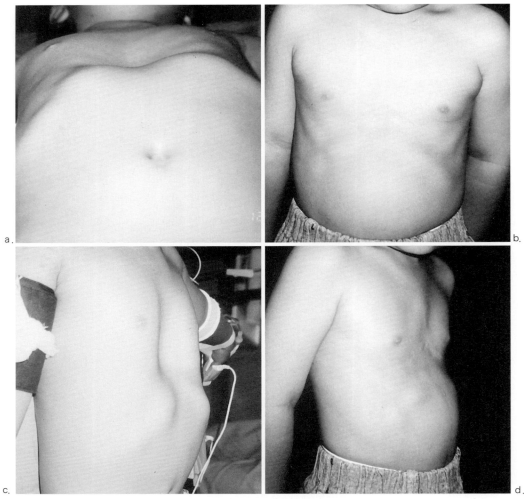

a, c：術前, b, d：術後6ヵ月. 切開線が短くなった.
図30-4-5　漏斗胸（Ravitch法）

に伴うバーの交換・調整などの対応が必要となる場合がある（齋藤ら, 2003）.
⑤長期成績が不透明.
⑥年長者, 高度変形, 再発例は, 適応が少ないといわれていたが, 改善がえられたとの報告もある（杉田ら 2007, 上村 2010, Kelly 2010）.
⑦出血
⑧術中に胸腔鏡でのチェックが必要.
⑨金属アレルギー
⑩金属バー挿入部位の発赤, 胸水貯留, 発熱などがあれば金属アレルギーを疑う. 術前にパッチテストをおく方が無難であろう（黒川ら 2007）.
⑪バー抜去時の合併症
　浜島ら（2007）は, バー抜去時の合併症として, 肋間動脈損傷, 肺損傷による出血, 心嚢損傷, バーの埋入, 気胸, 血胸, ワイヤー遺残などをあげている.

(4) 器具
①ペクスターバー胸骨板, スタビライザー固定器
　ペクスターバーは, ステンレス製で幅1.5cm, 厚さ2mm, 長さは胸郭に合わせて18～43cmといろいろなサイズがある. チタン製もある. 患者の胸郭に合わせて選び, ベンダーにて彎曲させる. バーの偏位を予防するため, 片側にスタビライザーを装着することが多い.
　最近では, オーダーメイドのペクタスバーチタン®がBiomed社から発売されているが, Laiら（2009）やVilacaら（2013）のようにCTを基に前もって作成しておく. 浜島ら（2015）も, 手術時にペクスターを術者が曲げる必要がないため, 有用と報告している.
②ベンダー
③イントロデューサー（挿入器）
④フリッパー（回転器）
⑤胸腔鏡

30・4 体幹の先天異常　303

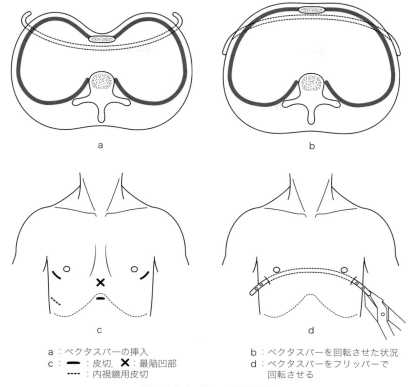

a：ペクタスバーの挿入
c：— 皮切，✕：最陥凹部
　　---：内視鏡用皮切
b：ペクタスバーを回転させた状況
d：ペクタスバーをフリッパーで
　　回転させる

図30-4-6　Nuss法手術法

(5) 手術法の実際（図30-4-7）
① 体位：仰臥位で，両上腕は操作に邪魔にならないように90度外転し，肘を屈曲させる．
② 麻酔：麻酔は気管内挿管麻酔で，分離肺換気を行って視野を確保する．術後に硬膜外麻酔を使用する場合は，チューブを挿入する．
③ デザイン：胸部陥凹部に合わせたペクスターバーを入れるが，まず胸骨最陥凹部下端部に印をつけ，さらに胸骨陥凹部水平線上の前腋窩線との交点より，後方にバーを挿入するための約2〜3cmの皮切，および胸腔鏡挿入のため，バー挿入予定肋間より1-2肋間下位の右肋間に皮切をデザインする．通常，第4，第5肋間である．さらに単鋭鈎あるいは双鋭鈎を挿入して胸骨を挙上する場合にはそのための皮切もデザインする（図30-4-7a）．
④ 手術：皮切より胸腔内へのバー挿入予定部にむけて皮下を剝離し，挿入予定肋間に達する．胸腔鏡挿入部を切開し，胸腔鏡（径5mm，視野角0度あるいは70度）を入れ，胸腔内を確認し（胸腔内に送気する場合と，送気しない場合がある），胸骨の陥凹の状態，バー挿入予定部が適切であるか確認する（図30-4-7b, c）．視野をよくするため，胸骨下方の皮切より単鋭鈎などを挿入して，胸骨を挙上したり，胸腔開窓部よりU字型起子を挿入して胸骨を挙上することもある（図30-4-7d）

（野口ら2002，浜島ら2002，植村2003，藤野ら2003）．胸腔鏡で確認しながら，右バー挿入予定肋間を開窓し，右胸腔内にイントロデューサーを入れ，肋軟骨の裏側に沿って推し進める．心臓を押し下げるように少しずつ丁寧に剝離し，イントロデューサーを反対側の予定肋間より皮下に貫通させる（図30-4-7d）．しかし，心臓への圧迫が強いと不整脈が出ることがあり，すぐ抜去が必要である．次に，イントロデューサー先端にテープを結んだ後，右側胸部に引き抜き，それをガイドとしてペクスターバーを引きずりこんで挿入する（図30-4-7e）．フリッパーで，バーを180度回転させて陥凹を矯正する（図30-4-7f）．必要があれば，バーの彎曲を調節する．陥凹が著明な場合は，最初から最陥凹部を持ち上げないで，その上方の陥凹の浅いところにバーを通してまず持ち上げて，最陥凹部に余裕を持たせた後挙上すると安全である．陥凹が広範囲な場合などではバーを追加挿入する．

　バーの位置が確定されたら，スタビライザーを装着し，肋骨に回したワイヤーや糸でバーを固定後（Hebraら2001），バー挿入のための創を閉鎖する．胸腔鏡で胸腔内の出血をチェックしたあと，麻酔バッグで肺を加圧しながら脱気し，胸腔鏡挿入部の創を閉鎖する．胸腔ドレーンはバーを2本入れた時や術後に気胸，出血が予想されるときに挿入する（植村ら2003）．術後，

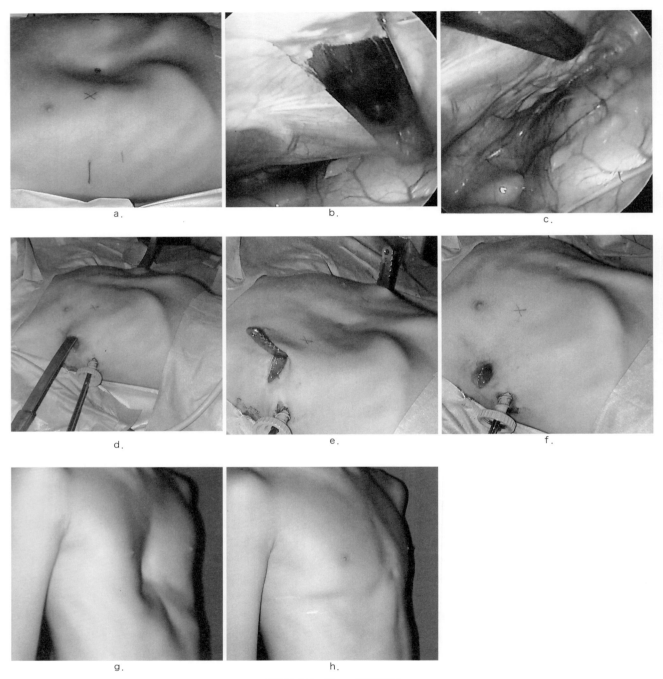

図 30-4-7 Nuss 法手術法

a：デザイン ●：胸骨下端部（最陥凹部），×：バーの胸腔内への挿入予定部，｜：側胸部の皮膚切開および胸腔鏡挿入のため皮膚切開．
b：U字型起子による胸骨の挙上（胸腔鏡所見）
c：U字型起子挙上時．胸骨が挙上され，良好な視野が得られる．
d：イントロデューサーを対側の予定肋間に貫通させる．
e：バー反転前
f：バー反転直後，陥凹部が挙上されている．
g：術前（立位）
h：術後3年（立位），バー抜去前であるが，前胸部の形態は良好である．

（浜島昭人ほか：形成外科 45：549, 2002 より引用）
（浜島昭人氏提供）

30・4 体幹の先天異常　305

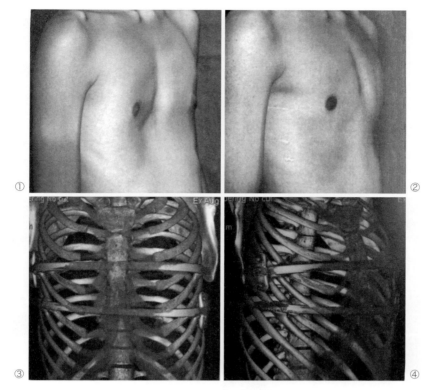

図30-4-8　漏斗胸（12代男児）
①②：CT index 4.3, 第3, 第5肋間にバー挿入, ②：術後3年, ③④：術後3DCT, バー抜去前, バーによる肋骨の変形を認める.

（浜島昭人氏提供）

胸部レントゲン撮影を行い, 気胸の有無を調べておく（**図30-4-6-g, h**）.
　非対称性漏斗胸は後述.
漏斗胸術後の再発例に対するNuss法では, 胸膜の癒着があるために癒着部からの出血や肺損傷に注意し, バーを通すためには癒着した胸膜の剥離が必要で, 術後出血にも注意する（黒川ら2003）.
⑤術後管理：術後は, 疼痛対策として硬膜外麻酔, 静脈麻酔が用いられることが多い（植村ら2001, 井口, 2003）. 硬膜外麻酔では, 塩酸モルヒネ, またはフェンタニールと局所麻酔薬を持続注入し, 患者自身で疼痛をコントロールするPCA（patient-controlled analgesia）を併用したり（金ら2002）, 適宜, 非ステロイド性抗炎症薬を追加している（安岡, 2002）. この点, Ravitch法では疼痛は少ない. 疼痛も軽度であり, 塩酸ヒドロキシジン（アタラックスR）の投与, あるいはジクロフェナック座薬やアセトアミノフェン座薬で済む.
術後, 2〜3日目頃より立位を許可し自立歩行を進めていく.
術後, 約6〜8週の時点で少しずつ運動活動を再開させる（Nuss, 2003）.
バーは, 通常術後2〜3年で抜去を行う（**図30-4-7h**）.

（2〜3年は, 学会ガイドラインでは推奨度C1である）
⑥合併症：Nussら（2002）は, 気胸, 無気肺, バーの偏位, 心外膜炎（野町ら2006）, 感染, 肺炎などを報告している. また, 胸水貯留, 血胸（渡部ら2001）, 心臓穿孔（Hebraら2000, Mossら2001, 上田2007）, 傍胸骨の鳩胸様陥凹, 左右非対称性の残存（野口ら2001）などが報告されている. 特に気胸は約半数にみられる（Mathesら2006）. バー抜去部の皮膚陥凹は, 皮下脂肪が多い女性にみられる. 被膜のためという（飛澤ら2012）. 特に気胸は約半数にみられる（Mathesら2006, 野町ら2006）. また, 合併症としてバー付近に, 仮骨が形成され抜去時に高い確率で切除を余儀なくされることがある（木村ら2007, 浜島ら2014, 田中ら2015）.
⑦術後成績：Willekesら（1999）は, Ravitch法類似の方法で, バーを入れた方法と入れない方法を比較しているが, 入れたほうが術後成績はよいと言う.
再発した場合は再手術となるが, プレートが胸膜を穿通したところでは, 癒着しているので注意が必要である. 無理すると肺損傷や出血を起こすが（黒川ら2003）, Ravitch法に比べれば癒着が少ない.
しかし, Nussら（1998, 2002）は, 10年間の手術成績をexcellentと報告, バー抜去後の遠隔成績も良好として

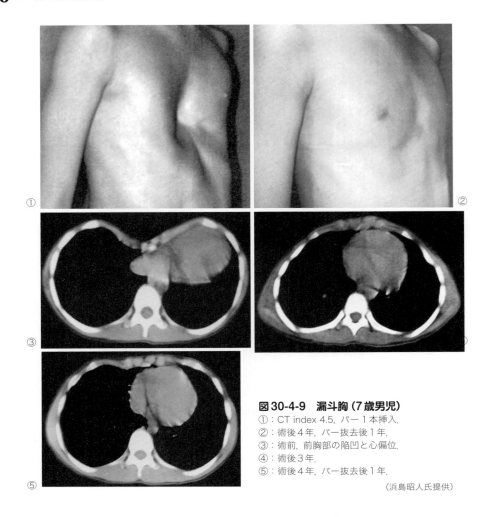

図30-4-9　漏斗胸（7歳男児）
①：CT index 4.5，バー1本挿入．
②：術後4年，バー抜去後1年．
③：術前，前胸部の陥凹と心偏位．
④：術後3年．
⑤：術後4年，バー抜去後1年．

（浜島昭人氏提供）

いる．わが国では，1998年からの手術経験であり，バー抜去後の遠隔成績については，いろいろ検討されるべきであろう．Mathes（2006）によれば現在のところRavitch法もNuss法もどちらがよいか不明であるという．学会ガイドラインでは，バー抜去後の後戻りは，頻度は低く，推奨度C1である．又，満足度調査では，満足が高く，推奨度はBである．上野ら（2007）は，術後平均2歳7ヵ月であるが，excellent 67.7％，good 29.0％，poor 3.2％であったと報告している．Ravitch法とNuss法では，合併症全体，入院期間，歩行までの期間では有意差がなく，再手術，術後血胸および気胸発生率はNuss法がRavitch法より高いものの，患者の満足度の差は認めなかったとする報告がある（Nasrら2010）（図30-4-8，図30-4-9）．

c）内視鏡下胸骨挙上法

内視鏡による手術では，Ravitch変法と同じく前胸部からアプローチし，軟骨を切開するが，慣れないと手術がやり難いし，内視鏡挿入のための切開を前胸部に入れると（木村ら2002）Nuss法のメリットが少なくなる．また，手術創が短くて済む長所はあるというが，文献で見る限り，手術創がRavitch法に比べて短いとはいえない．

小林ら（1998）の報告によると，胸骨剣状突起結合部を中心に小児で3cm，成人で4cmの皮切から胸骨前面を上方に剥離，ポケットを作り，内視鏡を挿入，まず，筋膜を電気メスで切開，次に大胸筋，腹直筋の起始部を切離，肋軟骨を露出する．肋軟骨骨膜剥離，肋軟骨切離の処理法はRavich法やその変法と同じである．第3肋軟骨以上の操作は直視下では困難であるので，そこに小切開を入れ，内視鏡下に手術を行う．

次に，胸骨剣状突起結合部と肋軟骨の腹直筋起始部を切離，胸膜を露出し，

胸骨を単鋭鈎で持ち上げ，そこから胸膜を内視鏡で剥離，胸膜への内胸動脈の分枝は電気凝固する．胸骨の外板を切開，内板は若木骨折を起こさせる．胸骨が動くことを確認したあと，ストラットを挿入，吸引ドレーンを挿入後それぞれの組織を縫合する．他の処置は通常の胸軟骨挙上法と同じである．

d）Ravitch法とNuss法の併用法

木村ら（2010）は，胸骨下端を挙上するのに，①4kg以下では軟骨処理しないNuss法を，②4kg以上では，内視

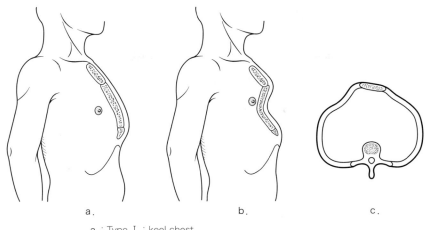

a : Type Ⅰ : keel chest
b : Type Ⅱ : pouter pigeon breast
c : Type Ⅲ : lateral pectus carinatum

図 30-4-10　胸骨突出症の Robicsek 分類
(Robicsek F et al : J Thor Cardiovasc Surg 78 : 52, 1979；吉川哲哉ほか：形成外科 41：607, 1998 より引用)

鏡下に肋軟骨切離，胸骨骨切りを組み合わせるという．胸骨尾側も切開するので，Ravitch 法と Nuss 法の組み合わせ法といえる．

e) 非対称性の漏斗胸

非対称性の漏斗胸の場合は，肋骨の位置も低形成側では後下方に位置している．バーの挿入のとき注意を要する．むしろ Nuss 法の適応外とみている人もいるが，バーの挿入肋間を左右で変えたり，また Nuss 法に肋軟骨切開を追加する人もいる（野口ら 2002）．

高知（2013）は，非対称漏斗胸は 41％あり，右対左では 61 対 3 で右に多いという（Cartoski ら 2006）．

治療は，特殊バーを作成，あるいは数本のバーを挿入する．

f) 漏斗胸再発例

漏斗胸術後の再発例に対する Nuss 法では，胸膜の癒着があるために癒着部からの出血や肺損傷に注意し，バーを通すためには癒着した胸膜の剝離が必要で，術後出血にも注意する（黒川ら 2003）．癒着剝離には超音波凝固切開装置が有用で，肋軟骨切除後の内側断端の落ち込みが剝離時に問題になる（野口ら 2013）．

2) 胸骨反転法

Nissen（1944），Wada ら（1972）による方法で，胸骨を露出したのち，肋骨，肋軟骨，肋間筋を両側で切開して胸骨を挙上する．次に内胸動脈を結紮，切離，変形胸骨を切開し，en bloc に取りあげ，これを裏表反転して移植する．好結果を得たとの報告がある．仲沢ら（1999）は，反転した胸骨－肋骨複合体を内胸動静脈と吻合する方法を報告している．しかし，Ravitch（1965）は，広範囲の変形に限るという．今日では用いられない．しかし，学会 CQ では，推奨度 C1 である．

3) シリコン埋入法

胸骨陥凹部の皮下を剝離し，皮膚を挙上して生じる皮下ポケットに，シリコンバッグを埋入する方法である．

しかし，手技が悪いと埋入シリコンが下垂したり，周囲皮膚との間に段差がついたり，露出したり（18 章「プロテーゼ形成術」の項参照）する．

Nordquist ら（2001），Mathes ら（2006）は，術後の合併症は大きくないと述べているが，今日では用いることは少ない．しかし，井野ら（2006），草野ら（2006）は症例を選べば適応があるという．

B. 胸骨突出症 protruding breast　鳩胸 pectus carinatum, pigeon breast

胸骨が前方に突出する変形で，漏斗胸の逆方向の変形である．Pectus は breast，carina は keel を意味するラテン語である．本章も，鳩という鳥の状態で命名するのではなく，現症そのままに胸骨突出症というべきであろう．兎唇を唇裂と言うようになったのと同じ考え方である．

❶原因

胸骨突出症（鳩胸）の原因としては，胸骨の発育異常，くる病 rickets，横隔膜の影響などいろいろな説があり，肋軟骨の異常成長ではないかといわれているが，家族発生も 26％にみられる（Hausmann 1955, Shamberger 1996）が，不明である．

胸骨突出症は，男子に多く，漏斗胸の 1/10 の頻度という．

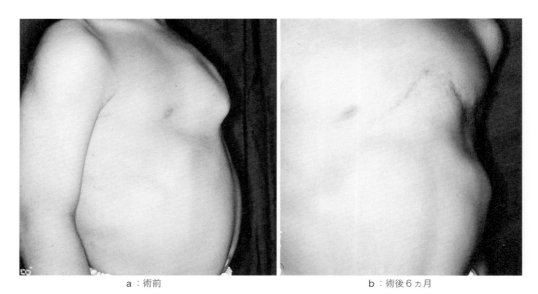

a：術前　　　　　　　　　　　　　　　　b：術後6ヵ月
図 30-4-11　胸骨突出症（鳩胸）

❷症状，所見
　機能障害はないのが普通であるが，ときに呼吸障害，喘息発作，頻脈などがみられる．胸骨の変形には，次の3つがあるが，Robicsek（1979）も括弧内のように同様の分類を行っている（図30-4-10）．

1）胸骨体型 chondro-gladiolar type (keel chest)
　前胸部下部，胸骨体や，剣状突起の前突，側胸部が陥凹する．心臓呼吸器系症状を呈することがある．

2）胸骨柄型 chondro-manubrial type (pouter pigeon breast)
　胸骨柄や，第1～2肋軟骨の前突，胸骨体の後方偏位を起こしたものである．

3）片側型 lateral type (lateral pectus carinatum)
　片側のみ突出したもの．

❸治療
　保存的方法は，可塑性のある乳幼児期に行われるが（山田ら1997），主流は手術的治療である．3～5歳が手術時期であるが，思春期以降という意見もある（Pickard 1979, 並木ら1988）．
　①著者は，漏斗胸に対するRavitch法類似の方法を，変形に合わせて逆に使用する（図30-4-11，図30-4-12）．
　　その他，胸骨突出症の手術法として，種々の方法が報告されている（並木ら1988）．
　②肋軟骨切除（Lester 1953）
　③肋軟骨切除，腹直筋を第4肋軟骨の高さで胸骨に固定（Brodkin 1958）
　④肋軟骨切除，胸骨に骨切り（Lamら1971, Welchら1973, Pickardら1979）
　⑤胸骨反転（和田1987）
　⑥肋軟骨切除＋軟骨膜短縮（Ravitch 1965, 1972, 星1988）
　⑦内視鏡下手術
　⑧バー矯正法（菊池ら2007）

C. 胸骨裂 bifid sternum

　胎生9週頃に左右の胸骨堤が中央で融合するが，何らかの原因で癒合が妨げられたとき胸骨裂を生じるが，腹部に達する例もある．HOXB4の関与が考えられている（Mathesら2006）（図30-4-13）．Grouxin（1858）が，はじめて報告，Lannelongue（1888）が，外科治療を行った．
　Ballinger（1962）は，胸骨裂を次のように分類している．
　①不完全披裂
　②完全披裂
　③完全，または不完全披裂に伴う心臓の部分的，あるいは完全脱出

　軽度のものは，胸骨の穿孔としてみられるが，その頻度は，5～10％である（吉岡ら1979）．
　治療は，裂部を切開縫合し，必要があれば大胸筋で被覆（Greenbergら1991）骨支持組織が必要な場合は，tanntalum, Marlex, Proleなどの使用もあるが（Arnoldら1979），自家骨移植のほうが安全である．

D. Poland症候群

　これは，大胸筋欠損，肋骨欠損，肋軟骨欠損，上肢先天異常，皮膚皮下組織発育異常，腋毛欠損，乳頭発育不全などを合併した症候群で，1841年Polandにより報告され，Pol

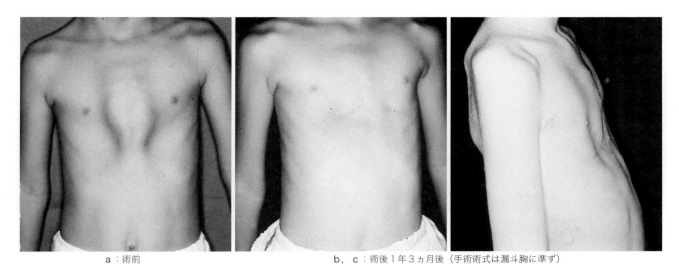

a：術前　　　　　　　b，c：術後1年3ヵ月後（手術術式は漏斗胸に準ず）

図 30-4-12　胸骨突出症

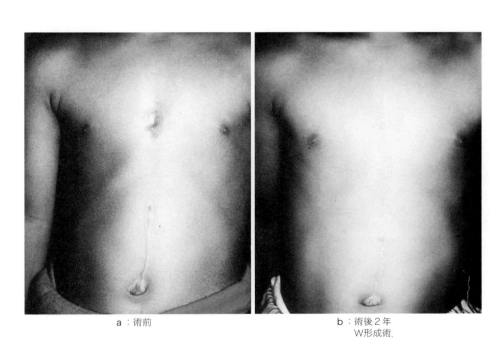

a：術前　　　　　　　b：術後2年
　　　　　　　　　　　　W形成術．

図 30-4-13　正中胸腹裂

(1921) が概念を確立し (**図 30-4-14**, **図 30-4-15**)，Clarkson (1962) により命名された (Marks ら 1991)．

原因について定説はないが，鎖骨下動脈およびその分枝血管の血流遮断によるといわれている（野口ら 2005）．

頻度は，25,000 人（1/10,000〜1/100,000）に 1 人で，男性が女性より多く（3：1），片側，それも右側が 75％と多い (Chautard 1971, Marks ら 1991)．家族発現，染色体異常も報告されている．

治療は，形態異常に対するもので，Hester ら (1982) がはじめて広背筋による再建術を報告して以来，変形の状態に応じて，いろいろな手術法が組み合わされ用いられている．なお，合指症，短合指症を高頻度に合併する（田邊ら 2004）．

❶男性の Poland 症候群

主として広背筋の移植（Amoroso ら 1981）が行われる．広背筋の欠損や，低形成の場合は，腹直筋や他の筋弁，筋皮弁などの free flap が用いられるが，量的に不足することが多い．特に鎖骨下方で不足がみられる．術前に CT，MRI などで筋検査，ドプラや血管造影で血管系の確認も考える

310　第**30**章　体幹部形成術

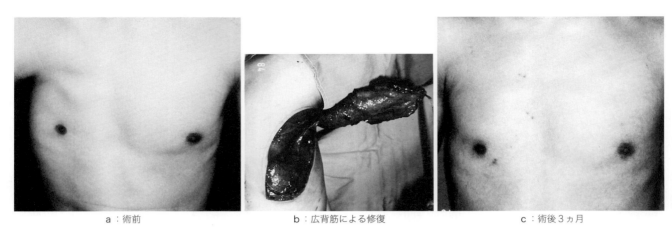

a：術前　　　　　b：広背筋による修復　　　　　c：術後3ヵ月

図 30-4-14　Poland 症候群

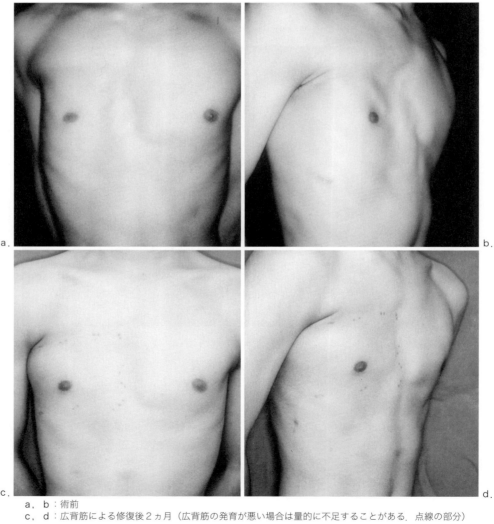

a, b：術前
c, d：広背筋による修復後2ヵ月（広背筋の発育が悪い場合は量的に不足することがある．点線の部分）

図 30-4-15　Poland 症候群

必要があろう（Bainbridge ら 1991, 武石ら 2004）.

乳頭, 乳輪の形態異常については再建形成術を行う（本章 -7-F「乳頭・乳輪の再建法」の項参照）.

❷女性の Poland 症候群

a. 乳房発育不全

通常, 広背筋移植が用いられるが, 広背筋が利用できないときは, 腹直筋の移植を行う. しかし術後の妊娠, 出産などに対する影響が問題視されて, 主としてインプラントで乳房増大術を行い, 出産の必要のない時期に本格的再建術を行うとする意見が多かったが, 現在では, 腹直筋も利用され（O'Brien ら 1993, 武石ら 2004）, 腹直筋穿通枝皮弁ではほとんど問題にならないとされている. しかし, いずれの方法を用いるにしろ, 皮膚の不足, 緊張があるため, その場合は術前に tissue expander で皮膚を伸展させておいたほうがよい. 皮膚に余裕がないと再建乳房の形態が悪く, 左右差が目立つからである（樋熊ら 2005）.

b. 乳房上方の陥凹

鎖骨から乳房までの領域, 腋窩から乳房までの領域の膨らみは, 隠された乳房へのつながりを連想させ, 女性の魅力のひとつになっている. Poland 症候群では, この部分が陥凹していることが多く（Ohmori ら 1980, Seyfer ら 1988, 武石ら 2004）, しかも広背筋を移植しても凹みが残ることがあり, 広背筋の周囲組織を付けるなり, インプラントや他の組織移植を行わねばならないことが多い. 皮膚の緊張を解除するため, tissue expander による皮膚伸展法を術前に行う（佐々木ら 1988, 樋熊ら 2005）.

c. 胸郭変形

Poland 症候群では胸骨, 肋骨の変形を合併していることが多く, 前述の Ravitch の選択的 osteotomy や chondrotomy がある. Nuss 法を行う場合もある（高木ら 2013）. 健側の広背筋の free flap の移植, 腹直筋移植, Gracilis flap 移植（Huemer ら 2012）などがある. 肋軟骨の欠損があれば, その移植も考慮する.

d. 乳輪, 乳頭の再建

乳輪, 乳頭の偏位があれば皮下茎弁として移動し, 大きさの異常があれば拡大手術を行う（図 30-5-46）.

E. 前胸部形成不全 anterior thoracic hypoplasia

これは, Spear ら（2004）が, 報告したもので,
①片側の陥凹胸壁 sunken chest wall
②乳房形成不全
③乳頭乳輪の高位置偏位
④正常の大胸筋
⑤正常の胸骨位

という特徴をあげ, Poland 症候群とは異なるとしている. 右側に多く, 乳頭乳輪も形成不全を呈している（図 30-5-43）.

治療は, 乳房増大術である.

F. 前胸部形成過剰

❶二分肋骨 bifid rib

これは, 肋骨の胸部端が二分したまれな先天異常で, しばしば他の先天異常を合併する. 頻度は約 1% で, 男性に多く, 第 3, 第 4 肋骨に多い. 本症による症状はなく, 胸部疾患の場合に発見されることが多い. 二分の仕方で fork type, hole type に分類されている（Song 2009, 浜島ら 2015）. 診断には 3D-CT が有用である.

❷その他

30·5 先天性皮膚異常 congenital anomalies of skin

第 21 章 -5「頭蓋部の先天性異常」の項参照.

A. 先天性乳頭乳輪欠損症

極めてまれな先天性異常である（図 30-5-1）.

B. 先天性皮膚欠損症 congenital skin defect

第 21 章 -5「頭蓋部の先天性異常」の項参照.

C. 先天性皮膚陥凹 congenital skin fossae

胎生期の皮膚形成異常によるもので, 骨隆起と子宮壁との圧迫, 癒着説が報告されている.

症例としては, 仙骨部, 肩峰部, 膝部, 肘部などや指, 顎, 頬部にみられる.

仙骨部のそれは, sacral dimple ともいわれる.

治療は, 症例に応じた方法を使い分ける（菰田ら 2002）.

D. 毛巣嚢胞あるいは膿瘻, 毛巣洞 pilonidal cyst or sinus

これは, Herbert（1833）がはじめて報告, Hodges（1880）の命名になり, 神経腸管 neuroenteric canal 閉鎖時の異常

312 第30章 体幹部形成術

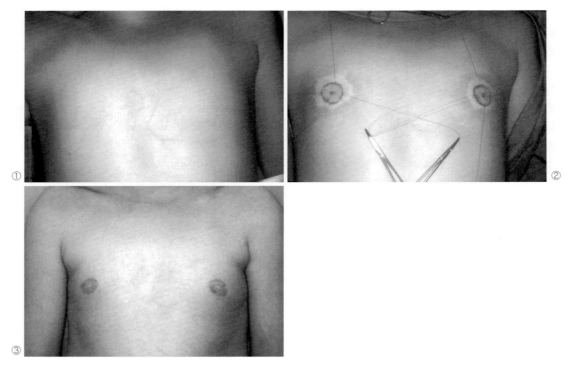

図 30-5-1　先天性乳頭乳輪欠損症
①：10歳代女児．両側乳頭乳輪の欠損．大胸筋鎖骨部欠損．舌小帯の短縮．精神的，身体的，染色体等の異常なし．
②：同年代，同体格の女児を参考に乳輪の位置を決め，乳頭部の皮膚を残して，大腿上内側から全層植皮術を施行．
③：術後1年

（吉本信也氏提供）

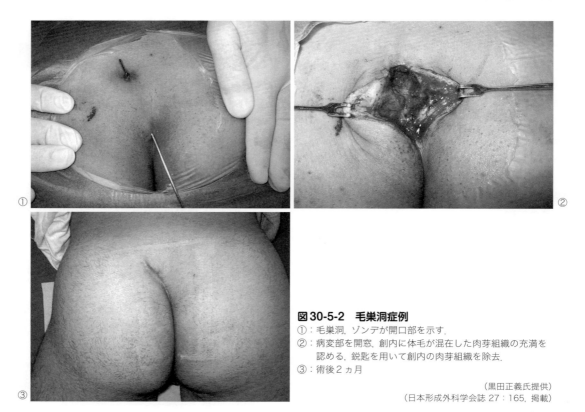

図 30-5-2　毛巣洞症例
①：毛巣洞．ゾンデが開口部を示す．
②：病変部を開窓．創内に体毛が混在した肉芽組織の充満を認める．鋭匙を用いて創内の肉芽組織を除去．
③：術後2ヵ月

（黒田正義氏提供）
（日本形成外科学会誌 27：165，掲載）

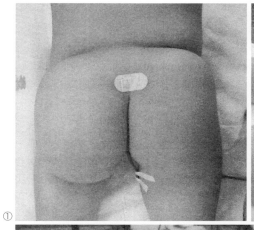
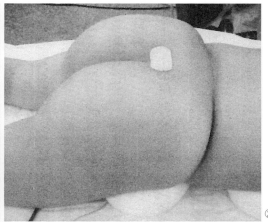
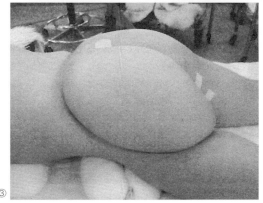

図 30-5-3　体幹部に生じた先天性絞扼輪症候群の一例
4歳代女児．
①②：下腹部から背部にわたる絞扼溝．
③：左臀部の絞扼溝．

（佐藤伸弘氏提供）

による皮様嚢胞 dermoid cyst で，仙骨，尾骨部に多いために sacrococcygeal cyst or sinus とも呼ばれる．軽度のものは，皮膚の陥凹のみで sacrococcygeal dimple or sacral dimple or sacral bald spot といわれる．

註：黒田ら（2007）によれば，Herbert でなく，最初は Mayo（1833）と Hodges（1880）の文献から引用しているという．

なお，多毛の 15～20 歳の青壮年で座時間の多い人に多い（Patey 1948, 伊藤 1987, 金沢 1994）．そのためか jeep disease（Buie 1944）ともいう（**図 30-5-2**）．

毛巣嚢胞が感染によって外界に破れたものを瘻痩という．なお，腋窩部にもみられ，女性に多く，有痛性で炎症症状を伴う（大塚 1994, 漆館 2006）．

治療は全摘である．全摘後の創閉鎖は，単純縫縮は再発が多く，Z 形成術や回転皮弁のほか，rhomboid flap, Dufourmaentel flap, 大臀筋皮弁の回転あるいは V-Y 法，臀部穿通枝動脈皮弁（太田ら 1999）などが用いられる．

黒田ら（2007）は，Buie（1937）が発表した marsupialization 法（造袋術）を用いて好結果を得たという．

合併症は，再発，血腫，seroma，筋機能障害など．Saray ら（2002）は，V-Y 筋膜皮弁を推奨している．

E. 皮膚絞扼溝（輪）

四肢には多いが，体幹部ではまれである（**図 30-5-3**）．

30・6 脊椎披裂
spina bifida

A. 脊椎披裂 spina bifida

神経腸管閉鎖不全による脊椎の披裂で，800 人に 1 人，北米 1,000 人に 1 人，アイルランド 200 人に 1 人の頻度といわれ，多因子（Rudd 1986），あるいは常染色体優性遺伝（Fineman ら 1982）などの原因説がある．先天性奇形の 15％，中枢神経奇形の 25％ を占める．葉酸との関連性が取りざたされている（遠藤 2004）．

診断は，局所所見，全身所見，単純 X 線撮影，CT，MRI などにより容易である（**図 30-6-1**）．

❶ 前部脊椎披裂症 spina bifida anterior
椎体の分裂によるもの．

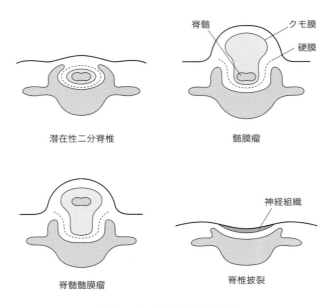

図30-6-1 脊椎披裂と髄膜瘤

(朴 修三：形成外科 53：S130, 2010 より引用)

❷ **後部脊椎披裂** spina bifida posterior

椎弓の分裂によるもの．

a. 潜在性脊椎披裂 spina bifida occulta

脊椎管内容の脱出を伴わないものであるが，頻度は20～30％である（Boone1985）．

このなかには脊椎の棘突起や椎弓の欠損のみで脊椎管内に異常のない潜在性脊椎閉鎖障害と，そうでない潜在性脊髄閉鎖障害とがある．

後者には，多毛症（19％），脂肪腫（30％），皮膚陥凹および皮膚洞（10％），瘢痕（7％），母斑（4％）などの皮膚病変があり，あるいは脂肪髄膜瘤もあり（三川ら 2003），形成外科の対象になる．もちろん，神経症状を有していれば，脳神経外科，整形外科の対象になるものである．

b. 囊胞性脊椎披裂 spina bifida cystica

脊椎管内容が囊胞状に脱出したもの．

1) 髄膜瘤 meningocele

脊髄膜が脱出，皮膚を膨隆させたもので，神経組織の脱失はない．一般に症状はない．

2) 脊髄髄膜瘤 myelomeningocele

脊髄および脊髄膜が脱出したもので脊髄囊腫，脊椎囊髄膜腫，脊髄瘤に3分される．髄膜炎（McLone 1983）や四肢の運動麻痺や知覚麻痺あるいは膀胱直腸麻痺を起こし，あるいは局所に潰瘍を作りやすい．ときに他の四肢奇形（内反足など），脳水腫を合併することがある．本症の75％は囊腫である．meningocle にも myelomeningocele にも特有な泡状頭 lacunar skull deformity がみられるが，多くは6ヵ月以内に自然消失する．

1），2）の頻度は，1,000-1,500 分娩に1人といわれるが，秦ら（2003）は，5,000人に一人としている．部位別に約94％は腰仙部で，その約70％が破裂型である（池本ら 2005）．最近，山崎（2010）は，7例の脊髄髄膜瘤を報告している（図30-6-2）．

3) 脊椎披裂の治療法

歴史的に myelomeningocele の治療をみると，Edgerton（1952）がS型皮弁など用いたり，Soderberg&Sutton（1956）が側胸腹部よりの double pedicle tube を用いたり，Mustarde（1966）が complex muscle-bone flap など複雑な方法を発表したりしたが，DesPrez らが 1971年 double bucket-handle bipedicle muscle skin flap を用いるに至って，ほぼ方法論的に確立されたといえる．あとは，その変法的なものであり，両側双茎皮弁（鬼塚 1975，井桁ら 1996），Gerow ら（1978）の方法は広範囲皮下剥離による縫縮，Limberg flap（大塚 1979），rhomboid flap（Cruz 1983），Z-形成術（Cueno 1983），回転皮弁（菱田ら 2004），最近の myocutaneous flap（Blaiklock ら 1981，佐野ら 1987）などへと変わっていくに過ぎない．

しかし，秦ら（2003）によると，次の場合は手術適応にならないというが，一応手術も考慮すべきであろう．

①麻痺がC2-C3または，それより高位のとき，②高度の水頭症を合併，③著明な脊柱後彎 kyphosis，④他に重篤な先天異常を合併する場合である（林 1990）．

4) 脊椎披裂の手術時期

手術時期は感染の危険を考え，早い方（24～48時間以内）がよい．最近では，McLone（1983, 1995）は72時間以降では運動麻痺が高頻度に起こるといい，金子ら（1998）は，文献的考察から 48～72 時間以内が望ましいとしている．もちろん感染予防，水頭症治療が大切である．

脳外科との協力が必要である．

c. 開放性脊椎披裂 spina bifida aperta

脊椎管内容が皮膚に覆われないもの．

B. 脊髄瘤 myelocele

脊髄が披裂した脊髄膜から露出，脱出したもので，多くは死産か，生後数日で死亡することが多い．

C. 脊髄囊瘤 myelocystocele

脊髄が脱出し，中心管に液が貯留し，囊腫状になったものである．

治療は，meningeal sac を被覆する赤い皮膚様膜を切除，神経根を損傷しないように sac を切開，余剰組織があれば切除，脱出組織を整復したのち，層々縫合を行うが，縫合できなければ筋膜移植，広背筋移植（McGraw 1978）を行

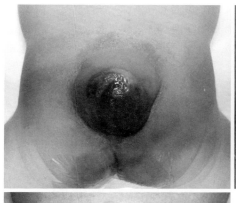
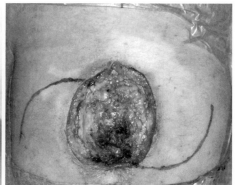
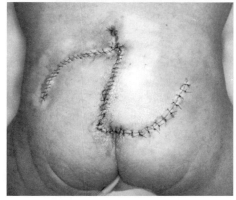

図 30-6-2　腰部脊髄髄膜瘤
①：生後1日，女児，腰部脊髄髄膜瘤．
②：切除後，皮膚欠損部を回転皮弁にて被覆．
③：術直後

（宮田昌幸氏提供）

うこともある．皮膚欠損は皮弁，筋皮弁で閉鎖するが，双茎縦背皮弁が血行の点で安全である（図30-2-8，図30-2-9）．

最近，荻野ら（2015）は reading man flap を用いた症例報告を行っているが，Z形成術であり，縫合線が正中に来ない利点がある．

予後は，潜在性脊椎披裂以外，極めて悪く，脳水腫の発生率も高い．膀胱機能障害などは改善しにくく，尿路感染，腎機能維持など，術後管理が難しい．

D. 遺残尾 caudal appendage (human tail)

本症を体幹部，会陰部のどちらに入れるかであるが，胎児尾 embryonic tail が脊椎の延長である事から体幹部に入れた．

本症は，Miller（1881），Bartels（1884）の報告以来，外国文献には100例以上散見するが，わが国では，松繁による報告が最初で（浅井ら 2007），数少なく，最近の報告を含めても54例である（菅又ら 1988，河村ら 1985，大隅ら 1992，吉田ら 1996，土佐ら 2002，向田 006）．家族発生例もある（吉田ら 1996）．

Harrison（1901）は胎児の尾は胎生5週頃最もよく発達するが，その後退化し尾突起として残るという．また，骨成分の有無により2大別し，骨成分を含む方を true tail，含まない方を caudal appendage としている．わが国では，

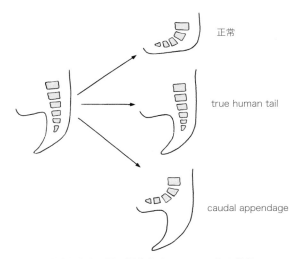

図 30-6-3　尾の退化と human tail の発生
（河村 進：形成外科 28：437，1985；菅又 章ほか：形成外科 31：1075，1988 より引用）

true tail が 18.8％，psuedo tail が 73.9％との報告がある（浅井ら 2007）．最近，辻ら（2014）は，約7cmの巨大遺残尾の1例を報告している（図30-6-3）．最近では，齋藤ら（2006），米村（2012）の報告がある．

合併症は，二分脊椎が 72.4％ と最も多く，脊椎癒合不全症，水頭症，脊髄脂肪腫，tethered cord 症候群などがあげ

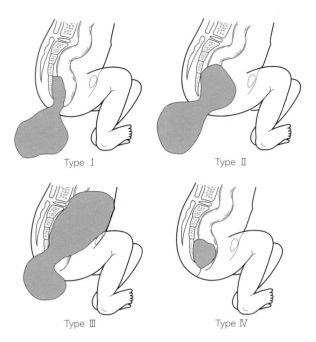

図30-6-4 奇形腫のAltman分類
(形成外科 55:1143, 2012より引用)

られている(吉岡ら2001, 辻ら2014).

治療は整形外科, 神経外科などと協力して手術適応を決める. 索状があると要注意で, 誤って索状物切除後, 麻痺症状(tethered cord症候群)を起こすことがあるという(辻ら2014).

E. 尾腸 tailgut cyst

Galletly(1924)によりはじめて報告され, 日本では現在まで71例の報告例がある(吉田ら1992).

これは, 原始腸管の尾腸が遺残したもので, 表皮, 粘液を含む囊胞である. 皮様囊腫, 類表皮囊腫, 先天異常腫(奇形腫)などとの鑑別を要す. 悪性化の可能性があるため, 診断したら手術的に摘出したほうがよい.

F. 先天性異常腫(奇形腫) teratoma

これは, 三胚葉性組織構成を有するもので, 成熟型, 未熟型, 合併型, 重複合併型に分けられ, 小児の全奇形腫中, 仙尾部奇形腫は1302例中50例で, 後腹膜奇形腫の60例に次ぐという(平山1977). また, 出生40,000人に1人, 男女比は, 1対2~3で女性に多く, 便失禁, 尿失禁の術後合併症がある.

腫瘍の部位別では, 骨盤腔外(Type I), 骨盤腔内外(Type II), 骨盤腔内外と腹腔(Type III), 仙骨前部局在(Type IV)に分けられ, Type I, IIで80%, Type I→IVの順で悪性化が高いという(Altmanら1974)(図30-6-4).

鑑別診断を要するものとして, (1)仙尾部髄膜瘤, (2)脊索腫, (3)脳室上皮腫, (4)神経芽細胞腫, (5)重複直腸, (6)血管腫, (7)膿瘍などであるという(黒沢ら1980).

註;奇形に代わることばとして本書では先天性形態異常を使用してきたが, 奇形腫に対しては適切な言葉がないのでそのままとした.

30.7 乳房形成術 mammaplasty

A. 外傷性乳房欠損 traumatic breast defect

幼児期の熱傷によって乳房組織が瘢痕化して発育しない場合, あるいは皮膚の瘢痕拘縮によって乳房発育不全を起こす場合がある.

治療は, 瘢痕切除のあと, 側胸部, 腹部からの有茎植皮を行う. 採皮部は遊離植皮で閉鎖する. 皮弁を回転させて生じるdog earで乳房らしい膨隆をつくることができるが, 通常これのみでは皮下脂肪が量的に不足することが多い.

遊離植皮は皮膚の伸展性が悪く, 乳房らしい膨隆をつくることが難しい(図30-7-1).

B. 乳癌と乳房形成術 breast cancer and mammaplasty

2015年日本の乳癌統計予測では89400例で, 検診率は3割と低い. 2012年に厚生労働省が策定した『がん対策推進基本計画』では5年以内に受診率50%以上とする目標が掲げられている.

乳癌に対する形成外科の関与は, 外科による乳癌摘出後の再建にある.

最近では日本乳房オンコプラスチックサージャリー学会も開催され, 乳房外科医と形成外科医が会員となって, 乳癌治療の発展に寄与している. 本学会は2013年に創立された.

Keithら(2003)は, 乳癌後の再建に関する意識調査で, 80%以上の人が関心を寄せているという統計もある. 今後, ますます, 関心が高くなると考えられる.

❶乳癌の疫学

①乳癌は, 日本の女性癌の最多を占め, 国立がん研究センターがん対策情報センターによれば2010年の乳癌罹患数は68,071人で, 年々増加しつつある.

②年齢別では, 45~49歳が多く, 身体的・社会的活動が

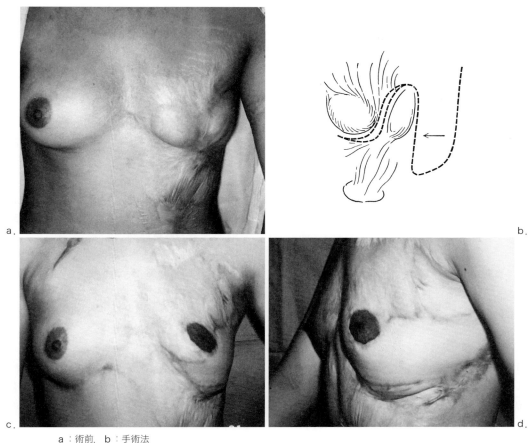

a：術前，b：手術法
c，d：術後，陥凹部をZ形成術で膨らませたのち，不足分は側胸部皮弁で補綴，さらに乳頭・乳輪は大陰唇外側の皮膚で再建．

図 30-7-1　熱傷性乳房発育不全および乳頭・乳輪欠損

活発な年代に多く発症している．

③5年生存率は89.1％で，女性の癌のなかでは甲状腺癌，皮膚癌に次いで高い．特に乳癌の限局例では5年生存率は98.2％と高く，早期発見が大事である．

④最新癌統計によると，女性の癌死亡率は5位（2013）であるが，罹患率は1位（2011）である．

⑤最近の乳癌の治癒率は，mammographyなどにより早期発見，早期手術が行われ，次第によくなってきた．mammographyによる乳房腫瘤の診断ガイドラインは**（図30-7-2）**のように決められている（遠藤2001）．

⑥American Cancer Societyによれば2013年に米国女性の乳癌発生者は232,340人で，中39,620人が乳癌で死亡した．American Society of Plastic Surgeons（ASPS）によれば，2013年に95,589人が乳房再建術を受けているという．再建法別の割合では，自家組織再建が20.4％で，残りは人工物再建だったとのことである．

⑦現代の乳癌治療は，Fisherら（1980）が1980年代に提唱した乳癌全身病モデルを基にしており，浸潤性乳癌

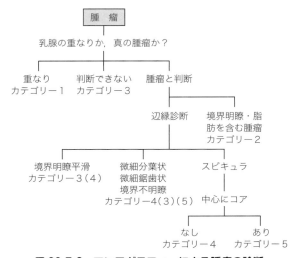

図 30-7-2　マンモグラフィーによる腫瘤の診断
（遠藤登喜子：日医雑誌 125：1701, 2001 より引用）

は発見時点ですでに全身に微小転移しており，外科治療による局所制御とともに，微小転移の全身的制御が

重要という.

1894年Halstedによる広範囲皮膚切除・前乳腺切除・大胸筋小胸筋切除・リンパ節郭清に始まった乳癌の外科療法は,現在では,集学的治療の中の一部分に位置づけられている.

⑧最近では,比較的早期の癌に対しては乳房温存療法が行われるようになり,乳房全体を切除する症例も減少してきており,さらに乳腺のリンパ流が最初に到達する腋窩リンパ節であるsentinel lymph nodesのみを切除するようになってきている.

⑨広川ら(2014)は,若年性乳癌にインプラント使用はQOLを高めることになり,結婚,妊娠に問題なく,合併症も17.9%で,再発は8.7%であり,第一選択にできるという.

⑩また,遺伝性乳癌の場合は,予防的摘出も実施されるようになった.その基準として米国のNCCNガイドラインでは(松本ら2015),次項が列記されている.
　(1)若年性乳癌
　(2)複数の乳癌
　(3)卵巣/卵管/原発腹膜癌
　(4)トリプルネガチブ癌
　(5)男性乳癌
　(6)乳癌既往者で次の血縁者(50歳以下で乳癌発生者,上皮性卵巣癌乳癌/膵癌発生者)
　(7)家系内で乳癌遺伝子関連所有者
　(8)乳癌家系で次の癌併発者(甲状腺癌,肉腫,子宮癌,脳腫瘍,胃癌,白血病など)

❷乳癌治療法

乳癌に対する今日の治療法は,大別して,①薬物療法,②外科療法,③放射線療法,の複合療法である.

a. 薬物療法

早期乳癌の周術期薬物療法の目的は,潜在的微小転移を制御することで,病気を治癒し,生存期間を延長させることである(乳癌診療ガイドライン2013).

薬物療法は,内分泌療法,化学療法,抗HER2療法に大別される.

なお,化学療法前後の乳房再建術については,乳癌の根治性には影響がなく,また手術に伴うリスクの点からも比較的安全に行えると認識されている.しかし,化学療法がある場合,創部合併症発生の割合が高く,慎重な検討が必要である(Prabhu 2012, Warren 2010, Mitchen 2008).

比較的瀬用され,再建手術にも影響のある代表的薬物療法に次のものがある.

1) タモキシフェン

selective estrogen receptor modulatorに分類され,閉経前乳癌の標準的

な術後内分泌療法薬である.

副作用として,深部静脈血栓症などの血栓性疾患のリスクがある(McDonald 1995, Deshmukh 1995).したがって,遊離皮弁手術では合併症を起こす恐れがあり,休薬が望ましい(De Pinho Pessoa 2007, Kelly 2014)とされる一方,逆の報告もある(Jokuszies 2013).

2) トラスツズマブ

増殖因子受容体のひとつであるHER2蛋白を特異的に阻害する分子標的治療薬である.心毒性があり(Slamon 2011).特にアンスラサイクリンと併用した場合,27%の患者に心毒性がみられたとの報告がある(Slamon2011).乳房再建術の前に心機能を確認しておくのが望ましい.

3) タキサン系抗癌剤

ドセタキセルでは,投与中の患者の半数に末梢性浮腫や体液貯留(胸水・腹水・心嚢水)が認められる(Hosonaga, 2012).投与終了後も持続することがあり,また,手術,輸液などを契機に不顕在だった水分貯留傾向が浮腫として認められるようになることがある.

4) ベバシズマブ剤

これは手術不能例,乳癌再発例に使用されているが,創治癒遅延による創開離や術後出血なども報告されており,他の方法との併用には要注意である(久保ら2015).

b. 外科療法

手術としては,

1) 定型的乳房切除術

①Halsted法(1894年はじめての乳癌治癒例を出した),
②次に胸骨傍,鎖骨上リンパ節郭清を伴う拡大乳房切除術が出たが,生存率に差がないことで廃れた.
③その後,Fisherの乳癌治療が基本となり外科療法は縮小の流れにある.

2) 非定型的乳房切除術

①大胸筋保存乳房切除術(Patey法)
②大小胸筋保存乳房切除術(Auchincloss)
③単純乳房切除術
④病巣切除術lumpectomy
⑤象限切除術quadrantectomy
がある.

3) 現在の乳房切除術の傾向

①早期乳癌に対して,全摘術と温存術(部分切除+術後放射線療法)を比較した前向き無作為化試験で,両群間の生存率に差がないことが確認された(Veronesi 2002).
②乳房温存手術後の放射線療法は局所再発を減少させることが多く,両者の組み合わせが原則という(Fisher 2002).
③しかし,進行癌には拡大乳房切除術が適応される(名川ら1991,霞1994, Mathesら2006).

④Auchincloss 法は，現在の全摘手術の原型となっている．これまで最もよく行われてきた全摘手術は紡錘形の皮膚切除を伴う方法である．

⑤しかし，乳房再建手術の普及とともに，皮膚を多く残す全摘術式（skin sparing mastectomy，SSM）や皮膚を切除せず乳輪乳頭を温存した全摘術式（nipple sparing mastectomy，NSM）（図 G）などの全摘術式も行われるようになってきた．

⑥現在，日本の乳癌手術の 6 割を占める（2010 年日本乳癌学会 全国乳がん患者登録調査報告）早期乳癌に対して，全摘術と温存術（部分切除＋術後放射線療法）の両群間の生存率に差がないという（Veronesi，2002）．

⑦乳房温存手術では，術後の照射は不可欠で（Fisher，2002），切除乳腺組織の断端，あるいは多発性の場合，あるいは乳頭，乳輪下の微少癌組織をたたくことができ，再発を減少させている（児玉 1996）．また化学療法との併用を含め予後は改善されている（Ragaz ら 1997，Overgaad ら 1999）．

⑧温存術と全摘術＋再建術との比較では，患者のボディイメージから前者が良好という（Fang 2013）．

⑨全摘＋再建術以外では，自家組織による再建術が増加している（Blondeel 2009）．

⑩所属リンパ節については，転移陽性例には腋窩郭清術が，転移陰性例では，郭清しないで，センチネルリンパ節生検のみを行い，術後の浮腫減少など QOL を高めることが期待されている．傍胸骨リンパ節郭清は原則行わない．

c. 放射線療法

①放射線療法は，再発のリスクがある程度高い場合に適応される（乳癌診療ガイドライン 2013）．特に乳房温存手術では，術後放射線療法により局所再発率・死亡率ともに有意に減少することから（Fisher 2002，Clarke 2005），術後放射線療法は必須である．

②放射線療法前後の再建については，創部合併症が多くなるため慎重さを要する．自家組織による再建では，合併症リスクは高くないが（Kelly 2014），人工物再建ではリスクが高い（Spear 2013，Albornoz 2014）．

③日本乳癌学会の乳房温存療法ガイドラインでは，
(1)腫瘍の大きさが 3.0cm 以下．
(2)各種の画像診断で広範な乳管内進展を示す所見のないもの．
(3)多発病巣のないもの．

❸乳癌手術後の再発率

皮下乳腺組織切除法は，乳腺組織をすべて切除するわけではないので，癌発生率は皆無ではない．

①人により相違はあるが，再発率は，0.5 ％（Courtiss 1978），10〜29 ％（Georgiade 1978）である．

②1991 年度の乳癌研究会の統計では，定型的乳房切除術は 16.0 ％，非定型的乳房切除術が 64.2 ％，乳房温存手術が 12.7 ％と，乳房温存手術の傾向はみられるが，進行癌になると，やはり定型的乳房切除術となる．Deapen ら（2000）は，インプラント使用例もそうでない場合と比べ発見が遅れるとか，予後がわるくなるとかはないという．

③Laronga ら（1999）は，乳房温存療法では，乳頭，乳輪，で 6 ％の癌発生がみられたという．

④Peyser ら（2000）によると，癌再発率は，3 ％と報告．

⑤Langstein ら（2003）は，10 年間の局所再発率は，2.3 ％で一次再建を恐れることはないと報告している．

⑥一方，Kroll ら（1999）は，従来法に比べて差がないと述べており，

⑦Stephen（1999），Disa ら（2003）の意見でも，皮膚を残しても残さなくても 7〜7.5 ％の局所再発があったという．

⑧また，Pitanguy ら（2005）は，乳房縮小術で切除組織を病理学的に検査して悪性病変が 0.5 ％，

⑨Goldwyn（2005）は，0.2〜0.8 ％にみつかったと報告しているが，再発についての警鐘になろう．

⑩乳癌手術後，慢性リンパ管腫から lymphangiosarcoma（Stewart-Treves 症候群；Steward1948）を生じることがある．これは頻度 0.5 ％くらいではあるが，極めて悪性で，他の腫瘍の 9〜19 ％と合併しやすい（林ら 2005）．

❹乳房再建術の安全性・意義

a. 乳癌切除後の乳房再建の意義

乳癌手術後の乳房の変形は，患者に心理的歪みを与え，また特製ブラジャーやブラウスを作るなど経済的にも問題があっても，再建を望む人が多いといわれる（Converse 1977）．

日本人の場合は，乳房の小さい人が多く，また乳房に対する関心が白人に比べて淡白なのか，あるいは癌という致死率の高いものが救命されたという安心感のためか，乳房再建を望む人は極めて少なかった．

しかし，最近では，Quality of life を求めてか，再建を望む人も増えてきており，術後の満足度を云々する時代になっている（Andrade ら 2006）．

なお，乳癌手術前にインプラント美容形成術を受けている患者は，乳癌術後の乳房形態についても強い意識を持っているので，再建についても注文が多く，注意が必要である（McCarthy ら 2007）．

再建については，①乳癌の根治性に影響せず，②再発発見に問題なく，③再発があっても生存率には影響がない，

④その他，などが基本となろう．

Halstedの定型的乳房切除術は，広範囲罹患組織の切除であるが，その際，①乳腺の完全切除を意図して真皮下血管網まで乳腺切除行う方法や，②創傷治癒を重視して，皮膚の厚みを残す方法などが考慮されている．

近年，BRCA1，BRCA2などの遺伝子変異による遺伝性乳癌卵巣癌症候群の患者に対して，予防的乳房全摘術が行われることがあるが，これらの患者のうち，69.5％が再建手術を受けている（Semple, 2013）．

再建には，自家組織と人工物による再建がある．

米国では，乳房再建のうち，自家組織による再建が20％，人工物による再建が80％である（ASPS, 2013）．日本では，自家組織による再建しか保険診療がなかったが，2013年人工物が承認され，選択肢が増えた．

自家組織による再建と人工物による再建のどちらがよいかは一概には決められないが，再建失敗の点で，自家組織のほうが安全であったという（Tsoi, 2014）．

b. 定型的全摘術（いわゆるBT）

これまでの標準的な全摘術式であり，乳輪乳頭を含む紡錘形の皮膚が切除される．全摘後，エキスパンダーを用いた再建が行われることが多い．再建を前提としたBTの場合，皮切をなるべく下方に，斜めに，短くして，上胸部の皮切を避けたほうが仕上がりがよい（矢島, 2013）．

c. 非定型的手術

1) 皮膚温存乳房摘出術 skin sparing mastectomy（SSM）

乳輪乳頭以外の乳房皮膚を残す乳腺全摘術である．しかし，乳癌が表層近くにあり，皮膚温存で乳巣が残存する恐れがある場合は適応できない．一次再建と組み合わせることで整容性向上を図る術式である．

2) 乳輪乳頭皮膚温存乳房摘出術 nipple sparing mastectomy（NSM）

乳輪乳頭および乳房皮膚を温存した乳腺全摘術式である．本来，乳頭は乳管開口部であるため，通常は全切除されるが，乳癌が乳輪乳頭から離れている場合，現在では温存することも可能である．しかし，乳輪乳頭直下に癌がある場合や，乳輪乳頭血流不全を起こす可能性が高い場合は適応できない．一次再建と組み合わせることで整容性向上を図る．

自家組織による一次一期再建が整容性を得るうえでは最も単純である．

NSM＋エキスパンダーによる一次二期再建では乳輪乳頭が頭側に偏位しやすいので留意する．皮切については，乳輪周囲切開，乳房下部垂直切開，乳房外側部水平切開，下外側乳房下溝切開を比較して，下外側乳房下溝切開が創縁壊死・乳頭壊死が少なかったという（Colwell ら 2014）．

3) 皮下乳腺組織切除術 subcutaneous mastectomy，乳房温存再建術 breast conserving reconstruction

限局性乳癌には乳腺部分切除による乳房温存術が行われる．乳癌に対する外科療法のなかでは全国乳がん患者登録調査報告2010年次症例では外科療法中59.3％を占めている．特にA，C領域でよい適応となる．しかし，B，D領域では切除量が多くなった場合，整容性に影響を受けることが多い．

註；乳房内側上部A，同下部B，外側上部C，同下部D，乳輪部Eと分類されている．

しかし，術後，放射線療法による局所再発減少は数多く報告されており，乳房再建術を行わなくても整容性が保たれる範囲での切除量で済む場合が多く，また，局所皮弁を組み合わせて，これまで温存術を不適応とした症例にも温存術の適応を拡大している（Kronowitz, 2008）．

a) 定義

皮下乳腺組織切除術とは，skin sparing mastectomy（Toth ら 1991，Kroll ら 1991，Peyser ら 2000）ともいわれ，乳頭－乳輪，乳房の皮膚，皮下組織を残して乳腺組織を切除し，正常の乳房形態を再建できるようにしたものである（Freemann ら 1978）．

この方法を乳癌患者に使用したのはHinton ら（1984）で，報告したのは1894年Tansininといわれている．再建の目的として乳房に適応したのはFreeman ら（1962, 1978），Toth ら（1991），Kroll ら（1991），Peyser ら（2000）で，1991年インプラントなど挿入して，正常の乳房形態を再建できるようにした．また，chronic fibrocystic mastitis に適応させたのは，Bartlett（1917）であるという（Letterman ら 1978）．

局在している場合は，乳腺葉切除術 lumpectomy と放射線照射が行われるが，それでも左右不対称を起こすことがあり再建術を必要とする（Bajaji ら 2004）．

しかし，悪性の場合は，乳頭，乳輪も切除する．

皮下乳腺組織切除術は，後述の適応にあるような心配を取り除くことであり，すべての乳腺組織を切除するわけではないので，癌の再発があり，通常の美容外科手術ではないことを銘記すべきである（Snyder1978，Laronga ら 1999）．

Freeman（1972）は，lobular carcinoma について，本法は癌の治療法ではないと報告しており，論争が続いている．2001年の日本乳癌学会の調査でも乳房温存手術は乳癌の40.8％に達している（立入ら 2004）．

b) 適応

乳房温存治療の適応として，乳癌学会のガイドラインは**表30-7-1**のごとくで，具体的には次のものがある（Converse 1977，Freeman 1978，Wickman 2003，武石 2011）．学会の調査では，乳房温存手術は，2003年には，乳

房切除術より多くなり，2007年には約60%に達している
という（澤泉ら2011）.

①癌の線維腺腫 fibrocystic tumor , fibroadenoma

②慢性乳腺炎 chronic inflammatory mastitis

③感染や生検による硬結

④乳房痛 mastodynia

⑤乳頭腫症 papillomatosis

⑥閉経後の肥大

⑦乳腺組織の過度の欠損や瘢痕化

⑧家族的乳癌発生の系統

⑨乳癌が疑わしいとき

⑩小葉症 lobular carcinoma

⑪癌恐怖症 cancerphobia

⑫シリコン腫 siliconoma

⑬その他

c) 乳房温存治療と乳癌家系

癌家系では，予防的乳房温存治療を考えるが，福富
（2001）は，次のような high risk group を列記している.

①年齢：40〜50歳代の閉経期前後であるが，高齢化して
いる.

②未婚，未出産者

③早い初潮，遅い閉経者は1.5〜2.0倍という

④肥満者は1.5倍という

⑤乳癌既往者.両側性が多い.

乳癌家族歴を有するものは1.5倍.福富（2001）は，①第
一度近親者に3人以上の乳癌患者がいること，②第一度近
親者に2人以上の患者がいて，少なくともその一人が両側
性か，40歳以下の若年性乳癌であること，③または卵巣癌
患者がいること，④ BRCA1（17q）の異常が9%，BRCA2
（13q）の異常が11%あることなどをあげている.

中村（2014）によると，欧米では原発性乳癌の約5〜10%
は遺伝性といわれており，その70〜80%が BRCA1/2の病
的変位によるという.2011年，日本乳癌学会班研究による
と BRCA1 陽性が17.3%，BRCA2 陽性が13.1%，と病的偏
位を認めたという.

最近，日本でも，遺伝性乳癌卵巣癌症候群（hereditary
breast and ovarian cancer syndrome；HBOC）に対して，
予防的乳房切除術が考慮されるようになった.一方，吉浦
（2014）は，乳癌，卵巣癌関連遺伝子が，BRCA1 と BRCA2
に限らないし，これらの遺伝子異常がなくても罹患しうる
し，判断不能の偏位があり得るし，遺伝子診断は万能でな
いと警告している.

d) 手術法

手術法としては，

①乳房下溝より乳腺組織だけ切除

②乳腺組織と乳頭のみの切除

③乳輪を除去，乳房中央部と乳頭を含めて切除，乳輪を

表30-7-1 乳房温存療法の適応（日本乳癌学会による乳房温存療法ガイドライン1999）

1.	腫瘍の大きさが3.0 cm以下[注1]
2.	各種の画像診断で広範な乳管内進展を示す所見のないもの（マンモグラフィーで広範な悪性石炭化を認めるものなどないもの）
3.	多発病巣のないもの
4.	放射線照射が可能なもの．したがって以下のものは原則として除外する 　a）重篤な膠原病の合併症を有するもの 　b）同側胸部の放射線既往照射のあるもの 　c）患者が照射を希望しないもの
5.	患者が乳房温存療法を希望すること

注1） 腫瘍の大きさが3.0 cm以上で患者が本療法を強く希望する場合，術前・術後治療を十分検討し実施することが望ましい.

（高嶋成光：日医雑誌　125：1707, 2001 より引用）

移植する方法

④乳輪，乳頭を切除する方法

などがある.切開線については，大慈弥（2001）の分類があ
る.

乳腺切除後は筋移植，プロテーゼなどにより補填する.
乳輪，乳頭の欠損があればもちろん再建する（後述）.

❺乳癌切除後の再建手術時期

乳房切除後，一次的に他の組織を入れる場合（一次再建
（primary reconstruction）と，二次的に挿入する場合（二
次再建（secondary reconstruction）とがある.

すぐ挿入したほうが乳房の形態をよく出すことはできる
が，乳腺組織を切除するため，皮膚の血行なども悪くなり
やすいので，二次的に挿入したほうが，壊死その他の合併
症が少なく，安全である.皮膚壊死の発生率は10〜22%で
ある（Carlson ら1997，Slavin ら1998，Peyser ら2000）.

再発がなければ，術後1年後くらいに乳房再建が行われ
る.腫瘍摘出術 tumorectomy のような場合は，一次的に
再建が行われることもあるが，上記のように約10%に再発
がみられるので（Slavin ら1994），定期的追跡調査を必要
とする.

Spear ら（2005b）は，放射線治療の必要があれば，その
後の乳房再建が望ましいという.乳房再建前でも後でも照
射によって合併症が増えるためとしている.

McCarty ら（2005）は，硬結は強いが患者満足度はよい
という.

Ascherman ら（2006）は，組織伸展をしてインプラント
を入れる方法では，合併症はあるが従来の成績よりはよい
という.

Card ら（2012）は，リンパ浮腫の観点から，乳癌後再建
と再建しない場合に比べて，リンパ浮腫の発生を抑え，ま

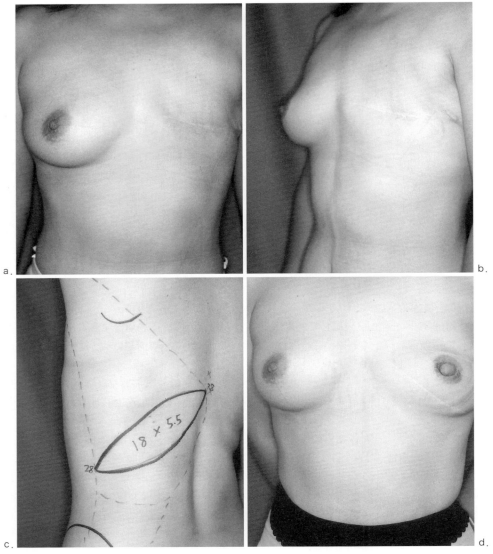

a, b：術前
c：拡大広背筋皮弁の作図
d：術後1年6ヵ月，乳頭は真皮脂肪弁と耳介軟骨移植により再建

図 30-7-3　乳房再建

（飯田直成氏提供）

た遅らせるという．

❻リンパ節に対する手術

a. 腋窩リンパ節郭清術

臨床的に腋窩リンパ節転移が陽性の場合，リンパ節郭清術が勧められている．意義としては，局所制御の他に，ステージングの材料となり，化学療法・放射線療法の方針決定に役立つ．腋窩リンパ節郭清術や放射線照射後の上肢リンパ浮腫に対して，保存療法以外に，リンパ管細静脈吻合やリンパ節移植が行われることがある (Damstra2009, Viitanen2012)．

b. センチネルリンパ節生検

臨床的腋窩リンパ節転移陰性の場合，センチネルリンパ節生検を行うが，腋窩リンパ節郭清を省略してよいとされている．

C. 放射線治療と再建時合併症

放射線照射によって，発赤，表皮剥離，びらんを起こし，皮脂腺，汗腺が破壊，弾性線維の破壊，血行不全を起こし，放射線皮膚炎となる．

Lin ら (2012) によると，再建前に放射線治療をしていると，合併症率は 43.8％，再建期間では 41.2％，放射線治療

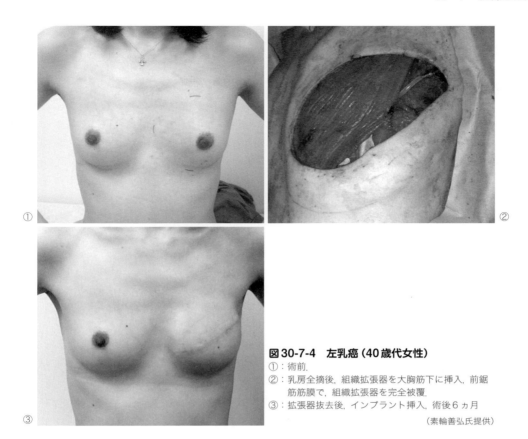

図30-7-4　左乳癌（40歳代女性）
①：術前．
②：乳房全摘後，組織拡張器を大胸筋下に挿入，前鋸筋筋膜で，組織拡張器を完全被覆．
③：拡張器抜去後，インプラント挿入，術後6ヵ月

（素輪善弘氏提供）

をしていない場合は13.8％であり，放射線の影響の大きさを報告している．

Kulkarniら（2012）は，肥満者と普通者の乳房再建術の結果や患者満足度に差がないと報告しているところから，乳房形成術の選択上，除外できよう．

D. 乳癌手術後の乳房再建の歴史

乳房再建はCzerny（1895）が，lipomaを移植したのがはじめであるという．

Maliniac（1953）は，乳腺組織を切除したあと，下茎真皮脂肪弁と遊離乳輪移植を行った．一方，同様のことを上茎弁で行ったのはMarino（1952）である．Croninら（1963）は，silastic gel implantを用い，Cholnoky（1966）は，下茎や側茎のdermal fat flapを行った．

Pitanguyら（1967）は，腹部皮弁による乳房増大術を，Goulianら（1972）はsilasticを使用した．Fujinoら（1976）は，臀部組織をマイクロで移植，Millard（1976）は，腹直筋をtubed pedicleで移植，Hartrampfら（1982）は，腹直筋皮弁を移植し，Arnez（1988）は，これをマイクロで移植した．一方，Radovan（1982）が，tissue expansion法を報告して以来，インプラントとの併用法が広く行われるようになった（インプラントについては後述）．また，Wei（2002），Schoellerら（2003）らの吻合筋皮弁の報告がある．

外科サイドからの報告としては，Rajaら（1997），Ohuchiら（1997），野口ら（2002）がある．

❶乳房再建率

再建法は，残存乳房組織の種類，範囲によって異なる．

米国形成外科学会ASPRSの1998年の報告では，乳房再建総数69,683例中，即時再建が39％，インプラント単独21％，expander 25％，広背筋皮弁7％，TRAM皮弁（musculocutaneous flap）20％，TRAM free flap 10％となっている（野平ら2000）．野平（2004），菊地ら（2011）は，乳房再建のアルゴリズムについて報告しているが参考になるであろう．

E. 乳癌摘出後の再建法

乳癌提出後の再建法として，自家組織，人工物による再建に大別されるが，いずれにしても，矢島ら（2015）のいうように，根治性，安全性，整容性を重視し，さらに患者の満足性も大切である．再建法として，以下のようにいくつかある．患者のQOL評価としてEORTC QLQ-C30，EORTC QLQ-BR23，白石らの方法（白石ら2015）などがある．乳癌後の再建術は保険適応になっていることもあり，今後は，

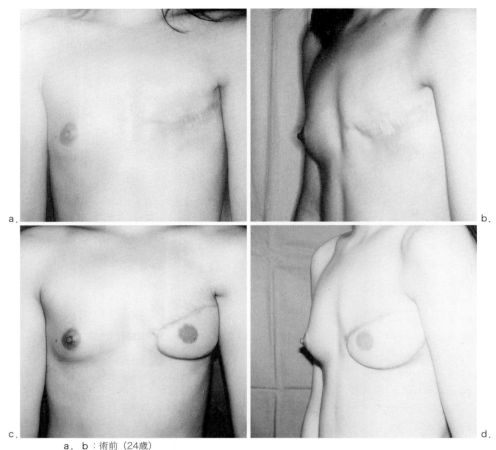

a, b：術前（24歳）
c, d：左乳癌切除後広背筋皮弁による修復後1年. 乳輪は大陰唇外側皮膚を全層移植.

図 30-7-5　乳房再建

再建希望者も増加すると思われる．より適切な再建法より満足できる再建法を選択すべきであろう．

乳房再建にあたって，現在では，目視で形態を調整しているが，将来は三次元画像解析，プリンター解析も簡単に頼れる時代がこよう（小野澤ら 2015）．

❶真皮移植術 dermis graft

正常皮膚が残存し，余裕がある場合に適応する（本章 -7-E「乳房形成不全症と乳房増大術」の項参照）．

あるいは expander で皮膚を拡張しておいて真皮を下腹部より採取し，挿入する（Rinker 2012）(**図 30-7-3**)．

❷局所皮弁法 local flap method

術後の瘢痕が著明な場合，放射線皮膚炎のあるときに側胸部，または上腹部からの有茎植皮が用いられる．Croninら（1977）は，thoraco-epigastric flap を用いたが，皮弁形成のみでは乳房は量的に不足することもあり，インプラントを追加せざるを得ない場合もある．Lossing ら（2000）は，側胸皮弁移植と saline-filled implant を，Bogossian ら（1996）は，筋皮弁とインプラントの使用を報告している．

酒井（1999）は，乳房下溝尾側に 7 cm の脂肪筋膜弁を作り，これを反転して乳房の高まりを形成している（本章 -7-E「乳房形成不全症と乳房増大術」の項参照）(**図 30-7-5**)．

同様の方法を，種子田ら（2013）も報告している．

以上のように，様々な皮弁が報告されているが，背部皮弁と腹部皮弁が標準的で，米国形成外科学会の 2013 年の統計では，広背筋皮弁が約 6300 件，腹部皮弁（TRAM flap, DIEP flap）が 12000 件が行われたという．

❸大網移植術 omental flap method

放射線照射後は血行が悪いため，血行の豊富な大網を腹腔内から引き出して乳房部に移植し，その上に遊離植皮する．しかし，乳房の形態を整えるためには，皮弁利用と silicone implant 挿入である（Bostwick ら 1978，今井ら 1978）．

❹遠隔皮弁 distant flap method

周囲皮膚が放射線障害を起こしているようなときには，遠隔皮弁，主として下腹部皮弁を用いる．

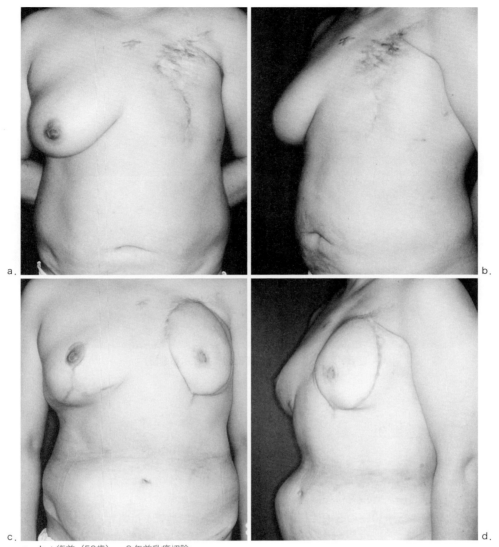

a, b：術前（50歳），2年前乳癌切除．
c, d：腹直筋横方向皮弁による再建，乳輪は大腿内側皮膚移植．dは縮小術を施行後1年．

図 30-7-6　乳房再建

❺脂肪移植 fat graft

乳房に対する脂肪移植には紆余曲折の歴史がある．移植脂肪のうち生着するのが数割であることや，大量に移植すると，壊死をきたし（Neuber, 1893；Peer, 1950），壊死後の石灰化が，マンモグラフィーで乳癌診断に影響を与えることから，1987年米国形成外科学会（ASPS）は脂肪移植を推奨しないと発表した．

その後，移植脂肪の壊死を避けるための微量多部位注射の方法が確立されたことや（Coleman, 2007），マンモグラフィーで脂肪壊死による粗大石灰化は乳癌を示唆する微少石灰化と判別できることから（Veber 2011），2007年ASPSは乳房に対する脂肪移植を容認する方針に転じた．

乳房全摘術後や乳房温存術後に脂肪移植することは，少なくとも短期的にはoncologicalに危険とは言えない（Petit 2011）．現時点では，脂肪移植は，インプラントや皮弁移植後の形態修正や対側乳房増大術に一般的に用いて差し支えないとされている．

乳房全摘後の乳房マウンドを脂肪移植のみで再建は一般的でないが，BRAVA®を用い陰圧で皮膚軟部組織を拡張して疎な状態にしてから移植する方法（Khouri 2009, Uda 2014, Khouri, 2014）が報告されている．また，移植脂肪の生着率を向上させる工夫として，幹細胞の割合を増やす方法（Yoshimura, 2008）などが行われている．

Auclairら（2013），浅野ら（2013）は，インプラントと脂肪移植の併用法で好結果を報告している．注入量は，片側200～333 mL．脂肪注入は，局所再発や合併症も少なく，使用の安全性が高いが，更なる検討は必要である（Sethら2012）．

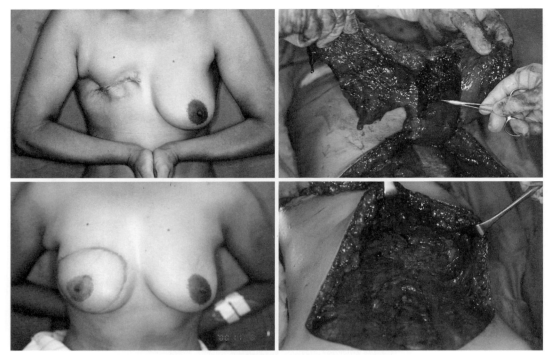

図30-7-7 乳癌術後（腹直筋皮弁による修復）

（高浜宏光氏提供）

脂肪移植では，①癌再発のないもの，②転移がないもの，③BMIが20以上のものが適応．

手術法は，100万倍エピネフリン入り加生食液のtumescent法による麻酔下，持続陰圧式で吸引，採取脂肪を洗浄（Celution 800 system-Cytori Therapeutics社製，その他の機器），酵素処理（Celase，その他の機器），遠心して注入用脂肪作成，少量ずつ専用シリンジで注入する（浅野ら2011）．

再建の鍵は，脂肪由来幹細胞 adipose derived stem cell-ASCをどれだけ含むかによる．ASCは，①成熟脂肪細胞へ分化すること，②血管内皮細胞へ分化して血管新生に関与，③血管新生誘導因子を放出すること，④ASCとして，異常に対して待機している，などの作用がある．（浅野ら2010）．

❻インプラント法 implant method
1）バッグインプラント

乳腺組織摘出後のように，表層皮膚が残存している場合や，局所皮弁，遠隔皮弁で皮膚形成が行われている場合，増大度の不足を補う意味でインプラントの挿入が行われてきたが，Crespoら（1994）は，腹直筋皮弁と比較して後者を勧めている．矢島ら（2015）は，乳房再建術として，数々の利点があるとして，一次二期再建術を推奨している．また，寺尾ら（2015）のグループは経験的にコヒーシブシリコンインプラントがよいという．矢島ら（2015）は，インプ

ラントの形態を工夫して挿入しているが，自然にそぐわない場合は辻ら（2015）のように脂肪注入で調整することになる（図30-7-4）．

長田ら（2007）によれば，インプラント使用後の感染率は8.7%であったと報告しているが，感染経路として残存する乳頭，乳管を指摘している．Claytonら（2012）は，最近，周術期の抗菌薬の使用を控える傾向にあるが，それによって感染が増加していると警告している．

Collinsら（2012）は，インプラント後の出血は，0.92%あったという．

2）インプラントと脂肪注入法

インプラント挿入後は，皮膚のリップリング，辺縁触知，上方の陥凹はインプラントで形状を整えることは難しく，脂肪注入を追加することにとって，これらの異常を修正できる（浅野ら2016）．

❼筋皮弁法 musculocutaneous flap method

乳房温存術後，再建については，患側は健側に併せて増大するのではなく，健側が大きいか，下垂している場合は，健側に縮小術を施行してバランスを整えることを考慮する（座波2011）．

a． 広背筋皮弁 lattisimus dorsi flap

広背筋に背側皮膚をつけたものである（Spear2006）．一次，二次，一期，二期再建いずれの場合も用いられる．妊娠予定者や腹部瘢痕のある者にも用いられる．

30・7 乳房形成術　327

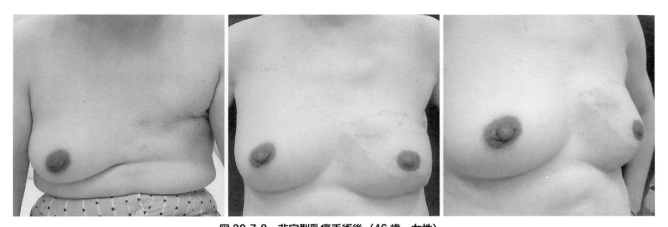

図 30-7-8　非定型乳癌手術後（46歳，女性）
縦方向腹直筋皮弁による修復．乳頭は6ヵ月後 star flap で修復．さらに4ヵ月後刺青による乳輪形成術．

（西野健一氏提供）

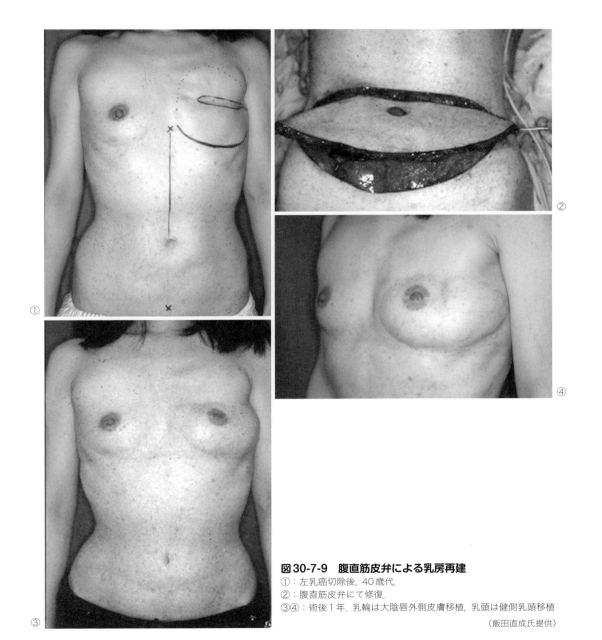

図 30-7-9　腹直筋皮弁による乳房再建
①：左乳癌切除後，40歳代．
②：腹直筋皮弁にて修復．
③④：術後1年．乳輪は大陰唇外側皮膚移植，乳頭は健側乳頭移植

（飯田直成氏提供）

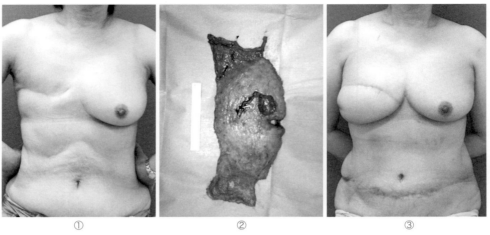

図30-7-10　腹直筋による乳房再建
①：左乳癌，②：free muscle sparing TRAM，③：術後6ヵ月

（窪田吉孝氏提供）

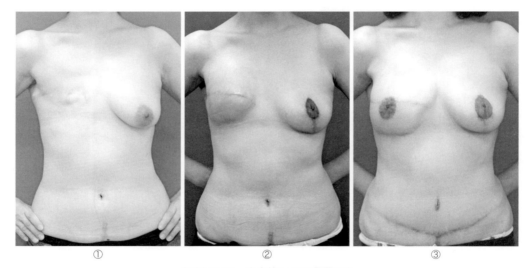

図30-7-11　腹直筋による乳房再建
①：乳癌切除後，②：エキスパンダー挿入，③：MS TRAMに入れ替え後

（窪田吉孝氏提供）

　広背筋皮弁のみでは量的に不足することがある．不足すれば，プロテーゼも考慮する（Spear 2007）．広背筋皮弁は，どの部位の乳癌でも再建できる．また，ブラジャーで瘢痕を隠せるようにデザインもできる（矢野 2012）．組織が不足する例では，腸骨稜を超える皮下組織まで皮弁にいれて採取すれば十分な量を確保できる（酒井ら 2013）．Lindegrenら（2012）は，患者は広背筋皮弁による乳房再建に満足しているのに，外科医のほうはDIEP皮弁のほうを好む傾向にあるという．十分な検討が望ましい．

1）長所
①移動が容易（pivot移動である）
②手術侵襲が少ない
③血行が良好
④筋弁を折り曲げることができる
⑤その他（妊娠予定者，腹直筋の不適応者）

2）短所
①脂肪量が少ない
②筋萎縮
③背部の扁平変形
④大胸筋欠損では組織不足になる．
　量の不足対策として，拡大広背筋皮弁法（酒井，2002）や，インプラントを併用する方法（矢永，2008）などが報告されている．
⑤胸背神経を温存した場合，筋収縮による皮弁の動き，不快感が生じることがある（Bonomi, 2012）．
⑥漿液腫は頻度が高い（Hammond, 2009）．20.8％に

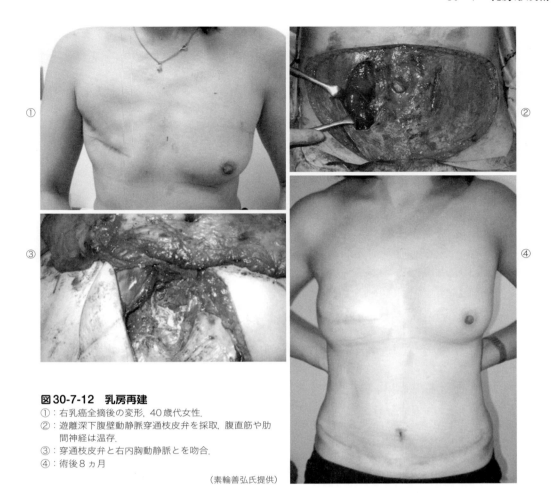

図30-7-12　乳房再建
①：右乳癌全摘後の変形，40歳代女性．
②：遊離深下腹壁動静脈穿通枝皮弁を採取．腹直筋や肋間神経は温存．
③：穿通枝皮弁と右内胸動静脈とを吻合．
④：術後8ヵ月

（素輪善弘氏提供）

seromaを生じるという（Munhozら 2005）．ステロイド局注が漿液腫の早期消褪に有効との報告もある（Taghizadeh, 2008）．

⑦塞栓症 embolismga が起こることがある．
乳癌手術をはじめ，最近では術中，術後の塞栓症が重要視されているが，これは血小板の塞栓である．

⑧低分子ヘパリン使用は，四肢の長期の圧迫に比べて血腫 hematoma や皮下溢血 suggillation を作りやすいという（Friisら 2004）．

⑨乳房知覚障害
知覚回復の試みとして肋間神経を縫合する方法（Yano, 2002）が報告されている．

b．腹直筋皮弁（TRAM flap）

1）適応
TRAM flap は，乳房再建法の第一選択である（山本ら 2001）．
妊娠予定者や腹部瘢痕が多い人は慎重に適応を検討すべきだが，必ずしも禁忌ではない（Mahajan, 2014）．また，腹部脂肪吸引歴がある場合も直ちに禁忌とはいえない（De Frene, 2006）．一次・二次，一期・二期再建いずれの場合も用いられる（図30-7-9～図30-7-13）．

TRAM flap の適応は，以下のとおりである（野平ら 1999, Spearら 2006）．

①定型的乳房切除術
　　microvascular augmented TRAM flap
②非定型的乳房切除術
　a）横切開の場合
　　free TRAM flap
　　free DIEP flap
　　pedicled TRAM flap
　　pedicled VRAM flap
　b）縦切開の場合
　　microvascular augmented TRAM flap

内胸動静脈を第一選択にするが，状況によって選択を変更することも大切である（図30-7-6～図30-7-8）．

2）腹直筋の長所
①腹直筋は，術中の体位交換の必要がなく，
②術後の瘢痕が目立たない．
③腹部脂肪除去が同時にでき，
④しかも乳房再建に十分な組織量が得られるため，最近，

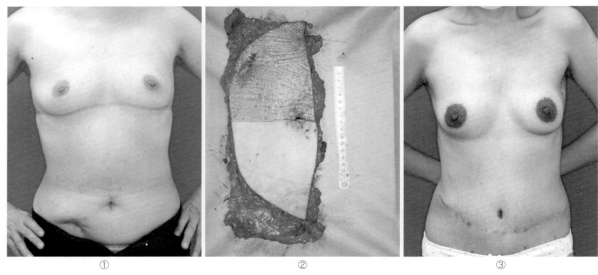

図30-7-13 乳房再建
①：左乳癌，②：NSMと同時にTE挿入，muscle sparing TRAM flap，③：皮弁と入れ替え9ヵ月

（窪田吉孝氏提供）

頻用される方法である．

Kronowitzら（2003）も，広背筋皮弁より腹直筋皮弁を推奨．また，腹直筋皮弁のなかでは，deep inferior epigastric perforator flap（DIEP）が，採取部の障害，治療期間からみて有用である（Gillら2004, Garveyら2006）．

しかし，DIEP flapも，5％に静脈うっ血がみられ，要注意である（Tranら2007）が，肥満した人でも使用可能であるという（Ochoaら2012）．腹直筋皮弁は，上腹壁動静脈と深下腹壁動静脈との間の腹直筋内のchoke vesselを介するため，皮弁血流は，深下腹壁動静脈を茎とする遊離TRAM, DIEPより弱い．

DIEP flapは，腹直筋を付着させないで，深下腹壁動静脈を茎とすると，TRAMやMS-TRAMより腹部の犠牲が少なく（Blondeel, 1997, Nahabedian, 2002），腹部膨隆・腹筋運動，などの点でも，両群間で差がないという（Nahabedian, 2005）．

米国で2006年に行われた乳房再建術のうち，DIEP flap割合は，わずか，7％で，手技の煩雑さが普及の妨げになっているという（Buntic, 2011）．

また，DIEP flapを挙上する際，危険がある場合や，長時間を要する場合は，無理せずMS-TRAM flapにするほうがよい（Bondeら2006, 野平2008, 武石2013）．

大滋弥ら（2013）は，DIEPを使用するときはMDCTを用いて，術前に血行動態をしっかり把握しておく必要性を唱えている．血管柄としての深下腹壁動静脈はよいとして，移植側の血管として胸背動静脈より内胸動静脈が選ばれることが多いが，問題は，左側内胸動静脈は細く，吻合に適さないことがあるためである．

最近，Spiegelら（2007）は，浅下腹壁動脈皮弁 superficial inferior epigastric artery flap-SIEA flapを使用するに際して術中に起こるいろいろな状況に際して，どう対応するか，そのalgorithmを発表している．このflapは，腹直筋を展開する必要がないため，腹部皮弁のなかではTRAM, DIEPと比べて，最も低侵襲である．しかし，血管の細さなどの理由から，適応できる症例は少ない（Piorkowski, 2011）．

矢野（2002）は，TRAMの移植時に第11肋間神経（筋皮弁の知覚神経支配）を乳房知覚神経支配の第4肋間神経皮枝と吻合して知覚回復を行っている．Yapら（2005）も同じideaで神経吻合を行っている．Templeら（2006）は，神経移植したほうが，感覚回復がよいという．

3）短所

①横方向皮弁では，先端の壊死を起こしやすく，縦方向では回転性に劣るので，Gherardiniら（1994）は，遊離吻合腹直筋皮弁を勧めている．②また，妊娠希望者には使用しないほうがよい（基礎編，第8章，有軸皮弁，xxx頁参照）．③術後，腹直筋の機能低下が起こるが，両側腹直筋を採取した場合でも，日常生活は可能というが（Simonら2004），慎重な適応が望ましい．次の合併症がある．

4）合併症

①筋萎縮による乳房の縮小，②採取部の変形，瘢痕，腹部ヘルニア，などがあるが，逆の意見もある（Mizgalaら1994）．一応筋膜縫合を厳重に行うことで予防できる（Krollら1992）．③大合併症として，肺栓塞があるが，Enajat（2013）は，術前にbody mass indexやBRCA（遺伝子）を調べることで危険を回避できることを示唆している．喫煙の影響も無視できない（Spearら2005）．Klassonら（2016）も非喫煙者の2倍以上という．

Petit ら（2003）によると，合併症として，術直後では皮膚壊死 12.4%，skin ischemia 3.3%，感染 1.9%，血腫 1.9% などがあり，遅発合併症として，ヘルニア率は 2.6%，瘻孔 1.7%，ケロイド 1.2% があったという．

Seidenstuecker ら（2011）らは，DIEP, free MS-TRAM を合わせて，皮弁の部分または全壊死 5.6%，採取部合併症として，遷延治癒 1.4%，漿液腫 1.3%，ヘルニア 0.5%，膨隆 1.8%，であったと報告した．

Muscle-sparing TRAM と DIEP では合併症に有意の差がない（Bajaj ら 2006）．しかし Misra ら（2006）は DIEP のほうが，疼痛が少なく入院期間も短いという．

5）満足度

Schuster ら（1992）は，再建後の満足度を調べ，全体の 42% が満足しており，腹直筋皮弁による再建が最もよかったと述べている．また，Kroll ら（1992）も，tissue expansion 法と広背筋皮弁法，腹直筋皮弁法を比較し，美容的には同じであるが，失敗率からいうと，それぞれ，21%，9%，3% で，腹直筋皮弁の有用性を報告した．Petit ら（2003）も同意見である．なお，術後，健側は年齢的に下垂するのに患側は拘縮で下がらない，知覚の回復はない（岩平ら 2000）．しかし，矢野ら（2000）は術後 6 ヵ月で認められ，1 年 6 ヵ月で正常側と同様になるなど意見が分かれている．

過去に脂肪吸引術を受けた人が TRAM flap を利用する是非については，Karanas ら（2003）が報告しているが，壊死の危険が大きいため慎重な適応が望ましいという．一方で，脂肪吸引や腹部形成術の既往者でも DIEP, TRAM flap を用いた乳房再建術は行えたという報告もある（Jandali, 2010）．

最近，肥満した人と，そうでない人で DIEP と TRAM との合併症率を調査した報告があるが，差はないが，臍周囲の皮膚（midabdominal TRAM flap）を利用するほうが血行の点でよいという（Gabbay ら 2005）．しかし術後瘢痕は目立つ．逆に肥満では，皮弁は採皮部の合併症が増加するとの意見もある（Spear ら 2007, Fischer 2013）．体重指数 BMI が 30 以上では手術を延期したほうがよいという．

❽穿通枝皮弁

a．大腿内側穿通枝皮弁

内側大腿回旋動静脈の穿通枝である横軸薄筋穿通枝皮弁 transverse myocutaneous gracilis perforator flap と，後内側大腿穿通枝皮弁 posterior medial thigh perforator flap が利用できるという（佐武ら 2013，泉ら 2015）．

b．臀部穿通枝皮弁

上臀動脈穿通枝皮弁 superior gluteal artery perforator flap と，下臀 inferior gluteal artery perforator flap が利用できるという（黒田ら 2013）．

広背筋，TRAM, DIEP の 3 種類以外の皮弁による乳房再建は，乳房再建術全体のうち 1% と多くはない（ASPS, 2013）．しかし，腹部皮弁の採取後，妊娠経過に悪影響を与えなくても，妊娠を望む女性では避けるべきであり，臀部や大腿の皮弁を用いる考えも当然出るであろう．臀部（Fujino, 1976；佐武 2006），大腿（Arnez, 2004；佐武 2013）の皮弁の報告がある．

❾拡大筋皮弁法 extended musculocutaneous flap

腹直筋皮弁の血行支配領域を越えて茎部反対側まで採取し，腹直筋皮弁とするとともに，血行の不安な部分は浅腹壁動静脈などを胸背動静脈に吻合して，拡大する方法である．また，拡大広背筋皮弁の使用も可能である．手術法については酒井（2002）の論文に詳しい．また血行に不安がある場合は両側腹直筋を利用する方法もある（岩平 2006）（図 30-7-14）．

❿遊離吻合皮弁 free flap

下腹部皮弁法（Grotting 1991），大腿筋膜張筋皮弁（Elliot ら 1990），薄筋皮弁（Yousif ら 1992），腹直筋皮弁（Holmstrom 1979, Grottling ら 2006, 武石 2006），大臀筋皮弁（Fujino ら 1975，佐武ら 2006），上臀筋皮弁（Shaw 1983），下臀筋皮弁（Paletta ら 1989），臀部穿通枝皮弁（PRS, 121：728, 2008），内腹斜筋皮弁（Wei Wang 2002）などがあるが，前述の腹直筋皮弁が主流である．

最近では，深下腹壁動静脈穿通枝皮弁による再建が行われるようになった．腹直筋の採取を小さくすれば合併症を軽減できるからであるが，（佐武ら 2003, Neligan ら 2006, 矢野 2006, Lindsey 2007）量的問題もある．

一方 Chevray（2004），佐武ら（2006）は，腹直筋を使用しないで済む吻合浅下腹壁動静脈の有用性について報告している．

Mehrara ら（2006）は，吻合皮弁による乳房再建術の合併症を報告，overall の合併症として約 30% あると報告，皮弁壊死，動静脈 thrombosis，脂肪壊死などをあげている．また Nahabedian（2007）は，吻合腹部皮弁を用いた場合，約 20% の小合併症があるという．

Pansa ら（2008）は薄筋皮弁の利用を報告している．

最近，（Chang ら 2013）は，internal mammry vessel は，右より左側静脈のほうが細いので，合併症に注意するように述べている．

⓫tissue expander とインプラントによる乳房再建術

a．皮切とインプラント挿入部位のデザイン

皮切は，乳癌切除後の瘢痕を利用する．植皮を施行してある症例では，移植皮膚を切除する．Tissue expander は，

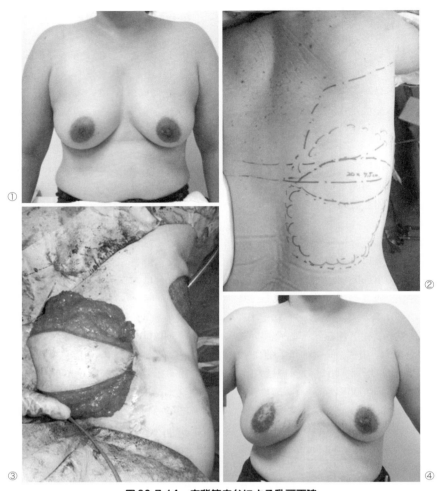

図30-7-14 広背筋皮弁による乳房再建
①：右乳癌，40歳代女性，術前，②：乳房温存術施行後，拡大広背筋皮弁を計画，皮弁上下に採取範囲を拡大，③：筋皮弁挙上，④：術後1年

（素輪善弘氏提供）

300mL前後のものを用いるが，その挿入部位は，健側乳房より大きめになるようデザインする．

b. 大胸筋下剥離

皮切を入れたあと，大胸筋外縁をだし，そこから，大胸筋下を上下内方に剥離する．下方の筋付着部は切離する．内方の剥離のときは内胸動脈の穿通枝を損傷しないように注意する．十分に止血することは当然である．

c. tissue expanderの挿入

tissue expanderの漏れの有無をチェックしたのち，大胸筋下のポケットに挿入する．挿入時にはexpanderのなかに50～150mLを注入し，expanderに皺がよらない程度の緊張状態にしておく．

本法は，Radovan (1982)が最初であるが，乳癌手術後にも用いられる．この場合，皮下乳腺摘出術 (skin-sparing mastectomy や nipple-sparing mastectomy) 後に多く利用されるようになった．保険診療の対象になった事も大きい．しかし，算定条件があるから要注意である．承認された皮膚拡張器はナトレル®133テイシュエキスパンダーで，しずく型，半月型，クロワッサン型の3種類と7種のスタイルである．

薄い皮膚でも伸展可能であるが，露出しやすく，拘縮しやすい．癌手術で大胸筋が欠損することもあり，他の筋皮弁を併用する必要がある．Expanderは，round typeを用い，full expansionの10～20%のover expansionが望ましい．

Expansionが終了したら，永久プロテーゼ，広背筋，TRAMなどと入れ替える (佐々木ら2002, Mathesら2006). Cordeiroら (2006) は，12年にわたる自験例からtissue expanderとインプラントの併用を推奨している．Pannucciら (2013) も，インプラントにacellular dermal matrixを使用すると，さらにimplant lossがすくないという．矢島ら (2013) は，tissue expannderで乳癌切除後の乳房部皮膚を拡張，インプラントの挿入を行っている

また，tissue expanderとdenuded flapの併用法もある．

注入弁バッグは側胸部に置く．持続吸引ドレーンを挿入したあと，大胸筋を母床に固定し，皮下，皮膚の順で縫合する．

エキスパンダー被覆については，浅胸筋膜や前鋸筋を大胸筋外側と縫合してエキスパンダーを完全に覆う場合と，大胸筋より外側部は筋肉で覆わず皮膚で覆う場合，とがある．皮膚の伸びに関しては皮下に留置したほうが，筋肉で完全覆うより良好であるとされている．漿液腫や皮膚壊死のリスクなどからどちらにするか判断する（Spear, 2012；矢島，2013）．

d. tissue expander の拡張
創閉鎖後，皮膚の緊張をみながら追加注入し，できるだけ早く注入を完了するようにする．注入量は拡大予定より大きめにする．

e. バッグインプラントの挿入
tissue exander を full expansion したあと，約2〜3ヵ月位して拘縮が落ち着いた頃（Seckel ら1985，Ward ら1987，Bailey ら1989），expander を除去，バッグインプラントを挿入する．しかし，full expansion から約1週間でインプラント挿入を行う人もいる（前川ら1992）．この際，血行によっては同時に乳頭，乳輪の再建を行う場合もあるが，通常は二次的に行われる．

なお，インプラントは，上方に偏位しやすいので，乳房下溝の形成は極めて大切である（Ryan 1982）．最近は偏位の少ない texture type のインプラントが使用されている．

また，Gold（1992）は，乳房は元来，楕円形であるから，楕円形の tissue expander やインプラントを用いるのが理想であるとしている．

岩平ら（2004）は，注入ポート一体型の texture type の tissue expander を用いた乳房再建術で好結果を得たと報告している．乳房再建にインプラントを用いた場合の被膜拘縮については Mathes ら（2006）の論文に詳しい．岩平（2009）は，術後の評価項目として，5S，すなわち，shape，size，softness，scar，symmetry を評価するという．

註：breast implant および tissue expander に関して，2012年9月に新医療機器として承認された．

f. インプラントの被覆
インプラントを大胸筋下に挿入した場合，外側下部が大胸筋だけでは被覆できない．被覆されないインプラント外側下部を，①浅胸筋膜・前鋸筋など覆う，② acellular dermal matrix で覆う，③皮弁で覆うなどの報告がある（Chang 2008，Colwell 2011，Robertson 2012）．④また，皮膚が安定していれば筋肉等で覆わず，インプラント外側部は皮下のレイヤーでよいとする考え方もある．術後放射線照射を行う場合，acelluar dermal matrix で外側部を被覆するほうが，術後合併症が少なかったという報告がある（Peled 2012）．

g. 人工物による再建の合併症
現在わが国で保険承認されているアナトミカルインプラント Natrelle 410 の原型となっている Biocell textured Natrelle round silicone implant（Natrelle 110, 120）を含むインプラント挿入後の10年間の調査で，再建群の合併症は，破損35.4％，被膜拘縮24.6％，インプラント除去（その後再挿入例を含む）61.6％，と決して低いとは言えない（Spear 2014）．また，これらの合併症発生率は，乳房増大術にインプラントを用いた場合と比較して高く，再建にインプラントを用いる場合と，乳房増大術にインプラントを用いる場合とを同列に捉えてはいけない．しかし，10年の時点で，乳房増大術群94.2％，再建群90.7％の患者が満足しており，自家組織を用いた再建と比べて侵襲が低いことと合わせて，現在，インプラントによる乳房再建が各種再建法のなかで最も普及している（Spear 2014）．

Textured surface のインプラントは smooth surface のインプラントより被膜拘縮のリスクが少ない，との報告がある（Stevens, 2013）．一方で，10年間の調査で，被膜拘縮は経時的に増加し，smooth surface 25.8％，textured surface 23.7％に被膜拘縮がみられ，両群間に差がなかった，との報告もある（Spear 2014）．

何らかの理由によりインプラント除去に至ったあと，再度インプラントによる再建を試みる際，若年者・肥満でない・小さい乳房の場合，92.3％の成功率で比較的安全に行えた，との報告がある（Spear 2013）．

インプラントと未分化大細胞悪性リンパ腫（anaplastic large cell lymphoma-ALCL）の関連の可能性では，2012年までに報告された，乳房インプラントに関連した非 Hodgkin リンパ腫42例のうち，35例が ALCL だったという（Taylor 2012）．同報告では，インプラント挿入後1-23年（平均9.5年）で発症しており，インプラント内容は生理食塩水・シリコンゲル・ハイドロゲルと様々であったが，表面性状は全例 textured surface だった．2014年のインプラント関連 ALCL の報告（Miranda, 2014）では，ALCL がインプラントのない患者で発生することはほとんどないことから，インプラントと ALCL の関連はほぼ確実で，腫瘤型 ALCL の予後は，漿液腫型 ALCL と比べて不良である．

h. 温存術後の再建
腫瘍の広がりが小さく部分切除術が可能な場合，再建術を組み合わせた温存術が行われることがある（Kronowitz, 2008）．温存術に対する再建は欠損が全摘術と比べて小さい分，再建術も低侵襲で行える．また，断端陽性率を下げる効果も期待される（Munhoz 2014）．

問題点としては，温存術を行う際，どのような再建を組み合わせたほうがよいか，容易でないことで（Blondeel 2009），腫瘍の部位，切除量が乳房体積に占める割合，下垂の程度，などから分類し予測を役立てる（Muhonz 2008）．

また，断端陽性の場合の対処にもあらかじめ配慮が必要である．

温存術に対する再建方法としては，乳腺組織を移動する方法，背部の穿通枝皮弁や広背筋皮弁，腹部皮弁，乳房縮小術・吊上げ術，などが代表的である．このうち腹部皮弁については，部分切除術を行ったのち断端陽性が判明し，completion mastectomy が必要になった場合の再建に備えて，温存術に対する再建には用いないほうがよい，との報告がある（Munhoz 2014）．また，温存術後変形が強い場合に，oncological risk の軽減や，再建のしやすさのため，積極的に completion mastectomy の方向とし，腹部皮弁による再建法を行う報告もある（Blondeel 2009）．温存術後変形に対する脂肪移植術の報告がある（Petit 2011；Perez-Cano 2012）．

i. 術後の補助的手術

1）補助的脂肪注入法

インプラント挿入後，乳房の形態を整えるために補助的に脂肪注入を行って，表面からみえる形態異常を整える目的で施行される．インプラントには各種のサイズ，形態のものが市販されているが，術後の乳房形態は様々であり，インプラントのみで再建目的を達成することは難しい．たとえば，乳房上方の陥凹，リップリング，辺縁触知があれば，脂肪注入で修正できる（浅野ら 2016，高柳ら 2016）．

2）脂肪注入単独法

脂肪注入のみで乳房を再建する方法である．乳癌手術後は皮膚に余裕がないため，expander や Brava®（体外式乳房拡張器）を使用して，皮膚を拡張し，皮下に空間的余裕を作り，そこに脂肪注入する方法である（武藤ら 2016，筋師ら 2016）．

通常は，1 回 200〜250mL の脂肪が注入可能であるが，生着率が 6〜7 割程度であるため複数回の注入が必要である（辻ら 2016）．

j. 健側に対する手術

乳房再建後，健側の乳房が下垂している場合などに，健側乳房に対して，豊胸術，吊上げ術（mastopexy），縮小術（reduction mammoplasty）が行われることがある（Rizki, 2013）．

註；乳房用人工物（インプラント）

米国形成外科学会によれば 2013 年に米国で行われた乳房再建手術約 96000 件のうち，約 70000 件（72％）はシリコンインプラントによる再建だった．

シリコンインプラントを入れる前にエキスパンダーでの皮膚拡張が行われることが多い．健側乳房が小さい場合にはエキスパンダーを省略し，シリコンインプラントを入れる報告もある（野平 2006）．

2013 年に，乳房再建用に設計されたエキスパンダー，インプラントがわが国で保険適応となった．使用に際しては，要件等を定めた「乳癌および乳腺腫瘍術後の乳房再建を目的としたゲル充塡人工乳房および皮膚拡張器に関する使用要件基準」（以下，IMP・TE 使用要件基準）に準じることが必要である．

シリコン人工物の表面は，滑らかな smooth surface と表面に細かい凹凸がついた textured surface が存在する．Textured surface により人工物周囲の瘢痕が拘縮しにくくなるとされ，一般的に望ましいと考えられている．Smooth surface のものは，腋窩小皮切からの挿入などで表面が滑らかでないと挿入困難な場合などに用いられることがある．

インプラントの内容は生理食塩水かシリコンゲルが通常である．シリコンゲルの場合，インプラントの外殻が破損したとしても中身が漏れにくい cohesive gel が最近使われている．

インプラント形状については，円盤状の round type と滴型の anatomical type がある．エキスパンダーとインプラントの両方の性質を持つ permanent expander implant（Becker 型）が存在する．しかし，手術が 1 回で済む利点があるが，エキスパンダーからインプラントに入れ替える二期再建と比べて失敗率が高く，勧められないという（Eriksen 2012）．

一次再建の場合，二次再建と比べて以下のリスクを考慮する必要があるため慎重に対処する．

mastectomy flap の壊死，mastectomy flap や乳腺断端からの後出血，術後照射の危険性，漿液腫，NSM の場合，乳頭乳輪の壊死や断端陽性による追加切除の可能性などがある．

インプラントによる一次一期再建はリスクが高く基本的には推奨されないと考えられており，「IMP・TE 使用要件基準」では認められていない．一方で，保険会社（米国）のデータを利用した研究で，人工物による一次再建症例のうちの 7％でインプラントによる一次一期再建が行われており，合併症率に有意な差を認めなかったとする報告もある（Singh 2012）．ただし，インプラントによる一次一期再建を行う場合は，インプラントを大胸筋下に挿入し，acellular dermal matrix などを併用してインプラントを完全に被覆し，下垂乳房・巨大乳房症例は避けるなど，慎重に行う必要があると報告されている（Cassilethe 2011, Roostaeian 2011, Breuing 2005）．

F. 乳頭・乳輪の再建法

乳房の再建に比べ，乳頭・乳輪の再建を希望する人は少ない（Gruber 1977）（図 30-7-15 〜図 30-7-21）．乳房の再建で満足する人も多いからである（Jabor ら 2002）．

しかし，乳輪乳頭は乳房の美しさの重要な構成要素であ

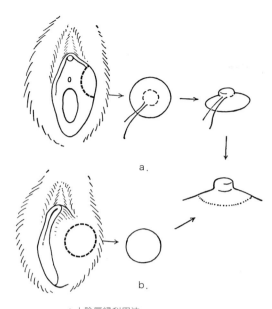

a：小陰唇縁利用法
　　乳頭は巾着しぼりにする．
b：小陰唇基部利用法

図 30-7-15　小陰唇による乳頭・乳輪再建法

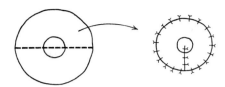

a：反対側乳頭・乳輪移植法
(Wexler MR et al：Plast Reconstr Surg 51：176, 1973 より引用)

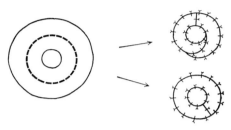

b：反対側乳輪移植法
(Cronin TD et al：Plast Reconstr Surg 59：1, 1977 より引用)

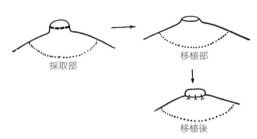

採取部　　移植部
移植後

c：乳頭水平半切法
(Converse JM：Reonstructive Plastic Surgery, Saunders, p3722, 1977 より引用)

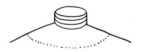

d：重畳植皮法
(Converse JM：Reonstructive Plastic Surgery, Saunders, p3722, 1977 より引用)

図 30-7-16　乳頭再建法

り，また，女性自身のボディイメージと密接に関連している（Didier 2012）．最近，Nipple sparing mastectomy が増加してきた理由もここにある．癌の治療上，乳輪乳頭を切除する必要がある場合は，適切な乳輪乳頭再建の選択肢を患者に呈示する必要がある．Goh ら（2011）は乳輪乳頭再建（皮弁による乳頭再建＋刺青）を受けた患者の 88％が満足した，と報告している．再建法については Mathes ら（2006）の論文に詳しい．

❶乳輪の移植術

乳癌の場合は，乳頭・乳輪も同時に切除されることが多いが，軽度の場合は乳頭・乳輪のみを全層にして下腹部にいったん移植しておいて，乳房再建後再移植する方法がある（Cronin ら 1977）．しかし，乳頭・乳輪組織も癌化されていることもあり，注意を要する．この組織からの癌発生は 10～29％という（Georgiade 1978）．

a.　陰唇，陰囊皮膚，大腿内側皮膚移植術

女性の場合は，小陰唇皮膚の遊離植皮（Adams 1949）や小陰唇基部皮膚の移植法などがあるが，日本人の場合，小陰唇移植では往々にして強い色素沈着を起こし，あるいは色素脱失で不自然になることが多い．大腿内側基部皮膚移植で十分である．なお男性の場合は陰囊外側の皮膚移植を行う（**図 30-7-15**）．

乳輪移植片の辺縁は，ジグザグにしたほうが自然にみえる．Gryskiewicz ら（2002）は，ここに W 形成術を行っている．植皮片に大きめのドレナージ孔を空けてモントゴメリー腺に似せる，などの工夫が行われる（矢永，2006）．問題点として長期経過により色調が薄くなることがあげられる（矢永，2006）（**図 30-7-22**）．

b.　刺青法

現在では，いろいろな刺青用の色素が市販されているので，刺青用モーターユニットで刺青する．場合によっては，縫い針を 7～8 本まとめて結び，使用してもよいが，均一性はユニットに劣る（**図 30-7-21**）．

刺青法は，簡便でドナーの犠牲がない利点がある．時間の経過により刺青の色が薄くなることが報告されている（Levites, 2014）．刺青の存在が MRI 撮影時に問題となるこ

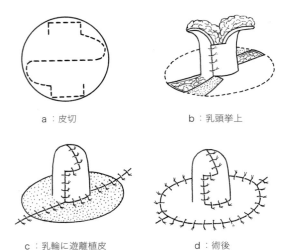

a：皮切　　　　　b：乳頭挙上
c：乳輪に遊離植皮　d：術後

図 30-7-17　S字状乳頭作成術
（吉村浩太郎ほか：日形会誌 12：474, 1992 より引用）

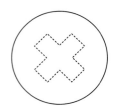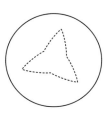

a：quadorapod flap 法　　b：tripod flap 法

図 30-7-19　乳頭再建法の諸デザイン
（酒井成身：美容外科最近の進歩，波利井清紀ほか編，克誠堂，p179, 2002 より引用）

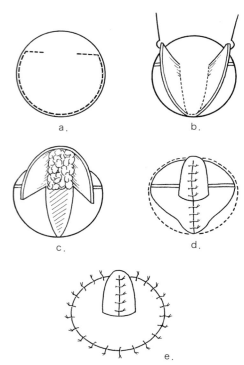

a, b：両側より皮弁挙上
c：中央部に皮下脂肪をつけて挙上
d：左右の皮弁でこの皮下脂肪を包むようにして乳頭を形成．乳輪相当部分の皮膚を切除するが，上半分は表皮のみ削り，乳頭皮弁への血行を温存する．
e：乳輪部分に遊離植皮する．色合わせは刺青を利用する．

図 30-7-18　skate flap 法
（野平久仁彦ほか：形成外科 34：67, 1991 を参考に著者作成）

とがあるが，刺青を持つ者の MRI 撮影を妨げるべきではない（Tope 2002）．しかし，刺青で熱傷を生じた例もある（Ross 2011）ので注意を要する．

c. 反対側乳輪の移植術

反対側の乳輪がおおきいときには，これを半切して移植し（Wexler ら 1973）（図 30-5-16a），乳輪外側のみ採取し，これを渦巻き状に移植する方法（Cronin ら 1977）（図 30-5-16b），そのまま移植する方法（Gonverse 1977）（図 30-5-16c）などがある．

❷乳頭再建術

乳頭のみの再建術としては，次の方法がある．
①小陰唇皮膚を財布の口をしぼるようにして盛り上げる方法（Adams1949）．
②反対側乳頭を水平に切除移植する方法（Millard 1972）．しかし，この方法は小さ過ぎることもあり，健常乳頭を部分的に犠牲にするデメリットがあるものの，色調，質感，高さの維持の点で皮弁再建より優れており，ほとんど（9割以上）の患者が結果に満足している（Spear, 2011）．
乳頭移植が躊躇される理由のひとつとして，乳頭採取後の donor site moribidity や未婚女性では将来授乳のことも考慮する必要がある．しかし，Zenn（2011）らは，ドナーとなった乳頭の術後について，形状・知覚・勃起能ともに9割かそれ以上の患者が問題なく満足しているという．また，乳管を傷つけずに健常乳頭を採取する試みがある（Sakai, 2012）．
③小陰唇皮膚と肛門周囲皮膚をサンドイッチ状に数回の手術に分けて，重ね移植する方法（Converse1977）．
④split skin grafting（Gruber1977）
⑤局所皮弁法：一般に用いられる方法である（野平1991, 吉村ら1992, Hallock1993, Shestak ら 2007）（図30-7-17, 図30-7-18）．局所皮弁法は，健常乳頭を犠牲にしない利点がある．術後乳頭の高さが減少する傾向について，再建患者の42％が自覚しているという（Goh 2011）（図30-7-23）．

30・7 乳房形成術 337

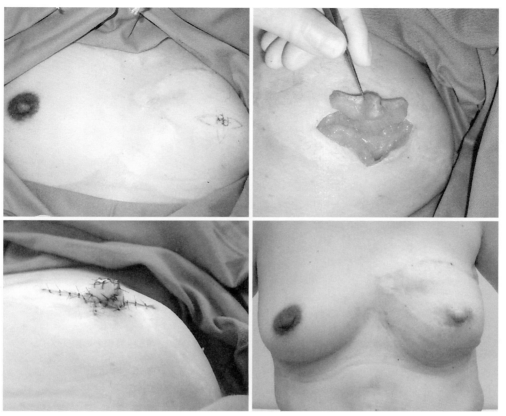

図 30-7-20 star flap による乳頭形成術

(西野健一氏提供)

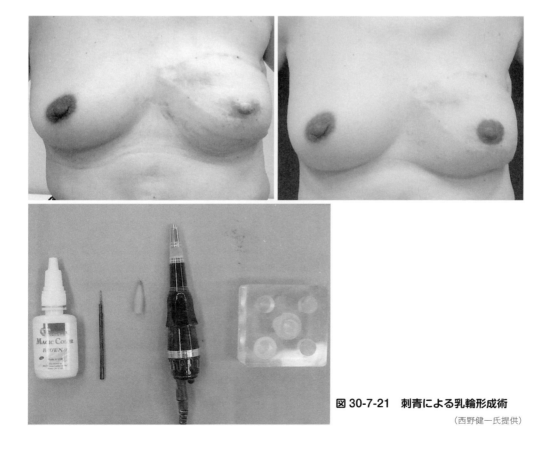

図 30-7-21 刺青による乳輪形成術

(西野健一氏提供)

338　第**30**章　体幹部形成術

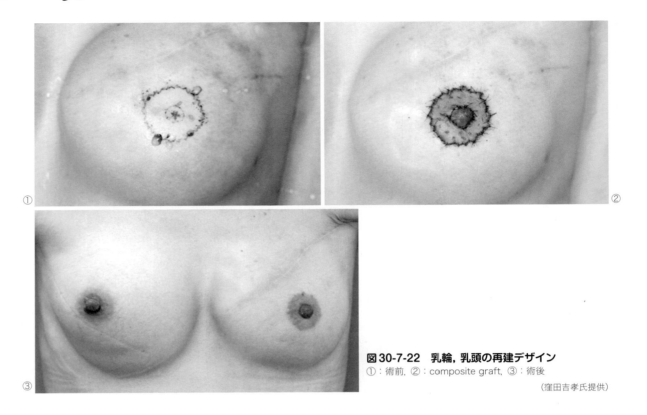

図30-7-22　乳輪,乳頭の再建デザイン
①:術前,②:composite graft,③:術後
(窪田吉孝氏提供)

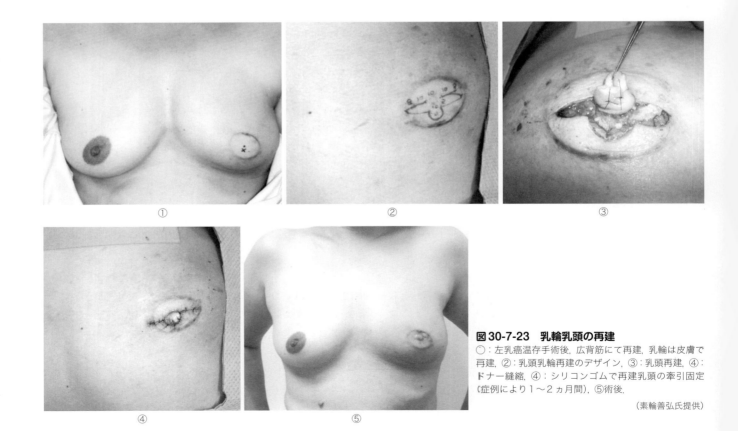

図30-7-23　乳輪乳頭の再建
①:左乳癌温存手術後,広背筋にて再建,乳輪は皮膚で再建,②:乳頭乳輪再建のデザイン,③:乳頭再建,④:ドナー縫縮,④:シリコンゴムで再建乳頭の牽引固定(症例により1〜2ヵ月間),⑤術後.
(素輪善弘氏提供)

⑥halux pulp composite grafting（Amarante ら 1994）

⑦脂肪注入法（Bernard ら 2003）

⑧skate flap 法：一般的に用いられる（**図30-5-19**）．Hammond ら（2007） も skate flap purse-string technique として報告している．しかし，森ら（2007）は skate flap を modyfy した CV-flap を推奨している．

⑨耳介軟骨移植法（Blent 1977, 矢永ら 2002）

⑩人工骨移植法（Yanaga, 2003, 矢永 2006）

⑪その他，乳房下溝からの皮下茎弁（金澤ら 2006）

Shestak ら（2002）は，高さの減少は，多くは術後 3 ヵ月までに起こり，6 ヵ月以降は安定するが，手術法として bell 型，star flap 型，skate flap 型を比較し，後 2 者の成績がよかったという．また，Jabor ら（2002）は，乳頭隆起不足，色調，形，大きさ，肌理，位置の順で不満足の程度が大きかったという．Yanaga（2003）は，人工骨を用いてよい成績を報告している．Garramone ら（2007）は，star dermal flap と AlloDerm core を利用した乳頭再建術を報告，良結果をえたという．高さを維持するために，軟骨や人工骨などの支持組織を併用する方法が報告されている（Brent, 1977；Yanaga；2003；Cheng, 2013）．乳輪乳頭再建に刺青を併用した場合，刺青を入れる操作が乳頭高を減少させる要因になるとの報告があり注意を要する（Zenn 2009）．

G. 巨大乳房症および乳房縮小術
macromastia and reduction mammaplasty

❶原因

腫瘍や炎症などによるものではなく，乳腺および間質の肥大増殖を起こした場合と皮下脂肪の増大による，いわゆる肥満症の一症状としてくる場合がある（**表30-7-2**）．

❷症状

形態的過大乳房だけでなく，重量による肩こり，頸背痛や乳房下面の間擦疹 intertrigo，不良姿勢，皮膚線条，精神的悩みなどを生じる（Gonzalz ら 1993）．

Stroembeck（1964）によると，巨大乳房者は，91％が物理的悩み，85％が美容的悩み，76％が精神的悩みを持っているという（市田ら 1980）．こうなると美容より再建外科の領域といえる．また知覚の低下もあり，乳房縮小術で有意に改善する（Del Vecchy ら 2004）．

❸治療

治療は，乳房固定術 mastopexy か乳房縮小術 reduction mammaplasty 行う（**表30-7-3**）．

表30-7-2　巨大乳房の分類

A. 生理学的分類
　1. infantile hypertrophy
　2. pubertal hypertrophy
　3. gravid hypertrophy
　4. common adult hypertrophy
　5. senile ptotic hypertrophy
B. 組織学的分類
　1. epithelial hypertrophy
　2. fatty hypertrophy
　3. hypertrophy with cystic disease or other tumor formation
C. 形態的分類
　1. ptosis with atrophic,normal,slightly enlarged gland
　2. ptosis with moderate hypertrophy
　3. ptosis with massive hypertrophy
　4. asymmetry

（Maliniac JW : Breast Deformities and Their Repair, Grune & Stratton, p 39, 1950 より引用）

a. 乳房縮小術 reduction mammaplasty
1）歴史

エジプトのパピルスにも，Susruta の記載にも乳房形成術については書かれていないが，Hippocrates（460〜370 B.C.）は，スキタイ人が焼灼法で乳房切断を行ったことを記載している．

文献的に，はっきりしているのは，ビザンチンの外科医 Paulus Aegineta（625〜690 A.D.）により行われた乳房縮小術 reduction mammaplasty である．この方法は，ルネッサンスまで伝えられ，その間，Albucasis（1013〜1106）の追試があり，Pare（1510〜1590）の手術がある．しかし，ルネッサンス時代の有名な形成外科医タグリヤコッチの手術書には乳房形成術の記載はない．

17, 18 世紀にも，特にみるべきものはなく，19 世紀に入って Graefe, Dieffenbach, Langenbeck などによる形成外科的仕事は盛んになるが，乳房形成術についての関心はほとんどない（Georgiade 1978）．

今日の乳房形成術の最初の仕事としては，Paulus（1846）であろう．その後としては Morestin（1869〜1919）ではないかと考えられている．彼は，はじめて腋窩の切開から腫瘍切除を行っているし，乳房縮小術を乳房下切開で行った報告もある．また，非対称乳房の形成術を行ったことも考えると，彼こそ，今日の乳房形成術の真の先駆者といえよう．

1922 年に Thorek は，下垂乳房を切断，乳輪を新しい位置に遊離移植する方法を報告，Adams（1949）は Thorek の変法を一般化させた．

1948 年には，Bames が gigantomastia の 2 段階切除法を発表，一方，May（1956）は一段階法の長所を列挙した．

表30-7-3 乳房縮小術の歴史的系列

乳頭・乳輪残存	乳頭・乳輪遊離移植	皮下茎乳頭・乳輪移植	真皮茎乳頭・乳輪移植
Morestin (1905) 　　中央乳腺組織切除	Thorek (1921) 　　下部乳腺組織切除	Lexer (ca. 1900) 　　中央乳腺組織切除	Schwarzmann (1930) 　　中央乳腺組織切除
Kausch (1916) 　　同上	Adams (1944) 　　同上	Aubert (1923) 　　同上	Pitanguy (1960) 　　同上
Holländer (1924) 　　外側乳腺組織切除	Conway (1952) 　　同上	Passot (1923) 　　同上	Strömbeck (1961) 　　同上
Gläsmer (1927) 　　同上	May (1956) 　　同上	Lotsch (1928) 　　同上	Dufourmentel (1961) 　　外側乳腺組織切除
		Biesenberger (1928) 　　側方乳腺組織切除	Skoog (1963) 　　中央乳腺組織切除
		Joseph (1929) 　　中央乳腺組織切除	McKissock (1972) 　　同上
		Bames (1948) 　　側方乳腺組織切除	Regnault (1974) 　　同上
			Meyer (1975) 　　同上

また，1923年には Aubert が，乳輪に乳腺をつけたまま，新しい位置の皮膚に穴を開けて移動し，外側の余分の乳腺組織を切除するという今日の方法に近い手術を行った．同じような方法で，下方の乳腺組織を切除したのは Passot (1923) で，表面の過剰な脂肪組織を切除，また乳腺組織を温存しようとしたのが Lotsch (1928) である．前二者は，乳房下切開と乳輪周囲切開の瘢痕を残すことになるが，後者は今日の逆 T 字型瘢痕を残す．

1931年，Biesenberger は，逆 T 字型切開線で外側の乳腺組織を切除し，残存した乳腺組織を回転縫合して乳房の形を揃える方法を報告，乳房形成術として頻用されたが，今日ではほとんど用いられない．

Biesenberger にさかのぼる 1924年，Holloeder は乳房外側の皮膚と乳腺組織を切除して，形を整える方法を報告したが，この方法は Gloesmer (1927)，Marc (1952)，Dufourmentel (1961) と引き継がれていく．

一方，Schwarzmann (1930) は，乳輪の血行の重要性を強調し，dermal pedicle で乳輪移植を行うべきことを主張し，今日の Stroembeck (1960)，Skoog 法 (1963)，McKissock 法 (1972) へと発展していく．

先に述べた May (1956) は，Lexer (1912) の変法を用いたのであるが，この Lexer 法は乳房下部の乳腺組織を楔状に切除する方法で，乳輪はそのまま新しい位置へ移動する．この方法は Malbec (1948)，Arie (1957)，Pitanguy (1967) へと引き継がれている．

なお，以上の手術法のほか Wise (1956) の切開線を決める型紙 (pattern) の報告なども列記すべきことであろう．

Georgiade ら (1990) によると，現在広く用いられている方法は，上方茎真皮弁，垂直双茎真皮弁，遊離乳頭乳輪移植，下方三角茎真皮弁の4方法である (表30-7-3)．

White (2013) は，乳房水平切開法を報告しているが，基本的には下方三角茎真皮弁であるが，垂直方向の術後瘢痕がないという長所がある．

以上，歴史的にみて，いろいろな乳房縮小術が報告されてきたが，乳房の形がいろいろであり，さらに年齢，分娩，人種，個人差などで様々であり，乳房形成術そのものを画一化するのは無理であろう．Grazer ら (1978) も述べているように，術者が各術式の長所，短所を熟知して使い分けるべきである．また，Spear ら (2003) は，患者も外科医もできるだけ対照的な自然にみえる再建乳頭，魅力的な乳房を期待している．そのため，瘢痕にしてもこれを隠すとか，少なくする努力が必要である．

2) 適応
①前記症状のあるもの
②左右乳房の大きさが不対称のもの
③患者の希望によるもの．

しかし，患者にとって適切な大きさを決めることは難しい．巨大乳房は，矮小乳房に比べ，衣服でごまかしようがないという点で深刻である．また美意識の問題もある．

3) 術前検査
全身疾患の有無，両側乳房の視診，触診によるチェックのほか，mammography，thermography などの検査を行い，乳房疾患の有無を調べる．Hage ら (2006) は，癌発生率が増加しており，術前の慎重な検査が大切と述べている．

4) 乳頭の位置の計測
立位にて新しい乳頭の位置を計測する．術中では半坐位にすることもある．背臥位では，乳房の形がくずれて乳頭の位置もずれやすいからである．

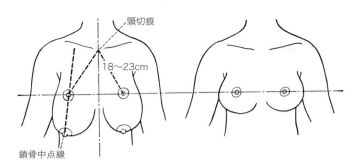

図 30-7-24　乳頭の位置計測法

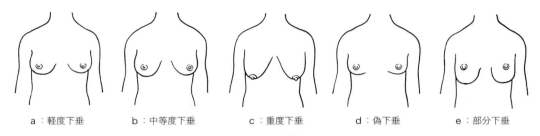

a：軽度下垂　　b：中等度下垂　　c：重度下垂　　d：偽下垂　　e：部分下垂

図 30-7-25　下垂乳房の分類
(Regnault P：Symposium on Aesthetic Surgery of the Breast, Mosby, p109, 1978 より引用)

　乳頭の位置計測法としては，いろいろあるが，要は，個々の症例に応じて決定すべきである．著者は，**図 30-7-24** のような計測法を用いている．
　すなわち，鎖骨中点と乳頭を結ぶ線状で胸骨切痕より 18～23 cm の点を，新しい乳頭の位置とする．しかし背の低い人では 18～20 cm，背の高い人では 20～23 cm とする．

5）乳房縮小術の選択

a）乳房固定術 mastopexy か，乳房縮小術 reduction mammaplasty か

　乳房縮小術 reduction mammaplasty は，McKissock (1972) によると，①乳頭の挙上，②乳腺組織の切除，③余剰皮膚の縮小，の 3 つの基本的原則からなるが，乳房固定術は，乳腺組織を切除しない点で異なる．
　一般的に，乳頭が乳房下溝の高さか，それ以下のときは，mastopexy が適応される (Owsley ら 1978)（**図 30-7-25，図 30-7-26**）．Mastopexy については，Grotting ら (2006) が，教科書的記載を行っている．乳房下垂がなければ，乳房縮小術のみになるが，通常は両者併用法が行われることが多い．

b）乳房縮小術の乳房の大きさからの選択

　Converse (1977) によると，乳房縮小術は，乳房の大きさによって次の 3 つに分類される．
　①軽度巨大乳房：正常よりわずかに乳房が大きいので，Pitanguy 法 (1966)，Dufourmentel 法 (1968)，McKissock 法 (1972) などが用いられる．これらの方法は，乳腺組織を縫縮し，乳房下垂があれば乳腺組織を重ねる方法で，大きさ，あるいは型を整えようとするものである（後述）．
　②中等度巨大乳房：乳房がかなり大きく，また下垂を伴ったものでは，Biesenberger 法 (1928) や，その変法，あるいは Stroembeck 法 (1960) やその変法が用いられる．Wise (1956)，Skoog (1963)，McKissock (1972)，Wiener ら (1973) の方法もある．乳腺組織の一部を切除したり，乳房の大きさによっては，乳腺組織を縫い込んだり，折り畳んで下垂を同時に矯正する（後述）．
　③重度巨大乳房：日本人では，まずみられないほど大きな巨大乳房で，Thorek (1922)，Conway (1952) などの代表的方法がある．通常，適当な大きさに乳頭・乳輪を含めて乳腺組織を切除したあと，乳頭・乳輪部分を遊離移植する方法が用いられる（後述）．

6）代表的乳房縮小術

　代表的乳房縮小術といっても数多くの方法があるが，Rohrich ら (2004) は，切開法別に
　①乳輪周囲切開法 periareolar technique
　②垂直切開法 vertical technique
　③逆 T 字切開法 inverted-T technique
　④L 型切開法 L-shaped technique
にまとめている．
　なお Rohrich ら (2004) は，別の論文で，米国における乳房縮小術のアンケート調査で，56％は下茎弁法と Wise

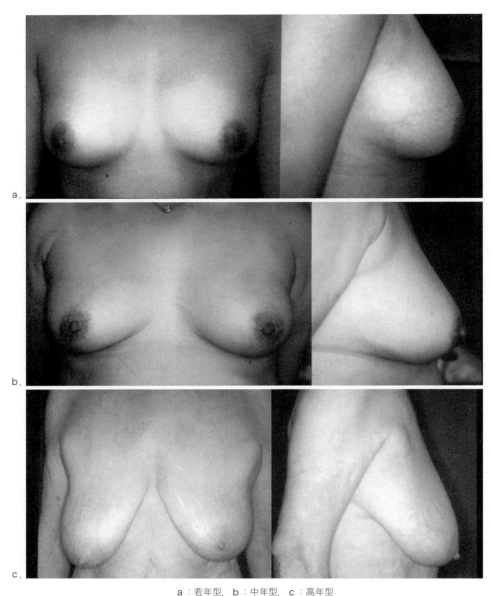

a：若年型, b：中年型, c：高年型
図 30-7-26　乳房下垂度

（原口和久氏提供）

pattern 法で行われ，局部切開法は 6.9％であり，前者のほうが満足度も高かったと報告している．

この4方法に限らず主な縮小術について述べてみたい．

a) Pitanguy 法

乳輪の新しい位置を決めたあと，乳輪周囲切開および乳輪下部の皮膚および乳腺組織を切除したのち，乳房組織を縫合，縮小すると同時に下垂を矯正する．次に新乳輪部に円形皮膚切除を行い，乳輪を移植する．周囲の余剰皮膚は切除する（図 30-7-27）．

b) Dufourmentel 法

Pitaanguy 法の類似であるが，下垂した乳房に用いられる．左側であれば切開は4時の時計方向，右側であれば8時の外側切開で皮膚を表皮のみ切除し，乳輪は島状に残す．乳腺組織を大胸筋より剥離し，下部乳腺組織を真皮とともに弁状にし，上部乳腺組織下部に回転挿入し，移植する．乳輪は新しい位置に移植する（図 30-7-28，図 30-7-29）．しかし，Strauch ら（2005）は下外側より上外側茎のほうがいろいろな乳房変形に対応できるし，遠隔成績もよいという．

c) Pallua 法

乳房を縦方向に切除し，生じた dog ear を乳房下側方に L 型に切除する方法で Pitanguy 法と Durourmentel 法を折衷したような方法である（Pallua 2003）（図 30-7-30）．

d) Goes 法

乳輪周囲の表皮を剥削，フレアを寄せるように縫縮する

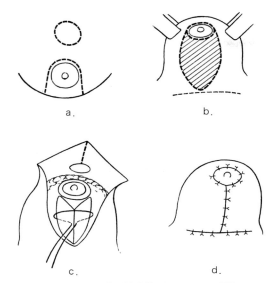

図 30-7-27 乳房縮小術（Pitanguy 法）
(Pitanguy I : Transactions of the Second Congress of the International Society of Plastic Surgeons, Livingstone, p509, 1959 より引用)

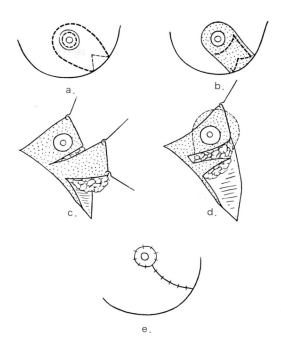

図 30-7-28 乳房縮小術（Dufourmentel 法）
(Dufourmentel C et al : Plast Reconstr Surg 41 : 523, 1968 より引用)

方法である（図 30-7-31）．乳輪縁は術後凸凹になっているが，次第に扁平化するのを期待する方法である．あまり大きな乳房には使用できない．

e）McKissock 法

Dufourmentel 法に近い方法で，真皮とともに折り畳む方法である（弁状ではあるが，双茎である）．長所はどんな乳房肥大にも用いられる．感覚障害が少ないなどであるが，また，乳頭-乳房下の距離が長くなりやすい（図 30-7-32）．また乳房下溝の切開線が左右つながりやすいなどの欠点がある（図 30-7-33）．

乳頭・乳輪真皮弁を単茎にした場合は，上茎より下茎弁のほうが，突出した乳頭，円錐状乳房を作りやすく，感覚障害も少ないうえ，操作しやすい．

f）Skoog 法

Skoog（1976）も同様の方法を報告しているが，乳頭・乳輪は真皮脂肪茎で新しい位置に移植するが，この茎が単茎でも双茎でも両者に差はないという．感覚は障害されず，性生活も満足であったという．また乳頭勃起，乳輪収縮は彼の調査によると 20 例中 16 例が 1 週間後には可能となり，3 ヵ月後には全例可能になったという（図 30-5-34）．この茎を Skoog 法とは逆に内上方においたものが Abramson ら（2005）の方法である．

g）Biesenberger-McIndoe

この方法は，新乳輪から旧乳輪を通る mid-mammary line に皮切を入れ，さらに乳房下部に横方向の逆 T 字切開を入れる．最初，乳輪周囲を皮切，その周囲約 2 cm に真皮を残して神経血管叢を保存したのち改めて皮下を剥離し，乳腺組織や脂肪組織を全露出する．次に S 字形の外側乳腺組織を切除したのち，下方の乳腺組織を外上方へ持ち上げて乳腺を丸めて形を整える．最後に余剰皮膚は切除する．巨大乳房に使用される．

h）Stroembeck 法

本法は，乳房が大きくても小さくても，下垂しているような場合にも用いられる（図 30-7-35）．

① 切開線のデザインには Wise 考案のブラジャー標準型紙を利用する（図 30-7-35a）．
② 計測した新乳輪部にあてがって，切除範囲を決める（図 30-7-35b, c）．
③ 図の ABDE の範囲は乳輪部を残して表皮を剥離，真皮を残す（図 30-7-35d, e）．
④ 新乳輪部を胸筋膜まで，乳腺組織を含めて円柱状に切除する．
⑤ 表皮剥離縁 AE に沿って乳腺組織を切開，双茎真皮乳腺組織弁とする（図 30-7-35f, g）．術中の止血は厳重にしないと血腫を作りやすく，思わぬ合併症を起こす．
⑥ 次に AE，BD を縫合（図 30-7-35h, i）．
⑦ 縫合下方の皮膚を剥離，余剰部分を切除（図 30-7-35h）．
⑧ 皮膚を縫合し，ドレーンを挿入（図 30-7-35j）．
⑨ 術後は型のごとく創に軟膏塗布，ナイロンガーゼ，ガーゼを当て，乳房周囲，さらにその上にガーゼを当て，絆創膏固定する．最後に弾力帯にて圧迫固定する．

344　第**30**章　体幹部形成術

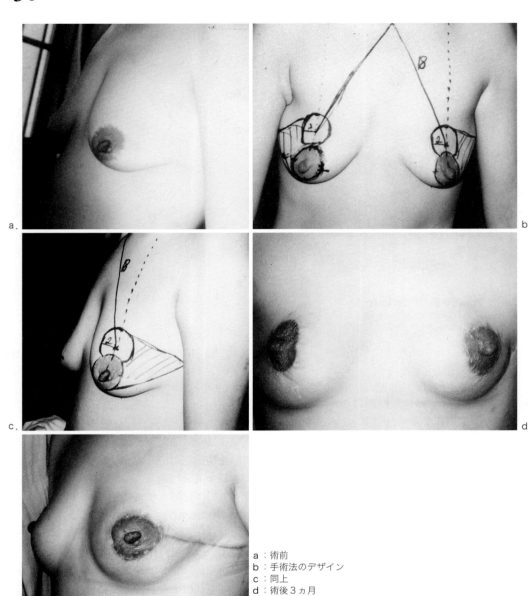

a：術前
b：手術法のデザイン
c：同上
d：術後3ヵ月
e：術後3ヵ月

図 30-7-29　乳房縮小術（Dufourmentel 変法）

i）しつけ糸式乳房形成術

これは，Whidden（1978）の報告したもので，まず針と糸で皮膚を縫合し，乳房の形を整えたうえで，切開線をデザインする．次にしつけ糸を除去したあと，デザインどおりに切開するもので，ブラジャー式の紙型や計測を要しない点で実際的であり，切開の誤りを少なくできるが，多少煩雑さを免れない（図 30-7-36）．

j）Goulian 法

乳頭，乳輪をまず予定位置に挙上，生じた余剰組織を切除する（図 30-7-37）．

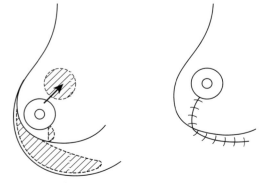

図 30-7-30　Pallua 法

30・7 乳房形成術 345

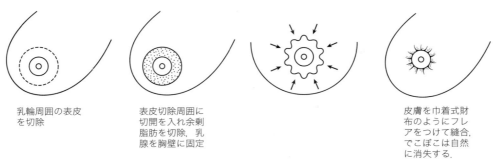

| 乳輪周囲の表皮を切除 | 表皮切除周囲に切開を入れ余剰脂肪を切除，乳腺を胸壁に固定 | | 皮膚を巾着式財布のようにフレアをつけて縫合，でこぼこは自然に消失する． |

図 30-7-31　Goes 法

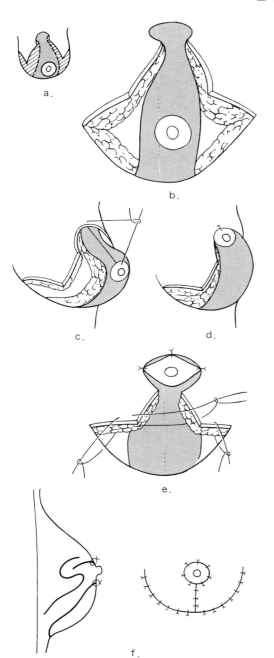

図 30-7-32　乳房縮小術（McKissock 法）
(McKissock PK：Plast Reconstr Surg 49：245, 1972 を参考に著者作成)

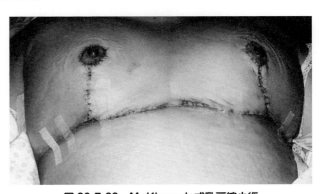

図 30-7-33　McKissock 式乳房縮小術
本法は両側切開線がつながりやすい．日本人の場合，横方向の切開はケロイドになりやすい．

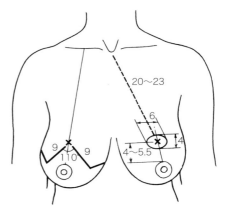

a：Skoog の計測（単位：cm）

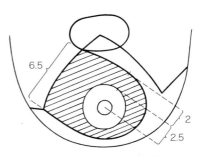

b：乳頭・乳輪弁（単位：cm）

図 30-7-34　乳房縮小術（Skoog 法）
(Skoog T：Plastic Surgery；New Methods and Refinements, Almqvist & Wiksell, p345, 1976 より引用)

346 第30章 体幹部形成術

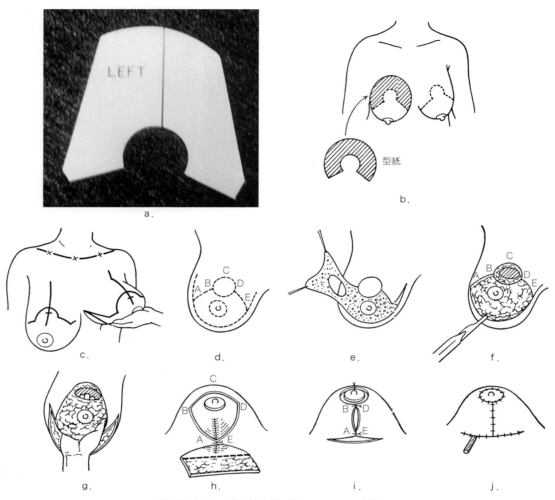

図 30-7-35 乳房縮小術（Stroembeck 法）
(Stroembeck JG: Br J Plast Surg 13: 79, 1960 より引用)

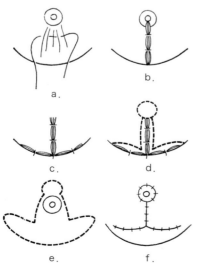

図 30-7-36 乳房縮小術（しつけ糸による切開線のデザイン法）
(Whidden PG: Plast Reconstr Surg 62: 347, 1978 より引用)

k) Thorek-Conway 法

この方法（図 30-7-38）は，老人の大きい乳房，下垂乳房に適応があり，真皮茎乳輪移植のように血行を心配する必要もなく，手技が簡単，手術時間が短い，乳輪の移植成績がよいなどの長所があるが，短所として，授乳機能の廃絶，乳輪-乳頭の感覚障害，乳房特有の円錐形前方突出が不足して扁平に（図 30-5-26）なりやすいなどを指摘する人もいるが（Morris ら 1978），乳腺組織の切除法を工夫すれば解決できる．

l) Felicio-Benelli 法

Felicio（1991）法は，乳輪外周切開より，余剰乳輪あるいは皮膚，乳腺組織を切除する方法で，切開線の長さの差はフレアを持たせるように縫合して合わせる方法である（Dinner ら 1993, Benito ら 1993）．

m) 垂直法 vertical mammaplasty

これは乳頭，乳輪を垂直に移動し，垂直に縫縮する方法

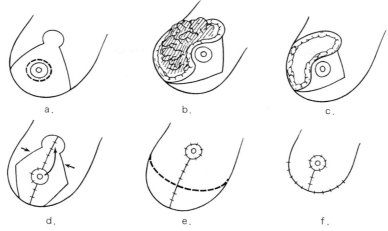

図 30-7-37　Goulian 法（皮下乳腺組織切除術）
(Goulian D Jr et al : Plast Reconstr Surg 50 : 211, 1972 より引用)

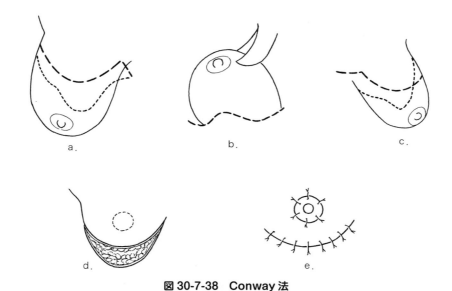

図 30-7-38　Conway 法
(Conway H : Plast Reconstr Surg 10 : 303, 1952 より引用)

で，上方茎（Bertheら2003），下方茎（Lassus 2003）があり，Spearら（2003）によると下方茎のinverted-T skin patternがpopularであるという．一方Hidalgo（2005）も垂直法について逆T字法inverted-T technique並の長所があると詳述している．Hall-Findlay（2006），Listaら（2006）は単純な垂直法では乳房下溝のところにたるみ（pucker）ができることを指摘している．この予防にプリーツ状に巾着縫合し，横の広がりを防ぐ人もいる（山本ら2009）．

n）著者法（鬼塚法）（図30-7-39～図30-7-41）

McKissock法の変法（鬼塚1982）であるが，異なるのは
①乳房下部に三角形の皮切を入れることで，原法の皮切がdog ear修正のために横方向に長くなるのを防ぐためである（Benmeirら1994）．McKissockは乳房に沿って上方へ皮切をのばしているが，この皮切が胸骨部でつながることがある（図30-7-32）．胸骨部に瘢痕ができるのは目立ちやすいし，日本人では，ケロイド好発部位であり，この皮切は，できるだけ避けたほうがよい．
②第2に，下方の茎部を幅広くしているため血行がよいこと．McKissock法では真皮弁の長さが35〜40cmになることもあり，血行が危ないという人もいる（Morrisら1978）．
③第3に，双茎皮弁を折り畳んで胸壁に縫合し，mastopexyを行うことで，乳房の形態を整えやすいなどの利点を有している．

7）術後合併症

乳房縮小術の場合は比較的術後合併症は少ないが，次のようなものが報告されている．
　①血腫：最も多い．

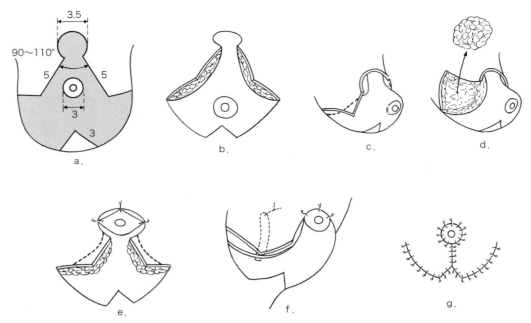

図 30-7-39　著者の乳房縮小術（単位：cm）

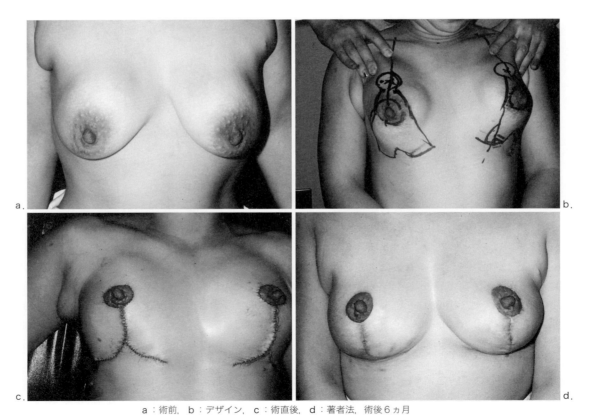

a：術前，b：デザイン，c：術直後，d：著者法，術後6ヵ月

図 30-7-40　乳房縮小術（mastopexy），乳房固定術併用（鬼塚法）

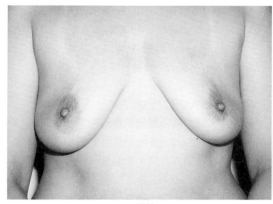
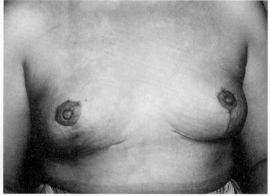

a：術前　　　　　　　　　　　　　　　　b：著者法，術後3ヵ月

図 30-7-41　乳房固定術（mastopexy）のみ

②乳輪壊死：重大な合併症である.
③創開離
④脂肪壊死
⑤感覚障害，膿瘍
⑥左右不対称，乳輪の位置異常
⑦醜い瘢痕，ケロイド

8) 乳房縮小術の術後評価

Serletti ら (1992) は，乳房縮小術の遠隔成績をだしているが，それによると手術法と関係なく 90% 前後の満足感が得られたという．

なお，乳頭乳輪の感覚は減退するが (Santanelli ら 2007)，32〜45% で変化がないか，改善されており，下方に茎をおく手術法の成績がよかったと述べている．調査対象に用いられた方法は，切断，下茎弁法，Skoog 法，McKissock 法である．Schlenz ら (2005) も同様の意見であるが，Schreiber ら (2005) によると乳頭，乳輪の感覚からいうと内側茎がよいという．文献的にはいろいろな問題点が残されているようである．

しかし，血行不全による壊死については，O'Dey ら (2007) によると，外側，内側のほうが上方，下方よりすくないという．O'Grady ら (2005) は，下茎弁による 1,000 g 以上，以下で合併症の調査をしているが，それによると 1,000 g 以下のほうが創離開 wound dehiscence が低く，体重指数 body mass index が大きいと創治癒の遅延，感染に影響するという．

Brown ら (2000) によると調査患者の 94% が乳房縮小術の結果に満足しており，背痛は 1/5 に，胸痛は 1/4 に減少しており，美容的問題だけでなく，症状の改善にも有効であったという．

Sigurdsonl ら (2007) は，年長者では疼痛が問題であり，若年者では精神的な面が優位な問題であったという．Roth ら (2007) は，postmastectomy breast reconstruction の満足度について調査しているが，術前の psycological screening が術後の患者満足度を高める効果があると報告している．

Sood ら (2003) は，術後呼吸障害の改善が，Freire ら (2004, 2007) は，疼痛，動作などの生理的症状から精神的，社会的 QOL にも改善がみられたという．Iwuagwu ら (2006) は，切除重量と肺機能の改善が correlate するという．

Miller ら (2005) も QOL の明らかな改善がみられたという．

切開線については，乳輪周囲切開がよく，乳房下溝切開では 満足度がすくないという (Celebiler ら 2005)．

乳房縮小術後の授乳については，35% の人が可能であったという (Harris ら 1992)．また Cruz-Korchin ら (2004)，Cruz ら (2007) は，vertical reduction mammaplasty で調査した結果，乳房手術をしない人と有意の差がなかったといい，授乳についても手術法による差はなかったと報告している．

米国におけるガイドラインでは，① body mass index と合併症の増加とは結びつかない，②術前の抗菌薬の投与は感染の危険性を減少させる，③代表的乳房縮小術でのドレーンの使用は無意味，④乳房縮小術は QL を高めるという (Kalliainen ら 2012)．

H. 下垂乳房　mammaptosis

下垂乳房について Regnault (1978) は次のように分類している（図 30-7-25，図 30-7-26）．

❶下垂乳房の分類

1) 軽度下垂 minor ptosis

乳頭が乳房下溝の上方にあるもので乳房増大術の適応．

2) 中等度下垂 moderate ptosis

乳頭が乳房下溝の下方か，乳房下縁の上：mastopexy と軽度乳房増大術，手術瘢痕を嫌う人には乳房増大術．

3) 重度下垂 major ptosis

乳頭が乳房下縁か，乳房下溝のはるか下方にあるもの：dermomastopexy と乳房増大術．

4) 偽下垂 pseudptosis

乳頭は乳房下溝の上であるのに，その下方が垂れて扁平な乳房のとき（Brink 1993）．乳房固定術．

5) 部分下垂 partial ptosis

乳頭乳房下溝の上にあるのに，乳腺組織下脂肪が下垂しているもの．下垂部分の修正．

❷下垂乳房形成術

①乳房挙上のため皮膚を切除
②乳房固定術あるいは乳腺組織を前胸部と固定
③乳腺組織を円錐形状に形成
④乳房増大術

の4方法に分類され，単独で，あるいは組み合わせて用いられてきた（Letterman ら 1978）．

特に下垂乳房で mastopexy を行うときは，術後の瘢痕についての理解がないと，たとえ下垂乳房が改善されたとしても不満感を起こす．術前に十分説明して納得させる必要がある（Owsley ら 1978）．

軽度のときは areola 上方の皮膚を 1.5 cm 切って挙上すると mastopexy を行わないでもよい形の乳房にすることができる（Wilkins 1978）．あるいは乳輪周囲切開で周囲皮膚の切除やインプラント挿入などを行う．中等度以上の下垂になると vertical あるいは circumvertical 法を行う（野平ら 2006）．

I. 乳房形成不全症と乳房増大術
underdevelopment mamma, augmentation mammaplasty

無乳房形成症 aplasia を入れて様々な形成不全症がある．しかし，片側性の場合は別として，両側性の場合，どの程度のものを形成不全とするかは大変難しい．民族，年齢，体質，美意識など，様々な要因が働くと考えられる．

治療は，乳房増大術 augmentation mammaplasty であり，その目的は正常な形，大きさ，硬さ，可動性を得ることである．

乳房増大術は，今日最も popular な手術で，2006 米国では 329,000 件の手術が行われ，次が rhinoplasty で 307,000 件，liposuction が 303,000 件，blepharoplasty が 233,000 件，abdominoplasty が 146,000 件という（plastic surgery news，p 1，American society of plastic surgeons，May 2007）．

Rohrich（2006）は，2,000 年の乳房増大術は，米国で212,500 であったのが 2,005 年になると 291,350 と 5 年間で 37％も増加していると報告，FDA も 2005 年の 4 月，条件付で silicone implant の使用を認めている．最近の報告でも（Kling ら 2013）増加していることを示唆している．

❶乳房増大術の歴史
a. 乳房増大術の歴史と豊胸術

註；豊胸術は，戦後の美容整形の非科学的，拝金的目的のために使用されていた言葉であり，術後の結果も悲惨なものであったため，あえて廃止し，現在の学問的乳房手術と区別するため今では乳房増大術という名称にした．

表 30-7-4 にみられるような歴史がある．

乳房の美しさについては，古来より関心の的であり，西暦前 1,500 年頃の古代エジプトでは乳首に紅をつけ，乳房を裸にし，しかも下着で持ち上げて，形をよくみせる努力をしたというし，ギリシャ時代では，肩から×形に下げた紐で乳房を持ち上げるようにしたとのことである（春山 1976）．

また，15 世紀から 18 世紀にかけてのヨーロッパでは，女性の乳房をあらわにした胸の開いたデコルテという服が現れて，乳房の美しさを競ったという（春山 1976）．

しかし，医学的には，Gersuny（1899）の paraffin 注入などがはじめであり，歴史的には極めて新しい．しかし，この方法は合併症が多く今日用いられない．次に，Berson（1945），Bames（1950），Watson（1959）らは真皮脂肪移植を行い，Maliniac（1953），Marino（1952），Longacre（1953，1959）などは局所支弁を用いた．

このように，乳房増大術についての関心が高まってきたのは 20 世紀になってからで，しかも，現在では人工形成資材については，Gersuny（1899）のパラフィン注入以来，Gonzalez-Ulloa（1960）の polystan，Edwards（1963）の teflon-silicone，Lewis（1965）の polyethylene，polyvinyl alcohol sponge（Ivalon），polyether sponge，silastic sponge などが使用された．しかし，sponge 状のものには，その間隙に結合織が入り込んで硬化を起こすため，乳房増大術の材料としては否定された．

次に，Cronin ら（1964）は，dimethyl polysiloxan（DMPS）を入れた silastic の袋状のインプラントを作った．以来，乳房増大術の材料として bag 式の DMPS が主流となった．次に，Arion（1965）が生食液注入式インプラントを報告，Lewis（1965），Regnault（1967），Tabari（1969）らも，まず，bag を挿入，そのなかに液体を注入して皮切を小さくするようにした．Hyer-Schulte 社の生食液注入 bag はこの類である（1969）．しかし，この時代の bag は一重であり，破損，生食液の漏出が多く，あまり顧みられなかった．これに対して Hartley（1976）は二重になったバック，すなわち double lumen implant を開発し，内方にシリコンゲルを，

表30-7-4　乳房増大術の系列

人工形成資材利用	自家組織利用
Gersuny (1889)	Lexer (1925)
┃パラフィン注入	┃遊離脂肪移植
Pangman (1951)	Berson (1945)
┃Ivalon (polyvinyl)	┃遊離真皮脂肪移植
┃　　　　　スポンジ	Bames (1953)
秋山 (1956), 内田 (1956)	┃同上
┃DMPS	Watson (1959)
Gonzales-Ulloa (1960)	┃同上
┃Polystan (polyethylene)	Longacre (1959)
Edwards (1963)	┃有茎真皮脂肪移植
┃Teflon カバーの	Zavaleta (1963)
┃　　　シリコンスポンジ	┃大網移植
Cronin & Gerow (1964)	┃吻合筋皮弁移植
┃gel-filled silicone bag	┃筋皮弁移植
Arion (1960)	
┃Simaplast,	
┃inflatable silicone bag ┐ PVP, デキストラン,	
┃　　　　　　　　　　　┘ 生食などの手術時充填	
Ashlay (1970)	
┃Urethan カバー,	
┃　　　シリコンバッグ	
FDA (1992)	
┃シリコンゲルバッグ,	
┃プロテーゼ使用禁止	
┃ダブルルーメン生食バッグ	
現在 (1993)	
┃コーヒーシブ.	
┃シリコンゲルバッグ	
┃(enhanced cohesive siliconegelbag)	
┃ザラザラ面のバッグ	
┃(texured silicone surface)	

外方に生食液をいれた.

　Williams (1972) は, Cronin が bag 裏面に Dacron mesh を貼付して, 母床との癒着を確実にしたのに対し, Dacron mesh は液体貯留, 硬化など合併症の原因になると指摘, また, Lewis ら (1965) の bag 内注入法も漏出が多いと警告した.

　しかし, Grossman (1973) は, bag 内注入式で漏出したのはバルブ式には少ないとして, この形式を推奨した. 乳房が硬くなるのは, 皮膜によると唱えたのは Freeman (1972) で, bag 形式でもシリコンゲルインプラントは, in vitro でも in vivo でもシリコンが漏出するし, それが被膜形成の原因になるという (Baker 1978). しかし, Ersek (1991), Hakelius ら (1992) は, インプラントの表面をザラザラの texture type にすると, 滑らかなものが 40～50% なのに, 2～8% で済むなど皮膜形成が少ないという. Wong ら (2006) も, 高柳 (2006) も texture type のほうが, 拘縮が少ないという. しかし, このザラザラのため, 挿入後の位置移動, 腋窩からの挿入は難しくなる.

b.　日本における乳房増大術の歴史

　わが国では第二次大戦以後, パラフィン, ワセリン主体の溶液が, いわゆる "肉質注射" として巷間の美容整形医によって不当に使用されたが, 発赤, 硬化, 壊死, 全身異常などを起こし, 非難の対象となった. その頃, 秋山 (1958) は, DMPS から半流動性の人工脂肪を開発し, 内田 (1956), 成田 (1958), 田所 (1960), 武藤 (1967) らが報告, 特殊高圧注射器の考案とともに, かなり普及したが, 被膜化, 血腫, 感染, 硬結形成などの合併症を起こすため, 今日ではまったく否定され, 前記 bag 式のインプラントにその席を譲った.

　しかし, このシリコンゲルインプラントも, 米国食品医薬品局 (US Food&Drug Administration) (FDA) によって, 1988 年 6 月 FDA 基準によるクラス「3」, つまり, premarket approval を要するとされ, 以降, 当該商品の生産や販売維持には各メーカーがその安全性と効能に関するデータを提出できるよう 2 年半の猶予期間がおかれ, その後, 見直しや検討が行われ, 1991 年 7 月, FDA は医学的観点から問題がないか判定することになったが, その結果, 1992 年 2 月, 乳癌術後の再建に対してのみ, 患者のインフォームド・コンセントの得られた場合, 使用できることになった (日本美容医療協会資料より). しかしながら, 実際には病因論的に確立されたわけではない (Dunn ら 1992).

　そのほか, シリコン細粒 (Planas 1992), bioplastique (Ersek ら 1992, Mladick 1992), microimplant (bioplastique) (Simon ら 1992) らの報告がある.

　現在, 使用可能なものとして, 二重膜の生食液使用の bag, cohesive silicone implant (結合性シリコン) があるが (Maxwell ら 2006), なお FDA で調査中である. 高柳ら (2001), Brown ら (2005) は, この gel implant の使用経験を報告している. 今では McGhan 社製のインプラントを使用する人が多い. 最近では expandable implant の利用も多く, 生食注入用チューブが内蔵されており, そのまま他のインプラントと入れ替える必要がないものも開発されている.

　しかし, FDA の懸念した乳房インプラントの発癌性については, 証明されていないし (Harris 1961, Cholnoky 1963, Birdsell ら 1993, Petit ら 1994, 板東ら 1995), 自己免疫疾患の原因にならないと報告している.

　なお, 梶田ら (2010) は, 蛍光 X 線分析装置を用いてフィーラー・インプラントの微量元素分析で, 種々の不純物を検出しているので, 注意が必要である.

　Ronert ら (2004) は, 組織液浸潤で皮膚を膨らませる self-filling osmotic tissue expander を使用, よい結果が得られたという. 膨らませたあと, 永久インプラントを挿入するが, 遠隔成績は不明である. Chasan (2007) は, 注入式乳房増大術の歴史について報告している.

352 第**30**章 体幹部形成術

また，acellular dermal matrices にも興味が集まっており（Janis ら 2012），皮膚から細胞を除去した生物的足場 biomaterial scaffold で，移植すると母床の細胞が入り込んで，組織が形成されるという.

Silicone breast implant (SBI) の特集が PRS, 120：No 7, Sup. 1 と Clinics in Plastic Surgery, 36：No 1, 2009 においてなされている.

c. 歴史的分類

1) 谷野の分類

谷野ら（2011）の文献から，Maxwell（2009）は，5世代に分類しているが，Spear（2009）の分類を加味して次のように整理できよう.

①1962～1988　prologue 時代，Cronin が SBI をはじめて報告

②1988～1992　crisis 時代，米国 FBI がインプラントの中止措置

③1993～1995　dark 時代，膠原病との関係が示唆

④1996～2000　quiet 時代，膠原病との関係否定報告

⑤2000～2005　再開時代，FDA が Mentor 社と McGhan 社に生食液バッグの使用承認

⑥2006～現在　Mentor 社（MemoryGel）と Allergan 社（Inamed）の SBI が承認さる.

2) 百束の分類

百束（2010）は，次のように分類している.

①1950～1960　炭水化物（パラフィン，ワセリン，オルガノーゲン，など）

②1955～1965　シリコン注入（シリコン液，シリコンジェル）

③1965～1993　シリコンバッグ

④1985～現在　自家脂肪注入

⑤1993～2000　生食バック（シリコンバッグが米国 FDA により中止措置）

⑥1995～2005　ハイドロジェルバッグ

⑦2000～現在　コヒーシブシリコンバッグ（流動性の少ないジェル利用）

⑧2000～現在　ハイドロジェル

以上，いろいろな見方より分類されているが，現在でも，よりよい形成資材をとまだまだ開発，検討中である.

❷乳房再建の日本におけるガイドライン

a. 乳房再建のガイドライン

2013 年，tissue expander および乳房インプラントが保険適用になったのを機に，日本乳房オンコプラスチックサージャリー学会（Japan Onco-plastic Breast Society---JOPBS）が結成され，エキスパンダー・インプラント使用のガイドラインが決められた. すなわち

①JOPBS への入会，

②JOPBS が主催する講習会の受講，

③JOPBS に対して責任医師登録の申請，

④施設の全医師登録者のリストを添えて実施施設の申請，

⑤所轄の各地方厚生局に保険適用のための施設申請（朝戸 2015）.

❸乳房増大術の適応

乳房増大術は，自家組織や異物を埋入することによって

表30-7-5　インプラントの適応基準

インプラント使用の適応基準（対象）

1) 一次一期的再建の場合
　　乳癌の場合，術前診断において Stage Ⅱ以下で皮膚浸潤，大胸筋浸潤や高度リンパ節転移を認めない症例. 乳腺腫瘍切除後の症例（※ただし保険適用外）.
　　切除術式においては大胸筋が温存され，皮膚欠損が生じない乳輪乳頭温存皮下乳腺全摘術である症例（注：乳頭壊死などの合併症の増加が報告されているので，合併症に注意して施行すべきである）.

2) 一次二期的再建の場合
　　初回手術でエキスパンダーが挿入され，十分に皮膚が拡張されている症例.

3) 二次再建の場合
　　大胸筋が残存しており，初回手術でエキスパンダーが挿入され十分に皮膚が拡張されているか，皮弁移植術などにより皮膚の不足が十分に補われている，あるいは十分に補われることが見込まれる症例. 放射線放射により皮膚の血行や弾力性が障害されていない症例.

インプラント使用の適応基準（選択基準）

術前において，以下のすべてを満たすこと

1) 患者がブレスト・インプラント（以下，インプラント）による乳房再建を希望していること

2) インプラントは半永久的なものではなく，経過中破損することもあり，摘出や新たなインプラントや自家組織への入れ替えが必要であることを理解していること

3) 乳癌手術後の経過観察とともにインプラントの変形や破損などがないかを調べる目的で，約2年に一度は MRI・超音波検査などの検査を行うことを含めて，最低10年間は診療を行う必要があることを理解していること

4) 人工物であるインプラントを挿入することで起こり得る合併症などを理解し，連結可能匿名化された症例の全国登録に関して書面による同意が得られること

エキスパンダー使用の適応基準（対象）

1) 一次再建の場合
　　乳癌の場合，術前診断において Stage Ⅱ以下で皮膚浸潤，大胸筋浸潤や高度リンパ節転移を認めない症例. 乳腺腫瘍切除後の症例（※ただし保険適用外）.
　　皮膚欠損が生じないか，小範囲で緊張なく縫合閉鎖可能な症例.

2) 二次再建の場合
　　大胸筋が残存している症例. 放射線放射により皮膚の血行や弾力性が障害されていない症例.

（朝戸裕貴：形成外科 58：129．2015より引用）

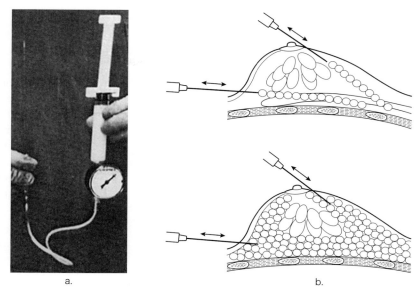

図30-7-42　脂肪注入法
a：脂肪注入用のシリンダーと注入針．微量注入が可能で，長い注射針により大胸筋内にも適切な注入が可能となる．
b：脂肪注入の模式図．注入は注入する方向と層をずらしながら，細かく丁寧に小さい小さい玉か細かい糸を置いてくるように入れていく．乳腺を避けて，皮下脂肪，乳腺下脂肪，胸筋内などに，深い層から順番に脂肪を積み上げるように移植していく．

(吉村浩太郎：PEPARS 31：41，2009より引用)

乳房を大きくし，美容的効果を得ようとするものであり，すべての乳房に用いられるとは限らない．また，異物挿入によって，将来起こるべき合併症を考慮する必要があり，その使用には種々の制約があってしかるべきである．

乳房増大術の適応について，武藤（1977）は次のようにまとめている．また，朝戸（2015）の適応基準もある（表30-7-5）．

a. 適応症
①乳房発育不全症
②非対称乳房
③外傷，手術後の変形乳房

b. 非適応症
①未婚女性：動機が単純過ぎる．
②下垂乳房：乳房縮小術の適応．
③極度の痩身：触ってわかる．
④特異体質：滲出液貯留，被膜化を起こしやすい．
⑤癌家系：今日では癌発生を予防するためsimple mastectomy，あるいはsubcutaneous mastectomyと乳房増大術を併用する人が増えてきている．
⑥心理的な問題を抱えている者：家庭内，男女間のいざこざなど．

Aldermanら（2003）によると，癌による乳房摘出後，4ヵ月以内に再手術を受けた人は15％であり，若い人に多いという．また，自家組織を利用する人は，若い人や老年者では少なく，中高年に多かったと年齢的違いを報告している．

❹乳房増大術の種類

a. 肉質注射法
いわゆる肉質注射は禁忌である．

b. ヒアルロン酸
Restylane Sub Q®（Q-Med社）が用いられているが，免疫反応がなく，局麻使用が可能であるが，短所は多量に注入すると硬化しやすい．徐々に吸収されることなどであろう（稲見ら2006）．

Sakataら（2014）は，Macrolane（Q-Med AB, Sweden）を用い症例では，Macroleneの偏位，結節，感染などの小さな合併症で，少量ずつの注入すれば，さらに合併症を減少させられるという．

乳房不対称や乳房上部の扁平部分の修正によいという（Ishiiら2014）．

c. 真皮脂肪移植法
現在では使用されない．（第9章-2「真皮脂肪移植術」参照）で述べたような欠点のためで，その代わり，インプラントになった．

d. 有茎真皮脂肪移植
これは，denuded flapであるために血行がよく，脂肪の吸収が少なく，良性あるいは悪性の乳房腫瘍切除後に使用される．

354　第30章　体幹部形成術

e.　筋膜脂肪移植

適応は，乳房が大きくなく，乳房下部が正常な場合である．乳房下溝の皮切より皮下剥離，次に予定部位に達したら腹直筋鞘前葉に到り，その内側を切開，筋鞘を脂肪とともに挙上していく．乳房を切除している場合は，茎部の血行障害に注意が必要である（酒井 1999）．

f.　脂肪注入法（図30-7-42）

脂肪注入法の利点は，①瘢痕がない，②異物反応がない，③乳房がやわらかい，④揺れが自然である，⑤自然に加齢．

欠点は，①生着が不確実，吸収が多いので数回の注入を要する，②壊死による石灰化が起こる，乳癌と鑑別が困難，③技術がいる，④感染の危険，⑤注入後のしこり，などがあげられている（南雲ら 1998，二宮ら 2004，吉村（2009）（後述）．

Coleman 法による注入法では，他の方法と同じような結果がえられたとのことであるが（Coleman 2002, 2007），さらなる検証を必要としよう．Choi ら（2013）は，長期成績で，注入脂肪の 40〜50% は，生き残るという．

脂肪幹細胞を多く含むと生着しやすく，そのためには脂肪組織を遠心して集め，注入するとよい．脂肪幹細胞は遠心に強いが，温度に弱い，したがって採取脂肪を遠心し，冷却しない．

脂肪注入法にも，重篤な合併症が報告されているので注意が必要である（角田ら 2015，南ら 2015）．

g.　人工乳房

インプラント，エピテーゼ，特性ブラジャーなど．

乳房増大術の選択には手術料の問題もあり，Preminger ら（2008）は，life time cost としてインプラント使用より TRAM のほうが安いという．

❺乳房形成術と肥満BMI

Fischer ら（2014）は，BMI が増大すると乳房形成術の合併症も増加するという．また，肥満によって腹部から移植した乳房脂肪も肥満する傾向がある．

❻バッグインプラント挿入による乳房増大術の術式

a.　挿入バッグについて

1）バッグ式インプラント

Cronin ら（1963）によって Dow Corning 社が完成し，シリコンバッグにシリコンゲルをつめたもので，涙滴型（tear drop 型）（1970），円型（round 型）（1974）などがある．ゲルのほか，生食液，PVP，デキストランなどを充填することもあったが，今日では，生食液，あるいはコヒーシブシリコン cohesive silicone（結合性シリコン）である．

2）最初から形のある既充填型 prefilled type と，後から注入する未充填型 inflatable type

それぞれ長所，欠点がある（表 30-7-6）．

表30-7-6　バッグ式インプラントのいろいろ

バッグの形	oval type teardrop type round type
バッグの充填度	high profile full profile moderate profile low profile extra low profile
バッグ内容の充填法	inflatable type with valve profile type
バッグ内容	soft silicone gel saline
バッグの袋	double layer one layer
バッグの量	100〜560cc

(Owsley JQ Jr et al：Symposium on Aesthetic Surgery of the Breast, Mosby, 1978 より引用)

3）生食入りプロテーゼ

皺ができて，材料疲労で穴が空きやすく漏れやすいが，漏れても問題にならないし，取り出すにしても小さくなっているので取り出しやすい．ただ，漏れた後の放置期間が長いと変形を残すことがある．

Inflatable type は，大きさを調節できる，切開線が短い，非対称乳房によいなどの利点がある．

4）日本人の乳房増大に使用するバッグ

平均サイズは，100〜200 mL で十分であるが，最近大きめのバッグ（200〜300 mL）を希望する人もいるので，症例ごとに，術前に乳房の大きさ（本章 -1-E- ⑫「乳房の容積」の項参照）を検討する必要がある（Haynes ら 1979，Moore 1979）．

5）シリコンバッグによる免疫

Schusterman ら 1993）は，自家組織と頻度上，差がないと報告，Lavine（1993）は，生食液充填バッグを推奨している．

6）バッグの種類による術後収縮度の違い

注意を要する（Stevens ら 2006）．また smooth surface breast implant より textured surface implant のほうが術後の拘縮の点では優れている（Barnsley ら 2006，高柳 2009）が，それにしても deflation，シワで再手術例も多いという（Al-Sabounchi ら 2006）．

2012 年 3 月，米国 FDA は，より丈夫なシリコンジェル Silimed® (Sientra 社製) を認可している（Stevens ら 2012）．

7）日本における乳房増大術用インプラント

南雲（2009）の調査によると，

①シリコンジェルが99.3%と多く，

②皮切は95%が腋窩で，残余が乳房下溝と乳輪切開とい

③インプラントの形状は，75％がラウンドタイプで，25％がアナトミカルタイプである．アナトミカルタイプはゲルも固めのコーヒーシブで動かないので触感は劣る（高田ら 2015）．
④表面は，61％がテクスチャーで，25％がスムースタイプ．
⑤挿入層は，66％が大胸筋下，27％が乳腺下，大胸筋-筋膜下が6％であったという．
⑥インプラントには，stable type と mobile type とがあり，前者はハードコーヒーシブジェルで漏出しにくく，拘縮も変形もしにくい特徴があり，後者はソフトコーヒーシブで流動性があり，拘縮で変位の恐れがある．なお，その中間的なものとして hybrid type があり，ライトテクスチャーである．
⑦会社としては，日本では，Allergan 社製と Mentor 社製が多いようである．もちろん個人輸入で，好みのインプラントを使用している人もいる．

❼乳腺下乳房増大術 subglandual augmentation mammaplasty
ある程度皮下脂肪のある人，皮膚に余裕のある人に用いるが，やせて平坦な乳房の人には大胸筋下増大術がよい．

a. 麻酔
局所麻酔，伝達麻酔，静脈麻酔などもあるが，全身麻酔が安全で，手術しやすい．局所麻酔は，エピネフリン加キシロカイン液の局麻で十分であるが，極量に注意する．また，腋窩中線で第3～7肋間神経をブロックしてもよい（Huang ら 1979）．

b. 皮切
患者を立位または坐位にして，乳房下縁に印をつけるとともに，各計測点の位置づけを行う．仰臥位での皮切デザインは，乳房の形がくずれるから行ってはならない．
次のような皮切が用いられる（図30-7-43）．

1) 乳房下溝切開 sub (infra) mammary incision
一般的である．術野が広く，止血しやすいのは利点であるが術後の瘢痕が目立ちやすい．しかし，切開線は，乳房下溝1.5 cm のところに入れる．インプラントの偏位を防ぐためである（Biggs 1999）．挿入困難な texture type のインプラントにも適応がある．しかし，立位で目立たない瘢痕も臥位になると目立つ．

2) 乳輪半周切開 periareolar incision
切開線が小さく，術後瘢痕も目立たないが，術野が狭く，乳腺を避けての皮下剥離は薄くなり過ぎないように注意する．感覚障害予防には内側半周切開がよい（Farina ら 1980）．乳腺下挿入に多い（高田ら 2015）．

3) 乳輪横切開 transareolar incision
直視下の手術が可能であるが，術後の出血が多く，硬結もできやすい．また乳頭の瘢痕拘縮を起こしやすい（図30-7-44）．瘢痕が目立つ．

4) 腋窩部切開 trans-axillary incision
瘢痕は目立たないので，未婚の人，また乳房の手術と無関係を装える長所はあるが，乳房までの距離が長いので操作しにくく，止血が困難で，しばらく運動制限があり，疼痛が強い，texture type のインプラントでは挿入しにくい短所がある（野平ら 2000）．最近の内視鏡下手術では，これらの点は解決可能である．また，切開は腋窩の後方でないと術後，手を下ろしたとき，前方切開線では瘢痕がみえることがある．

5) 臍周囲切開 transumblical incision
瘢痕は目立たないが手術操作は面倒である（Maxwell ら 2006）．

c. 剥離
前記皮切より皮下剥離を進め，乳腺組織下大胸筋上の粗な結合組織層を剥離するか，手指で鈍的に剥離するか，また，特殊な剥離器を使用する人もいる（東ら 1987）．
剥離範囲は，第2肋骨～第6肋骨，正中線近くから大胸筋外縁まで行う．しかし，内胸動脈 internal thoracic artery の穿通枝を損傷しないようにする．また thoracic artery も同様である．大胸筋下に入れる場合もある．

d. 止血
厳重に止血を行い，血腫を避ける．次に生食液で洗浄し，細かい異物，死滅組織を洗い出す．最近は内視鏡下手術も行われている（Johnson ら 1993，Ho 1993）．サージカルライト付き内視鏡下で止血もよい（矢永2009）．

e. 充填
従来のシリコンゲルバッグインプラントの代わりに，最近は生食液のバッグやコーヒーシブシリコンバッグ

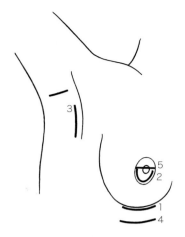

1：乳房下溝切開　　3：腋窩部切開　　5：乳頭乳輪横切開法
2：乳輪半周切開　　4：乳輪下切開

図30-7-43　乳房増大術の皮切

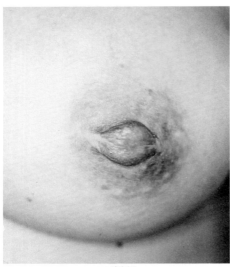

a：症例1

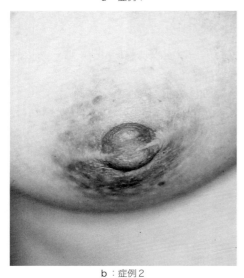

b：症例2

図 30-7-44　乳輪横切開の合併症
ときに瘢痕拘縮を起こすことがある．

cohesive silicone bag が用いられている．Sakai ら（1992）は，脂肪筋膜皮弁 adipofascial flap（anterior rectus sheath）を折り畳んで乳房部に充填する方法を報告している．

f. 創閉鎖

創閉鎖は創縁が開創器や鉗子のため挫滅されていることがあるので，そのまま縫合するよりは多少創縁の郭清をしたほうが術後の瘢痕は綺麗である．バッグの縁が創に触れないように，胸筋膜弁を用いて創開離を防ぐ方法，特殊な開創器もある．シリコンゲルバッグインプラントを用いた場合，通常ドレーンは用いないが，中には使用する人もいる（Kaye 1978）．

g. 症例

症例を，図 30-7-45，図 30-7-46 に示す．

❽大胸筋下乳房増大術 subpectoral augmentation mammaplasty

本法は，Dempsey（1968）により発表されたもので，①痩せて皮下脂肪の少ない人，②皮膚に瘢痕や潰瘍などのある人などに用いられるもので，皮膚切開部は乳腺下乳房増大術と同様であるが，大胸筋下を剝離し，インプラントを胸郭壁と大胸筋の間に挿入する方法である．皮膚に pinch test をして 2 cm 以下であれば大胸筋下法の適応になる（高田ら 2015）．

大胸筋起始部は切開，剝離する．止血は厳重に行う．インプラントを挿入，その位置を確認，生食液を入れるが，さざなみ現象 Rippling を防ぐためバッグの表示容量より約 20 mL 余計に注入する．バッグを傷つけないように大胸筋を縫合，皮膚縫合を行う．

大胸筋下乳房増大術は，時に疼痛が強い．そのため乳腺下を選択する人もいることに留意（高柳 2009）．

❾筋膜下増大術 subfascial augmentation mammaplasty

筋膜下増大術も報告はあるが（Graf ら 2003，矢永 2009），剝離しにくく，使用する人は少ない．

❿内視鏡下乳房増大術 endoscopic breast augmentation

この手術の切開線は，①腋窩切開のみ，②腋窩切開と乳頭周囲，③腋窩切開と乳輪切開とがある．乳房部に目立つ瘢痕を残さない，合併症を少なくする長所がある．

乳房下垂を伴わない症例や下垂があっても，乳房増大によって修復可能な症例に適応がある．下垂の著明な症例には，乳房固定術が必要である．

手術は，腋窩中央後ろ寄りに約 2 cm の切開を入れる．中央皮切では腕をおろした姿勢で，瘢痕がみえることがある．切開線よりレトラクターを入れて大胸筋を剝離，内腔を確保，内視鏡と吸引管を挿入し，大胸筋を筋鉤で挙上し，電気メスで大胸筋起始部を切開，止血を厳重にしたあと，インプラントを挿入する．内側剝離は，内胸動脈，外側は肋間神経皮枝に注意する．

インプラント挿入後は，患者を少し坐位にし，左右の対称性を確認してから体位を戻し，器具を抜去し，創縫合のあと，圧迫包帯する．

J. 乳房増大術の満足感

Pickering ら（1978）は，患者の 90％ が，Hetter（1979）は 88％ が満足しているというが，不満の大きいものは硬化と形態異常，次に乳頭の感覚麻痺であると報告している．Hsia ら（2003）は，術後の満足度を乳房側貌からみて点数化している．

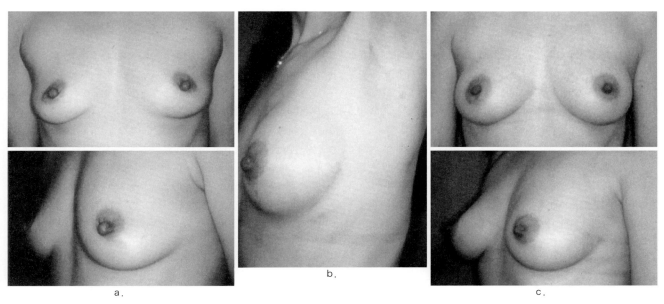

a：術前，b：切開瘢痕（腋窩と乳房外方），c：術後
図 30-7-45　乳房増大術例
（原口和久氏提供）

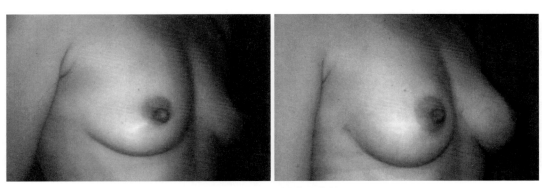

図 30-7-46　乳房増大術例
（原口和久氏提供）

K. 乳房増大術の合併症

a. 不対称

　Rohrich ら（2007）は，乳房増大術後，何らかの左右不対称を呈するといい，乳頭乳輪サイズは 24％，乳頭の位置は 53％，44％ は volume の不対称などを報告，特に術前に個々の患者の不対称を分析しておく必要があるという．

　また，南雲ら（2013）は，日本乳房インプラント研究会の集積データを分析し，2,303 例，3,904 乳房について報告，①インプラントのタイプは，round texture type と round smooth type がほぼ同じで，両者で 86.4％，anatomical texture type は 13.6％ である，②会社は，Allergan 社 59％，Mentor 社 40％，③再建時期は，一次再建が 79％，④合併症は，破損，炎症，感染，血腫・漿液腫，露出，しわ，リップリング，位置異常，知覚異常，疼痛，拘縮，⑤満足度 90％，⑥乳癌発生率 0.1％，⑦再手術 1.8％，などであるという．

b. 出血，血腫

　止血の不十分さによるが，止血が完全に行われていても，インプラント挿入時に創面を擦って出血することがある．術後，乳房の急な増大を伴うものでは，再手術によって排血，洗浄のあと，出血部を止血する．徐々に増大する場合は，インプラントを破損しないようにして穿刺，吸引する．

　なお，遅発性血腫の報告も散見されるので注意を要する（雨森ら 2007）．

c. 感染

　抗菌薬投与によって治癒しない場合は，インプラントを除去する．特に血腫のあるときは，感染を起こしやすく，起炎菌は，St. aureus が多く（Courtiss 1978），0.06-0.6％ の

358　第30章　体幹部形成術

頻度である（Brand 1993）.

d.　さざ波現象 rippling

これは, バッグの容量に対し生食液の量が少ない場合に起きやすく, 生食液が揺れて, さざ波のような現象を起こす. これを防ぐには, 多めに生食液を入れるか, 大胸筋下にインプラントを挿入する. 2cc の空気が入ってもこの現象を起こす（Eppley 1999）.

e.　知覚異常

乳頭, 乳輪周囲に知覚異常を訴える人がいるが, 経過観察で通常は軽快することが多い.

Mofid ら（2006）は, preareolar でも, inframammary approach でも, 手術しない人と比較して, 知覚には統計的差がないが, インプラントの大きさとは関連するという.

f.　被膜拘縮 capsule contarcture

インプラントを用いた場合, 必ず被膜形成を起こすが, インプラントが soft gel インプラントに変えられてから減少した（Baker 1978）ものの. 今でも 18〜30% 前後の被膜形成率の報告がある. Rheingold ら（1994）は, Baker の分類で I, II が 90% あったという.

バッグのタイプ別では, 表面のザラザラした rough な texture type のものが, 表面平滑な smooth type のものより被膜拘縮を起こしにくい（Hammersted ら, 1996, 高柳, 2006）（図 30-7-47）. また, texture タイプで, 大胸筋下挿入のバッグが, 被膜形成が少ない（Stevens ら 2013）.

1）被膜形成の原因

文献上, 報告されたものを列挙すると, 次のようなものがある（Pickering ら 1978, Courtiss 1978, Wilkins 1978, Maxwell ら 2006）.

① 血腫
② ポケット作成の不手際
③ インプラントの不可動性
④ 異物, 壊死組織の残留
⑤ シリコン不純物, 漏出
⑥ Dacron mesh
⑦ 妊娠
⑧ fibrocystic disease
⑨ 外傷（術後）
⑩ 筋膜損傷し, 筋の上にインプラント移植
⑪ 体質：著明なものには, 筋線維芽細胞 myofibroblast が含まれており, 被膜が安定するとこれも消失する.

2）被膜形成の時期

Kaye（1978）は, 被膜形成の時期について, 次のように報告しているが, 症例により差があり, 大体の傾向として理解できる.

① 術後 0〜6 ヵ月の間　　47%, 1 年以内で 80%
② 7〜12 ヵ月の間　　　35%
③ 13〜18 ヵ月の間　　　19%

④ 両側性　　　　　　　15%
⑤ 片側性　　　　　　　19%

両側の手術をして, 片側のみ硬くなることがあるのは, 出血のほか外科的技術, マッサージの影響も大きいことを意味する. なお, 今日ではマッサージは行わない.

3）被膜形成量（図 30-7-47）

Baker（1978）は, 被膜形成量を次のように分類している.

① Class I：natural breast といわれるもので, 乳房がまったく自然で, 手術したとわからないとき.
② Class II：minimal contracture で, わずかな拘縮があり, 手術されたことはわかるが, 患者は満足しているとき.
③ Class III：moderate contracture で, 中等度拘縮, 患者はある程度硬さを感ずる.
④ Class IV：severe contructure で, みてわかる程度のもの.

以上のうち, 5% が Class IV で, Class III が 12%, Class II が 12% で, 平均 27% の被膜形成がみられたという（Baker 1978）.

なお 6 段階に分類する人（Kaye 1978）もあるが, 細分類することは臨床的には意味がないと考える.

4）被膜形成予防

① 原因と考えられる血腫. その他の予防
② ステロイド使用：40〜60 mg のケナコルトを 8〜10 mL の生食液に混ぜて剥離スペースに注射する（Baker 1978）. この効果は確かめられているが（Ceravolo ら 1993）, 量が多いと皮膚萎縮, インプラント脱出を起こす. したがってステロイドの効果はあるが, その副作用も強く, 両刃の刃であることを忘れてはならない.
③ 被膜形成と serum hyaluron level と correlate するという（Prantl ら 2006）.
④ Betadine（povidone-iodine）使用：Wiener（2007）は, インプラント挿入時に使用して, 有意に拘縮が少なかったと報告しているが, 疑問視する人もいる.
⑤ マッサージ：Baker（1978）は, 約 45% はマッサージなどでやわらかくなるというが, インプラントの破損もあり, texture type のバッグを使用することが多くなった今日では, マッサージは行われない.
⑥ 抗菌薬洗浄

Adams ら（2005）の報告になるものであるが追試を待ちたい.

5）被膜形成の治療

昔のようにマッサージなどの閉鎖式被膜切開術 closed capsulotomy は行わない（Nelson 1981）. 被膜切開など開放式被膜切開術 open capsulotomy でも, かなりの再発率が報告されている. 被膜切開術 capsulotomy で効果のない

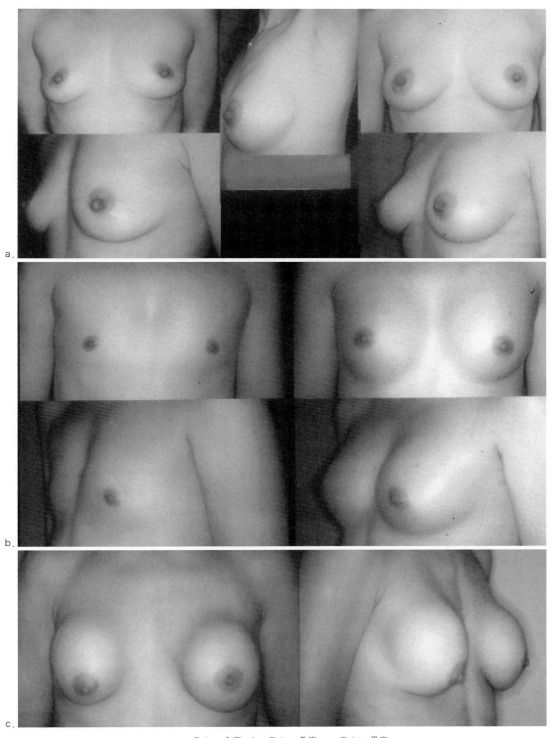

a：Baker Ⅰ度，b：Baker Ⅱ度，c：Baker Ⅲ度

図 30-7-47　乳房増大術後カプセル拘縮

（原口和久氏提供）

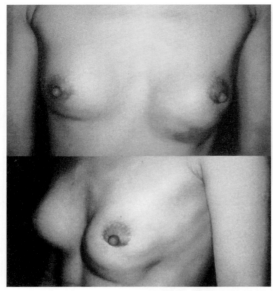
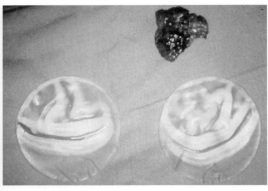

図 30-7-48　乳房増大術後の血腫による位置異常

（原口和久氏提供）

ときは被膜切除術 capsulectomy を行う．あるいは新しくインプラントを別の層に挿入する方法が行われる．

6）シリコン漏出

シリコンゲルを充填したバッグでは，シリコンが漏出し，被膜の原因となる．

これを防ぐ目的で Hartley（1976）は，double lumen 型を開発，その間に生食液を入れた．Becker（1984）も同様の報告をしている．

最近，Cheng（2013）は，acellular dermal matrix を用いると被膜拘縮を予防できるという．Silent rupture を起こし，漏出が疑われるときは，MRI 検査が最適という（梁ら 2014）．

7）偏位

剝離スペースの非対称，インプラント挿入の不手際，固定の異常，被膜形成などによる．この場合は再手術を行う．

8）露出

剝離不全による皮膚の緊張，創離開，感染，皮膚が浅く血行不全を起こした場合に起こりやすい．インプラントをいったん取り出し，創の治癒を待つ．

木村ら（2015）は，シリコン製バッグには粗悪な製品が今でもあると警告，ブレストインプラントの破裂，摘出例を報告している．

9）萎縮

ステロイドの使い過ぎや，インプラントの圧により皮膚の萎縮が起こることがある．大胸筋-筋弁で補強し，後方被膜を皮下に重ねることによって治療する．

10）インプラントの破裂

Camara ら（1993），Peters ら（1994）は，5〜10 年以上でほとんどが破裂，さらに加齢的にふえるため，mammography，CT，MRI などでときどきチェックする必要がある（Ahn ら 1993，Reynolds ら 1994，Drake ら 1994）．

衛藤ら（2011）によれば，2000 年以降のシリコン破損率は，0〜26％ といわれ，インプラントの入れ替えより free TRAM flap が選択されるという．

Handel ら（2013）によると，インプラントの破裂は，インプラントとも関係するが，術者にも原因があるという．また，検査には，MRI がよい．

古い世代のシリコンバッグの破裂率は約 30％（Duffy ら 1994）でコーヒーシブが 10 年で 8〜15％ という（田中ら 2011）

生食液インプラントは，破損すると急に小さくなるので，本人がそれと気づくことができるが，シリコンバッグの破損の場合は若干やわらかく触れるようになるものの，吸収されないのでわかりにくい．

11）インプラントの辺縁触知

皮下脂肪の薄い，痩せた人に多い．

12）ヒトアジュバント病（次項）

13）その他の合併症

①位置異常（図 30-7-48）
②乳房下垂
③手術瘢痕のケロイド化
④異所性類腱腫 desmoid
⑤Mondor's syndrome（浅腹壁静脈トロンボージス）：

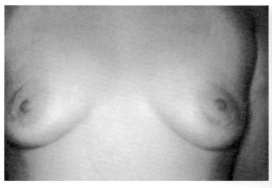
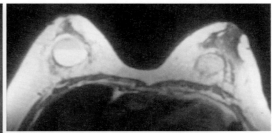
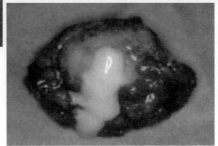

図 30-7-49　脂肪注入後の脂肪壊死

（原口和久氏提供）

これは，1939年，Mondorが，前胸部に生じた皮下索状物組織を報告したのに始まる．静脈炎，脈管炎と呼ばれることもあったが，乳癌術後にみられることで，最近では，Mondor病といわれる．自然寛解もある良性疾患である．

⑥石灰化：長期にわたると被膜表面に石灰化（Vuursteen 1992）．

⑦乳癌発生：Harris（1961），Deapenら（1986），門松ら（1993）の報告によると0.6～1.7％であり，欧米の乳癌自然発生率約0.5％，わが国は0.1％（森本1988）なのでチェックが必要である（Carlsonら1993）．

⑧脂肪壊死（図30-7-49）

⑨botoming out, double bubble（鏡餅のように段差のついた変形）（高田ら2015）．

⑩肉質注射の合併症（図30-7-50，図30-7-51）：いわゆる肉質注射を受けたもので，乳房部の硬結，偏位，発赤，感染，潰瘍などがみられるものであり，ときにアジュバント（adjuvant）様全身症状を呈する．幸いに最近の日本ではみられなくなった．

診断は，MRIを用いると注入物質の種類がある程度区別できる（山村）．

治療は，皮膚障害があれば局所皮弁による補強を要する．なお，すべての注入物質を除去することは難しい上に，乳房形態の醜状を残すこともしばしばである．

⑪両側乳房癒合症，乳房癒着 symmastia

これは，乳房形成術を繰り返す人，大き過ぎるインプラントを入れた人，剝離のし過ぎにより両側乳房が胸骨中央に移動してくっつく変形である（Beckerら 2005, Spear 2006）．

⑫気胸 pneumothorax

最近 Osbornら（2005）は，気胸が意外と多いので注意が必要と報告している．

L. ヒトアジュバント病 human adjuvant disease

a. ヒトアジュバント病とは

これは埋入異物後遺症（文入1974），美容外科術後膠原病（熊谷ら1986）の一疾患として位置づけられている．

これは，身体にとって異物となるものが長く体内にとどまるとアジュバント活性を持ち，長期間免疫系を賦活することで，自己免疫疾患を起こす．三好ら（1964）が豊胸術後，膠原病様症状，自己免疫疾患様病態を呈した患者で，手術摘出を行ったら，症状が軽快したことから，異物によるアジュバント活性が関与していると報告して以来，注目されるようになった．

その後，珪酸によるアジュバント病（珪肺症）（三好ら1965）を含め，数多くの豊胸術後のヒトアジュバント病が発表されるようになり，また，Kondo（1981）は，1万人の乳房増大術を受けた者のうち9例が progressive systemic sclerosis なのは，一般の100万人のうち2.46例に対し，異常に高頻度であるという．

米国では，200万人が乳房インプラントを受け，28人が systemic immune disease にかかったといわれるが，受けない人に比べて，遙かに少ないことはインプラントと免疫疾患の因果関係を示すものではなく，今後の調査が必要と

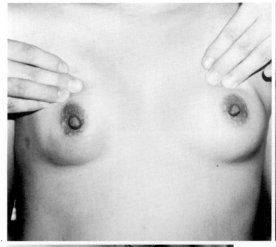
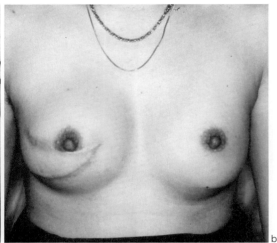
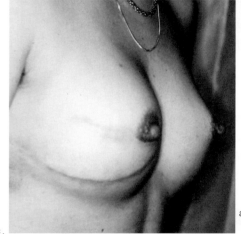

a：術前，b，c：全摘後6年．欠損部は側胸皮弁にて修復
図30-7-50　右乳房下部の肉質注射による皮膚浸潤

考えられている（Shons ら 1992）．
　米国 FDA は，シリコンゲルインプラントと自己免疫疾患との関係が深いということで使用中止にしたが，若松（1991），Brody ら（1992），Fiala ら（1993），Schusterman（1993），Duffy（1994）らの無関係論も報告されている（若松ら 2006）．最近でも，ヒトアジュバント様疾患の報告がある（三宅ら 2016）．

b. 分類
　ヒトアジュバント病を熊谷ら（1986）は次のように分類している．
　　第1群：定型的膠原病
　　　　（a）全身性強皮症およびその類縁疾患
　　　　（b）強皮症以外の膠原病
　　第2群：非定型的膠原病

c. 症状
　症状の発症は，手術から2ヵ月〜28年，平均約9年であるという（熊谷 1989）．症状としては，
　①多発性関節痛
　②発熱
　③皮膚硬化
　④ Raynaud 現象
　⑤リンパ節腫大

などが報告されている．なお，ヒトアジュバントは，①全身性エリテマトーデス，②慢性関節リウマチ，③全身性強皮症，④混合性結合織病，⑤ Sjögren 症候群，⑥慢性甲状腺炎などと診断されることもあり，これらの症状のあるときはヒトアジュバント病を鑑別することも大切である．

d. 診断
1）臨床的診断
　①前記症状
　②異物を用いた既往
　③異物が長期間体内に存在すること．
　④異物肉芽腫の存在
　⑤自己抗体の検出
　⑥異物除去で症状軽快
　⑦異物以外愁訴を説明できる疾患がないこと

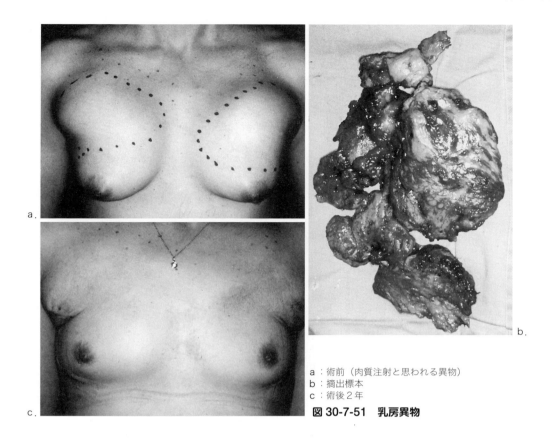

a：術前（肉質注射と思われる異物）
b：摘出標本
c：術後2年

図 30-7-51　乳房異物

表 30-7-7　異物画像診断による識別

異　　物	マンモグラフィー	CT	MRI（T1/T2）
シリコン系（bag, injection）	陰影	陰影	Low/High
生理食塩水バッグ	透亮像	透亮像	Low/High
コヒーシブシリコンバッグ	陰影	陰影	Low/High
ハイドロジェルバッグ（polysaccharide）	透亮像（やや陰影）	透亮像（やや陰影）	Low～Iso/High
ハイドロジェル系（acrylaminade gel）（injection）	透亮像（やや陰影）	透亮像（やや陰影）	Low～Iso/High
炭化水素系：パラフィン・ワセリン（injection）	透亮像	透亮像	Iso/Low
注入脂肪（嚢腫形成の場合）	透亮像	透亮像	High/Iso

（百束比古：乳房異物．形成外科 53，S142，2010 より引用）

2）生化学的診断（河野ら 2003）
①赤沈値亢進，血算，血液像，肝機能，蛋白分画などの検査
②γグロブリン高値
③IgM, IgG, IgA, ASO なども検査
④CEA, CA15-3, NCC-ST などの腫瘍マーカーの測定
⑤抗甲状腺抗体，抗DNA抗体，サイロイドテスト，抗ミクロソーム抗体，抗サイログロブリン抗体などの検査

3）画像診断（表30-7-7）
①軟線X線検査（異物がX線透亮性 radiolucent の場合はパラフィン系，不透亮性 radiopaque のときはシリコン系と推定される）
②CT（腋窩や鎖骨下への浸潤状態がわかる）
③MRI（皮膚，皮下組織への浸潤がわかる）

4）組織学的診断
悪性腫瘍との鑑別が大切である．
①局所摘出標本に異物肉芽腫がみられる．
②付属リンパ節に異物肉芽腫がみられる．

e．治療

埋入異物の除去につきる．しかし，皮下にびまん性に埋入された広範な肉芽腫や異物を完全に除去するのは難しく，特にマクロファージに貪食され，どこかへ運ばれたものは

表30-7-8 非対称乳房の分類

1. unilateral hypomastia
2. unilateral hypermastia
3. hypomastia and hypermastia
4. asymmetric hypomastia
5. asymmetric hypermastia
6. variations in configuration and position of the nipple and areola
7. asymmetry of the breasts accompanied by other anomalies

(Letterman G et al：Transactions of the Fifth International Congress of Plastic and Reconstructive Surgery, Butterworth, p1294, 1971 より引用)

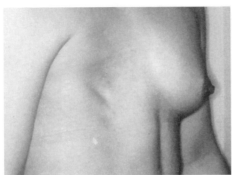
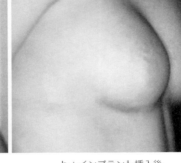

a：術前　　　　　　　　　　　b：インプラント挿入後

図 30-7-52　右乳房形成不全

摘出不可能である．

症状がある場合は，一般の膠原病，自己免疫疾患に準じた対症療法が行われる．

M. 筒状乳房 tuberous breast

乳腺組織の乳輪側へのヘルニアの有無に拘わらず，乳房の上下左右方向の発育不全で，乳房中央部で拘縮したような形態を示すもので，その中，ヘルニヤを起こし乳輪が拡大したものを tuberous breast といい，上下径の拡大で乳輪拡大のないものを tubular breast という（Mathes ら 2006）．

Grolleau ら（1999）は，本症を type I は軽症，type II は下方の組織不足，type III は全周の基部にわたって組織不足をきたしたものと分類，tuberous breast はその典型的なものと分類しているが，軽度であれば診断は難しい．

また，DeLuca-Pytell ら（2005）は，約 80％が左右不対称の乳房で，乳頭乳輪拘縮を高頻度に合併しているという．

治療は，乳輪切開からアプローチ，拘縮部を切除するとともに乳房下溝まで剝離，乳腺組織を移動，あるいはインプラントを挿入する（Mandrekas 2003）．単なる乳房増大術では乳房基部は膨らんでも先端部分は筒状に残ることがあり注意すべきである．Mathes ら（2006）は，tuberous breast のタイプ別手術法を表記している．

N. 退化乳房 involution breast

いったん大きくなった乳房が，体重の減少とともに，また，授乳期が過ぎるとともに縮小，変形を起こしたものである．また，乳房増大術後，内容物を除去したときにも同様の変形がみられる．

治療は，乳房の大きさによって乳房縮小術 reduction mammaplasty，乳房増大術 augmentation mammaplasty を行う．

O. 非対称性乳房 asymmetric breast

先天的に左右非対称になった乳房で，通常，一方が巨大乳房になりやすく，他が矮小乳房になることが多い．Poland 症候群の一症状としてみられることもある（**表30-7-8**），（**図 30-7-52 ～図 30-7-54**）．

幼児期の外傷などによるもののほか，成人期の手術による非対称性乳房にこの範疇に入れない．

治療は，乳房の大きさによって変わるが，巨大乳房には縮小術を，矮小乳房には増大術を行うのが原則である．坂井ら（2001）は，tissue expander か saline bag の挿入か，脂肪移植，拡大広背筋皮弁，腹直筋皮弁，反対側乳房形成

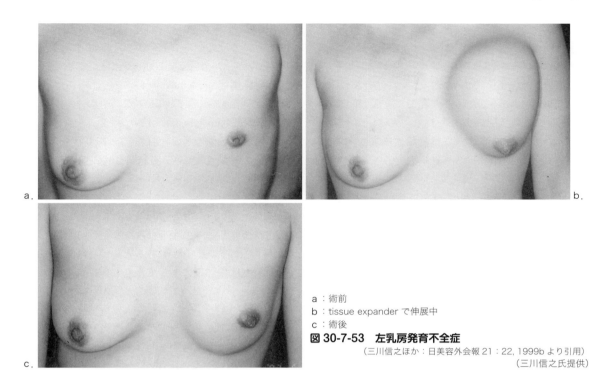

a：術前
b：tissue expander で伸展中
c：術後

図 30-7-53　左乳房発育不全症
（三川信之ほか：日美容外会報 21：22, 1999b より引用）
（三川信之氏提供）

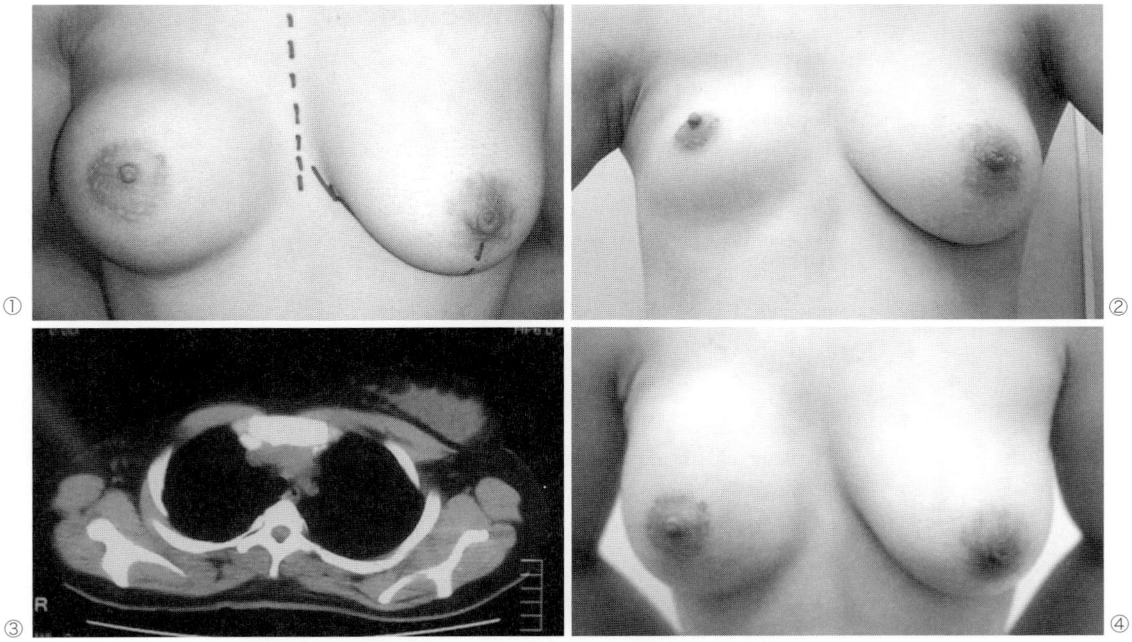

図 30-7-54　ポーランド症候群（18歳女性）
組織拡張器による乳房拡張．スムーズラウンドタイプ・インプラント（400cc）による乳房増大術後141日．
（素輪善弘氏提供）

あり，ときに大胸筋も欠除する．
　治療は，乳房増大術と陰唇部皮膚による乳頭・乳輪形成術を行う（**図 30-5-42**）．

P. 無乳房症　amastia

無乳頭 amazia・無乳輪 athelia・無乳腺組織 amastia が術を行う．

Q. 過剰乳房症，副乳
supernumerary breasts, accessory breasts

人間の乳房は，1対が正常であるが，ときにはそれ以上数多く存在する場合がある．これが副乳で，通常，腋窩から正常乳房を通って鼠径部に引いた弓なりの線，乳腺堤 embryonal milk line にある．まれには乳輪内副乳がある．乳房の先天異常での頻度は 2～6％，日本人で 5.9～14.4％，正常乳房の上方にあるのが 87％ という（種子田ら 2010），男女比は 1：3，両側性が多い．副乳の大きさは様々で，乳腺体のものから，黒子と区別できないものまである．ときに悪性化が起こる（Copeland ら 1950）(**表 30-7-9，図 30-7-55 ～ 図 30-7-57**)．

癌化は，全乳癌の 0.2～0.6％ という（種子田ら 2010）．

❶分類

a. 多乳頭症 polythelia

乳頭だけ，乳輪だけのものがある．正常乳頭の下方に多い．林ら（1991）は，乳輪内多乳頭症を分裂乳頭とよび，中村ら（1987，矢澤ら 2008）は，乳輪内多乳頭症と乳輪外多乳頭症とに分けている（**図 30-7-58，図 30-7-59**）．0.2～2.5％ の頻度である（Mathes ら 2006，大山ら 2013）．

b. 偽乳房症 pseudomamma

乳頭・乳輪のみで腺組織のなのもの．

c. 多乳腺症 polymastia

乳頭・乳輪がなく，乳腺組織を有するもので，腋窩乳房が多く，両側性である．0.1～1.0％ の頻度である（Mathes ら 2006）．

❷頻度

副乳全体としての頻度は約 6％（武本 1953），男女比は 1：3 で，統計的に遺伝性があるという（亀井 1959）．しかし，その頻度は報告者によってかなり差がある（1～19％）．

❸治療

切除であるが，主乳房が偏位している場合もあり，皮弁形成術などによる再建を必要とする．

表 30-7-9　乳房重複奇形の分類と構成する組織

A. A. accesory breast：along the milk line
B. ectopic breast：outside the milk line
A. A. polymastia
1. complete breast with glandular tissue, areola and nipple
2. glandular tissue with nipple only
3. glandular tissue with areola only
4. glandular tissue without nipple or areola
B. pseudomammae
1. nipple and areola, deeper swelling of fat only, no glandular tissue
C. polythelia
1. nipple only
2. areola only
3. patch of hair only (Polythelia pilosa)

(Wood GS et al：Embryology for Surgeons, Saunders, p406, 1972 より引用)

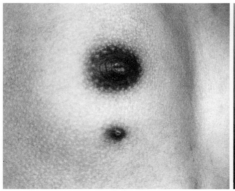 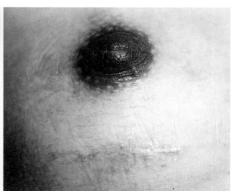

a：術前　　　　　　　　　　b：縫縮術後 1 ヵ月

図 30-7-55　右副乳

30・7 乳房形成術　367

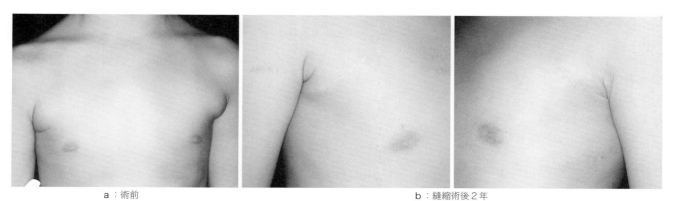

a：術前　　　　　　　　　　　　　b：縫縮術後2年

図 30-7-56　腋窩部副乳

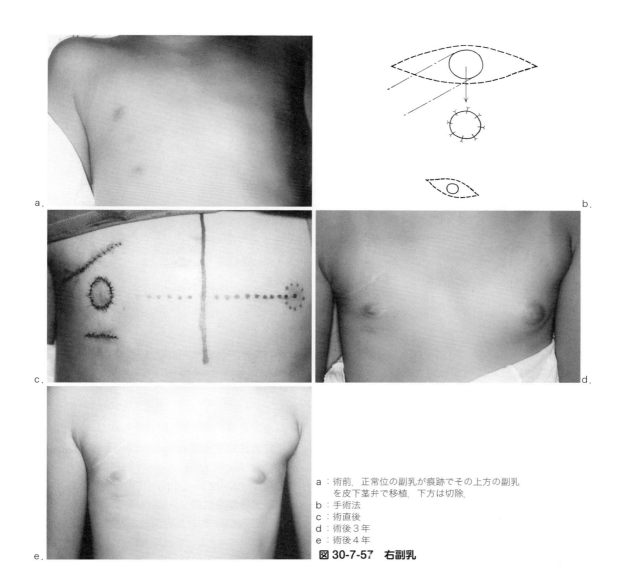

a：術前．正常位の副乳が痕跡でその上方の副乳
　　を皮下茎弁で移植．下方は切除．
b：手術法
c：術直後
d：術後3年
e：術後4年

図 30-7-57　右副乳

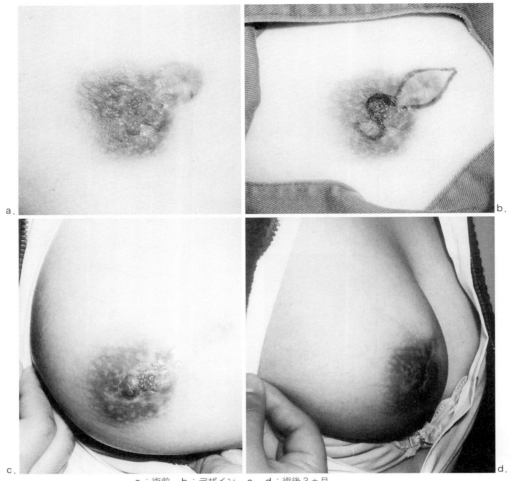

a：術前，b：デザイン，c，d：術後3ヵ月
図 30-7-58　多乳頭症

❹鑑別診断

副乳と鑑別するものに腋窩乳腺症と迷入乳腺とがあり，前者は妊婦や産後の婦人で汗腺が肥大したものをいう．後者は正常乳腺のまわりに索状または腫瘤状として存在し，乳頭・乳輪を欠き，悪性化の頻度が高い（中島ら 1977，大森ら 2004）．

また，黒子との鑑別では，副乳は，①皮膚面より突出する，②色素沈着が弱い，③小丘の中央に小陥凹がある，④ milk line に一致する，⑤妊娠時発育増殖することがある，⑥平滑筋を有する，⑦副乳のあるべき前記線上以外の部位，たとえば背部（Hanson ら 1978），頸部（大隅ら 1997）にある乳房などで区別できる．

治療は切除である．

R. 陥没乳頭症 inverted nipple

❶分類

陥没乳頭は，次のように分けられる．

a. 先天性陥没乳頭 congenital inverted nipple
　①真性 invaginated nipple：引っ張っても出て来ないもの．
　②偽性 umbilicated nipple：引っ張ると出てくるもの

b. 後天性陥没乳頭 aquired inverted nipple

乳腺炎，乳癌，乳房形成術後など通常陥没乳頭といえば先天性を指すので，ここでは先天性陥没乳頭について述べる．

❷症状

陥没乳頭も，しばしばみられるもので（2% Schwager ら 1974），その程度は摩擦により突出する軽度なもの（umbilicated nipple）から，授乳不能な重度のもの（invaginated nipple）までいろいろである．

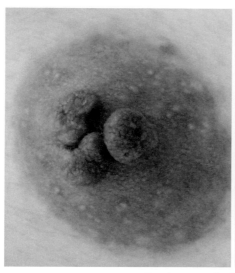 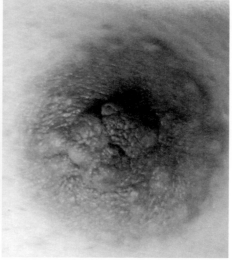

図-30-7-59 分裂乳頭（20歳代女性）
表皮のみ切除，乳管温存，3個の乳頭を1個に縫合

（岩波正陽氏提供）

❸治療

治療には保存的治療と手術的治療とがあるが，まず保存的療法を行い，無効なとき乳管温存式手術，最後に乳管切断式乳頭形成術を考える．しかし，いったん突出しても再陥没することも多い．Terrill ら（1991）は真性陥没乳頭で4/5 例が，乳管切断式で 6/24 例が再発したという．（中野ら 1996）も再発が多いことを報告している．

a. 保存的治療

1) 徒手摩擦法
2) Niplette™ 法

単なる摩擦で乳頭が現れないものでも，持続的に乳頭吸引器 Niplette™（Cannon Babysafe, 社, 英国）で吸引することによって，次第に修復できるものもある（Gangal ら 1978, McGeorge 1994）．

3) Pippetop™

李（2005）はピペット式の持続吸引装置 Pippetop™ を考案している．簡単，安価，合理的などの長所を有する．

合併症は吸引痛と吸引部皮膚炎であるが，菅野ら（2004）は，少しずつ吸引力を強くしたり，ワセリン塗布などで予防している．

以上の処置で修復できないものは，手術的に処置しなければならない．

4) 装身具法

また body jewelry 装身具使用法（piercing）も一法である（Scholten 2001）．

以上の処置で修復できないものは，手術的に処置しなければならない．

b. 乳管温存式乳頭形成術

1) 皮膚形成術

a) Sellheim 法（Maliniac 1950）

この方法は，陥没乳頭周囲を菊花状に切開するとともに，小三角形の皮膚を切除し，断端を互いに縫合，袋の口を紐で締めるようにするものである（図 30-7-60）．再発が多い．

b) 難波法（1966）（図 30-7-62）

陥没乳頭周囲に Z 形成術を行うユニークな方法である．

難波法の利点は，Sellheim 法のように乳輪外までのびる瘢痕が残らないこと，Z の皮弁により突出乳頭の再陥没を防ぐことができるなどである．しかし，実際は再発も多い．

手術法は，まず乳頭部先端に糸をかけてこれを保持し，（図 30-7-60）のようなデザインで乳頭周囲を切開する．程度のひどいものでは，まったく乳頭のでてこないものもあり，乳管切断を必要とすることもあるが，できれば乳頭周囲を剝離することで目的を達し，乳管を切断しないほうがよい．

Z 形成術後は，乳頭にかけた糸は抜糸するが，乳頭周囲に穴を開けたガーゼ片をおき，サージカルテープで貼付して，乳頭周囲の皮膚を収縮させる方法を行う．固定期間は約 2 ヵ月である（図 30-7-61）．Lee ら（2004）は，難波法の変法を報告している．

c) Adams 法

Sellheim 法と同じように乳頭を作るが，生じた乳輪欠損部に小陰唇皮膚を遊離移植した．

d) 縫縮法

乳輪中央を縫縮して乳頭を作るとともに，乳輪も縫縮する方法である．

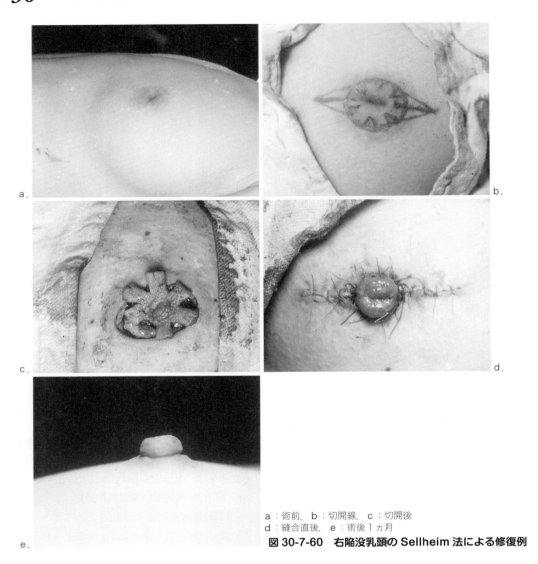

a：術前, b：切開線, c：切開後
d：縫合直後, e：術後1ヵ月
図30-7-60　右陥没乳頭のSellheim法による修復例

e) 局所皮弁法

局所皮弁で乳頭を形成, 採皮部に遊離移植する方法.

2) 乳頭下組織移植術

陥没した乳頭を挙上すると, そのあとに組織不足を生じる. これは周囲組織を寄せて縫合することで充填されるが, その後の瘢痕拘縮あるいは乳管短縮が著明な場合, あと戻りが起こりやすい. これを防ぐため, 表皮剝離弁を乳頭下に挿入する方法があり, Elsahy (1976), Hyakusokuら (1988), 酒井ら (1991, 2015), Burmら (2007) などの報告がある (図30-7-63, 図30-7-41).

c. 乳管切断式乳頭形成術

乳管を切断し, 乳頭を牽引, その後の死腔は周囲組織を充填し, 再陥没を防ぐ. 乳管温存式では再発が多く, 実際には乳管を切断したほうが確実である (Hartrampfら 1976, Hamilton 1980, Crestinuら 1987) (図30-7-64, 図30-7-65). Terrillら (1991) によると, 軽度のものでも半数近く再発があり, 乳管切断をしてもしなくても27％, 25％の再発という. さらに重症になると乳管を切断しなければ80％の再発があるが, しても42％である. インフォームド・コンセントが大切である.

d. 内視鏡下乳頭形成術

Chenら (2007) は, 内視鏡下で線維組織を選択的に切除, 乳頭を突出させたあと, 真皮脂肪組織を移植して再陥没を予防した.

S. 巨大女性乳頭症

これは, 男性乳頭症ほど問題にならないが, 中には気にする人もいる. 坂井ら (2002) は, 径10 mm, 高さ10 mmを基準にしているが, 定義するのは難しい (図30-7-66).

治療は, 乳管を切らない手術法, たとえばLewis法 (1973), わが国では坂井ら (2000) の報告がある. 乳管を切

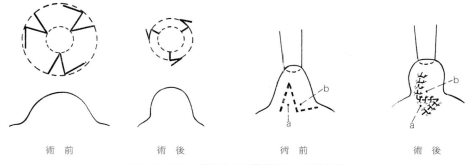

術前　　　　　術後　　　　　術前　　　　　術後

図30-7-61　陥没乳頭の難波法による修復法

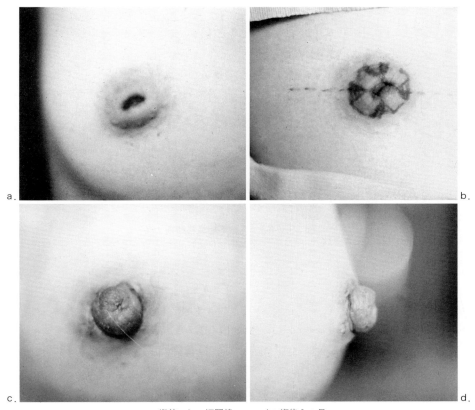

a：術前，b：切開線，c，d：術後1ヵ月

図30-7-62　陥没乳頭の難波法による修復例

る方法では，男性巨大乳頭症と同様の手術を行う．Chengら（2006）は，top hat flap法と称して乳頭の尖端を残して周囲皮膚を縮める方法を報告している．

T. 男性の乳房異常

❶女性化乳房症 gynecomastia

男性の乳房肥大症で，Basedow（1848）の記載になる．ギリシャ語のginikos（女性）とmastas（乳房）が語源である．Woman breastともいう．組織学的には脂肪と延長増大した乳管よりなり，腺房形成は少ない．頻度は日本人で0.1～0.3％である（吉岡ら1979）．米国では，32～65％という（Rohrichら2003）（図30-7-67～図30-7-70）．25～75％が両側性である（Neuman 1997）．

a. 原因

饗場ら（1969），Rodriguez-Rigauら（1988），Rohrichら（2003），Mathesら（2006）は次のような原因があり，大山

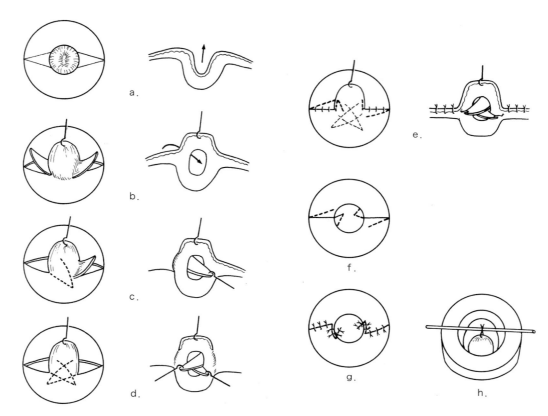

a：皮切，b：乳頭挙上，両側に表皮剝離皮弁作成，c，d：これを乳頭下に挿入
e〜g：Z形成術を追加，h：術後固定．レストンスポンジを2cm幅に紐長く切り，こ
れを丸めて輪を作り，つま楊枝に乳頭にかけた糸を結んで乳頭を吊り上げる．

図 30-7-63　乳頭下組織移植術

(Elsahy NI：Plast Reconstr Surg 57：438, 1976；吉村陽子ほか：形成外科 31：332, 1988；吉村陽子ほか：形成外科 43：S-155, 2000 を参考に著者作成)

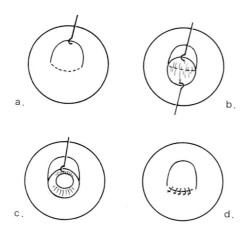

a：乳頭基部を切開，b：乳管や線維組織を切開
c：場合によっては乳管や線維組織を切除
d：皮下縫合を行い，乳頭を吊り上げ固定する．

図 30-7-64　陥没乳頭の手術法

ら (1998) も括弧内の頻度であったという (図 30-7-69，図 30-7-70)．

1) 生理的ホルモン不均衡 (25%) phisiological hormon unbalancee
　①新生児期 (母体の estrogen 作用) neonatal
　②思春期 pubertal
　③老年期　senile

2) 病的ホルモン不均衡 (30〜40%) pathological hormon unbalance
　①精巣性：去勢，停留睾丸，睾丸炎，Klinefelter 症候群，Reifenstein 症候群，半陰陽
　②副腎性：副腎過形成，Cushing 症候群
　③甲状腺性：甲状腺機能障害
　④副甲状腺性：副甲状腺機能障害
　⑤視床下部性：Albright 症候群
　⑥下垂体性：巨人症，末端肥大症

3) ホルモン投与 (10〜20%) idiopathic hormon unbalance
estrogen, corticoid 投与によるなど．

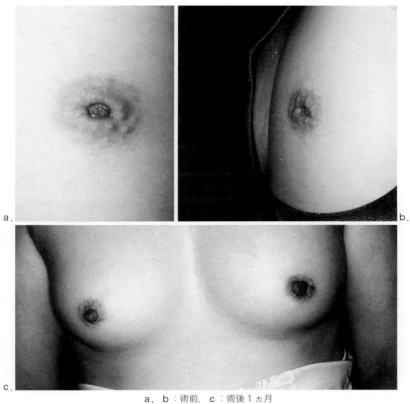

a, b：術前, c：術後1ヵ月
図 30-7-65　陥没乳頭

4) その他 (25%)
松果体腫瘍, 胸腺腫瘍, 肝障害, 糖尿病など

b. 分類
大城ら (1972) は次のように分類しているが, Simon ら (1973) は大きさと皮膚の余裕で4型に分類している.

1) 臨床的分類
①びまん型：若年者に多い.
②線維腺腫型：成人に多い.
③女性型

2) 超軟線X線撮影による分類
①樹枝状型
②非樹枝状型

3) 性腺機能不全の有無による分類

4) 腺組織の有無による分類
①真性 (乳腺組織のあるもの)
②偽性 (脂肪沈着によるもの)

5) 大きさによる分類

c. 治療

1) 原疾患の治療

2) 経過観察
思春期性のものは1〜2年で自然消失するので, 経過観察する. 2年以上になっても消失しなければ外科的治療を行う.

3) 内分泌治療
あまり効果がない.

4) 超音波脂肪切除術
Rohlich ら (2003), Hodgson ら (2005) は安全で効果的と報告し, これで退縮しなければ外科的治療にうつるという.

5) 外科的治療
これは最も簡便で, すでに625年 Paulos の報告がある (谷ら 1983).

通常, 乳輪周囲切開 semiareolar incision で肥大組織を切除する. Pitanguy法 (1966) は, 乳頭・乳輪に横切開を加え, 肥大組織を切除する. また, axillar approach といって腋窩に横切開を入れ, ここから乳房部まで剝離を進め, 組織を切除する方法もある (Balch 1978, 福田ら 1997). 男性乳房が大きいときは逆T字型切開で余分の皮膚を切除するか, 乳輪周囲の皮膚を絞るように縫縮する (図 30-7-63 〜図 30-7-66). 乳輪下組織の取り過ぎは, 陥没変形を起こすので注意を要する.

脂肪過剰のもの (lipomastia) には脂肪吸引法が用いられる.

最近では, 乳腺組織の内視鏡下切除の報告があるが, 形

374　第30章　体幹部形成術

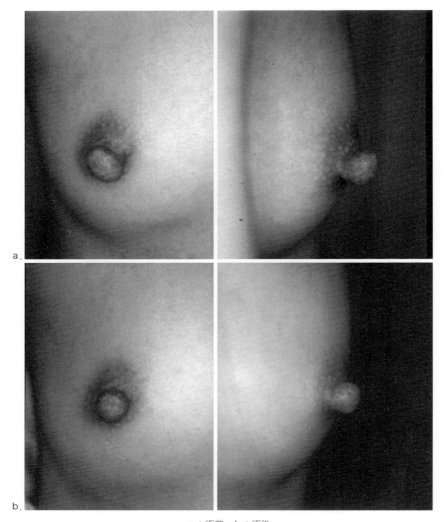

a：術前，b：術後
図30-7-66　巨大女性乳頭肥大例

（原口和久氏提供）

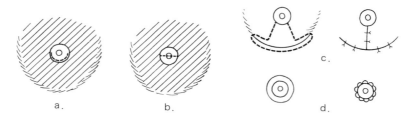

a：乳輪周囲切開
b：乳頭・乳輪横切開
c, d：著明な女性乳房症では皮膚に余裕が出るので，
　　　余剰皮膚切除のため，逆T字型縫縮するなり，
　　　乳輪周囲でフレアー縫縮を行う

図30-7-67　男性の女性化乳房症の切開線

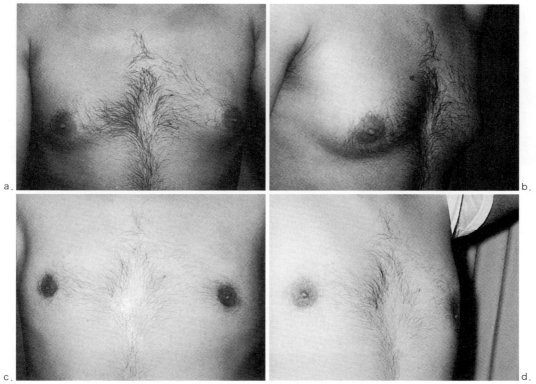

a, b：術前, c, d：術後1年 乳輪下半周切開にてくり抜き切除
図 30-7-68 女性化乳房
（鬼塚卓弥：医事新報 3023 号グラビア, 1982 より引用）

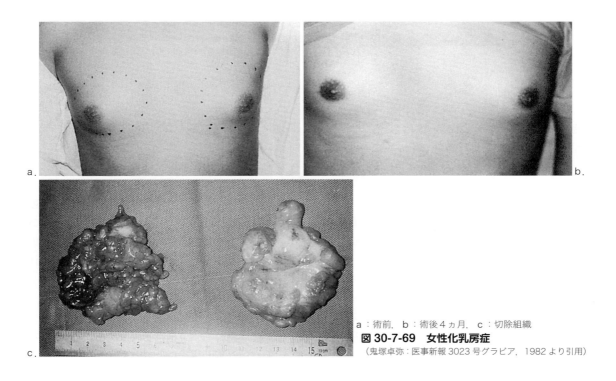

a：術前, b：術後4カ月, c：切除組織
図 30-7-69 女性化乳房症
（鬼塚卓弥：医事新報 3023 号グラビア, 1982 より引用）

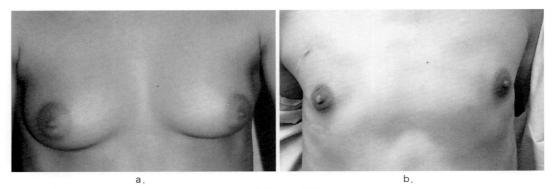

a：術前，b：術後
図 30-7-70　著明な女性化乳房症
(西野健一ほか：形成外科 47：547, 2004 より引用)
(西野健一氏提供)

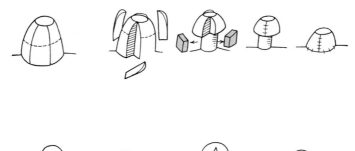

図 30-7-71　男性女性化乳頭症の修復法
(Sperli AE：Br J Plast Surg 27：42, 1974；武藤靖雄：図説整容外科学，南山堂，1977 より引用)

成外科的適応は少ない（大山ら1998，大西ら2002）．脂肪吸引カニューレにshaverを付け削りやすくした方法もある（Pradoら2005）．なお，Fagerlundら（2015）は，grnecomastiaの治療法について文献的考察を行っている．

d．合併症
一般の女性乳房の場合と同じである．女性化乳房症の癌発生率はほとんどみられないのが特徴である（Treves 1958，Williams 1963，Sengerら2014）．

❷偽性女性化乳房症 pseudo-gynecomastia
肥満の部分症状として，乳房の脂肪組織が肥大するものである．通常，乳輪乳腺の肥大はない．
原因は，ホルモン異常によると考えられるが，詳細は不明である．

❸女性化乳頭症
男性の乳頭が肥大化したもので，名称は似ているが女性巨大乳頭症（図30-4-13）とは異なる．通常，乳輪乳腺の肥大はない．
原因は，ホルモン異常によると考えられるが，詳細は不明である．
治療は，過剰部分の切除である．Sperli法（図30-7-71a）のように乳頭を6つに区分し，3箇所を楔状に切除，さらに下半分は円周状に切除して乳頭を縮小し，短縮する．乳頭部分があまり大きくなければ，根部組織の円周状切除で十分である（図30-7-71b～図30-7-74）．単純な方法がよい．

❹男性乳癌
男性乳房の癌発生は欧米で0.2～3.3％，日本で0.2～3.6％である．50～70歳代に多い（吉岡ら1979）．
女性に比べ高年齢で乳輪直下型が多い．男性乳癌は小葉を欠くもので，分化はよいことが多い．しかし病識が遅く，周囲浸潤が早く，予後は不良である．腫瘍中のエストロゲン・リセプターは女性乳癌の陽性率が46.9～75.2％に対し，

30・7 乳房形成術　377

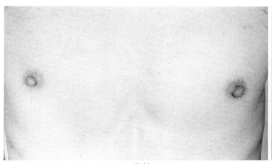
a：術前

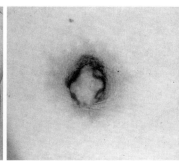
①右側は袋の入口をしめる
　ように切除縫合

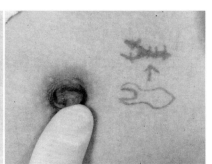
②左側はV-Yに縫縮手術

b：手術法

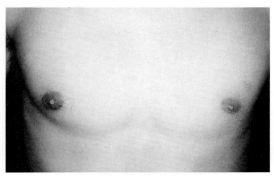
c：術後6ヵ月

図 30-7-72　男性の女性化乳頭症

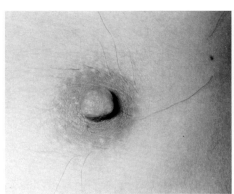
a：術前

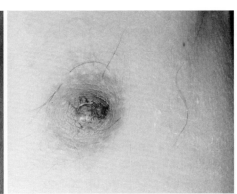
b：術後1ヵ月

図 30-7-73　女性化乳頭症
乳頭周囲を縦に切除, 縮小する.

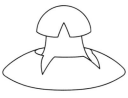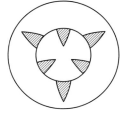

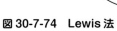
図 30-7-74　Lewis 法
(Lewis JR Jr：Atlas of Aesthetic Plastic Surgery, Little, Brown, p231, 1973 より引用)

男性乳癌では85.7%と高い（園尾ら 1980）.
　女性化乳房症との鑑別診断を要する.

❺乳頭乳輪色素沈着症
　乳頭乳輪が異常に色素が増加した状態で, 飯塚ら（2006）は, トレチノインで表皮内メラニンの排出, ハイドロキノンでメラニン生成抑制を行うことで色素沈着を軽減している.

30·8 臍形成術
omphaloplasty, umbilicoplasty

A. 臍の解剖学

臍は，通常の皮膚で覆われず，一種の瘢痕組織であり，皺襞に富み，皮下脂肪を欠如している．臍部腹膜前組織にも脂肪がなく，脂肪過多症においても脂肪の蓄積をきたすことなく，臍は陥凹している．臍は，腹壁中，最も抵抗の弱い部分である．

乳幼児では横長や丸型が多い．身長が高くなるにつれて縦長になる．臍形成術後も成長により形，深さがかわることに留意すべきである（朴ら 1991）．

臍の周囲は，白線の中央部に存在する臍輪，すなわち強い輪状線維に囲まれ，底は腹横筋膜によって形づくられ，その中心部は疎性結合織によって満たされている（図30-1-13）．

Rohrich ら（2003）によれば，臍は腹部中央に位置することは少なく，左右どちらかにずれているという．

B. 外傷性臍欠損 navel defect

通常は臍ヘルニアの手術や，他の外科的・産婦人科的手術で切除されて起こる．

再建法は，鬼塚（1970）がはじめて報告，その後，波床ら（1989），伊藤ら（1991）の報告があるが，鬼塚法は，図30-8-1 のように臍相当部に下方に茎を有する皮弁を形成し，これを反転して臍窩を作り，皮膚欠損部は縫縮あるいは遊離植皮する．遊離植皮片の術後収縮を考え，術中は2倍の大きさの臍を作る必要がある（鬼塚ら 1970）（図30-8-2）．

Bartsich ら（2003）は，財布の紐を締めるように臍欠損部の皮膚を寄せて縫合する purse-string 法を報告（図30-8-3）．そのほか Borges（1975），Kirianoff（1978），中村（1994）の報告がある．

C. 臍突出症（でべそ）と臍形成術
navel protrusion, umbilicoplasty, omphaloplasty

❶定義

でべその国語的解釈は，新村出編広辞苑（2005）によれば，＜突出した臍をでべそという＞としているが，最近では差別用語と考えられているようである．鬼塚ら（1968）は，外観上，周囲腹部皮膚面より，あるいは臍底面より火口丘のように明らかに突出している臍を，でべそ，医学的に臍突出症と定義している．臍突出症の手術法については，鬼塚ら（1968）がはじめて報告した．

❷分類

著者（鬼塚）は図30-8-4 のように4型に分けている．

❸鑑別

でべそは，外観上臍が突出したもので，その内容のいかんを問わない．しかし，内容では鑑別するものに次の2つがある．

a. 臍ヘルニア umbilical hernia

臍輪の閉鎖前に腹圧上昇が加わると，ヘルニアを発生しやすいといい，臍帯脱落後2〜3週頃に多い．頻度は10％くらいで，球状で啼泣時に膨隆する．触診でヘルニア門を触れる．

生後6ヵ月以内に90％，1歳以内には95％は自然治癒する．自然治癒しないものには皮膚だけ突出したもの，臍窩中に穿破して腹膜が突出しているものと大網組織などを容れたヘルニア嚢を有するものなどがある．外観としては，俗にどれも，でべそと表現されるものであり，治療上は外観だけでなく，臍ヘルニアの処置も大切である．

b. 臍帯ヘルニア omphalocele, exomphalos

でべそと混同されやすいのに，臍帯ヘルニアがあるが，これは腹部内蔵が羊膜と腹膜に覆われて，皮膚に被覆されずに脱出したもので，胎生3〜4週頃の腹壁形成不全が原因といわれ，他の先天異常を合併しやすい．したがって，治療は，脱出内蔵の還納，欠損腹壁の再建にあり，前述の臍ヘルニアとは異なっている．頻度は4,000〜10,000人に1人といわれている（遠藤 2004）．

❹手術法

臍ヘルニアは，1歳までは自然治癒の傾向が大きいので，手術は2歳以降に行う．術式は，図30-8-5, 6 のように，突出臍に星型のデザインをし，その際，下中央部にやや大きめの三角弁を作ることがポイントになる．次にそれぞれの線に沿って切開を加え，鼠歯状の皮弁を4〜5枚作るとともに，でべその瘢痕部を摘出し，十分に結合組織を除去する．除去が不十分なときは臍が小さくなりやすい．この際，注意を要することは，腹膜が円錐状に臍乳頭結合部組織に突出している潜在的臍ヘルニアになっていることが多いので，腹膜突起の先端を切断し，縫合閉鎖し，筋膜を互いに縫合する．母指頭大の臍窩完成後，先にデザインした下部中央部の皮弁を，内方に反転して臍窩の下壁を作り，腹部皮膚より直接糸をかけて，マットレス縫合により固定する（図30-8-6）．次に，上部数個の皮弁を相互に縫合し，臍底部の模様を作るとともに，臍窩上壁，側壁を形成する．抜糸するまで，完成した臍窩を保持するために固く丸めた綿

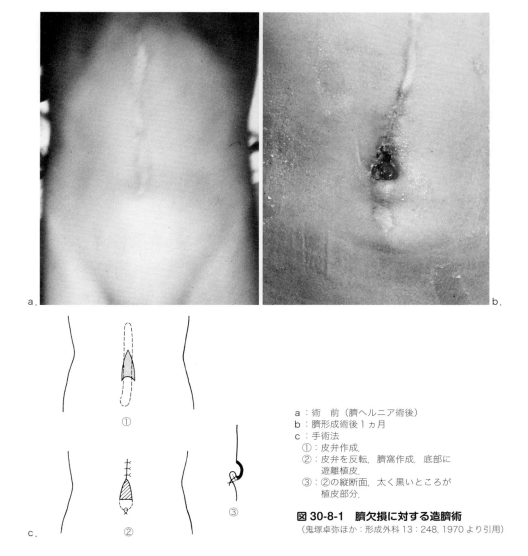

a：術　前（臍ヘルニア術後）
b：臍形成術後1ヵ月
c：手術法
　①：皮弁作成.
　②：皮弁を反転，臍窩作成．底部に遊離植皮．
　③：②の縦断面．太く黒いところが植皮部分．

図 30-8-1　臍欠損に対する造臍術
（鬼塚卓弥ほか：形成外科 13：248, 1970 より引用）

球をはめこんでおく必要がある．その結果，母指頭大の大きさで，しかも深い，上向きの好ましい臍ができる（図30-8-7～図30-8-11）．

　臍突出症の手術法については，鬼塚ら（1968）以来，いろいろな方法が報告されている．要は臍らしい臍を作ることである．三沢ら（1998），梶川ら（2005）は，特殊なデザインが必要としているが，瘢痕が臍周囲に出ると醜くみえる．

　関堂ら（2008）は，臍を含むS字状皮切でできる双葉皮弁を重ねて皮膚筒を作り，これを下腹部皮下に反転，挿入して深い臍を形成している．しかし，瘢痕が臍以外にみえることになる．臍欠損症では仕方ないが，臍突出症では臍のなかに瘢痕をとどめるべきである．なお，鬼塚法における皮弁は，腹部除皺術の際の臍移所術にも応用できる．

D. その他の臍疾患

　臍の先天異常には，臍ポリープ，尿膜管臍瘻（浜島ら1999）などがある（図30-8-13）．いずれも稀ではあるが，新城ら（1990）も報告しているように，その治療には開腹術も含めた慎重な診断，検査，術式が必要である．

　また，臍粉瘤，臍ケロイドなど臍部にもいろいろな疾患がある（図30-8-12）．

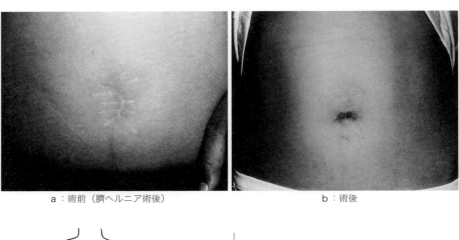

a：術前（臍ヘルニア術後）　　　b：術後

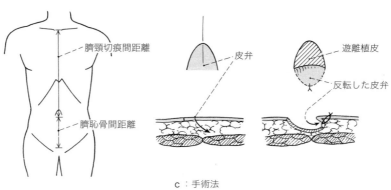

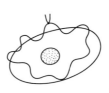

c：手術法

図 30-8-2　臍欠損

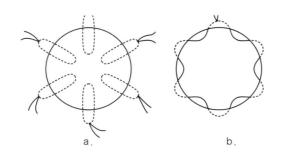

a：真皮と腹壁との縫合で欠損部を繕う．
b：さらに幅着縫合．
c：幅着縫合をしめて残存した欠損部は自然治癒にまかせるか，植皮する．

図 30-8-3　purse-string 法

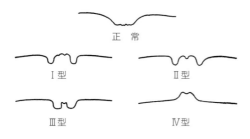

Ⅰ型：突出部の表面が平坦か，皺のあるもの．
Ⅱ型：突出部の中央に陥凹のあるもの．
Ⅲ型：臍底に火口丘のように突出したもの．
Ⅳ型：その他

図 30-8-4　臍突出症の分類

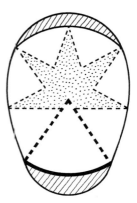

図 30-8-5　でべそに加えたデザイン（鬼塚法）
下中央部の大きな flap がポイントとなる．

30・8 臍形成術　381

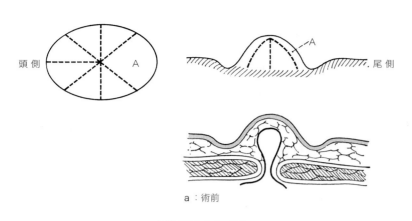

a：術前

b：術後

臍の皮膚に余裕があればトリミングする．皮膚が不足することはまずない．皮弁Aを幅広く作るのがこつで，これを下方に反転して上向きのくぼみを作る．皮弁先端は反転したあと，ガーゼ塊を用いて外表皮膚に固定する．腹膜の突出があれば，これを整復，大きいものは切除したのち縫合して整復，ヘルニア門を閉鎖しておく．ヘルニアがないものは皮膚のみの処置を行う．

図 30-8-6　臍突出症，臍帯ヘルニアの手術法（鬼塚法）

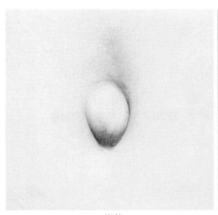

a：術前

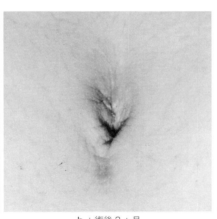

b：術後2ヵ月

図 30-8-7　I型臍突出症

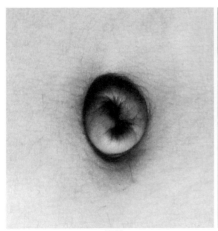

a：術前

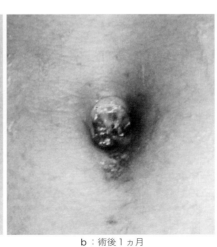

b：術後1ヵ月

図 30-8-8　II型臍突出症

382 第30章 体幹部形成術

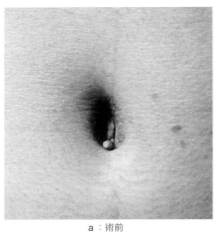
a：術前

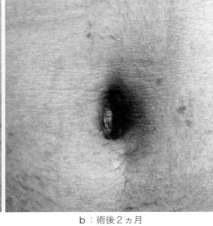
b：術後2ヵ月

図 30-8-9　Ⅲ型臍突出症

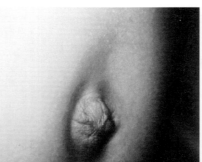
a：術前

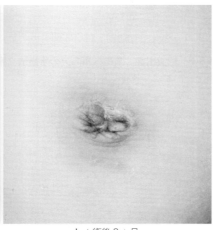
b：術後3ヵ月

図 30-8-10　Ⅳ型臍突出症

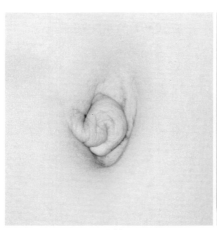
a：術前

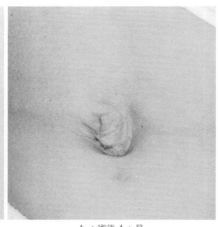
b：術後4ヵ月

図 30-8-11　混合型臍突出症

30・8 臍形成術

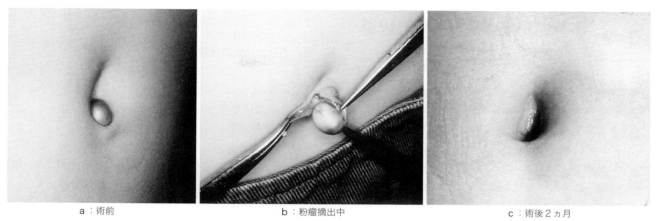

a：術前　　b：粉瘤摘出中　　c：術後2ヵ月

図30-8-12　臍部粉瘤

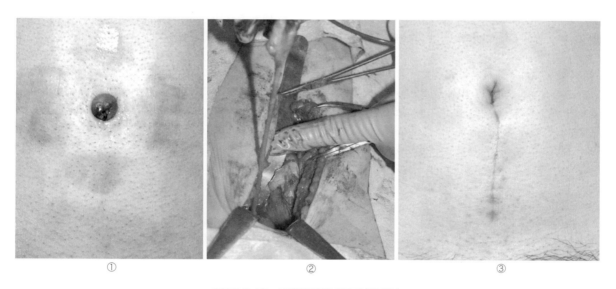

①　　②　　③

図30-8-13　尿膜管遺残（20歳代男性）

①②：尿膜管嚢腫と正中臍索を摘出，③：術後3ヵ月

（岡本年弘氏提供）

30·9 体幹脂肪過多症，脂肪形成術
body-obesity, liposculpturing

A. 体幹脂肪過多症

腹部脂肪過多症は，Kelly（1889, 1910）がはじめて下腹部切開による手術法を報告して以来，外国では数多くの文献がみられるが（Vasconez ら 2006），わが国では，碓井，鬼塚ら（1977）が，美容外科手術としてはじめて報告した．

また，脂肪吸引法とともに最近では多くの報告がある．

なお消化管短縮術 bariatric surgery は 1954 年 Kreman が始めたとされるが，Payne ら（1973），室家ら（1976）により小腸バイパス手術 jejuno-ileal shunt method が報告されている．

これら Bariatric reconstruction を肥満学的再建術といわれる．

註；肥満のなかにはサルコペニア肥満といって筋肉の減少を伴っている場合があるので，要注意である．筋肉の減少を伴わないないメタボリックシンドロームとも異なる．また，最近では心臓の周りに付着し，心疾患の原因にもなる脂肪がエイリアン脂肪といわれるものがある．形成外科の対称ではないが，気にとどめておいてもよいだろう．

❶脂肪過多症の分類

a. 脂肪過多症の原因による分類
- ①遺伝的なもの，
- ②食事性のもの，
- ③年齢的なもの

b. 脂肪細胞の数，大きさによる分類
- ①hypertrophic obesity：脂肪細胞の数が正常で細胞の大きさが大きいもの
- ②hyperplastic obesity：脂肪細胞の数，大きさとも増大するもの

通常，若年者のときは数の増加，思春期からは数は増加せず大きさが大きくなるといわれていたが，最近では中年以降の女性を調べた結果，両方とも増大すると述べている人もいる（Sjoestroem 1980, 戸田ら 2006）．体重指数，体型指数も参考になる．

c. 鬼塚らの分類
- ①flaccid type（弛緩型）：カーテン状ではないが，ぶわぶわしたタイプ．
- ②round type（円型）：関取のように腹部が丸く突出したタイプ．
- ③pendulous type（下垂型）：カーテン状に下垂したタイプ．
- ④combination type（混合型）：上記を合併したタイプ．

日本人では，round type と flaccid type が多く，pendulous type は少ない．

d. Strauch の分類

Strauch ら（2007）は背部の体重 loss による皮膚下垂を breast fold, scapula fold, lower thoracic fold, hip fold に分類し，治療法を検討している．

e. 酒井の分類

酒井ら（2012）は，手術との関係から
- ①full tummy tuck operation：下腹部の余剰皮膚，脂肪切除
- ②muni-tummy tuck operation：下腹部恥骨上の除皺術
- ③mammy make over：出産後の下腹部除皺術，バストリフト，乳房増大，脂肪吸引を併用した体型調整をいう．

f. BMI 分類（Toy ら 2013）

1) 体重指数（body-mas index：BMI）
次の計算式で求められる．

$$\text{BMI} = 体重（kg）/ 身長（m）^2$$

これが，18.5 以下は低体重，18.5〜25 は標準体重，25 以上は肥満とする．しかし日本人の標準体重を 20〜24 としている人もいる．したがって境界域にある場合は経過観察であろう．

2) 体型指数（W/H index）

これは腰部周囲 waist line と臀部周囲 hip line とを比較したもので，W/H 比で表わす．これが小さいと下半身が肥満した皮下脂肪蓄積型（俗に洋梨型）といわれ，この値が大きいと上半身が肥満した内臓脂肪蓄積型（俗にリンゴ型）になる．前者は女性に多く，後者は男性に多く，通常 0.8 以上が対象になるが，個人差が大きい．

3) 脂肪沈着順

通常，臀部，下腹部，上腹部，四肢部，その他の順で脂肪沈着が起こりやすい．

臀部では，その上部，中部，下部に脂肪がつきやすい人と個人差があり，それによって体型も変わる．

BMI (kg/m²)	
< 18.5	underweight
18.5〜24.9	normal weight
25.0〜29.9	overweight
30.0〜34.9	Class I Obesity
35.0〜39.9	Class II Obesity
40.0〜49.9	Class III Morbid obesity
50.0〜59.9	Class III Super obesity
> 60.0	Class III Super super obesity

❷症状

体重増加による諸症状のほか，pendulous では間擦疹のための疼痛，炎症を起こし，また腹直筋の離開による臍ヘルニア，腹壁ヘルニアなどを合併しやすい．そのほか，美

容的には，腹部の形態，皮膚線条，皮膚皺襞などが問題になるし，衣服の点も見逃せない．

❸脂肪過多症の治療原則
a. 保存的療法
本症の治療法は，山下（2008）によれば，以下のとおりである．
①検査：血液，尿，コレステロール，アデイポネクチン，肥満細胞遺伝子，体成分評価，体重測定，身体サイズ測定
②食事療法：栄養士と連携
③内服療法：食欲抑制薬（サノレックス，リダクテイル，アコンブリアなど）脂肪吸収阻害薬（ゼニカル）
④運動療法
⑤超音波療法
⑥メソセラピー注射法
⑦デトックス・キレーション法：山下（2008）が報告している方法で，有害物質を排泄する食事療法である．著者には経験がない．

以上いろいろな方法があるが，まず食事療法，運動療法などの保存的療法を行う．保存療法が無効の場合はじめて脂肪吸引法，脂肪切除術を考慮する．

b. 手術的療法
手術療法としては，Kelly（1889）が，下腹部横切開法を行ったのが始めであるといわれる．今日では，脂肪切除法 open lipectomy と脂肪吸引法 closed lipectomy, closed liposuction とが使い分けられている．脂肪吸引法の適応がなければ，脂肪切除術の適応となる．

❹腹部脂肪切除術の適応，不適応
a. 適応
1）美容外科的目的
①全身的肥満症ではなく，局所的に皮下脂肪の沈着しているところ．
②皮膚の弾力性（復元力）が残っている若年者に限る．復元力のない年長者の場合は，脂肪吸引を行ったあと，皮膚がドレープ状に下垂するので余剰皮膚を切除しなければならない．しかし，Gasparotti（1992）は，superficial liposuction を行うことで，瘢痕拘縮を起こさせ下垂した皮膚を引き締める状態にする効果があるというが，余程技術がないと勧められない．
③保存的療法（内科的あるいは運動療法など）で除脂できない場合．
④巨大乳房
⑤腋臭症
⑥皮膚に弾力なく，下腹部脂肪蓄積のあるもの
⑦皮膚が下垂したもの

2）再建外科的目的
①成人病の予防（太り過ぎによる循環器疾患の予防，あるいは関節症の予防）
②成人病の治療（コルセットなどの装着を容易にするため）
③皮弁の除脂術 defatting
④dog ear の修正
⑤脂肪腫の除脂術
⑥女性化乳房
⑦軟部組織による非対称の修正
⑧腹直筋の弛緩，解離のあるもの
⑨腹部手術痕のあるもの
⑩妊娠線条のあるもの
⑪皮膚に弾力がないもの，脂肪吸引後，皮膚が弛み却って醜状をていする．

b. 不適応
①内臓脂肪蓄積型，BMIが32.5以上のものは，内科的適応
②閉塞性肺疾患，静脈疾患，心疾患，高血圧，糖尿病，高齢，
③避妊薬服用者，出血性素因，喫煙者，（小住2008, 2012）

c. 手術目安
小住（2012）によると，次のように報告している．
①顔面，頸部では，40歳以下で，ピンチテスト2cm以下，それ以上はopen lipectomy
②腹部では，ピンチテスト3cm以上，皮膚弛緩では open lipectomy 上腕では，ピンチテスト1.5cm以上，
③大腿では，ピンチテストで大腿外側，前面は3cm以上，大腿内側，膝内側は2cm以上，
④下腿では，若年者，ピンチテストでふくらはぎ2cm以上，足関節で，1.5cm以上．

❺脂肪切除術 abdominal lipectomy の種類
a. 脂肪切除術の分類
1）horizontal technique
代表的手術法である．
2）vertical technique
3）mixed technique
日本人の場合は，mixed technique のほうがよいと思われるが，手術的に切除できる組織は，著者の経験では，多くて2kg位であるから，手術だけでは体重減少の効果は少ない．術前術後の食事療法，運動療法，理学療法などを加味しなければならない

最近では，まず脂肪吸引を行ったのち，皮膚を切除する方法も行われる（次項参照）．また，mini-abdominoplasty といって，下腹部の脂肪のみとる場合もある．さらに腹直筋鞘を折りたたむ plication で腰部のくびれを出す方法の

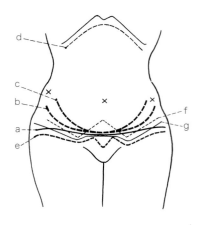

a：Pitanguyの切開線　　e：著者の切開線
b, c：通常の切開線　　　f：Regnaultの切開線
d：剝離範囲　　　　　　g：Grazerの切開線

図30-9-1　脂肪過多症の手術デザイン

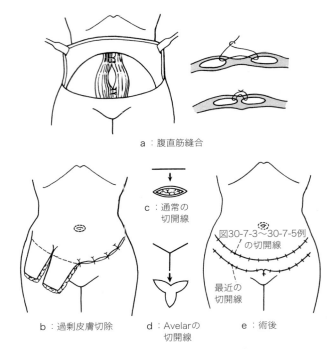

a：腹直筋縫合
b：過剰皮膚切除　　d：Avelarの切開線　　e：術後
c：通常の切開線

図30-9-2　脂肪過多症の手術法
腹直筋縫合は縦方向だけでなく，横方向にも縫合する人もいる．
(Jackson IT et al：Plast Reconstr Surg 61：180, 1978 より引用)

報告もある（Yousifら2004）．

手術法は，full-abdominoplastyの場合と同じであるが，切開線が短くて済む．

4) reversed abdominoplasty

両側乳房下溝に切開線を入れ，逆方向（頭側）に腹部皮下を剝離，上方に吊り上げる方法もある（Vasconez 2006）．日本人向きではないが，乳房縮小術を併用する場合は検討されよう（Changら2006）．

Sensozら（2003）は，overlap flap法といって，臍上方に横方向に切開線を入れ，皮下，表皮を剝離，上方に吊り上げる方法を報告している．

5) その他

胃バイパス術，胃形成術，胆膵バイパス術（simizu 2011）．クレ（2015）によれば，最近，いろいろな脂肪吸引法が開発されているが，その多くはEBMによる検証がなされていないと警告している．従来法が51％で，体内式超音波が20.9％，PAL（パワー式）が23％，LAL（レーザー）3.9％，体外式超音波法その他が0.8％と紹介している．

b. 脂肪切除術の実際

1) 切開線のデザイン

腹部脂肪切除術は，図30-9-1のようにいくつかのデザインがあるが，手術の効果があり，しかも術後の瘢痕が下着に隠れるようなデザインにする．

2) 手術法

図30-9-2のような方法で手術する．

3) 症例

図30-9-3～図30-9-6に症例を示す．

c. 脂肪切除術における臍形成術 umbilicoplasty

新しい位置に臍を移動する場合，丸く皮膚に穴を開けると皮膚の緊張で縦長になりやすいので，横切開のみにとどめるとちょうどよい形の臍になる．Avelar法（1978）もよ

い（図30-9-2）．最近，Santaneliら（2002）は，臍の基部に皮膚を縫合，自然にみえる手術法を報告，Rohrichら（2003）は臍が中央線上にあるものは少なく，偏位もあり，術前にインフォームド・コンセントをしておくことが大切であるという．Malicら（2007）は，鬼塚の臍形成術のように臍の移所術に際して，下方に茎のある逆U字型の皮弁を反転して自然にみえる臍を作成している．

d. 随伴手術

腹部脂肪過多症の人は腹部ばかりでなく全身的に肥満することが多く，白人では四肢，臀部，大転子部などの肥満変形が目立ちやすく，多くの手術的治療が行われている（第32章「四肢部」の項参照）．

e. 合併症

腹部過剰脂肪切除後の合併症として問題になるのは次のものである（Courtiss 1984, Pfulg 1982, Pitmann 1985, Teimourian 1989, Grazerら1997, 尾郷2004, 渡部2004）．

1) medical complication

①貧血 anemia
②術後ショック hypovolemic shock
③感染 infection
④浮腫 edema：長期間持続する．リンパ流の関係である．
⑤血腫 hematoma：止血不十分による．
⑥漿液腫 seroma：脂肪過多の場合は統計的に高くなる（Kimら2006）．
⑦皮膚壊死 skin necrosis：腹部皮膚を剝離縫合する場合，

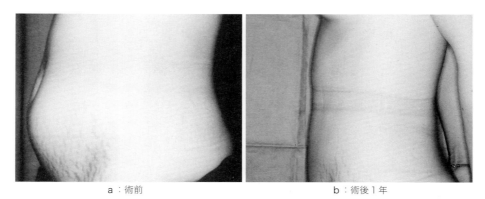

a：術前　　　　　　　　　　　　b：術後1年

図 30-9-3　flaccid type の腹部脂肪過多症

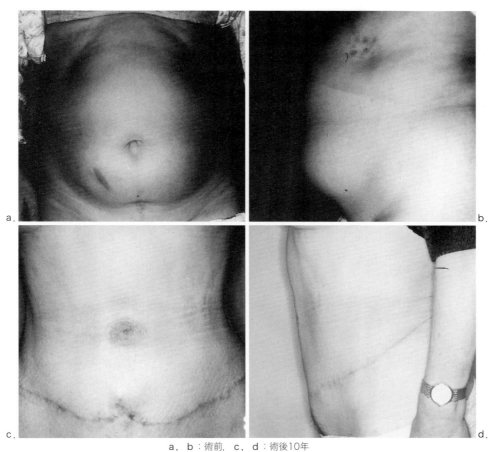

a, b：術前, c, d：術後10年

図 30-9-4　round type の腹部脂肪過多症

正中線に割を入れると，その末梢が壊死を起こしやすい．喫煙も原因になりうる．

⑧瘢痕：術後の瘢痕が醜い．これは縫合に際して緊張がかかるため，創開離や瘢痕化を強く起こすためである），引きつれ感を起こしたり，つま先立ちすると変形として目立つ．

⑨知覚障害 nerve damage, 疼痛 tenderness：腹部の神経分布からいって，術後知覚障害を起こすことを警告 (Maisels 1979), Farahら (2004) も術後の感覚障害を腹部の区域別に調査，温覚，冷覚，圧覚などが障害されるという．

⑩血栓性静脈炎：肺塞栓，脂肪塞栓（重篤になりやすい）

⑪腹膜穿孔 perforation

⑫死亡例：Grazerら (2000) によれば，約50万例中95例の死亡例が報告され，そのうち77.7％が外来手術で，多くは帰宅した夜に起こっているという．クレ (2012) は，米国で0.02％の死亡例が報告されているという．原因として，腹腔内蔵損傷，肺塞栓，脂肪塞栓，肺浮腫，

388 第30章 体幹部形成術

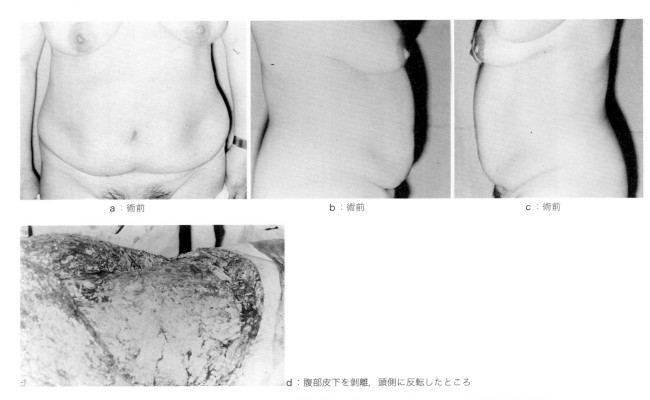

a：術前　　b：術前　　c：術前
d：腹部皮下を剝離，頭側に反転したところ

図 30-9-5（1）　pendulous type の腹部脂肪過多症

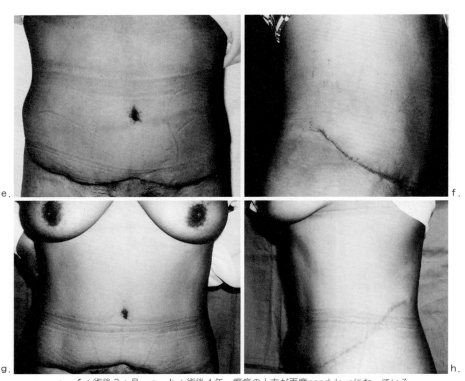

e，f：術後3ヵ月．g，h：術後4年．瘢痕の上方が再度 pendulous になっている．

図 30-9-5（2）　pendulous type の腹部脂肪過多症

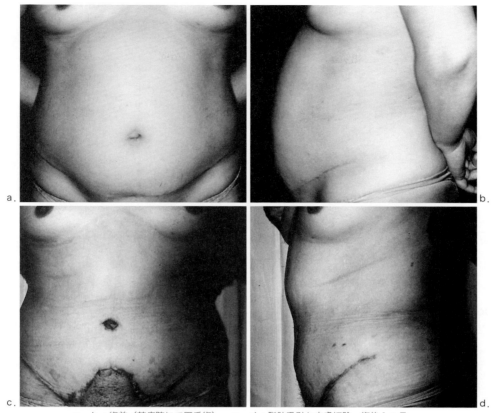

a, b：術前（某病院にて既手術），c, d：脂肪吸引と皮膚切除，術後1ヵ月

図30-9-6　round typeの腹部脂肪過多症

ショック，壊死性筋膜炎，リドカイン中毒（血中濃度4 μg/mL以上）をあげている．

2) 美容的合併症 aesthetic complication
① 波状形成 waviness
② 皮膚の凹凸 ripping and dimpling：浅く吸引したときなどに起こりやすい
③ 境界部の段差 feathering
④ 側腹部の膨らみ：この膨らみまで切除すると，切開線を伸ばさざるをえなくなり，日本人では問題になる．
⑤ 輪郭異常 contour excesses, deficit, depression：部分的な取り過ぎによる
⑥ 色素脱失 skin discoloration
⑦ 非対称 asymmetry & distortion：術中に左右を比較しながら予防に努める．
⑧ 再発 recurrence（Dillerudら1993）

❻ 脂肪吸引法 suction lipectomy, liposuction
a. 脂肪吸引法の適応
① 65歳以上は不適．脂肪吸引後，皮膚がたるみ，却って醜状を呈する．皮膚の緊張度，比較的若さが残っている若年者に限る．
② 心肺機能不全者は不適

③ 抗凝固薬服用者
④ 貧血患者
⑤ 低蛋白症患者
⑥ BMIが30以上は不適
⑦ 未成年者や体重減少を目的としているもの

b. 脂肪吸引法の分類
1) カニューレ吸引法
本法は，body contouring (sculpturing) surgeryともいわれる．

閉鎖式の脂肪除去術をはじめて行ったのは，Dajanner (1921) といわれる．彼はキュレット（鋭匙）を用いて脂肪除去を行ったが，その結果は悲惨なものであった．成功という点では，Shrudde (1972) であろう．その後，Kesselring (1978)，Teimourian (1977) らが機械式キュレット吸引を行った．

a) dry method
今日の脂肪吸引法は，Illouz (1980)，Fournierら (1983) の仕事によるといえる．彼らはカニューレを皮下に挿入，真空ポンプにて皮下脂肪を吸引する方法を用い，良好な結果を得て，広く普及していった．適応部位は全身の脂肪沈着部である．これらは，吸引カニューレを皮下脂肪内に挿入，吸引する方法でdry法といわれる．

第**30**章 体幹部形成術

表30-9-1 tumescent法の溶液組成

	Illouz wet method	tumescent	Klein	Pirito	Pitman	出口
lidocaine	60 mg	50 mg	500 mg	800 mg	500 mg	1,000 mg
epinephrine	1 mg	1 mg	1 mg	2 mg	1 mg	1 mg
sodium bicarbonate (8.4%)	—	12.5 mg	12.5 mL	6 mL	2.5 mL	10 mL (7%)
normal saline	1,000 mL	1,000 mL	1,000 mL	1,000 mL		1,000〜5,000 mL
Ringer's lactate					1,000 mL	
リドカイン濃度			0.05%	0.08%	0.05%	0.02〜0.1%
エピネフリン濃度			1/100万	1/50万	1/100万	1/500万〜1/100万
distilled water	200 mL	—	—	—	—	—
hyaluronidase	1,000IU	—	—	—	—	—

諸家の報告では，リドカイン0.05%，エピネフリン1：1,000,000が基準であるが，1：100,000エピネフリン入り1%リドカイン100 mLを10〜50倍に希釈して使用してもよい．

（出口正巳ほか：美容外科手術プラクティス，市田正成ほか編，文光堂，p467, 2000を参考に著者作成）

b) wet method

その後，あらかじめ生食液を注入したあと吸引する方法がIllouz（1983）により報告されwet法といわれ，以後脂肪吸引法前処置としての先駆けとなった．

c) tumescent method

1993年Kleinは，希釈したエピネフリン入りキシロカイン液を大量に注入するsuperwet methodあるいはtumescent法（亀井2015）といって出血を減らす改良法を報告，今日の主流となった（表30-9-1）．

この両者は現在米国で広く利用されている方法である（クレ2012）．原則として1,000 mLを超えないようにする．エピネフリン含有リドカイン液を大量の生食液に混ぜて使用する．

しかし，心循環器への障害にも注意が必要である（Brownら2004）．大量なだけに体温に暖めて注入するほうがよい（Robles-Cervantesら2005）．

Wetting formulaとしては，Klein法（生食液1,000 mL，1%リドカイン50 mL，千分の一エピネフリン，8.4% sodium bicarbonate 12.5 mLの混合液），その他，Hunstad法，Fodor法，UTSouthwestern法など，いろいろな方式がある（Kenkelら2013）．

註；tumescentは，腫脹，膨張の意味．

d) superficial liposuction

Gasparotti（1992）は，浅層吸引としてsuperficial liposuctionを報告した．superficial liposuctionは，脂肪吸引後の皮膚の重量を減らし，下垂を少なくする．また，皮下で瘢痕拘縮を起こさせ，皮膚の収縮を助ける目的もあるという．通常の脂肪吸引法deep liposuctionでは，効果の出にくい皮膚の弾力の少ない人や，中年以降の下腹部，臀部に適応される．四肢は，皮膚が薄いので適応はない．しかし術後の凹凸不正を残すことがあり，治療には習熟を要す．

2) ボディジェット法

body-jet脂肪吸引器（HumanMed社製，独）を用い，麻酔液のジェット噴射で脂肪細胞の房をバラバラにして吸引しようとする方法（白壁ら2008，出口2012）．

3) 超音波吸引法 ultrasonic liposuction

これは，Zocchi（1992）により報告された．体内式超音波脂肪吸引法と，Silberg（1998）が報告した体外式超音波脂肪吸引法がある．

体内式超音波脂肪吸引法の原理は，チタニューム製プローブの微細な前後運動で脂肪を圧縮，拡張を行い，乳状化して吸引する方法である．

体外式超音波脂肪吸引法の原理は，吸引前に体外よりプローブで超音波を発生させながら，吸引部を5〜20分間なぞり，脂肪の結合を緩めたあと吸引する方法である．

現在用いられている体内式超音波脂肪吸引法internal ultrasonic liposuctionとしてSONOPET UST-2002（M&M社製），体外式超音波脂肪吸引法として，Silberg's external ultrasound system（Wells-Johnson社製）がある（Silberg 1998）．

長所は，出血が少ない，疼痛，腫脹が少ない，使いやすいなどであるが，高価であり，熱傷の危険がある（Rosenberg 2000）．

上腕では，ひかえめの吸引，下肢では40〜50歳以降で，限局した脂肪の吸引がよい．既往に静脈瘤やリンパ浮腫などがあれば注意を要する．

4) 内視鏡脂肪吸引法 endoscopic liposuction

腹部では使用されるが，通常は脂肪だけでなく皮膚切除を要することが多く，適応は少ない．

5) レーザー脂肪吸引法 laser assisted liposuction
（Apfelbergら1994）

これは，二重管腔構造を有したカニューレのなかに，

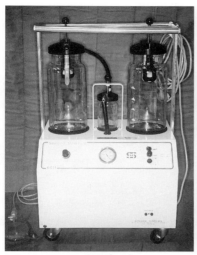
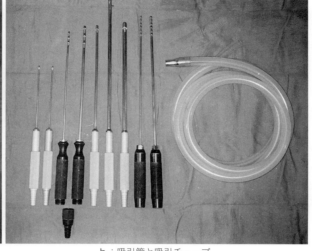

a：真空ポンプ　　　　　　　　　　　b：吸引管と吸引チューブ

図30-9-7（1）　脂肪吸引用器具

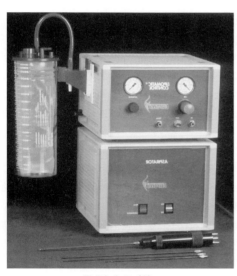

図30-9-7（2）
c：リポスティック吸引器（本体）とハンドピース・吸引管（下方にあるもの）
（原口和久氏提供）

ファイバーを通し，カニューレの吸引孔に引き込まれた脂肪をレーザーで焼灼しながら吸引する方法である．しかし，焼灼された脂肪が，カニューラの目詰まりを起こして，吸引効果を下げたため普及しなかった．

最新のレーザー脂肪吸引法として，レーザー光にて脂肪の細胞膜を破壊し，マクロファージに貪喰させるという方法があるが，今後の経過報告を待ちたい．

c. 脂肪吸引カニューレ法の実際
1）器具（図30-9-7）
a）カニューレ cannulas
長さ18～23cmで，内腔は1.5～5mm（Pitman 2006）といろいろあり，目的に応じて使い分けられるが，年々短く，細くなっている．先端が丸く，その近くに脂肪を吸引する吸引孔（aperture）がある．吸引孔の数は1個から多孔のものまであるが，一般的には1～3個のものが多用される．形にもいくつかの種類がある．断面が円形ないし楕円形，先端が円型，尖型，直型，曲型になったもの，カニューレがフレキシブルなものや，カニューレの握りの部分に調整孔があり吸引圧を調整できるものなど多様である．最近ではカニューレ自体を前後運動させる power assisted device（Pitman 2006）があり，術者の負担を軽減させるタイプがある．

b）吸引器 pump
これは，真空ポンプ式になったもので，最近は，超音波発生装置を併設した脂肪吸引器など新しい器械が出てきた．

c）チューブ silicone tube
カニューレと吸引器をつなぐもので，1気圧に耐える肉厚のものか，ワイヤーで補強した丈夫なものが必要である．

d）スイッチ switch
手元スイッチもあるが，足踏式スイッチを用いる機種が多い．

e）スキンプロテクター skin protector
カニューレ挿入口の皮膚の挫滅や熱傷からの保護に用いる．

2）術前処置
a）全身状態のチェック
心肺循環系，糖尿病，精神疾患などのチェック，術前は少なくとも2週間禁煙（ニコチンの血管収縮作用，血管内皮損傷など），抗凝固薬や向精神薬の常用のチェック．

b）血液検査
血液型，赤血球数，白血球数，血色素，ヘマトクリット，Hb（10mg/dL以上），出血時間，凝固時間など．

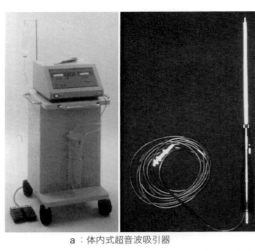
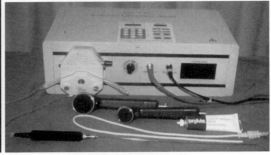

a：体内式超音波吸引器　　　　b：体外式超音波吸引器

図 30-9-8　超音波吸引器

（原口和久氏提供）

c）輸血，輸液の準備

広範囲かつ大量の脂肪吸引を行う予定のとき，できれば術前に自己血輸血の準備をしておく方が望ましい（第2章-3-G「輸血の準備，自己血輸血法」の項参照）．術前エピネフリンを使用する人もいるが，止血目的の効果は少ない（Courtiss ら 1991）．

d）周囲径の測定

e）特殊検査

写真撮影，CT，MRI．

f）脂肪吸引部のチェックやデザイン

3）手術法

a）デザイン

患者を必ず立位あるいは坐位にし，吸引したい部位にちょうど等高線を描くように，3〜5 cm 幅で印をつける．さらにその周囲に吸引段差を予防するため剥離範囲を印する．

b）術前大量注入法

出血を減らすためと安全吸引を目的として，生食液を大量に注入する tumescent 法がある．表 30-9-1 のような組成の液が用いられる．Illouz 法では，1,500 mL の出血が限度とされたものが，本法により安全性が高められたが，心肺系に負担がかかり肺浮腫，心不全などの危険性もある．Grazer ら（1997），原口ら（2001），出口ら（2001）によると吸引部位により表 30-9-2 のような量が大体の目安になるという．

c）皮膚切開

①頰部，頸部は耳垂下部に 2 mm くらいの切開を入れる．
②腹部は臍窩部，鼠径部，
③大腿は鼠径部，臀溝，
④膝窩部，下腿は膝窩部か足果部後方，
⑤上肢は腋窩部か肘部に入れる．最近は，複数の小切開から吸引する交叉吸引法（criss-cross 法）が用いられている（図 30-9-8）．

d）吸引

次に，上記の皮切よりカニューレを挿入するが，この際，皮膚を皮下脂肪ごと持ち上げるようにし，そのなかにカニューレを入れるが，腹腔への穿孔に注意する（図 30-9-9）．

腹部では，太めのカニューレ（4〜8 mm），顔面では細めのカニューレ（2〜3 mm），その他は中間の太さのカニューレを用いる．

まずフェザーリングロッド feathering rod を用いて，皮下脂肪層を蜂の巣状 honey comb（図 30-9-12d）に壊しながら（feathering），真空ポンプで吸引する．この動作を放射状に行う．大切なことは，カニューレはいったん挿入した方向に出し入れし，横方向に移動させて，神経血管を損傷させてはならないことである．術前に神経血管の解剖学的位置方向を熟知しておく．また，吸引孔は，内側，つまり，筋層のほうに向ける．皮下脂肪を表層まで吸引し過ぎないことで，最低 1 cm は皮下脂肪を残す．さもないと，術後，皮膚がでこぼこになりやすく，自然治癒は難しい（Courtiss 1984），脂肪注入など新たな手術が必要となる．Fournier（1983）などは，いかにして皮下脂肪を残すか考えながら吸引すべきであるという．しかし，前述 Gasparotti（1992, 1994）のように積極的に皮下浅層の liposuction を行い，瘢痕拘縮で皮膚を引きしめるという人もいる．

皮膚のでこぼこの check 法として，①皮膚面を手でなでる sliding 法，②皮膚を摘んで調べる pinch 法，③カニューラを持ち上げ，皮膚面を調べる skin lift 法がある（渡部 2002）．

脂肪吸引によって脂肪とともに血液，組織液なども吸引されるため，すべてを含めて 2,000 cc 以下にとどめるべきである．一応の除脂目安は，体重の 2〜3％ ないし，1,000〜1,500 mL である．しかし，tumescent 法を用いるときは，さらに多量の切除が可能になるが，出血量を測定して慎重

表 30-9-2　注入溶液量の目安

abdomen, upper and lower	800～2,000 mL
hip (flank, or love handle), each side	400～1,000 mL
lateral thigh, each side	500～1,200 mL
anterior thigh, each side	600～1,200 mL
proximal medial thigh, each side	250～600 mL
knee	200～500 mL
male breast, each side	400～800 mL
submental chin	100～200 mL

（出口正巳ほか：美容外科手術プラクティス，市田正成ほか編，文光堂，p467，2000を参考に著者作成）

に判断する(表30-9-3).
①腹部は，広範囲，多量の皮下脂肪を吸引しなければならないので，出血過多，血圧降下などを起こさないように，輸液，輸血などの処置を施さなければならない．
②上腕では，控えめな脂肪吸引が望ましい．
③大腿では，限局した脂肪蓄積が多く，前後2回に分けて吸引したほうが無難である．
④下腿では，静脈瘤やリンパ浮腫などの既往歴に注意，pinch testで2cm以上が適応である．

e）吸引量の限度

亀井ら（2015）によると，日本人では体重の5％か3,000以下という．米国では体重の5％か4,000～5,000 mLとされているが日本人では多過ぎるし，部位的にも異なるので，全身状態を絶えずチェックしながら慎重に施行することが大切である．

4）術後処置

脂肪吸引法は切除法を併用する場合を除き，無視野のもとに行われるので，血管の結紮，電気凝固などによる止血が不可能である．ドレーン，持続吸引チューブを挿入し，弾性包帯や弾性絆創膏，ガードル，ボディー・スーツなどで圧迫し，止血をはかるようにする．しかし，最近では内視鏡によるチェックが行われるようになった．

5）術後管理

①貧血のチェック，必要があれば輸液，輸血する．
②ドレーンは1～2日留置する．
③圧迫包帯は1週間で除去．
④その後はボディー・スーツ，ストッキング，サポーターなどを使用し，圧迫をつづける．
⑤術後1週間は安静を保ち，その後少しずつ平常生活に戻し，2～3週間頃より患部マッサージを行う．しかし，浮腫は3ヵ月，硬結やシビレ感は6ヵ月くらい残ることが多い．
⑥食事，運動などに留意し，太り過ぎないように注意することも大切である．

6）術後満足感度

Dillerudら（1993）は，76％が満足しており，特に女性化

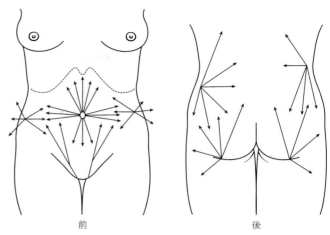

図 30-9-9　皮膚切開部位とカニューレの操作法
臍窩あるいは陰毛部は瘢痕が目立たない．腰骨部には側腹部，臀部には臀溝に皮膚切開が必要になるが，左右で非対称にするほうが目立たない．
（出口正巳ほか：形成外科44：449，2001より引用）

表 30-9-3　手術前後のヘマトクリット値の変化による失血量の推定

$$EBL = \frac{HCTpr - HCTpo}{HCTpr} \times EBV \times WT$$

EBL：　推定される失血量（mL）
HCTpr：　術前ヘマトクリット値（％）
HCTpo：　術後ヘマトクリット値（％）
EBV：　推定血液量（mL）
　　　　（♂：70 mL/kg，♀：65 mL/kg）
WT：　体重（kg）

（出口正巳ほか：形成外科41：S187-193，1998より引用）

乳房，オトガイ下部，腰部，下肢では満足度が高いという．Swanson（2012）は，liposuctionとabdominoplastyのいずれか，あるいは両方でも88.8％の満足がえられるが，両者ではさらに満足度が高くなるという．一方，Pitmann（1985）によると不満であると訴える患者も約20％いると報告しており，下腿，足首の脂肪吸引では不満を訴える人が多いという（浅田ら1987, Kesselring1983）．
内臓脂肪蓄積型は，腹壁筋の弛緩や腰椎前彎姿勢などで，手術効果がないようにみえ，不満を訴える人がある．

7）症例

図30-9-10～図30-9-12は腹部脂肪吸引の代表的症例である．

8）合併症

前述のような合併症が報告されている（Courtiss 1984, Pflug 1982, Pitman 1985, Teimourian 1989, Grazerら1997, 尾郷2004, 渡部2004）(図30-9-13)．

394　第30章　体幹部形成術

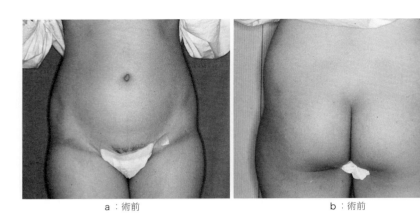
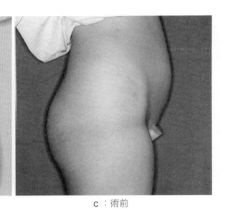

a：術前　　　　　　　　　　b：術前　　　　　　　　　　c：術前

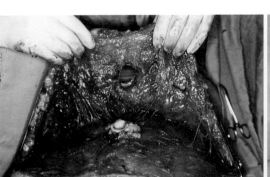

d：honey comb. 脂肪吸引後残った線維がちょうど蜂巣状にみえるためhoney combといわれている．
e：吸引脂肪

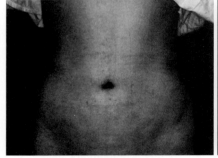
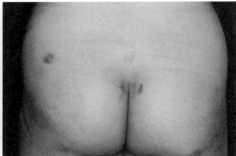
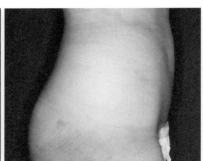

f：術後1ヵ月　　　　　　　　g：術後1ヵ月　　　　　　　　h：術後1ヵ月

図 30-9-10　腹部・腰部脂肪過多症

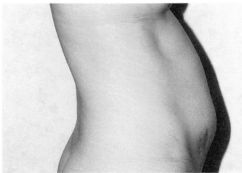
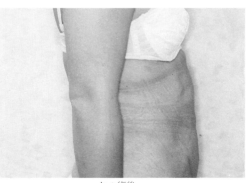

a：術前　　　　　　　　　　　　　　　　　b：術後

図 30-9-11　腹部脂肪吸引例

30・9 体幹脂肪過多症，脂肪形成術

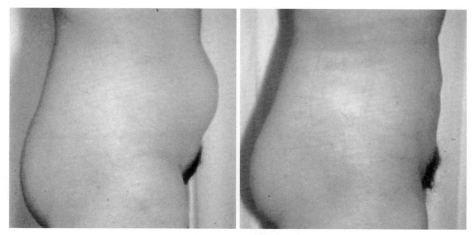

図 30-9-12　腹部脂肪吸引術

（原口和久氏提供）

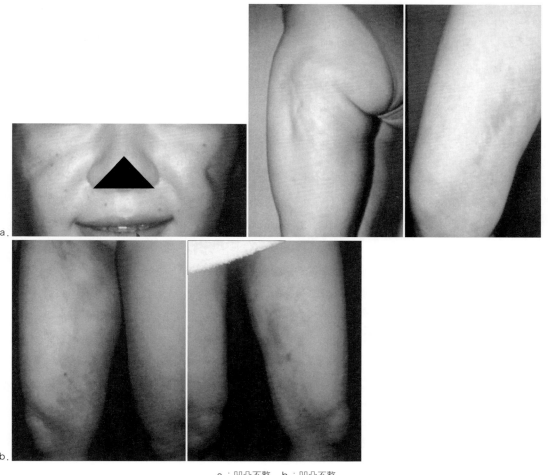

a：凹凸不整，b：凹凸不整
図 30-9-13（1）　脂肪吸引後遺症

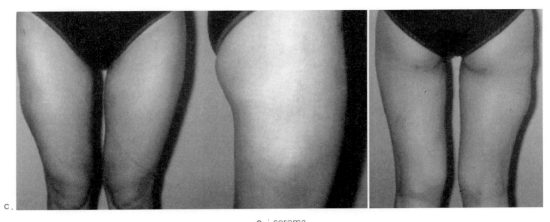

c : seroma

図 30-9-13（2） 脂肪吸引後遺症

（原口和久氏提供）

B. その他の部位の脂肪形成術

これは四肢部に属するものであるが、体幹脂肪形成術との関連が深く、便宜上本項に分類した.

1）臀部増大術 buttock augmentation

これは、垂れ尻や臀溝の深さなどの修正で、臀部の若さを出すのが目的で、waist-to-hip の割合を 0.7 の理想的数値にすることである. 民族によって増大量が異なるというが（Bruner ら 2013）, 日本人にはなじみが薄い.

鈴木ら（2012）によると、gluteoplasty は，1969 年 Bartels らがはじめて報告，1984 年 Roblesra が，1996 年 Vergara が，2004 年と 2006 年 De la Pena らが報告しているという.

手術法は、皮膚に緩みのある症例では、術後の瘢痕が下着にかくれるように臀溝に沿って、余剰皮膚および皮下脂肪を切除する. あるいは臀部専用のシリコンインプラントを筋層内挿入する. 皮膚に収縮能力があれば脂肪吸引である（**図 30-9-14, 図 30-9-15**）. 脂肪層の浅い層を吸引し過ぎたり、深過ぎるといろいろな合併症を生じる（**図 30-9-13**）. また、インプラントでも様々な合併症を生じる. その他、自家脂肪移植法がある.

2）大腿部脂肪過多症

日本人では、あまり問題にならなかったが、最近、関心が高まってきている.

手術法は、皮膚に弛みのある症例では、術後の瘢痕が下着に隠れるように臀溝に沿って、余剰皮膚および皮下脂肪を切除する.

皮膚に収縮能力があれば脂肪吸引法（**図 30-9-14, 図 30-9-15**）である. 脂肪層の浅い層を吸引し過ぎたり、深過ぎるといろいろな合併症を生じる（**図 30-9-13**）（第 32 章 -13-D「脂肪過多症」の項参照）.

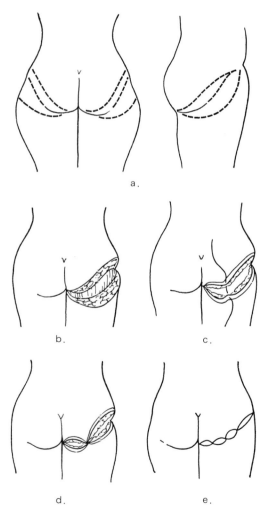

図 30-9-14 大腿部，臀部脂肪過多症の手術法

臀部を中心に脂肪のつきかたによって、下方だけ、上方だけ、その両者の皮膚および皮下脂肪を切除する. 臀溝を含んで切除する場合は、縫合線が臀溝に一致するようにし、しかも真皮と筋肉とを埋没縫合して臀溝の消失を防ぐ.

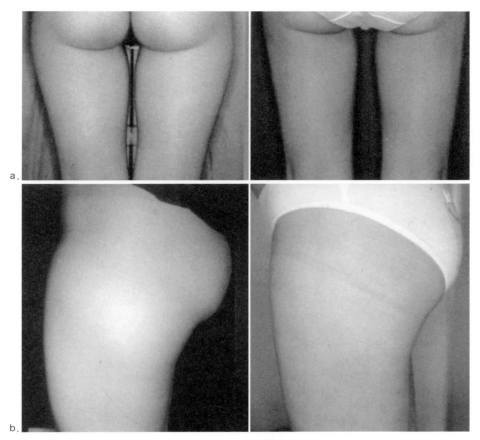

図 30-9-15　大腿部脂肪吸引例

(原口和久氏提供)

C. 脂肪萎縮症 lipodystrophy

　これは，脂肪過多症とは逆に，脂肪組織の消失を起こすもので，汎発性のものと限局性のものとがある．前者はいわゆる痩身とは異なり，肝腫大，過脂肪血症，骨形成促進，多毛，色素沈着，黒色表皮腫を主症状としたものであり，これまで数十例の報告のみである．後者は5～15歳の女性に多く，顔面から進行性に体幹部まで及ぶもので，皮膚以外の症状は少ない．両者とも有効な治療法はない．限局性の場合，脂肪注入法など適応になろう．

30·10　体幹部の美容外科

　前項の脂肪形成術も美容外科の分野として捉える考え方もあるが，メタボリズムの流れとして健康に関係するので病気(症)のなかに分類した．

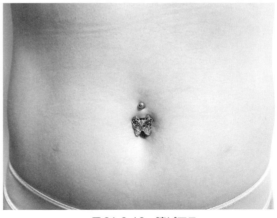

図 31-9-16　臍ピアス

(巣瀬忠之氏提供)

A. ボデイピアス

　臍周囲の皮膚の襞にピアッシングし，耳垂と同じように装飾品を装着することで，ボデイピアスといわれ，最近，日本でも増加しているという(図 30-9-16)．しかし，耳垂と異なり，合併症には要注意である．

31章 会陰部形成術
plastic surgery of the perineum

31·1 会陰部の解剖
anatomy of the perineum

会陰部は泌尿生殖器部ともいう．

❶範囲
左右坐骨結節部の間に位置し，恥骨結合下縁より尾骨先端までの範囲で，外陰部，肛門部，狭義の会陰部に分ける．また，坐骨結節を結ぶ線より前方を泌尿三角部 urogenital triangle，後方を肛門三角部 anal triangle ともいう．

❷男性外陰部
男性外陰部は，陰茎 penis，陰囊 scrotum よりなり，その断面は，図 31-1-1 のような構造を有している．尿道下裂などの先天異常，精巣欠損などの外傷のとき大切になる．

陰茎は，陰茎亀頭，陰茎体，陰茎根の部に分けられ，日本人の大きさは，文献的には，長さ平均 7.3〜9.5 cm，周径平均 7.9〜8.3 cm，勃起時の長さ平均 12.7 cm，周径平均 11.5 cm である（吉岡ら 1979）．

亀頭は，小児まで包皮に包まれているが，陰茎の成長，勃起などで次第に露出するようになる．その程度は，第Ⅰ型：亀頭完全露出，第Ⅱ型：中等度露出，第Ⅲ型：仮性包茎，第Ⅳ型：真性包茎に分類され，このうち真性包茎は，1〜3%（平均）にみられ，手術の対称となる（吉岡ら 1979）．

男性会陰部の解剖については，Giraldo (2002) の論文も参考になろう．

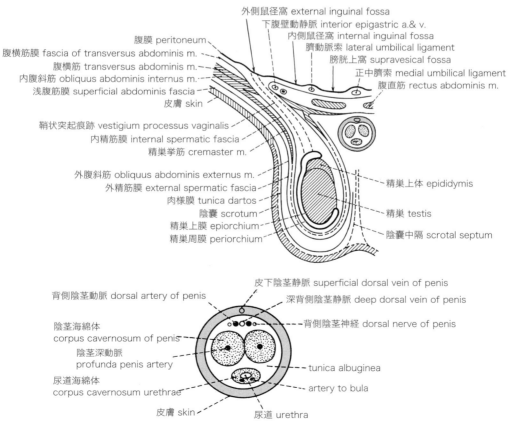

図 31-1-1　精巣および精索の被膜の模型図
（森　於菟ほか：解剖学，第3巻，金原出版，p318, 1982 より引用）

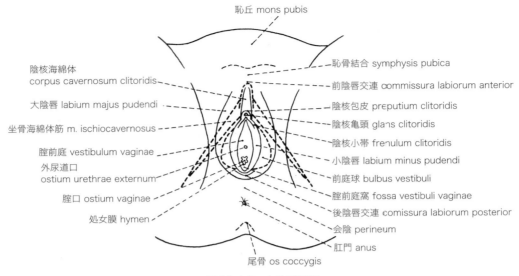

図31-1-2　女性外陰部

❸女性外陰部

女性外陰部は，左右1対の大陰唇，その交わるところを前（後）陰唇交連といい，その間を陰裂とよび，小陰唇を入れる．小陰唇は前方では二分し，外側脚は陰核包皮となって陰核を包み，内側脚は陰核小帯となる（図31-1-2）．

陰裂（大陰唇）の長さは，日本人では，文献的に平均6～7cmで，小陰唇は長さ4～6cm，幅1～2cm，陰核5～8mmであるが，個人差が大きい（吉岡ら1979）．血行は内腸骨動脈から分枝する内陰部動脈からさらに陰唇動脈に分かれ豊富な血管網が形成されている（Hagertyら1993）．

31・2　会陰部外傷　scare of the perineum

泌尿生殖器部の外傷としては，熱傷，剝脱症などが多く，その他，電撃傷，薬傷なども時にみられる．

❶熱傷

通常の熱傷の部分損傷，その他としてみられることが多い．

治療原則は，一般熱傷治療に従う（図31-2-1，図31-2-2）．

❷陰茎・陰嚢皮膚剝脱症 avulsion injury of penis and scrotum

a．原因，症状

ズボンなどが機械に巻き込まれたとき皮膚まで剝脱されて起こる．陰嚢だけの剝脱症は少なく陰茎剝脱を伴うことが多い．しかし，会陰部まで剝脱されることは少ない．

局所治療としては，陰茎には遊離植皮（次項参照），亀頭には口腔粘膜移植が考えられる（樋口ら1991）．

剝脱層は陰茎では肉様膜層の下が多く，亀頭皮膚が剝脱されることは少ない．陰嚢では，挙睾筋の上で剝脱される．

症状として，疼痛，出血は少なく，頭皮剝脱症に似ている．

b．治療

治療は損傷の程度による．

1）陰茎剝脱創

陰茎剝脱創は，分層植皮あるいは陰嚢に埋没する．通常，陰茎を伸長あるいは勃起させて植皮する．移植皮膚の境界は陰茎腹側におき，しかも瘢痕拘縮を防ぐためZ形成術を行う．

植皮後tie over固定を行うが，陰茎近位端縫合糸と遠位端縫合糸で行う．なお尿道にバルーンカテーテルを挿入しておく．植皮は，陰茎の伸展性や勃起性のため，少なくとも2週間固定し，性交は6週間後に許可する．

剝脱された皮膚や，陰嚢皮膚を用いることは技術的に難しく，使用しないほうがよい．また局所皮弁を用いると，皮下脂肪のため陰茎が太くなり，皮膚が不安定になるため，特殊な場合（遊離植皮を行うまでの救急処置など）を除き利用しない．

剝脱皮膚が小さい場合で，残存皮膚を緊張なく縫合できるときを除き，全切除，遊離植皮を行ったほうがよい（図31-2-3）．

2）陰嚢剝脱創

陰嚢剝脱症の場合は，緊張なく縫縮できるときは残存陰嚢を縫合する（Huffmanら1956）．多少の緊張があっても数ヵ月経つと正常に近くなる．

縫縮できないときは大腿皮下に埋没する．この際，①皮

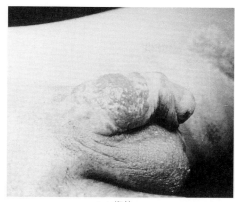
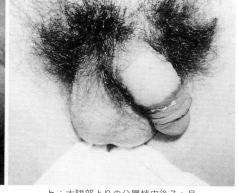

a：術前　　　　　　　　　b：大腿部よりの分層植皮後7ヵ月

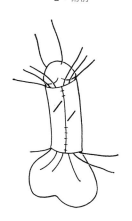
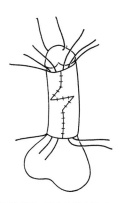
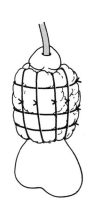

①遊離植皮　　②Z形成術で瘢痕拘縮を防ぐ　　③tie over固定

c：陰茎植皮術

図 31-2-1　陰茎熱傷

下の浅いところに埋没しないと精子形成 spermatogenesis に悪影響を起こす．同じ大腿内側でも深部になると体温が高いからである(Huffman 1956)．②また，精索 spermatic cord が過伸長されないように後方へ埋没する．③さらに両大腿部を寄せ(歩行時)，あるいは足を組み合わせたとき，両方の精巣がぶつからないように，高さを少しずらして移植することが必要である．局所皮弁は，通常使用しないが，Murakami ら(2001)は，Fournier's gangrene による陰嚢皮膚欠損に，両側下腹壁動脈を利用した臍周囲腹部薄化皮弁 thin flap による再建例を報告している．

3) 合併症

陰茎陰嚢剝脱症の合併症としては，血腫，感染，リンパ浮腫，瘢痕拘縮，皮膚壊死などがある．

❸陰茎切断 amputation of the penis
a. 原因
熱傷，外傷，咬傷による切断，自己切断，悪性腫瘍による治療切断などがある．

b. 再建法
条件が許せば，再接着の可能性もあり(Best ら 1962)，microsurgery による成功例も報告されているが(Cohen ら 1977)，通常，前腕皮弁，腹部皮弁を用いる再建法が行われる．

c. 陰茎形成術 phalloplasty
①腹部皮膚で尿道を形成し，さらに外表を腹部皮弁で作成，両者の間に軟骨移植を行い支柱とする．内筒と残存尿道を縫合，軟骨は残存海綿体の間に挿入固定する方法，新尿道作成のため陰嚢中央の皮膚を tube する方法もある(**図31-2-4**)．海綿体が残存していると勃起や性交も可能である．

②また，両側の薄筋 gracilis muscle を陰茎体とし，尿道は，Foley カテーテルに全層皮膚を巻いて形成，外表に遊離植皮を行う one stage の方法が報告されている(Hester ら 1978)．

③あるいは microsurgery により Puckett ら(1982)が，鼠径皮弁による再建を行ったが，遊離吻合橈骨前腕皮弁(上田ら 1994, Sengezer ら 2004, 土屋ら 2015)と遊

402　第**31**章　会陰部形成術

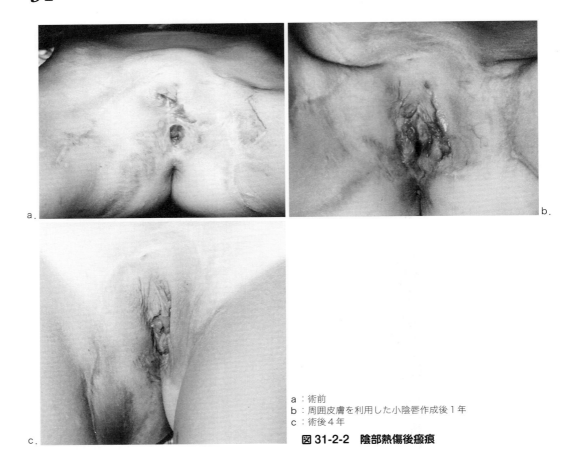

a：術前
b：周囲皮膚を利用した小陰唇作成後1年
c：術後4年

図 31-2-2　陰部熱傷後瘢痕

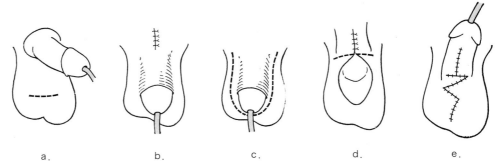

図 31-2-3　陰茎剥脱創の陰嚢埋没法

離吻合肋軟骨移植を併用するChangら（1984），Gottliebら（1993）の方法もある．利用される動脈としては，外側大腿回旋動脈，内側大腿回旋動脈，深下腹壁動脈，深大腿動脈，深腸骨回旋動脈などがあげられているが，太い動脈が有利である（遠藤ら1992）．

④また，遊離吻合神経腓骨皮弁（sensate osteocutaneous fibula flap）による一期的再建法もあるし（Sadoveら1993），lateral sural cutaneous nerve か，posterior sural cutaneous nerve の移植を利用した神経血管吻合腓骨再建陰茎neophalllusは感覚もよく，陰茎内の移植脛骨の吸収も少なく，骨として生着し，患者の満足も得られたという（Sengezerら2004）．性転換による陰茎形成術も参考になろう（Hageら1993）．

⑤光嶋ら（2011）は，freeの橈骨皮弁の長期結果では，骨，軟骨は吸収され，尿道は狭窄を起こすという．しかし，浅腸骨回旋動脈穿通枝皮弁は評価が高いと報告している．

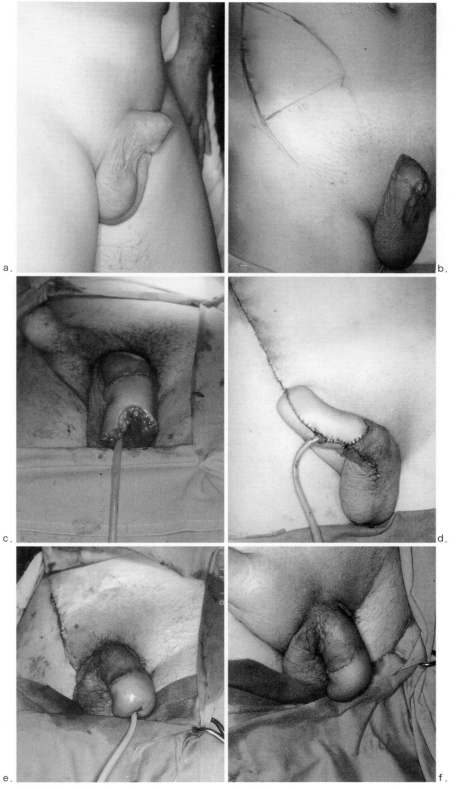

図 31-2-4　陰茎再建例

（保阪善昭氏提供）

404　第31章　会陰部形成術

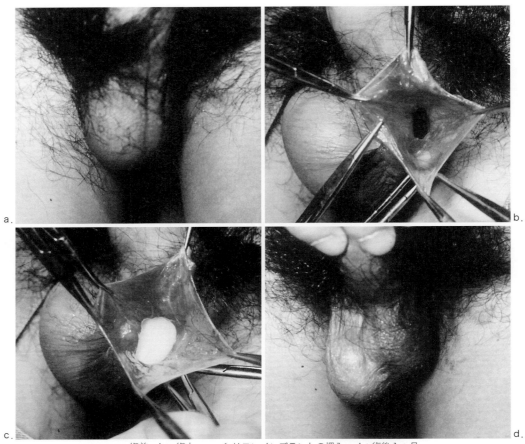

a：術前，b：術中，c：シリコンインプラントの埋入，d：術後1ヵ月
図 31-2-5　外傷性精巣欠損

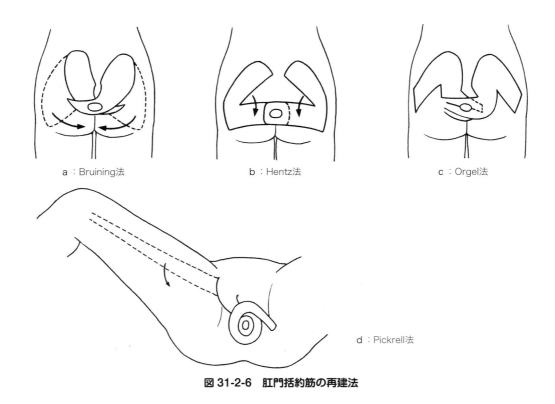

a：Bruining法　　b：Hentz法　　c：Orgel法

d：Pickrell法

図 31-2-6　肛門括約筋の再建法

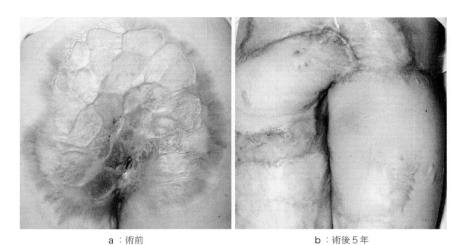

a：術前　　　　　　　　　　b：術後5年
図31-2-7　熱傷による肛門括約不全
Pickrell法による肛門括約筋再建．

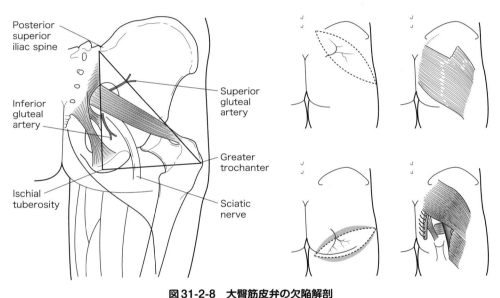

図31-2-8　大臀筋皮弁の欠陥解剖
後上腸骨棘，大転子，坐骨結節の位置を指標として上・下臀動脈の位置を確認して皮弁のデザインを行う．
（桜庭実ほか：PEPARS 59：29，2011）

❹精巣再建

精巣は，外傷や腫瘍による切除などで欠損することがある．再建法はインプラント埋入による（図31-2-5）．

❺難治性瘻孔，潰瘍

会陰部は，汚染されやすく，また，意外と日常生活上，動いたり，圧迫されたりするところであり，分娩時損傷が多く，難治性の瘻孔や潰瘍を作りやすい（池田2009）．また，放射線治療など受けた場合は血行が悪いため，いっそうこの傾向がある．

治療は，自然閉鎖も多いが，保存療法で治癒しなければ，外科手術である．縫縮は再発が多く，薄筋による再建のほうが83～100％と成績がよい（池田2009）．また，褥瘡と同じく，筋弁の充填（三沢ら1989），筋弁＋遊離植皮術か，筋皮弁を適応する．井上ら（2011）は，通常はpudendal thigh flap, gluteal flapを使用し，円蓋欠損，直腸膣瘻では，薄筋皮弁，大臀筋皮弁のVY法あるいは穿通枝皮弁を利用している（図31-2-8，図31-2-9）．

❻尿道結石

尿道結石は，全結石の4～8％で，原発性尿道結石と続発性結石との比は，1：21で，後部尿道41.2％，球部18.8％，

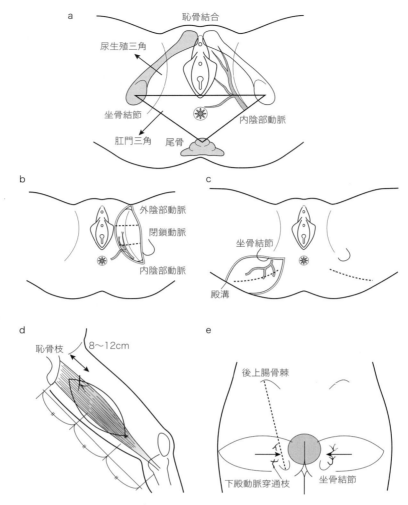

図 31-2-9 会陰部の再建皮弁
a：会陰部の解剖（女性），b：Pudendal thigh flap，c：臀溝皮弁，d：薄筋皮弁，e：大臀筋皮弁（下臀動脈穿通枝皮弁型）

（井上啓太ほか：形成外科 59：19, 2011 より引用）

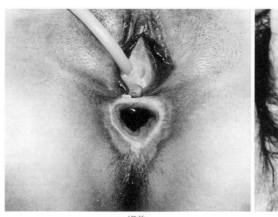

a：術前
直腸癌根治手術後，広範な膣欠損を起こしたもので，創閉鎖が起こらないため，外科より創閉鎖目的で依頼されたものである．

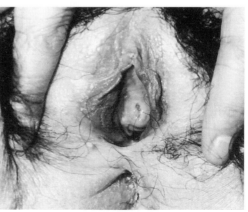

b：術後9ヵ月
手術は，薄筋の有茎移植による肛門創腔の充填と同時に，大陰唇外側よりの皮膚弁を薄筋の上に移植して，肛門を閉鎖したあと（人工肛門作成ずみのため），膣腔を形成した．

図 31-2-10 直腸癌根治術の膣欠損

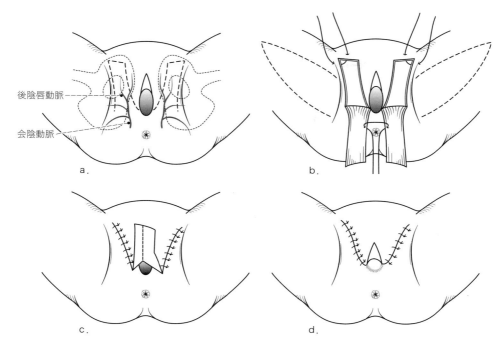

a：鼠径部皮弁作成（neurovascular pudendal thigh flap）
b：皮弁を反転，皮膚側を内側にして縫合．皮膚筒を作る．採皮部は縫縮する．
c：皮膚筒を完成．採皮部を縫合したところ．
d：皮膚筒を膣部に挿入する．

図 31-2-11　造膣術
（Woods JE et al : Plast Reconstr Surg 90 : 270, 1992 を参考に著者作成）

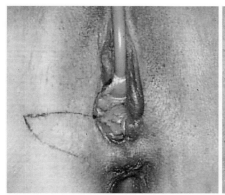
a：術前デザイン

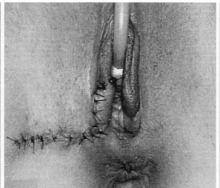
b：術直後

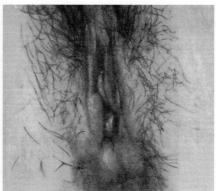
c：術後 1 年 10ヵ月

図 31-2-12　腫瘍切除後小陰唇欠損

（宇佐美泰徳ほか：日美容外会報 25：31, 2003 より引用）
（宇佐美泰徳氏提供）

陰囊部 28.4％，舟状窩 11.3％ という．

原発性結石の主成分は燐酸塩で，続発性のものは尿酸塩である（土光ら 1980）．

❼肛門損傷

熱傷，手術などで肛門部が損傷を受けることがある．通常は植皮であるが，肛門機能が障害されたときは人工肛門の造設である．可能であれば肛門括約筋の再建を行う（図 31-2-6，図 31-2-7）．

❽後天性膣欠損症

これは直腸癌や子宮頸部癌などの根治手術後などにみられる（図 31-2-10）．

再建法は欠損の程度に応じて，大腿内側皮弁，大腿薄筋-

408　第**31**章　会陰部形成術

筋皮弁などによる本格的再建術のほか，部分的に再建する方法などがある．Kim ら（2003）は，rectosigmoid vaginoplasty が見栄え，機能の点でよいという（**図 31-2-11**，**図 31-2-12**）．

❾後天性陰唇癒着症 labial adhesion

外陰の炎症，外傷などのあと起こるもので，池田ら（2007）は，低エストロゲンになる時期に起こりやすく，小児期，閉経期に認められるという．

治療は，エストロゲン投与で効なければ外科的治療になるが，再発率が 14～20％にみられるという（上記文献）．

31·3 会陰部の腫瘍
perineal tumors

会陰部の腫瘍には，性器，肛門部（肛門管 - 直腸下部で恥骨直腸筋付着部上縁までの 3 cm の間，肛門周囲皮膚に分けられる）にできるものがある．形成外科的には，外科での根治手術後の再建的仕事，肛門周囲の良性皮膚腫瘍の切除などが対象になろう．進藤（2003）は肛門腫瘍を**表31-3-1** のように分類しているが会陰部腫瘍といえる．

A. 良性腫瘍

良性腫瘍は，周囲組織を含め，血管腫（**図31-3-1**），線維腫，乳頭腫，脂肪腫（**図 31-3-2**）（清水ら 1955，Sule ら 1994，柳澤ら 2004），脂腺囊腫，グロムス腫瘍，毛巣囊腫，バルトリン腺囊胞，尿道口唇部囊腫 parameatal cyst，性器会陰部囊腫（木股ら 1989，大塚ら 1990），尿膜管囊胞 uracal cyst（飯田ら 2002）などが報告されているが，泌尿生殖器や肛門直腸部の先天異常を合併することが多い（紺屋ら 1996，Sule ら 1994）．

ペロニー Peyronie 病は陰茎海綿体白質の線維性硬結による陰茎彎曲，性交障害をきたすもので，原因は明確でない．治療は手術である（范ら 2016）．

B. 悪性腫瘍

a. 外陰癌

これは子宮頸癌，子宮体癌，卵巣癌につぐ頻度で（中西ら 1991），婦人科悪性腫瘍の 2～4％で，最近増加傾向にあるという（衛藤ら 2002）．発症年齢は平均 61 歳（須川ら），63 歳（Rutlege ら）である．扁平上皮癌（基底細胞癌）が 80～90％で，受診の遅れによるのであろう，リンパ節転移の頻度も高い．

手術は，広範囲外陰切除術で，そのうえ，両鼠径リンパ節，

表31-3-1　肛門腫瘍の分類

A．肛門管
1．良性上皮性腫瘍：直腸腺腫，囊胞腺腫，乳頭腫
2．悪性上皮性腫瘍
  2.1　腺癌および粘液癌：直腸型，肛門腺由来，痔瘻に合併，その他の管外型
  2.2　扁平上皮癌
  2.3　腺扁平上皮癌
  2.4　類基底細胞癌
  2.5　その他の癌；印環細胞癌，粘表皮癌，分類不能癌
3．悪性黒色腫
4．非上皮性腫瘍：横紋筋肉腫，平滑筋肉腫，線維肉腫，脂肪肉腫
5．腫瘍様病変：尖圭コンジローマ，肥厚肛門乳頭，肛門腺の貯留囊胞，粘膜下濃瘍，内痔核，線維性ポリープ，など
6．その他：Kaposi 肉腫，リンパ腫，など
B．肛門周囲皮膚：皮膚腫瘍に準じる
1．乳房外 Paget 病
2．Bowen 病
3．有棘細胞癌
4．基底細胞上皮腫
5．悪性黒色腫

（進藤勝久：外科65：814，2003を参考に著者作成）

骨髄内リンパ節の郭清が必要である．

再建は，gracilis 筋皮弁が多く，他に rectus abdominal flap（井上ら 1991），tensor fascia lata flap medial thigh flap，大腿内側 V-Y 皮弁（足立ら 2004），gluteal flap，gluteal fold flap が多い（中西ら 2001）．

b. 乳房外 Paget 病 extramammary Paget disease

これは Crocker（1889）によりはじめて報告されて以来，数多くの発表がある（奥村ら 1987）．

本症は，癌前駆症のひとつであるが，浸潤癌やリンパ節転移の点で，癌そのものとの見方もある．

病因としては，多くの説があるものの，現在ではアポクリン腺由来ではないかといわれている．アポクリン腺分布部位に好発する．

臨床的には，男が女の 2 倍多く，50～60 歳代に多く，大部分は外陰部である．

北里大学病院 35 年間の乳房外 Paget 病の統計（柴田ら 2013）では，病状自覚から形成外科受診まで，平均 4 年 9 ヵ月，京都府立医科大学の 17.2 ヵ月より 3 倍．男女比は女性が 1.13 倍多い．mapping biopsy で断端陽性率は皮膚側，粘膜側で有用性は同じ．しかし，2 cm 離せばよく，biopsy の有用性は高い．

乳房外 Paget 病は，腋窩などアポクリン腺の存在するところにも発生するが，頻度としては少ない．

治療は，広範囲切除であるが，明確なエビデンスがなく，経験的治療が行われている（**図 31-3-3 ～図 31-3-7**）．

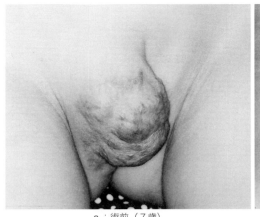
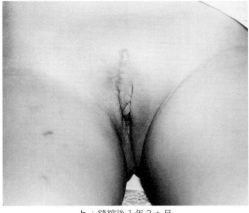

a：術前（7歳）　　　　　　　　　　　　b：縫縮後1年3ヵ月

図 31-3-1　大陰唇海綿状血管腫

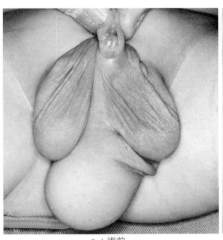
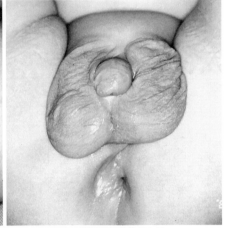

a：術前　　　　　　　　　　　　b：脂肪腫切除後2ヵ月

図 31-3-2　陰部脂肪腫と二分陰嚢（未手術）

①多数生検mapping biopsyで切除範囲を決めるが，大体，周囲5cmの正常範囲を含めて筋膜まで全摘する．しかし，エビデンスなし．石原ら（2012）は，病巣が5cm以上，あるいは硬結を触れるものでは，全例リンパ節郭清を行う．粘膜側は転位迅速である．

②センチネルリンパ節生検は，エビデンスなし

③肛門歯状線を超えるものは，肛門機能を犠牲にしても切除．しかし，エビデンスなし

④鼠径リンパ節転位あれば，骨盤内リンパ節まで郭清すると予後が改善するが，エビデンスはない．

⑤再建法として，女性では薄筋皮弁，男性では分層植皮が一般的．

⑥放射線治療，化学療法はないよりましというところである（図31-3-4～図31-3-6）．エビデンスはない．切除が第一選択．組織欠損部は大臀筋皮弁，会陰部皮弁，腹直筋皮弁が第一選択枝である（中西ら 2001）．

⑦便失禁管理システムの使用は有用，しかしエビデンスはない．組織学的には，森（1965）が6型に分類しており，リンパ節郭清の目安にもなる（図31-3-7）．最近の文献では荘司ら（2008），亀井ら（2008），佐藤（2011）の論文に詳しい．

c. 肛門腫瘍

表31-3-1のような腫瘍がみられるが，ほとんど外科で治療されている（図31-3-8）．

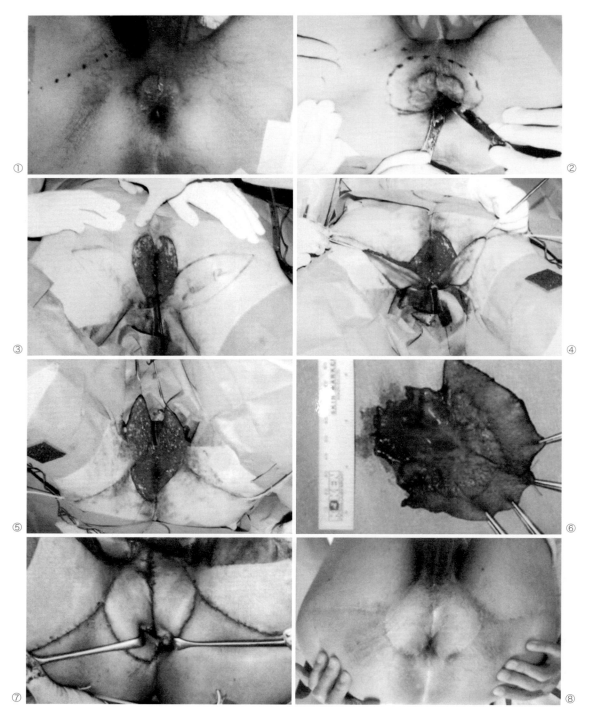

図31-3-3 外陰部Paget病（70歳代男性）
①②：1.5cm奥の直腸粘膜までと，外側は1.5cm離して切除範囲をデザイン，③：肛門括約筋は温存，病巣を切除，④：臀溝に沿って，右6.5×12cm，左6.5×13cmの皮弁を挙上，⑤：切除組織，⑥：皮弁を挙上，採皮部は縫縮，⑦：皮弁を肛門内へ移植，⑧：術後5年，再発なく，肛門機能も問題ない．

（小林公一氏提供）

31・3 会陰部の腫瘍　411

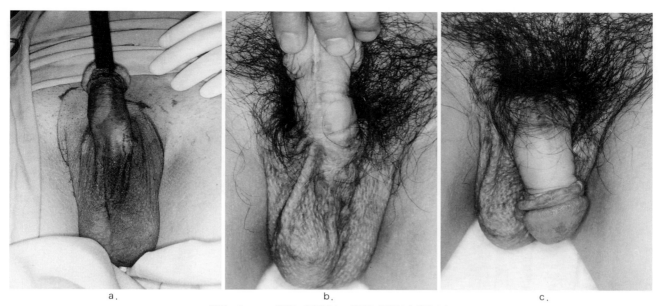

a：術前，b，c：陰茎に分層植皮，陰嚢に網状植皮術後1年
図 31-3-4　陰茎陰嚢 Paget 病

（保阪善昭氏提供）

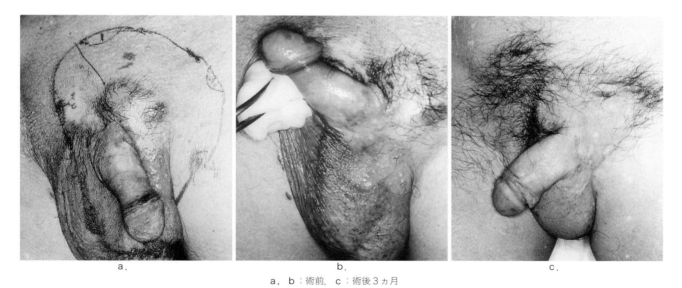

a，b：術前，c：術後3ヵ月
図 31-3-5　陰茎陰嚢 Paget 病

（保阪善昭氏提供）

412　第31章　会陰部形成術

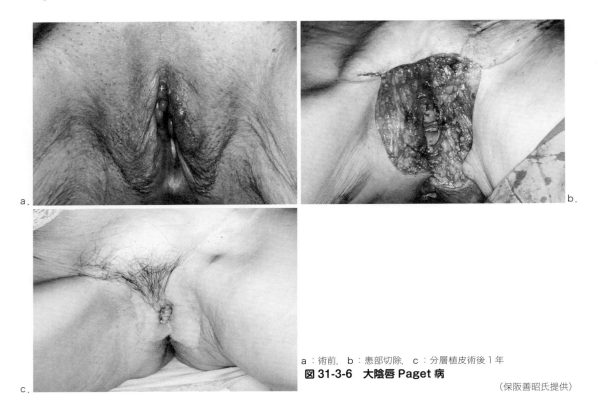

a：術前，b：患部切除，c：分層植皮術後1年
図 31-3-6　大陰唇 Paget 病
（保阪善昭氏提供）

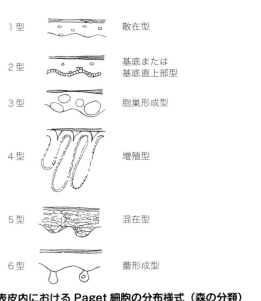

1型	散在型
2型	基底または基底直上部型
3型	胞巣形成型
4型	増殖型
5型	混在型
6型	蕾形成型

図 31-3-7　表皮内における Paget 細胞の分布様式（森の分類）
（森　俊二：日皮会誌 75：21, 1965 より引用）

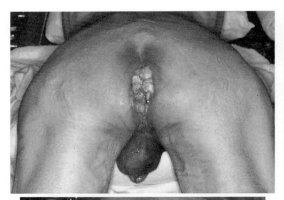

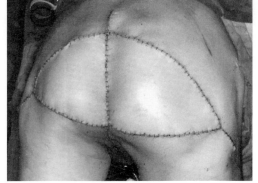

図 31-3-8　直腸癌
大臀筋皮弁による修復・人工肛門作成
（重原岳雄氏提供）

31・4 会陰部の先天異常
congenital anomalies of the perineal

A. 男性

❶尿道下裂 hypospadias

陰茎形成不全によるもので，腹側包皮の欠損，外尿道口の近位への位置異常，索状物 chordee の形成などの陰茎異常を尿道下裂といい，男子300人に1人の発生率といわれる（Converse 1977）．なお女性尿道下裂は，female hypospadias で尿道が膣内に開いているもの．

a. 分類

外尿道口の位置によって，次のように分かれ，最も多いのが亀頭部下裂と陰茎遠位下裂で，全体の90％を占める（図31-4-1，図31-4-2）．

1）部位別分類
①亀頭部下裂 balanic (gladular) hypospadias
②陰茎部下裂 penile hypospadias：遠位，中央部，近位に細分類．
③陰茎陰嚢部下裂 penoscrotal hypospadias
④陰嚢部下裂 scrotal hypospadias
⑤会陰部下裂 perineal hypospadias

2）索状物 chordee の有無による分類（Converse 1977）
① chordee のない hypospadias
② chordee のある hypospadias
③ chordee はあるが，hypospadias のないもの

b. 症状，所見

亀頭部下裂では，亀頭頸のところに尿道口があり，包皮腹側が欠損，亀頭の扁平化があったり，陰茎部下裂では，近位ほど chordee が強く，陰茎の腹側彎曲が著明で，ときに尿道海綿体 corpus spongiosum が欠損することもある．陰嚢部下裂では陰嚢は左右に分かれ，また精巣を含まないこともある．会陰部下裂になるとさらに変形が強く，女性外陰に近くなり，性別の問題が出てくる．

立位排尿障害，性交障害，包皮内感染，外観異常などがある．

なお，尿道下裂には，**表31-4-1** のような症候群がみられることがあるので，他の症状にも注意が必要である（三川ら 1999）．

c. 治療

尿道下裂の治療は，尿道索 chordee の矯正と尿道形成である．しかし，その手術法は1874年 Duplay の報告以来，250以上の手術法があるといわれるくらい数多い（Backusら 1960）．

一般に，尿道索 chordee の矯正（chordectomy）と尿道

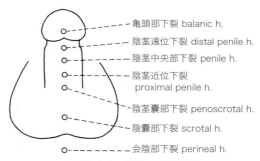

図 31-4-1 尿道下裂の種類

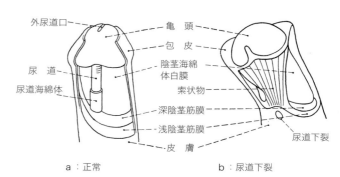

図 31-4-2 尿道下裂の陰茎

（Converse JM：Reconstructive Plastic Surgery, Saunders, p3845, 1977 より引用）

表31-4-1 尿道下裂をみる症候群

1.	Opitz 症候群
2.	Noonan 症候群
3.	Smith-Lemli-Opitz 症候群
4.	Rubinstein-Taybi 症候群
5.	Bardet-Biedl 症候群
6.	Russel-Silver 症候群
7.	Wiedemann-Beckwith 症候群
8.	Klinefelter 症候群
9.	CHARGE 症候群
10.	VATER 連合
11.	伏在眼球症候群
12.	無虹彩・Wilms 腫瘍連合
13.	その他

（三川信之ほか：日形会誌 19：399, 1999 を参考に著者作成）

形成術（urethroplasty）を別々に2回以上に分けて手術する人が多いが，最近では同時に手術する報告も多くなっている（大隅ら 1994, Velasco ら 1994）．

手術時期は2～3歳，少なくとも就学までに完了することが大切である．

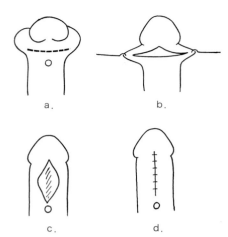

図 31-4-3 尿道索の矯正（Denis Browne 法）
(Browne D : Lancet I : 141, 1946 を参考に著者作成)

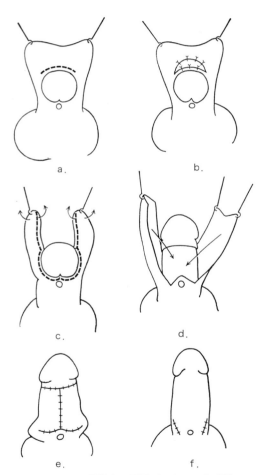

図 31-4-4 尿道索の矯正（Edmunds 法）
(Edmunds A : Lancet I : 323, 327, 1926 を参考に著者作成)

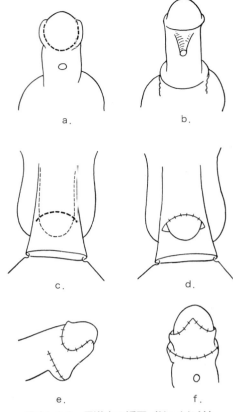

図 31-4-5 尿道索の矯正（Nesbit 法）
(Nesbit R : J Urol 45 : 699, 1941 より引用)

d. 代表的手術法

1) Chordee の矯正

a) Duplay 法，Denis Browne 法

Duplay (1874) は尿道口の遠位で横切開，これを縦に縫合．Denis Browne (1946) も同様の方法を報告している（図 31-4-3）．

b) Edmunds 法 (1926)

これは包皮背側切開，双茎皮弁とし，6 週後背側包皮を縦切開して展開し，chordee を矯正したあとの皮膚欠損部に移植する．Blair ら (1933) は，Edmunds の二段階法を一段階法にした（図 31-4-4）．

c) Nesbit 法 (1941)

亀頭冠状溝に沿って包皮を切開，筒状に剝離，chordee を矯正したのち，背側皮膚に切開を入れ，亀頭を露出し，縫合したのち，腹側にまわした背側皮膚もそのまま縫合する（図 31-4-5）．

2) 尿道形成術

尿道の作成は，数多く，報告されているように極めて難しい．代表的な方法をまとめてみると次のごとくである．

a) 陰茎皮膚による尿道形成術

①腹側皮膚を tube にする方法（Duplay 1874）

31・4 会陰部の先天異常　415

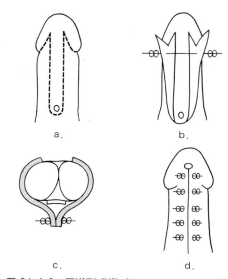

図 31-4-6　尿道形成術（Denis Browne 法）
(Browne D：Lancet Ⅰ：141, 1946 より引用)

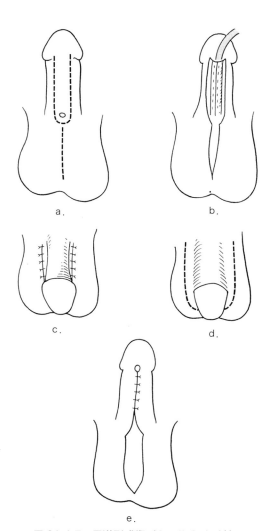

図 31-4-7　尿道形成術（Cecil-Culp 法）
(Converse JM：Reconstructive Plastic Surgery, Saunders, p3851, 1977 を参考に著者作成)

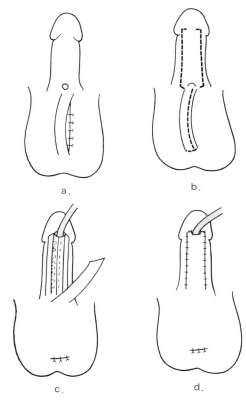

図 31-4-8　尿道形成術（Wehrbein-Smith 法）
(Converse JM：Reconstructive Plastic Surgery, Saunders, p3851, 1977 を参考に著者作成)

②腹側皮膚を tube にしない方法（Denis Browne 1949）（図 31-4-6）
③背側皮膚を tube にする方法（Davis 1955）
④背側皮膚と腹側皮膚両方を tube にする方法（Snow1994, Koyanagi 1994）

b）陰茎と陰嚢皮膚による尿道形成術
①陰茎皮膚で tube を作り，陰嚢に埋没する方法で，二次的に陰茎を挙上させて完成させる（Cecil 1955, Culp 1959）（図 31-4-7）．
②陰茎皮膚で tube を作り，埋没法ではなく，陰嚢皮弁で閉鎖する方法（Wehrbein 1943, Smith ら 1948）（図 31-4-8, 図 31-4-9）．
③陰茎と陰嚢の皮弁で tube を作る方法．その間，陰茎と陰嚢は癒着させる（Bucknall 1907）．
c）遊離植皮する方法（Young ら 1949）（図 31-4-10）

e．著者の方法
　Edmunds 類似の方法であるが，第 1 回目の手術で亀頭冠状溝に沿った切開線と背側縦切開を行い，包皮を二分する．次に chordee を完全に除去し，一側包皮を展開して腹側を被覆，反対側包皮はそのまま創を閉鎖する．約 1～2 ヵ月後，第 2 回目の手術を行う．まず尿道口の周囲に切開を入れ，尿道になるように tube を作成する．この際，tube 中

416　第31章　会陰部形成術

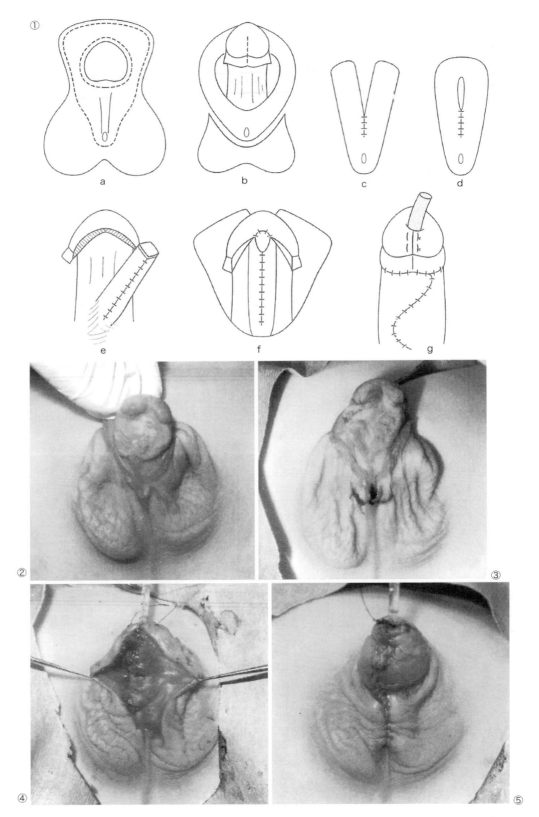

図31-4-9　OUPF法（Koyanagi法）

（富塚：PEPARS 74：1, 2013 より引用）

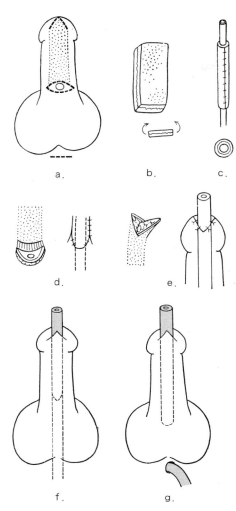

a：皮切と剝離範囲.
b：無毛部の皮膚を採取，これを表皮側が内側になるようにカテーテルに巻き込んで縫いつける.
c：これで尿道を作ったことになる.
d：尿道口周囲の皮膚を挙上し，カテーテルに巻きつけた皮膚を挿入，縫合.
e：新しい外尿道口では，亀頭に作った三角弁を反転，カテーテルの皮膚に縫合する.
f：バルーンカテーテルを用いる場合.
g：排尿用カテーテルと，植皮用カテーテルを別にする場合.

図 31-4-10　遊離植皮による尿道形成術

央部は剝離しないで母床につけたままにしておき，血行を確保する．tube は亀頭先端まで作成する．tube の縫合はマットレス縫合にすることが大切である．前回の手術で残しておいた包皮に縦切開を入れ，展開したのち，欠損部を被覆する．陰茎根部にできる dog ear はそのままでもよく，後日修正してもよい（図 31-4-11，図 31-4-12）．変法にすると一期法も可能である（図 31-4-13）．瘻孔ができる欠点もある．

f.　合併症

尿道下裂症の手術による合併症としては，次のものがあ

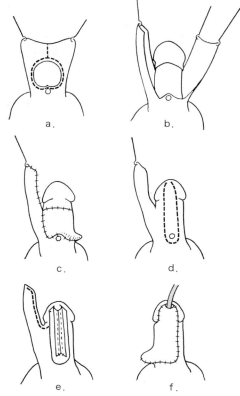

図 31-4-11　尿道形成術（著者法）

る.
①瘻孔 fistula：皮弁壊死や創離開によるもので，局所皮弁による修正を行う（図 31-4-14）．
②拘縮 contracture：chordee の除去が不十分な場合に多い．
③狭窄 stenosis：皮弁の過小や壊死などによる．拡張器の使用で効がなければ，再手術を行う．
④憩室 diverticulum：あまり問題にならないが，修正するとすれば余剰部分を切除して縫縮する．旧尿道口のところに多い．
⑤尿道口偏位：中央に位置しないで側方にずれる場合である．これも問題にはならないが，気にする人では移所術を行えばよい．
⑥その他：Van der Werff（2000）によれば，尿の spraying, dribbling, 尿線分離, 皮膚余剰, 陰茎捻転もあるという．

❷尿道上裂 epispadias

これは尿道が陰茎背側に偏位し，開口したもので，その位置によって亀頭型 balanic type, 陰茎型 penile type, 陰茎恥骨型 penopubic type に分かれ，膀胱外反症 bladder exstrophy を合併することもある．変形の程度もいろいろで，一般に尿道索を有し，陰茎は頭側彎曲を呈し，変形が

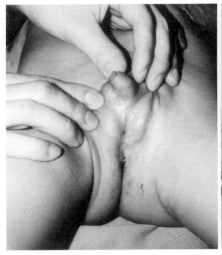
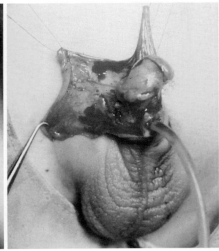
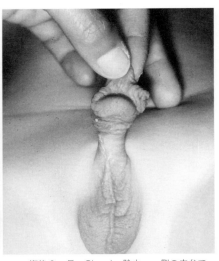
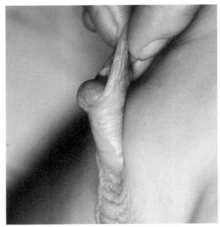
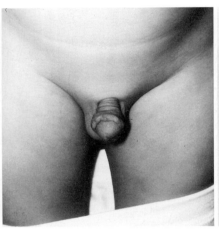
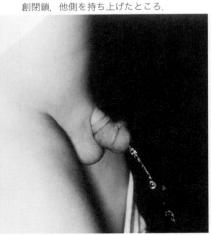

a：術前　　b：術中　　c：術後6ヵ月　Chordee除去，一側の皮弁で創閉鎖，他側を持ち上げたところ．

d：術後6ヵ月（写真cの側方向）　　e．　　f．

e，f：第2回目手術で尿道形成，術後5ヵ月，尿瘻なく成功

図31-4-12　尿道下裂の修復例（著者法）

（鬼塚卓弥：医事新報，3353号グラビア，1988より引用）

著明なものでは海綿体の欠損，陰茎の短縮，扁平化を伴っていることもある．また，恥骨開離や尿道開放などもみられる（図31-4-15）．

治療は，学齢期前に終了させる必要があり，亀頭型や陰茎型では尿道下裂に準じた方法をとる．陰茎恥骨型では通常失禁があるため，括約筋の再建を要する（Gilbertら2006）．

尿道上裂の頻度としては，尿道下裂500例に，尿道上裂1例の割合であるという（Campbell 1951）．

❸膀胱外反症 bladder extrophy

3万～4万人に1人の出現率で，わが国では，55例の報告があるという（星ら1973）．

発生原因としては，機械的あるいは病因的発生によるもの，中胚葉性組織発育障害説などがあり，タイプとしては完全膀胱外反症と不完全膀胱外反症とがある．

治療は，完全外反症に対して尿管S状結腸吻合術を，不完全外反症には腹壁形成術および外陰部形成術が行われる．

❹陰茎前位陰囊 prepenile scrotum

これは，陰囊が陰茎の臍側に位置する先天異常で，外国ではBroman（1911）の報告が，わが国では永田ら（1966）の報告が最初で，林ら（1991）は，わが国では55例で，まれなものとしているが，不完全型などは見落とされている症例も数多く，必ずしもまれとはいえないようである．

本症は，陰茎と陰囊の発生過程における位置移動の異常によるとされている（Spaulding 1921, Glennら1973, 妹尾1991, 林ら1991b）（図31-4-12，図31-4-13，図31-4-16）．

合併異常については，林ら（1991）は，表31-4-2のようにまとめている．

尿道下裂が73.3％，鎖肛が20％，二分陰囊18.3％である．治療はZ形成術を主体にした陰茎と陰囊の位置交換で

31・4 会陰部の先天異常　419

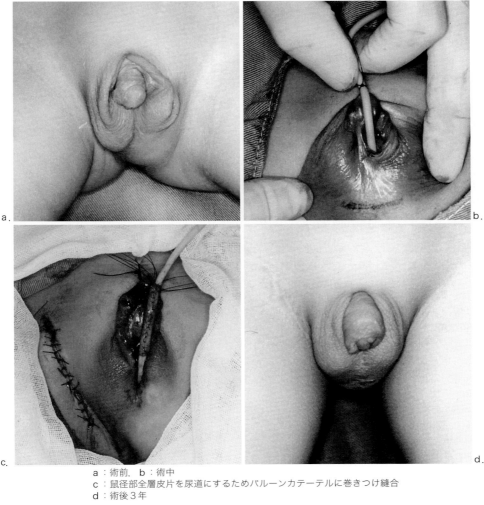

a：術前，b：術中
c：鼠径部全層皮片を尿道にするためバルーンカテーテルに巻きつけ縫合
d：術後3年

図 31-4-13　尿道下裂と陰茎前位陰嚢（一期手術法）

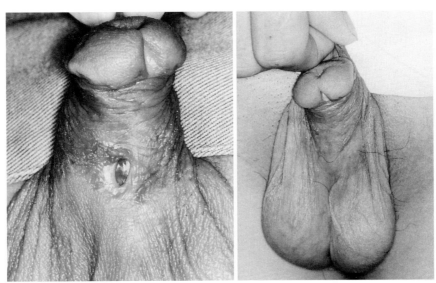

a：術前　　　　　　　　　b：術後1年

図 31-4-14　尿道瘻孔
某病院で行われた尿道下裂手術後，局所皮弁を反転して尿道を作りその上に別の局所皮弁を被膜．
（鬼塚卓弥：医事新報，3353号グラビア，1988より引用）

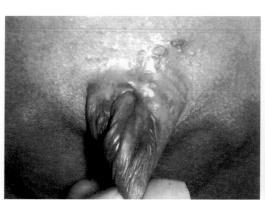
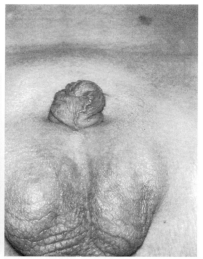

図 31-4-15　尿道上裂

（吉本信也氏提供）

表31-4-2　陰茎前位陰嚢の合併症（本邦発表例55例より）

1. genitourinary tract		
hypospadias	40 (73%)	*
bifid scrotum	8 (15%)	*
cryptorchism	8 (15%)	
prostatic utricle	8 (15%)	
microphallus	5 (9%)	
vagina masculina	1 (2%)	
true hermaphrodism	1 (2%)	
2. gastrointestinal tract		
imperforate anus or rectal fistula	11 (20%)	*
inguinal hernia	3 (5%)	*
esophageal atresia	1 (2%)	*
3. skeletal system		
spina bifida occulta	2 (4%)	
polysyndactyly	2 (4%)	
club foot	1 (2%)	*
microcephalus	1 (2%)	
sacral hypoplasia	1 (2%)	
4. others		
chromosomal aberration	5 (9%)	*
cleft lip & palate	2 (4%)	
blepharoptosis	1 (2%)	
Fanconi's syndrome	1 (2%)	

（林 雅裕ほか：日形会誌11：794, 1991bより引用）

ある（加藤ら2005）．

❺ 包茎 phimosis
a. 包茎とは
ギリシャ語のMaulkorb（牛馬の口かご）からきたもので，これは，包皮輪がせまく，十分に亀頭が露出していないもので，先天性に亀頭を露出できない真性包茎（0.6〜3.7％）と用手的に露出させられる仮性包茎（14〜65％）（図31-4-18）とがある．後天性には瘢痕拘縮による包茎がある（吉岡1979）．

b. 症状
包茎により，包皮炎，亀頭炎，嵌頓包茎 paraphimosis, 排尿障害，腎機能障害，性交障害，などを起こすほか，宗教上の理由で手術の対象になる場合もある．

c. 治療
3歳までに90％，17歳で99％は，自然に改善する（館2003）．5歳以降まで経過観察して包皮が翻転しなければ，用手矯正を行う．駄目なら，手術の適応になる．

手術法としては，昔から数多く報告されているが，基本的には包皮輪の拡大で亀頭を露出させる．現在では環状切開術と背面切開術とがあるが，瘢痕拘縮を起こさないようなデザインで手術する．

背面切開術は背面正中を切開，吸収糸にて縫合するのみであるが，環状切開術の場合は冠状溝より5mm遠位側で環状に切開する．この際，包皮小帯を残すことが大切である．

なお，特殊な器具を用いて包皮をクランプし，切除する方法もある．

d. 合併症
術後の合併症として．一過性嵌頓，疼痛，出血，感染，浮腫，瘢痕などが報告されている（図31-4-17）．

❻ 矮小陰茎 micropenis
靱帯を切断，陰茎延長術を行うなり（Shirongら2000），陰茎形成術 phalloplasty を行う（Gilbertら2006）．

31・4　会陰部の先天異常　421

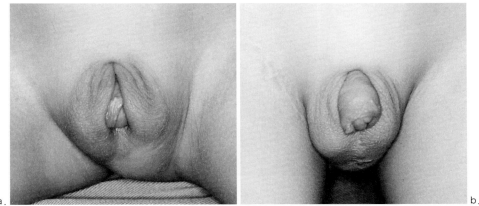

a：術前，b：術後3年．図30-9-29の手術法により第一期手術として索状物の切除を行い，第二期に尿道を作成，同時に分離した陰嚢を縫縮する．

図 31-4-16　陰茎前位陰嚢

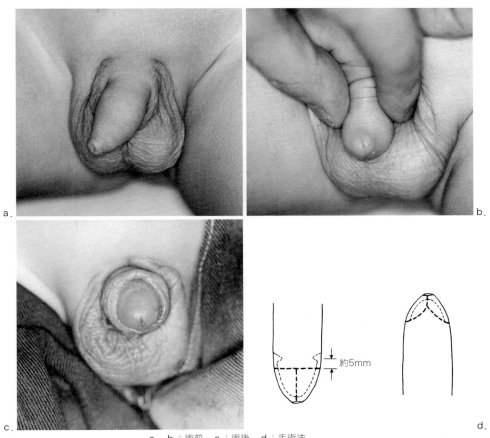

a，b：術前，c：術後，d：手術法

図 31-4-17　真性包茎

422　第31章　会陰部形成術

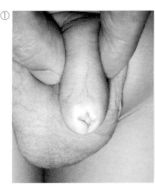
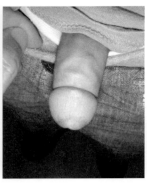

図31-4-18　仮性包茎（10歳代男児）
①：包皮の外傷後，拘縮
②：術後2ヵ月

（吉本信也氏提供）

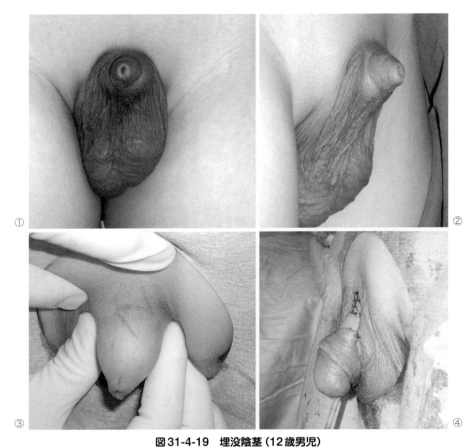

図31-4-19　埋没陰茎（12歳男児）
背面切開と陰茎根部背面にZ形成術を施行，陰茎腹面にV-Y法実施，皮下靱帯様索状組織は切離して陰茎延長

（宇佐美泰徳氏提供）

❼埋没陰茎
　陰茎が陰嚢に隠れているもの．高度な包茎といえよう（図31-4-19）．

B. 女性

❶先天性腟異常症
　これには先天性のものと，腫瘍摘出術後にみられる後天性のものがあるが後天性腟欠損症については前述した．
　最初に，腟形成術を行ったのは，文献上，袋に小豆を入

れて，これを膣に挿入，小豆が水分で膨らむのを利用した華岡青州ではないかという（髙田文 1926）（鳥居修平氏提供）．

a. 先天性膣欠損症 vaginal agenesis, congenital vaginal defect

1) 頻度

1,357 人に 1 人（坂元 1972），4,000～5,000 人に 1 人の出現率（Converse 1977，難波 2010），51,357 人に 1 人（坂本ら 1972），5,000～10,000 に 1 人（桜井 2011）の報告もある．本症は，Mayer-Rokitansky-Kuester-Hauser 症候群（膣欠損，痕跡子宮，正常の卵巣，卵管，二次性徴，内分泌系および染色体の異常）に合併しやすいという（Hauser 1961，多田ら 1999），あるいは Morris 症候群に現れるという（桜井 2011）．ミューラー管の尿生殖洞からの膣分化障害による．

2) 症状，検査

排卵を含めた卵巣機能は正常で，子宮は痕跡化している．思春期以降に無月経を主訴として来院することが多い．性染色体は，46XX である．乳房，陰毛発生などの第 2 次成長には変わりがない．

検査は，通常の婦人科的検査と CT，MRI などの検査を行う．

3) 膣再建術 vaginoplasty

①皮切は，縦切開，横切開，X 型や H 型切開などいろいろあるが，児島ら（1975）は，逆 Y 型がよいという．

②膣腔形成法としては，遊離植皮術，S 字状結腸移植術，腹膜移植術などがあるが，形成外科的には，McIndoe（1957），Lesavoy ら（2006）による遊離植皮を inlay graft するのが簡便で確実という．

通常，20/1,000 インチ前後の皮片を用いる．膣口部を切開したのち，用手的に膣部を剝離，止血する．次にラバースポンジをのり巻き状に巻き，それを後日取り出しやすいようにコンドームに入れ，コンドームの上に植皮片を巻き付け，膣部に挿入する．10 日～2 週間後，コンドームを抜去すれば膣が形成されている（児島ら 1975，Lesavoy ら 2006））．

この場合，問題になるのは，術後の瘢痕拘縮であるが，術後瘢痕がおさまるまでシリコンプロテーゼを膣腔内に挿入固定することによって防ぐことができる．Frost-Arner ら（2004）は分層植皮の遠隔成績をしらべ，全症例で満足な結果であったという．なお，下腹部（夏井ら 1992），鼠径部（Sadove ら 1988）からの全層植皮術を行う人もいる．

③有茎皮弁としては，pudendal thigh flap（Wee ら 1989，Xiong ら 1993，Noort ら 1993，Benedetto ら 2003，Kara ら 2002，Cordeiro ら 2002），perineal artery axial flap（Hagerty ら 1993），perineal fasciocutaneous flap（Giraldo ら 1994.2003），下腹壁島状皮弁（Chen ら 1989，Woods 1992，Wang ら 2007），下腹壁穿通枝皮弁-諸

富ら 2007），gluteal fold flap（岡村ら 2003），下腹壁穿通枝皮弁（諸富ら 2007）による再建術の報告がある（図 31-4-20）．

④今日では，pudendal thigh flap が主流であるが，Tosun ら（2004）は，経験的に full thickness skin graft が最も成績が良かったと報告している．著者は pudendal thigh flap を好んで用いている．

⑤移植皮膚は，膣粘膜らしい性状を呈するよう（Whitacre ら 1944）になり，性生活にも満足できるという．

b. 尿道膣瘻 urethrovaginal fistula

最近では，鳥倉ら（2001）の報告がある．

c. 先天性陰唇癒合症 congenital labial fusion

排尿や生理には障害がないことが多く，結婚などの現実に直面して婦人科を訪れることが多い．

治療は，陰唇癒合部の単純切離縫合でなく，下方で再癒合を防ぐための三角弁を挿入する．ちょうど，合指症の手術の際，pantaloon を作成するようなものである．（清川ら 2003b）

❷ 半陰陽 hemaphroditism，性分化疾患 disorders of sex development

これは，性分化の異常によるもので，男女差の区別が紛らわしい外性器異常 anbiguous genitalia のひとつである（表 31-4-3）．頻度は 0.2%～0.3% といわれる（高松ら 2005）．

a. 語源

ギリシャ神話で Hermes という男神と Aphrodite という女神から生まれた子供に両方の神の名をつけたもので，この Hermaphrodite という美少年に Salmacis という妖精が一目惚れして一体となり，両性を持つに至ったという．

b. 成因

半陰陽には，男女両性の生殖腺，性器を有する真性半陰陽と生殖腺と性器が異なる仮性半陰陽とがある．

現在では，先天的に，染色体，性腺，解剖学的形態の異常と広い概念で捉えられている．

半陰陽，あるいは間性 intersex は蔑視的意味にとられることが多く，2009 年に，日本小児内分泌学会で，性分化疾患に統一された．英語名では，disorders of sex development-DSDs と呼ばれている．

性分化疾患には，アンドロゲン不応症やクラインフェルター症候群，ターナー症候群など，多数の性別異常に関する疾患をも含む名称のなかのひとつである．

c. 分類

表 31-4-3，表 31-4-4，図 31-4-21 のような分類がなされている（島本ら 1999）．

d. 性別の判定基準

半陰陽の性別決定は，①染色体，②性腺，③性器形態，④

424 第31章 会陰部形成術

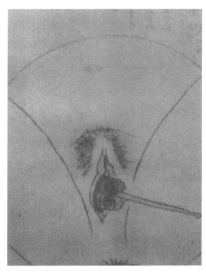

図 31-4-20（1） 膣拡張
袋に小豆を入れ，水分で小豆が膨らむことを利用．
（華岡青州―髙木文，鳥居修平氏提供）

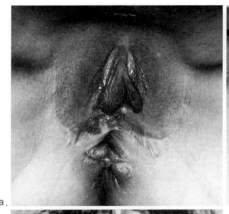
a．

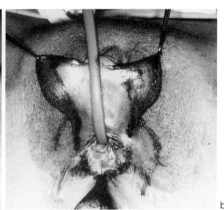
b．

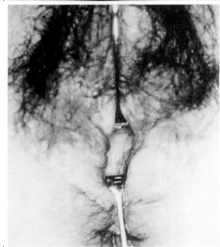
c．

a：某病院で膣再建術が行われたが膣孔狭窄と膣腸瘻のため再手術
b：小陰唇皮弁を膣内に挿入，膣孔を広げ，膣腸瘻も同じく閉鎖
c：術後1年　性交に十分な大きさ（2横指挿入）が得られ，膣からの糞脱出もなくなった．

図 31-4-20（2） 膣欠損症修復例

養育上の問題，⑤心理的希望，⑥外科的治療の可能性など，で決められるが，通常は女性として手術され，育てられることが多い．

先天性副腎皮質過形成症 congenital adrenal hypoplasia との鑑別を要する．

e． 手術時期

物心つく前，3歳以下が望ましい．

表31-4-3 外性器異常を呈する疾患（頻度順）

	核型	性腺
1) 女性仮性半陰陽	46XX	卵巣
2) 男性仮性半陰陽	46XY	精巣
3) 混合型性腺形成不全症	45X/46XY 46XY， その他モザイク型の染色体異常	精巣と索状性腺
4) 真性半陰陽	46XX 46XY/46XX， その他モザイク型の染色体異常	精巣，卵巣 精巣卵巣の混合

(Donahoe PK et al：Ann Surg 200：363, 1984；島本良子ほか：形成外科42, 39, 1999を参考に著者作成)

表31-4-4 男性仮性半陰陽の分類

```
A. Leydig細胞のHCGおよびLHに対する不応症
B. 先天性テストステロン合成障害
C. アンドロゲン依存標的組織の異常
                    精巣性女性化症候群など
D. 発生異常と関係する男性仮性半陰陽
   1. X　クロマチン陰性
      a  モザイク型の染色体異常
                    混合型性腺形成不全症
      b  Y染色体異常による性腺形成不全
      c  XY性腺形成不全症
   2. 不完全型XY性腺形成不全症
   3. 腎の発生異常に伴うもの
   4. 精巣形成異常
E. 抗Muellerホルモンの異常
F. 胎児期のプロゲステロン投与によるもの
```

(Grumbach MM et al：Williams Textbook of Endocrinology, Wilson JD et al ed, WB Saunders, p853, 1992；島本良子：形成外科42：39, 1999より一部改変して引用)

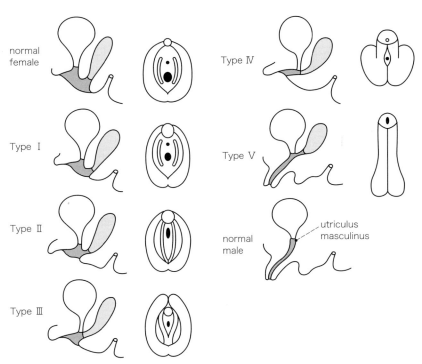

図31-4-21　女性半陰陽のPrader分類
(Prader A：Helv Pediat Acta 13：5, 1958；岩垂鈴香ほか：日形会誌17：292, 1997より引用)

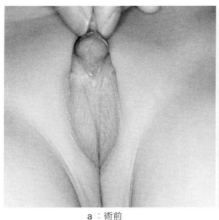
a：術前

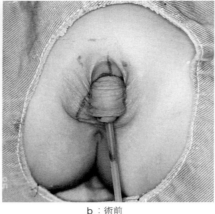
b：術前

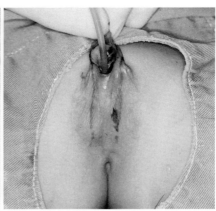
c：術前

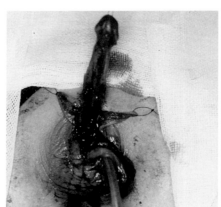
d：術中

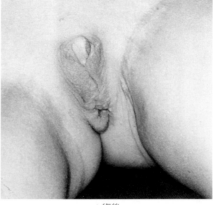
e：術後

d：陰茎動静脈神経を基に亀頭部を後方移動 陰核相当位置に移動，陰茎皮膚で小陰唇作成

図 31-4-22　半陰陽

f. 手術法

ホルモン療法，陰核全摘術（Grossら 1966），陰核部分切除術，神経血管柄付き陰核部分切除術（Kumarら 1974ら），Pudendal-thigh flap による再建（難波ら 2010），などがある．Kumar 法が主流である．

著者は Kumar 法の変法で，glans に tunica albuginea，背側陰茎動脈，深背側陰茎静脈，背側陰茎神経を含めた茎 pedicle を作り，これを折りたたむようにして，恥丘下方，陰核相当部分に移植する（図 31-4-22〜図 31-4-24）．

移植後の感覚はほぼ正常である（磯山ら 1990，Fangら 1992，Eldh 1993）．

なお，精巣は，悪性腫瘍の発生率が高いので摘出術を行う．

不完全型は，手術前に性同一性 gender identity の決定が大切である．

❸先天性肛門括約筋異常

原因としては，先天的には直腸肛門発生異常，脊髄髄膜瘤など，後天的には腰部外傷や手術などによる神経障害などがある．

再建術としては，大臀筋法（下臀神経 L5〜S2 支配）（Bruining 法 1981，Hentz 法 1982，Orgel 法 1985）や，薄筋法（閉鎖神経 L2〜L4 支配）（Pickrell 法 1952）などがあるが，効果としては十分とはいえない．特に薄筋法は薄筋の末梢端の血行が悪く，長くみえても穿通枝の関係で意外と長さが不足し，肛門を一周できないことが多い（図 31-2-6，図 31-2-7）．

❹膝窩翼状片症候群 popliteal pterygium syndrome

これは，1869 年 Treat により報告されたものであるが（塚本ら 1998），Escober（1978）によると次の症状を持つものとしている．遺伝形式は，不明であるが，常染色体優性と考えられている．

①口唇口蓋裂
②膝関節贅皮 popliteal pterygium（腋窩，肘，頸部にみられることもある）
③下口唇瘻
④外陰部の先天異常
⑤足趾の先天異常

以上のうち，少なくとも 3 つ以上のものを popliteal

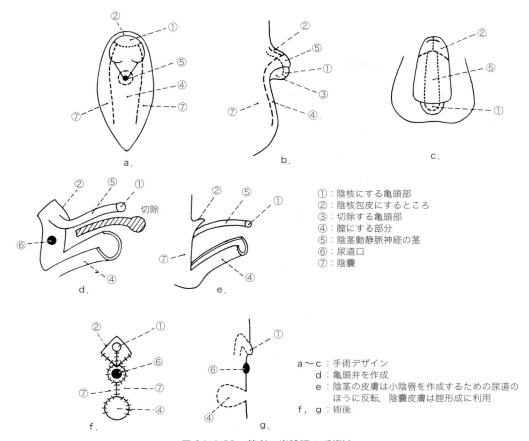

図 31-4-23 著者の半陰陽の手術法

pterygium syndrome という．

図 31-4-25 は，唇裂・口蓋裂，下口唇瘻，舌小帯短縮，両膝関節部の贅皮，小陰茎，陰嚢欠損，両側停留睾丸，右合指症，両合趾症を有し，本症と考えられる．

治療は，症例に応じて適応される．

❺停留精巣 cryptorchism, retentio testis

未熟児の 30％，生下時体重 2,500g 以上で 3.4％，3,600g 以上で 0.7％ にみられる．生後 3〜4 ヵ月はなお下降を続ける．自然下降がみられるのは満期産の場合は 4 ヵ月までに，早期産では 6 ヵ月までに下降するので，停留精巣の手術は 2 歳頃までにしておくことが望ましい（停留精巣診療ガイドライン，日本小児泌尿器科学学術委員会編 2005）．

a. 停留精巣の位置

陰嚢高位停留精巣 45％，閉塞性停留精巣 25％，鼠径管内停留精巣 20％，腹腔内停留精巣約 10％

b. 原因

精巣の形成不全，精巣間膜 mesorchium の過長，精索導帯の異常，挙睾筋の機能亢進，鼠径管の発育不全，陰嚢発育不全，胎生期ヒト絨毛性性腺刺激ホルモン HCG（human chorionic gonadotropin）の分泌異常．

腹腔内精巣は不妊になり，腫瘍化しやすい．

c. 治療

① 手術：従来の手術法は切離し，固定し，周囲血行を期待したが，萎縮が起こるため今では血管吻合を行う．下腹壁動静脈が利用される．

② ホルモン療法：性腺刺激ホルモン放出ホルモン gonadotropin releasing hormone（GnRH）が有効で 30〜40％ に効果があるという（井上ら 1988）．

d. 合併異常症

口唇口蓋裂，Cornelia de Lange，Prune-Belly，Prader-Willi，，Beckwith-Wiedemann，Treacher Collins 症候群の随伴症としてくる．

❻尿膜管遺残症 urachal cyst

尿膜管は，膀胱頂部と臍を結ぶ管状構造物で，発生学上，膀胱下降過程中に障害が起これば，尿膜管囊胞 urachal cyst や瘻孔 urachal fistula となる．

治療は摘出である（飯田ら 2002）．

428　第31章　会陰部形成術

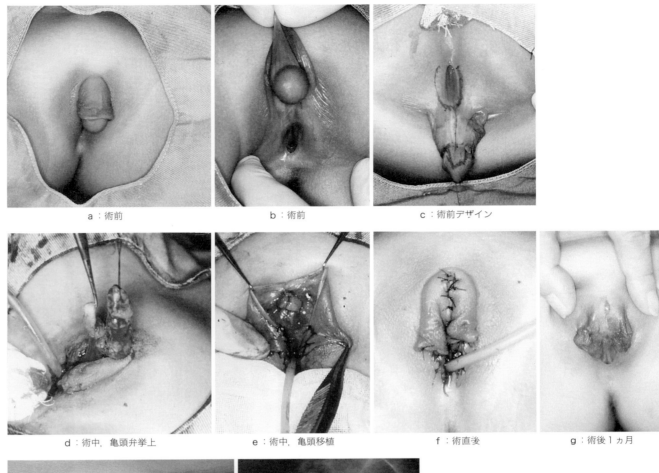

a：術前　　　　　　　　　b：術前　　　　　　　　　c：術前デザイン

d：術中，亀頭弁挙上　　　e：術中，亀頭移植　　　　f：術直後　　　　　　　　g：術後1ヵ月

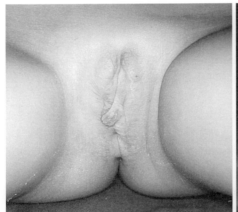

h：術後5年，膣形成後

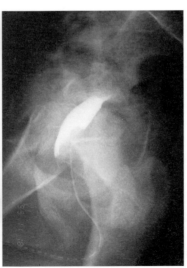

i：膣造影
十分な長さと深さの膣が
作られている．

図31-4-24　半陰陽

31・4 会陰部の先天異常 429

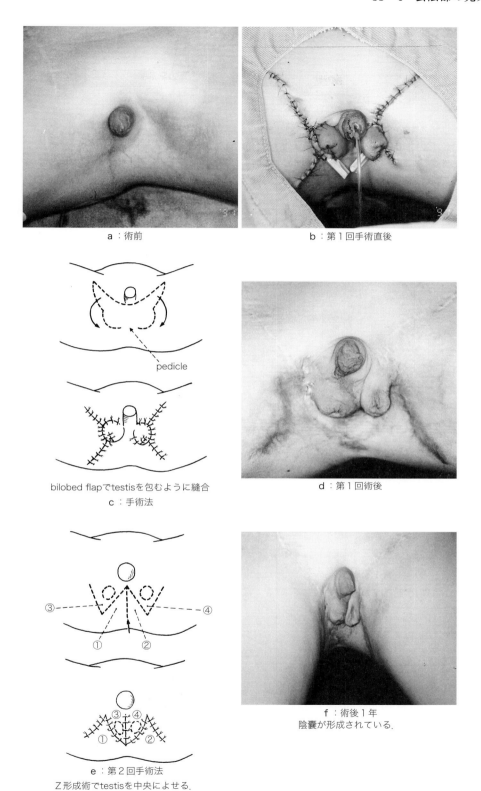

図 31-4-25 膝窩翼状片症候群

31・5 その他の疾患

❶無毛症 atrichia, atrichosis
a. 陰毛の発生
陰毛は，思春期になって男性ホルモンの分泌が増加すると発生してくるが，女性の場合は思春期になると卵巣からの女性ホルモンの分泌が増加し，脳下垂体前葉を刺激し，さらに向副腎皮質ホルモンの分泌を促し，次に副腎皮質内のandrogenic factorを分泌させ，陰毛を発生する．したがって無毛症は女性のみにみられるもので，男性にはみられない（図31-5-1）．

b. 陰毛の分布
図31-5-2のような分布状態がみられる．女性では90％前後が逆三角形，男性では50％が菱形で，20％前後が逆三角形である（Dupertiusら1945）．

c. 無毛症の原因
無毛症には，卵巣，脳下垂体，副腎皮質機能不全によって起こるホルモン異常性のものと，熱傷などによって生じる外傷性の無毛症とがある．

ホルモン異常性無毛症も，思春期以後であれば，卵巣を切除しても起こらない．

d. 無毛症の治療
1）ホルモン異常性無毛症
男性ホルモン含有軟膏塗布法と男性ホルモン注射法とがある．

効果は早い人で約2週間，遅い人で3ヵ月頃から，まず色素沈着を起こし，次に恥丘上部に生毛を発生し，次第に硬毛に変わり，経時的に発生，範囲，量が増えていく．

なお男性ホルモンの副作用として，治療中，陰唇肥大，皮膚炎，月経異常など起こすが，投与を中止すると消失する（図31-5-3）．

2）外傷性無毛症
皮膚柱植毛術が行われる（図21-3-36, 図22-2-20参照）．

❷小陰唇肥大症 hypertrophy of labium minus pudendi
日本人の小陰唇の大きさは，幅15～18mm，長さ25～35mmで年齢，妊娠，分娩，性交，手淫などにより様々な大きさを呈する（吉岡1979）．

小陰唇肥大症は，明確な定義はないものの，通常，大陰唇より10mm以上露出したもので（武石ら1955），婦人科学的には小陰唇延長症と呼ばれている．本症は大きいからといって必ずしも手術の対象にはならない．むしろ心理的適応で手術されることが多い（鬼塚1966, 福屋ら1987）（図31-5-4）．

Mendoncaら（2006）は，小陰唇の単純切除でなく下方を

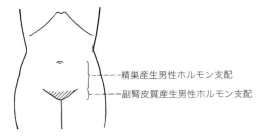

図31-5-1　陰毛のホルモン支配

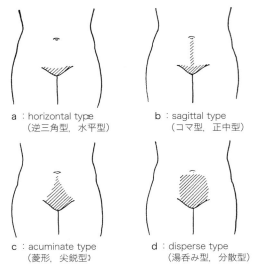

a：horizontal type
（逆三角型，水平型）

b：sagittal type
（コマ型，正中型）

c：acuminate type
（菱形，尖鋭型）

d：disperse type
（湯呑み型，分散型）

図31-5-2　女性陰毛の分布

楔状に切除，上茎皮弁にして縫縮する方法を報告している．一方，Alterら（2008）は中央部を契状に，またクリトリス包を含めて切除するほうが安全であるという．

❸勃起障害 erectile disfunction, ED, 性交不能症, インポテンツ impotence
a. 名称
陰茎が勃起不能になった状態で，陰萎とも呼ばれる．

正式には，満足な性行為を行うのに十分な勃起が得られないか，または維持できない状態と定義されている．しかも，この状態が3ヵ月持続することを条件にしている．ただし，外傷や手術などによるEDの場合に限っては，3ヵ月以前に診断できるとしている（日本性機能学会ED診療ガイドライン2012年版作成委員会）．

日本におけるEDは，40歳代が20％前後，50歳代が40％前後，60歳代が60％前後の頻度といわれる（白井，永尾ら2011）．

註：性交不能症 erection disorderやインポテンツ impotenceは差別的要素があるため用いられない（永尾2014）．

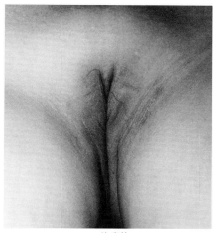 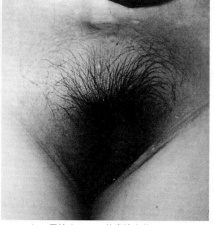

a：治療前　　　　　　　　b：男性ホルモン軟膏塗布後4ヵ月

図 31-5-3　卵巣切除による無毛症
(鬼塚卓弥：臨床婦人科手術全書，鈴木雅洲ほか編，金原出版，p288, 1980 より引用)

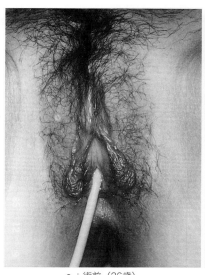 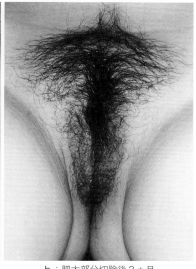

a：術前（26歳）　　　　　b：肥大部分切除後2ヵ月

図 31-5-4　小陰唇肥大症
(福屋安彦ほか：日美容外会報 9：114, 1987 より引用)

男性更年期障害は，血中テストステロン低下によるもので，加齢男性性腺機能低下症候群 (late onset hypogonadism：LOH) といい，抑うつ，睡眠障害，筋力低下，内臓脂肪増加などの症状に，ED がある (辻村 2016)．

b．原因
1) 器質的原因
①外陰部の形態異常，②脳脊髄疾患，③内分泌疾患（糖尿病），④薬物中毒（アルコール依存症など），⑤年齢などがあげられる．

2) 機能的原因
①ストレス，疲労，不安，緊張，②性交嫌悪，③精神的未熟，などがあげられる．

c．治療
1) 原因疾患の治療
2) 薬物療法
症例に応じて Viagra バイアグラ®（シルデナフィル - バイアグラのジェネリック），レビトラ®（バルデナフィル），シリアス（タダラフィル）などの投与も行われているが，ニトロ系薬剤との併用では重篤な副作用が起こる危険がある．副作用でも，一時的な顔の火照り等ではなく，血圧の下がり過ぎによる死亡のリスクがあるためで，ニトロは併用禁忌薬になっている．

3) 外科的治療
内科的適応がない場合，外科的治療としては，陰茎血流

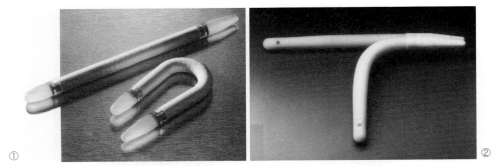

図31-5-5 陰茎プロテーゼ
①：ノンインフレータブル（曲げ伸ばし式）陰茎プロステーシス（AMS Dura II™）
②：陰茎プロステーシス（AMS 600™）

（永尾光一ほか：自律神経 47 (2)：93-101, 2010 より引用）
（永尾光一氏提供）

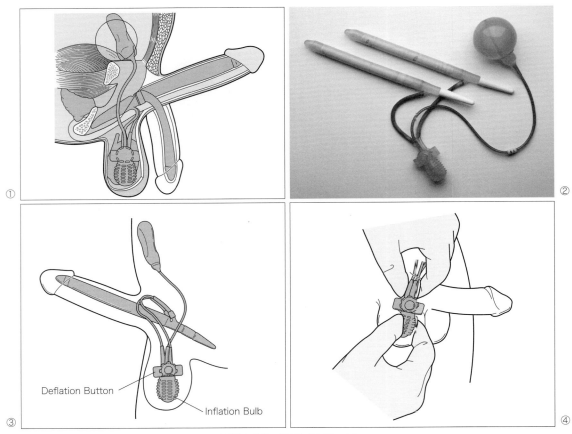

図31-5-6 陰茎プロテーゼ
①：インフラタブル陰茎プロステーシス AMS700CXM™（インフラタブル陰茎プロステーシスポンプ式）ANS 700型使用で米国に多い，②：プロステーシス全体，③：プロステーシスの位置関係，④：水注入時

（永尾光一氏提供）

増加法，インプラント挿入法などがある．
　インプラントには，陰茎根部以外勃起したままにする solid type のものと，必要に応じて勃起させる inflatable implant とがある．いずれも，陰茎海綿体白膜内を，ヘガールを用いて拡張し，挿入する．手術に際しては神経血管を損傷しないことが大切である **(図31-5-5 ～図31-5-8)**．

❹性同一性障害 gender identity disorder

　註；日本精神神経学会では，2014年，性同一性障害の代わりに性別違和に変更することを提案．しかし，性別違和感 gender dysphoria は，性別に対する単なる違和感であって，性別による障害 gender disorder ではないという（山内 2014）．

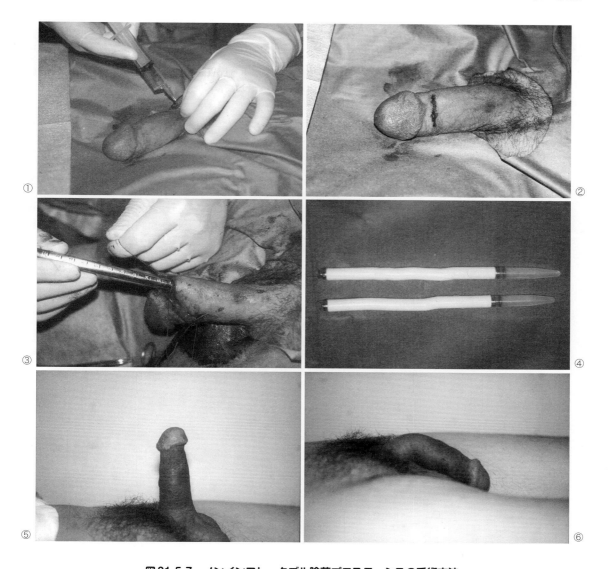

図31-5-7 ノンインフレータブル陰茎プロステーシスの手術方法
①:陰茎プロステーシス日帰り手術, ②:皮膚切開, ③:海綿体長測定, ④:AMS Dura Ⅱ, ⑤:勃起時, ⑥:術後非勃起時
(永尾光一ほか:PEPARS 59:57, 2011)
(永尾光一氏提供)

最近, 日本でも, LGBTに注目されている. L (lesbian 女性同性者), G (gay 男性同性者), B (bisexual 両性愛者), T (transgender 性別越境者)

a. 性同一性障害とは

生物学的性 sex には男女差があり, 半陰陽はその生物学的異常であり, 同性愛は性 sex の男女思考の延長で, 性同一性障害は生物学的 sex と自己意識, 自己認識の性 gender という点で異なる.

gender には生物学的 sex と無関係に, 男と女の間に男に近い人から女に近い人まで様々な程度の性の意識があり, 性の多様性がある. この意識が生物学的性とずれるところに性同一性障害 gender identity disorder (GID) が起こり, ずれが大きいほど精神的障害も大きくなる.

症状として, 山内 (2014) は, ①自らの性別の嫌悪感, 忌避感を有する, ②反対の性への持続的, 同一感, ③反対の性として行動する, などをあげている.

わが国では, 1969年, 性転換手術を行った医師に優生保護法28条違反の判決が東京地裁で下されて以来, 手術希望者があっても, 法律違反として行われなかった. しかし, 埼玉医大で1995年性転換手術許可申請がなされ, 同大学倫理委員会が1996年条件付きで許可した. また, 当時の厚生省と法務省の依頼を受けた日本精神神経学会が, 1997年性同一性障害に関する答申と提言を行って以来, 日の目をみることになった (原科1998, 東1998). 現在, 日本 GID

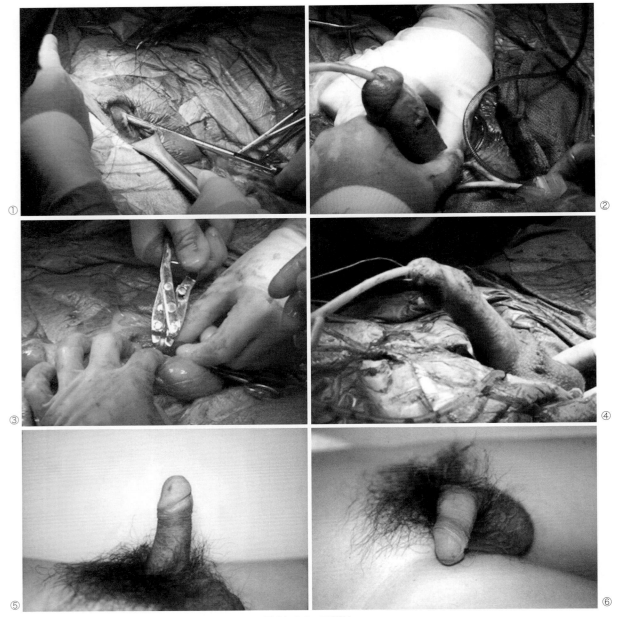

図31-5-8 手術法
①：陰茎陰嚢部から海綿体を拡張，②：ポンプとリザバーを接続，③：ポンプを作動させて勃起を確認，④：手術終了時に勃起の確認，
⑤：AMS 700 勃起時（自然の勃起状態に近い），⑥：AMS 700 非勃起時（やわらかく違和感がない）

（永尾光一氏提供）

学会（性同一性障害学会）も組織されている．

なお，難波（2014）は，性同一性障害 GID 以外にも，性関連疾患 gender associated disease（GAD）として，アンドロゲン不応症 androgen insensitivity syndrome，副腎性器症行群 andro-genital syndrome 真性半陰陽，陰茎低形成，などをあげ，手術法を述べている．

b．統計

高松ら（1998）によると，本症患者は4対6で女性に多く，平均年齢は27.7歳で，幼少時より自分の性に対して違和感を持ち，遊びや服装も反対性のものであったとのことである．米国では，成人男性の24,000〜37,000人に1人，女性では103,000〜150,000人に1人の発現率（Meyer-Bahlburg 1985）という．

女性では男性としての強固な性自覚を持つのに対して，男性では自己の性意識に迷いがみられたと報告，その半数以上（56％）が手術を希望しており，自傷，自殺の経験者も25％あり，精神科医とのチーム医療が必要であるなど詳細に報告している．しかし，性別の意識は主観的で，固定し

たものでなく，曖昧であり，決めるのは難しい．

現在では，世界保険機構の ICD-10 において，精神と行動の障害の F64 に位置ずけられている．有病率は 1～10 万人に 1 人という（高松 2011）．

c. 生物学的性 sex の決定

①染色体検査，②ホルモン検査，③内性器，外性器の検査，生殖腺の検査，特に性分化疾患の有無など．

d. 発現機序

山内（2014）によれば，性器は妊娠 7 週目頃，Y 染色体の短腕部分の Y 染色体決定領域 sex-determing region-Y：SRY 遺伝子から，アンドロゲンの働きで，男性に，両者の働きがないと女性に分化するという．その結果，精巣や卵巣ができ，男性ホルモン，女性ホルモンが分泌され，脳を含む，身体に種々の影響を与え，Swaab ら（1995）のいうように扁桃体と関連の強い分界条床核の大きさに影響し，男性は女性より大きいが，これが男性で小さいと性同一障害になるのではないかと推論している．

e. 手術 sex reassignment surgery, gender confirming surgery

性同一性障害者の心の性を，身体の性に合わせようとする精神的努力もなされてきたが，結局，精神障害を深くするだけで，現在のところ，身体の性を心の性に近づける治療になっている．

日本における性転換手術は，日本精神神経科学会ガイドライン第 4 版（2012），国際的には，HBIGDA（ハリーベンジャミン国際性別違和学会）のガイドラインにしたがって行われている（高松ら 2004）．山内（2014）の報告を引用したい．

f. 診断ガイドライン

1) 性の自己意識 gender の決定

①養育歴，②生活史，③性行動の経歴，④日常生活などから決める．しかし，性別の意識は主観的で，固定したものでなく，曖昧であり，決めるのは難しい．

2) 生物学的性 sex の決定

①染色体検査，②ホルモン検査，③内性器，外性器の検査，生殖腺の検査，特に性分化疾患の有無など．

3) 除外診断

①性分化疾患など生物学的性別の異常を除く．例としては，副腎性器症候群，クラインフェルター症候群，ターナー症候群はもともと手術が行われているため，②精神障害．例としては，統合失調症，人格障害．しかし，合併している場合もあるので要注意．

4) 文化的，社会的理由による性別役割の忌避，職業的利得のためを含まない

5) 診断の確定

以上から総合的に診断するが，精神科医 2 名以上を含むチーム診断が必要である．

g. 治療のガイドライン

精神科医，形成外科医，泌尿器科医，産婦人科医，内分泌科医，小児科医，臨床心理士，MSW，法曹関係者，学術経験者，などによるチーム医療が求められる．いったん，手術すれば元に戻す事は不可能に近いからである．

現在，性同一性障害に関する診断と治療のガイドライン第 4 版（2012）に従って治療が進められている．

1) 第 1 段階：精神療法

精神科医により治療が行われる．

2) 第 2 段階：ホルモン療法（井上 2003，高松ら 2004，中塚 2014）

日本精神神経科学会では，ホルモン療法の適応は，満 18 歳以上である．小児期の性別違和感は消失したり，同性愛であったりするためである．

ひげが 15.3 ± 2.5 歳，変声 13.6 ± 1.7 歳，初経 12.8 ± 1.6 歳，乳房肥大 12.2 ± 1.7 歳で，その前にホルモン療法を希望した患者が多く，学会のホルモン療法開始時期との間に gap がある．

a) 女性から男性へ転換：男性ホルモン投与；アンドロゲン製剤

主としてアンドロゲン・デポ製剤の筋注．経口剤，貼布剤は日本では使用しない．

投与結果は，月経停止，声音低下，ひげや体毛の濃化，体型男性化，性欲亢進がみられる一方，心血管障害，子宮内膜癌発生に注意．

b) 男性から女性へ転換：女性ホルモン投与；エストロゲン製剤

①経口剤：天然型の 17β エストラジオール，結合型のエチニール・エストラジオー

②筋肉注射：各種のエストロゲン・デポ製剤

③貼付，塗布剤：天然型エストロゲン

④抗アンドロゲン剤：スピロノラクトン，フィナステリオなどの経口剤，GnRH アゴニストの併用（点鼻，皮下注）．

ホルモン療法の結果，乳房肥大，勃起減少，女性化体型や肌理，ひげや体毛の変化があらわれる一方，心筋梗塞や脳梗塞，深部静脈血栓症，性欲低下，抑うつ症，などホルモン療法開始後 1 年以内が多く，要注意である．

3) 第 3 段階：手術療法 sex reassignment surgery

a) 女性から男性へ転換

次の手術が必要である．（難波ら 2006，2011，高松ら 2007，2011）

①乳房切除術

乳房切除法としては乳輪周囲切開法（Hage 法-Hage ら 1995，高松ら 2007）がよいというが，大きい乳房の場合は長い癥痕を残さざるを得ないので問題があるという．

また，女性の乳輪，乳頭はかなり大きいので，この縮小も問題である（百澤ら2014）．

方法としては，乳房，乳輪，乳頭の大きさに応じて，乳房の項で述べたように各種治療法を検討する．

②子宮卵巣摘除術
③膣閉鎖術
④尿道延長術
⑤陰茎再建術

腹部筒状皮弁から始まり，microsurgeryの発展で，遊離前腕皮弁，最近では前腕に採取による醜状を残さないように，前外側大腿皮弁，腓骨皮弁，広背筋胸背動脈穿通枝皮弁，浅腸骨回旋動脈穿通枝皮弁，薄筋皮弁などがある（田代ら2014）．皮弁を内側に巻き込み，筒状とし，外側に分層植皮化，反対側鼠径皮弁で被覆する．

⑥陰囊形成術

薄筋皮弁，大腿内側皮弁，などで作成，シリコンボールを挿入して陰囊とする．

⑦精巣インプラント留置術
⑧男性的容姿形成術

b）男性から女性への転換

最初の転換手術は，タイのPreechaが1975年に行ったといわれる（Wangjiraniranら2015）．

①精巣摘出術
②陰核形成術
③陰茎切断術
④外尿道形成術
⑤造膣術（骨盤の男女差のため，膣の狭窄，短縮を起こしやすい（Fangら，2003）（男性から女性への性転換術は原科ら2008）．

造膣術といっても，陰茎切断術，精巣摘出術，陰核形成術，会陰形成術，外尿道口形成術を行ったあと，(1)陰茎，陰囊，会陰部皮弁を利用する皮弁造膣術，(2)腸管造膣術，を施行する．

皮弁法は，浅い膣になりやすく，深くするには植皮の追加を必要とすることが多いが，腹腔内に手をつけない利点がある．陰茎反転法，陰茎陰囊法，会陰鼠径皮弁法がある．

腸管法は，深い膣を形成できるが，S状結腸採取後の合併症の問題がある．

合併症としては，皮弁壊死，陰核知覚異常，直腸瘻，尿道瘻，腸管膣脱，など．

⑥陰核形成術，陰唇作成術
⑦豊胸術などの手術も行われる．

h．問題点

性同一性障害は，性転換をすればすべてが解決するわけではなく，精神科を中心にした手術前，手術後の精神的ケアが極めて重要である．ケアなしでは，手術が無意味になることも，仇になることもある．高松（2011）によると，14名の個別満足度は，乳房89％，子宮卵巣78％，陰茎40～89％であったという．

また，本人だけの問題でなく，社会からの性役割gender role つまり社会がどう認識しているか，男らしさか，女らしさか，家族内関係，他の男女との関係，婚姻制度との関係，姓名との関係，行政との関係，宗教との関係，医療チームとの関係など，まだまだ解決すべき問題がある．姓名については変更が法的に認可された．また，性別についても，2004年より性同一性障害者性別取扱特例法が施行され，戸籍上の性別変更が可能になった．

❺尿道異物 urethral foreign body

何らかの理由で挿入されるもので，鉛筆，ロウソク，体温計，その他，いろいろな報告がある（大芦ら2008）．

新鮮例では排尿障害，尿道出血などがあり，陳旧例では結石化することもある．

治療は摘出である．

❻陰部の美容外科

Alter（2013）によれば，陰部の美容外科を aesthetic genital surgery と呼んで，陰茎延長術，陰茎周径増大術，陥没陰茎 hidden penis，陰囊翼 penoscrotal web，陰囊皺襞縮小術 scrotum reduction，小陰唇肥大縮小術 labia minora reduction，陰核包皮縮小術 clitoral hood reduction，恥丘挙上術 monspubic lifting，大陰唇縮小術 labia majora reduction，などが対象になるというが，治療にあたっては，精神的トラブルもあり，細心の注意が必要である．

①陰茎延長術 penile lengthening：陰茎背側の皮膚をV-Y法で延長，さらに，suspensory ligament を切離し，陰茎延長を図る（Alter 2013）．V-Y法．
②陰茎周径増大術 penile girth enlargement：脂肪注入，真皮，真皮脂肪移植（Alter2013），インプラント使用．しかし，合併症も報告されている（塗ら2015）．
③陰部ピアス
④処女膜再建
⑤膣縮小術

文 献

註：Plastic Reconstructive Surgery は数が多く，PRSと略した．実際にもPRSと略して使用しているし．議論の際にも通じる

28章　頬部形成術

1) Adams WM：Surg **12**：523, 1942
2) Adams WM：Brit J Plast Surg **2**：78, 1949
3) 饗場庄一：Medical Postgraduates **16**：697, 1978
4) Aiache AE：Aesth Plast Surg **16**：349, 1992. 秋月種高ほか：形外 波利井清紀監修, 骨延長術最近の進歩, 克誠堂出版, 1999. 秋月種高ほか：形成 **40**：S-149, 1997
5) 秋月種高ほか：PEPARS **36**：19, 2009
6) 秋岡二郎ほか：形外 **40**：1109, 1997
7) Alexander RW et al：J Oral Surg **33**：346, 1975
8) Altonen M et al：J Maxillofac Surg **4**：107, 1976
9) 天方将人ほか：形成外科 **49**：1187, 2006
10) 天方将人ほか：形成外科 **54**：369, 2011
11) Anderson PJ et al：Cleft Palate Craniofac J **42**：477, 2005
12) Anderl H：Nerve repair and crossover grafting in facial nerve palsy, Symposium on the Neurologic Aspects of Plastic Surgery (Fredricks S, Brody GS ed), Mosby, St Louis, 1978
13) 安藤和正ほか：日頭顎顔誌 **22**：281, 2006
14) Anson BJ et al：Callander's Surgical Anatomy, Saunders, Philadelphia, 1958
15) Anthony JP et al：Ann Plast Surg **31**：106, 1993
16) Antonyshyn O et al：PRS **84**：10, 1989
17) Antunes RB et al：J Plast Reconstr Aesthet Surg **65**：1929, 2012
18) 青木　晃：美容外科 **38**：110, 2016
19) Apra J：Elektromyogr Clin Neurophs **21**：569, 1981
20) Apfelberg DB et al：J Trauma **17**：847, 1977
21) Araiche M：Oral Surg **11**：774, 1961
22) Argamaso RV：Plast Reconstr Surg **48**：40, 1971
23) Argamaso RV：Cleft Palate-Craniofac J **29**：232, 1992
24) Ariyan S et al：Plast Reconstr Surg **62**：676, 1978
25) 朝戸裕貴ほか：形外 **43**：439, 2000
26) 朝戸裕貴ほか：形外 **43**：767, 2000
27) 朝戸裕貴：形成外科 **47**：S-54, 2004
28) 青柳文也ほか：形成外科 **20**：1, 1977, 1992
29) Ashayeri M et al：PRS **110**：1298, 2002
30) Aufricht G：Am J Surg **25**：292, 1934
31) Azzolini A et al：Ann Plast SURG **9**：42, 1982
32) Baek SM et al：Ann Plast Surg **5**：108, 1980
33) Baek SM et al：PRS **69**：460, 1982
34) Baek SM et al：PRS **83**：272, 1989
35) Baek SM et al：Plast Reconstr Surg **88**：53, 1991
36) Baehr W et al：Plast Reconstr Surg **90**：585, 1992
37) Bakamjian V：Plast Reconstr Surg **31**：103, 1963
38) Baker TJ et al：Plast Reconstr Surg **44**：219, 1969
39) Baker DC et al：PRS **60**：514, 1977
40) Ballance C et al：Arch Otolaryngol **15**：1, 1932
41) Bartlett SP et al：Plastic Surgery 2nd ed.Mathes SJ, Vol 4, pp511-515, Saunders Co, Philadelphia, 2006
42) Barnes L ed：Surgical Pathology of the Head and Neck, Vol I, p377, Marcel Dekker Inc, NY, Basel, 2001
43) Banis JC：（小林誠一郎ほか：形成外科 **31**：317, 1988 より）
44) Banks ND et al：PRS **111**：2434, 2003
45) Barron JN et al：Brit J Plast Surg **18**：51, 1965
46) Bartlett SP：PRS **90**：592, 1992
47) Barton FE：PRS **112**：1910, 2003
48) Battle R：Plastic Surgery, p263, Butterworth, London, 1964
49) Baumann A et al：J Oral Maxillofac Surg **59**：287, 2001
50) Becker JDW：PRS **61**：868, 1978
51) Bell RC：Brit J Plast Surg **19**：374, 1966
52) Bell MS et al：Ann Plast Surg **6**：347, 1981
53) Bell RC (1814)：McCathy JG et al (1990) より
54) Bennet JE et al：PRS **50**：84, 1972
55) Bermudez LE et al：J Reconstr Microsurg **20**：25, 2004
56) Berry GA：Ophthalmol Hosp Rep **12**：255, 1889
57) Bessette RW et al：Plast Reconstr Surg **64**：232, 1979
58) Besins T：Aesthet Plast Surg **28**：127, 2004
59) Biesman BS：Laser in Facial Aesthetic and Reconstructive Surgery, p61, Williams & Wilkinsw, 1999
60) Biggs TM：PRS **103**：1761, 1999
61) Biglioli F et al：J Craniomaxillofac Surg **40**：149, 2012
62) Binder KH：Dtsch Zahnrerztl. Z **17**：438, 1962
63) Bloem JJAM et al：Plast Reconstr Surg **47**：138, 1971
64) Borghouts MHM et al：Br J Plast Surg **31**：254, 197865
65) Bourquet J：Bull Acad Med Paris **92**：1266, 1924
66) Boutros S et al：Plast Reconstr Surg **116**：1425, 2005
67) Boyd JB et al：PRS **92**：1266, 1993
68) Boyne PJ：J Am Dent Assoc **78**：767, 1969
69) Boyne PJ et al：Am J Surg **132**：49, 1976
70) Branemark PI et al：Scand J Plast Reconstr Surg Hand Surg **38**：70, 2004
71) Brian WD et al：Ann Plast Surg **28**：414, 1992
72) Broadbent BH：Angle Orthod **1**：45, 1931
73) Brody GS, Wilkie TF：The surgical treatment of drooling, Symposium on the Neurological Aspects of Plastic Surgery (Fredricks S, Brody GS ed), p138, Mosby, 1978
74) Brooks B：South Med J **23**：100, 1930
75) Brousseau K：Mongolism, Williams & Wilkins, Baltimore, 1928
76) Brown JB et al：Plast Reconstr Surg **4**：30, 1949
77) Brown JB et al：Skin Grafting 3rd Ed, p114, JB

Lippincott, Philadelphia, 1958

78) Brown AP et al : BJ **53** : 584, 2000
79) Bulstrode NW et al : PRS **115** : 1466, 2005
80) Burstone CJ : Am J Orthod **53** : 262, 1967
81) Busch RF et al : Laryngoscope **101** : 1336, 1991
82) Bynoe RP et al : J Trauma **50**, 74, 2003
83) Calderon W et al : PRS **114** : 559, 2004
84) Caldwell JB et al : J Oral Surg **12** : 185, 1954
85) Caldwell EH et al : Ann Plast Surg **3** : 177, 1979
86) Cannon B et al : Plast Reconstr Surg **2** : 336, 1947
87) Cannon B et al : Transactions of the 5 th International Congress of Plastic Surg Australia, Butterworth, p113, 1971
88) Caouette-Laberge Let al : PRS **93** : 934, 1994
89) Caronni EP : Transactions of the Fifth Congress of the International Society of Plastic Surgeon, Butterworths, Melbourne, 1971
90) Carter DR et al : Skeletal Function and Form : Mechano-biology of Skeletal Development, Aging, and Regeneration, Cambridge University Press, 2000
91) Casson PR et al : PRS **53** : 102, 1074
92) Castro CC et al : PRS **105**, 764, 2000
93) Cawthorne T : Brit Med Bull **12** : 143, 1956
94) Champion R : Plast Reconstr Surg **22** : 188, 1958
95) Chajchir A et al : Aesthetic Plastic Surg **10** : 115, 1986
96) Champy M et al : Dtsch Z Mund Kiefer Gesichts Chir **2** : 26, 1978
97) Chana JS et al : PRS **113** : 80, 2004
98) Chandawaker RY et al : PRS **111** : 611, 2003
99) Chajchir A et al : Aesth Plast Surg **10** : 115, 1986
100) Champy M et al : Dtsch Z Mund-Kiefer-Gesichts-Chir **2** : 26, 1978
101) Chana JS et al : PRS **113** : 80, 2004
102) Chandawaker RY et al : PRS **111** : 859, 2000
103) Chen-Kun Chen et al : PRS **120** : 1859, 2007
104) Cheung LK et al : PRA **119** : 1003, 2007
105) Chin M ed al : J Oral Maxillofac Surg **54** : 45, 1996
106) Chistian VB et al : ORL **64** : 268, 2002
107) Choo PH et al : PRS **103** : 859, 2000
108) Chuang DCC et al : PRS **113** : 126, 2004
109) Codivilla A : Am J Orthop Surg **2** : 353, 1905
110) Coelho JA : Plast Reconstr Surg **60** : 796, 1977
111) Cohen MM Jr : Am J Med Genet **84** : 311, 1999
112) Cohen SR et al : J Craniofac Surg **11** : 354, 2000
113) Cole A et al : Cleft Palate Craniofac J **45** : 603, 2008
114) Collins ET : Trans Ophthalmol Soc UK **20** : 190, 1900
115) Conley JJ : Ann Otolaryngol **69** : 1223, 1960
116) Conley JJ : PRS **49** : 552, 1972
117) Conley JJ et al : Trans Am Acad Ophthalmol Otolaryngol **82** : 427, 1976
118) Conley JJ et al : Ann Plast Surg **3** : H8, 1979
119) Conley JJ et al : PRS **63** : 63, 1979
120) Connell BF : PRS **61** : 376, 1978
121) Connole PW : J Oral Surg **32** : 745, 1974
122) Converse JM : J Oral Surg **3** : 112, 1945
123) Converse JM et al : Plast Reconstr Surg **5** : 426, 1950

124) Converse JM : Plast Reconstr Surg **14** : 332, 1954
125) Converse JM et al : Brit J Plast Surg **9** : 265, 1957
126) Converse JM : Reconstructive Plastic Surgery, p864, 926, Saunders, Philadelphia, 1964
127) Converse JM, Smith B : Surgical treatment of the eye lid defect in the treatment of Treacher Collins syndrome, Plastic and Reconstructive Surgery of the Eye and Adnexa, Mosby, St Louis, 1967
128) Converse JM et al : PRS **45** : 527, 1970
129) Converse JM : PRS **52** : 221, 1973
130) Converse JM : Reconstructive Plastic Surgery, Saunders, Philadelphia, 1977
131) Conway H : Brit J Plast Surg **10** : 321, 1958
132) Conway H et al : Plast Reconstr Surg **38** : 255, 1966
133) Coombs CJ et al : J Plast Reconstr Aesthet Surg **62** : 1580, 2009
134) Cordeiro PG et al : PRS **105** : 2331, 2000
135) Coursley RRJ et al : BJ **50** : 536, 1997
136) Courtemanche AD et al : Ann Plast Surg **3** : 22, 1978
137) Cronin TD et al : PRS **47** : 534, 1971
138) Cuadros CL et al : PRS **95** : 93, 1995
139) Cunningham DS et al : Plast Reconstr Surg **46** : 305, 1970
140) Cuthbert JB : Brit J Plast Surg **12** : 125, 1949
141) Czerwinski M et al : PRS **115** : 1848, 2005
142) Dal Pont G : J Oral Surg **19** : 42, 1961
143) Dal Pont G : Rev Ital Stomat **20** : 791, 1965
144) Daniel RK et al : PRS **113** : 2156, 2004
145) Daridson J et al : PRS **88** : 201, 1991
146) Dautrey J : Acta Stomatologica Belgica **72** : 577, 1975
147) Davis WB : PRS **42** : 489, 1968
148) Davison SP et al : PRS **114** : 15, 2004
149) De Bastiani G et al : J Pediatr Orhop **123** : 1987
150) De Chalain TMB et al : PRS **94** : 877, 1994
151) 出口正巳ほか : 形外 **41** : 231, 1998
152) 出口正巳ほか : 日美外報 **22** : 9, 2000
152) De la Fuente et al : Ann Plast Surg **22** : 1, 1989
154) Delorme RP et al : PRS **83** : 960, 1989
155) DeMere M : PRS **32** : 322, 1963
156) Demergasso F et al : Am J Surg **138** : 533, 1979
157) Demyer W et al : Neurology **13** : 913, 1963
158) Demyer W et al : Pediatrics **34** : 256, 1964
159) Dencer D : Brit J Plast Surg **14** : 149, 1961
160) Denny A and Kalantarian B : Plast Reconstr Surg **109** : 896, 2002
161) Desprez JD et al : Plast Reconstr Surg **24** : 238, 1959
162) Dingman, RO : Plast Reconstr Surg **6** : 179, 1950
163) Dingman RO et al : J Oral Surg Anes Hosp Dent Serv **12** : 140, 1954
164) Dingman RO et al : PRS **7** : 505, 1951
165) Dingman RO et al : Surgery of Facial Fractures, Saunders, Philadelphia, 1964
166) Dingman RO et al : J Oral Maxillofac Surg **41** : 48, 2003
167) Dinner PA and Koller MJ : Cranio-Maxillo Fac Surg **24** : 92, 1996
168) Divis BO : Otolaryngol Ann **101** : 776, 1992
169) 土井秀明 : PEPARS **27** : 1, 2009

170) Douglas B：Plast Reconstr Surg **1**：300, 1946
171) Down JLH：London Hosp **3**：259, 1866
172) Downs WB：Am J Orthod **34**：812, 1948
173) Dubois J et al：Radiology **204**：651, 1997
174) Dubou R et al：PRS **61**：291, 1978
175) Dufresne CR et al：Plastic Surgery, VIII, Mathes SJ et al ed. Saunders, p381, 2006
176) Dupertius SM et al：Plast Reconstr Surg **23**：361, 1959
177) Dursy E (1869)：McCarthy JG et al (1990) より
178) Edgerton MT et al：PRS **19**：89, 1957
179) Edgerton MT et al：PRS **28**：306, 1961
180) Edgerton MT et al：PRS **33**：503, 1964
181) Edgerton MT et al：PRS **55**：305, 1975
182) 江口智明ほか：形成外科 **48**：137, 2005
183) Ellenbogen R：Plast Reconstr Surg **63**：364, 1979
184) 遠藤隆志ほか：日形会誌 **18**：256, 1998
185) Engel PS et al：JNJ Dent Assoc **70**：15, 20, 56, 1999
186) Epker BN et al：Dentfacial Deformities, Mosby, Incorporated, 1998
187) Epply BL et al：PRS **110**：1693, 2002
188) Erol OO：PRS **105**：2229, 2000
189) Evans AK et al：Int J Pediatr Otorhinolaryngol **70**：973, 2006
190) Fardo DJ et al：Plastic Surgery, Vol II Mathes SJ et al ed, Saunders, p275, 2006
191) Faria JC et al：Ann Plast Surg **64**：31, 2010
192) Fezza JP et al：PRS **110**：658, 2002
193) Figueroa AA et al：PRS **114**：1060, 2000
194) Fitzpatrick RE et al：Arch Dermatol **132**：469, 1996
195) Flemming I：Facial Plast Surg **8**：79, 1992
196) Flowers PS：Clin PS **20**：403, 1993
197) Forrest CR et al：PRS **104**：48, 1999
198) Francel TJ et al：Plast Reconstr Surg **90**：568, 1992
199) Franceschetti A, Klein D：Acta Ophthalmol **27**：143, 1949
200) Freeman BS：形成外科 **8**：90, 1965
201) Freeman BS：Non suture techniques in facial nerve anastomosis, Plastic and Reconstructive Surgery of the Face and Neck (Conley J ed), Vol 2, Georg Thieme Verlag, Stuttgart, 1972
202) Freeman BS：Ancillary techniques for the amelioration of facial palsy, Symposium on the Neurologic Aspects of Plastic Surgery (Fredricks S, Brody GS ed), Mosby, St Louis, 1978
203) Freeman BS：Plast Reconstr Surg **63**：214, 1979
204) Freilinger G：PRS **56**：44, 1975
205) Freling NJ et al：Radiology **185**：691, 1992
206) Frey M et al：Revue Neurologique **2**：97, 1923
207) Frey M et al：PRS **114**：865, 2004
208) 藤森　靖ほか：形外 **42**：1183, 1999
209) 藤野豊美ほか：形成外科 **17**：427, 1974
210) Fujino T et al：PRS **54**：81, 1974
211) Fujino T et al：PRS **55**：428, 1975
212) Fujino T et al：PRS **65**：571, 1980
213) 藤野豊美ほか：日形会誌 **1**：10, 1981
214) 藤田恒太郎：生体観察, 南山堂, 東京, 1954

215) 藤田　靖ほか：日口外誌 **30**：1121, 1984
216) 深道義尚ほか：臨床眼科 **29**：63, 1975
217) 福場美千子ほか：形成外科 **58**：797, 2015
218) 福田博ほか：国際歯科ジャーナル **5**：199, 1977
219) 福田慶三ほか：形外 **45**：371, 2002
220) 福屋安彦ほか：日頭顎顔面誌 **18**：163, 2002
221) 古田　淳ほか：形成外科 **35**：837, 1992
222) 古川晴海：形成外科 **30**：552, 1987
223) 古川洋志ほか：PEPARS **78**：75, 2013
224) 古川洋志ほか：PEPARS **92**：1, 2014
225) 伏見知浩ほか：日形会誌 **28**：29, 2008
226) Gabbay JS et al：PRS **131**：1329, 2013
227) Garrett WS Jr et al：Plast Reconstr Surg **38**：342, 1966
228) Gasain AK et al：Plast Reconstr Surg **92**：1254, 1993
229) Gibbons AJ et al：Br J Oral Maxillofac Surg **41**：48, 2003
230) Gillies HD et al：Brit J Surg **14**：651, 1927
231) Gilmer TL：Arch Dent **4**：388, 1887
232) Goldenhar M：J Genet Hum **1**：243, 1952
233) Goldwyn RM：PRS **88**：443, 1991
234) Godat DM et al：PRS **114**：21, 2004
235) Godwin Y et al：PRS **116**：957, 2005
236) 権太浩一ほか：第48回日本形成外科学会抄録集, P125, 2005
237) Gonzalez-Ulloa M：Brit J Plast Surg **19**：350, 1956
238) Gonzalez-Ulloa M et al：PRS **41**：477, 1968
239) Gordon AB et al：Am J Surg **132**：54, 1976
240) Gorlin RJ：J Pediat **63**：991, 1963
241) Gorlin RJ et al：Syndromes of the Head and Neck, McGraw-Hill, New York, 1964
242) Gosain AK et al：PRS **92**：1254, 1993
243) Gosain AK et al：PRS **115**：1143, 2005
244) Gosserez M & Dautrey J：Transactions of 2nd Congress of the International Association of Oral Surgeons, Munksgaad, Copenhagen, p261-264, 1967
245) 後藤健吉ほか：形成外科 **19**：268, 1976
246) 後藤健吉ほか：形成外科 **21**：578, 1978
247) 後藤昌子ほか：形成外科 **26**：409, 1983
248) Goulian D, Courtiss EH：Symposium on Surgery of the Aging Face, Mosby, St Louis, 1978
249) Grabb WC：Plast Reconstr Surg **36**：485, 1965
250) Grant JH III et al：PRS **109**：482, 2002
251) Greene AK et al：PRS **113**：53, 2004
252) Greensmith AL et al：PRS **116**：1233, 2005
253) 権東容秀ほか：日形会誌 **34**：668, 2014
254) Gruss JS：PRS **75**：303, 1985
255) Guerlek A et al：PRS **119**：684, 2007
256) Gurdin MM, Carlin GA：Aging defects in the male：A regional approach to treatment, Symposium on Aeshtetic Surgery of the Face, Eyelid and Breast (Masters FW, Lewis JR ed), p52, Mosby, St Louis, 1972
257) Gur ney CE：Am J Surg **73**：137, 1947
258) Guyuron B：PRS **90**：830, 1992
259) Guyuron B：PRS **90**：850, 1992
260) Guyuron B et al：PRS **93**：522, 1994
261) Guyuron B PRS **114**：797, 2004
262) Hakelius L et al：Scand J Plast Reconstr Surg **8**：211,

1974
263）Hakelius L et al：Scand J Plast Reconstr Surg **9**：15, 1975
264）Hale R：J Oral Surg **30**：527, 1972
265）浜島昭人ほか：日頭顎顔面誌 **18**：193, 2002
266）Hamilton JM：Plast Reconstrt Surg **53**：629, 1974
267）Hammersted M et al：Scand **30**：30, 1996
268）Hamra ST：PRS **90**：1, 1992
269）Hamra ST：PRS **96**：354, 1995
270）Hamra ST：PRS **102**：1646, 1998
271）羽田達正ほか：日本唾液腺学会誌 **29**：76, 1988
272）Hanna DC et al：Plast Reconstr Surg **61**：198, 1978
273）Hanson JW et al：J Pediatr **87**：30, 1975
274）原田輝一ほか：日形会誌 **11**：870, 1991
275）Harada T et al：Ann Plast Surg **31**：450, 1993
276）原岡剛一ほか：形外 **39**：629, 1996
277）原岡剛一ほか：形外 **43**：125, 2000
278）原科孝雄ほか：形成外科 **34**：941, 1991
279）Harii K et al：PRS **52**：541, 1973
280）Harii K et al：PRS **53**：259, 1974
281）Harii K：PRS **57**：133, 1976
282）波利井清紀ほか：形成外科 **34**：47, 1991
283）Harii K：PRS **102**：941, 1998
284）波利井清紀ほか：形外 **46**：S-124, 2003
285）波利井清紀：私の愛した手術—顔面神経麻痺の再建法, 波利井清紀退官記念DVD, 2003
286）波利井清紀：波利井清紀監修, 形成外科第2版, 南山堂, 2004
287）波利井清紀：形成外科 **50**：847, 2007
288）波利井清紀：形成外科 **53**：S-100, 2010
289）Harkins CS et al：PRS **29**：31, 1962
290）Harrison DH：Brit J Plast Surg **32**：57, 1979
291）橋川和信ほか：形成外科 **53**：S-105, 2010
292）橋川和信：PEPARS **60**：45, 2011
293）Hayashi A et al：PRS **115**：394, 2005
294）林　明照ほか：形成外科 **52**：1229, 2009
295）林　明照：PEPARS **92**：56, 2014
296）林　誠一ほか：形外 **39**：657, 1996
297）林　雅裕：日形会誌 **19**：422, 1999
298）林　利彦ほか：PEPARSARS **55**：63, 2011
299）林　礼人ほか：日形会誌 **35**：1, 2015,
300）Henderson D：BJ Oral Surg **7**：104, 1969
301）Hemandez A：Brit J Plast Surg **31**：362, 1978
302）Hentz VR et al：Ann Plast Surg **10**：36, 1983
301）Herman GT et al：J Comput Assist Tomogr **1**：155, 1977, **40**：373, 2003
302）Herman NV et al：Cleft Palate Craniofac J **40**：373, 2003
303）Heutz VR et al：Ann Plast Surg **10**：36, 1983
304）Hidalgo DA：PRS **84**：71, 1989
305）Hidalgo DA：PRS **93**：770, 1994
306）Hidalgo DA et al：PRS **110**：438, 2002
307）Hildebrand O：Arch Klin Chir **49**：167, 1895
308）Hill HL et al：Brit J Plast Surg **31**：143, 1978
309）Hinderer UT：PRS **56**：157, 1975
310）Hinds EC：Am J Orthod **43**：161, 1957
311）Hirabayashi S et al：J Neurosurg **89**：1058, 1998
312）Hirai T et al：Joral Maxillofac Surg **54**：776, 1996

313）平本道昭：形成外科 **15**：309, 1972
314）平野明喜ほか：形外 **39**：443, 1996
315）平野明喜：日形会誌 **20**：411, 2000
316）平野明喜：標準形成外科学, 鬼塚卓弥監修, 医学書院, p129, 2000
317）平野明喜ほか：日形会誌 **22**：703, 2002
318）平野明喜：骨延長術最近の進歩, 克誠堂出版, 2002
319）平野明義：形成外科 **53**：S-99, 2010
320）平野浩一：形成外科 **53**：S-122, 2010, 1981
321）平田佳史ほか：日形会誌 **29**：12, 2009
322）平山　峻：形成外科 **23**：93, 1980
323）Hirmand H：PRS **125**：699, 2010
324）広瀬太郎ほか：日形会誌 **27**：234, 2007
325）His W：Arch Ann Entwicklungs Gesicht S-384, 1892, McCarthy JG et al（1990）より
326）久徳茂雄ほか：形成外科 **37**：889, 1994
327）Hofer O：Dtsch. Zahn Mund Kieferheilkd **9**：121, 1942
328）Hoelzle F et al：PRS **119**：151, 2007
329）Holdaway RA：Am J Orthod **84**：1, 1983
330）Holdaway RA：Am J Orthod **85**：279, 1984
331）Holdsworth WG et al：Brit J Plast Surg **15**：27, 1962
332）Hollaender E（1912）：Mathes SJ et al, Vol II, p160（2006）より
333）Hollaender E：Wochenshrift **18**：1990, 1909
334）Holmes S et al：BJ Oral Surg **38**：574, 2000
335）Holtmann B et al：Plast Reconstrr Surg **67**：731,
336）本田隆司ほか：日形会誌 **17**：1, 1997
337）Hoon Jin：pi **114**：1263, 2004
338）Horgan JE et al：Cleft Palate Craniofac J **32**：405, 1995
339）堀切　将ほか：形成外科 **55**：645, 2012
340）堀越達郎編：区説顎顔面口腔手術学, p250, 書林, 東京, 1976
341）Horwitz, M. J：Intratemporal repair of the facial nerve, Symposium on the Neurlogic Aspects of Plastic Surgery（Fredricks S, Brody GS ed）, Chapter 34, Mosby, St Louis, 1978
342）細川隆史ほか：臨眼 **52**：607, 1998
343）細谷優子ほか：日頭顎顔誌 **25**：7, 2009
344）Huisinga-Fische CE et al：A Craniofac Surg **12**：87, 2001
345）Hurmerinta K et al：Scand PRS & HS **38**：209, 2004
346）Hwang K et al　J Craniofac Surg **17**：261, 2006
347）市田正成ほか：美容外科手術 プラクテイス, 文光堂, 2000
348）市田正成：日美外報 **22**：32, 2000
349）市川祐之ほか：日形会誌 **29**：468, 2009
350）飯田直哉ほか：形外 **41**：819, 1998
351）飯田秀夫ほか：PEPARS **75**：64, 2013
352）飯塚哲夫：国際歯科ジャーナル **5**：509, 1977
353）井川裕晴ほか：波利井清紀ほか監修, 骨延長術最近の進歩, 克誠堂出版, p85, 2002
354）井川裕晴ほか：第48回日本形成外科学会抄録集, P118, 2005
355）池村光之介ほか：日形会誌 **35**：637, 2015
356）池内孝彰：日口腔科誌 **19**：206, 1970
357）池本繁弘ほか：日頭顎顔面誌 **18**：272, 2002
358）Illig KM：Klin Monatsbl Augen-heilkd **132**：410, 1958
359）今井啓道ほか：日形会誌 **20**：507, 2000

360) 今井啓道ほか：PEPARS 36：37, 2009
361) 今井啓造：PEPARS 112：63, 2016
362) 今泉りさほか：日形会誌 35：171, 2015
363) 今西宣晶ほか：形成外科 33：349, 1990
364) Inigo F et al：BJ 46：194, 1993
365) Inigo F et al：Brit J Plast Surg 47：312, 1994
366) 井上裕史ほか：形成外科 30：530, 1987
367) 井上直彦ほか：最新歯科矯正アトラス, p319, 医歯薬出版, 1983
368) 井上麻由子ほか：日形会誌 34：15, 2014
369) 石田有宏ほか：形外 45：337, 2002
370) 石田有宏：形成外科 49：1221, 2006
371) 石田有宏：PEPARS 61：65, 2012
372) 石田勝大：形成外科 59：370, 2016
373) 石原修ほか：歯学 87：85, 1999
374) 石井秀典ほか：形成外科 48：S-189, 2005
375) 石井秀典ほか：形成外科 53：619, 2010
376) 石川富士郎ほか：国際歯科ジャーナル 5：521, 1977
377) Ishimori S et al：J Neurosurg 27：315, 1967
378) 磯　良輔：形成外科 15：323, 1972
379) Isse NG：Aesth Plast Surg 18：21, 1994
380) 一色泰成：標準形成外科学（鬼塚卓弥編）, 医学書院, 東京, 1975
381) 板倉秀樹ほか：形成外科 55：367, 2012
382) Itami J et al：Cancer 82：104, 1998
383) 一瀬晃洋：PEPARS 75：43, 2013
384) 一瀬晃洋：形成外科 56：1049, 2013
385) 伊藤学而ほか：顎延長術の臨床応用, クインテッセンス, 東京, 1999
386) 伊藤隆義ほか：形成外科 23：107, 1980
387) 伊藤理ほか：形成外科 33：171, 1990
388) 伊藤文子：美容外科 38：100, 2016
389) Ivy RH：Manual of Standard Practice of Plastic and Maxillo-facial Surgery, Saunders, Philadelphia, 1942
390) Ivy RH：PRS 42：472, 1968
391) Ivy RH：PRS 43：305, 1969
392) 岩波正陽ほか：形成外科 35：845, 1992
393) 岩垂鈴香ほか：日美外報 25：71, 2003
394) Izadi K et al：J Craniofac Surg 14：468, 2003
395) Izumi K et al：J Pediatr 160：645, 2012
396) Jackson IT et al：PRS 91：1216, 1993
397) Jewer DD et al：PRS 84：391, 1989
398) Jin H et al：PRS 114：1263, 2004
399) Jin H et al：PRS 119：662, 2007
400) 神保好夫ほか：形成外科 31：196, 1988
401) 神保好夫ほか：形成外科 35：19, 1992
402) 神保好夫ほか：形成外科 37：785, 1994
403) Johnson JB et al（1964）：Converse JM（1977）より
404) Jones DC：BJ Oral Maxillofac Surg 37：115, 1999
405) Jones BM et al：PRS 130：1317, 2012
406) Kaban LB et al：PRS 82：9, 1988
407) 門松香一：形成外科 52：1021, 2009
408) 門松香一：形成外科 52：1028, 2009
409) 門松香一：PEPARS 36：28, 2009
410) Kahl B et al：Dentomaxilofac Radiol Surg 24：37, 1995
411) 加持秀明ほか：形成外科 58：197, 2015

412) 亀井康二：日形会誌 6：716, 1986
413) 上石弘ほか：日頭顎顔誌 4：56, 1988
414) 上石　宏：塚田貞夫編, 最新形成再建外科学, 1998
415) 上條雍彦：口腔解剖学, 1. 骨学, 2. 筋学, 3. 脈管学, アナトーム社, 東京, 1966
416) 上條雍彦：口腔解剖学, 4. 神経学, アナトーム社, 東京, 1978
417) 金子剛ほか：形外 42：191, 1999
418) 金子剛ほか：形外 43：785, 2000
419) 金子敏郎ほか：顎下腺, 舌下腺, 口腔内小唾液腺腫瘍全国実態調査報告（第2報）, 千葉大耳鼻科, 1987
420) 加茂理英ほか：MB Derma 81：177, 2003
421) Kaplan, I et al：Plast Reconstr Surg 61：390, 1978
422) Karabouta I et al：Maxillofac Surg 13：185, 1985
423) Karaca C et al：J Craniomaxilofac Surg 32：243, 246, 2004
424) 苅部大輔ほか：形成外科 52：205, 2009
425) Karfik V：Acta Clin Plast 8：163, 1966
426) Kasabach HH et al：Am J Dis Child 59：1063, 1940
427) 葛西一貴ほか編：矯正歯科学, 第4版, 医歯薬出版, p264, 2002
428) 柏英雄ほか：形成外科 37：309, 1994
429) かや森良二：PEPARS 92：94, 2014
430) 河井洋一郎：歯科医のための医学必携, p229, 医歯薬出版, 東京, 1969
431) 川上重彦ほか：日頭顎顔会誌 8：1, 1992
432) 川上重彦ほか：PEPARS 61：58, 2012
433) 川上茂彦：日形会誌 19：298, 1997
434) Kawamoto HK Jr：In McCarthy JG ed, Plastic Surgery 4, p2922-2973, WB Saunders, Philadelphia, 1990
435) 川本　潔ほか：形成外科 34：813, 1991
436) 川村太郎：日本皮膚科全書, p96, 金原出版, 東京, 1957
437) 川那部武志ほか：形外 46：833, 1997
438) 川嶋邦裕ほか：形外 41：239, 1998
439) 川嶋邦裕ほか：形外 46：1249, 2003
440) Kazanjian VH, Converse JM：The Surgical Treatment of Facial Injuries, Williams & Wilkins, Baltimore, 1959
441) Kessler P et al：PRS 111：1400, 2003
442) Khoo Boo Chai：PRS 30：281, 1962
443) Khoo Boo Chai：Brit J Plast Surg 23：352, 1970
444) Kim Nam-Ho et al：PRS 115：919, 2005
445) 金　福泰ほか：形外 45：43, 2002
446) 木原圭一ほか：頭蓋部腫瘍 28：108, 2002
447) 菊池正知ほか：整災外 22：533, 1979
448) 木股敬裕ほか：形外 44：841, 2001
449) Kimata T et al：PRS 111：594, 2003
450) 木本誠二監修：現代外科学大系, 28巻, 中山書店, 東京, 1972
451) 木村裕明ほか：形成外科 50：421, 2007
452) 木村哲二ほか：日病会誌 37：179, 1948
453) 木村哲治ほか：形成外科 53：601, 2010
454) 木村倫子ほか：形成外科 59：1217, 2016
455) 衣笠哲雄：PEPARS 77：22, 2013
456) Kirschner RE et al：CP 40：13, 2003
457) 北村信隆ほか：日口外誌 38：649, 1992
458) 北村信隆ほか：日本歯科評論 628：159, 1995

459) 清川兼輔ほか：日形会誌 18：9, 1998
460) 清澤智晴：形成外科 53：S-48, 2010
461) 清田健司：口病誌 43：479, 1976
462) Klebuc MJ：PRS 127：1909, 2011
463) Knapp TP et al：Plast Reconstr Surg 60：398, 1977
464) Knight JS et al：Brit J Plast Surg 13：325, 1961
465) 小林美樹ほか：外科治療 60：121, 1989
466) 小林誠一郎ほか：形成外科 31：317, 1988
467) 小林敏男：日美外報 26：83, 2004
468) 小林八州男：人類遺伝学雑誌 3：73, 1958
469) 光嶋勲ほか：形外 44：665, 2001
470) Kohshima I et al：PRS 113：101, 2004
471) 小池一喜：心療内科 7：94, 2003
472) Kole H et al：Oral Surgery 12：515, 1959
473) Kolk CAV et al：Plastic Surgery Vol IV, Mathes SJ et al ed, Saunders, p91, 2006
474) 小室祐三：日形会誌 13：19, 1993
475) 小室裕造ほか：PEPARS 112：44, 2016
476) 小室裕造ほか：日形会誌 22：621, 2002
477) 小室裕造ほか：形成外科 58：1262, 2015
478) 今野昭義：頭頚部がんの基礎と臨床, pp125, 協和企画通信, 東京, 1984
479) Kornblut AD et al：Acta Otolaryngol 77：368, 1974
480) Korula P et al：Brit J Plast Surg 44：410, 1991
481) 小坂正明ほか：日形会誌 13：150, 1991
482) 小坂正明ほか：日形会誌 19：316, 1999
483) 小坂正明ほか：日形会誌 19：524, 1999
484) 小坂正明：波利井清紀監修, 形成外科 第2版, 南山堂, 2004
485) 小島正裕ほか：日形会誌 27：239, 2007
486) 小山昭彦ほか：PEPARS 15：41, 2007
487) 小山重人：形成外科 59：415, 2016
488) 光嶋 勲ほか：形成外科 44：665, 2001
489) Koshuma I et al：PRS 113：101, 2004
490) 久保四郎ほか：日口腔外会誌 29：1974, 1983
491) 熊谷公明ほか：小児科臨床 21：898, 1968
492) 倉林孝之ほか：日頭顎顔誌 25：25, 2009)
493) 桑田久美子ほか：日形会誌 32：7, 2012
494) 栗原邦弘ほか：日頭顎顔面誌 11：19, 1995
495) 栗原邦弘ほか：日頭顎顔会誌 22：235, 2006
496) 黒川正人ほか：形成外科 55：35, 2012
497) Kuroki Y et al：J Pediatr 99：570, 1981
498) 楠本健司：波利井清紀ほか編, 頭蓋顎顔面外科最近の進歩, 克誠堂出版, 東京, 1994
499) 楠本健司ほか：形成外科 56：S-144, 2013
500) Labbe D：Ann Chir Plast Esthet 42：44, 1997
501) Labbe D et al：PRS 105：1289, 2000
502) Landes CA et al：PRS 111：1828, 2003
503) Lang W：Trans Ophthal Soc UK 9：41, 1889
504) Langford RJ et qal：PRS 111：1591, 2003
505) Laskin DM：J Am Dent Assoc 79：147, 1969
506) Laskin DM：Oral Maxillpfac Surg Clin North Am 7：73, 1995
507) Lassus C：PRS 111：2200, 2003
508) Laudes CA et al：PRS 111：1828, 2003
509) Leak DL et al：J Oral Surg 32：23, 1978
510) Lee R et al：J Craniofac Trauma 6：7, 2000
511) Lee R et al：Plastic Surgery Vol III, Mathes SJ et al ed, Saunders 110：417, 2002
512) Lee MJ et al：PRS 110：417, 2002,
513) 李 斗栄：日美容外会報 27：117, 2005
514) LeFort P：Rev Chir 23：208, 360, 479, 1901
515) Legg JW：Trans Pathol Soe (Lond) 31：361, 1880
516) Lehocky B et al：Plastic Surgery Vol II, Mathes SJ et al ed, Saunders p1, 2006
517) Lejeune J et al：CR Hbd Seances Acad Sci 248：602, 159, 朴修三 (2005) より
518) Lemperle G et al：Plast Reconstr Surg 66：337, 1980
519) Lemperle G：McCarthy JG：Plastic Surgery, p3161, WB Saunders, 1991
520) Lexer E：(1906)：McCarthy JG et al (1990) より
521) Levy DM et al：JAMA 181：1115, 1962
522) Lifchez SD et al：PRS 114：1068, 2004
523) Lifchez SD et al：PRS 115：1472, 2005
524) Lighterman I et al：Ann Plast Surg 3：572, 1979
525) Lilly GE et al：J Oral Surg 26：94, 1968
526) Lim LH et al：Brit J Plast Surg 46：635, 1993
527) Liu AT et al：130：325, 2012
528) Loeb R：Clin PS 8：757, 1981
529) Longacre JJ et al：PRS 50：618, 1972
530) Longford RJ et al：PRS 111：1591, 2003
531) Lowe JT et al：Laryngoscope 84：542, 1974
532) Luckett WH：Surg Gynecol Obstet 10：635, 1910
533) Luhr HG：J Craniomaxillofac Surg 16：312, 1988
534) Luhr HG：J Craniofac Surg 16：312, 1988
535) Luhr HG：J. Craniofac Surg 1：35, 1990
536) Luhr HG：Maxillofacial surgery 1：195, 1999
537) Lund K：J Oral Surg 29：557, 1971
538) Lussenhop AJ et al：JAMA 172：1153, 1960
539) Lutz BS et al：Scan J Plast Reconstr Surg Hand Surg 38：46, 2004
540) 前田和彦ほか：日形会誌 36：59, 2016
541) 前川二郎ほか：形成外科 30：454, 1987
542) Machennan WD：Brit J Plast Surg 5：122, 1952
543) MacCarty CS：J Neurosurg 8：319：1951
544) MacCarty CS：PRS 89：1：1992
545) MacLennan WD et al：Brit J Plast Surg 5：122, 1952
546) Maggiori S：5th Cong Int Mesotherapie, Paris 1988, Oct 07～09, p.364 (杉野宏子 2013)
547) Maillard GF：Ann Plast Surg 26：347, 1991
548) Maki K et al：Orthod Craniofac Res 6：95, 2003
549) 牧野久美ほか：形成外科 39：1129, 1996
550) 牧野惟男：耳鼻咽喉科 48：795, 1976
551) Manktelow RT：PRS 116：2005
552) Mann I：Development of the Human Eyes, p259, Brit Med Assoc, London, 1964
553) Manson PN et al：Ann Plast Surg 17：356, 1986
554) Manson PN：Plastic Suergery, by Mathes SJ ed, pp305-330, Saunders Elsevier Philadelphia 2005
555) Marchac D et al：Brit J Plast Surg 47：306, 1994
556) Marchac D et al：PRS 115：911, 2005
557) Marino H：Surg Gynecol Obstet 96：433, 1963
558) Marsh JL et al：Plast Reconstr Surg 71：759, 1983

559) Marshall D：Am J Ophthalmol **45**：143, 1958
560) Marshall KA et al：Plast Reconstr Surg **62**：207, 1978
561) Marten TJ：Plastic Surgery, Vol.II Mathes SJ et al ed Saunders, p715, 2006
562) 丸山　優ほか：形成外科 **52**：813, 2009
563) 丸山直樹ほか：第57回日本形成外科学会総会学術集会, 2014
564) 増田鋼治ほか：日形会誌 **34**：441, 2014
565) 増田宣子：PEPARS **109**：46, 2016
566) Mathes SJ et al ed：Plastic Surgery, Saunders, 2006
567) 松田和也ほか：形成外科 **30**：105, 1987
568) 松田　建ほか：PEPARS **92**：7, 2014
569) 松本　洋ほか：形成外科 **56**：387, 2016
570) 松村秀夫ほか：形成外科 **20**：121, 1977
571) 松尾清ほか：頭蓋顎顔面外科最近の進歩, 波利井清紀ほか編,
572) 松田倹ほか：形外 **45**：943, 2002
573) 松岡健ほか：形外 **45**：943, 2002
574) 松本憲ほか：日本バイオレオロジー学会誌 **17**：173, 2003
575) 松浦慎太郎ほか：形成外科 **49**：1237, 2006
576) 松崎雅子ほか：形外 **46**：1269, 2003
577) Mavili ME：Am PS **39**：353, 1997
578) Maxwell JH：Trans Am Acad Ophthalmol **58**：733, 1954
579) May H：Reconstructive and Reparative Surgery, Davis, Philadelphia, 1959
580) McCarthy JG et al：Plast Reconstr Surg **64**：180, 1979
581) McCarthy JG et al：Plast Reconstr Surg **74**：10, 1984
582) McCarthy JG et al Plastic Surgery, Vol 1, Surgry of Jaws, WB Saunders Co. **1260**, 1990
583) McCarthy JG et al：Plast Reconstr Surg **89**：1, 1992
584) McCarthy JG et al：Plast Surg：Mathes SJ et al ed, Saunders, p113, 2006
585) McCarthy JG et al：Seminars Orthodont **5**：3, 1999
586) McCraw, JB et al：Plast Reconstr Surg **63**：49, 1979
587) McGregor IA：Brit J Plast Surg **16**：318, 1963
588) McGregor IA et al：Plast Reconstr Surg **38**：1, 1966
589) McKenney P et al：Plast Reconstr Surg **92**：858, 1993
590) McKenzie J：Arch Dis Childh **33**：477, 1958
591) Melsen B et al：Am J Orthod Dentofac Orthop **90**：503, 1986
592) Merrifield LL：Am J Orthod **52**：804, 1966
593) Meulen JCH et al：Plast Reconstr Surg **74**：687, 1984
594) Miglets AW et al：Laryngoscope **83**：1027, 1973
595) Mikulicz (1892)：McCarthy JG et al (1990), p3297 より
596) Millard DR Jr et al：PRS **35**：60, 1960
597) Millard DR Jr et al：PRS **46**：22, 1970
598) Millard DR Jr et al：PRS **49**：385, 1972
599) Millard DR Jr et al：PRS **62**：945, 1978
600) Millard DR Jr et al：PRS **89**：356, 1992
601) Miller YA：Prs **62**：597, 1978
602) Millesi H et al：Chir Plast Reconstr **3**：47, 1967
603) 湊祐廣ほか：形成外科 **30**：359, 1987
604) Mitsukawa Satoh et al：Plast Reconstr Surg **113**：1219, 2004
605) 三川信之ほか：日形会誌 **24**：442, 2004
606) 三川信之ほか：形成外科 **47**：1245, 2004
607) 三川信之ほか：日頭顎顔会誌 **21**：287, 2005
608) 三川信之ほか：形成外科 **48**：619, 2005
609) 三川信之ほか：PEPARS **36**：72, 2009
610) Mitz V et al：Plast Reconstr Surg **58**：80, 1970
611) 三浦不二夫ほか訳：モイヤース歯科矯正学ハンドブック, 第一版, 医歯薬出版, 東京, 1976, p212, p277, p286, p479
612) 三浦寿美子：JOHNS **5**：1311, 1989
613) 宮島　哲ほか：形成外科 **36**：275, 1993
614) 三宅伊豫子：形成外科 **20**：554, 1977
615) 宮内律子ほか：形成外科 **59**：377, 2016
616) 宮脇剛司ほか：日形会誌 **33**：235, 2013
617) 水谷和則：PEPARS **77**：44, 2013
618) 宮田成章：日美外報 **26**：71, 2004
619) 宮本純平ほか：形成外科 **56** S-27：34, 2013
620) 宮内巌ほか：日頭顎顔面誌 **19**：110, 2003
621) Moebius PJ：Muench Med Wochenschr **35**：91, 1888, **39**：41, 1892
622) Moelleken B：Plastic Surgery, V ol .II Mathes SJ et al ed, Saunders, p215, 2006
623) Molina FO et al：PRS **96**：825, 1995
624) Molina FO et al：Craniofacial Surgery p5, edited, Ortis-Monasterio F Bologna, Monduzzi, 1995
625) Monktelon RT et al：PRS **118**：885, 2006
626) Moore KL：瀬口春道監訳：ムーア人体発生学, 医歯薬出版, p229, 2003
627) Mordick TG：Ann Plast Surg **29**：390, 1992
628) Morel-Fatio D et al：Plast Reconstr Surg **33**：446, 1964
629) 森田未沙子ほか：日頭顎顔会誌 **32**：15, 2016
630) 森田尚樹ほか：形外 **47**：785, 2004
631) Morris J：Surg Gynecol Obstet **50**：483, 1930
632) Morrison WA et al：J Hand Surg **5**：575, 1980
633) 元村尚嗣：PEPARS **60**：9, 2011
634) Mowlavi A et al：PRS **115**：1165, 2005
635) Mueller RV：Plastic Surgery, Vol III, Mathes SJ et al ed, Saunders, p1, 2006
636) Mueller RV：Plastic Surgery, Vol III, Mathes SJ et al ed, Saunders, p511, 2006
637) Muhlbauer WD：Palpebral magnets for paretic logophthalmos Symposium on the Neurologic Aspects of Plastic Surgery (Fredricks S, Brody GS ed), Chapter **35**, Mosby, St. Louis, 1978
638) Mulliken JB et al：PRS **69**：412, 1982
639) Mulliken JB and Kaban LB：Clin Plast Surg **14**：91, 1987
640) Mulliken JB et al：PRS **102**, 643, 1998
641) Mulvihill JJ：Nat Genet **9**：101, 1995
642) 宗内巌ほか：日頭顎顔面誌 **19**：110, 2003
643) Munro IR et al：Plast Reconstr Surg **63**：657, 1979
644) Munro IR et al：Classification and treatment of hemifacial microsomia, In Caronni EP (Ed)：Craniofacial Surgery, p391-400, Little Brown, Boston, 1985
645) 村井繁広ほか：日形会誌 **17**：160, 1997
646) 村上　泰ほか：耳喉 **48**：589, 1976
647) 村上賢一郎ほか：NIKKEI MEDICAL, 1995-1 月号, p151, 1995
648) 村岡道徳ほか：形成外科 **19**：182, 1976
649) 村岡道徳：形成外科 **36**：1355, 1993
650) Murray JE et al：PRS **74**, 186, 1984

651) Murray JE et al：Analysis and treatment of hemifacial microsomia, In Carroni EP (ed), Craniofacial Surgery, p377-393, Little Brown, Boston, 1985
652) Musolas A et al：Plast Reconstr Surg **87**：261, 1991
653) Mustard JC：Plast Reconstr Surg **11**：454, 1953
654) Myhang H：Acta Odontal Scand **9**：247, 1951
655) 武藤靖雄：整容外科学, 南山堂, 東京, 1978
656) 永井史緒ほか：形成外科 **57**：1051, 2014
657) 永松将吾ほか：日美外報 **25**：16, 2003
658) Nager FR et al ed：Pract Otorhino Laryngol S-2, **10**：1, 1948
659) 中川以都香ほか：形成外科 **52**：559, 2009
660) 中川達裕ほか：日形会誌 **24**：568, 2004
661) 中後忠男ほか訳：グレーバー歯科矯正学（上）第一版, 医歯訳出版, 東京, 1976, p45, p154, p181, p256, p287, p320
662) 中村進治ほか：日歯会報 **5**：3, 1979
663) Nakamura B et al：PRS **114**：631, 2004
664) 中西秀樹ほか：形成外科 **34**：631, 1991
665) 中野峰夫：日形会誌 **18**：343, 1998
666) 中尾喜保：解剖誌 **32**：317, 1958
667) 中岡啓喜：形成外科 **33**：151, 1990
668) 中岡啓喜：形成外科 **53**：765, 2010
669) 那須和佳子ほか：日形会誌 **19**：288, 1999
670) 那須賢花ほか：日形会誌 **34**：585, 2014
671) 中塚貴志ほか：日形会誌 **11**：283, 1991
672) 中塚貴志ほか：形成外科 **34**：35, 1991
673) 中塚貴志ほか：形外 **42**：277, 1999
674) 中沢勝宏：形成外科 **35**：1609, 1992
675) 中澤勝弘：歯科学報 **103**：69, 2003
676) 中澤勝弘：歯科学報 **103**：69, 2003
677) Nakazawa H et al：Scand **38**：140, 2004
678) 並木保憲ほか：形外 **39**：1207, 1996
679) 成田圭吾ほか：PEPARS **92**：63, 2014
680) 成田圭吾ほか：形成外科 **59**：397, 2016
681) 根岸　圭ほか：PEPARS **45**：1, 2010
682) Nelson DW et al：Plast Reconstr Surg **64**：479, 1979
683) 根本　充ほか：形成外科 **52**：939, 2009
684) New GB et al：Surg Gynecol Obstet **65**：48, 1937
685) Newsom HT：Plast Reconstr Surg **60**：809, 1977
686) Niikawa N et al：J Pediatr **99**：565, 1981
687) 新谷朋子ほか：耳鼻臨床 **82**：245, 1989
688) Niklison J：Brit J Plasy Surg **18**：397, 1965
689) 西田正秋：顔の形態美, 彰考書院, 東京, 1948
690) 西原克成ほか：形成外科 **36**：969, 1993
691) 西本　聡：形成外科 **48**：367, 2005
692) 西野健一：京府医大誌 **109**：803, 2000
693) 西尾明子ほか：形成外科 **55**：1337, 2012
694) 西岡和哉：PEPARS **109**：67, 2016
695) Nitzan DD et al：PRS **114**：1060, 2004
696) 西浦蘭子ほか：日頭顎顔会誌 **29**：132, 2013
697) 野口昌彦ほか：形外 **45**：919, 2002
698) 野平久仁彦ほか：形成外科 **36**：959, 1993
699) 野平久仁彦ほか：形成外科 **48**：59, 2005
700) 野平久仁彦ほか：形成外科 **54**：S-2, 2011
701) 野平久仁彦ほか：PEPARS **75**：64, 2013
702) 野村　進：外科治療 **24**：323, 1971
703) 小原一則ほか：形成外科 **19**：132, 1976
704) O'Brien BM et al：PRS **86**, 12, 1990
705) Obwegeser H：J Oral Surg **10**：677, 1957
706) Obwegeser H：Schweiz Monatsschr Zahnkeild **80**：331, 1970
707) Obwegeser H：J Maxillofac Surg **1**：19, 1973
708) Obwegeser H：J Maxillofac Surg **2**：73, 1974
709) Obwegesr H L et al：Mandibular Growth Anomalies：Terminology, Aetiology, Diagnosis, Treatment, Springer-Verlag, New York, 2001
710) O'Connor GB et al：Plast Reconstr Surg **5**：419, 1950
711) 緒方寿夫ほか：形成外科 **52**：1039, 2009
712) 緒方寿夫ほか：PEPARSARS **55**：70, 2011
713) 小川豊ほか：形成外科 **22**：60, 1979
714) 小川　令ほか：第48回日本形成外科学会抄録集, P119, 2005
715) 小川令ほか：創傷 I：51, 2010
716) 荻田修平ほか：日形会誌 **90**：1389, 1989
717) 荻田修平ほか：日小外誌 **25**：260, 1989
718) 大場創介：日形会誌 **20**：731, 2000
719) 大場創介ほか：形成外科 **53**：S-97, 2010
720) 大江　恵ほか：日頭顎顔会誌 **29**：103, 2013
721) 大橋菜都子ほか：日形会誌 **24**：15, 2004
722) 大井葉子ほか：日形会誌 **5**：707, 1985
723) 大久保敏之ほか：形成外科 **37**：1007, 1994
724) 大森清一ほか：形成美容外科 **1**：278, 1958
725) 大森清一ほか：形成外科治療の実際, 南山堂：1963
726) 大西和人ほか：日頭顎顔誌 **24**：245, 2008
727) 大西文夫：中島龍夫編, 子どものための形成外科 永井書店, 大阪, 2005
728) 大隅昇ほか：形外 **46**：599, 2003
729) 太田正佳ほか：日形会誌 **19**：448, 1999
730) 大竹登志江ほか：形外 **47**：197, 2004
731) 大谷一馬ほか：形成外科 **33**：129, 1990
732) 大谷一弘ほか：PEPARS **61**：50, 2012
733) 大浦武彦：皮膚表面外科, 克誠堂出版, 1990
734) 大浦武彦ほか：手術 **45**：661, 1991
735) 大山紀美栄ほか：日口蓋誌 **18**：373, 1993
736) 大山友樹：形外 **41**：655, 1998
737) 岡　博昭ほか：日美外報 **13**：109, 1991
738) 岡　達：日口腔科誌 **20**：806, 1971
739) 岡　達：顎骨関節疾患と顎関節症, 歯界展望別冊, 顎関節の臨床, p6-12, 1985
740) Okada K et al：PRS **132**：1085, 2013
741) 沖　正直ほか：日頭顎顔誌 **25**：25, 2009
742) 岡本絢子ほか：形成外科 **20**：129, 1977
743) 奥本隆行ほか：形外 **42**：1145, 1994
744) 奥津恵里ほか：形成外科 **34**：1113, 1991
745) 鬼塚卓弥：交通医 **20**：372, 1966
746) 鬼塚卓弥ほか：形成外科 **11**：169, 1968
747) 鬼塚卓弥ほか：形成外科 **12**：332, 1969
748) 鬼塚卓弥：唇裂, p4, 金原出版, 東京, 1972
749) 鬼塚卓弥編：標準形成外科学, 医学書院, 東京, 1975
750) 鬼塚卓弥：形成外科 **18**：317, 1975
751) 鬼塚卓弥ほか：医のあゆみ, 102：おぼえ書, 1977
752) 鬼塚卓弥ほか：形成外科 **20**：115, 1977
753) Onizuka T：PRS **61**：118, 1978

754) 鬼塚卓弥：医事新報グラビア，2897，1979
755) 鬼塚卓弥：外科 **41**：1210，1979
756) 鬼塚卓弥ほか：日美外報 **3**：51，1981
757) 鬼塚卓弥ほか：日美外報 **3**：133，1982
758) 鬼塚卓弥：形成外科手術書，第2版，南江堂，P805，1982
759) Onizuka T et al：Annals Acaddemy of Medicine Singapore，Plastic Surgery，12：452，1983
760) Onizuka T et al：Aesth Plast Surg **19**：49，1995
761) Onizuka T：Ousterhout DK ed，Little Brown，p323，1991
762) 鬼塚卓弥：形成外科手術書，第3版，南江堂，P702，1996
763) 鬼塚卓弥：標準形成外科学，医学書院，P132，2000
764) 小野一郎ほか：形成外科 **35**：191，1992
765) 小野一郎ほか：日頭顎顔誌 **10**：1，1994
766) 小野一郎ほか：頭蓋顎顔面外科 最近の進歩，波利井清紀監修，克誠堂出版，p162，1994
767) 小野　繁ほか：形外 **42**：287，1999
768) Orbay H et al：PRS **120**：1865，2007
769) Ord RA：Plast Reconstr Surg **67**：281，1981
770) Ortis Monasterio F：Clin Plast Surg **9**：509，1982
771) Oritiz-Monasterio F et al：PRS **100**：852，1997
772) Oster J：Mongolism，Danish Science Press，1953
773) Owsley J Q Jr：PRS **60**：843，1977
774) Owsley J Q Jr et al：PRS **110**：674，1977
775) 小山昭彦ほか：PEPARS **15**：41，2007
776) 尾崎　峰ほか：日形会誌 **50**：1239，2007
777) 尾崎　峰ほか：形成外科 **55**：209，2012
778) Ozdemir R et al：PRS **110**：1134，2002
779) 小住和徳：日美外報 **22**：56，2000
780) 朴　修三：形成外科 **48**：387，2005
781) Paletta FX：Plast Reconstr Surg **13**：95，1954
782) Pallua N：PRS **111**：1860，2003
783) Pallua N et al：PRS **115**：1837，2005
784) Parry CH（1825）：McCarthy JG et al（1990）より
785) Paulino AC et al：Cancer **83**：457，1998
786) Penn J：Plast Reconstr Surg **42**：303，1968
787) Pennis VR et al：Plast Reconstr Surg **35**：552，1965
788) Philip N et al：Clin Dysmorphol **1**：63，1992
789) Phillip H et al：PRS **103**，859，2000
790) Pitanguy I et al：Plast Reconstr Surg **38**：352，1966
791) Pohlman EH（1910）：McCarthy JG et al（1990）より
792) Polayes IM et al：Plast Reconstr Surg **64**：17，1979
793) Polley JW et al：J Craniofac Surg **8**：181，1997
794) Posnick JC et al：Plast Reconstr Surg **92**：12，1993
795) Posnick JC：Craniofacial & Maxillofacial Surgery in Children & young Adult，WB Saunders Co. Philadelphia，2000
796) Poswillo DE：Oral Surg **35**：302，1973
797) Poswillo DE：J. Maxillofac. Surg **2**：64，1974
798) Printzlau A et al：Cleft Palate Craniofac J **41**：47，2004
799) Pruzansky S：Birth Defects **1**：120，1969
800) Psillakis JM et al：PRS **78**：309，1986
801) Psillakis JM et al：PRS **82**：383，1988
802) Putterman AM et al：Am J Ophthalmol **77**：232，1974，**21**：214，1958
803) Qassemyar Q et al：PRS **129**：421，2012
804) Quinn JH：J Oral Surg **35**：321，1977

805) Ragnell A：PRS **21**：214，1958
806) Ramirez OM：Ann Plast Surg **28**：218，1992
807) Ramirez OM：Aesth Plast Surg **18**：363，1994
808) Ramirez OM：PRS **111**：1342，2003
809) Ramirez OM et al：Plast Reconstr Surg **116**：1115，2005
810) 李斗榮：日美外報 **27**：117，2005
811) Rees TD et al：Plast Reconstr Surg **93**：1185，1994
812) Regev E et al：PRS **113**：1910，2004
813) Resche F et al：Mead Neck Surg **3**：123，1980
814) Reynolds JR：Plast Reconstr Surg **61**：871，1978
815) Rhee S et al：PRS **113**：45，2004
816) Rhee S et al：PRS **113**：45，2004
817) Richardson GE et al：Plast Reconstr Surg **61**：364，1978
818) Ricketts RM：Am J Orthod **54**：272，1968
819) Riefkohl R：Ann Plast Surg **12**：528，1984
820) Rittes PG：Dermatol Surg **27**：391，2001
821) Robin S：Bull Acad Med **89**：38，1923，**89**：647，1923
822) Robin S et al：J Pediatr **65**：215，1964
823) Robinson M：J South Calif Dent Assoc **24**：22，1956
824) Robertson GA：Ann Plast Surg **17**：421，1986
825) Rohrich RJ et al：PRS **111**：1708，2003
826) Rohrich RJ et al：PRS **114**：1724，2004
827) Rohrich RJ et al：PRS **119**：2219，2007
828) Rose EH：PRS **116**：20，2005
829) Routledge RT：Brit J Plast Surg **13**：204，1960
830) Rowe NL：Oral Surg **15**：572，1962
831) Rowe NL，Killey HC：Fractures of the Facial Skeleton，Williams & Wilkins，Baltimore，1968
832) Rozen S et al，PRS **131**：1057，2013
833) Rubino C et al：PRS **115**：1156，2005
834) Rush BE Jr：Ann Surg **164**：921，1966
835) Sabbagh W et al：PRS **112**：1762，2003
836) 斉藤博臣ほか：形成外科 **17**：225，1974
837) 坂井重信：日頭顎顔面誌 **24**：32，2013
838) 久間　恒ほか：PEPARS **92**：69，2014
839) 桜庭　実ほか：形外 **43**：801，2000
840) 桜井　淳ほか：日頭蓋顎顔誌 **7**：26，1991
841) 桜井伴子ほか：日災医誌 **40**：645，1992
842) 桜井裕之ほか：形外 **42**：383，1999
843) 作田正義ほか：口科誌 **37**：1052，1988
844) Salyer K et al：Transactions of 9 th Int Congress on CP P618-619，Stanford Press，Singapore，1997
845) 鮫島憲治ほか：形成外科 **22**：132，1979
846) 佐野　進ほか：形成外科 **20**：35，1977
847) Santis GD et al：PRS **113**：88，2004
848) 佐々木了ほか：形外 **38**：143，1995
849) 佐々木了ほか：形外 **44**：637，2001
850) Sasaki GH et al：PRS **110**：635，2002
851) 佐々木薫ほか：日形会誌 **27**：369，2007
852) Sassouni V：Orthodontics in Dental Practice，Mosby，Saint Louis，121，1971
853) 佐藤顕光ほか：日頭顎顔誌 **29**：17，2013
854) Satoh K et al：Brit J Plast Surg **45**：391，1992
855) 佐藤兼重ほか：形外 **40**：779，1997
856) 佐藤兼重ほか：形外 **41**：221，1998
857) 佐藤兼重ほか：日形会誌 **19**：17，2001

858) Satoh et al：Ann Plast Surg **49**：572, 2002
859) Satoh K et al：Br J Plast Surg **110**：635, 2002
860) Satoh K et al：PRS **111**：1019, 2003
861) 佐藤兼重ほか：形外 **46**：1283, 2003
862) 佐藤兼重ほか：PEPARS **36**：28, 2009
863) Satoh et al：Ann Plast Surg **53**：348, 2004
864) 佐藤兼重：Personal communication, 2004
865) 佐藤美樹ほか：日形会誌 **18**：155, 1978
866) 佐藤佳世ほか：形成外科 **32**：819, 1989
867) 佐藤俊次ほか：形成外科 **30**：157, 1987
868) 澤泉雅之ほか：日形会誌 **14**：279, 1994
869) Saylan Z：PRS **110**：667, 2002
870) Scaramella LF (1970)：McCarthy JG et al (1990) より
871) Schaefer RB et al：J cranio Surg **14**：462, 2003
872) Schatten WE et al：PRS **38**：309, 1966
873) Schendel SA et al：Plastic Surgery Vol III, Mathes SJ et al ed, Saunders, p525, 2006
874) Schlenber JD et al：PRS **63**：680, 1979
875) Schmidt DR et al：Am J Surg **144**：470, 1982
876) Schon R et al：PRS **116**：44, 2005
877) Schultz RC：Plast Reconstr Surg **40**：415, 1967
878) Schwartz WM et al：Plast Reconstr Surg **77**：530, 1986
879) Schwartz WM et al：Plast Reconstr Surg **88**：586, 1991
880) Seckel B：Canadian J Plast Surg **2**：59, 1994
881) 瀬口春道監訳：ムーア人体発生学, 医歯薬出版, p250, 2003
882) 瀬端正之ほか：国際歯科ジャーナル **5**：533, 1977
883) 清家卓也ほか：日形会誌 **31**：375, 2011
884) 関谷秀一ほか：形外 **43**：901, 2000
885) Serafini G：Brit J Plast Surg **15**：308, 1962
886) Serra JM et al：J Reconstr Microsurg **1**：263, 1985
887) Serra JM et al：Ann Plast Surg **30**：180, 1993
888) Seruya M et al：PRS **132**：1219, 2013
889) 瀬戸かん一ほか：形成外科 **30**：368, 1987
890) 瀬戸かん一ほか：形成外科 **34**：5, 1991
891) Shaw HJ：J Laryngol Otol **80**：10, 1966
892) Shaw Jr RB：PRS **119**：675, 2007
893) Sheehan JE：Surgery **27**：122, 1950, **7**：137, 1990
894) Sher AE：Cleft Palate-Craniofac J **29**：224, 1992
895) Shetye PR et al：PRS **118**：985, 2006
896) 島田和樹ほか：日頭顎顔会誌 **31**：51, 2015
897) 島田賢一ほか：日形会誌 **16**：314, 1996
898) 柴田知義ほか：日形会誌 **29**：230, 2009
899) 柴田　大：PEPARS **112**：89, 2016
900) 柴崎好伸：形成外科 **22**：241, 1979
901) 新橋武ほか：形成外科 **30**：2, 1987
902) 新橋武ほか：形外 **42**：103, 1999
903) 新橋　武：PEPARS **27**：15, 2009
904) 新城憲ほか：日形会誌 **11**：956, 1991
905) 新城憲ほか：日形会誌 **23**：655, 2003
906) 清水祐紀：日美外報 **14**：92, 1992
907) Shintomi Y et al：Brit J Plast Surg **34**：398, 1981
908) 新富芳尚：図説臨床形成外科講座, 5, 頭蓋顔面外科 p166, メジカルビュー社, 東京, 1987
909) 新崎博文ほか：口科誌 **38**：627, 1989
910) 塩屋隆太ほか：日形会誌 **34**：597, 2014
911) 白壁征夫ほか：PEPARS **99**：26, 2015
912) 白壁征夫：美容外科 最近の進歩, 波利井清紀監修：68, 克誠堂出版, 1998
913) 昭和大矯正科：歯科矯正分析診断ノート, 2005
914) Shprintzen RJ：Cleft Palate-Craniofac J **29**：205, 1992
915) Sidiropoulou S et al：CP **40**：645, 2003
916) Siegert R：Facial Plast Surg **7**：137, 1990
917) Siemssen SO et al：Plast Reconstr Surg **61**：724, 1978
918) Sjoegren (1937)：McCarthy JG et al (1990), p3282 より, Skoog T：Plastic Surgery, Almqvist & Wiksell, Stockholm, 1974
919) Skoog T：Plastic Surgery, Almqvist & Wiksell, 1974
920) Smellie GD：Brit J Plast Surg **19**：279, 1966
921) Smith B et al：Am J Ophthalmol **44**：733, 1957
922) Smith GF et al：Down's Anomaly, Churchill Livingston, p246, 1976
923) Smith DW：Recognizable Patterns of Human Malformation, pp499, WB Saunders Co. Philadephia **1982**
924) Smith JW et al：Transactions of the fifth intern Congress of Plastic Surg Butterworths, 1971
925) Snyder CC et al：PRS **51**：506, 1973
926) Snyder GB：PRS **62**：693, 1978
927) Snyder CC et al：PRS **51**：506, 1973
928) 惣角卓矢ほか：形成外科 **40**：205, 1997
929) 添田周吾ほか：形成外科 **22**：83, 1979
930) 征矢野進一：形成外科 **35**：1487, 1992
931) 副島一孝ほか：形成外科 **49**：1211, 2006
932) 副島一孝ほか：日形会誌 **28**：299, 2008
933) 副島一孝ほか：形成外科 **55**：351, 2012
934) 曽我まゆ子ほか：日形会誌 **33**：881, 2013
935) Soutar DS et al：Head Neck Surg **8**：232, 1986
936) Spear et al：PRS **112**：855, 2003
937) Spence RJ：PRS **121**：795, 2008
938) Spira M：Plast Reconstr Surg **61**：330, 1978
939) Stanley RB Jr et al：Otolaryngol Head Neck Surg **93**：186, 1985
940) Stark RB：Plast Reconstr Surg **13**：20, 1954
941) Stark RB et al：Plast Reconstr Surg **29**：229, 1962
942) Stearns MP：Facial Plast Surg **8**：109, 1992
943) Steiner CC：Am J Orthod **39**：729, 1953
944) Steiner CC：Angle Orthod **29**：8, 1959
945) Steinsapir KD：PRS **111**：1727, 2003
946) Stenstroem SJ et al：PRS **38**：567, 1966
947) Steven PD et al：PRS **114**：15, 2004
948) Stickler GB et al：Mayo Clin Proc **40**：433, 1965
949) Stout RA：Manual of Standard Practice of Plactice and Maxillofac Surg Saunders, 1942
950) Stranc MF：Ann Plast Surg **2**：468, 1979
951) Strange FG：Br J Surg **34**：423, 1947
952) Stuzin JM et al：Plastic Surgery, Mathes SJ et al ed, Saunders, p159, 2006
953) 菅又　章ほか：日形会誌 **12**：307, 1992
954) 菅又　章ほか：形外 **42**：537, 1999
955) 菅又　章ほか：形外 **43**：485, 2000
956) 菅又　章ほか：形外 **45**：67, 2002
957) 菅又　章ほか：日頭顎顔面誌 **20**：177, 2004
958) Sugamata A et al：J PS Hand Surg **47**：454, 2013

959) 菅原　順ほか：日形会誌 **32**：144, 2012
960) 菅原康志ほか：形外 **45**：311, 2002
961) 菅原康志：形外 **43**：S-121, 2003
962) 菅原康志：形成外科 **53**：1197, 2010
963) 菅原康志：PEPARS **99**：64, 2015
964) 菅澤　正：形成外 **59**：353, 2016
965) Sugar HS：Am J Ophthalmol **62**：678, 1966
966) 杉野宏子ほか：日美外報 **26**：210, 2004
967) 杉野宏子ほか：PEPARS **27**：33, 2009
968) 杉野宏子ほか：PEPARS **75**：109, 2013
969) Suh J et al：PRS **132**：1244, 2013
970) Sullivan MJ et al：Am J Otolaryng, **11**：318, 1990
971) 角谷徳芳：手術 **45**：817, 1991
972) 角谷徳芳：日美外報 **14**：71, 1992
973) 角谷徳芳ほか：形成外科 **36**：305, 1993
974) Sunderland S：Brit J Surg **40**：580, 1952
975) 須佐美隆三：国際歯科ジャーナル **5**：513, 1977
976) 巣瀬忠之ほか：形外 **44**：587, 2001
977) 鈴木茂彦ほか：形成外科 **31**：177, 1988
978) 鈴木康俊ほか：PEPARS **92**：78, 2014
979) 鈴木安恒ほか：日耳鼻 **67**：36, 1964
980) 鈴木芳郎ほか：日美外報 **26**：1, 2004
981) 鈴木芳郎ほか：形成外科 **48**：51, 2005
982) 鈴木芳郎ほか：形成外科 **48**：S-209, 2005
983) 鈴木芳郎：形成外科 **53**：609, 2010
984) 鈴木芳郎：形成外科 **55**：1313, 2012
985) 鈴木芳郎：PEPARS **75**：81, 2013
986) 橘田絵里香ほか：日頭顎顔会誌 **21**：323, 2005
987) 田嶋定夫：顔面外傷-診断と治療, 朝倉書店, 1971
988) 田嶋定夫：標準形成外科学 (鬼塚卓弥編), 医学書院, 東京, 1975
989) 田嶋定夫ほか：形成外科 **20**：184, 1977
990) Tajima S et al：PRS **61**：876, 1978
991) 田嶋定夫：顔面骨骨折の治療, 克誠堂出版, 東京, p70, 1979
992) 田島定夫：顔面骨骨折の治療, 改訂2版, 克誠堂出版, 東京, 1987
993) Tajima S：J M axillofac Surg **5**：150, 1977
994) 高田　勲：日口腔科誌 **20**：767, 1971
995) 高原正明ほか：形成外科 **35**：775, 1992
996) 高田健治訳：プロフィットの現代歯科矯正学, クインテッセンス出版, 東京, 2004
997) 高橋正嗣ほか：日放腫会誌 **11**：21, 1999
998) 高橋新次郎：新編歯科矯正学, p58, 永末書店, 東京, 1960
999) 高橋新次郎：新編歯科矯正学, P62, P236, 末長書店, 東京, 1971
1000) 高見佳宏ほか：形成外科 **37**：189, 1994
1001) 高森　等ほか：日口蓋誌 **27**：1164, 1981
1002) 田邊　毅ほか：日口蓋誌 **41**：39, 2016
1003) 田中一郎：形成外科 **59**：787, 2011
1004) 田中一郎ほか：PEPARS **78**：1-7, 2013
1005) 田中寧子ほか：形成外科 **58**：921, 2015
1006) 田中嘉雄：PEPARS **61**：1, 2012
1007) Takashima M et al：CP **40**：6, 2003
1008) 高戸　毅：形成外科 **31**：752, 1988
1009) 高戸　毅ほか：日形会誌 **13**：187, 1993
1010) Takato T et al：Br **46**：686, 1993

1011) 高戸　毅ほか：形成外科 **37**：519, 1994
1012) Takato T：Ann Plast Surg **27**：371, 1991
1013) 武川　力ほか：日形会誌 **31**：73, 2011
1014) 武本　啓ほか：日形会誌 **25**：39, 2005
1015) 竹野巨一ほか：形外 **47**：1245, 2004
1016) 竹内章晃ほか：日形会誌 **18**：200, 1998
1017) 竹内夢二ほか：形外 **42**：221, 1999
1018) 多久嶋亮彦ほか：形外 **44**：969, 2001
1019) Takushima A：PRS **109**：1219, 2002
1020) 多久嶋亮彦ほか：形外 **46**：1293, 2003
1021) 多久嶋亮彦ほか：Pepars **3**：51, 2005
1022) 多久嶋亮彦ほか：PEPARS **15**：47, 2007
1023) Tan O：PRS **119**：873, 2007
1024) 田邊敦子ほか：形外 **43**：59, 2000
1025) 田邊　毅ほか：日頭顎顔面誌 **20**：145, 2004
1026) 田中一郎ほか：PEPARS **78**：1, 2013
1027) 丹下一郎：形成外科 **8**：206, 1965
1028) 丹下一郎ほか：形成外科 **9**：106, 1966
1029) 丹下一郎ほか：形成外科 **9**：114, 1966
1030) 丹下一郎：新外科学体系, 29-C, 中山書店, P262, 1988
1031) 谷太三郎：形成外科 **5**：88, 1962
1032) 谷太三郎：らい形成外科 **29**：1, 1967
1033) 谷太三郎ほか：形成外科 **15**：486, 1972
1034) 谷野隆三郎ほか：Microvascular surgeryによる free dermal fat graftの臨床例, 第17回日本形成外科学会総会, 1974
1035) 田代英雄ほか：形成外科 **22**：36, 1979
1036) Taylor GI et al：PRS **55**：533, 1975
1037) Taylor GI et al：PRS **9**：361, 1982
1038) 手島泰治：日口腔科誌 **20**：503, 1971
1039) 天方将人ほか：形成外科 **49**：1187, 2006
1040) Teot L et al：Int J Microsurg **3**：257, 1981
1041) 寺尾保信ほか：形外 **44**：397, 2001
1042) Terzis JK et al：PR Forum **5**：106, 1982
1043) Terzis JK et al：PRS **111**：40, 2003
1044) Tessier P：J Maxillofac Surg **4**：69, 1976
1045) Tessier P：Transactions of the seventh Intern Congress of Plastic Reconstr Surg Rio de Janeiro Ely JF ED, P393, 1980
1046) Tessier P：Surgical Treatment of Treacher Collins syndrome, Modern Practice in Orthognathic and Reconstructive Surgery, ed Bell WH, Vol 2, pp1600-1623, WB Saunders Co Philadeophia, 1992
1047) Thaller SR et al：PRS **90**：562, 1992
1048) Thaller SR et al：Ann Plast Surg **32**：284, 1994
1049) Thering HR et al：Plast Reconstr Surg **63**：848, 1979
1050) Thienen CE et al：Eur J Plast Surg **11**：156, 1988
1051) Thomson JG et al：Canadian J, Plast Surg **1**：160, 1993
1052) Thompson N：Plast Reconstr Surg **48**：11, 1971
1053) Thurmuller P et al：J Oral Maxillofac Surg **60**：???? **2004**, Plast Surg **11**：156, 1988
1054) Thurmuller P et al：J Oral Macillofacv Surg **60**：1327, 2002
1055) Tickle TG：Ann Otol Rhino Laryngol **45**：7, 1936
1056) Tipton JB：Plast Reconstr Surg **54**：1, 1974
1057) 徳中亮平ほか：形成外科 **58**：1377, 2015
1058) Tolhurst DE et al：PRS **69**：760, 1982

1059) 富田壮一ほか：日形会誌 **33**：615, 2013
1060) Topazian RG：J Oral Surg **22**：227, 1964
1061) 鳥飼勝行，頭蓋顎顔面外科最近の進歩，克誠堂出版，1994
1062) 戸塚伸吉ほか：臨眼 **46**：251, 1992
1063) 土田幸英ほか：形外 **39**：451, 1996
1064) 辻口幸之助ほか：日形会誌 **14**：63, 1994
1065) 辻　晋作ほか：形成外科 **56**：1061, 2013
1066) 津下　到ほか：形成外科 **53**：417, 2010
1067) 塚田貞夫ほか：形成外科 **19**：114, 1976
1068) 塚島順子ほか：日形会誌 **36**：463, 2016
1069) Turvey TA et al, Facial Clefts and Craniosynostosis/ Principles and Management, ed. Elsevier Science Health Science Div, 1995
1070) Tweed AEJ et al：Ann Plast Surg **12**：313, 1984
1071) 内田準一：形成美容外科の実際，金原出版，東京，1967
1072) 内田源太郎ほか：形成外科
1073) 上田晃一ほか：形成外科 **33**：135, 1990
1074) 上田和毅：形成外科 **37**：861, 1994
1075) 上田和毅：PEPARS **78**：33, 2013
1076) 上田和毅：福島県形成外科学術集会, 2015
1077) 上村哲司ほか：形外 **40**：277, 1997
1078) 上村哲司ほか：形成外科 **54**：135, 2011
1079) 上野　正：外科治療 **3**：326, 1961
1080) 上野　正：外科治療 **13**：650, 1965
1081) 宇野芳史ほか：耳鼻臨床 **85**：601, 1992
1082) 碓井良弘ほか：日災医誌 **27**：365, 1979
1083) 宇田宏一ほか：形成外科 **55**：S-199, 2012
1084) 宇田川晃一ほか：形成外科 **48**：377, 2005
1085) 宇田川晃一ほか：PRS **120**：238, 2007, Udagawa A et al：PRS **120**：238, 2007
1086) Urken ML：Otolaryngol Head & Neck Surg **117**：733, 1991
1087) Utagawa A et al：PRS **120**：238, 2007
1088) Vaienti L et ala：Plast Reconstr Surg **116**：699, 2005
1089) Vannier MW et al：Ann Plast Surg **30**：204, 1993
1090) Variens JPM et al：J Maxillofac Surg **23**：363, 1995, Surg **32**：15, 1979
1091) Veau V et al：Path **12**：275, 1936
1092) Vento AR et al：Cleft Palate Craniofac J **28**：68, 1991
1093) Vicuna RG et al：Aesthetic Plast Surg **18**：85, 1994
1094) Von Otten JE：Dtsch Zahnaerzte Z **36**：91, 1981
1095) Vriens WM Jr et al：J Oral Surg **23**：363, 1995
1096) 和田秀敏ほか：形成外科 **18**：615, 1975
1097) Wada WM Jr et al：J Oral Surg **29**：196, 1971
1098) Wagner H：Chirurg **42**：260, 1971
1099) 若松慶太ほか：日形会誌 **19**：566, 1999
1100) 脇田進一ほか：形外 **44**：657, 2001
1101) Walker DG：the Face, Livingstone, Edingburgh, 1961
1102) Walker GF：NZ Dent J **63**：31, 1967
1103) Wall WH Jr：J Oral Surg **28**：364, 1970
1104) Wallace JG et al：Brit J Plast **32**：15, 1979
1105) Warthin AS：J Cancer Res **13**：116, 1929
1106) Walton RL et al：PRS **121**：1606, 2008
1107) Wang W et al：Aesth Plast Surg **36**：1353, 2012
1108) Wassmund M (1927)：McCarthy JG et al (1990) より
1109) 渡部功一ほか：日形会誌 **21**：725, 2001

1110) 渡辺博義ほか：形成外科 **33**：253, 1990
1111) 渡邊浩志ほか：日頭顎顔会誌 **31**：81, 2015
1112) 渡辺克益ほか：形成外科 **49**：1193, 2006
1113) 渡辺敏成ほか：形成外科 **36**：1229, 1993
1114) 渡辺頼勝ほか：日頭顎顔誌 **23**：191, 2007
1115) 渡辺頼勝ほか：PEPARS **92**：46, 2014
1116) WatehouseN et al：PRS **119**：1021, 2007
1117) Waters IA：Arch Roent Ray **20**：15, 1915
1118) Webster GV et al：J Bone Joint Surg **40-A**：796, 1958
1119) Wei Fu-Chan et al：PRS **112**：37, 2003
1120) Wei Wang：PRS **110**：1430, 2002
1121) Weisman PA：PRS **48**：443, 1971
1122) Wells JH et al：PRS **59**：223, 1977
1123) Whitker LA：PRS **80**：337, 1987
1124) White RR et al：PRS **61**：452, 1978
1125) Wilhelmi BJ et al：PRS **111**：1723, 2003
1126) Wille-Bischofberger A et al：PRS **120**：1519, 2007
1127) Williams HB et al：Ann Plast Surg **3**：1, 1978
1128) Wilson JG：Acta Endocinol **166**：261, 1972
1129) Winstanley RP：J Oral Surg **6**：134, 1968
1130) Witzel MA et al：Cleft Palate J **14**：176, 1977
1131) Witzel MA et al：Transactions of the Seventh International Congress of Plastic and Reconstructive Surgery, Montreal, 1983
1132) Wolfe SA：Plast Reconstr Surg **67**：624, 1981
1133) Wolford LM：J Oral Maxillofac Surg **58**：310, 2000
1134) Wong J：Personal communication
1135) Xin-Peng et al：PRS **115**：1562, 2005
1136) 矢部哲司ほか：形外 **41**：617, 1998
1137) 八巻隆ほか：形外 **44**：647, 2001
1138) 山道光作ほか：日頭顎顔誌 **28**：109, 2012
1139) 山本悦生ほか：日形会誌 **1**：267, 1981
1140) 山本為之：補綴臨床 **5**：395, 1972
1141) 山本有平ほか：日形会誌 **20**：641, 2000
1142) 山本有平ほか：形外 **43**：761, 2000
1143) 山本有平：日形会誌 **27**：543, 2007
1144) 山本有平ほか：Facial N Res Jpn **27**：199 **2008**
1145) 山本喜英ほか：形成外科 **35**：285, 1992
1146) 山下一郎：日口腔科誌 **20**：203, 1971
1147) 山下理恵：形成外科 **42**：833, 1999
1148) 山下理恵：Rejuvenation の実際，葛西健一郎ほか編，PRS 128, 文光堂，2004
1149) 山下理恵：PEPARS **27**：23, 2009
1150) Yanaga H：PRS **112**：1863, 2003
1151) 矢永博子：形成外科 **53**：1077, 2010
1152) Yanagizawa E：Larungoscope **83**：527, 1973
1153) Yaremchuk MJ：PRS **111**：1818, 2003
1154) Yaremchuk MJ：Plastic Surgery, Vol II, Mathes SJ et al ed, Saunders, p405, 2006
1155) 矢野浩規定ほか：形外：S-122, 2003
1156) 野浩規定ほか：PEPARS **61**：21, 2012
1157) 矢崎正方ほか：歯科学報 **37**：583, 1934
1158) Yerit KC et al：PRS **115**：1863, 2005
1159) Yii NW：PRS **103**：1655, 1999
1160) 与座聡：形成外科 **54**：S-214, 2011
1161) 横井克憲ほか：形外 **44**：S-247, 2001

1162）横山敦子ほか：形成外科 **37**：805, 1994
1163）米原啓之ほか：形外 **42**：211, 1999
1164）米原啓之ほか：形外 **42**：S-259, 1999
1165）吉田豊一：頭頸部腫瘍 **16**：98, 1990
1166）吉井聡佳ほか：日頭頸顎会誌 **28**：115, 2012
1167）吉川哲哉ほか：日頭頸顎誌 **20**：67, 2004
1168）義本裕次ほか：形成外科 **37**：573, 1994
1169）吉村久ほか：小児外科 **20**：607, 1988
1170）吉村陽子ほか：手術 **42**：121, 1988
1171）吉村陽子ほか：形成外科 **31**：824, 1988
1172）吉岡伸高ほか：日形会誌 **17**：182, 1997
1173）吉岡伸高：形成外科 **58**：431, 2015
1174）与座　聡：形成外科 **48**：1223, 2005
1175）与座　聡：形成外科 **54**：S-214, 2011
1176）Zhi Li et al：PRS **119**：1311, 2007
1177）Zori RT et al：Am J Med Genet **46**：379, 1993
1178）Zufferey J：Plast Reconstr Surg **89**：225, 1992
1179）Zuker RM et al：Plastic Surgery, Mathes SJ et al ed, Saunders, p405, 2006

29章　頸部形成術

1）相見賢治：日耳鼻会誌 **69**：1919, 1966
2）Akizuki T：PRS **91**：936, 1993
3）秋月種高ほか：皮弁, 筋皮弁実践マニュアル, 波利井清紀編, 全日本病院出版会, p256, 2002
4）Angriani C：PRS **93**：507, 1994
5）Ariyan, S：PRS **63**：618, 1979
6）荒木夏枝ほか：日形会誌 **35**：86, 2015
7）浅野隆ほか：形成外科 **18**：439, 1975
8）Aufricht G：Surgery **15**：75, 1944
9）Ayache D et al：Int Pediatr Otorhinolaryngol **40**：189, 1997
10）Bailey H：Brit J Surg **10**：565, 1923
11）Bakamjian VY：PRS **36**：173, 1965
12）Bean WJ：Radiology **138**：329, 1981
13）Bean WJ et al：A J Radiology **144**：237, 1985
14）Belensky WM et al：Laryngoscope **90**：28, 1980
15）Blair VP：Surg Gynecol. Obstet **40**：165, 1925
16）Bocca E et al：Arch Otolaryngol **106**：524, 1980
17）Chana JS：PRS **113**：80, 2004
18）Chang DW et al：PRS **109**：1522, 2002
19）Charles J：Arch Otolaryngol **97**：283, 1973
20）Converse JM：Reconstructive Plastic Surgery, Saunders, 1977
21）Conway H et al：Cancer NY **6**：46, 1953
22）Conway H：Tumors of the Skin, Thomas, Springfield, 1956
23）Crile G：JAMA **47**：1780, 1906
24）Cronin TD：Transactions of the First Congress of the International Society of Plastic Surgeons, Williams ＆ Wilkins, Baltimore, 1956
25）Cronin TD：Plast Reconstr Surg **27**：7, 1961
26）Daniel R K：Skin flaps Little Brown, 1975
27）Daniel R et al：Am PS **1**：346, 1978
28）Frankelton WH：Transaction of the First Congress of the International Society of Plastic Surgeons, p130, Williams ＆ Wilkins, Baltimore, 1957
29）藤野豊美：手術 **22**：612, 1968
30）藤野豊美ほか：形成外科 **15**：188, 1972
31）藤野豊美, 荻野洋一ほか編：形成外科学入門, 南山堂, 1978
32）藤尾由子：日形会誌 **20**：384, 2000
33）福井季代子ほか：形成外科 **56**：751, 2013
34）Goo-Hyun Mun et al：PRS **120**：1524, 2007
35）Funke：Dtsch Chir **3**：162, 1902：Mathes JG et al（1990）より
36）Gonzales-Ulloa M：Br J Plastic Surgery **9**：212, 1957
37）Grabb WC, Myers MB：Skin Flaps, Little Brown, Boston, 1975
38）Greeley PW：Surgery **15**：224, 1944
39）Gross RE：The Surgery of Infancy and Childhood, p940, 954, Saunders, Philadelphia, 1953
40）浜島昭人ほか：日形会誌 **33**：13, 2013
41）原科孝雄：形成外科 **15**：494, 1972
42）原科孝雄：形成外科 **30**：198, 1987
43）Harii K et al：Burns **1**：237, 1975
44）Hasan Z et al：PRS **132**, 645, 2013
45）橋川和信ほか：形成外科 **47**：1215, 2004
46）Hyakusoku H：PRS **86**：33, 1990
47）Hyakusoku H et al：Brit J Plast Surg **47**：457, 1994
48）Hayashi A et al：Plast Reconstr Surg **90**：1096, 1992
49）細川　瓦：形成外科 **51**：439, 2008
50）兵藤伊久夫ほか：PEPARS **60**：39, 2011
51）一瀬正治：標準形成外科学（鬼塚卓弥編）, 医学書院, 東京, 1975
52）猪野満：外科治療 **22**：354, 1970
53）飯沼寿幸：耳鼻咽科手術アトラス, 下巻, 医学書院, P318, 1977
54）石田勝大：形成外科 **54**：865, 2011
55）石坂千華ほか：日頭額顔誌 **30**：74, 2014
56）岩江信法ほか：PEPARS **113**：12, 2016
57）神崎温子ほか：形外 **46**：633, 2003
58）Kaplan I et al：Brit J Plast Surg **17**：314, 1964
59）Karacaoglan N et al：Burns **20**：547, 1994
60）Kernahan DA et al：Plast Reconstr Surg **28**：207, 1961
61）毛山章ほか：形成外科 **23**：647, 1980
62）木原敬裕ほか：形成外科 **44**：841, 2001
63）木股敬裕：形成外科 **54**：843, 2011
64）Klippel M et al（1912）：McCarthy JG et al（1990）より
65）木本誠二監修：現代外科学大系, 28巻, 中山書店, 東京, 1972
66）清川兼輔ほか：形外 **47**：1221, 2004
67）清川兼輔ほか：形成外科 **54**：857, 2011：
68）Kobylinski O：Arch Anthropd **14**：343, 1882：McCarthy JG et al（1990）より
69）小池真ほか：形成外科 **18**：249, 1975
70）Kroll SS et al：PRS **98**：459, 1996
71）今野昭義：頭頸部の基礎と臨床 協和企画通信, p125, 1984
72）Lincoln JCR：Arch Dis Child **40**：218, 1965
73）Luschka（1846）：Ayache D et al（1997）より
74）Lutz BS et al：Scand J Plast Reconstr Surg Hand Surg **38**：46, 2004
75）松村裕二郎ほか：臨床耳鼻咽喉科頭頸部外科全書8B, 金原

出版 p331，1985
76）McCarthy JG et al：Plastic Surgery，Saunders，1990
77）McKee D：Clin Plast Surg **5**：283，1078
78）Mazzoia RF et al：Plast Reconstr Surg **64**：340，1979
79）McGregor IA：Transactions of the Third Congress of the International Society of Plastic Surgeons，p10，Williams & Wilkins，Baltimore，1963
80）McIndoe HC：Postgrad Med **6**：187，1849
81）三川信之ほか：形外 **42**：407，1999
82）宮本慎平ほか：PEPARS **60**：24，2011
83）宮田量平ほか：日形会誌 **20**：206，2000
84）Muetter TD：cited 青木律，形外 **41**：S-29，1988
85）向井理奈ほか：日形会誌 **21**：563，2001
86）村上正洋ほか：PEPARS **2**：44，2005
87）Mutter TD（1843）：McCarthy JG et al（1990）より
88）中村純次ほか：形成外科 **34**：445，1991
89）中村和人ほか：日形会誌 **30**：217，2010
90）中野友明ほか：形成外科 **35**：1523，1992
91）中塚貴志ほか：形外 **41**：S-49，1998
92）中塚貴志ほか：形外 **44**：853，2001
93）中塚貴志：波利井清紀監修，形成外科第2版，南山堂，2004
94）NakatsukaT et al：J Reconstr Microsurg **18**：363，2003
95）中塚貴志ほか：形成外科 **52**：135，2009
96）Ninkobic M et al：PRS **113**：61，2004
97）西田正秋：顔の形態美，彰考書院，東京，1948
98）西川邦男ほか：形成外科 **35**：823，1992
99）野口昌彦ほか：形成外科 **48**：397，2005
100）野平久仁彦ほか：形成外科 **31**：223，1988
101）Noonan JA：J Pediatr **63**：468，1963
102）荻田修平ほか：小児外科 **25**：371，1993
103）荻田修平：小児外科 **34**：125，2002
104）大口春雄ほか：日形会誌 **14**：98，1994
105）大橋奈都子ほか：日形会誌 **24**：15，2004
106）大塚壽ほか：形成外科 **19**：573，1976
107）大浦武彦：現代皮膚科学大系，17巻，p241，中山書店，東京，1983
108）鬼塚卓弥：形成外科 **12**：332，1969
109）鬼塚卓弥：形成外科 **16**：102，1973
110）鬼塚卓弥編：標準形成外科学，医学書院，東京，1975
111）Onizuka T et al：Ann Acad Med Singapore Plast Surg **12**：452，1983
112）朴 繁廣ほか：形成外科 **34**：383，1991
113）Quillen CG：Plast Reconstr Surg **63**：664，1979
114）Rennekampff HO et al：PRS **119**：551，2007
115）力丸英明ほか：PEPARS **60**：71，2011
116）梁 淑姫ほか：形成外科 **48**：423，2005
117）斉藤典子ほか：日頭顎顔誌 **23**：256，2007
118）Sarukawa S et al：Scan J Plast Rrconstr Surg Hand Surg **40**：148，2006
119）Seidenberg B et al：Ann Surg **148**：162，1959
120）桜庭 実ほか：形外 **43**：801，2000
121）桜庭 実ほか：形成外科 **52**：143，2009
122）桜庭 実：形成外科 **53**：S-118，2010
123）桜井裕之ほか：形外 **42**：383，1999
124）桜井浩之ほか：形外 **47**：1207，2004
125）佐々木薫ほか：PEPARS **80**：7，2013

126）佐藤武男：頭頚部腫瘍：野村恭也ほか，中山書店，p17，2000
127）Seidenberg B et al：Ann Surg **148**：162，1959
128）関 六郎：日耳鼻 **64**：1169，1961
129）関堂 充ほか：形成外科 **55**：23，2012
130）Shen SS et al：PRS **121**：816，2008
131）柴田大ほか：形成外科 **57**：1149，2014
132）清水靖夫：昭医会誌 **52**：256，1992
133）清水祐紀：PEPARS **75**：99，2013
134）Siemssen SO et al：Plast Reconstr Surg **61**：724，1978
135）Shestak KE et al：Brit J Plast Surg **46**：375，1993
136）下郷和雄ほか：日口腔外誌 **30**：81，1984
137）Skigen AL et al：PRS **103**：1703，1999
138）Smith F：Plastic and Reconstructive Surgery，Saunders，Philadelphia，1950
139）Snyder C et al：PRS **45**：14，1970
140）Som ML：Arch Otolaryngol **63**：474，1956
141）Som ML et al：Otolaryngol Clin North Am. 631，1969
142）高戸 毅ほか：形成外科 **30**：617，1987
143）高戸 毅：形外 **31**，752，1988
144）田井良明：形外 **42**：375，1999
145）高田亜希ほか：日頭顎顔誌 **23**：20，2007
146）竹内夢二ほか：形外 **42**：221，1999
147）寺尾保信ほか：PEPARS **60**：31，2011
148）寺師浩人ほか：形成外科 **31**：948，1988
149）Thomas CD：PRS **65**：747，1980
150）富永佑民ほか編：がん統計白書，篠原出版，P159，1999
151）塚田貞夫ほか：頭頚部再建外科 最新の進歩，波利井清紀編，克誠堂出版，P97，1993
152）塚田貞夫編著：最新形成再建外科 医歯薬出版，1998
153）Turner HH：Endocrinology **23**：566，1938
154）上田和樹ほか：形外 **47**：1187，2004
155）宇田川晃一：形成外科 **28**：509，1985
156）Urken ML：Arch Otolaryngol Head Neck Surg **117**：721，1991
157）Vannier MW et al：Ann Plast Surg **30**：204，1993
158）Vinh VQ et al：PRS **119**：130，2007
159）Vinh VQ et al：PRS **119**：1464，2007
160）Virchow R：ArchPathol Anat **35**：518，1865
161）Ward GE et al：Ann Surg **150**：202，1859
162）Wilkins SA：Cancer **8**：1189，1955
163）Wilkins L et al：J Clin Endcrinol **14**：1270，1954
164）Wilson JSP：Brit J Plast Surg **20**：403，1967
165）Wolford LM：J Oral Maxillofac Surg **58**：310，2000
166）Work WP et al：Laryngoscope **82**：1581，1972
167）Wullstein L：Prinzip Dtsch Med Wochenschr **30**：734，1904
168）Yii NW：PRS **103**：1655，1999
169）Yu et al：PRS **116**：1845，2005
170）横内哲博ほか：形外 **44**：221，2001
171）米田敬ほか：形外 **41**：S-1-9，1998

30章　体幹部形成術
1）安部吉郎ほか：日形会誌 **33**：577，2013
2）安積昌吾ほか：日形会誌 **33**：579，2013
3）安保七三郎：標準外科学，武藤輝一ほか編，医学書院，p247，

1976

4) Abramson DL et al：PRS **115**：1937, 2005

5) American society of plastic surgeons, may **2007**, PRS **121**：728, 2008 plastic surgery news, p 1,

6) Acastello E et al：J Pediatr Surg **38**：178, 2003

7) 足立香代子：形外 **46**：377, 2003

8) 足立泰二ほか：日形会誌 **24**：163, 2004, Postgraduates, **17**：559, 1979

9) Adams WM：PRS **4**：295, 1949

10) Adams WP, PRS **117**：30, 2006

11) Addington DB et al：PRS **62**：300, 1978

12) 饗場庄一ほか：医学のあゆみ **70**：121, 1969

13) 饗場庄一：図説臨床の外科学, Medical

14) Aegineta P（625）：Owsley JQ et al（1978）より

15) Ahn CY et al：PRS **92**：681, 1993

16) 秋山太一郎：外科の領域 **4**：481, 1956

17) 秋山太一郎：形成外科 **1**：244, 1958

18) Albucasis（1013）：Owsley JQ et al（1978）より

19) Alderman AK et al：PRS **111**：695, 2003

20) Al-Sabounchi S et al：PRS **118**：215, 2006）

21) Altman RP et al J Pediatr Surg **9**：389, 1974

22) 天児民和編：外傷外科全書, 13巻, p226, 南江堂, 1957

23) 雨森良子ほか：形成外科 **50**：205, 2007

24) Amarante JT et al：Aesth Plast Surg **18**：299, 1994

25) Amoroso PJ et al：Ann Plast Surg **6**：287, 1981

26) 安藤正英ほか：形成外科 **22**：118, 1979

27) Andrade WN et al：PRS **117**：44, 2006

28) Anson BJ, McVay CB：Surgical Anatomy, Saunders, Philadelphia, 1971

29) 青木文彦ほか：日美外報 **10**：68, 1988

30) 青木文彦：PERPARS **13**：57, 2007

31) 青木　律ほか：PEPARS **111**：106, 2016

32) Apfelberg DB et al：Aesth Plast Surg **18**：259, 1994

33) Argenta LC et al：Ann PS **38**：563, 1997

34) Arie G：Reu Lat Am Cirvry Plast **3**：22, 1957：（McCarthy JG et al 1990）より

35) Arion HG：CR Soc Er Gynecol **5. 1965**：（McCarthy JG et al **1990**）より

36) Arnez ZM et al：Br **41**：500, 1988

37) Arnold PG et al：Plast Reconstr Surg **63**：205, 1979

38) 浅田一仁ほか：形成外科 **30**：591, 1987

39) 浅井敏郎：熊本医会誌 **35**：68, 1961

40) 朝戸裕貴ほか：形外 **41**, S-163, 1998

41) 朝戸裕貴：形成外科 **58**：129, 2015

42) 浅井笑子ほか：日形会誌 **27**：375, 2007

43) 浅井笑子ほか：形成外科 **53**：1067, 2010

44) 浅野裕子ほか：PEPARS **52**：9, 2011

45) 浅野裕子ほか：PEPARS **84**：17, 2013

46) 浅野裕子ほか：形成外科 **59**：467, 2016

47) Ascherman JA et al：PRS **117**：359, 2006

48) Aschley FL：Plast Reconstr Surg **45**：421, 1970

49) Aubert V：Arch Franco Belg Chir **26**：284, 1923

50) AuclairE et al：PRS **132**：558, 2013

51) Avelar J：Aesth Plast Surg **2**：141, 1978

52) 東　優子：形成外科 **41**：529, 1998

53) Babcock WW：Am J Obstet Gynecol **74**：596, 1916

54) Bables JM et al：Cir Plast Ibero Latinoam

55) Backus LH et al：PRS **25**：146, 1960

56) Baelz（1885）：吉岡育夫ほか（1979）より

57) Bailey MH et al：Plast Reconstr Surg **83**：845, 1989

58) Bainbridge LC et al：Brit J Plast Surg **44**：604, 1991

59) Bajaji AK et al：PRS **114**：1442, 2004

60) Bajaj AK et al：PRS **117**：737, 2006

61) Baker JL：Symposium on Aesthetic Surgery of the Breast, p256, Mosby, St Louis, 1978

62) Baker DC et al：Brit J Plast Surg **31**：26, 1978

63) Baker JL：Symposium on Aesthetic Surgery of the Breast, Mosby, p256, 1978

64) Balch CR：PRS **61**：13, 1978

65) Ballinger WF：The Thoracic Wall Surgery of the Chest, Gibson JH Jr ed, Saunders, p192, 1962

66) Bames HO：Plast Reconstr Surg **3**：560, 1948

67) Bames HO：Plast Reconstr Surg **5**：499, 1950

68) Bames HO：Plast Reconstr Surg **11**：404, 1953

69) 板東正士ほか：形外 **38**：S-9, 1995

70) Barker DE et al：Plast Reconstr Surg **61**：836, 1977

71) Barnsley GP：PRS **117**：2182, 2006

72) Baroudi R et al：Plast Reconstr Surg **54**：161, 1974

73) Baroudi R et al：Plast Reconstr Surg **61**：547, 1978

74) Bartel M：Arch Anthropol Brunschureig **15**：45, 1884

75) Bartlett C（1917）：Letterman G et al（1978）より

76) Bartsick SA et al：PRS **112**：1652, 2003

77) Basedow C（1848）：吉岡郁夫（1976）より

78) Becker H：PRS **73**：678, 1984

79) Becker H：PRS **79**：631, 1987

80) Becker H：PRS **79**：192, 1987

81) Becker H et al：PRS **115**：2124, 2005

82) Beisang AA et al：Aesth Plast Surg **16**：83, 1992

83) Benedetto ET AL：PRS **111**：825, 2003

84) Benelli L：Aesth Plast Surg **14**：93, 1990

85) Benito J et al：Aesth Plast Surg **17**：311, 1993

86) Benjamin JL et al：PRS **59**：432, 1977

87) Benmeir P et al：Plast Reconstr Surg **93**：413, 1994

88) Bergman RB et al：Brit J Plast Surg **32**：31, 1979

89) Bernard RW et al：PRS **112**：964, 2003

90) Berson M：Surgery **15**：451, 1945

91) Berthe JV et al：PRS **111**：2192, 2003

92) Best JW et al：J Urol **87**：134, 1962

93) Bhagwat BW et al：PRS **62**：698, 1978

94) Biesenberger H：Zentralbl. Chir **55**：2382, 1828

95) Biesenberger H（1931）：Owsley JQ et al（1978）より

96) Biggs TM：PRS **103**：1761, 1994

97) Bircoll M：Plast Reconstr Surg **79**：267, 1987

98) Birdsell DC et al：PRS **92**：795, 1993

99) Birnbaum L et al：Plast Reconstr Surg **61**：355, 1978

100) Birnbaum L：Plast Reconstr Surg **63**：487, 1979

101) Blaiklock CR et al：Br J Plast Surg **34**：358, 1981

102) Blair VP et al：Surg Gynecol Obstet **57**：646, 1933

103) Blant B et al：PRS **60**：353, 1977

104) Blatnik JA et al：**130**：836, 2012 Constantian MB：PRS **116**：268, 2005

105) Boehm RA et al：PRS **114**：668, 2004

106) Bogossian N et al：PRS **97**：97, 1996
107) Bonde CT et al Scand J Plast Reconstr Plast Surg Hand Surg **40**：8, 2006
108) Boone D et al：Clin Radiol **36**：159, 1985
109) Borges AF：Brit J Plast Surg **28**：75, 1975
110) Bostwick J et al：Plast Reconstr Surg **61**：682, 1978
111) Bostwick J et al：Plast Reconstr Surg **63**：31, 1979
112) Bowen JT：J Cutan Dis **30**：241, 1912（MMcCarthy JG et al 1993）より
113) Brand KG：Ann Plast Surg **30**：289, 1993
114) Brent B et al：PRS **60**：353, 1977
115) Brink RR：Plast Reconstr Surg **91**：657, 1993
116) Broadbent TR et al：Brit J Plast Surg **18**：406, 1965
117) Broadkin HA：Pediatrics **3**：286, 1949
118) Brody GS et al：Plast Reconstr Surg **90**：1102, 1992
119) Brown RG et al：Brit J Plast Surg **39**：161, 1977
120) Brown APP et al：BJ **53**：584, 2000
121) Brown SA et al：PRS **114**：756, 2004
122) Brown MH et al：Plast Reconstr Surg **116**：768, 2005
123) Browne D：Lancet I：141, 1946
124) Bruck H：Brit J Plast Surg **9**：108, 1956
125) Buie IA：South Med J **37**：103, 1944
126) Buie LA：Practical proctology 480 ～ 482, WB Saunders Co, Philadelphia, 1937
127) Bruining HA：PRS **67**：70, 1981
128) Brunet TW et al：Plastic Surgery III：Ed by Neligan PC & Gurtner GC, Elsevier, Saunders **2013**
129) Bucknall RTH：Lancet I：887, 1907
130) Burm JK et al：PRS **120**：1483, 2007
131) Cabbabe EB et al：PRS **123**, 1490, 2000
132) Camara DL et al：PRS **91**：828, 1993
133) Campbell DA：J Thorac Surg **19**：456, 1950
134) Campbell MF：Pediatric Urology **91**：837, 1993
135) Carlson GW et al：PRS **91**：837, 1993
136) Carlson GW et al：Ann Surg **225**：570, 1997
137) Cano SJ et al：PRS **129**：293, 2012
138) Cappozi A et al：Plast Reconstr Surg **62**：302, 1978
139) Card A：PRS **130**：1169, 2012
140) Cartoski et al：J Pediatr Surg **41**：1573, 2006
141) Castanares S et al：Plast Reconstr Surg **40**：378, 1967
142) Cecil AB：Pediatr Clin North Am **2**：711, 1955
143) Celebier O et al：Plast Reconsr Surg **116**：459, 2005
144) Ceravolo MP et al：Aesth Plast Surg **17**：229, 1993
145) Chang TN et al：Plast Surg (Mathes SJ et al ed Saunders p119, 2006) より
146) Chang TS et al：PRS **74**：251, 1984
147) Chang EI et al：PRS **132**：763, 2013
148) Chasan PE：PRS **120**：2034, 2007
149) Chen SH et al：PRS **119**：1178, 2007
150) Cheng M H et al：PRS **118**：1517, 2006
151) Cheng A et al：PRS **132**：519, 2013
152) Chen Zong-Ji et al：PRS **83**：1005, 1989
153) Chevray PM：PRS **114**：1277, 2004
154) Chewis Jr TR：Atlas of Aesthetic Plastic Surgery, P231, Little Brown Co, Boston, 1973
155) 陳世綸：金沢医理叢書 **17**：107, 122, 175, 1954

156) Choi M et al：PRS **131**：185, 2013
157) Cholnoky T：PRS **31**：445, 1963
158) Cholnoky T：PRS **38**：577, 1970
159) Clarkson P：Guy's Hosp Report III, 335, 1962
160) Clayton JL et al：PRS **130**：495, 2012
161) Clodius L et al：Clin Plast Surg **11**：161, 1988
162) Codeiro PG et al：PRS **110**：1958, 2002
163) Cohen BE et al：PRS **59**：276, 1977
164) Cohen M et al：Ann PS **39**：36, 1997
165) Coleman SR：PRS **110**：1731, 2002
166) Coleman SR et al：PRS **119**：775, 2007
167) Collins JB：PRA **129**：413e, 2012
168) Constantian MB：PRS **116**：268, 2005
169) Converse JM：Reconstructive Plastic Surgery, Saunders, Philadelphia, 1964
170) Converse JM：Reconstructive Plastic Surgery, Saunders, Philadelphia, 1977
171) Conway H：Plast Reconstr Surg **10**：303, 1952
172) Conway H：Tumors of Skin, Thomas, Springfield, 1956
173) Copeland MM et al：Surg Clin North Am **30**：1717, 1950
174) Cordeiro PG et al：PRS **118**：825, 2006
175) Courtiss EH et al：Plast Reconstr Surg **63**：812, 1979
176) Courtiss EH：Symposium on Aesthetic Surgery of the Breast, p264, Mosby, St Louis, 1978
177) Courtiss EH：Plast Reconstr Surg **73**：780, 1984
178) Courtiss EH：Plast Reconstr Surg **88**：801, 1991
179) Crespo LD et al：Ann Plast Surg **32**：452, 1994
180) Crestinu JM：Plast Reconstr Surg **79**：127, 1987
181) Crocker HR：Trans Path Soc **40**：187, 1889
182) Croitoru DP et al：J Pediatr Surg **37**：437, 2002
183) Cronin TD et al：Transactions of the Third Congress of the International Society of Plastic Surgeons, Excerpta Medica, Amsterdam, 1963
184) Cronin TD et al：Plast Reconstr Surg **59**：1, 1977
185) Cronin TD et al：Symposium on Aesthetic Surgery of the Breast, Mosby, St. Louis, 1978
186) Cruz-Korchin N et al：PRS **114**：890, 2004
187) Cruz NL et al：J Neurosurg **59**：714, 1983
188) Cruz-Korchin N et al：PRS **114**：890, 2004
189) Culp OS：Surg Clin North Am **39**：1007, 1959
190) Cuono CB：PRS **71**：658, 1983
191) Czerny V：Chir Kong Verhandl **2**：216, 1895
192) Daniel RK et al：PRS **61**：653, 1978
193) Daniel RK et al：Ann Plast Surg **3**：53, 1978
194) Dansereau JG et al：PRS **33**：474, 1964
195) Davidson BA：Plast Reconstr Surg **63**：350, 1979
196) Davis DM：J Urol **73**：343, 1955
197) Davis WM et al：PRS **60**：526, 1977
198) Deapen DM et al：PRS **77**：361, 1986
199) Deapen DM et al：PRS **105**：535, 2000
200) 出口正己：形成外科 **41**：S-187, 1998
201) 出口正己ほか：美容外科手術プラクチス, 市田正成ほか, 文光堂. P467, 2000
202) 出口正己ほか：形成外科 **44**：449, 2001
203) 出口正己：PEPARS **67**：24, 2012
204) De la Pena JA：Aesthet PS **24**：265, 2004

205) De la Pena JA et al：Clin PS **33**：405, 2006
206) DeLeon AC Jr et al：Circulation **32**：193, 1965
207) Deluca P et al：PRS **116**：1894, 2005
208) Del Vecchyo C et al：PRS **113**：1975, 2004
209) Dempsey WC：Plast Reconstr Surg **42**：515, 1968
210) Depan D et al：PRS **105**, 535, 2000
211) Desprez JD et al：Plast Reconstr Surg **47**：234, 1971
212) Dillerud E et al：Plast Reconstr Surg **92**：35, 1993
213) Dinner MI et al：Aesth Plast Surg **17**：301, 1993
214) Dinsdale SM：Arch Phys Med Rehab **55**：147, 1974
215) Disa JJ et al：PRS **89**：272, 1992
216) Disa JJ et al：PRS **111**：118, 2003
217) Dobke MK et al：Ann Plast Surg **33**：241, 1994
218) 土光伸一ほか：形成外科 **23**：113, 1980
219) Drake et al：Ann Plast Surg **33**：258, 1994
220) Donahoe PK et al：Am Surg **200**：363, 1984
221) Drake et al：Ann Plast Surg **200**：363, 1984
222) Drever JM：PRS **59**：343, 1977
223) Drever JM：Ann Plast Surg **7**：54, 1981
224) Drever JM：Ann Plast Surg **10**：179, 1983
225) Dubin BJ et al：Plast Reconstr Surg **64**：163, 1979
226) Dubou R et al：PRS **61**：291, 1978
227) Ducker TB et al：The myelosbino-dysrhaphic disease, neurosurgical considerations, Symposium, Mosby, St Louis, 1978
228) Duffy MJ et al：Plast Reconstr Surg **94**：295, 1994
229) Dufourmentel C et al：Ann Chir Plast **6**：45, 1961
230) Dufourmentel C et al：PRS **41**：523, 1968
231) Dujarrier (1921)：原口和久（2001）より
232) Dunn KW et al：Brit J Plast Surg **45**：315, 1992
233) Dupertius CW et al：Human Biol **17**：135, 1945
234) Duplay S：Arch Gen Med **23**：513, 1874：Converse JM (1977) より
235) 戎谷昭吾ほか：日形会誌 **25**：13, 2005
236) Edgerton MT：Surg Clin North Am **32**：1327, 1952
237) Edmunds A：Lancet **1 323**：327, 1926
238) Edwards BF：PRS **32**：519, 1963
239) 江川伸之ほか：日美外報 **21**：22, 1999
240) Eisenberg HV et al：PRS **59**：849, 1977
241) Eldh J：PRS **91**：895, 1993
242) Ellenbogen R：Ann Plast Surg **1**：333, 1978
243) Elliott LF et al：PRS **85**：169, 1990
244) Elsahy NI：Plast Reconstr Surg **57**：438, 1976
245) Enajat M et al：PRS **131**, 1213, 2013
246) 遠藤隆志：波利井清紀監修, 形成外科 2版, 南山堂, 2004
247) 遠藤剛史ほか：日形会誌 **32**：729, 2012
248) 遠藤祐子ほか：形成外科 S-59：44, 2016
249) 遠藤隆志ほか：日形会誌 **12**：399, 1992
250) 遠藤隆志：形成外科 第2版, 波利井清紀監修, 南山堂, p223, 2004
251) 遠藤登喜子：日医雑誌 **125**：1701, 2001
252) Engum S et al：J Pedatr Surg **35**：246, 2000
253) Eppley BL：PRS **103**：1979, 1999
254) Ersek RA et al：PRS **87**：693, 1991
255) Ersek RA et al：Aesth Plast Surg **16**：59, 1992
256) Escober V et al：J Med Genetics **15**：35, 1978
257) 衛藤貴子ほか：産科と婦人科 **69**：76, 2002
258) 衛藤明子ほか：日形会誌 **31**：521, 2011
259) 江崎哲雄：図説臨床形成外科講座第6巻, p22, メジカルビュー社, 東京, 1987
260) Fabricius J et al：Dan Med Bull **4**：251, 1957
261) Fang RH et al：PRS **89**, 679, 1992
262) Fang RH：PRS **112**：511, 2003
263) Farah AB et al：PRS **114**：577, 2004
264) Farina MA et al：PRS **66**：497, 1980
265) Feliberti MC et al：Plast, Reconstr Surg **59**：848, 1977
266) Felicio Y：PRS **88**：789, 1991
267) Few JW et al：Plastic Surgery, Vol VI, Mathrs SJ et al ed, Saunders, p441, 2006
268) Fiala TGS et al：Ann Plast Surg **30**：503, 1993
269) Fischer JP et al：PRS **132**：750, 2013
270) Fischl RA：Plast Reconstr Surg **51**：139, 1973
271) Fineman RM et al：Am Med Genet **12**：457, 1982,
272) Fleischmann W et al：Eur J Orthop Surg Traumtol **5**：37, 1995
273) Folz BJ et al：Ann Plast Surg **45**：374, 2000
274) Fonkalsrud EW：Ann Surg **240**：231, 2004
275) Fournier PF et al：Plast Reconstr Surg **72**：598, 1983
276) Freeman BS et al：Br Plast Reconstr Surg **22**：161, 1969
277) Freeman BS et al：PRS **50**：107, 1972
278) Freeman BS et al：PRS **62**：167, 1978
279) Freire M et al：Scan J PRS HS **38**：335, 2004
280) Freire M et al：PRS **119**：1149, 2007
281) Friedman RJ et al：PRS **76**：455, 1984
282) Friis E et al：World J Surg **28**：540, 2004
283) Frost-Arner L et al：Scan J Plast Reconst Surg Hand Surg **38**：151, 2004
284) 藤野昇三ほか：小児外科 **35**：746, 2003
285) Fujino T et al：PRS **56**：178, 1975
286) Fujino T et al：PRS **58**：371, 1976
287) 藤田恒太郎：生体観察, 南山堂, 東京, 1954
288) 藤田恒太郎, 寺田春水：生体観察, 12版, p29, 南山堂, 東京, 1976
289) 福田 寛：核医学 **40**：214, 2003
290) 福田慶三ほか：形外 **40**：575, 1997
291) 福島弘毅：形成外科 **17**：321, 1974
292) 福富隆志：日医雑誌 **125**：1726, 2001
293) 福屋安彦ほか：日美外報 **9**：114, 1987
294) 文入正敏ほか：外科 **36**：1371, 1974
295) Fung RH et al：PRS **112**：511, 2003
296) 古川洋志ほか：PEPARS **53**：1, 2011
297) Gabbay JS et al：PRS **115**：764, 2005
298) Galletly A：Proceedings of Royal Society Medicine (Sec OB/Gyn) **17**：105, 1924
299) Gandolf EA：Brit J Plast Surg **35**：452, 1982
300) Gangal HT et al：BJ **61**：294, 1978
301) Garramone CE et al：PRS **119**：1663, 2007
302) Garvey PB et al：PRS **115**：447, 2005
303) Garvey PB et al：PRS **117**：1711, 2006
304) Gasparotti M：Aesth Plast Surg **16**：141, 1992
305) Georgiade NG et al：Plast Reconstr Surg **63**：765, 1979
306) Georgiade NG：Symposium on Aesthetic Surgery of the

Breast, p194, Mosby, St Louis, 1978

307) Gerber A：California Medicine **65**：178, 1961
308) Gerow FJ et al：Meningomyelocele：Plastic surgery considerations, Symposium on the Neurologic Aspects of Plastic Surgery (Fredrick S, Brody GS ed), Mosby, St Louis, 1978
309) Gerow FJ：Symposium on Aesthetic Surgery of the Breast, p283, Mosby, St Louis, 1978
310) Gersuny (1899)：Grabb and Smith's Plastic Surgery, 4th ed. May JW et al ed Little, Brown, p1145, 1991
311) Gherardini Get al：Scand J Plast Reconstr Hand Surg **28**：69, 1994
312) Gilbert DA et al：Plastic Surgery, Vol. VI, Mathes SJ et al ed. Saunders, p1197, 2006
313) Gill PS et al：PRS **113**：1153, 2004
314) Ginsbach G et al：Plast Reconstr Surg **64**：456, 1979
315) Giraldo F et al：PRS **93**：131, 1994
316) Giraldo F et al：PRS **109**：1301, 2002
317) Giraldo F et al：PRS **111**：1249, 2003
318) Gloesmer E et al：Muench Med Wochenschr **74**：1171, 1927
319) Goes JC：PRS **97**：959, 1996
320) Gold AM：Ann Plast Surg **28**：516, 1992
321) Goldwyn RM：PRS **61**：673, 1975
322) Goldwyn RM：PRS **115**：735, 2005
324) Gonzales-Ulloa M：PRS **25**：15, 1960
325) Gonzalez F et al：PRS **91**：1270, 1993
326) Gonzalez F et al：PRS **92**：809, 1993
327) 後藤　文ほか：日形会誌 **36**：607, 2016
328) Gottlieb LT et al：PRS **92**：276, 1993
329) Goulian D Jr et al：PRS **50**：211, 1972
330) Grabb WC, Myers MB：Skin Flaps, Little Brown, Boston, 1975
331) Graf RM et al：PRS **111**：904, 2003
332) Grazer FM et al：Symposium on Aesthetic Surgery of the Breast, p190, Mosby, St Louis, 1978
333) Grazer FM et al：A Surgical Perospective, Mosby, St Louis, 1980
334) Grazer FM et al：PRS **100**：1893, 1997
335) Grazer FN et al：PRS **105**：436, 2000
336) Greenberg BM et al：Plast Reconstr Surg **88**：886, 1991
337) G rolleau JL et al：PRS **104**：2040, 1999
338) Gross RF et al：Surg **59**：300, 1966
339) Grossman AR：PRS **52**：1, 1973
340) Grotting JC：Ann Plast Surg **27**：351, 1991
341) Grouxin (1858)：Acastello et al (2003) より
342) Gruber RP：Plast Reconstr Surg **60**：505, 1977
343) Grumbach MM AT AL：Williams Text Book of Endocrinology. Wilson JD et al ed. Saunders, p853, 1992
344) Gryskiewcs JM et al：PRS **110**：1778, 2002
345) Guthrie RH et al：Plast Reconstr Surg **65**：595, 1980
346) Haagensen CD：Ann Surg **183**, 375, 1977
347) Hage JJ et al：PRS **91**：1303, 1993, Hage JJ et al：PRS **117**：727, 2006
348) Hagerty RC et al：Ann Plast Surg **31**：28, 1993
349) Hakelius L et al：PRS **90**：247, 1992

350) Hall-Findlay E：PRS **117**：382, 2006
351) Haller JA et al：J Pediatr Surg **22**：904, 1987
352) Hallock GG et al：Ann Plast Surg **30**：23, 1993
353) Halsted WS：Ann Surg **20**：497, 1894
354) 浜島昭人ほか：形成外科 **42**：956, 1999
355) 浜島昭人ほか：形外 **45**：549, 2002
356) 浜島昭人ほか：形成外科 **50**：399, 2007
357) 浜島昭人ほか：形成外科 **57**：289, 2014
358) 浜島昭人ほか：形成外科 **58**：915, 2015
359) 浜島昭人ほか：日形会誌 **35**：688, 2015
360) Hamilton JM：Plast Reconstr Surg **65**：507, 1980
361) Hammond DC et al：PRS **120**：399, 2007
362) Handel N et al：PRS **132**：1128, 2013
363) Hanson E et al：Plast Reconstr Surg **61**：441, 1978
364) 原口和久：形成外科 **44**：427, 2001
365) 原科孝雄：形成外科 **41**：509, 1998
366) Hardaway LCRM：Arch Surg **76**：143, 1944
367) Harris HI：PRS **28**：81, 1961
368) Harris L et al：PRS **89**：836, 1992
369) Harrison RG：John Hopkins Hosp Bull **12**：96, 1901
370) Hartley JH：Clin Plast Surg **3**：247, 1976
371) Hartrampf CR Jr et al：PRS **58**：676, 1976
372) Hartrampf CR Jr et al：PRS **58**：676, 1976
373) Hartrampf CR Jr et al：PRS **69**：216, 1982
374) 春山行夫：おしゃれの文化史, 平凡社, P174, 1976
375) 橋本　洋：福岡医誌 **70**：585, 1979
376) 秦　維郎ほか：形成外科 **46**：S-154, 2003
377) Hauser GA et al：Schweiz Med Wochenschr **12**：381, 1961
378) Hausmann PF：J Thorac Surg **29**：636, 1955
379) Hayashi A et al：PRS **88**：520, 1990
380) 林　明照ほか：形成外科 **35**：45, 1992
381) 林　明照ほか：日形会誌 **36**：52, 2016
382) 林　雅裕ほか：日美外報 **13**：133, 1991
383) 林　雅裕ほか：日形会誌 **11**：794, 1991
384) 林　礼人ほか：日形会誌 **25**：797, 2005
385) Haynes H Jr et al：Plast Reconstr Surg **63**：13, 1979
386) Hebra A et al：J Pediatr Surg **35**：252, 2000
387) Hebra A et al：J Pediatr Surg **36**：1266, 2001
388) Hentz VR：PRS **70**：82, 1982
389) Herbert (1833)：金澤裕之 (1994) より
390) Hester TR et al：Br J Plastr Surg **31**：279, 1978
391) Hester TR et al：PRS **69**：226, 1982
392) Hetter GP：Plast Reconstr Surg **64**：151, 1979
393) Hidalgo DA：PRS **115**：2005
394) 東久志夫ほか：形成外科 **30**：72, 1987
395) 樋口浩文ほか：形成外科 **30**：72, 1987
396) 樋口有子ほか：形成外科 **48**：655, 2005
397) Hill HL et al：**62**：177, 1978
398) Hinton CP et al：Br J Surg **71**：469, 1984
399) Hippocrates (460～370 BC)：Owsley　JQ et al：(1978) より
400) Hipps CJ et al：PRS **61**：384, 1978
401) 平山　雄：日小外会誌 **13**：1043, 1977
402) 菱田雅之ほか：日形会誌 **24**：95, 2004
403) Ho LCY：Brit J Plast Surg **46**：332, 1993

404）Hodges RM：Boston Med Surg J **103**：485, 1880
405）Hodgson ELB et al：Plast Reconstr Surg **116**：646, 2005
406）Hoffman S et al：Plast Reconstr Surg **64**：214, 1979
407）Holloender E：Dtsch Med Wochenschr **50**：1400, 1924
408）Holmstrom H：Scan J Plast Reconstr Surg Hand Surg **13**：423, 1979
409）堀澤　稔ほか：小児外科 **35**：701, 2003
410）Horton CE, Devine CJ：Plastic Surgery in Infancy and Childhood, Livingstone, London, 1971
411）星　栄一ほか：形成外科 **16**：368, 1973
412）星　栄一：日形会誌 **8**：612, 1988
413）星　栄一：形成外科 **42**：21, 1999
414）Howard MA et al：PRS **117**：1381, 2006
415）Hsia HC et al：PRS **112**：312, 2003
416）Huang TT et al：PRS **63**：299, 1979
417）Huany TT et al：PRS **63**：299, 1979
418）Huemer GM et al：PRS：779, 2-12
419）Hueston JT et al：Aust NZ J Surg **38**：61, 1968
420）Huffman WC et al：PRS **18**：344, 1956
421）Hugo NE et al：Plast Reconstr Surg **63**：230, 1979
422）百束比古：日形会誌 **4**：886, 1984
423）Hyakusoku H et al：Aesth Plast Sug **12**：107, 1988
424）百束比古ほか：手術 **45**：873, 1991
425）百束比古：形成外科 **53**：S-142, 2010
426）市田憲信ほか編：美容外科手術アトラス，文光堂，P351, 2000
427）市田憲信ほか：形成外科 **23**：274, 1980
428）井桁尚子ほか：形外 **39**：699, 1996
429）井口真理：小児外科 **35**：660, 2003
430）飯田拓也ほか：形成外科 **45**：163, 2002
431）Iida N et al：J Plast Aesth Surg **64**：818, 2011
432）Iida N et al：PRS **111**：322, 2003
433）池本繁弘ほか：日形会誌 **25**：502, 2005
434）飯塚文子ほか：形成外科 **49**：1353, 2006
435）池田佳奈枝ほか：日形会誌 **27**：365, 2007
436）池尻充宏ほか：形成外科 **55**：1011, 2012
437）Illouz YG：Rev Chir Esthet **4**：19, 1980
438）Illouz YG：Plast Reconstr Surg **72**：591, 1983
439）今井進ほか：形成外科 **19**：443, 1976
440）今井達郎ほか：形成外科 **21**：570, 1978
441）今川孝太郎ほか：形成外科 **56**：1303, 2013
442）稲川喜一ほか：日形会誌 **20**：26, 2001
443）稲見文彦ほか：形成外科 **49**：1335, 2006
444）井野康ほか：日形会誌 **26**：701, 2006
445）井上裕史ほか：形成外科 **31**：1067, 1988
446）井上健夫ほか：形成外科 **34**：255, 1991
447）井上義治：形成外科 **46**：S-164, 2003
448）Ishii et al：Plastic Surgery **22**, 171, 2014
449）伊藤正嗣：図説臨床形成外科講座第6巻，p114-115, メジカルレビュー社，東京，1987
450）伊藤孝男ほか：形成外科 **19**：176, 1976
451）伊藤嘉恭ほか：形成外科 **34**：819, 1991
452）Irstan L：Am J Phys Anthropol **20**：451, 1962
453）磯貝典孝：形成外科 **55**：405, 2012
454）磯山理一郎ほか：日不妊会誌 **35**：170, 1990
455）岩平佳子ほか：形成外科 **43**：323, 2000
456）岩平佳子ほか：形成外科 日形会誌 **24**：771, 2004
457）岩平佳子：PEPARS **10**：52, 2006
458）岩平佳子：形成外科 **52**：657, 2009
459）岩垂鈴香ほか：日形会誌 **17**：292, 1997
460）Iwuagwu OC：PRS **118**：1, 2006
461）Jabor MA et al：PRS **110**：457, 2002
462）Jackson IT et al：PRS **61**：180, 1978
463）Janis JE et al：PRS **130** Acellular Dermal Matrix 特集号 2012
464）Jaffe HL：Tumors and Tumoooourous Conditions of the Bones and Joints, Lea & Febiger, p298, 1958
465）Jewett ST Jr et al：Plast Reconstr Surg **63**：577, 1979
466）神保好夫：熱傷 **19**：117, 1993
467）神保好夫ほか：日形会誌 **18**：218, 1998
468）Johnes BM et al：PRS **113**：381, 2004
469）Johnson GW et al：Plast Reconstr
470）Juri J et al：PRS **63**：580, 1979
471）門松香一ほか：日美外報 **15**：71, 1993
472）梶川明美ほか：日形会誌 **25**：788, 2005
473）梶川明義ほか：日形会誌 **25**：788, 2005
474）梶田　智ほか：日形会誌 **30**：1, 2010
475）Kalliainen LK：PRS **130**：785, 2012
476）鎌田ケイ子：形成外科 **33**：513, 1991
477）亀井悦郎：日医大誌 **26**：151, 1959
478）亀井真ほか：PEPARS **99**：73, 2015
479）上敏明ほか：形成外科 **22**：65, 1979
480）金沢浩之ほか：形成外科 **37**：301, 1994
481）金澤成行ほか：日形会誌 **26**：340, 2006
482）金子　剛ほか：形外 **41**：S-195, 1998
483）Kaplan I：Plast Reconstr Surg **16**：27, 1978
484）Kara IG et al：Scand J Plast Surg H and Surg **36**：309 2002
485）Karanas YK et al：PRS **112**：1851, 2003
486）柏　英雄ほか：日形会誌 **19**：560, 1999
487）柏　克彦ほか：PEPARS **53**：18, 2011
488）霞富士雄：形成外科 **37**：719, 1994
489）粕谷元ほか：日形会誌 **24**：104, 2004
490）加藤優子ほか：日形会誌 **25**：264, 2005
491）Kausch W：Zentralbl. Chir **43**：713, 1916
492）河村進ほか：形成外科 **28**：437, 1985
493）河野理子ほか：形外 **46**：S-166, 2003
494）河野澄男：小児内科 **20**：1359, 1988
495）河田真作：形成外科 **54**：499, 2011
496）Kay S et al：J Hand Surg **14**（A）：204, 1989
497）Kelly HA：Surg Gynecol Obstet **10**：229, 1910
498）Kelly HA：B J Hopkins Hosp **10**：197, 1889
499）Kelly RE et al：Ann Surg **252**：1072, 2010
500）Kenkel JM et al：Plastic Surgery III：Ed by Neligan PC & Gurtner GC, Elsevier Saunders **2013**
501）菊地　守ほか：PEPARS **52**：1, 2011
502）菊池雄二ほか：形成外科 **50**：429, 2007
503）菊池雄二ほか：形成外科 **53**：967, 2010
504）Kim J et al：PRS **117**：773, 2006
505）木村得尚ほか：日形会誌 **24**：236, 2004
506）木村裕明ほか：PEPARS **74**：11, 2013
507）金　福泰ほか：形外 **45**：43, 2002

508) 金　福泰ほか：形外 **45**：563, 2002
509) Kirianoff TG：Plast Reconstr, Surg **61**：603, 1978
510) 木股敬裕ほか：形外 **41**：S-169, 1998
511) 木村裕明：形外 **45**：555, 2002
512) 木村広美ほか：日美外報 **37**：18, 2015
513) Klasson M：J Plast Surg Hand Surg **50**：331, 2016
514) Klein JA：J Dermatol Surg Oncol **16**：248, 1990
515) Klein AJ：PRS **92**：1085, 1993
516) Kling RE et al：PRS **132**：35, 2013
517) Knoetgen J III et al：Plastic Surgery, Vol. VI, Mathes SJ et al ed. Saunders, p411, 2006 より
518) 小林美樹ほか：外科治療 **60**：121, 1989
519) 小林誠一郎ほか：内視鏡下手術最近の進歩, 波利井清紀ほか編, p32, 克誠堂出版, 1998
520) 小林誠一郎ほか：形成外科学, 第2版, 波利井清紀ほか編, p217, 南山堂, 2004
521) 小堀鴎一郎：外科 MOOK **19**：158, 1981
522) 児玉宏：臨外 **51**：47, 1996
523) 小池佐保利：看護 **5**：32, 1953
524) 光嶋勲ほか：形外 **41**：925, 1998
525) 小松竜太郎ほか：日形会誌 **25**：393, 2005
526) 菰田拓之ほか：日形会誌 **20**：270
527) Kondo H et al (1981)：Shons AR (1992) より
528) 紺屋英児ほか：泌尿器 **2**：233, 1996
529) 小山昭彦：形外 **40**：963, 1977
530) 香月武人：医事新報 **2266**：119, 1967
531) 高地　崇：PEPARS **74**：21, 2013
532) Kremen JA et al：Ann Surg **140**：349, 1954
533) Kroll SS et al：Surg Gynecol Obstet **172**, 17, 1991
534) Kroll SS et al：Plast Reconstr Surg **89**：1045, 1992
535) Kroll SS et al：Plast Reconstr Surg **90**：455, 1992
536) Kroll SS et al：Plast Reconstr Surg **93**：460, 1994
537) Kroll SS et al：PRS **104**, 421, 1999
538) Ksander GA：PRS **63**：708, 1979
539) 久保和之ほか：形成外科 **58**：177, 2015
540) 久保田昭男ほか：形成外科 **21**：289, 1978, Surg **92**：801, 1993
541) Kulkarni AR：PRS **130**：263, 2012
542) Kumagai Y et al：Arthritis and Rheumatium **27**：1, 1984
543) 熊谷安夫：臨床免疫 **21**：726, 1989
544) 栗岩純：信州医誌 **4**：40, 1955
545) 栗原邦弘：形外 **47**：1015, 2004
546) ロバート・カツヒロ　クレ：日美外報 **33**：42
547) ロバート・カツヒロ　クレ：PEPARS **67**：29, 2012
548) ロバート・カツヒロ　クレ：PEPARS **99**：162, 2015
549) 黒田正義ほか：日形会誌 **27**：165, 2007
550) 黒川正人ほか：日形会誌 **21**：344, 2001
551) 黒川正人ほか：形外 **46**：1139, 2003
552) 黒川正人ほか：形成外科 **50**：391, 2007
553) 黒田真由ほか：PEPARS **84**：81, 2013
554) Kronowitz AJ et al：**112**：1768, 2003
555) 窪田正幸ほか：小児外科 **26**：278, 1994
556) 黒岡定裕：形外 **46**：716, 2003
557) 黒沢三良：形成外科 **23**：652, 1980
558) 草野太郎ほか：形成外科 **49**：1361, 2006, **127**：396, 1945
559) Kyung Young Lee et al：PRS **113**：328, 2004

560) Lam C et al：Arch Surg **103**：191, 1971
561) Langstein HN et al：PRS **111**：712, 2003
562) Lannelongue (1888)：Mathes SJ et al 2006 より
563) Lanson JD Jr et al：JAMA,
564) Langstein HN et al：PRS **111**：712, 2003
565) Laronga C et al：Ann Surg Oncol **6**：609, 1999
566) Lassus C：PRS **111**：2200, 2003
567) Laughlin RA et al：Plast Reconstr Surg **60**：362, 1977
568) Lavine DM：Aesth Plast Surg **17**：325, 1993
569) Lawson ML et al：J Pediatr Surg **40**：174, 2005
570) Lee KY et al：PRS **113**：328, 2004
571) 李　説：日形会誌 **25**：568, 2005
572) Lejeune J et al：朴修三, 形成外科 **48**：387, 2005 より
573) Lesavoy MA et al：Plastic Surgery Mathes SJ et al 2006 より
574) Lesbo M et al：Interact Cardovasc Thorac Surg **13**：377, 2011
575) Lesnick G. N et al：Ann Surg **137**：569, 1953
576) Lester C：Ann Surg **137**：482, 1953
577) Letterman G, Owsley JQ Jr et al ed：Symposidm on Aesthetic Surgery of the Breast, Mosby, St Louis, 1978
578) Letterman G, Schurter M：Symposium on Aesthetic Surgery of the Breast, p3, 183, 243, Mosby, St Louis, 1978
579) Letterman G et al：Transactions of the Fifth International Congress of Plastic and Reconstructive Surgery (Hueston JT ed), Melbourne, Butterworth, London, 1971
580) Lewis JR Jr：PRS **35**：51, 1965
581) Lewis JR Jr：Atlas of Aesthetic Plastic SurgLittle Brown, p231, 1973
582) Lexer, E：MUnch Med Wochenschr **72**：830, 1925
583) Lin KY et al：PRS **129**：817, 2012
584) Lindegren A et al：PRS **130**：10, 2012
585) Lindsey JT：PRS **119**：18, 2007
586) Lista F et al：PRS **117**：2152, 2006
587) Longacre JJ：Plast Reconstr Surg **11**：380, 1953
588) Longacre JJ：PRS **17**：358, 1956
589) Longacre JJ：PRS **24**：563, 1959
590) Lossing C et al：Scand **34**：331, 2000
591) Lotsch F：Klin Wochenschr **7**：603, 1928
592) MacFarlane J：Clinical Report of the Surgical Practice of the Glasgow Royal Infirmary. D Rebertson. Glasgow, p63, 1832 戎谷昭吾 (2005) より
593) 前川二郎ほか：形成外科 **35**：591, 1992
594) Maisels DO：Brit J Plast Surg **32**：65, 1979
595) 牧野佐二郎：人類の染色体：臨床医学への応用, 紀伊国屋書店, 東京, 1963
596) Malbec EF：Dia M ed **20**：390, 1948, Owsley JQ Jr (1978) より
597) Malic CC et al：PRS **119**：357, 2007
598) Maliniac J：PRS **12**：110, 1953
599) Maliniac JW：Breast Deformities and Their Repair, Grune & Stratton, New York, 1950
601) Mandrekas AD et al：PRS **112**：1099, 2003
602) Mansberger, A et al：J Trauma **13**：766, 1973
603) Mansour KA et al：Ann Thorac Surg **76**：391, 2003

604) Marc H：Rev Pott Obst Ginec Chir **5**：363, 1952：Owsley JQ Jr（1978）より

605) Marino H：PRS **10**：204, 1952

606) Marks MW et al：Plast Reconstr Surg **87**：674, 1991

607) Mathes SJ et al：Plast Reconstr Surg **61**：7, 1978

608) 松井瑞子ほか：形外 **41**：675, 1998

609) 松本綾希子ほか：形成外科 **58**：439, 2015

610) 松本和也ほか：形外 **46**：S-169, 2003

611) 松本典子ほか：日形会誌 **36**：158, 2016

612) 松藤和彦：日胸外誌 **9**：993, 1128, 1961

613) Maxell GP et al：Plastic Surgery, Vol. VI, Mathes SJ et al ed, Saunders p1, 2006 より

614) Maxell GP et al：Clin PS **36**：1, 2009

615) May H：Arch Surg **38**：113, 1939

616) May H：Surg Gyneco Obstet **77**：523, 1943

617) May H：PRS **17**：351, 1956

618) May H：Reconstructive and Reparative Surgery, Davis, 1958

619) McCarthy CM et al：Plastic Surg Saunders, 1990

620) McCarthy CM et al：Plast Reconstr Surg **116**：1642, 2005

621) McCarthy CM et al：PRS **119**：49, 2007

622) McCraw JB et al：PRS **62**：197, 1978

623) McCraw JB et al：PRS **63**：49, 1979

624) McGeorge DD et al：BJ **47**：46, 1994

625) McIndoe AH：Brit J Plast Surg **2**：254, 1950

626) McIndoe AH：Proc R Soc Med **52**：952, 1957

627) McIndoe AH et al：Brit J Plast Surg **10**：307, 1958

628) McKissock PK：Plast Reconstr Surg **49**：245, 1972

629) Mehrara BJ et al：PRS **118**：1100, 2006

630) Merdez-Fernandea MA et al：PRS **87**：956, 1991

631) McLone DG：C lin Neurosurg **30**：407, 1983

632) McLone DG：Disorders of the Pediatric Spine, Raven Press, p137, 1995

633) Meyer L：Berl Med Ges **42**：364, 1911：McCarthy JG et al（1990）より

634) Millard DR Jr：Plast Reconstr Surg **50**：350, 1972

635) Millard DR Jr：PRS **58**：283, 1976

636) Millard DR Jr：Am Plast Surg **6**：374, 1981

637) Miller CJ et al：Med Surg Reporter **46**：165, 1881

638) Miller CJ et al：PRS **115**：1025, 2005

639) 南村　愛ほか：日形会誌 **27**：493, 2007

640) 三沢典弘ほか：日形会誌 **21**：360, 2001

641) 三沢正男ほか：臨床外科医誌 **50**：2631, 1989

642) 三沢正男ほか：日形会誌 **18**：249, 1998

643) Misra A et al：PRS **117**：1108, 2006

644) 三川佳子ほか：形成外科 **41**：641. 1998

645) 三川信之ほか：日形会誌 **19**：399, 1999

646) 三川信之ほか：日美外報 **21**：22, 1999

647) 三川信之ほか：日形会誌 **23**：543, 2003

648) 三好和夫ほか：日本医事新報 **2122**：9, 1964

649) 三好和夫ほか：日本医事新報 **2170**：6, 1965

650) Mizgala CL et al：Plast Reconstr Surg **93**：988, 1994

651) 水野　力：形成外科 **57**：570, 2014

652) Mladick K：Plast Reconstr Surg **60**：720, 1977

653) Mladick RA：Aesth Plast Surg **16**：69, 1992

654) Mofid MM et al：PRS **117**：1694, 2006

655) Mondor HM：Med Acad Chir Paris **65**：1271, 1939

656) Moore JR Jr：Plast Reconstr Surg **63**：9, 1979

657) Morestin H：Bull Mem Soc Anat Paris **80**：682, 1905：McCarthyJG et al（1990）より

658) 森　於菟ほか：解剖学，第3巻，金原出版，p318, 1982

659) 森　俊二：日皮会誌 **75**：21, 1965

660) 森　弘樹ほか：日形会誌 **27**：605, 2007

661) 森本忠興：外科治療 **59**：74, 1988

662) 森　優：解剖学漫歩，p69，著者自刊，福岡，1964

663) 森口隆彦ほか：形成外科 **20**：134, 1977

664) 森口隆彦ほか：褥瘡会誌 **4**：1, 2002

665) 森本忠興：外科治療 **59**：74, 1988

666) 森田　愛ほか：形成外科 **59**：1058, 2016

667) Morris WJ, Owsley JQ Jr et al ed：Symposium on Aesthetic Surgery of the Breast, Mosby, St Louis, 1978

668) Moss RL et al：J Pediatr Surg **36**：155, 2001

669) Munhoz AM et al：Plast Rexonstr Surg **116**：741, 2005

670) 村上正洋ほか：日美外報 **16**：106, 1994

671) 向田雅司：日形会誌 **26**：31, 2006

672) Munhoz AM et al：PRS **116**：741, 2005

673) Murakami M et al：Scand J Plast Reconstr Surg Hand Surg **35**：99, 2001

674) 室家大久ほか：臨床医 **2**：515, 1976

675) Musgrave JE et al：Arch Path **45**：513, 1948

676) Mustarde JC：Brit J Surg **53**：36, 1966

677) 牟田実ほか：整形外科と災害外科 **45**：1189, 1996

678) 武藤輝一，相馬智編：標準外科学，医学書院，東京，1976

679) 武藤靖雄：図説整容外科学，南山堂，東京，1977

680) 武藤真由ほか：形成外科 **59**：476, 2016

681) 永尾光一ほか：PEPARS **59**：57, 2011

682) 永尾孝一：personal communication 2014

683) 永田正夫ほか：日泌会誌 **57**：305, 1966

684) 名川弘一ほか：形成外科 **34**：1007, 1991

685) 永竿智久ほか：形成外科 **58**：363, 2015

686) 南雲吉則ほか：乳癌の臨床 **13**：756, 1998

687) 南雲吉則ほか：PEPARS **31**：1, 2009

688) 南雲吉則ほか：形成外科 **56**：133, 2013

688) Nahabedian MY：PRS **115**：2056, 2005

690) Nahabedian MY：PRS **120**：365, 2007

691) 中川　清：熊本医誌 **26**：11, 1955

692) 中島龍夫ほか：形成外科 **20**：31, 1977

693) 中村潔ほか：形成外科 **30**：159, 1987

694) 中村雄幸：形成外科 **37**：57, 1994

695) 中村清吾：第57回日本形成外科学会総会・学術集会プログラム抄録集, 2014

696) 中西秀樹ほか：形成外科 **34**：157, 1991

697) 中西秀樹ほか：形成外科 **44**：867, 2001

698) Nakanishi T et al：Br J Plast Surg **45**：364, 1992

699) 中野峰夫ほか：形外 **39**：477, 1996

700) 中澤弘明ほか：形成外科 **42**：5, 1999

701) 中園達雄ほか：形成外科 **54**：411, 2011

702) 並木保憲ほか：形成外科 **31**：897, 1988

703) 並木保憲ほか：形成外科 **43**：593, 2000

704) 波床光男ほか：形成外科 **32**：1279, 1989

705) 難波雄哉ほか：形成外科 **9**：93, 1966

706) 成毛韶夫：日本医事新報 **2368**：13, 1970

707）Nasr A et al：J Pediatr Surg **45**：880, 2010
708）夏井　睦ほか：日系会誌 **12**：18, 1992
709）Neligan PS et al：Plastic Surgery, Vol VI, Mathes SJ et al ed. Saunders, p1039, 2006 より
710）Nelson GD：PRS **68**：969, 1981
711）Nesbit R：J Urol **45**：699, 1981
712）Nesbitt TE：J Urol **73**：839, 1955
713）Neuman JF：Am Fam Physician **55**：1835, 1997
714）新村　出編：広辞苑, 第5版, 岩波書店, 2005
715）日本頭頸部癌学会編：日本頭頸部癌診療ガイドライン, 金原出版, 2013
716）二宮邦稔ほか：形成外科 **47**：1147, 2004
717）西田　誠ほか：日形会誌 **28**：353, 2008
718）西野健一ほか：形成外科 **47**：547, 2004
719）Nissen M：Am L Surg **64**：169, 1944
720）野口昌彦ほか：形成外科 **44**：163, 2001
721）野口昌彦ほか：形成外科 **45**：509, 2002
722）野口昌彦ほか：形成外科 **45**：919, 2002
723）野口昌彦ほか：乳房, 乳輪の再建：最近の進歩, 波利井清紀ほか編, 克誠堂出版, p715, 2002
724）野口昌彦ほか：形成外科 **48**：397, 2005
725）野口昌彦ほか：形成外科 **50**：381, 2007
726）野口昌彦ほか：PEPARS **74**：56, 2013
727）野平久仁彦ほか：形成外科 **34**：67, 1991
728）野平久仁彦ほか：形成外科 **42**：S-243, 1999
729）野平久仁彦ほか：形成外科 **43**：331, 2000
730）野平久仁彦ほか：形成外科 **43**：S-19, 2000
731）野平久仁彦ほか：形成外科 **43**：331, 2000
732）野平久仁彦ほか：皮弁移植, 最近の進歩, 第2版, 波利井清紀ほか編, 克誠堂出版, 2002
733）野平久仁彦ほか：形成外科 **47**：S-283, 2004
734）野平久仁彦ほか：形成外科 **47**：S-283, 2004
735）野平久仁彦ほか：形成外科 **49**：1319, 2006
736）野町健ほか：形成外科 **49**：431, 2006
737）Noort DE et al：PRS **91**：1308, 1993
738）Nordquist J et al：Scand J Plast Reconstr Srg Hand Surg **35**：65, 2001
739）Nozaki M et al：Plastic Surgery, Vol. VI, Mathes SJ et al ed. Saunders, p1039, 2006 より
740）Nuss D et al：Pediatric Endosurgery & Innovative Techniques Vol 2, pp.205-221, Mary Ann Liebert Inc USA, 1998
741）Nuss D et al：J Pediatr Surg **33**：545, 1998
742）Nuss D et al：Eur J Pediatr Surg **12**：230, 2002
743）Nuss D：小児外科 **35**：649, 2003
744）O'Brien JE et al：Cancer **17**：1445, 1964
745）Obdeijn MC et al：Ann Thorac Surg **68**：2358, 1999
746）Ochoa O et al：PRS **130**：21e, 2012
747）O'Dey DM et al：PRS **119**：1167, 2007
748）荻野昌弘ほか：日形会誌 **35**：671, 2015
749）尾郷賢：日美外報 **26**：50, 2004
750）O'Grady KF et al：PRS **115**：736, 2005
751）大慈弥裕之ほか：日形会誌 **21**：631, 2001
752）大慈弥裕之ほか：PEPARS **84**：62, 2013
753）大久保正智：日形会誌 **6**：913, 1986
754）Ohmori K et al：PRS **65**：400, 1980

755）大森道子ほか：形成外科 **47**：181, 2004
756）大西　清ほか：乳房, 乳頭の再建, 最近の進歩, 波利井清紀編, 克誠堂出版, P28, 2002
757）大野耕一ほか：日臨外会誌 **60**：609, 1999
758）大城俊夫ほか：形成外科 **15**：373, 1972
759）大隅昇ほか：日形会誌 **12**：31, 1992
760）大隅昇ほか：形成外科 **36**：1235, 1993
761）大隅昇ほか：形外 **40**：395, 1997
762）太田正佳ほか：日形会誌 **19**：617, 1999
763）Ohtsuka H et al：Ann Plast Surg **3**：114, 1979
764）大塚尚治ほか：形成外科 **33**：777, 1990
765）大塚　寿ほか：日形会誌 **14**：738, 1994
766）Ohuchi N et al：Breast Cancer **4**：135, 1997
767）大浦武彦：形成外科 **42**：33, 1999
768）大浦武彦：形成外科 **42**：113, 1999
769）大浦武彦：形成外科 **46**：343, 2003
770）大山知樹ほか：形成外科 **41**：S-141, 1998
771）大山知樹：形成外科 **41**：655, 1998
772）大山美奈ほか：日形会誌 **33**：41, 2013
773）岡部勝行ほか：形外 **41**：933, 1998
777）岡村俊哉ほか：日美外報 **25**：35, 2003
775）奥村講准朗ほか：形成外科 **31**：874, 1988
776）Olivari N：Brit J Plast Surg **29**：126, 1976
777）鬼塚卓弥：形成外科 **9**：197, 1966
778）鬼塚卓弥：形成外科 **11**：221, 1968
779）鬼塚卓弥：形成外科 **13**：248, 1970
780）鬼塚卓弥：臨床整形外科 **7**：459, 1972
781）Onizuka T：Br J Plast Reconstr Surg **28**：123, 1975
782）鬼塚卓弥編：標準形成外科学, 医学書院, 東京, 1975
783）鬼塚卓弥ほか：日本医事新報, 2901, 1979
784）鬼塚卓弥：臨床婦人科手術全書, 鈴木維州編, 金原出版, p288, 1980
785）鬼塚卓弥：形成外科手術書, 第2版, 南江堂, p874, 1982
786）鬼塚卓弥：医事新報グラビア, 3025号, 1982
787）鬼塚卓弥：医事新報グラビア, 3353号, 1988
788）遠城寺宗知ほか：癌の臨床 **19**：553, 1973
789）小野澤久輔ほか：形成外科 **58**：351, 2015
790）小野寺直助ほか：実験医報 **15**：282, 1927
791）Oregel MG：PRS **75**：62, 1985
792）長田佳郎ほか：形成外科 **50**：191, 2007
793）Osborn JM et al：Plast Reconstr Surg **116**：1122, 2005
794）Overgaad M et al：Lancet **353**：1641, 1999
795）Owsley JQ Jr, Peterson RA：Symposium on Aesthetic Surgery of the Breast, Mosby, St Louis, 1978
796）小住和徳：形成外科 **51**：149, 2008
797）小住和徳：PEPARS **67**：15, 2012
798）小住奈津子ほか：日形会誌 **34**：456, 2014
799）朴修三ほか：形成外科 **34**：173, 1991
800）朴　修三：形成外科 **48**：387, 2005
801）Paletta CE et al：Plast Reconstr Surg **84**：875, 1989
802）Pallua N：PRS **111**：1860, 2003
803）Pansa H et al：PRS **122**：1326, 2008
804）Pannucci CJ et al：PRS **132**：35 **2013**
805）Pare A（1510〜1590）：Owsley JQ Jr（1978）より
806）Park HJ et al：ANN Thorac Surg **77**：289, 2004
807）Parsons RW et al：Plast Reconstr Surg **60**：524, 1977

808) Passot R：Hospital (Paris) **11**：184, 1923
809) Patey DH et al：Lancet **2**：13, 1948
810) Paulus AF (1846)：McCarthy JG et al ed (1990) より
811) Payne JH et al：Arch Surg **106**：432, 1973
812) Pennington DG：Brit J Plast Surg **33**：277, 1980
813) Pennisi V：PRS **52**：520, 1973
814) Pennisi V：PRS **60**：523, 1977
815) Pers M et al：Brit J Plast Surg **26**：313, 1973
816) Persoff MM et al：Plast Reconstr Surg **91**：393, 1993
817) Peters W et al：Ann Plast Surg **32**：449, 1994
818) Peters W：Ann Plast Surg **34**：8, 1995
819) Petit JY et al：Plast Reconstr Surg **94**：115, 1994
820) Petit JY et al：PRS **111**：1063, 2003
821) Peyser PM et al：Ann R Coll Surg Engl **82**：227, 2000
822) Pfulg ME：Plast Reconstr Surg **69**：562, 1982
823) Pickard LR et al：J Pediatr Surg **14**：228, 1979
824) Pickering PP et al：Augmentation mammaplasty：A critique of favorable and unfavorable result, Symposium, p293, 1978
825) Pickrell KL：Ann Surg **135**：853, 1952
826) Pitanguy I：Transactions of the Second Congress of the International Society of Plastic Surgeons, Livingstone, Edinburgh, 1959
827) Pitanguy I：PRS **38**：414, 1966
828) Pitanguy I：Br J Plast Recostr Surg **20**：78, 1967
829) Pitanguy V：Plast Reconstr Surg **40**：384, 1967
830) Pitanguy I et al：PRS **115**：729, 2005
831) Pitman GH：PRS **76**：65, 1985
832) Pitman GH et al：Plast Surg Vol IV, Mathes SJ et al ed Saunders, p193, 2006
833) Planas J：Plast Reconstr Surg **61**：694, 1978
834) Planas J：Aesth Plast Surg **16**：53, 1992
835) Pol R：Virchow's Arch Path Anat **229**：388, 1921
836) Poland A：Guy's Hosp Rep **6**：192, 1841
837) Mathes SJ et al ed：Saunders, p193, 2006
838) Prader A：Helv Rediatr Acta **13**：5, 1958
839) Prado AC et al：PRS **115**：939, 2005
840) Preminger BA et al：PRS **121**：1075, 2008
841) Puckett CL et al：J Urol **128**：294, 1982
842) Radovan C：PRS **69**：195, 1982
843) Ragaz J et al：N E ngl J Med **337**：956, 1997
844) Raja MAK et al：Br j Surg **84**：101, 1997
845) Ramirez OM et al：PRS **86**：519, 2005
846) Ravitch MM：Ann Surg **129**：429, 1949
847) Ravitch MM：Am. Surg **162**：29, 1965
848) Ravitch MM：J Thorac Cardiovascular Surg **60**：381, 1970
849) Ravitch MM：General Thoracic Surgery, Lea & Febiger, Philadelphia, 1972
850) Redfern AB et al：Plast Reconstr Surg **59**：249, 1977
851) Rees TD et al：Plast Reconstr Surg **52**：609, 1973
852) Regnault P：Plast Reconstr Surg **40**：524, 1967
853) Regnault P：Plast Reconstr Surg **53**：19, 1974
854) Regnault P：Plast Reconstr Surg **55**：265, 1975
855) Regnault P：Symposium on Aesthetic Surgery of the Breast, Mosby, St Louis, 1978

856) Reynolds HE et al：ann Plast Surg **33**：247, 1994
857) Rheingold LM et al：Plast Reconstr Surg **93**：118, 1994
858) Ricketts RM：J Clin Orthod **15**：752, 1981
859) RinkerB：PRS **130**：1179, 2012
860) Robbins TM：Aust NZJ Surg **49**：527, 1979
861) Robertson JLA：Plast Reconstr Surg **63**：263, 1979
862) Robicsek F et al：J T hor Cardiovasc Surg Surg **78**：52, 1979
863) Robles JM et al：PRS **62**：78, 1978
864) Robles JM et al：Cir Plast Ibero Latinoam **10**：4, 1984
865) Robles-Cervantes JA et al：PRS **116**：1077, 2005
866) Rodriguez-Rigau LJ et al：Gynecomastia Endocrinology, p2207, Saunders, Philadelphia, 1988
867) Roesler H：Am J Roentgenol Radium Ther Nuel Med **32**：464, 1934
868) Rohrich RJ：PRS **111**：909, 2003
869) Rohrich RJ：PRS **112**：259, 2003
870) Rohrich RJ：PRS **114**：1662, 2004
871) Rohrich RJ：PRS **118**：1 suppl, 2006
872) Rohrich RJ et al：PRS **118**, 7 s, 2007
873) Ronert MA et al：PRS **114**：1025, 2004
874) Rosenberg GJ：PRS **105**：785, 2000
875) Roth RS et al：PRS **119**：2008, 2007
876) Rudd LN：Disorders of the Developping Nervous System Diagnosis and Treatment. Hoffman HJ et al ed, Blackwell, p47, 1986
877) Rudolph R et al：Plast Reconstr Surg **62**：185, 1978
878) Rutledge F et al：Am J Obstet Gynecol Surg **106**：1117, 1970
879) Ryan JJ：Plast Reconstr Surg **70**：153, 1982
880) Saabye (1770)：吉岡郁夫ほか (1979) より
881) Sadal F et al：Aesthetic Plast Surg **18**：157, 1994
882) Sadal F et al：Ann Plast Surg **35**：242, 1995
883) Sadal F et al：PRS **99**：1591, 1997
884) Sadove RC et al：Clin Plast Surg **15**：443, 1988
885) Sadove RC et al：PRS **92**：1314, 1993
886) 齋藤計太ほか：形成外科 **49**：1157, 2006
887) 斉藤ちひろほか：小児外科 **35**：705, 2003
888) 斉藤光江：日本医師会 **145**：41, 2016
889) 酒井成身ほか：形成外科 **30**：402, 1987
890) 酒井成身ほか：形成外科 **34**：487, 1991
891) 酒井成身ほか：形成外科 **34**：1023, 1991
892) Sakai S et al：Ann Plast Surg **29**：173, 1992
893) 酒井成身：形外 **42**：309, 1999
894) 酒井成身：波利井清紀編, 美容外科最近の進歩, 克誠堂出版, 2002
895) 酒井成身ほか：PEPARS **67**：9, 2012
896) 酒井成身ほか：PEPARS **84**：50, 2013
897) 酒井成身ほか：PEPARS **99**：41, 2015
898) 坂井康子ほか：形外 **44**：675, 2001
899) 坂井康子ほか：日形会誌 **20**：684, 2000
900) Sakata K et al：Canadian Plast Surg **22**：171, 2014
901) 坂元正一ほか：造膣術, ビデオ版現代臨床医学大系, 筑摩書房, 1972
902) 真田弘美：形外 **46**：353, 2003
903) 佐野　豊ほか：形成外科 **30**：422, 1987

904) Santamaria E et al：**130**：1023, 2012
905) SantanelliI F et al：Scand J Plast Surg Hand Surg **36**：183, 2002
906) Santanelli A et al：PRS **119**：1679, 2007
907) Saray A et al：Scand J Plast Surg Hand Surg **36**：80, 2002
908) 佐々木克己ほか：形成外科 **31**：903, 1988
909) 佐々木健司ほか：乳房乳輪の再建，最近の進歩，波利井清紀編，克誠堂出版，p78, 2002
910) 佐武利彦ほか：日形会誌 **23**：28, 2003
911) 佐武利彦ほか：PEPARS **10**：79, 2006
912) 佐武利彦ほか：PEPARS **59**：79, 2011
913) 佐藤俊次ほか：形成外科 **30**：257, 1987
914) Sauerbruch EF：Die Chirurgie der Brustorgane, 3rd ed, Springer, 1927：McCarthy JG et al（1990）より
915) 澤泉雅之ほか：形成外科 **54**：903, 2011
916) Schlenz I et al：PRS **115**：743, 2005
917) Scholten EA：PRS **107**：511, 2001
918) Schreiber JE et al：Aesthetic Surg **24**：320, 2004
919) Schuster, R. H et al：Plast Reconstr Surg **90**：445, 1992
920) Schusterman, M. A et al：Ann Plast Surg **31**：1, 1993
921) Schwager, R. G et al：Plast Reconstr Surg **54**：564, 1974
922) Schwarzmann, E：Chirurg **2**：932, 1930
923) Seckel, B. R et al：Clin North Am Surg **65**：383, 1985
924) 関堂　充ほか：形成外科 **48**：145, 2005
925) 関堂　充ほか：形成外科 **51**：513, 2008
926) 関谷秀一ほか：形外 **43**：901, 2000
927) Senger et al：Plastic Surgery **22**：112, 2014
928) Sensoez O et al：PRS **111**：831, 2003
929) Serletti JM et al：Ann Plast Surg **28**：363, 1992
930) Seth AK et al：PRS **130**：984, 2012
931) Seyfer CE et al：Ann Surg **28**：776, 1988
932) Shamberger RC：Curr Probl Surg **33**：469, 1996
933) Shaw WW：Plast Reconstr Surg **72**：490, 1983
934) Shestak KC et al：PRS **110**：780, 2002
935) Shestak KC et al, PRS **119**：473, 2000
936) 島倉康人ほか：形成外科 **44**：1135, 2001
937) 島本良子ほか：形成外科 **42**：39, 1999
938) 清水信之ほか：日外会誌 **56**：1119, 1955,
939) 清水正嗣ほか：日口蓋誌 **19**：129, 1994
940) 清水文明：PEPARS **56**：41, 2011
941) 進藤勝久：外科 **65**：814, 2003
942) 新城憲ほか：形成外科 **33**：247, 1990
943) 新城憲ほか：日形会誌 **23**：655, 2003
944) 白壁征夫ほか：形成外科 **51**：169, 2008
945) Shirong L et al：PRS **105**：596, 2000
946) Shiokawa Y et al：Rev Int Rheumatol **7**：225, 1978
947) Shons AR et al：Ann Plast Surg **28**：491, 1992
948) Sigurdson L et al：PRS **119**：481, 2007
949) Silberg BN et al：PRS **101**：552, 1998
950) Silver HL：Plast Reconstr Surg **49**：637, 1972
951) Simon AM et al：PRS **113**：136, 2004
952) Simon BE et al：PRS **51**, 48, 1973
953) Simon G et al：Aesht Plast Surg **16**：77, 1992
954) Sisson GA et al：Laryngoscope **72**：1064, 1962
955) Sjoestroem L：Obesity, p72-100, WB Saunders,

Philadelphia, 1980
956) Skoog T：Brit J Plast Surg **5**：65, 1952
957) Skoog T：Acta Chir Scand **126**：453, 1963
958) Skoog T：Plastic Surgery：New Methods and Refinements, Almqvist & Wiksell, Stockholm, 1976
959) Slavin SA et al：Plast Reconstr Surg **93**：1191, 1994
960) Slavin SA et al：PRS **102**：49, 1998
961) Slutzbi S et al：Plast Reconstr Surg **60**：625, 1977
962) Smahel J：Brit J Plast Surg **32**：35, 1979
963) Smith DR：J Urol **73**：329, 1955
964) Snyder GB：Symposium on Aesthetic Surgery of the Breast, p303, Mosby, St Louis, 1978
965) Soderberg BN et al：US Armed Forces Med J **7**：1214, 1956
966) Song WC et al：Yonsei Med J **50**：300, 2009
967) 園尾博司ほか：癌の臨床 **26**：490, 1980
968) Sood R et al：PRS **111**：688, 2003
969) 征矢野進一：日美外報 **28**：12, 2006
970) Spaulding MH（1921）：林雅裕ほか（1991）より
971) Spear SL et al：PRS **112**：440, 2003
972) Spear SL et al：PRS **112**：855, 2003
973) Spear SL et al：PRS **113**：69, 2004
974) Spear SL et al：PRS **115**：84, 2005
975) Spear SL et al：PRS **116**：1873, 2005
976) Spear SL et al：Plastic Surgery Vol VI, Mathes SJ et al ed Saunders, p819, 2006
977) Spear SL et al：PRS **118**：168 s, 2006
978) Spear SL et al PRS **119**：1 **2007**
979) Spear SL et al：PRS **119**：778, 2007
980) Spear SL et al：Clin PS **36**：15, 2009
981) Sperli, A. E：Brit J Plast Surg **27**：42, 1974
982) Spiegel AJ et al：PRS **111**：706, 2002
983) Spiegel AJ et al：PRS **120**：1450, 2007
984) Spira M, Agris J：Surgery for pressure sores, Symposium of the Neurologic Aspects of Plastic Surgery, Mosby, St Louis, 1978
985) Stallings JP et al：Plast Reconstr Surg **54**：52, 1974
986) Steel HH：JAMA **191**：1082, 1965
987) Stephen S et al：PRS **96**：860, 1995
988) Stephen S et al：PRS **104**：421, 1999
989) Stevens WG et al：PRS **117**：2175, 2006
990) Stevens WG et al：PRS **130**：973, 2012
991) Stevens WG et al：PRS **132**：1115, 2013
992) Stewart F et al：Cancer **1**：64, 1948
993) Stoff-Khalili MA et al：PRS **114**：1313, 2004
994) Strauch B et al：PRS **115**：1269, 2005
995) Strauch B et al：PRS **120**：1692, 2007
996) Stroembeck JG：Brit J Plast Surg **13**：79, 1960
997) Stroembeck JG：Acta Chir Scand Supple, 341, 1964
998) Stuckey JG：PRS **63**：333, 1979
999) SuamiH et al：PRS **119**：1813, 2007
1000) 須釜淳子：形外 **46**：361, 2003
1001) 菅又　章ほか：形成外科 **31**：1072, 1988
1002) Sugawara Y et al：Ann Plast Surg **34**：78, 1995
1003) 菅野貴世史ほか：日形会誌 **24**：357, 2004
1004) 杉田礼典ほか：小児外科 **35**：737, 2003

1005）須川　結ほか：日産婦誌 **32**：177，1980

1006）須永　中ほか：形成外科 **46**：280，2003

1007）杉田礼典ほか：形成外科 **50**：415，2007

1008）Skubitz KM et al：J Lab Clin Med **143**：89，2004

1009）Sule JD et al：J Urol **151**：475，1994

1010）筋師優佳ほか：形成外科 **56**：654，2016

1011）鈴木雅洲ほか編集：臨床産婦人科手術書全書，金原出版，東京，1980

1012）鈴木芳郎ほか：PEPARSARS **67**：37，2012

1013）Swanson E：PRS **129**：965，2012

1014）Sweet R：Ann Surg **119**：922，1944

1015）Tabari K：Plast Reconstr Surg **44**：468，1969

1016）立花隆夫ほか：形外 **46**：459，2003

1017）立入誠司ほか：乳腺疾患，別冊医学のあゆみ，伊藤良則ほか編，医歯薬出版，p315，2004

1018）多田英之ほか：形成外科 **42**：121，1999

1019）田中麗沙ほか：日形会誌 **31**：885，2014

1020）高田章好ほか：PEPARS **99**：34，2015

1021）高松亜子ほか：日形会誌 **18**：623，1998

1022）高松亜子ほか：形成外科 波利井清紀編，第2版，南山堂，2004

1023）高嶋成光：日医雑誌 **125**：1707，2001

1024）高山正三：日美外報 **28**：18，2006

1025）高柳　進：形成外科 **34**：1055，1991

1026）高柳　進ほか：形外 **44**：1019，2001

1027）高柳　進：波利井清紀ほか編，乳房・乳頭の再建最新の進歩，克誠堂出版，2002

1028）高柳　進：PEPARS **10**：6，2006

1029）高柳　進：日美外報 **28**：180，2006

1030）高柳　進：PEPARS **31**：19，2009

1031）高柳　進：形成外科 **59**：505，2016

1032）武石明治ほか：解剖学雑誌 **30**：26，1955

1033）武石明精：日形会誌 **24**：403，2006

1034）武石明精：PEPARS **10**：60，2006

1035）武石明精：形成外科 **54**：31，2011

1036）武本秀彦：産婦人科の実際 **2**：1367，1953

1037）竹内かおりほか：日美外報 **27**：77，2005

1038）竹中東作：慈恵医大解剖業績 **10**：1，1953

1039）竹内　真ほか：形成外科 **49**：1375，2006

1040）武村　聡ほか：泌尿器外科 **2**：627，1988，メジカルビュー社，東京，1987

1041）田邊　毅ほか：日形会誌 **24**：493，2004

1042）田中一郎ほか：形成外科 **33**：643，1990

1043）谷奈保記ほか：日美外報 **5**：75，1983

1044）種子田紘子ほか：形成外科 S-**131**：2010

1045）種子田紘子ほか：PEPARS **84**：36，2013

1046）種子田紘子ほか：美容外科 **36**：72，2014

1047）種村龍夫ほか：耳鼻咽喉科 **5**：889，1932

1048）谷口昌ほか：形成外科 **33**：547，1990

1049）谷野隆三郎ほか：形成外科 **54**：1087，2011

1050）Tansinin（1894）：Letterman G et al（1978）より

1051）館　正弘ほか：形成外科 **46**：S-1168，2003

1052）館　正弘ほか：形成外科 **46**：S-173，2003

1053）田沢英子：形成外科 **3**：121，1960

1054）Tebberts JB：PRS **102**：1690，1998

1055）Teimourian B et al：PRS **68**：50，1998

1056）Teimourian B：Clin Plast Surg **16**：385，1989

1057）停留精巣診療がイドライン：日本小児泌尿器科学会学術委員会編，14：117-152，別冊，2005

1058）Temple CLF et al：PRS **117**：2119，2006

1059）寺尾安信ほか：形成外科 **38**：147，2015

1060）Terrill PJ et al：Brit J Plast Surg **44**：372，1991

1061）Thomas TG：NY Med J Obst Rev **35**：337，1882：Owsley JQ Jr（1978）より

1062）Thorek M：NY Med J **116**：572，1922

1063）Thorek M：Am J Surg **43**：268，1939

1064）Tobias AM et al：PRS **112**：766，2003

1065）飛澤泰友ほか：日形会誌 **31**：302，2012

1066）Torre JI et al：Plastic Surgery III：Ed by Neligan PC, Elsevier Saunders, 2013

1067）戸田修二ほか：形成外科 **49**：1089，2006

1068）樋熊有子ほか：形成外科 **48**：655，2005

1069）土佐真美子ほか：日形会誌 **22**：783，2002

1070）Tosun Z et al：Scan J Plast Reconst Surg Hand Surg **38**：27，2004

1071）Toth BA et al：PRS **87**：1048，1991

1072）Townsend PLG：Br J plast surg **31**：309，978

1073）Toy JW et al：Plastic Surgery III：Ed by Neligan PC & Gurtner GC, Elsevier Saunders 2013

1074）Tran NV et al：PRS **119**：1397，2007

1075）Trelat U：J Med Child Prat **40**：442，1869：塚本純子ほか（1988）より

1076）Treves N：Cancer **11**：1083，1958

1077）辻祐美子ほか：日形会誌 **34**：446，2014

1078）塚田邦夫：メディカル朝日，p31，1994（10）

1079）塚田牧：形外 **41**：521，1998

1080）塚本純子ほか：形成外科 **41**：633，1998

1081）戸田修二ほか：形成外科 **49**：1089，2006

1082）鳥山和宏ほか：PEPARS **93**：24，2014

1083）辻　直子ほか：形成外科 **58**：167，2015

1084）辻　直子ほか：形成外科 **59**：496，2016

1085）内田準一：外科の領域 **4**：824，1956

1086）内田準一：形成美容外科の実際，金原出版，東京，1967

1087）内沼栄樹：図説臨床形成外科講座第6巻，p67，1972

1088）上田和毅：形成外科 **50**：437，2007

1089）上田晃一ほか：日形会誌 **14**：365，1994

1090）植村貞繁ほか：日小外会誌 **37**：72，2001

1091）植村貞繁ほか：形成外科 **45**：531，2002

1092）植村貞繁ほか：小児外科 **35**：647，2003

1093）植村貞繁：形成外科 **53**：979，2010

1094）上野輝夫ほか：形成外科 **50**：407，2007

1095）梅田泰孝ほか：形成外科 **57**：924，2014

1096）漆館聡志ほか：形成外科 **49**：809，2006

1097）宇田宏一ほか：日形会誌 **22**：755，2002

1098）宇佐美泰徳ほか：日美外報 **25**：31，2003

1099）碓井良弘ほか：形成外科 **20**：304，1977

1100）Van der Werff JFA et al：Br J Plast Surg **53**：588，2000

1101）Vasconez LO et al：Plastic Surgery, Vol VI, Mathes SJ et al ed. Saunders, p87，2006

1102）Velasco VMS et al：Br J Plast Surg **47**：241，1994

1103）Vergara R et al：Aesthet PS **20**：259，1996

1104）Vuursteen PJ：Brit J Plast Surg **45**：34，1992

1105) Wada J et al：Int Surg **57**：707
1106) 和田寿郎ほか：外科治療 **19**：930, 1968
1107) 和田寿郎ほか：外科 **20**：1203, 1958
1108) 和田寿郎ほか：胸部変形：治療と管理，文光堂，p83, 1987
1109) 和田信昭：消化器外科 **19**：1110, 1996
1110) 若松信吾：日美外報 **13**：28, 1991
1111) 若松信吾ほか：日美外報 **28**：159, 2006
1112) Ward J et al：Plast Reconstr Surg **80**：559, 1987
1113) Ward GE et al：Tumors of the Head and Neck, Williams & Wilkins, Baltimore, 1952
1114) 渡邊英孝ほか：**33**：147, 2013
1115) 渡辺　麗：金沢医大解剖業績集 **35**：84, 1942
1116) 渡辺克司：日本医放会誌 **28**：392, 1968
1117) 渡辺克司：日本医放会誌 **28**：1479, 1969
1118) 渡部純至ほか：日美外報 **8**：91, 1986
1119) 渡部純至：乳房の形成外科 藤野豊美編，克誠堂出版，p21, 1991
1120) 渡部純至：美容外科：最近の進歩，波利井清紀ほか編，克誠堂出版，2002
1121) 渡部純至：日美外報 **26**：95, 2004
1122) 渡部功一ほか：日形会誌 **21**：725, 2001
1123) Watson WL et al：Thorac Surg **16**：399, 1947
1124) Watson J：Brit J Plast Surg **12**：263, 1959
1125) Wee JK et al：PRS **83**：701, 1989
1126) Wehrbein HL：J Urol **50**：335, 1943
1127) Wei FC et al：PRS **110**：82, 2002
1128) Wei W：PRS **110**：1482, 2002
1129) Weiss SW et al：Cancer **41**：2250, 1978
1130) Wexler MR et al：Plast Reconstr Surg **51**：176, 1973
1131) Whidden PG：Plast Reconstr Surg **62**：347, 1978
1132) White CP et al：Can J PS **21**：167, 2013
1133) Whitacre FE et al：Surg Gynecol Obsteet **79**：192, 1944
1134) Whitely JM et al：Am J Obstet Gynecol **89**：377, 1964
1135) Wickman M：PRS **111**：1069, 2000
1136) Wiener DL et al：Plast Reconstr Surg **51**：115, 1973
1137) Wiener TC：PRS **119**：12, 2007
1138) Wilkins TS：Symposium on Aesthetic Surgery of the Breast, p312, 318, Mosby, St Louis, 1978
1139) Willekes CL et al：Ann Thorac Surg **67**：511, 1999
1140) Williams JE：PRS **49**：253, 1972
1141) Williams C et al：PRS **56**：194, 1975
1142) Williams MJ：Am J Med **34**：103, 1963
1143) Wilson JSP et al：Brit J Plast Surg **27**：117, 1974
1144) Wingate GB et al：PRS **62**：245, 1978
1145) Winter JJA：Brit J Dermatol Syphilis **62**：83, 1950
1146) Wintsch W et al：Brit J Plast Surg **31**：349, 1978
1147) Wise RJ：Plast Reconstr Surg **17**：367, 1956
1148) Woerdeman LE et al：PRS **118**：321, 2006
1149) Wong CH et al：PRS **118**：1224, 2006
1150) Woo SH et al：PRS **117**：1906, 2006
1151) Woo SH et al：PRS **119**：1823, 2007
1152) Wood GS et al：Embryology for surgeons, p406-409, WB Saunders Co, Philadelphia, 1972
1153) Woods JE et al：PRS **90**：270, 1992
1154) Worton EW, Seifert LN：Symposium on Aesthetic Surgery of the Breast, p341, Mosby, St Louis, 1978

1155) Xiong S et al：PRS **92**：271, 1991
1156) 矢島和宣ほか：PEPARS **84**：1, 2013
1157) 矢島和宣ほか：形成外科 **58**：133, 2015
1158) 山田　敦：形成外科 **33**：539, 1990
1159) 山村美和ほか：日形会誌 **11**：483, 1991
1160) 山本有平ほか：形外 **44**：859, 2001
1161) 山本有平ほか：PEPARS **31**：62, 2009
1162) Yamamoto, Y：Ann Plast Surg **30**：116, 1993
1163) 山元康徳ほか：小児外科 **35**：696, 2003
1164) 山下理絵：美容医学でのアンチエイジング治療，文光堂，2008
1165) 梁太一ほか：日形会誌 **34**：652, 2014
1166) 矢永博子：PEPARS **10**：87, 2006
1167) 矢永博子：波利井清紀，ほか編，乳房・乳頭の再建最近の進歩，p173, 2000
1168) 矢永博子：PEPARS **10**：87, 2006
1169) 矢永博子：PEPARS **1**：11, 2009
1170) Yanaga H：PRS **112**：1863, 2003
1171) 柳沢明宏ほか：形成外科 **47**：657, 2004
1172) 矢野健二：波利井清紀，ほか編，乳房・乳頭の再建最近の進歩，p173, 2000
1173) 矢野健二ほか：形成外科 **46**：S-60, 2003
1174) 矢野健二：PEPARS **10**：66, 2006,
1175) 矢野健二：PEPARS **63**：61, 2012,
1176) Yap LH et al：PRS **115**：1280, 2005
1177) 安岡朝子：小児外科 **34**：665, 2002
1178) 矢澤智博ほか：形成外科 **51**：943, 2008
1179) Yeoman MP et al：Brit J Plast Surg **7**：179, 1954
1180) 米原啓之ほか：形成外科 **42**：S-29, 1999
1181) 吉田太ほか：形成外科 **35**：897, 1992
1182) 吉田浩子ほか：形成外科 **39**：509, 1996
1183) 吉田和代ほか：形成外科 **43**：1033, 2000
1184) 吉田益喜ほか：日形会誌 **22**：826, 2002
1185) 吉川哲哉ほか：形成外科 **39**：561, 1996
1186) 吉川哲哉ほか：形成外科 **41**：607, 1998
1187) 吉本信也ほか：市川正成ほか編，美容外科手術 プラクチス，文光堂，2000
1188) 吉村浩太郎ほか：日形会誌 **12**：474, 1992
1189) 吉村浩太郎：波利井清紀ほか編，乳房・乳頭の再建最近の進歩，p155, 2002, 克誠堂出版，
1190) 吉村浩太郎：PEPARS **31**：41, 2009
1191) 吉村陽子ほか：形成外科 **31**：332, 1988
1192) 吉村陽子ほか：形成外科 **32**：803, 1989
1193) 吉村陽子ほか：形成外科 **43**：S-155, 2000
1194) 吉尾博之：周産期医学 **26**：1259, 1996
1195) 吉岡秀人ほか：日小外会誌 **37**：831, 2001
1196) 吉岡郁夫，武藤浩：体表解剖学，南山堂，東京，1979
1197) 吉浦孝一郎：第57回日本形成外科学会総会・学術集会プログラム抄録集，2014
1198) Young VL et al：Plast Reconstr Surg **94**：958, 1994
1199) Yousif NJ et al：Ann Plast Surg **29**：482, 1992
1200) Yousit NJ et al：PRS **114**：778, 2004
1201) Zavaleta D et al：Prensa Med Argent **50**：639, 1963
1202) 座波久光：PEPARS **52**：57, 2011
1203) Zocchi M：Aesthet PS **16**：287, 1992

31章　会陰部形成術

1）足立泰二ほか：日形会誌 **24**：163, 2004
2）Alter GJ et al：PRS **122**：1780, 2008
3）Alter GJ：Plastic Surgery III：Ed by Neligan PC & Gurtner GC, Elsevier Saunders 2013
4）東優子：形外 **41**：529, 1998
5）Bachus LH et al：PRS **25**：146, 1960
6）Benedetto et al：PRS **111**：825, 2003
7）Best JW et al：J Urol **87**：134, 1962
8）Broman I：（林雅裕ほか：日形会誌 **11**：794, 1991 より）
9）Bruining HA：PRS **67**：70, 1981
10）Bucknall RTH：Lancet **2**：887, 1907
11）Campbell MF：Pediatric Urology, Saunders, Philadelphia, 1951
12）Cecil AB：Pediatr Clin North Am **2**：711, 1955
13）Chang TS et al：Plast Reconstr Surg **74**：251, 1984
14）Chen Zong-Ji et al：Plast Reconstr Surg **83**：1005, 1989
15）Cohen BE et al：Plast Reconstr Surg **59**：276, 1977
16）Converse JM：Reconstructive Plastic Surgery, Saunders, Philadelphia, 1977
17）Culp OS：Surg Clin North Am **39**：1007, 1959
18）Davis DM：J Urol **73**：343, 1955
19）土光伸一：形成外科 **23**：113, 1980
20）Edmunds A：Lancet I **323**：327, 1926
21）Eldh J：Plast Reconstr Surg **91**：895, 1993
22）遠藤隆志ほか：日形会誌 **12**：399, 1992
23）Escober V et al：J Med Genetics **15**：35, 1978
24）Fang RH et al：Plast Reconstr Surg **89**：679, 1992
25）Frost-Arner L et al：Scand **38**：151, 2004
26）福屋安彦ほか：日美外報 **9**：114, 1987
27）Giraldo F et al：Plast Reconstr Surg **93**：131, 1994
28）Glenn JF et al：J Urol **110**：603, 1973
29）Gottlieb LT et al：Plast Reconstr Surg **92**：276, 1993
30）Hage JJ et al：Plast Reconstr Surg **91**：1303, 1993
31）Hage JJ et al Ann Plast Surg **34**：59, 1995
32）Hagerty RC et al：Ann Plast Surg **31**：28, 1993
33）范 綾ほか：形成外科 **59**：663, 2016
34）橋本一郎ほか：形成外科 **51**：177, 2008
35）Hauser GA et al：Schweiz Med Wochenschr **12**：381, 1961
36）原科孝雄ほか：日形会誌 **28**：569, 2008
37）林雅裕ほか：日美外報 **13**：133, 1991
38）林雅裕ほか：日形会誌 **11**：794, 1991
39）Hentz VR：Plast Reconstr Surg **70**：82, 1982
40）Hester TR et al：Brit J Plast Surg **31**：279, 1978
41）樋口浩文ほか：形成外科 **34**：1205, 1991
42）堀口雅敏ほか：日形会誌 **31**：185, 2011
43）星栄一ほか：形成外科 **16**：368, 1973
44）Huffman WC et al：Plast Reconstr Surg **18**：344, 1956
45）飯田拓也ほか：形成外科 **45**：163, 2002
46）池田佳奈枝ほか：日形会誌 **29**：235, 2009
47）石原 剛ほか：形成外科 **55**：709, 2012
48）井上裕史ほか：形成外科 **31**：1067, 1988
49）井上健夫ほか：形成外科 **34**：255, 1991
50）井上義治：形外 **46**：S-164, 2003
51）井上啓太ほか：PEPARS **59**：19, 2011
52）井上啓太ほか, 形成外科 **59**：19, 2011
53）亀井さくらほか：日形会誌 **28**：38, 2008
54）加藤優子ほか：日形会誌 **25**：264, 2005
55）Kim SK et al：PRS **112**：143, 2003
56）木股敬裕ほか：形成外科 **32**：629, 1989
57）清川兼輔ほか：日形会誌 **23**：171, 2003
58）児島忠雄ほか：形成外科 **18**：419, 1975
59）紺屋英児ほか：泌尿紀要 **42**：233, 1996
60）光嶋 動ほか：PEPARS **59**：44, 2011
61）Koyanagi T et al：J Urol **152**：1232, 1994
62）Kumar H et al：J Urol **111**：81, 1974
63）Mendonca A et al：PRA **118**：1237, 2006
64）Meyer, R et al：Plast Reconstr Surg **55**：139, 1975
65）三沢正男ほか：臨床外科医誌 **50**：2631, 1989
66）百澤 明ほか：形成外科 **57**：857, 2014
67）森 俊二：日皮会誌 **75**：21, 1965
68）森 於菟：解剖学, 第3巻, 金原出版, p318, 1982
69）諸富公昭ほか：日形会誌 **37**：390, 2007
70）Murakami M et al：Scand **35**：99, 2001
71）永尾光一ほか：PEPAES **59**：57, 2011
72）永田正夫ほか：日泌尿会誌 **57**：305, 1966
73）中西秀樹ほか：形成外科 **34**：157, 1991
74）中西英樹ほか：形外 **44**：867, 2001
75）中塚幹也：形成外科 **57**：849, 2014
76）難波祐三郎ほか：形成外科 **49**：985, 2006
77）難波祐三郎ほか：形成外科 **53**：985, 2010
78）難波祐三郎ほか：PEPARS **59**：77, 2011
79）夏井睦ほか：日形会誌 **12**：18, 1992
80）Nesbit R：J Urol **45**：699, 1941
81）Noort DE et al：PRS **91**：1308, 1993
82）大芦孝平ほか：日形会誌 **28**：366, 2008
83）大隅昇ほか：形成外科 **37**：251, 1994
84）大塚尚治ほか：形成外科 **33**：777, 1990. 480)
85）奥村講准朗ほか：形成外科 **30**：600, 1987
86）鬼塚卓弥：形成外科 **9**：197, 1966
87）Orgel MG：Plast Reconstr Surg **75**：62, 1985
88）Pickrell KL：Ann Surg **135**：853, 1952
89）Puckett CL et al：J Urol **128**：294, 1982
90）坂元正一ほか：造膣術, ビデオ版現代臨床医学大系, 筑摩書房, 東京, 1972
91）桜庭実ほか：PEPARS **59**：29, 2011
92）桜井裕之ほか：PEPARS **59**：38, 2011
93）妹尾康平：臨泌 **34**：1001, 1980
94）柴田友義ほか：日形会誌 **33**：513, 2013
95）島倉康人ほか：形外 **44**：1135, 2001
96）島本良子ほか：形外 **42**：39, 1999
97）清水信之：日外会誌 **56**：1119, 1955
98）進藤勝久：外科 **65**：814, 2003
99）Shirong L et al：PRS **105**：596, 2000
100）Smith DR：J Urol **73**：29, 1955
101）Snow BW et al：J Pediatr Surg **29** 557, 1994
102）荘司弘ほか：日形会誌 **28**：34, 2008
103）Spaulding MH：（林雅裕ほか：日形会誌 **11**：794, 1991 より）
104）Sule JD et al：J Urol **151**：475, 1994
105）Swaab DF et al：Trends Neurosci **18**：264, 1995
106）高松亜子ほか：日形会誌 **18**：623, 1998

文 献

107) 高松亜子ほか：波利井清紀監修, 形成外科 第2版, 南山堂, 2004
108) 高松亜子ほか：日形会誌 **27**：409, 2007
109) 高松亜子ほか：日形会誌 PEPARS **56**：32, 2011
110) 田代絢亮ほか：形成外科 **57**：875, 2014
111) 館正弘ほか：形外 **46**：S-173, 2003
112) Tosun Z et al：Scand **38**：27, 2004
113) 土屋壮登ほか：日形会誌 **35**：215, 2015
114) 辻村 晃：日本医師会 **45**：269, 2016
115) 塚本純子ほか：形外 **41**：633, 1998
116) 柳沢明宏ほか：形外 **47**：657, 2004
117) 吉岡郁夫, 武藤浩：体表解剖学, 南山堂, 東京, 1979
118) Velasco VMS et al：Brit J Plast Surg **47**：241, 1994
119) Wang X et al：PRS **119**：1785, 2007
120) Wangjiraniran ほ か：J Plast Surg Hand Surg **49**：153, 2015
121) Wee JK et al：Plast Reconstr Surg **83**：701, 1989
122) Wehrbein HL：J Urol **50**：335, 1943
123) Werff JFA et al：BJ **53**：588, 2000
124) Whitacre FE et al：Surg Gynecol Obstet **79**：192, 1944
125) Woods JE et al：Plast Reconstr Surg **90**：270, 1992
126) Xiong S et al：Plast Reconstr Surg **92**：271, 1993
127) 山内俊雄：形成外科 **57**：841, 2014
128) 米村琢磨ほか：日形会誌 **32**：666, 2012
129) 吉岡秀人ほか：日小外会誌 **37**：831, 2001
130) Young F et al：Surg **26**：384, 1949

索 引

A

abdomen 280
abdominal lipectomy 385
abrative laser resurfacing 220
accessory breasts 366
acne vulgaris 110
acromial flap 254
adamantinoma 115
Adams 法 369
adenolymphoma 113
aesthetic surgery of the cheek 207
amastia 365
ameloblastoma 115
amputation of the penis 401
anatomy of the cheek 3
anatomy of the perineum 399
antagonist muscle control 34
anterior thoracic hypoplasia 311
apical cyst 116
aquired inverted nipple 368
areola 277
asymmetric breast 364
atheroma 109, 247
atrichia 430
atrichosis 430
augmentation mammaplasty 350
avulsion injury of penis and scrotum 400

B

basal cell adenoma 113
Bell 麻痺 28
benign tumors 245
Biesenberger-McIndoe 343
bifid nose 183
bifid rib 311
bilateral craniofacial microsomia 201
bimaxillary osteotomy 149
Binder's syndrome 206
bladder extrophy 418
blow-in fracture 64, 75
blow-out fracture 64
body-obesity 384
bone cyst 116
Bourneville-Pringle 母斑症 110
branchial cysts and fistulae 266
breast 276
breast conserving reconstruction 320
buccal part of the platysma 4

buttock augmentation 396

C

calcifying epithelioma 109
cannulas 391
capillary malformation 245
capsule contarcture 358
CATCH 22 syndrome 207
caudal appendage 315
causes of the facial palsy 28
cavernous hemangioma 106, 245
cavernous lymphangioma 109
cerebral palsy 28
cervical auricle 270
cervical flap 21
cervico-acromial flap 254
cervico-auricular fistula 267
cheek flap 20
chemical abrasion 231
chemical peeling 223, 231
chondroma 116, 247
chorda tympani 28
Chordee の矯正 414
classification of saliva 9
cleft lip 183
cleft palate 183
congenital anomalies of skin 311
congenital anomalies of the perineal 413
congenital branchial cyst or fistula or sinus 264
congenital inverted nipple 368
congenital labial fusion 423
congenital mandibulo-maxillary fusion 207
congenital muscular torticollis 264
congenital skin defect 311
congenital skin fossae 311
congenital vaginal defect 423
congenital webbing of neck 262
craniofacial microsomia 195
cross-face nerve transplantation 32
cryptorchism 427
cutis laxa syndrome 207
cyst 114
cystic lymphagioma 109

D

deformities of the jaws 124
deltopectoral flap 24, 254
Denis Browne 法 414

dentigerous cyst 116
derangement 101
dermabrasion 231
dermis graft 324
dermoid cyst 109, 247
dermoplasty 34
desmoid tumor 293
desmoplastic fibromatosis 296
dimple 224
diplopia 69
dislocation fracture 94
disorders of sex development 423
displacement fracture 94
distant flap method 324
distraction osteogenesis 149, 199
disturbance of the temporomandibular joint 99
Down syndrome 205
drooling 115
dual whitening 233
Dufourmentel 法 342
Duplay 法 414
dynamic control operation 34
dysfunction of the temporomandibular joint 101

E

Edmunds 法 414
EEC 症候群 207
endoscopic breast augmentation 356
endoscopic face lifting 218
enophthalmos 70
epidemic parotitis 114
epidermoid cyst 109
epispadias 417
erectile disfunction (ED) 430
exomphalos 378
expanded flap 25
extended musculocutaneous flap 331
external dental fistula 28
extramammary Paget disease 408
extratemporal palsy 29

F

face lifting 208
facial angle 125
facial bone expansion 218
facial cleft 181
facial palsy 28
fascia transplantation 35
fascial grafting 281
fat graft 325
Felicio-Benelli 法 346
fibroma 245
fibrous dysplasia 116
first branchial arch syndrome 202
fissural cyst 116
flat malar eminence 227

flat mandibular angle 230
forehead flap 254
fracture of nasal septum 57
fracture of the frontal bone 54
fracture of the frontal sinus 54
fracture of the lower orbital rim 79
fracture of the mandible 85
fracture of the maxilla 80
fracture of the nasal bone 54
fracture of the upper orbital rim 79
fracture of the zygoma 60
fracture of the zygomatic arch 62
fractures of the facial bones 44
free flap 24, 238, 254, 331
free muscle graft 41
free neuromuscular flap 41
Frey 症候群 115
funnel chest 297

G

gender identity disorder 432
Goes 法 342
Goldenhar 症候群 204
gonial protrusion 229
Goulian 法 344
gracilis muscle free graft 41
greater superficial petrosal nerve 29
growth of the maxilla and mandible 10
gynecomastia 371

H

habitual dislocation 99
Halo type distraction 153
hemangioma 105, 245
hemaphroditism 423
hemifacial hyperplasia 205
hemifacial microsomia 195
home whitening 233
human adjuvant disease 361
human tail 315
Hunt 症候群 28
hypertrophy of labium minus pudendi 430
hypospadias 413

I

implant method 326
impotence 430
infantile hemangiom 245
infectious palsy 28
inferior palpebral fold 208
injection lipolysis lipodissolve 233
injection method 231
interanl suspension method 34
intermaxillary fixation 89
internal derangement 103
intracranial palsy 29

intraoral vertical ramus osteotomy（IVRO） 166
intratemporal palsy 29
inverted nipple 368
involution breast 364

J

jowl groove 208

K

Kabuki make-up syndrome 206
Kasabach-Merritt 症候群 108
Klippel-Feil syndrome 270

L

labial adhesion 408
laser abrasion 231
laser resurfacing 231
latissimus dorsi flap 254
latissimus dorsi muscle 275
latissimus dorsi muscle flap 41
lattisimus dorsi flap 326
LeFort Ⅰ型骨切り術 147
LeFort Ⅱ型骨切り術 148
LeFort Ⅲ型骨切り術 149
LeFort Ⅳ型骨切り術 149
LeFort 型骨折分類 80
light emitting diode（LED） 222
lipodystrophy 397
lipoma 245
liposculpturing 384
liposuction 389
local flap method 324
long face 180
lymphangioma 245
lymphomatosum 113

M

MacLennan 分類 94
macrogenia 180
macromastia 339
major salivary gland 9
malar crescent 208
malar flap 20
malargroove 208
malignant skin tumors 110
malignant tumors 248
mamilla 277
mamma 276
mammaplasty 316
mammaptosis 349
mandibular angle protrusion 229
mandibular cancer 120
mandibular prognathism 162
Marionette line 208
Marshall 症候群 207
masseter muscle transposition 38

masseteric hypertrophy 175
masticatory muscles 4
mastopexy 341
maxillary cancer 117
maxillary maldevelopment 146
maxillary prognathism 159
maxillary protrusion 159
maxillo-palatal osteotomy 148
maxillonasal dysplasia 206
McKissock 法 343
mechanic aids 34
mechanical peeling 231
median cervical cleft or fissure 267
median cleft lip 183
melolabial groove or fold 208
meningocele 314
microgenia 177
micrognathia 169
micropenis 420
midcheek groove 208
minor muscle 275
mixed tumor 112
Moebius 症候群 193
molluscum contagiosum 296
mongolian spot 293
mono bloc 頭蓋顔面骨骨延長 156
morphological considerations of the jaws 124
Mulliken & Kaban 分類 197
mumps 114
Munro-Lauritzen 分類 197
Murray 分類 197
muscle grafting 35
muscle transfer 37
muscles of the mandible 4
muscles of the thorax 275
musculo-fascial flap method 281
musculocutaneous flap method 326
myelocele 314
myelocystocele 314
myelomeningocele 314
myocutaneous flap 241

N

Nager 症候群 205
nasal cleft 183
naso-ethmoid orbital fracture 57
naso-ocular cleft 183
naso-orbito-maxillary osteotomy 148
nasojugal groove 208
nasolabial groove 208
nasomaxillary inlay skin graft 140
navel 280
navel defect 378
navel protrusion 378
neck dissection 261
nerve crossing method 31

nerve decompression 30
nerve grafting 31
nerve suture 30
Nesbit 法 414
neurofibromatosis 245
nevus 247
nevus pigmentosus 103
nevus spilus 104
Niplette ™法 369
nipple 277
nipple sparing mastectomy (NSM) 320
non-abrative laser resurfacing 222
non-odontogenic tumors 116
Noonan 候群 263
Nuss 法 299, 306

O

obesity 230
oblique facial cleft 183
occlusal fragment fracture 80
occlusion 125
ocular contusion 70
odontogenic cyst 116
odontogenic fibroma 115
odontogenic tumors 115
odontoma 116
office whitening 233
omental flap method 324
omphalocele 378
omphaloplasty 378
onlay bone graft 140
open bite 174
Opitz 症候群 207
orbital fracture 63
orbitofacial cleft 202
orbitomalar groove 208
oro-auricular cleft 183
oro-ocular cleft 183
osteoma 116, 247
osteomyelitis of the facial bones 27
osteotomy 152
Ota' s nevus 104
Oto-palate-digital 症候群 207

P

Pallua 法 342
palpebromalar groove 208
panfacial complex fracture 95
papillary cystadenoma 113
paralysis of brachial plexus 281
parotid gland 9
parotid gland tumors 110
partial ptosis 350
pectoralis major 275
pectus carinatum 307
pectus excavatum 297

peeling rejuvenation 231
periareolar incision 355
perineal tumors 408
phimosis 420
pigeon breat 307
pigmented nevus 103
pilomatrixoma 109
pilonidal cyst or sinus 311
Pippetop ™ 369
Pitanguy 法 342
plaster model analysis 136
platysma plasty 218
pleomorphic adenoma 112
Poland 症候群 308
polymastia 366
polythelia 366
popliteal pterygium syndrome 426
portwine stain 245
prepenile scrotum 418
Pringle 病 110
prominent zygoma 225
prosthesis 281
protruding breast 307
Pruzansky 分類 196
pseudo-gynecomastia 376
pseudomamma 366
pseudptosis 350
pterygium colli 262
pump 391
Punch 法 225
pyodermia chronica glutaealis 296

R

racemous hemangioma 106
radiation injuries 281
radicular cyst 116
Ravitch 法 306
Ravitch 法変法 298
receding chin 169, 177
rectus abdomisis muscle 280
reduction mammaplasty 339, 341
region of the cheek 3
rejuvenation 230
retentio testis 427
rhytidectomy 271
rib bone 275
rippling 358
Robin 症候群 187
Romberg 病 193

S

sagital splitting ramus osteotomy (SSRO) 166
saliva 9
salivary calculus or stone 114
salivation 9
scare of the perineum 400

segmental osteotomy　147, 168
Sellheim 法　369
senile keratosis　110
serratus anterior muscle　275
short face　177
shoulder flap　254
sialolithiasis　114
sialorrhea　115
silicone tube　391
simple hemangioma　105
simple lymphangioma　109
single tooth dento-osseous segmental osteotomy（STSO）　169
skeletal augmentation　220
skin protector　391
skin sparing mastectomy（SSM）　320
Skoog 法　343
small chin　177
SMAS 形成術　211
special skin grafting　22
spina bifida　313
spina bifida anterior　313
spina bifida aperta　314
spina bifida cystica　314
spina bifida occulta　314
spina bifida posterior　314
stapedius nerve　28
static control operation　34
sternalis muscle　275
sternoclavicular joint fistula　267
sternum　274
Stickler 症候群　207
strawberry mark　106, 245
stretch scar　292
striae cutis　285
Stroembeck 法　343
subcutaneous depressed scar　13
subcutaneous mastectomy　320
subfascial augmentation mammaplasty　356
subglandual augmentation mammaplasty　355
sublingual gland　10
sublingual gland tumors　114
submandibular gland　10
submandibular gland tumors　114
submental face lifting　216
submental obesity　270
subpectoral augmentation mammaplasty　356
subperiosteal face lifting　218
suction lipectomy　389
supernumerary breasts　366
surgical rejuvenation　231
suspension method　34
switch　391

T

tailgut cyst　316
Taybi 症候群　207

teeth whitening　233
temporalis muscle transefer　37
temporomandibular joint ankylosis　101
temporomandibular joint fracture　99
temporomandibular joint luxation　99
teratoma　316
thin flap　241
Thompson 法　41
thorax　274
Thorek-Conway 法　346
thyroglossal duct cysts and fistulae　266
tissue expander　241, 331
total face lifting　216
TRAM flap　329
trans-axillary incision　355
transareolar incision　355
transportation　159
transumblical incision　355
trapezius muscle　275
trauma and scar of the cheek　10
traumatic breast defect　316
traumatic palsy　28
Treacher Collins 症候群　202
treatment of the jaw deformities　146
treatments of the facial palsy　29
tuberous breast　364
tumbler flap　24
tumors of the body　292
tumors of the breast　292
Turner 症候群　262

U

umbilical hernia　378
umbilicoplasty　378
umbilicus　280
underdevelopment mamma　350
urachal cyst　427
urethral foreign body　436
urethrovaginal fistula　423

V

vaginal agenesis　423
vaginoplasty　423
vascular malformation　105, 245
venous malformation　245
vertical ramus osteotomy（VRO）　165
von Recklinghausen's disease　108, 245

W

walking bleach　234
Warthin tumor　113

Z

zygoma protrusion　225

470　索　引

あ
悪性黒色腫　110
悪性腫瘍　114, 248
アブミ骨筋神経　28

い
遺残尾　315
苺状血管腫　106, 245
一期的骨切り術　146
陰茎・陰嚢皮膚剝脱症　400
陰茎形成術　401
陰茎切断　401
陰茎前位陰嚢　418
陰茎剝脱創　400
咽頭瘻孔　259
陰嚢剝脱創　400
インプラント　326
インプラント挿入による除皺術　220
インプラント破裂　360
インプラント法　326
インポテンツ　430

う
ウイルス性耳下腺炎　114
ウォーキングブリーチ　234
打ち込み骨折　75
運動神経　5

え
永久歯列期　163
腋窩部切開　355
腋窩リンパ節郭清術　322
エキスパンダー　280
えくぼ　224
エナメル上皮腫　115
会陰部外傷　400
遠隔皮弁　22, 324

お
太田母斑　104
オトガイ下形成術　218
オトガイ下除皺術　216
オトガイ下部脂肪過多症　270
オトガイ挙上形成術　216
オトガイ部骨折　92
オフィスホワイトニング　233

か
外陰癌　408
開咬　174
外傷性えくぼ　13
外傷性乳房欠損　316
外傷性臍欠損　378
外傷性麻痺　28
外傷性無毛症　430
外歯瘻　28

開放型骨折　66
開放性脊椎披裂　314
海綿状血管腫　106, 245
海綿状リンパ管腫　109
下顎角骨折　93
下顎角突出症　229
下顎角扁平症　230
下顎窩骨折　95
下顎癌　120
下顎筋　4
下顎頸部溝作成術　241
化学外科療法　223
下顎骨切り術　175
下顎骨骨折　85, 98
下顎骨偏位　180
下顎骨利用挙上術　34
下顎枝骨切り術　164
下顎枝骨折　93
下顎枝矢状垂直骨切り術　166
下顎枝側方垂直骨切り術　165
下顎神経　8
下顎前突症　162
下顎体骨切り術　164
下顎体骨折　93
化学的削皮術　231
下顎裂　187
下眼瞼溝　208
顎下腺　10
顎下腺腫瘍　114
顎下腺損傷　12
顎下腺摘出術　115
顎間固定法　89
顎関節強直症　101
顎関節骨　159
顎関節症　101
顎関節障害　98
顎関節脱臼　99
顎関節部骨折　99
顎矯正　233
顎骨変形形成術　146
拡大筋皮弁法　331
顎内障　101
額部皮弁　254
顎変形　137
下口唇裂　187
過剰乳房症　366
下垂乳房　349
下垂乳房形成術　350
仮性（関節外）強直症　101
カニューレ　391
歌舞伎メーキャップ症候群　206
眼窩下縁骨折　79
眼窩骨折　63, 98
眼窩上縁骨折　79
眼球位置異常　75
眼球陥凹　70

眼球損傷　13
眼球部　69
眼瞼部　69
含歯性嚢胞　116
関節突起骨折　93
関節内骨折　95
感染性麻痺　28
感染予防　10
陥没乳頭症　368
顔面角　125
顔面・顎変形　124
顔面交叉神経移植術　32
顔面骨拡大除皺術　218
顔面骨骨髄炎　27
顔面骨骨折　13, 44
顔面神経　7
顔面神経切断　13
顔面神経麻痺　28
顔面半側肥大症　205
顔面複雑骨折　95
顔面裂　181, 198, 202
顔面若返り法　230
顔裂性嚢胞　116

き

機械的矯正　34
機械的削皮術　231
偽下垂　350
偽関節形成　159
気管瘻孔　261
偽性女性化乳房症　376
拮抗筋制御法　34
基底細胞癌　110
基底細胞腺腫　113
気道の確保　10
偽乳房症　366
機能性下顎前突症　162
木村氏病　114
吸引器　391
胸郭　274
胸郭筋　275
胸郭変形　311
頬下唇溝　208
胸骨　274
頬骨下溝　208
頬骨弓骨折　62
胸骨挙上　298
胸骨筋　275
頬骨骨折　60, 98
胸骨固定　299
頬骨突出症　225
胸骨突出症　307
頬骨扁平症　227
胸骨-肋軟骨固定　299
頬部陥凹症　225
胸腹部腫瘍　292

胸部食道再建　259
胸部反転皮弁　24
頬部皮弁　20
胸膜穿孔検査　299
局所皮弁法　324
巨大女性乳頭症　370
巨大乳房症　339
筋移行術　37
筋-筋膜皮弁移植法　281
筋性障害　103
筋突起骨折　93
筋皮弁　241, 254
筋皮弁法　326
筋膜移行術　35
筋膜移植術　35, 281
筋膜炎　13
筋膜下増大術　356
筋膜脂肪移植　354

く

クリッペル・ファイル症候群　270

け

頸耳瘻　267
経粘膜-下顎枝側方垂直骨切り術　166
頸部郭清術　261
頸部-肩峰皮弁　254
頸部皮弁　21
頸部副耳　270
外科的若返り法　231
血管確保　10
血管奇形　105, 245
血管腫　105, 245
肩峰胸部皮弁　24
肩峰皮弁　254

こ

口蓋裂　183
咬筋移植術　38
咬筋肥大（症）　175
口腔底再建　254
口腔内石膏模型分析法　136
広頸筋顔面部　4
広頸筋形成術　218
咬合　125
甲状腺癌　256
口唇裂　183
光線療法　231
後天性陰唇癒着症　408
後天性顎発育障害　202
後天性陥没乳頭　368
後天性顔面神経麻痺　28
後天性膣欠損症　407
喉頭癌　256
高濃度ビタミンC注射　231
広背筋　275

472 索 引

広背筋移植　41
広背筋皮弁　254, 326
後部脊椎披裂　314
肛門腫瘍　409
肛門損傷　407
口裂周囲の筋肉　3
鼓索神経　28
骨延長術　146, 149, 199
骨格性下顎前突症　162
骨格性上顎前突症　159
骨切り　152
骨欠損症　158
骨腫　116, 247
骨障害　281
骨髄炎　285
骨折性脱臼　99
骨膜下除皺術　218
コラーゲン　219
混合腫瘍　112
混合歯列期　163

さ

臍周囲切開　355
鰓性嚢胞　264
鰓性瘻　264
臍帯ヘルニア　378
臍突出症　378
臍ヘルニア　378
さざ波現象　358

し

歯牙　97
歯科矯正治療　160
歯牙腫　116
耳下腺　9
耳下腺腫瘍　110
耳下腺損傷　12
耳下腺摘出術　115
歯牙白色化　233
色素沈着　245, 271
止血　10
歯原性腫瘍　115
歯原性線維腫　115
歯原性嚢胞　116
自己血小板血漿（PRP）注入　220
歯根嚢胞　116
耳珠欠損　214
耳垂癒着　214
歯性下顎前突症　162
歯性上顎前突症　159
刺青法　335
歯槽骨　158
歯槽骨骨折　95, 98
歯槽性上顎前突症　159
膝窩翼状片症候群　426
しつけ糸式乳房形成術　344

歯胚損傷　159
脂肪萎縮症　397
脂肪移植　325
脂肪吸引法　389
脂肪形成術　384
脂肪腫　245
脂肪切除術　385
脂肪注入　195, 219, 354
脂肪注入法　326
脂肪沈着症　230
脂肪分解注射　223
脂肪融解注射法　233
しみ　224, 271
斜顔面裂　183
斜頸　264
従隔洞炎　285
習慣性脱臼　99
腫瘍様病変　114
小陰唇肥大症　430
上咽頭癌　248
小オトガイ（症）　177
上下顎骨切り術　175
上下顎骨同時骨切り術　149
上下顎固定　90
上下顎の成長　10
上顎外鼻形成不全症　206
上顎癌　117
上顎骨切り術　175
上顎骨口蓋骨骨切り術　148
上顎骨骨折　80, 98
小顎症　169
上顎前突症　159
上顎発育障害　146
小胸筋　275
上下歯牙固定法　89
小児骨折　95
静脈奇形　245
除皺術　208, 271
女性外陰部　400
女性化乳頭症　376
女性化乳房症　371
ショック予防　10
歯列矯正　233
神経移植法　31
神経減圧術　30
神経交叉法　31
神経修復法　30
神経線維腫症　245
神経断端発見法　30
神経縫合法　30
唇瞼裂症　183
人工乳房　354
尋常性痤瘡　110
真性（関節内）強直症　101
新鮮骨折　54
新鮮麻痺　29

伸展瘢痕 292
真皮移植術 324
真皮脂肪移植 140, 353
唇耳裂症 183
唇裂口蓋裂 158

す

スイッチ 391
髄膜瘤 314
頭蓋顔面小体症 195
頭蓋内損傷 159
頭蓋内麻痺 29
スキンプロテクター 391
スレッドリフト法 218

せ

性交不能症 430
精巣再建 405
正中頸囊胞 266
正中頸裂 267
正中唇裂 183
正中鼻裂症 183
静的挙上術 34
静的再建術 34
性同一性障害 432
性分化疾患 423
脊髄髄膜瘤 314
脊髄囊瘤 314
脊髄瘤 314
脊椎披裂 313
石灰化上皮腫 109
舌下腺 10
舌下腺腫瘍 114
舌下腺損傷 12
舌下腺摘出術 115
線維腫 245
線維性骨異形成症 116
全顔除皺術 216
前胸部形成過剰 311
前胸部形成不全 311
前鋸筋 275
前鋸筋移植術 41
浅筋膜線維層 4
潜在性脊椎披裂 314
センチネルリンパ節生検 322
穿通枝皮弁 331
先天性異常腫（奇形腫） 316
先天性陰唇癒合症 423
先天性陥没乳頭 368
先天性顔面神経麻痺 28
先天性胸鎖関節皮膚瘻 267
先天性肛門括約筋異常 426
先天性上下顎骨癒合症 207
先天性膣異常症 422
先天性膣欠損症 423
先天性皮膚陥凹 311

先天性皮膚欠損症 311
先天性皮膚異常 311
前頭骨骨折 54
前頭洞骨折 54
先天性乳頭乳輪欠損症 311
前部脊椎披裂症 313

そ

僧帽筋 275
側頸囊胞 266
側頭筋移行術 37
側頭筋膜反転法 35
側頭骨外麻痺 29
側頭骨内麻痺 29

た

第 1 鰓弓症候群 202
大オトガイ症 180
退化乳房 364
体幹脂肪過多症 384
大胸筋 275
大胸筋下乳房増大術 356
大胸筋下剥離 332
大口腔腺 9
大耳介神経損傷 214
大浅錐体神経 29
大腿内側穿通枝皮弁 331
大腿部脂肪過多症 396
大網移植術 195, 324
ダウン症候群 205
唾液 9
唾液腺炎 114
唾液腺損傷 12
唾液腺摘出術 115
唾液腺の種類 9
唾液の分泌 9
タキサン系抗癌剤 318
多形腺腫 112
唾石症 114
脱臼性骨折 94
多乳腺症 366
多乳頭症 366
打撲眼 70
タモキシフェン 318
単一歯牙歯槽骨骨切り術 169
短顔 177
単純骨折 61
単純性血管腫 105, 245
単純性骨囊胞 116
単純性リンパ管腫 109
単純皮膚切除術 223
単純皮弁 236
男性外陰部 399
男性乳癌 376
男性の乳房異常 371

ち

知覚神経　5
膣再建術　423
中枢性麻痺　28
チューブ　391
長顔　180
陳旧性顎関節脱臼　99
陳旧性骨折　53, 73
陳旧性鼻骨骨折　57
陳旧性麻痺　34

つ

蔓状血管腫　106
筒状乳房　364

て

停留精巣　427
デスモイド腫瘍　293
でべそ　378
デュアルホワイトニング　233
転位骨折　61
伝染性軟属腫　296
臀部穿通枝皮弁　331
臀部増大術　396
臀部慢性膿皮症　296

と

同筋皮弁　254
動的再建術　34
徒手摩擦法　369
トラスツズマブ　318
トリーチャーコリンズ症候群　202
トレイ充填海綿骨移植法　123

な

内固定型延長法　154
内視鏡下胸骨挙上法　306
内視鏡下乳頭形成術　370
内視鏡下乳房増大術　356
内視鏡除皺術　218
軟骨腫　116, 247
難治性瘻孔　405

に

肉質注射法　353
二分肋骨　311
乳管温存式乳頭形成術　369
乳管切断式乳頭形成術　370
乳児血管腫　245
乳腺下乳房増大術　355
乳頭　277
乳頭下組織移植術　370
乳頭再建術　336
乳頭乳輪色素沈着症　377
乳房　276
乳房温存再建術　320

乳房外 Paget 病　408

乳房外 Paget 病　408
乳房下溝切開　355
乳房形成術　316
乳房形成不全症　350
乳房固定術　341
乳房縮小術　339
乳房増大術　350
乳房発育不全　311
乳房部腫瘍　292
乳輪　277
乳輪乳頭皮膚温存乳房摘出術　320
乳輪半周切開　355
乳輪横切開　355
尿道異物　436
尿道下裂　413
尿道形成術　414
尿道結石　405
尿道上裂　417
尿道膣瘻　423
尿膜管遺残症　427

ね

熱傷　400

の

脳性麻痺　28
囊胞　114
囊胞性脊椎披裂　314
囊胞性リンパ管腫　109

は

肺障害　281
ハイドロキシアパタイト　220
薄筋遊離吻合弁移植　41
薄層皮弁　241
バッグインプラント　326, 333, 354
発光ダイオード　222
鳩胸　307
ハロー型外固定型法　153
半陰陽　423

ひ

ヒアルロン酸　195, 219, 353
皮下陥凹瘢痕　13
光治療　222
皮下乳腺組織切除術　320
皮下埋没縫合法　224
鼻頬部溝　208
鼻瞼裂症　183
鼻骨骨折　54, 97
鼻骨篩骨合併骨折　57
鼻骨篩骨眼窩骨折　98
非骨折性脱臼　99
非歯原性腫瘍　116
鼻上顎骨切り術　148
鼻唇溝　208

非対称性乳房　364
非脱臼性骨折　94
鼻中隔骨折　57
尾腸　316
ヒトアジュバント病　361
皮膚悪性腫瘍　110
皮膚温存乳房摘出術　320
皮膚形成術　34
皮膚絞扼溝（輪）　313
皮膚弛緩症候群　207
皮膚障害　281
皮膚線条瘢痕　285
皮膚の老化　231
皮弁　236
被膜拘縮　358
皮面形成術若返り法　231
美容歯科　233
表情筋　3
皮様嚢腫　109, 247
ビンダー症候群　206

ふ

複雑骨折　61
複視　69, 75
腹直筋　280
腹直筋皮弁　329
副乳　366
腹部　280
腹壁ヘルニア　292
部分下垂　350
プロテーゼ　281
フロントガラスによる小切挫創　11
分節骨切り術　147, 168
粉瘤　109, 247

へ

閉鎖型骨折　66
ペーパーモデルの作成　131
ベバシズマブ　318
片側性小顎症　171
扁平母斑　104

ほ

包茎　420
膀胱外反症　418
放射線障害　281
放射線照射後皮膚障害　296
法令線　208
ホームホワイトニング　233
勃起障害　430
ボツリヌストキシン　177, 223, 231
ボディピアス　397
母斑　247
母斑細胞母斑　103
ホルモン異常性無毛症　430

ま

埋没陰茎　422
麻痺筋調節術　34
マリオネットライン　208

む

無乳房症　365
無毛症　430

め

面状創　12

も

蒙古斑　293
毛細血管奇形　245
毛巣洞　311
毛巣嚢胞　311
毛母腫　109

ゆ

有棘細胞癌　110
有茎骨筋皮弁　121
有茎真皮脂肪移植　353
遊離筋移植術　41
遊離骨移植　121
遊離植皮　18, 244
遊離吻合筋骨皮弁　121
遊離吻合筋皮弁　195
遊離吻合神経筋弁移植　41
遊離吻合真皮脂肪皮弁　194
遊離吻合前腕皮弁　254
遊離吻合皮弁　24, 238, 254, 331

よ

翼状頸　262

ら

ラジオ波治療　222

り

流涎　115
良性腫瘍　112, 245
両側性小頭蓋顔面症　201
リンパ管腫　109, 245

る

涙器損傷　13
類腱腫　293
類腱線維腫症　296
類上皮嚢腫　109

れ

レーザーによる除皺術　220
連続縫縮術　17

ろ

老化皮膚　224
老人性角化症　110
漏斗胸　297
肋軟骨剝離　298
肋骨　275

わ

矮小陰茎　420
ワルチン腫瘍　113
腕神経叢麻痺　281, 284
咀嚼筋　4, 86

形成外科手術書（改訂第 5 版）：実際編③　　　　　　　5 分冊（分売不可）

1969 年　7 月　1 日	第 1 版第 1 刷発行	著　者　鬼塚卓彌
1975 年　6 月 20 日	第 1 版第 4 刷発行	発行者　小立鉦彦
1982 年 12 月 20 日	第 2 版第 1 刷発行	発行所　株式会社　南 江 堂
1988 年　2 月 20 日	第 2 版第 4 刷発行	☎113-8410 東京都文京区本郷三丁目 42 番 6 号
1996 年　2 月 25 日	第 3 版第 1 刷発行	☎（出版）03-3811-7236 （営業）03-3811-7239
2002 年　8 月 20 日	第 3 版第 3 刷発行	ホームページ http://www.nankodo.co.jp/
2007 年　6 月 20 日	第 4 版第 1 刷発行	印刷・製本　大日本印刷
2018 年　5 月 30 日	改訂第 5 版発行	

Operative Plastic and Aesthetic Surgery, 5th Edition
© Nankodo Co., Ltd., 2018

定価はケースに表示してあります．　　　　　　　　　Printed and Bound in Japan
落丁・乱丁の場合はお取り替えいたします．　　　　　　ISBN978-4-524-26535-0
ご意見・お問い合わせはホームページまでお寄せください．

本書の無断複写を禁じます．
JCOPY〈（社）出版者著作権管理機構　委託出版物〉
本書の無断複写は，著作権法上での例外を除き禁じられています．複写される場合は，そのつど事前に，
（社）出版者著作権管理機構（電話 03-3513-6969，FAX 03-3513-6979，e-mail: info@jcopy.or.jp）の
許諾を得てください．

本書をスキャン，デジタルデータ化するなどの複製を無許諾で行う行為は，著作権法上での限られた例外
（「私的使用のための複製」など）を除き禁じられています．大学，病院，企業などにおいて，内部的に業
務上使用する目的で上記の行為を行うことは私的使用には該当せず違法です．また私的使用のためであっ
ても，代行業者等の第三者に依頼して上記の行為を行うことは違法です．